Klinische Radiologie

Diese neuartig strukturierte Lehrbuchreihe wendet sich an alle Fachdiszi-
plinen der praktischen und klinischen Medizin.

Die zentralen Aufgaben der Radiologie in der ärztlichen Diagnostik
sind durch die stürmische Entwicklung neuer bildgebender Verfahren viel-
fältiger und komplexer geworden. Jeder Arzt sollte über Grundkenntnisse
der Möglichkeiten und Grenzen verschiedener Untersuchungsmethoden
und ihren Einsatz verfügen.

Die „Klinische Radiologie" vermittelt diese Informationen praxisge-
recht. Die Verbindung von präzisen Texten und anschaulichen Bildern
erleichtert die Nutzung der Informationen für die tägliche Arbeit des
Arztes. Eine besondere Rolle spielen hier die neuen bildgebenden Verfahren, die ihrer Wertigkeit gemäß einbezogen werden.

Die Gliederung erfolgt nach Krankheiten der Organe, der Organsysteme
und des Gewebes, so daß jeder Band einen bestimmten Fachbereich
abdeckt.

Sofern radiologisch relevant, werden die Erkrankungen vom Kindes-
bis Greisenalter abgehandelt; so werden Wandlungen und Spätfolgen von
Krankheiten deutlich.

Neben der Behandlung von Schwerpunktthemen wurde konsequent
Wert darauf gelegt, handliche und übersichtliche Bücher für den Gebrauch
in Praxis und Klinik vorzulegen.

Jeder Band ist thematisch in sich abgeschlossen; er wendet sich jeweils
einem spezifischen Fachbereich zu und ist einzeln käuflich. In ihrer Gesamtheit bildet die Reihe ein aktuelles Lehr- und Nachschlagewerk für
den Radiologen in Fort- und Weiterbildung, der über Stand und Entwicklung des modernen Fachwissens informiert sein will.

KLINISCHE RADIOLOGIE

Diagnostik mit bildgebenden Verfahren

Herausgegeben von F. Heuck

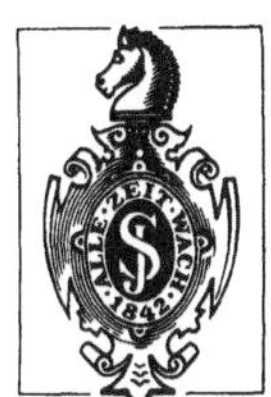

GASTROINTESTINALTRAKT

Diagnostik mit bildgebenden Verfahren

Herausgegeben von
H.-F. Fuchs und M.W. Donner

Bearbeitet von
D. Beyer · M.W. Donner · H.-F. Fuchs · A. Hellstern
K. Hofmann-Preiß · K. Jessen · B. Jones · R. Köster · K. Mathias
Ch. Nitz · J.W.A.J. Reeders · W. Rödl · G. Rosenbusch
D. Rübesam · B. Swart · E. Trüber · H. Worlicek

Mit 686 Abbildungen in 1159 Einzeldarstellungen

Springer-Verlag Berlin Heidelberg New York
London Paris Tokyo Hong Kong

HEUCK, F., Professor Dr. med. und Honorarprofessor
Arzt für Radiologie und Nuklearmedizin
ehem. Ärztlicher Direktor des Radiologischen Institutes
im Zentrum Radiologie des Katharinenhospitals der Stadt Stuttgart.
Akademisches Lehrkrankenhaus der Eberhardt-Karls-Universität Tübingen
Kriegsbergstraße 60, D-7000 Stuttgart 1

FUCHS, H.-F., Professor Dr. med.
Arzt für Radiologie und Innere Medizin, Leiter der Abteilung für
Allgemeine Röntgendiagnostik I am Zentrum der Radiologie
der Johann Wolfgang-Goethe-Universität Frankfurt am Main
Theodor-Stern-Kai 7, D-6000 Frankfurt/Main 70

DONNER, M.W., Professor Dr. med.
Arzt für Radiologie, Chairman and Radiologist-in-Chief of the Department of Radiology
and Radiological Science, The Johns Hopkins Hospital and University
600 North Wolfe Street, Baltimore, Maryland 21205/USA

ISBN 978-3-642-86798-9   ISBN 978-3-642-86797-2 (eBook)
DOI 10.1007/978-3-642-86797-2

CIP-Titelaufnahme der Deutschen Bibliothek
Klinische Radiologie: Diagnostik mit bildgebenden Verfahren/hrsg. von F. Heuck. – Berlin; Heidelberg; New York;
London; Paris; Tokyo: Springer. NE: Heuck, Friedrich [Hrsg.] Gastrointestinaltrakt. – 1990
Gastrointestinaltrakt: Diagnostik mit bildgebenden Verfahren/hrsg. von H.-F. Fuchs u. M.W. Donner. Bearb.
von D. Beyer ... – Berlin; Heidelberg; New York; London; Paris; Tokyo: Springer, 1990
  (Klinische Radiologie)

  ISBN 978-3-642-86798-9
NE: Fuchs, H.-F. [Hrsg.]; Beyer, Dieter [Mitverf.]

*"Oh Lord, give me the strength to accept with
serenity the things that cannot be changed –
give me the courage to change what can and
should be changed – and give me the wisdom
to distinguish the one from the other."*

*(Amerikanischer Prediger
Reinhold Niebuhr)*

Mitarbeiterverzeichnis

BEYER, D., Professor Dr. med.
Arzt für Radiologie
Radiologische Abteilung, Krankenhaus Porz am Rhein
Urbacher Weg 19, D-5000 Köln 90

DONNER, M.W., Professor Dr. med.
Arzt für Radiologie
Chairman and Radiologist-in-Chief of the Department of Radiology and Radiological
Science, The Johns Hopkins Hospital and University
600 North Wolfe Street, Baltimore, Maryland 21205/USA

FUCHS, H.-F., Professor Dr. med.
Arzt für Radiologie und Innere Medizin
Leiter der Abteilung für Allgemeine Röntgendiagnostik I am Zentrum der Radiologie
der Johann Wolfgang Goethe-Universität Frankfurt am Main
Theodor-Stern-Kai 7, D-6000 Frankfurt am Main 70

HELLSTERN, A., Privatdozent, Dr. med.
Arzt für Innere Medizin
Oberarzt der Abteilung für Gastroenterologie am Zentrum der Inneren Medizin der Johann
Wolfgang Goethe-Universität Frankfurt am Main
Theodor-Stern-Kai 7, D-6000 Frankfurt am Main 70

HOFMANN-PREISS, K., Dr. med.
Ärztin für Radiologie
Leiterin der Röntgenabteilung an der Chirurgischen Universitätsklinik mit Poliklinik
Maximiliansplatz 2, D-8520 Erlangen

JESSEN, K., Dr. med.
Arzt für Innere Medizin, Gastroenterologie
Dreiecksplatz 5, D-2300 Kiel
und
Park-Klinik, Goethestraße 11, D-2300 Kiel

JONES, B., F.R.A.C.P., F.R.C.R., Associate Professor
Ärztin für Radiologie
Department of Radiology and Radiological Science, The Johns Hopkins Hospital
and University
600 North Wolfe Street, Baltimore, Maryland 21205/USA

KÖSTER, R., Professor Dr. med.
Arzt für Radiologie und Nuklearmedizin
Chefarzt des Institutes für Radiologie und Nuklearmedizin
Städtische Kliniken Neuss – Lukaskrankenhaus
Preußenstraße 84, D-4040 Neuss

MATHIAS, K., Professor Dr. med.
Arzt für Radiologie
Direktor des Institutes für Strahlendiagnostik der Städtischen Kliniken Dortmund,
Akademisches Lehrkrankenhaus
Beurhausstraße 40, D-4600 Dortmund 1

NITZ, Ch., Dr. med.
Ärztin für Nuklearmedizin
Gemeinschaftspraxis für Röntgen und Nuklearmedizin im Frankfurter Diakonissen-
krankenhaus
Holzhausenstraße 88–92, D-6000 Frankfurt am Main 1

REEDERS, J.W.A.J., Dr. med.
Arzt für Radiodiagnostik
Leiter der Abteilung für Gastrointestinale Diagnostik am Instituut voor Radiodiagnostiek
Academisch Medisch Centrum
Meibergdreef 9, NL-1105 AZ Amsterdam, Niederlande

RÖDL, W., Professor Dr. med.
Arzt für Radiologie
Leiter der Röntgenabteilung an der Medizinischen Klinik mit Poliklinik der Universität
Erlangen-Nürnberg
Krankenhausstraße 12, D-8520 Erlangen

ROSENBUSCH, G., Professor Dr. med.
Arzt für Radiologie
Leiter der Abteilung für Abdominale Diagnostiek am Instituut voor Radiodiagnostiek
der Katholieke Universiteit Sint Radboudziekenhuis, Geert Grooteplein Zuid 18, Postbus
9101,
NL-6500 HB Nijmegen, Niederlande

RÜBESAM, D., Dr. med.
Arzt für Radiologie
Oberarzt der Abteilung für Allgemeine Röntgendiagnostik I am Zentrum der Radiologie
der Johann Wolfgang Goethe-Universität Frankfurt am Main
Theodor-Stern-Kai 7, D-6000 Frankfurt am Main 70

SWART, B., Professor Dr. med.
Arzt für Radiologie und Nuklearmedizin
Professor an der Universität Düsseldorf
em. Chefarzt des Strahleninstitutes und der Radiologischen Klinik
der Krankenanstalten Neuss, Lukaskrankenhaus
Sauerbruchstraße 9, D-4040 Neuss

TRÜBER, E., Dr. med.
Arzt für Radiologie
Chefarzt des Institutes für Strahlendiagnostik am Leopoldina-Krankenhaus der Stadt
Schweinfurt
Gustav-Adolf-Straße 8, D-8720 Schweinfurt

WORLICEK, H., Dr. med.
Arzt für Innere Medizin-Gastroenterologie
Alter Kornmarkt 1, D-8400 Regensburg

Vorwort des Herausgebers

Mit der stürmischen Weiterentwicklung auf allen Gebieten der Klinischen Medizin haben sich die Strategien des diagnostischen Vorgehens zum Nachweis von Krankheiten verändert. Diese durch entscheidende methodische Verbesserungen bedingte Dynamik der klinischen und der radiologischen Diagnostik ist noch nicht abgeklungen und hat besonders deutlich das Gebiet der Erkrankungen des Intestinaltraktes beeinflußt. Nachdem zu Beginn unseres Jahrhunderts die ständig verbesserte und durch die Kontrastmittelforschung verfeinerte Röntgendiagnostik des Magen-Darm-Kanals ungeahnte Fortschritte in der Behandlung von Krankheiten der Verdauungsorgane ermöglichte, hat sich durch die Entwicklung der Endoskopie für die Beurteilung von pathologischen Veränderungen der Schleimhautoberfläche des Magen-Darm-Kanals in den beiden letzten Jahrzehnten ein weiteres diagnostisches Verfahren etabliert. Zunächst wurden die durch Röntgenuntersuchung und Endoskopie gewonnenen diagnostischen Informationen miteinander verglichen und die Resultate beider Methoden den patho-anatomischen und histologischen Befunden gegenübergestellt. Durch die enge Zusammenarbeit von Radiologie, Endoskopie und Pathologie konnten Verbesserungen und Fortschritte in der Diagnostik erreicht werden.

Die beiden Herausgeber des Bandes „Gastrointestinaltrakt" in der Lehrbuchreihe „Klinische Radiologie" sind aktiv an vergleichenden Studien der verschiedenartigen Diagnostik des Magen-Darm-Kanals beteiligt gewesen. Aus der langjährigen, vertrauensvollen Zusammenarbeit mit der klinischen Gastroenterologie ist eine kritische Wertung aller uns heute zur Verfügung stehenden Diagnostik-Methoden möglich geworden, die sich in der Gliederung und Aussage der Kapitel dieses Buches wiederfindet. Für den Benutzer des Bandes ist es sicher hilfreich, die unterschiedlichen Ansichten aus der neuen und der alten Welt über den diagnostischen Weg zum Nachweis von Erkrankungen des Gastrointestinaltraktes in kritischer Darstellung lesen und sich ein eigenes Urteil bilden zu können.

In jahrelanger Zusammenarbeit mit Ludwig Demling in Erlangen hat Hatto Fuchs die Entwicklung der modernen Endoskopie miterlebt. Sein Verdienst war es, der wachsenden Herausforderung durch die Endoskopie mit verbesserter Röntgendiagnostik entgegenzutreten. Dabei hat er wesentliche Beiträge zur Verbesserung der diagnostischen Verfahren durch Weiterentwicklung von Untersuchungsgeräten und Anleitungen für die Vorbereitung und Durchführung der Röntgenuntersuchungen von Magen, Dünndarm und Kolon geben können.

Mit Martin Donner konnte ein auf dem Gebiet der Diagnostik des Gastrointestinaltraktes herausragender Radiologe gewonnen werden, der sich intensiv mit der Weiterbildung auf dem Gebiet der Radiologie in den Vereinigten Staaten von Amerika beschäftigt hat, aber auch in anderen Ländern beratend tätig gewesen ist. Ein Schwerpunkt seiner wissenschaftlichen Arbeit liegt auf dem Gebiet der Funktionsanalyse des Magen-Darm-Kanals, vor allem der Aufklärung der Ursachen von Schluckstörungen. Die Gründung des ersten Forschungszentrums für Schluckstörungen an der „Johns Hopkins University-School of Medicine" zu deren Direktor er 1981 bestellt wurde, geht auf seine Initiative zurück. In einer großen Zahl seiner Publikationen sind die Ergebnisse dieser Arbeiten dokumentiert. In Anerkennung seiner wissenschaftlichen Leistungen wurde ihm 1978 bis 1979 die Präsidentschaft der „Society of Gastrointestinal Radiologists" übertragen und 1983 ist er durch Verleihung der Walter B. Cannon-Medaille dieser international anerkannten wissenschaftlichen Gesellschaft ausgezeichnet worden. Mit Hatto Fuchs setzt er sich dafür ein, daß ein hoher Standard der radiologischen Diagnostik in der Klinischen Medizin erhalten bleiben muß, da nur die sinnvolle Kombination des Einsatzes von radiologischen und endoskopischen Untersuchungsverfahren für den Patienten die beste Gewähr der optimalen Versorgung bieten kann. Dieses Ziel wird in der Zukunft nur dann erreicht werden können, wenn im Zuge der Weiterbildung sowohl zum Radiologen als auch zum Gastroenterologen fundierte Kenntnisse auf den Gebieten der radiologischen Diagnostik weiterhin vermittelt werden können.

Das Resultat intensiver wissenschaftlicher Arbeit und jahrzehntelanger klinischer Erfahrungen in der diagnostischen Radiologie des Gastrointestinaltraktes beider Bandherausgeber sowie aller Mitautoren findet sich in dem vorliegenden Band wieder. Sowohl dem lernenden als auch dem erfahrenen Arzt werden Kenntnisse über die Grundlagen der Diagnostik und der Wertigkeit der verschiedenen Untersuchungsmethoden vermittelt. Hiermit wird auch ein Weg über den möglichst sinnvollen Einsatz der Untersuchungsmethoden aufgezeigt.

F. Heuck

Vorwort der Bandherausgeber

Die Vorbereitungen zu diesem Band fielen in eine Zeit, in der neue Röntgentechniken unsere Aufmerksamkeit voll in Anspruch nahmen. Dies hatte ein langsames Heranreifen der Beiträge zur Folge.

Inzwischen haben Sonographie, Computertomographie und digitale Subtraktionsangiographie ihren festen Platz in der Reihe röntgendiagnostischer Methoden des Gastrointestinaltraktes.

Die Entwicklung der bildgebenden Verfahren ist nicht abgeschlossen. Die Kernspintomographie befindet sich noch im klinischen Erprobungsstadium (mit Ausnahme des Bereiches des Zentralnervensystems). Erste Ergebnisse und Indikationen zeichnen sich für den Bereich des Gastrointestinaltraktes ab, müssen aber noch überprüft, ausgebaut und nach ihrem Stellenwert eingeordnet werden.

Für das Verständnis der Bildanalyse erscheint es uns unerläßlich, auf anatomisch-pathologisch-physiologische Grundlagen und klinische Zusammenhänge kurz hinzuweisen. Auf keinem Gebiete der Röntgendiagnostik ist das Ergebnis der Untersuchung in so hohem Maße vom Können des Untersuchers, der angewandten Untersuchungstechnik und dem Wissen über pathologisch-anatomische und klinische Grundlagen abhängig wie in der Gastroenterologie.

Die Radiologie bildet einen der Pfeiler in der Diagnostik des Gastrointestinaltraktes – den anderen die Endoskopie. Beide Methoden haben durch enge Zusammenarbeit in den letzten 15 Jahren an Aussagewert und Treffsicherheit gewonnen. Keine Methode kann die andere ersetzen. In der Regel sind überdurchschnittliche Ergebnisse nur in enger Kombination beider Verfahren zu erzielen. Welche Methode primär einzusetzen ist, hängt von mehreren Faktoren ab, wie z. B. der Fragestellung, der Belastung und Gefährdung des Patienten, der Notwendigkeit der Dokumentation der Untersuchung und damit der Vergleichbarkeit mit früheren und späteren Explorationen, dem Miterfassen von relevanten Befunden außerhalb des Zielorgans, dem Erfassen funktioneller Vorgänge und schließlich dem zeitlichen und finanziellen Aufwand.

Wir sehen es als eine unserer wesentlichen Aufgaben an, die bunte Palette der Röntgenmethoden aufzuzeigen und dabei sowohl auf die Aussagebreite als auch auf die Grenzen aufmerksam zu machen. Nur so können die Methoden richtig eingesetzt und Fehleinschätzungen vermieden werden.

Die Autoren stammen aus verschiedenen Ländern und repräsentieren verschiedene Schulen. Dies spiegelt sich in unterschiedlichen Stilen und Auffassungen wider – unseres Erachtens ein belebendes Element. Der rote Faden, der alle Kapitel durchzieht, ist die jahrzehntelange Erfahrung und das Engagement der Autoren in der Diagnostik des Gastrointestinaltraktes.

Den Erfahrungen in Klinik und Praxis folgend werden die wichtigsten und häufigsten Erkrankungen in den Vordergrund gestellt. Seltene Erkrankungen werden nur kurz erwähnt oder weggelassen.

Wir danken allen Mitarbeitern, die zum Gelingen dieses Buches beigetragen haben, den Kollegen, die uns mit Aufnahmen aus dem eigenen Wirkungskreis unterstützten, und nicht zuletzt dem Verlag für seine wertvolle Beratung und große Geduld. Ein besonderer Dank gilt unseren Sekretärinnen, die die zeitaufwendigen Schreibarbeiten erledigten.

H.-F. Fuchs
M. W. Donner

Inhaltsverzeichnis

Pharynx und Ösophagus*

M.W. Donner und B. Jones

INHALT

---

* Übersetzung von S. und E. Trüber

Einleitung

Bildgebende Verfahren werden zur Darstellung der Mundhöhle, des Pharynx und des Ösophagus herangezogen, wenn Symptome an diesen auftreten, bzw. wenn das Leitsymptom auf eine Störung des Schluckaktes hinweist.

Die Beeinträchtigung des Schluckens von flüssigen und festen Nahrungsbestandteilen kommt bei einer Vielzahl von Störungen und Krankheiten vor. Diese lassen sich nicht auf eine einzige der klassischen Disziplinen, wie Gastroenterologie, Otorhinolaryngologie, Neurologie, Rheumatologie, Orthopädie, u.a. eingrenzen. Unabhängig von der Art der Beschwerden oder der Krankheit sollte die radiologische Untersuchung der Schluckfunktion des Patienten früh vorgenommen werden, um ihre Ursache zu klären und den Patienten der zuständigen Fachrichtung zuführen zu können.

Abgesehen von der strategischen Rolle, die dem Radiologen bei der Erstellung von Diagnostikkonzepten bei Patienten mit Dysphagie zukommt, ist auch seine Teilnahme an der Behandlungsplanung entscheidend. Im Rahmen der Behandlungsplanung wird über die Notwendigkeit von Schluckrehabilitationsübungen, chirurgischen Maßnahmen und den Einsatz von Ernährungsgeräten entschieden.

Die Beteiligung des Radiologen an der Versorgung von Patienten mit Schluckstörungen hat sich demnach erheblich über die traditionelle radiologische Befundung hinaus erweitert. Wie bei der interventionellen Radiologie hat sich hier ein Konzeptwandel vollzogen, der dem Radiologen einen Platz in der Diagnostik *und* bei der Erstellung einer Behandlungsstrategie zuweist.

Auch wenn Pharynx und Ösophagus in dieser Abhandlung getrennt besprochen werden, muß beachtet werden, daß alle am Schluckakt beteiligten Strukturen stets zusammen zu untersuchen sind, also Mundhöhle, Pharynx und Ösophagus. Da sie *eine Funktionseinheit* bilden, beeinflußt das Versagen einer Struktur fast immer alle Glieder der Schluckkette. Es kann z.B. vorkommen, daß Symptome, hervorgerufen durch Ösophagusspasmus oder gastroösophagealen Reflux, weit entfernt vom Ort des pathologischen Substrates (z.B. im Pharynx) auftreten.

Die *Abbildungsmodalitäten* zum Nachweis von Funktionsstörungen der an der Schlingbewegung beteiligten Strukturen sind: Röntgenübersichtsaufnahmen des Halses, Computertomographie, Kernspinresonanz und dynamische Studie des Schluckablaufs. Die Bedeutung der dynamischen Studie wird im folgenden besonders betont, da bei veränderter Morphologie die Symptome stets auch durch einen gestörten Funktionsablauf des betroffenen Segmentes hervorgerufen werden; die bildliche Dokumentation des gestörten Funktionsablaufes gibt somit am besten Aufschluß über die Natur der Erkrankung. Darüberhinaus kann die sorgfältig durchgeführte dynamische

Studie dem überweisenden Arzt als Wegweiser zu komplementären Untersuchungen dienen, wie z.B. Endoskopie oder Manometrie des Ösophagus.

Pharynx

M.W. DONNER

1 Röntgenanatomie und Physiologie

Unter normalen Umständen bilden Oropharyngealmuskulatur, Knorpel und Bindegewebe die Bestandteile einer wohl koordinierten Funktionseinheit. Durch ihre Wechselbeziehung vermögen sie nicht nur den komplexen Akt des Schluckens auszuführen, sondern können auch andere physiologische Leistungen vollbringen, wie Atmen und Sprechen. Während des Schluckens bewegen sich diese Strukturen auf und ab, vergleichbar den Kolben eines laufenden Automotors. Durch Aufhängung in einem knöchernen Rahmen aus Schädelbasis und Halswirbelkörpern ist ihre Stabilität gewährleistet. Die Intaktheit von Weichteil- und Skelettstrukturen sowie des kraniozervikalen Übergangs garantieren das geordnete pharyngeale Schlucken. Darüberhinaus ist es unerläßlich, daß während des Schluckens nicht eingeatmet und/oder gesprochen wird.

2 Die drei Abschnitte des Pharynx

Der Pharynx wird anatomisch in drei Abschnitte unterteilt: Naso- (Epi-), Oro- (Meso-) und Hypopharynx (Abb. 1).

Der *Nasopharynx* erstreckt sich von der Schädelbasis bis zum Velum palatinum und gehört nicht zum Intestinaltrakt. Die Grenze zwischen Nasopharynx und Oropharynx bildet der Isthmus faucium, der ventral durch den weichen Gaumen und dorsal durch die vorgewölbte Rachenhinterwand oberhalb des Bogens des ersten Halswirbelkörpers abgegrenzt wird.

Der *Oropharynx* erstreckt sich vom pharyngealen Abschnitt des Gaumens bis zum Zungengrund in Höhe des os hyoideum. Die Valleculae sind somit Teile des Oropharynx. Nach ventral wird der Oropharynx durch den hinteren Teil der Zunge begrenzt, seine Seiten- und Rückwand durch den Constrictor pharyngis medius und einen Teil des Constrictor pharyngis inferior gebildet. Die großen Zungenbeinhörner sind in die seitlichen Rachenwände eingebettet.

Der *Hypopharynx* reicht von den Valleculae am Zungengrund kaudal bis zum Übergang des Pharynx in den Ösophagus. Er endet an der Pars cricopharyngea des M. constrictor pharyngis inferior vor dem zum Pharynx-Ösophagussegment gehörenden kurzen

Abschnitt des Ösophagus. Vorne sind der Oropharynx und der Hypopharynx durch den Aditus laryngis verbunden. Seitlich und hinten setzt sich die Pars thyreopharyngea des M. constrictor pharyngis inferior im schrägen Abschnitt der Pars cricopharyngea desselben Muskels fort.

Zungenbein und Unterkiefer bestimmen die Stellung und die Größe der Zunge. Der harte Gaumen bildet das Dach der Mundhöhle. Der weiche Gaumen geht in den harten Gaumen über. Die pharyngealen Anteile der Zunge und des Gaumens bilden den Übergang von der Mundhöhle zum Pharynx (Abb. 1, 2).

Die am Schluckakt beteiligten Muskeln sind die des weichen Gaumens und des Ithmus faucium, der Zunge und des Os hyoideum, die Mm. constrictores pharyngis und die Schlundheber. Die Dorsalansicht zeigt die Mm. constrictores pharyngis (superior, medius und inferior) und die Skelettmuskeln, die die Rück- und Seitenwände des Pharynx bilden (Abb. 3). Die aus quergestreifter Muskulatur bestehenden Mm. constrictores sind dachziegelartig angeordnet und in eine kollagene Bindegewebeschicht von in verschiedenen Richtungen verlaufenden Faserzügen eingebettet, der Aponeurosis buccopharyngealis. Diese Faszie ist im oberen Bereich des Pharynx durch einen medianen Sehnenstreifen, der Raphe pharyngis, mit der prävertebralen Faszie verbunden; weiter kaudal ist die Schlundschnürerwand vertikal gegen die prävertebrale Faszie verschieblich.

Präpariert man die dorsale Pharyngealmuskulatur ab, so wird die Muskulatur des weichen Gaumens und die Öffnung zwischen Mundhöhle und Pharynx sichtbar. Von besonderem radiologischem Interesse ist die Epiglottis mit ihrem freien Rand, wie auch die pharyngo- und aryepiglottischen Falten (Abb. 4).

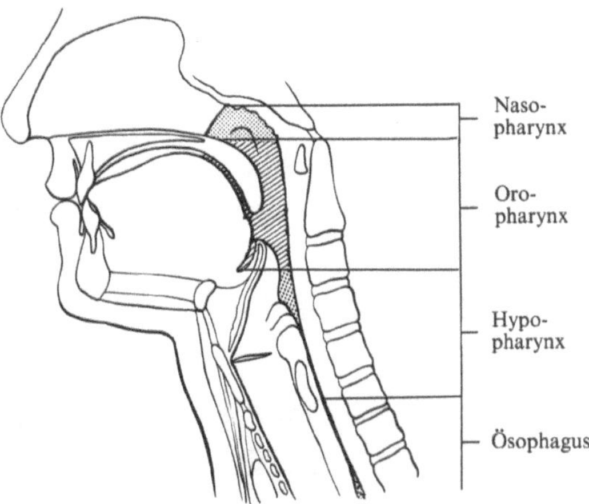

Abb. 1. Die drei Abschnitte des Pharynx (detaillierte Erläuterung im Text)

Abb. 2. Sagittale Ansicht der hauptsächlichen anatomischen Orientierungspunkte von Mund, Pharynx und oberem Ösophagus mit beteiligten Strukturen der oberen Luftwege

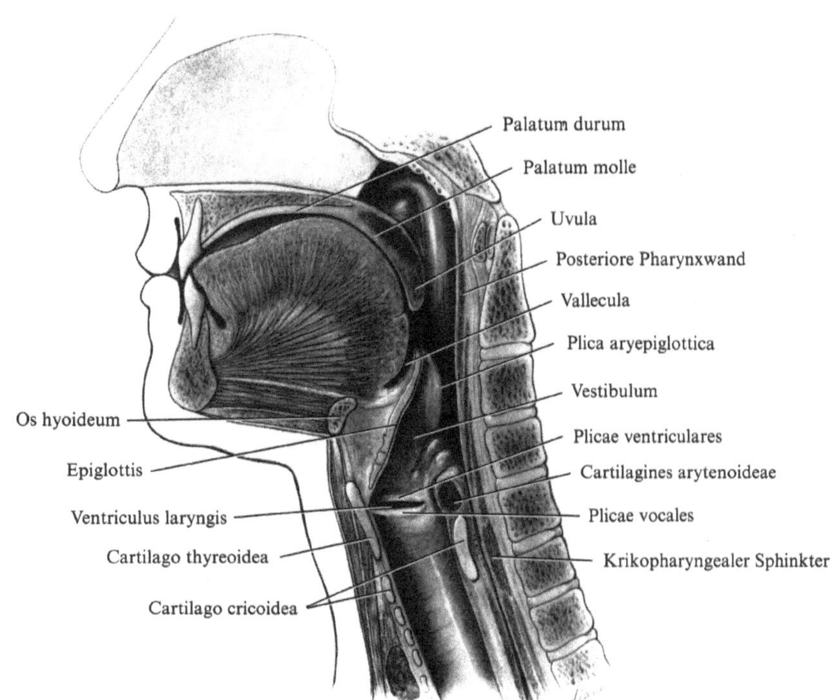

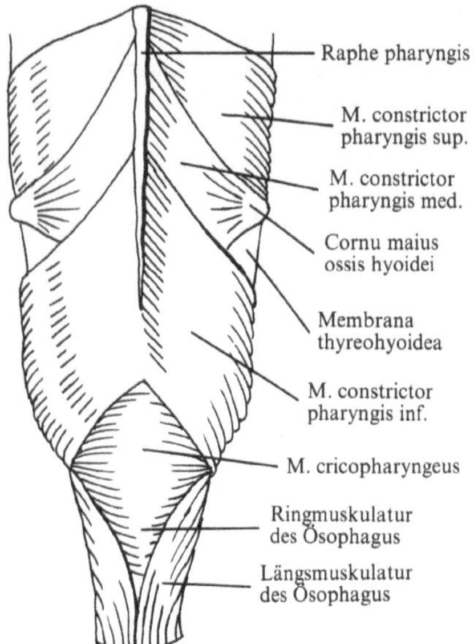

◁ **Abb. 3.** Konstriktorenmuskulatur des Pharynx von dorsal. Die Begrenzungen dieser Darstellung entsprechen den Pharynxkonturen im Röntgenbild. Die Konstriktor-Muskelschichten überlappen in der Weise, daß der inferiore Muskel außen, der superiore Muskel innen liegt. Der inferiore Konstriktor geht in die zirkulären Muskelfasern des proximalen Ösophagus über. Die Muskelbündel der Pars cricopharyngea des unteren Konstriktors verschmelzen mit den Muskelbündeln der Ringmuskulatur. Die äußere longitudinale Muskelschicht der Speiseröhre ist in der Mittellinie geteilt

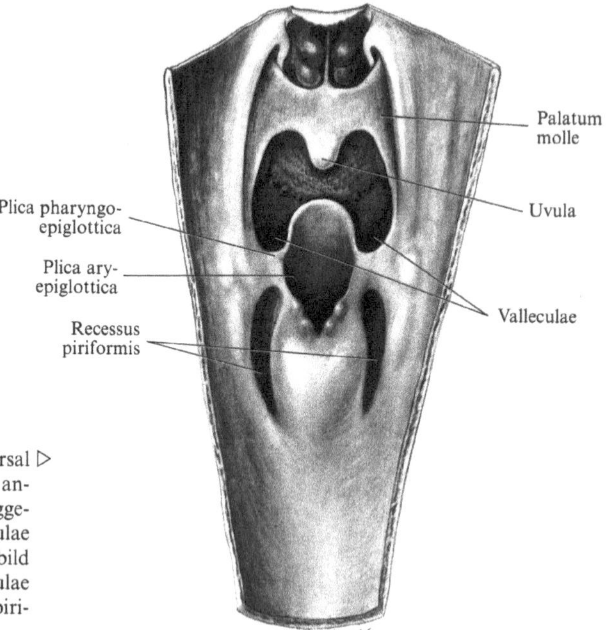

Abb. 4. Die Strukturen der Pharynxvorderwand, von dorsal ▷ gesehen. Die Mittellinien-Raphe des Pharynx und des anhängenden Ösophagus ist aufgeschnitten und seitlich weggezogen. Diese Illustration soll die Konturen der Valleculae und Sinus piriformes veranschaulichen, die im Röntgenbild geläufige Wegmarken sind. Die Beziehung der Valleculae zur Zungenbasis und Epiglottis sowie zu den Rezessus piriformes ist evident

Abb. 5. Manometrische Messung des Pharynx, des krikopharyngealen Sphinkters sowie des Ösophagus während des Schluckaktes: beachte die Peaks der peristaltischen Kontraktion im Pharynx und Ösophagus mit Relaxation des Sphinktertonus vor Ankunft des Bolus

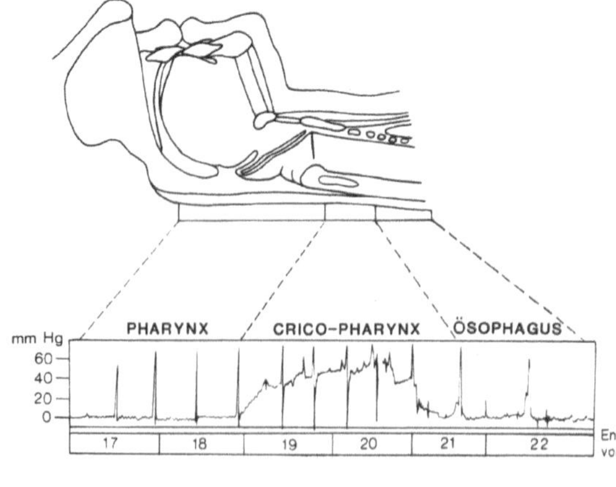

Als Übergang von Pharynx zum Ösophagus besteht das *pharyngoösophageale Segment* sowohl aus Fasern des M. constrictor inferior (Pars thyreopharyngea und Pars cricopharyngea) als auch aus Ringmuskulatur des zervikalen (proximalen) Ösophagus. Dieses Segment ist 3–5 cm lang, schließt zwischen einzelnen Schlucken dicht ab und entspricht einer manometrisch ermittelbaren Hochdruckzone (Abb. 5). In der Literatur wird das Segment häufig als „oberer Ösophagussphinkter" bezeichnet. Der Hochdruck im krikopharyngealen Sphinkter verhindert, daß regurgitierter Speiseröhren- oder Mageninhalt in den Pharynx gelangt und vermeidet, daß während der Atmung Luft in den Ösophagus aspiriert wird.

Während des Schluckens muß sich der Sphinkter entspannen, bevor der hinuntergeschluckte Bolus ankommt. Zur gleichen Zeit wird durch Hochziehen des Larynx und Verschluß des Aditus laryngis die Trennung von Luft- und Speiseweg gesichert.

3 Die Neuroregulation des Schluckaktes

Durch Zerkauen und intraorale Aufbereitung fester Nahrung wird ein Bolus hergestellt, der sich in Größe und Beschaffenheit zum Schlucken eignet. Diese Vorbereitungsphase unterliegt der Willenskontrolle, die pharyngealen und ösophagealen Schlingphasen hingegen werden von einem willenmäßig nicht beeinflußbaren Reflex gesteuert. Afferente Rezeptoren der Schleimhaut, die berührungs-, druck- und geschmacksempfindlich sind, liegen verstreut in Larynx und Pharynx. Der IX. und X. Hirnnerv (N. glossopharyngeus und N. vagus) übertragen Reize, die vom Larynx und Pharynx ausgehen, an den Nucleus solitarius des Hirnstammes (Abb. 6), wodurch das Schlucken zentral gesteuert wird.

Abb. 6. Verteilung der sensorischen Rezeptoren im Pharynx und Larynx mit ihren Verbindungen über sensorische Bahnen zum Nucleus solitarius im Stammhirn

Die in unmittelbarer Nähe des Nucleus solitarius im Hirnstamm gelegenen motorischen Kerne werden durch einen spezifischen Schlüsselreiz stimuliert. Dieses Schluckzentrum, das weder hinsichtlich des Nervenzelltyps noch bezüglich seiner genauen Lage identifizierbar ist, koordiniert auch das Schlucken und die Atmung. Der Verlust des Empfindungsvermögens im oropharyngealen Isthmus, im Pharynx oder im Larynx führt unweigerlich zur Beeinträchtigung des Schluckens, zum Verschlucken oder zur Aspiration. *Häufig wird auch der Hustenreflex ausgeschaltet, was zur „stillen Dysphagie" und, noch bedeutungsvoller, zur „stillen Aspiration" führt.*

Das sensorische System ist durch Zwischenneurone mit den motorischen Kernen im Hirnstamm verbunden. Folgende motorische Kerne der Hirnnerven sind am Schluckakt beteiligt: N. trigeminus (V), N. facialis (VII), N. glossopharyngeus (IX), N. vagus (X) und N. hypoglossus (XII) (Abb. 7). Alle wesentlichen Muskeln des Pharynx, Larynx und weichen Gaumens, außer dem M. tensor veli palatini, werden vom N. glossopharyngeus und N. vagus mit motorischen Fasern versorgt; der M. tensor veli palatini wird vom N. trigeminus innerviert. Die somatischen Motorkomponenten der Hirnnerven entstammen dem Nucleus ambiguus. Systemische Erkrankungen können Störungen aller oder der Mehrzahl der am pharyngealen Schlucken beteiligten Motorneuronen bewirken. Ist die Störung auf einzelne Nerven oder Muskeln beschränkt, kann der Untersucher unter Umständen den speziellen motorischen Ausfall durch Analyse des Kineradiogramms identifizieren.

Bei einigen Erkrankungen ist die Funktion der Pars cricopharyngea des M. constrictor pharyngis inferior von besonderer Bedeutung (s. Abschn. 9 über die Wechselbeziehung zwischen Pharynx und Ösophagus). Aus diesem Grund werden die Innervation und die Reflexe dieses Muskels ausführlicher besprochen. Der von nun an M. cricopharyngeus genannte Muskel wird von vagalen und sympatischen Fasern innerviert, die gleichermaßen zu seiner tonischen Aktivität beitragen. MURAKAMI et al. [98] haben die affe-

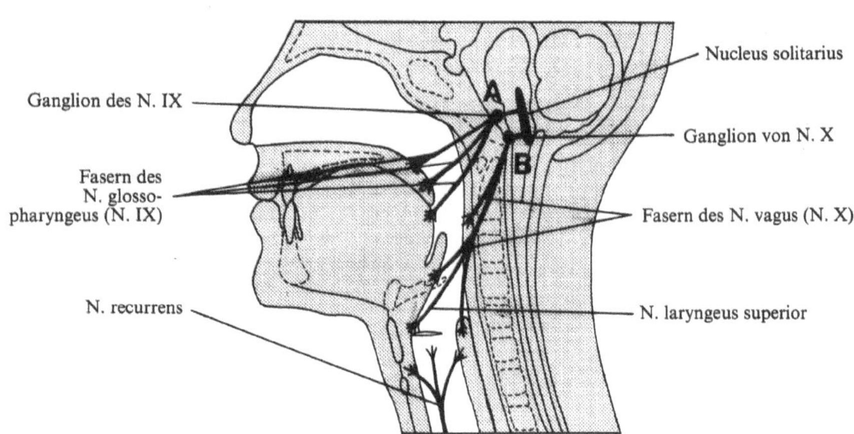

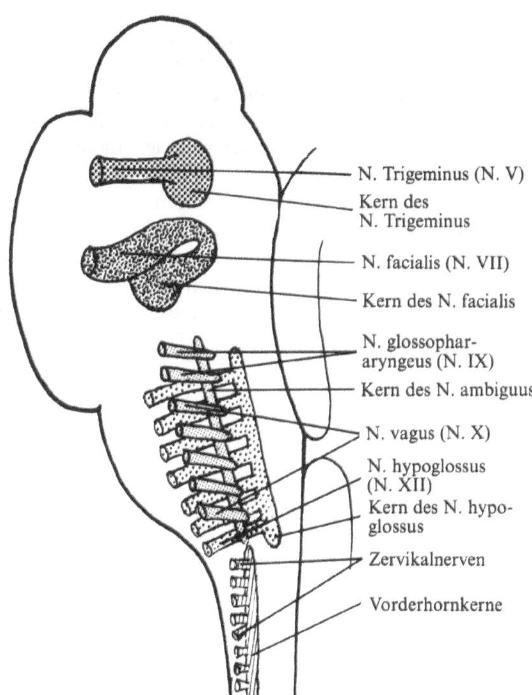

Abb. 7. Motorische Kerne und Wurzeln, die den Schluckakt steuern

renten laryngopharyngealen Fasern bei Katzen stimuliert und festgestellt, daß der M. cricopharyngeus sich dabei reflektorisch kontrahiert. Diese Reflexaktivierung des M. cricopharyngeus wird von den Motorneuronen des N. vagus übermittelt. Der Tonus sympathischen Ursprungs wird ebenfalls durch Stimulierung der afferenten laryngopharyngealen Fasern gesteigert. Auf der Grundlage dieser Studien wird der Mechanismus der Reflexkontraktion und die Entstehung des krikopharyngealen Spasmus deutlich, wenn Fremdkörper in den Recessus piriformis, in den postkrikoidalen Bereich oder in den oberen zervikalen Ösophagus gelangen.

4 Die pharyngeale Schluckbewegung

Die pharyngeale Schluckfolge wird in sechs Phasen unterteilt (Abb. 8, 9).

Vor dem Schlucken ist der Bolus auf die Mundhöhle begrenzt. Der Eingang zum Oropharynx ist durch den weichen Gaumen und den hinteren Teil der Zunge verschlossen.

Durch allmähliches Anheben des weichen Gaumens und des Zungenbeins während des Schluckens wird der gesamte Weichteilgewebeschlauch des Pharynx hochgezogen, wobei die Bewegung im knöchernen Stützrahmen aus Schädelbasis und HWS erfolgt. Jede Störung der kolbenartigen Bewegungen

dieser Strukturen kann zu Schluckbeschwerden führen. Adhäsionen können z.B. die Verschiebbarkeit der Konstriktorwand auf den prävertebralen Faszien einschränken, so daß sie an der Pharynxelevation und der peristaltischen Konstriktion nicht teilnehmen kann.

Wenn das Schlucken einsetzt, befördert die Zunge durch aktiven Druck den Bolus entlang des harten Gaumens nach hinten. Hat der Bolus den Eingang des Oropharynx passiert, setzt die willensunabhän-

---

Abb. 8 und 9. Der normale Schluckakt im a.-p.- (**Abb. 8**) und lateralen Strahlengang (**Abb. 9**). Diese Illustrationen sind Einzelbilddarstellungen aus kinematographisch aufgezeichneten Szenen, die die Lagebeziehung des Kontrastbolus im Kopf sowie die Unterscheidung zwischen Luftwegen (*weiß*) und umgebenden Weichteilen zeigen sollen. Knochenstrukturen sind in unterbrochener Linie abgebildet

Abb. 8. a Während Larynx und Luftwege in Ruheposition ▷ sind, wird der Bolus in der Mundhöhle gehalten. **b** Der Bolus wird in den Oropharynx befördert. In Vorbereitung zum Schlucken hebt sich der Kehlkopf mit Trachea. **c** Noch vor der abwärts gerichteten peristaltischen Welle wandert der Bolus nach unten. Die Epiglottis steht horizontal und ist im Bolus sichtbar, während der Bolus beidseits der krikoidalen Vorwölbung in den Hypopharynx absteigt. Der Larynx ist maximal angehoben. **d** Der Bolus passiert den Hypopharynx und tritt durch das geöffnete krikopharyngeale Segment in den Ösophagus ein, die peristaltische Welle folgt unmittelbar nach. Die Öffnung des Nasopharynx erfolgt sukzessive von kranial nach kaudal. **e** Die pharyngeale Kontraktionswelle hat die Hülle des Oropharynx verschlossen und sich in den Hypopharynx fortgesetzt; der Bolus tritt durch das geöffnete krikopharyngeale Segment in den Ösophagus über. Der nasopharyngeale Luftraum öffnet sich wieder in kraniokaudaler Richtung. **f** Der Bolus ist im Ösophagus verschwunden. Alle Strukturen sind in die Ausgangsposition zurückgekehrt: Die normalen Konturen der Luftwege sind wieder sichtbar, obgleich der Larynx noch nicht vollständig in seine Ausgangsposition zurückgekehrt ist. Barium benetzt die Valleculae und Sinus piriformes

Abb. 9. a Bei Annäherung von Zunge und weichem Gaumen ▷ ist der Bolus auf die Mundhöhle begrenzt. **b** Der Bolus ist in den Oropharynx eingetreten. Der weiche Gaumen hat sich dem Passavantschen Wulst in der Konstriktorwand angelegt und verschließt so den palatopharyngealen Isthmus. So wird die Regurgitation in den Nasopharynx verhindert. **c** Der Bolus liegt in der Pharyngealhöhle. Der Larynx ist nach oben gestiegen und verschlossen, die Epiglottis ist in horizontaler Position. **d** Der Bolus ist in das pharyngoösophageale Segment eingetreten. Die Epiglottis ist nach vorn abwärtsgekippt, die peristaltische Welle durchläuft den mittleren Pharynx. **e** Der Bolus hat das pharyngoösophageale Segment passiert und ist in den Ösophagus eingetreten. Der Larynx ist weiterhin geschlossen. **f** Der Bolus verschwindet im oberen Ösophagus. Der laryngeale Luftweg ist wieder eröffnet, die Epiglottis aufgestellt. Alle Strukturen sind in die Ruheposition zurückgekehrt

gige Phase des Schluckens ein. Der weiche Gaumen drückt sich aufwärts und rückwärts gegen den vorgewölbten *Passavantschen Wulst* [M. constrictor pharyngis superior], der sich beim Schlucken an der hinteren Rachenwand dem Gaumensegel entgegenwölbt und so den Nasenraum verschließt. Eine Zungenbewegung nach hinten befördert den Bolus in den Pharynx, wo er zwischen Zunge, weichem Gaumen und Konstriktorwand festgehalten wird. Die hinabbefördernde Welle der Pharynxperistaltik setzt ein. Das Os hyoideum und der Larynx heben sich.

Das Os hyoideum erreicht seine höchste und vorderste Position, der Larynx nähert sich dem Os hyoideum. Während der Larynx sich hebt, verschließt sich das Vestibulum laryngis und die Epiglottis kippt nach hinten. Die Kontraktion des oberen und mittleren

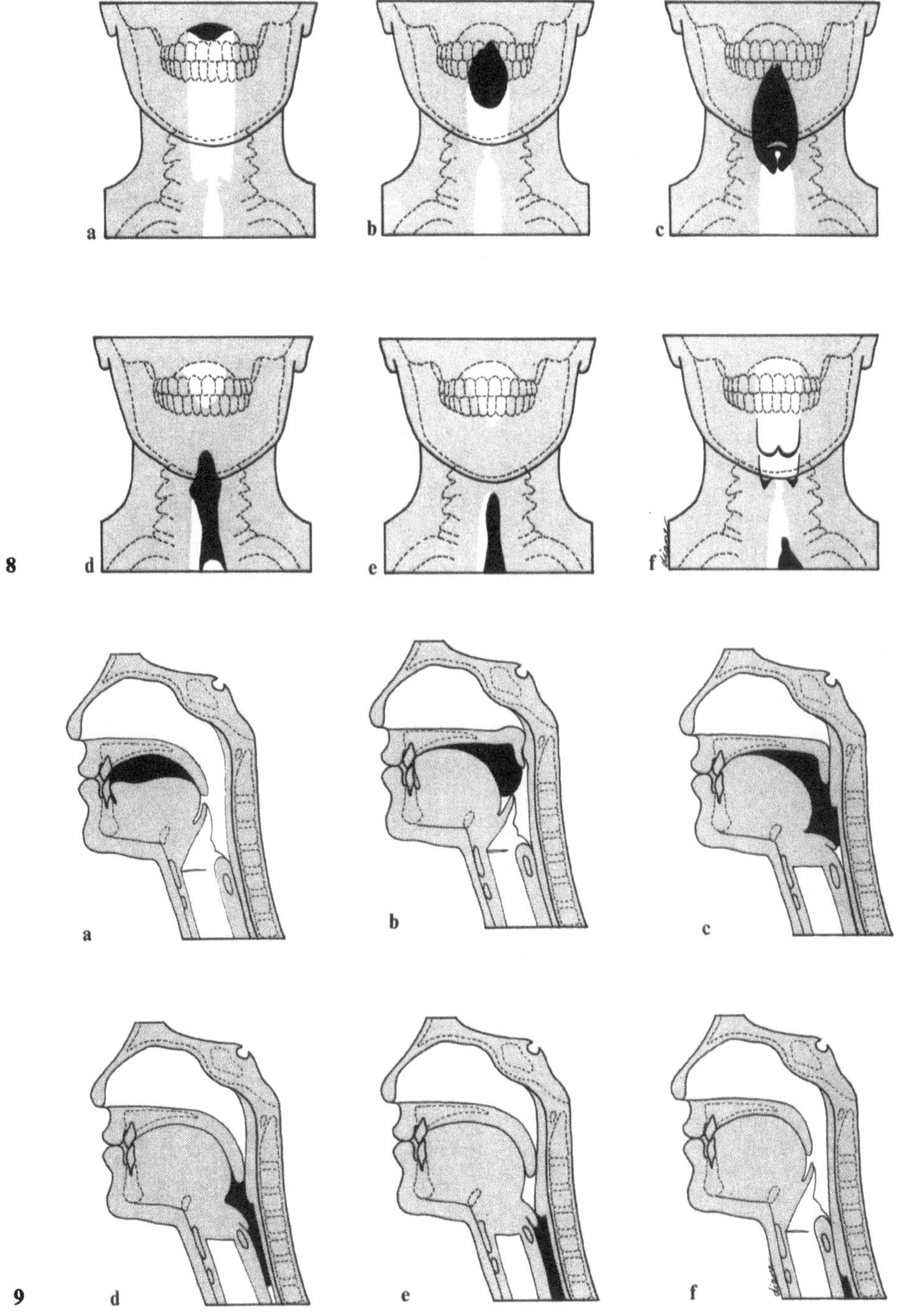

M. constrictor pharyngis stellt sich an der hinteren Rachenwand als peristaltische Welle dar. Der weiche Gaumen verschließt weiterhin den palatopharyngealen Isthmus, ist jedoch nicht mehr angehoben. Der Larynx bleibt angehoben und verschlossen.

Die Kontraktionswelle durchläuft den mittleren M. constrictor pharyngis und befördert den Bolus abwärts. Der Oropharynx verengt sich infolge der Zusammendrängung von Rachenwand, Zunge und weichem Gaumen. Der Bolus wird in den Hypopharynx und in den offenen krikopharyngealen Sphinkter befördert.

Der pharyngeale Luftweg ist wieder frei, sobald der weiche Gaumen, die Zunge und das Os hyoideum ihre Ausgangsstellung eingenommen haben. Die Epiglottis richtet sich wieder auf und gibt den laryngealen Luftweg frei. Der gemeinsame Abschnitt von Pharynx und Ösophagus schließt sich, die Zone erhöhten Druckes in der Ruheposition stellt sich wieder ein. Der Bolus wird durch die Peristaltik des Ösophagus weiterbefördert.

Bei der Durchsicht der kinematographischen Aufzeichnungen des Bariumschluckes kann durch Einzelbildanalyse festgestellt werden, wie der Bolus in der Mundhöhle gesammelt und durch Pharynx und Ösophagus geleitet wird. Jeder Schritt dieses komplizierten Ablaufes ist bestimmten Bewegungen einzelner Muskeln oder Muskelgruppen zuzuordnen. Ausfälle führen zu Schluckbeeinträchtigungen und zeigen sich radiographisch als Veränderungen, hervorgerufen durch die Muskelmasse und den Kontrastbolus. Deshalb sollte der Untersucher mit der Rolle, die die Oropharyngealmuskulatur während der verschiedenen Schlingphasen spielt, vertraut sein.

5 Dynamische Studien

Die umfassende Untersuchung des Schluckvorganges sollte mit der Beurteilung des Pharynx und den zugehörigen Strukturen beginnen: Mund, Zunge, Gaumen und Kehlkopf. Pharynx und Larynx stehen in einer engen physischen Verbindung und beziehen die gleiche neurologische Versorgung aus dem Hirnstamm und sollten aus diesem Grunde zusammen untersucht werden. Bei der Untersuchung dieses Gebietes ist es unerläßlich, über „dynamic imaging" zu verfügen (entweder durch Kinematographie, Bandspeichergeräte oder Videoaufzeichnung). Diese Techniken ermöglichen die Einzelbildanalyse jedes Schluckvorganges, die für das Verständnis einer komplexen Motilitätsstörung notwendig ist.

Vorher sollte eine seitliche Aufnahme der Halsweichteile angefertigt werden, die Aufschluß gibt über die HWS, die Stellung der Zunge, das Verhältnis des Zungenbeins zum Unterkieferknochen sowie die

Abb. 10. a Die seitliche Röntgenaufnahme des Halses zeigt den luftgefüllten Pharynxraum, das Dorsum linguae, den weichen Gaumen, die Epiglottis, den Larynx, das Os hyoideum sowie die knorpeligen Strukturen des Larynx. Ferner ist die Haltung und der Zustand der Halswirbelsäule erfaßt. **b** Laterales Xeroradiogramm: Die Weichteilbestandteile des Halses sind detailliert abgebildet

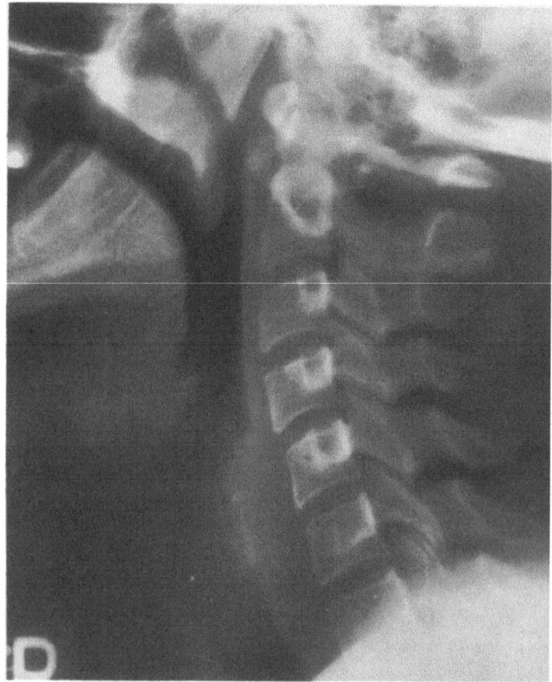
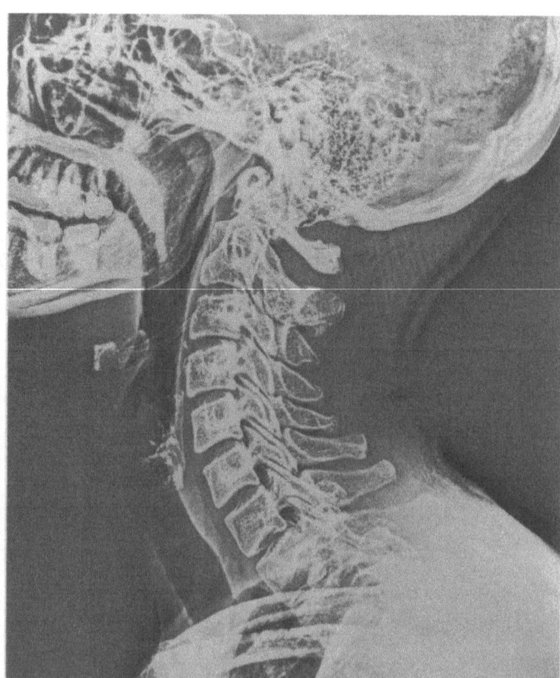

a   b

Konturen von Pharynx und Larynx (Abb. 10a). Dieser Film kann durch ein seitliches Xeroradiogramm ergänzt werden, welches Gewebeanomalien oder minimale Verkalkungen aufdeckt, die mit der konventionellen Weichteiltechnik nicht sichtbar gemacht werden können (Abb. 10b).

Während der dynamischen Aufzeichnung ist die vollkommen gerade Ausrichtung des Kopfes wichtig, damit die geringste Asymmetrie erkannt werden kann. Kippen oder Drehen des Kopfes würden das Barium in eine falsche Richtung leiten und könnte so als „Pseudotumor" mißdeutet werden. Falls notwendig kann der Kopf mit einem Bleihandschuh manuell fixiert werden. Eine Veränderung der Kopfhaltung oder eine Kopfbewegung während des Schluckaktes kann jedoch als unterstützende Maßnahme zur Erleichterung des Schluckens vonnöten sein (vgl. Abb. 11); unter solchen Umständen ist es wichtig, wenigstens einen Schluck in der bevorzugten Kopf-Halshaltung aufzuzeichnen (s. Abschn. 9, 10 u. 11, Kompensation und Dekompensation).

Die Bewegung des weichen Gaumens und der Stimmbänder sollte sowohl während des Sprechens als auch während des Schluckens beachtet werden; bei Erkrankungen kann nämlich die Funktion des einen intakt sein, während die des anderen wesentlich beeinträchtigt ist. Ersteres kann nach Aussprache eines Wortes wie „candy" in seitlicher Stellung beurteilt werden; die Beobachtung dieser Bewegung wird leichter, wenn man die obere Fläche des weichen Gaumens mit Bariumsulfat kontrastiert, das durch einen kleinen Nasenkatheder eingegeben wird. Die Bewegung der Stimmbänder wird in frontaler Stellung beobachtet, während der Patient „iiiiiii" sagt.

Die Funktion des Pharynx wird nach oraler Gabe von flüssigem Bariumsulfat untersucht. *Bei Patienten mit Zahnersatz bleibt dieser während der Untersuchung im Munde.* Mit behinderten oder unkooperativen Patienten sollte der Untersuchungsablauf geübt werden, bevor man mit der Kineradiographie oder der Videoaufzeichnung beginnt. Mehrere Schlucke werden dann – sowohl in pa als auch in lateraler Projektion aufgezeichnet.

Der *seitlichen Stellung* sollte am Anfang der Vorzug gegeben werden; manche Phasen der pharyngealen Motilität können am besten (wenn nicht ausschließlich) in dieser Position studiert werden (Abb. 11b1, b2, c). Das gilt für die Bewegung der Zunge, des Gaumens, der Epiglottis, der Strukturen des Larynx, für die Kontraktion der Konstriktoren und der Öffnung der Pars cricopharyngea, als auch für den laryngealen Kontrasteintritt (passives Auslaufen der Flüssigkeit von der Mundhöhle in den Pharynx) oder die Aspiration. Gutes Einblenden verhindert Fehlbelichtung. Zwei laterale Sequenzen, die jeweils aus mehreren Schlucken bestehen, sollten aufgezeichnet werden: eine kranial zentrierte Einstellung, um den Zungen-Gaumen-Schluß und die Kontraktionswelle des proximalen Pharynx zu untersu-

chen; eine weiter kaudal zentrierte Einstellung, die die Bewegung des Larynx und der Epiglottis, die krikopharyngeale Erschlaffung sowie die Kontraktionswelle des distalen Pharynx erfaßt. Damit eine stumme Aspiration nicht übersehen wird, während das Augenmerk des Untersuchers auf den Mund gerichtet ist, empfiehlt es sich, einen ersten Schluck mit Zentrierung auf Larynxebene zu beobachten, bevor man im standardisierten Untersuchungsablauf fortfährt.

Die *PA-Position* dient der Erkennung von Symmetrie und Verlagerung, wie auch der weiteren Beurteilung des M. cricopharyngeus. Die symmetrische Dehnbarkeit des Pharynx wird durch Luftaufblähung mit dem modifizierten Valsalva-Versuch geprüft. Andere Anomalien wie Taschen am Eingang oder an den Seiten des Pharynx, können nur auf frontalen Aufnahmen erkannt werden. Der Kopf sollte während der posterior-anterioren Filmsequenz leicht angehoben sein („Kinn hoch"), da der Unterkiefer sonst den proximalen Pharynx überlagert. Der Hals sollte jedoch aus folgenden Gründen nicht übermäßig gestreckt werden: Die Überlagerung des Pharynx durch das Hinterhaupt beeinträchtigt die Strahlentransparenz, außerdem ist das Schlucken bei übermäßig gestrecktem Hals, selbst für den gesunden Patienten, schwierig. Schrägaufnahmen tragen zur Beurteilung der Pharynxfunktion wenig bei. Sie können jedoch bei untersetzten oder übergewichtigen Personen mit kurzem Hals, bei denen eine Durchstrahlung der Schulterregion in seitlicher Stellung unmöglich ist, für die Bewertung der krikopharyngealen Region entscheidend sein. Schrägaufnahmen sind nützlich bei der Aufdeckung subtiler struktureller Läsionen. Bei Tumorverdacht werden Zielaufnahmen im Doppelkontrastverfahren mit hochdichtem Barium gemacht, um die anatomischen Strukturen zu verdeutlichen.

Die Funktionsstudie des Pharynx schließt immer die Untersuchung der ösophagealen Peristaltik ein (s. Abschn. 9 „Wechselwirkung von Pharynx und Ösophagus"). Zielaufnahmen liefern eine verbesserte Detailerkennbarkeit struktureller Anomalien des Ösophagus und werden daher ergänzend zur kinematographischen Funktionsstudie angefertigt.

6 Zusätzliche Maßnahmen

6.1 Trinken mit Hilfe einer Spritze

Der geschwächte oder neurologisch beeinträchtigte Patient kann möglicherweise nicht durch einen Strohhalm oder aus einer Tasse trinken. Geringe Mengen (10–15 ml) dünnflüssigen Bariums werden dann mit Hilfe einer Spritze mit Katheteransatz direkt in den Mund eingegeben. Diese Technik muß jedoch vorsichtig gehandhabt werden: bei beeinträchtigtem Zungen-Gaumen-Schluß fließt das Kontrastmittel über den Zungenrücken in den Pharynx, bevor der Schluckakt eingesetzt hat und kann dann in den ungeschützten Larynx übertreten.

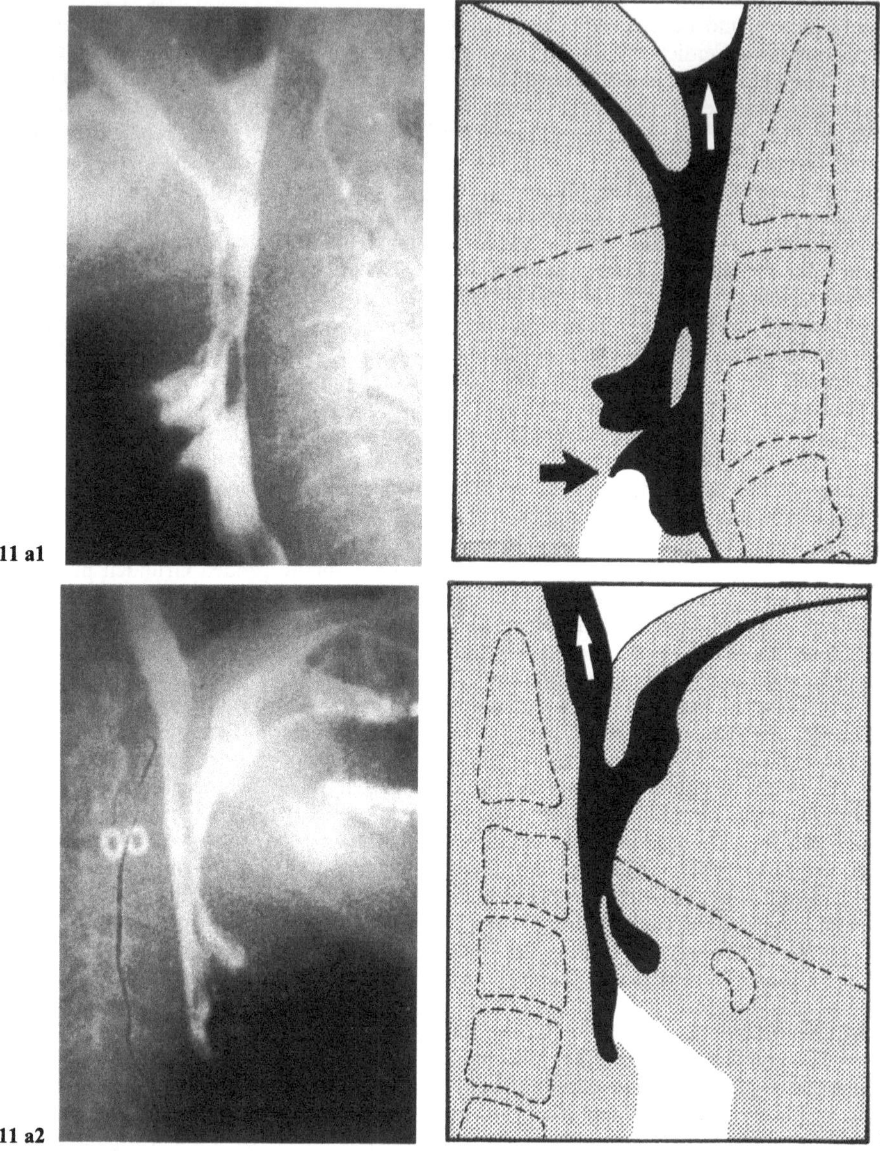

Abb. 11 a–d. a1 Einzelbildschaltungen mit korrespondierenden Zeichnungen von pharyngealen Veränderungen, beobachtet bei der dynamischen Aufzeichnung von Bariumschlucken. Patient mit Dysphagie infolge Verletzung multipler Hirnnerven. Beachte den Kontrastmittelübertritt in Larynx und Nasenhöhle. **a2** Derselbe Patient in Bauchlage. Verstärkte nasale Regurgitation, kein Übertritt in den Larynx. **b1** Schluckbehinderung bei Parkinson-Krankheit. Laterale Projektion. Beachte Bariumaspiration in Larynx und Trachea. **b2** Derselbe Patient in frontaler Projektion.

Aspiriertes Barium kontrastiert die Stimmbänder sowie die obere Luftröhre. **c** Schluckbehinderung 30 Jahre nach bulbärer Poliomyelitis. Die Dysphagie wird aggraviert durch eine membranähnliche Striktur im zervikalen Ösophagus, die vermutlich als Folge einer medikamenteninduzierten Ösophagitis mit Ulzeration und Narbenbildung entstanden ist. **d** Linksseitige laterale Pharynxtasche (**d1**), die nach Boluspassage gefüllt bleibt (**d2**), und sich nach beendetem Schluckakt in den linken Sinus piriformes entleert (**d3**)

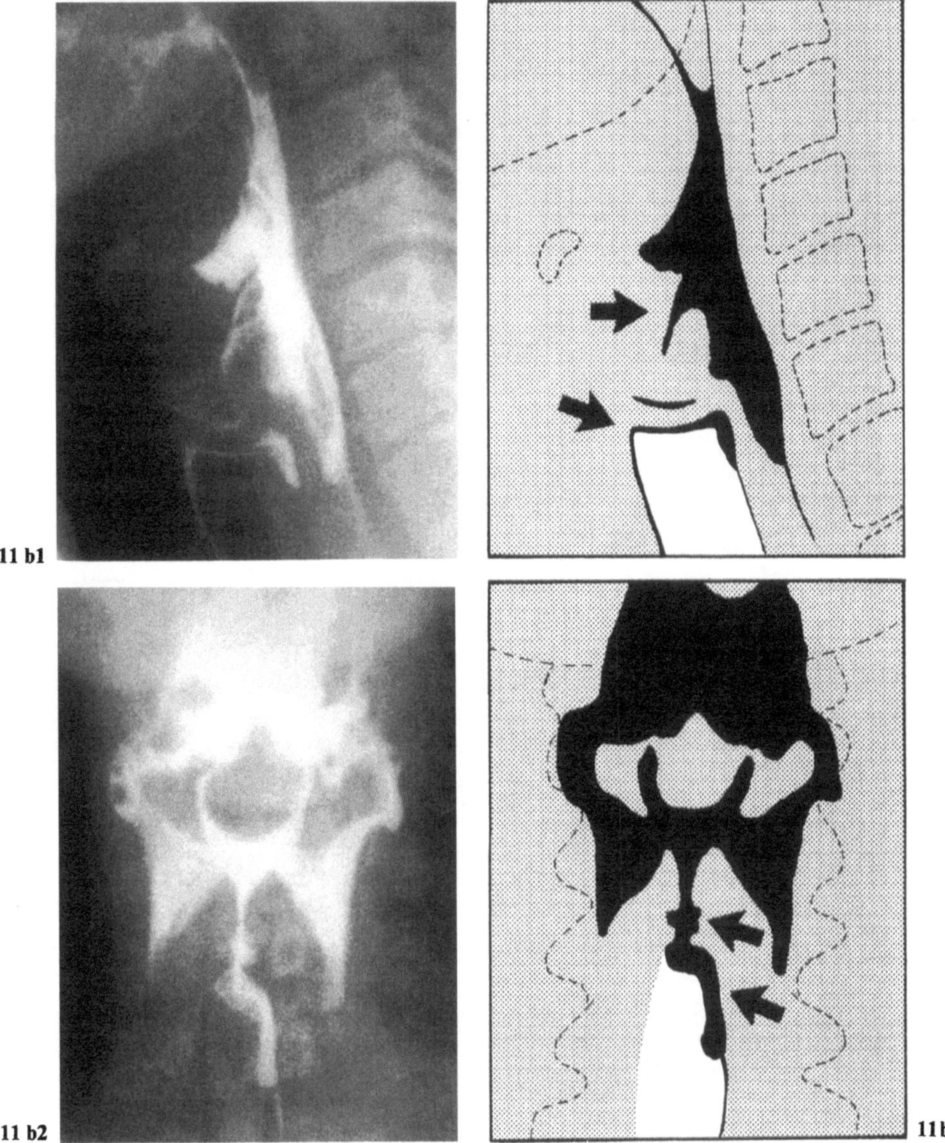

11 b1

11 b2

11 b

6.2 Fester Bolus

Das Schlucken kann „bolusspezifisch" sein, d.h. völlig normal bei Flüssigkeiten und abnormal bei Brei oder fester Nahrung und umgekehrt. **In der Regel tritt die Flüssigkeitsdysphagie im Zusammenhang mit Motilitätsstörungen auf, während die Dysphagie von fester Nahrung durch strukturelle Anomalien verursacht ist.** Bei Patienten mit Verdacht auf eine Ösophaguserkrankung führt der Provokationstest mit einem soliden Bolus häufig eher zum Ergebnis. Andererseits kann es gefährlich sein, einem Patienten mit einer deutlichen Störung des Pharynx einen festen Bolus zu verabreichen; der Bissen könnte direkt in den Larynx eindringen, dort steckenbleiben und den Luftweg verschließen.

Die Untersuchung sollte folglich mit flüssigem Kontrastmittel beginnen und – je nach Symptomatologie – mit breiförmigem und festem Bolus weitergeführt werden. Eine geringfügige Striktur (besonders am gastroösophagealen Übergang) kann oft nur mit festem Bolus festgestellt werden. Der Lumendurchmesser kann mittels einer Bariumsulfat-imprägnierten Tablette oder eines Bariumsulfat-getränkten „marshmallows"[1] ermittelt werden.

---

[1] Süßigkeit von schaumartiger Konsistenz, kompressibel und verdaulich. (Anmerkung der Übersetzer)

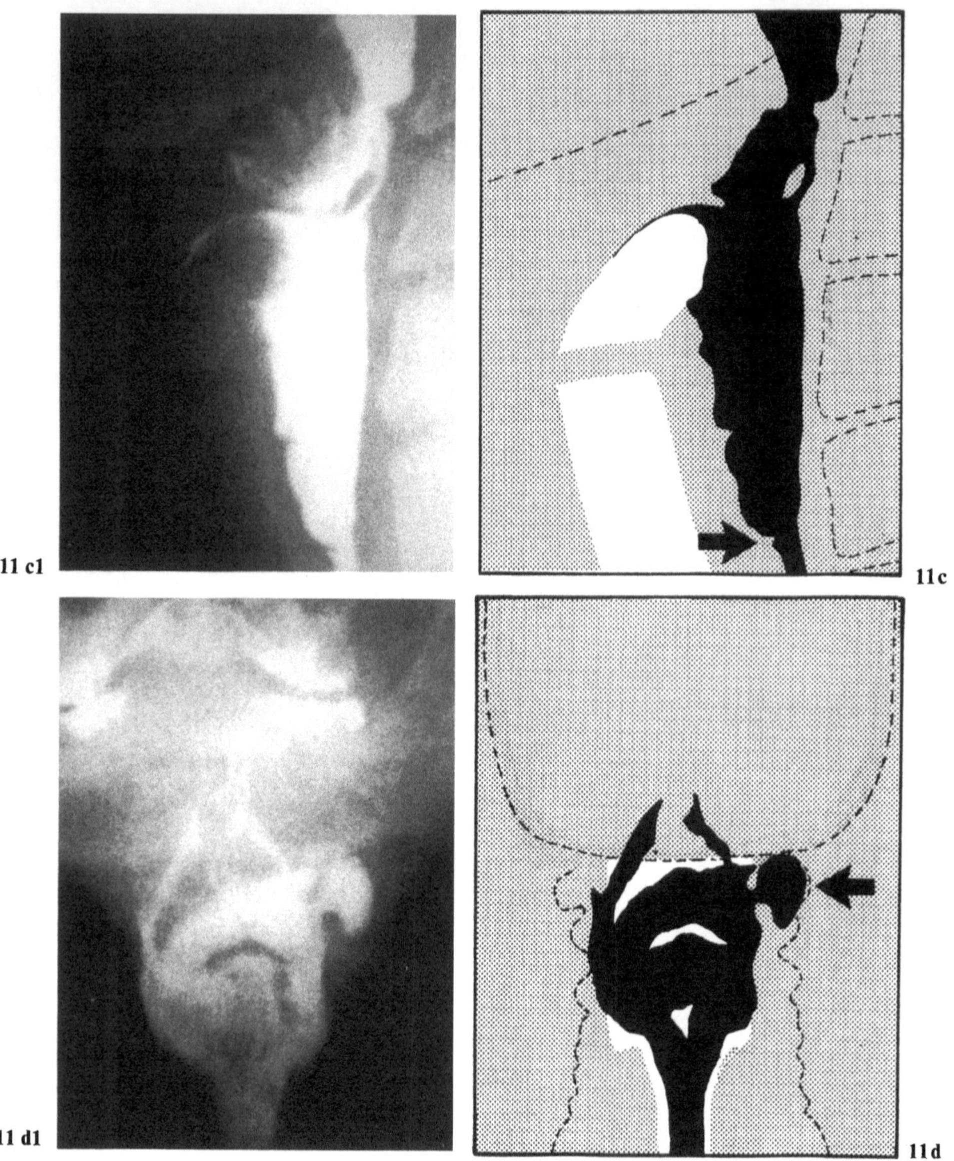

11 c1   **11c**

11 d1   **11d**

6.3 Saures Bariumsulfat

(100 ml flüssiges Bariumsulfat vermischt mit 0,5 ml 37%iger Salzsäure ergibt eine Lösung mit einem pH-Wert von 1,7).

Zunächst wird die ösophageale Peristaltik mit einer pH-neutralen Bariumsulfatsuspension untersucht. Danach werden 3 Schlucke angesäuertes Bariumsulfat gegeben, um den Ösophagus mit dieser Lösung zu benetzen. Sodann wird die Peristaltik beobachtet, während der Patient einen vierten Schluck saures Bariumsulfat trinkt. Anschließend gibt man ein Antacidum zur Neutralisation.

Donner et al. [39] haben den diagnostischen Wert des sauren Bariumsulfates bei Refluxoesophagitis nachgewiesen; 90% der so untersuchten Patienten zeigten damit eine abnorme Motilität des Ösophagus, wobei der häufigste Befund ein Wechsel von normaler Peristaltik zu segmentalen nichtpropulsiven Kontraktionen oder kurzzeitiger Aperistaltik war.

6.4 Gekühltes Bariumsulfat

Bei myotoner Dystrophie kann der Schluckakt mit Bariumsulfat, das Raumtemperatur hat, völlig normal sein, hingegen mit eisgekühltem anomal werden.

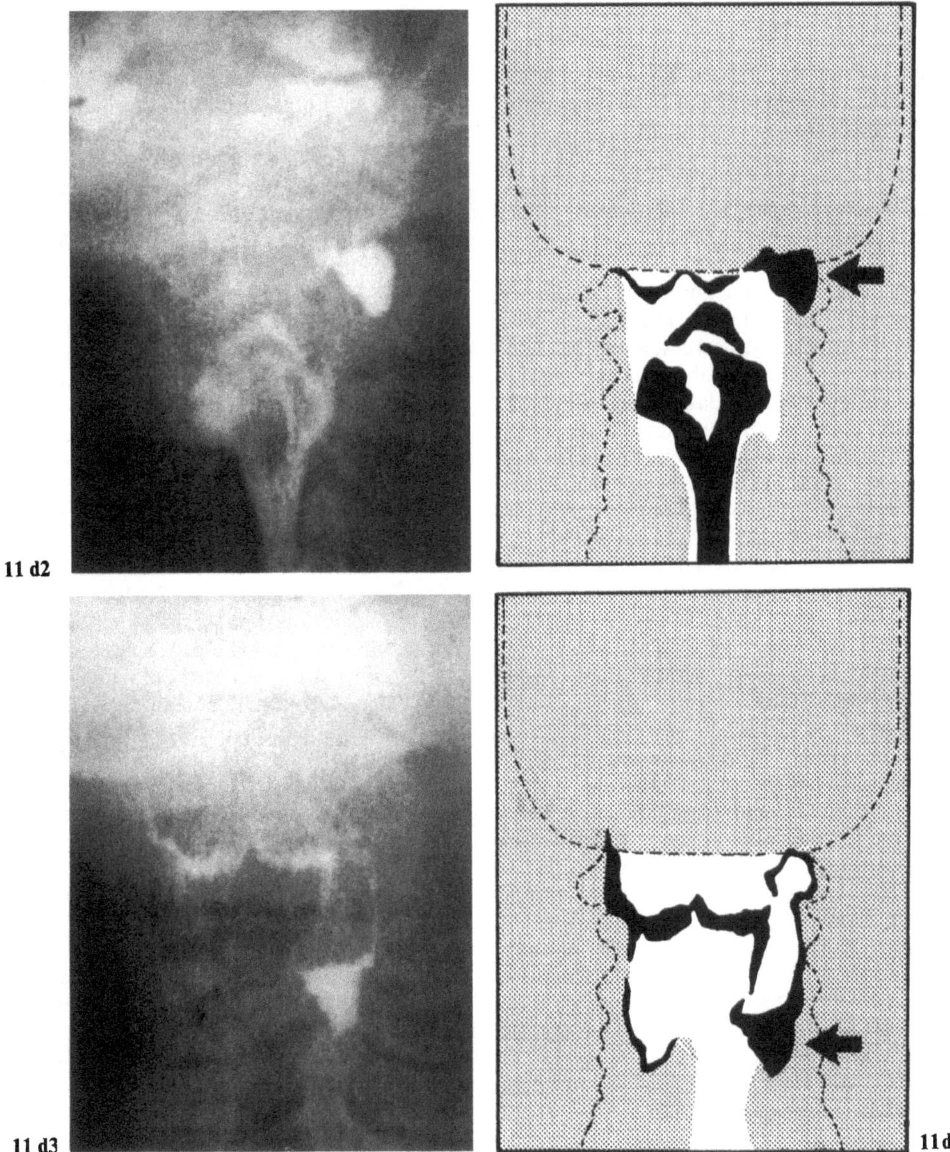

11 d2

11 d3

11 d

6.5 Streckung des Halses

Bei übermäßig gestrecktem Hals ist das Schlucken schwieriger, kann jedoch unter der Voraussetzung, daß keine Schluckbeeinträchtigung vorliegt, ausgeführt werden. Bei gut kompensierten Schluckbehinderungen kann der Schluckakt in neutraler Halshaltung durchaus normal sein, jedoch infolge Belastung durch übermäßige Streckung anomal werden.

6.6 Schlucken im Liegen

Im Liegen ist der Zungen-Gaumen-Schluß und der Abschluß zwischen Gaumen und Nasopharynx erschwert. Auslaufen und/oder nasale Regurgitation von Flüssigkeiten können ausschließlich in dieser Lage vorkommen, sind jedoch in aufrechter Position nicht nachweisbar, in der der Patient seine Behinderung ausreichend kompensieren kann. In ähnlicher Weise kann in Bauchlage, durch Schlucken gegen die Schwerkraft, die Muskelkraft der Zunge untersucht werden. Die Durchleuchtung im horizontalen Strahlengang ist hierfür erforderlich.

6.7 Wiederholtes Schlucken

Als einziger Befund bei früher Myasthenia gravis kann nach raschem wiederholtem Schlucken Ermüdung oder Dekompensation auftreten.

7 Untersuchung des Ösophagus bei Patienten mit Pharynxkrankheiten [2]

Die Untersuchung von schluckunfähigen Patienten, z.B. nach zerebrovaskulären Erkrankungen oder pharyngealer Dekompensation (besonders bei Aspiration), muß u. U. frühzeitig abgebrochen werden, da die Befürchtung besteht, daß Kontrastmittel in die Lunge aspiriert wird. Eine aussagekräftige Untersuchung wird dann durch die Einführung eines dünnen Schlauches in die Speiseröhre via Mund oder Nase mit Direktinstillation von Kontrastmittel und Luft erzielt. Die Dehnung des Ösophagus erzeugt eine peristaltische Welle, so daß brauchbare Mono- und/oder Doppelkontrastaufnahmen gemacht werden können.

8 Ösophagotracheale Fistel

Die Anwendung einer Ösophagussonde empfiehlt sich bei Verdacht auf ösophagotracheale Fisteln. Diese Veränderung ist beim Erwachsenen selten – beim Kind meist kongenital – muß jedoch wegen ihrer potentiell lebensgefährlichen Komplikation der rezidivierenden Aspirationspneumonien bedacht und nicht als Aspiration per se fehlgedeutet werden. Die Sonde wird tief in den distalen Ösophagus plaziert; beim langsamen Zurückziehen wird Kontrastmittel injiziert. Die frühe Kontrastierung des Tracheobronchialbaumes wird während sorgfältiger Durchleuchtungskontrolle mit Videoaufzeichnung entdeckt. So kann eine Fistel von einer Überlaufaspiration unterschieden werden.

9 Funktionelle Anpassung des Pharynx bei Normabweichungen des Schluckens

Die physikalische Beschaffenheit des *festen oder flüssigen* Nahrungsmittelbolus ist sehr unterschiedlich. Die Unterschiede betreffen die Konsistenz, die Viskosität, die Elastizität, die Oberflächenbeschaffenheit sowie das Volumen, die Menge und die Temperatur. Unterschiedliche Kraftanstrengungen müssen aufgebracht werden, damit der Bolus effizient und sicher durch den Pharynx in den Ösophagus befördert wird;

---

² Bei allen Untersuchungen, bei denen mit einem Übertritt des KM in das Bronchiensystem und/oder Mediastinum zu rechnen ist soll heute nichtionisiertes KM verwendet werden.

z.B. wird ein Schluck Wasser leichter transportiert als pürierte Kost oder feste Nahrungsbestandteile. Das Ergebnis ist jedoch in jedem Fall das gleiche: der gesamte Bolus wird in den Ösophagus befördert, ohne in den Nasopharynx oder in den Larynx einzudringen. Wahrscheinlich spielt die lokale sensorische Versorgung der Mundhöhle bei der Bestimmung der Beschaffenheit des Bolus eine entscheidende Rolle, um den Schluckakt entsprechend anzupassen.

Der Schluckakt muß sich auch an eine *veränderte Kopf- und Halshaltung* anpassen, da diese die anatomischen Beziehungen des Pharynx verändern. Die Streckung von Kopf und Hals wirkt sich nachteilig auf die mechanische Funktion des Pharynx aus. Das muskuläre Kontraktionsmuster des Pharynx muß solchen Positionen angepaßt sein, damit der Bolus effektiv vorangetrieben wird. Die Schwerkraft spielt ebenfalls eine Rolle, wie am Beispiel des Schluckens im Kopfstand deutlich wird, das einer beträchtlichen Muskelanstrengung bedarf [13]. Schon die Tatsache, daß dies möglich ist, verdeutlicht die große Anpassungsfähigkeit des normalen Schluckaktes.

Der Schluckakt paßt sich über einen längeren Zeitraum hinweg an die anatomischen Veränderungen an, die durch das Altern bedingt sind. Entsprechend der Ausbildung des kindlichen Mundes und Pharynx ernährt sich das Kleinkind durch Saugen. Der Vorgang der Nahrungsaufnahme und der Schluckakt beim Erwachsenen wird dem durch das Wachstum veränderten Pharynx angepaßt.

10 Kompensation des Schluckens bei neuromuskulären Erkrankungen des Pharynx

Bisher wurde erläutert, wie sich der normale Schluckakt den unterschiedlichen Anforderungen des Schluckens anpaßt. Jetzt wird dieses Konzept erweitert für den beeinträchtigten Schluckapparat. Ein ausreichendes Schluckvermögen wird unter solchen Umständen durch Kompensation erzielt, wobei für den ausgefallenen Teil des Schluckapparates ein anderer Teil eintreten muß. Erkrankungen, die den Schluckapparat beeinträchtigen und zu einer solchen Kompensation führen, können ihre Ursache in strukturellen, motorischen und sensorischen Veränderungen haben. Strukturelle Veränderungen sind auf Neoplasmen, Erkrankungen der Halswirbelsäule, chronische Entzündungen oder chirurgische Eingriffe zurückzuführen. Motorische und/oder sensorische Dysfunktion deuten auf neurologische Erkrankungen hin, wie Schlaganfall, Multiple Sklerose, amyotrophische Lateralsklerose, Poliomyelitis oder Myopathie. Diese Krankheiten können zunächst als Dysphagie auftreten, wobei kompensatorisches Schluckverhalten bei fehlender struktureller Ursache die weiterführende neurologische Untersuchung veranlaßt.

Wenn das Schlucken zwar erschwert aber kompensiert ist, kann die sorgfältige Anamnese wichtige

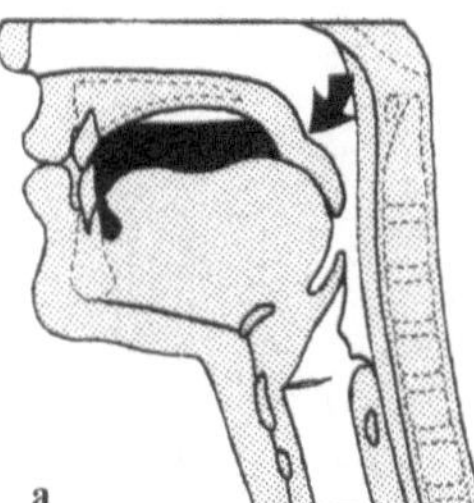 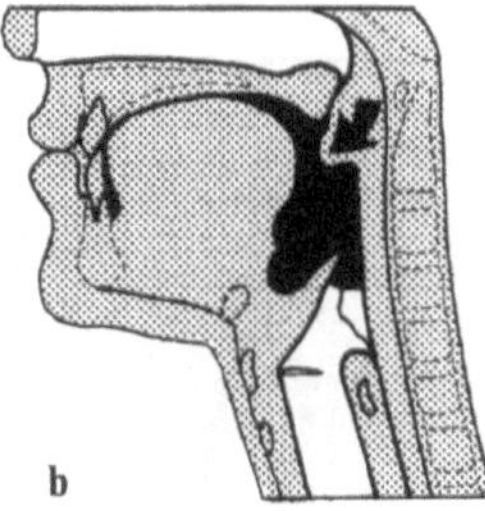 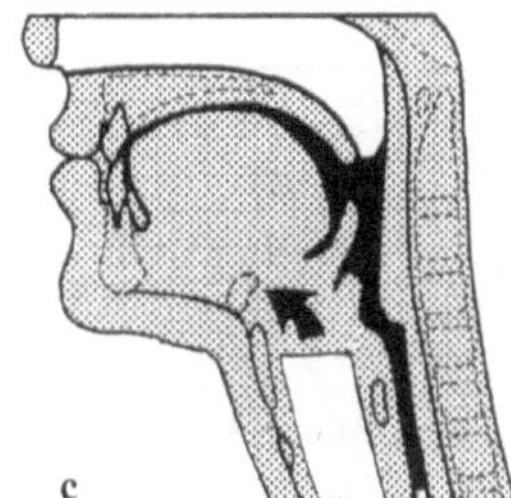 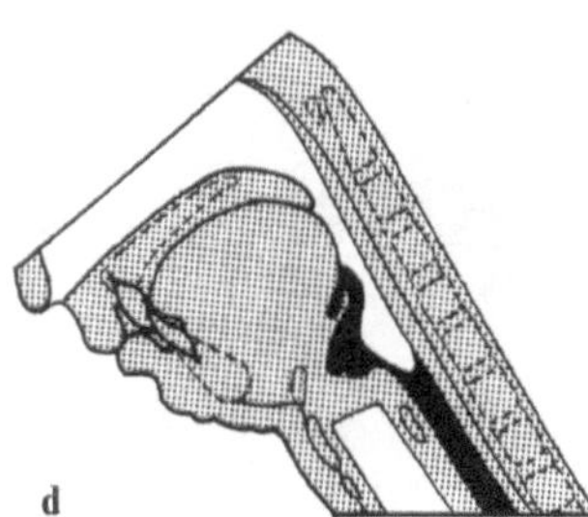

a b c d

Abb. 12a–d. Unbewußte Kompensation durch Anpassungsvorgänge des Schluckapparates selbst; der Nachweis erfolgt am besten kineradiographisch. **a** Die Abwärtsbewegung des Gaumens kann einen Zungendefekt (Atrophie, Muskelschwäche, fehlende Koordinierung oder postoperativer Defektzustand) ausgleichen. **b** Die vermehrt vorspringende Kontrikturmuskulatur des Pharynx kann eine Schwäche des pharyngealen Gaumens ausgleichen. **c** Die eingeschränkte Epiglottisbeweglichkeit oder der unvollständige Glottisschluß kann durch verstärkte Larynxbewegung nach oben und vorn ausgeglichen werden. **d** Ist die zur Eröffnung des pharyngoösophagealen Segmentes beitragende Larynxbeweglichkeit eingeschränkt, kann dies durch die Vorwärtsbewegung des Kopfes und des Unterkiefers kompensiert werden

1. Mängel der Zunge (Atrophie, Schwäche, mangelnde Koordination oder postoperativer Defekt) werden kompensiert durch Verlagerung des Gaumens nach unten (Abb. 12a); umgekehrt werden Mängel des Gaumens durch eine Verlagerung der Zunge nach oben kompensiert.
2. Mängel des weichen Gaumens werden durch stärkere Zusammenziehung der Mm. Constrictores pharynges kompensiert (Abb. 12b).
3. Mängel beim Kippvorgang der Epiglottis oder des Glottisschlusses können durch die Verlagerung des Larynx nach oben und vorn ausgeglichen werden (Abb. 12c).
4. Beeinträchtigungen des ösophagopharyngealen Öffnungsmechanismus, die auf einer eingeschränkten Kehlkopfbeweglichkeit beruhen, können durch Vorwärtsneigen des Kopfes und durch Vorschieben des Unterkiefers kompensiert werden (Abb. 12d).

Aufschlüsse liefern. Der Patient berichtet, daß die Nahrungsaufnahme mühselig und zeitaufwendig geworden ist. Möglicherweise muß die Nahrung besonders aufbereitet werden, entweder durch sehr gründliches Kauen oder durch maschinelle Zerkleinerung, und/oder bestimmte Nahrungsmittel müssen ganz gemieden werden. Mehrere kleine Mahlzeiten erleichtern die Nahrungsaufnahme, der einzelne Bissen wird besser verkleinert. Ein zweites Leer-Schlucken säubert den Pharynx von retinierten Nahrungsbestandteilen. Bestimmte Kopf- und Halshaltungen, wie Flexion und Anteflexion, erleichtern dem Patienten das Schlucken. Manchmal wird die Haltungsmuskulatur von Kopf und Hals beim Schlucken zu Hilfe genommen; dies kommt besonders beim Liegen zum Tragen, weil dann die Muskeln eher für den Schluckakt zur Verfügung stehen. Auch die Art der Nahrungsaufnahme kann sich ändern, wenn z.B. dem Saugen (Aufnahme von Flüssigkeiten durch einen Trinkhalm) der Vorzug gegeben wird.

Bei den oben genannten Mechanismen handelt es sich um „willentliche" Kompensation der Schluckbeeinträchtigungen, die dem Patienten bewußt sind, so daß die Anamnese eine Hilfe für die Abklärung ist.

Es gibt jedoch auch die „unbewußte" Kompensation, die durch einen Anpassungsvorgang des Schluckapparates selbst vollzogen wird. Diese Form der Kompensation wird am besten durch die Röntgenkinematographie geklärt, wobei jede der fünf Phasen des pharyngealen Schluckvorgangs ihr charakteristisches Kompensationsschema hat; z.B.:

Entscheidend an der Kompensation ist, daß sie einen verhältnismäßig normalen Schluckablauf ermöglicht, d.h. eine Passage des Bolus ohne grobe Abweichung vom normalen physiologischen Weg. Die Kompensation verursacht häufig subtile Veränderungen, nach denen speziell gesucht werden muß und die nur durch sorgfältige Anamnese und Röntgenkinematographie aufgedeckt werden können.

Der Nachweis der Kompensation legt jedoch eine Beeinträchtigung des Schluckapparates nahe, die weiter geklärt werden muß.

11 Dekompensation des Schluckens

Versagt der Kompensationsmechanismus, so dekompensiert das System. In diesem Fall ist das Schlucken ineffektiv, so daß der Bolus nicht in den Ösophagus befördert wird, sondern entweder im Hypopharynx hängen bleibt bzw. den Nasopharynx oder Larynx obstruiert.

Die Kompensation versagt aus verschiedenen Gründen. Eine fortschreitende, das Schlucken beeinträchtigende Erkrankung, z.B. die *amyotrophische Lateralsklerose* im Stadium der bulbären Schädigung, kann zur Dekompensation führen. Andererseits kann der Kompensationsvorgang selbst unzulänglich werden. Die Ursache hierfür kann ein Übergreifen der

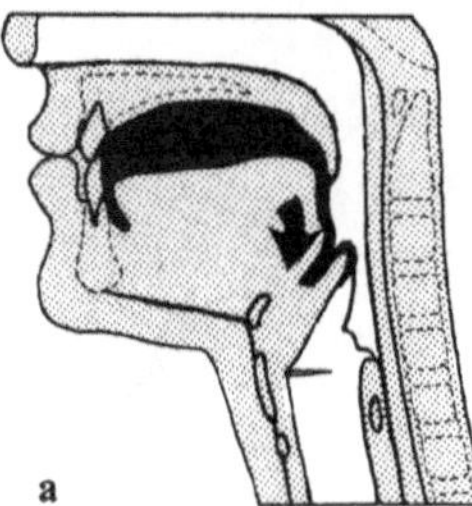 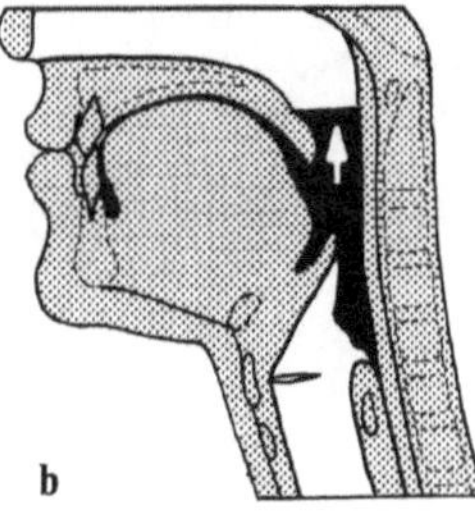 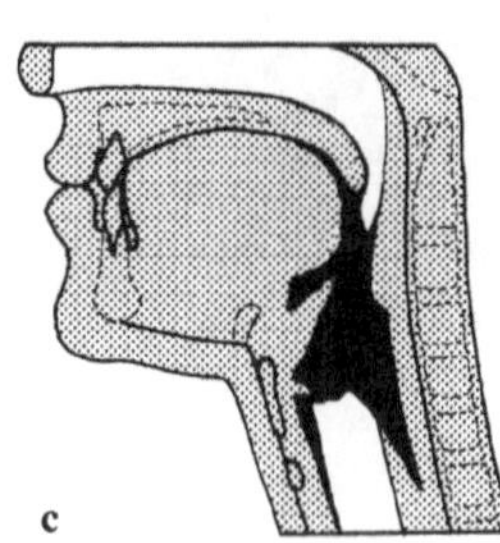 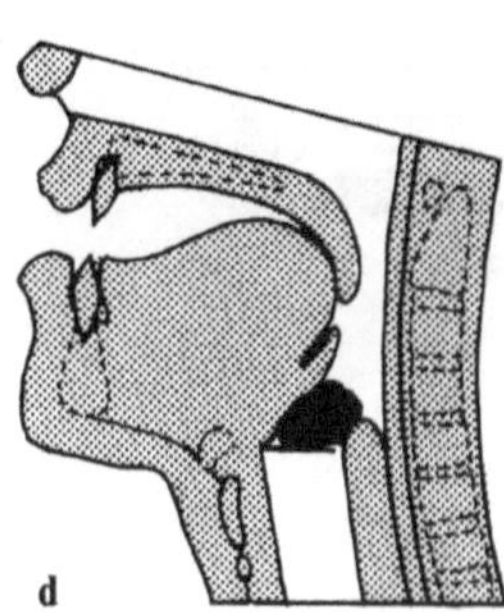

a   b   c   d

Abb. 13a–d. Die kompensierte Schluckstörung verursacht nur diskrete Veränderungen, hingegen stellen die Röntgensymptome bei der Dekompensation grobe Befunde dar. **a** Der dekompensierte Zungendefekt führt zum vorzeitigen Übertritt von Mundinhalt in den Pharynx. **b** Bei Dekompensation eines Defektzustandes des pharyngealen Gaumens penetriert der Bolus durch den palatopharyngealen Isthmus, während der Bolus komprimiert wird. **c** Um bei dekompensiertem Defektzustand der pharyngealen Konstriktormuskulatur oder beim Unvermögen der Zunge den Bolus zu komprimieren, wird der Bolus in den Valleculae und Sinus piriformes retiniert. **d** Feste Nahrungsbestandteile hängen im Larynx fest, die Luftwege sind vollständig verlegt. Der Patient erleidet einen Erstickungsanfall

(z.B. neurologischen) Grunderkrankung auf den Kompensationsmechanismus sein.

Beim Zusammentreffen mehrerer Ursachen für erschwertes Schlucken kann es zur Dekompensation kommen, obgleich jede Einzelursache wirkungsvoll kompensiert werden könnte. Die Kompensation kann durch systemische Faktoren, wie Erschöpfung, Infekt, Streß und Medikation, beeinträchtigt werden. Zu den Medikamenten gehören Lokalanästhetika, die in den Pharynx appliziert werden, und verschiedene, das Zentralnervensystem dämpfende Mittel.

Die Schluckfunktion kann bei bestimmten Kopf-Hals-Haltungen sowie definierter Bolusbeschaffenheit kompensiert sein, dekompensiert jedoch, wenn diese Faktoren verändert werden. Infolge schlechter Zähne, neurologischer Beeinträchtigung des Mundes oder ungenügendem Speichelfluß kann die Aufbereitung des Bolus mangelhaft sein, oder die Bolusgröße wird von der Zunge nicht richtig eingeschätzt. Schließlich kann das Alter der Kompensation des beeinträchtigten Schluckens Grenzen setzen. Im Alter kann die Degeneration von Nervenstrukturen, die das Schlucken regulieren, Ursache für Dysphagie sein; dies führt jedoch normalerweise nicht zu klinisch manifesten Störungen. Jedoch begünstigt eine Verminderung der neuromuskulären „Reserven" im Falle einer Schluckbeeinträchtigung die Wahrscheinlichkeit der Dekompensation.

Die Symptome einer Dekompensation sind oft dramatisch, wie Husten und Würgen während der Nahrungsaufnahme, Aspirationspneumonie und Asphyxie, die durch einen den Luftweg versperrenden, festen Bolus verursacht werden. Andere Symptome sind nasale Regurgitation, häufiges Räuspern und „feuchte Aussprache", das Hängenbleiben fester Nahrungsbestandteile und verzögerte Nahrungspassage. Die Dekompensation kann jedoch auch ohne offensichtliche Symptome eintreten, besonders beim Verlust der sensorischen Pharynx- und/oder Larynxversorgung. Es handelt sich hier um *„Stumme Dysphagie"*, die längere Zeit unentdeckt bleiben kann.

Die radiologischen Merkmale der Dekompensation sind – anders als die subtilen Veränderungen bei Kompensation – grobe Normabweichungen:

1. dekompensierte Zungenfunktion führt zu vorzeitigen Auslaufen des Mundinhaltes in den Pharynx (Abb. 13a);
2. die Dekompensation des pharyngealen Gaumens erlaubt das Vordringen des Bolus durch den palatopharyngealen Isthmus, wenn der Bolus zusammengedrückt wird (Abb. 13b);
3. der Bolus bleibt in den Valleculae und den Sinus piriformes hängen, wenn die Schlundschnürer oder die Zungenmuskulatur den Bolus nicht zusammendrücken kann (Abb. 13c);
4. feste Nahrungsbestandteile bleiben im Larynx hängen und bewirken einen völligen Verschluß des Luftweges. Der Patient würgt (auch „café coronary" genannt) [3] (Abb. 13d).

Für die radiologische Beurteilung ist es wichtig, die Faktoren zu nennen, die das kompensierte Schlucken in das Stadium der Dekompensation überführen. „Provokationstests" können helfen, eine Anomalie deutlicher herauszuarbeiten, wenn die Schluckstörung noch kompensiert ist. Diese Manöver bewirken sowohl eine Veränderung der Bolusbeschaffenheit (von flüssig zu breiig und fest) als auch die Streckung von Hals und Kopf. Es ist selbstverständlich mit äußerster Vorsicht vorzugehen.

---

[3] Der Begriff „café coronary" nimmt Bezug auf die typische Situation eines vermeintlichen Herzanfalles („coronary") während einer Mahlzeit im Restaurant („café") bei Dysphagieattacken.

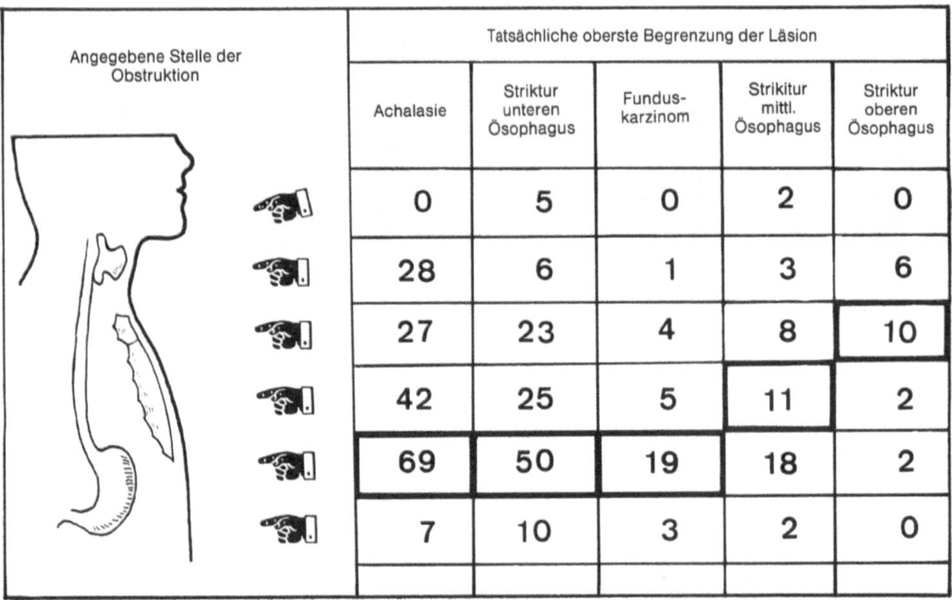

Angegebene Stelle der Obstruktion	Tatsächliche oberste Begrenzung der Läsion				
	Achalasie	Striktur unteren Ösophagus	Fundus-karzinom	Striktur mittl. Ösophagus	Striktur oberen Ösophagus
	0	5	0	2	0
	28	6	1	3	6
	27	23	4	8	10
	42	25	5	11	2
	69	50	19	18	2
	7	10	3	2	0

Abb. 14. Modifiziert nach EDWARDS [50]. Wie aus dieser tabellarischen Abb. ersichtlich lokalisierten etwa ein Drittel der Patienten mit krankhaften Veränderungen im distalen Ösophagus ihre Symptome auf Höhe der Drosselgrube oder darüber

12 Lokalisierung von Dysphagiesymptomen im Pharynx

Es ist eine weitverbreitete Fehleinschätzung, daß der an Dysphagie leidende Patient die Lokalisation der verschließenden Läsion im Ösophagus genau anzugeben vermag. EDWARDS [41] hat bei 383 Patienten mit Verschlußsymptomatik und bekannten strukturellen Läsionen des Ösophagus gefunden, daß etwa ein Drittel der Patienten mit distalem Ösophagusverschluß[4] den Hals als Sitz der Dysphagieursache angegeben haben. Er schließt daraus: „Die Angaben über die Stelle, an der die Obstruktion vom Patienten vermutet wird, sind so oft falsch, daß diesen keine Bedeutung zugemessen werden sollte ...‟ Seine Ergebnisse werden unten in einer Graphik zusammengefaßt (Abb. 14).

Bei manchen Patienten mit „hoher‟, d.h. zervikaler Dysphagie kann man mit der dynamischen Radiographie keine pharyngeale Anomalie feststellen. Wenn die Röntgenuntersuchung auf den Pharynx beschränkt bleibt, wird der Befund „normal‟ lauten.

Diese Patienten können eine Speiseröhrenkrankheit haben, die pharyngeale Symptome verursacht – wie bereits oben ausgeführt.

Bei anderen Patienten mit hoher Dysphagie kann die einzige pharyngeale Anomalie ein Füllungsdefekt der posterioren Weichteile – gewöhnlich in Höhe der Bandscheibe C_6/C_7 – sein, der *als Prominenz des M. cricopharyngeus* gedeutet wird (Abb. 15) [140]. Als wahrscheinliche Ursache wird eine verzögerte Sphinkterrelaxation angenommen und ein Zusammenhang mit Achalasie hergestellt [126]. Es ist möglich, daß manometrisch weder eine verzögerte noch unvollständige Entspannung, noch Anzeichen erhöhten Sphinkterdruckes festzustellen sind [133]. Die diagnostische Kennzeichnung „krikopharyngeale Achalasie‟ ist daher unbefriedigend, die Myotomiebehandlung enttäuschend.

Gewöhnlich beschränkt sich die dynamische Studie des pharyngoösophagealen Segments nicht auf diese Region, da es keine klare Grenze zwischen Pharynx und Ösophagus gibt. *Jede Einkerbung oder Verengung des Bolus auf Höhe C_6/C_7 in sagittaler oder frontaler Projektion muß als anomal angesehen werden* [30, 31, 42, 112]. Ein solcher Befund korreliert nicht notwendigerweise mit Beschwerden, da er zu 5–28% bei asymptomatischen Personen vorkommt [42, 125]. Das Fehlen von Symptomen bedeutet jedoch nicht unbedingt Normalität; Patienten mit einer subklinischen Schluckbeeinträchtigung können unbewußt ihr Eßverhalten hinsichtlich der Konsistenz der eingenommenen Speisen und der Eß- und Trinkgeschwindigkeit modifizieren und können so Dysphagiesymptome vermissen lassen.

Darüberhinaus muß die Lumeneinengung des ösophagopharyngealen Segments durch den M. crico-

---

[4] Nach den Erfahrungen der Herausgeber gilt dies nicht für Obstruktionen im übrigen Ösophagusbereich.

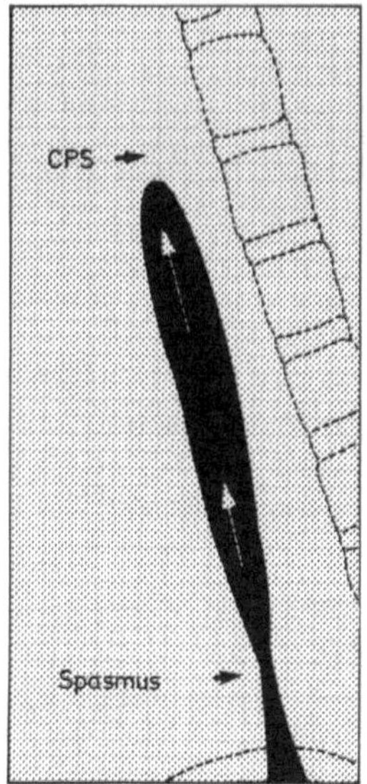

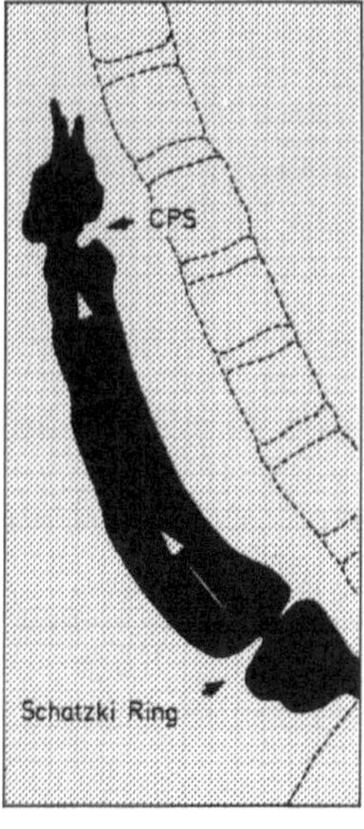

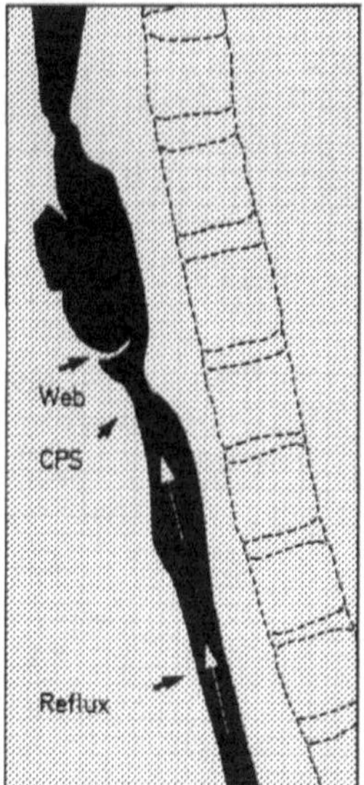

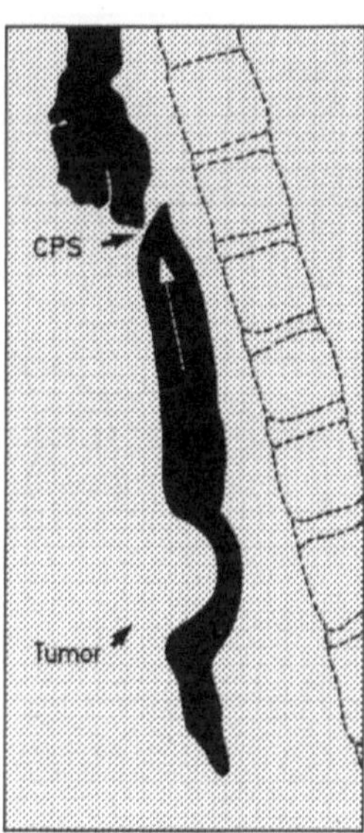

Abb. 15. Die Antwort des Krikopharyngeus auf Erkrankungen des Ösophagus. Dargestellt ist das Spektrum von Erkrankungen der Speiseröhre, bei denen durch Reflux eine Prominenz des M. cricopharyngeus entsteht: Ösophagusspasmus mit Regurgitation aus dem mittleren Ösophagus gegen die untere Begrenzung des geschlossenen krikopharyngealen Sphinkters; partielle Verlegung des distalen Ösophagus durch einen Schatzki-Ring; gastroösophagealer Reflux bei hoher Ösophagusmembran (Web) und Obstruktion im mittleren Ösophagus durch Tumor von außen

pharyngeus, durch *bindegewebige Membranen* („webs") oder andere strukturelle Veränderungen ein kritisches Maß (ca. 50%) überschritten haben, bevor die Barriere ein wirkungsvolles Passagehindernis für den Bolus wird. Wird dieser kritische Verengungsgrad nicht erreicht, entstehen Symptome nur unter Sonderbedingungen, z.B. bei einem großen festen Bissen, oder unter Einfluß von Faktoren, die den Schluckablauf nachteilig beeinflussen (Alkohol oder Medikamente). Unter diesen Umständen kann es zu massiver Aspiration oder Würgen kommen („café coronary") (Erstickungsanfall).

Für den Radiologen ist es wichtig, den Einfluß einer Erkrankung des Ösophagus, besonders den Einfluß der ösophagogastralen Refluxkrankheit, auf den Krikopharyngealmuskel zu kennen. Liegt eine Beeinträchtigung des Pharynx nicht vor, kann der prominente Krikopharyngealmuskel eine Anomalie des Ösophagus signalisieren (Abb. 15) [38].

Bei vielen Patienten mit einer Prominenz des M. cricopharyngeus konnten wir funktionelle oder organische Anomalien feststellen, die alle mit einer verzögerten Passage des Bolus in den Magen verbunden waren. Bei manchen Patienten wechseln Perioden von segmentalen mit längeren aperistaltischen Perioden ab. Infolge einer partiellen Einengung des distalen Ösophagus (z.B. durch Narbenstriktur, Schatzki-Ring oder Karzinom) wird bei anderen Patienten der Bolus gegen den unteren Abschnitt des ösophagopharyngealen Segments gepreßt.

Bei Patienten mit gastroösophagealem Reflux mit Spasmus oder Dysmotilität haben wir oft Regurgitation von Barium in den zervikalen Ösophagus gesehen und dabei beobachtet, wie Kontrastmittel auf den inferioren Teil des geschlossenen krikopharyngealen Sphinkters auftrifft. Beim säureempfindlichen Ösophagus kann der Befund durch die Anwendung von saurem Barium, das die Dysmotilität des Ösophagus verstärkt, zusätzlich verdeutlicht werden [38, 39, 91]. Viele Patienten, bei denen röntgenkinematographisch eine Prominenz des M. cricopharyngeus feststellbar ist, zeigen auch eine prominente peristaltische Kontraktionswelle, vermutlich ein kompensatorisches Phänomen (s.o. Anpassung, Kompensation, Dekompensation).

Der krikopharyngeale Sphinkter reagiert auf derartige funktionelle oder strukturelle Störungen, indem er versucht, die Regurgitation des Ösophagusinhalts in den Pharynx zu verhindern. Pharynx-Symptome und -Anomalien können, so glauben wir, durch Speiseröhrenerkrankungen hervorgerufen werden. Symptomatisch kann diese Schutzmaßnahme des Sphinkters vom Patienten häufig als *„Kloß im Hals"* empfunden und vom Arzt fälschlicherweise als „globus hysterius" bezeichnet werden.

13 Pharynx-Tumoren

Die am häufigsten vorkommende Geschwulst im Pharynxbereich ist das *Plattenepithelkarzinom*; gutartige Tumoren sind selten [67]. Bekannte prädisponierende Faktoren sind übermäßiger Alkohol- und Tabakgenuß. Wie bereits erwähnt, wurde das Pharynx-karzinom mit dem Plummer-Vinson-Syndrom (Synonym: sideropenische Dysphagie) in Zusammen-hang gebracht. Die Beobachtung ringförmig vor-springender Schleimhautfalten im proximalen Öso-phagus bei Patienten mit Eisenmangelanämie ist je-doch in den letzten 20 Jahren selten geworden, viel-leicht das Ergebnis einer vielseitigeren Ernährung (Mineralien, Vitamine) oder einer Verschiebung in der Ausdrucksform der Erkrankung.

Der Nachweis kleinerer Geschwülste hängt von einer fehlerfreien Untersuchungstechnik ab, einwand-freie Doppelkontrast-Aufnahmen sind unerläßlich [128]. Sogar größere Tumoren können während des Schluckvorgangs vom Bariumbrei verdeckt sein, wenn nicht Aufnahmen im seitlichen Strahlengang angefertigt werden. Kleine infiltrierende Tumoren können einen umschriebenen Bereich veränderter oder verminderter Dehnbarkeit der Pharynxwand hervorrufen. Wir fertigen daher regelmäßig *Aufnah-men im frontalen, sagittalen und schrägen Strahlen-gang beim Valsalva-Preßversuch an.*

Die häufigste Tumorlokalisation im Oro- und Hypopharynxbereich ist die Tonsilla palatina. Natür-lich ist es wichtig, auch sorgfältig den Zungengrund zu untersuchen (Abb. 16a). Die Region der Vallecu-lae epiglotticae wird übersichtlich, wenn der Patient bei seitlicher Durchleuchtung einen langen „i-Laut" spricht. Die Sichtbarmachung der Epiglottis (Abb. 16b) und der Rezessus piriformes ist obligater

Abb. 16a. Großes Karzinom des Zungengrundes im Doppel-kontrastbild dargestellt: rechts während des Valsalvaver-suchs besser sichtbar

Bestandteil der Untersuchung. Eine Geschwulst, die vom mittleren Teil der Rezessus piriformes ausgeht, wächst häufig infiltrativ, seitlich gelegene Tumoren sind weitgehend exophytisch (Abb. 16c). Die Verdik-kung der prävertebralen Weichteilschichten wird am besten im Nativbild deutlich und zeigt ausgedehnte Tumorinfiltration an. Der Pharynx kann sekundär durch ein ausgedehntes Larynxkarzinom mitbefallen sein.

Die genaue präoperative Tumorlokalisation und Tumorausdehnung ist wesentlich, da Sitz und Um-fang der Geschwulst die Wahl der Operationsme-thode bestimmen. Die Computertomographie ist eine nützliche Zusatzuntersuchung zur Kontrastradiogra-phie beim präoperativen Tumor-Staging und bei der Therapieplanung. Das simultane Vorkommen von Pharynxtumoren (sowie von Plattenepithelkarzino-men im HNO-Bereich) und malignen Tumoren des thorakalen Ösophagus ist bekannt (1–10%). **Die ra-diologische Untersuchung von Patienten mit Tumoren im HNO-Bereich sollte daher eine sorgfältige Beurtei-lung der Speiseröhre sowie des Pharynx einschließen.**

14 Trauma im Pharynx- und Larynxbereich

Verletzungen des Halsbereiches schließen in vielen Fällen die Strukturen des Larynx und Pharynx ein. Meist handelt es sich um kritische Traumen, bei de-nen ernsthafte Komplikationen längere Zeit klinisch unerkannt bleiben können.

Die Erfassung von Traumafolgen im Halsbereich (Weichteile, Larynxskelett und Halswirbelsäule) ist Aufgabe der Radiologie; gleichwohl findet sich die

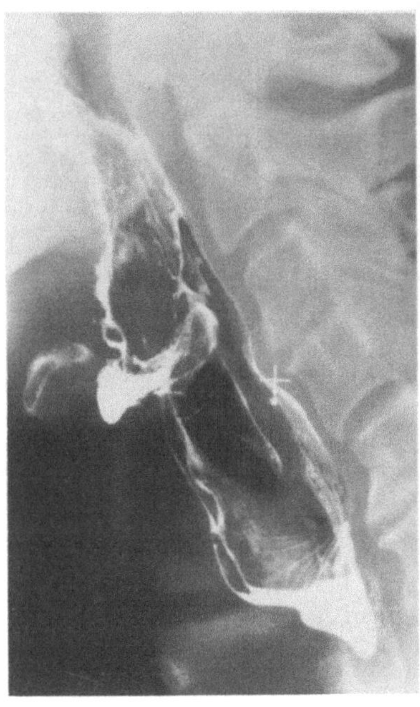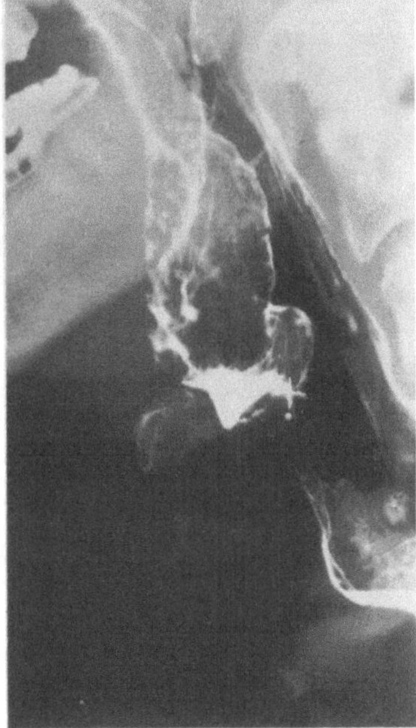

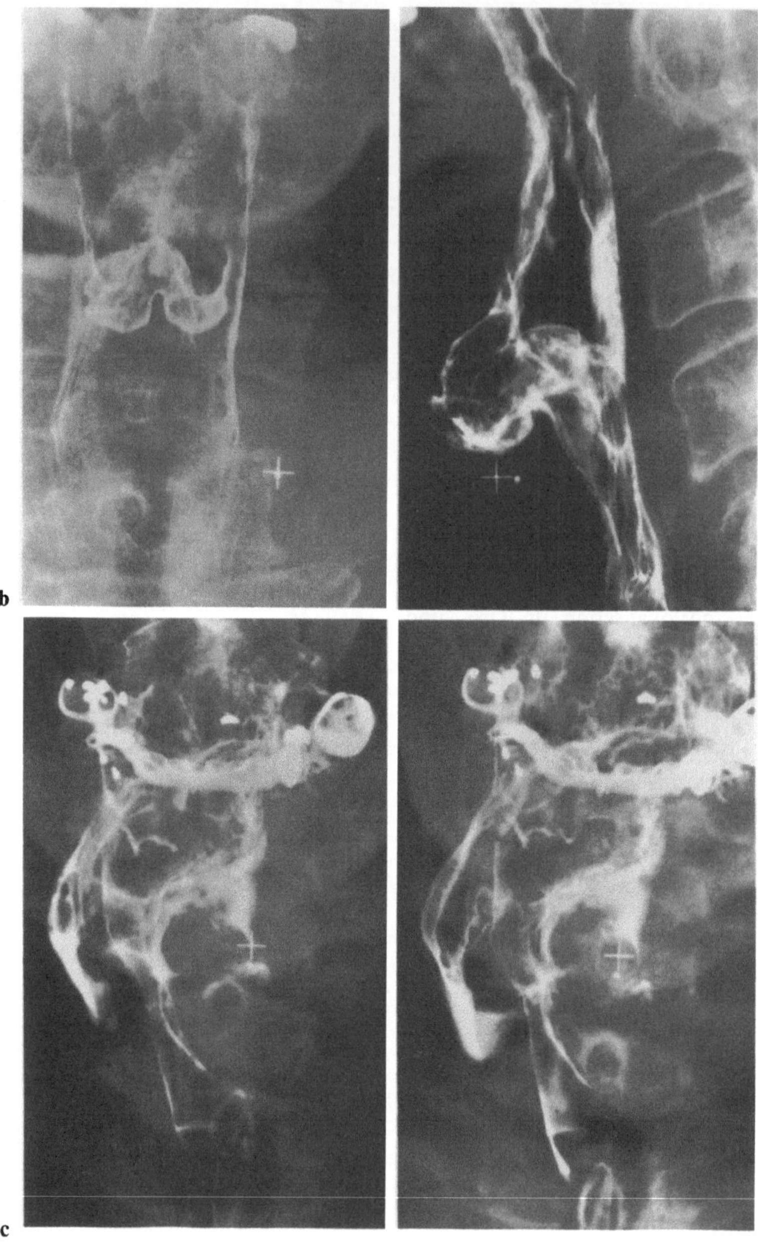

Abb. 16. b Epiglottiskarzinom im frontalen und seitlichen Strahlengang dargestellt. **c** Exophytisch wachsender Tumor im linken Sinus piriformis mit Infiltration und Verdrängung der Larynxstrukturen nach rechts

Mehrzahl der Publikationen in der HNO-ärztlichen Literatur. In Zusammenarbeit mit Hals-Nasen-Ohren-Ärzten, Kinder-Ärzten und Orthopäden ist der Beitrag des Radiologen von besonderer Bedeutung bei der Versorgung von Patienten mit perforierenden Verletzungen durch Schußwaffen oder Stichwunden.

Auch selbstzugefügte Schäden der Mundhöhle, des Pharynx und Larynx können – besonders bei Kindern – ähnliche Schäden verursachen und erfordern oft eine subtile und dem individuellen Fall angepaßte Spezialuntersuchung. Endoskopisch verursachte Schäden [94] betreffen meist den Rezessus piriformis und Gewebe in der Nähe des M. cricopharyngeus (Zenkersche Divertikel).

Bei Wiederbelebungsversuchen nach schweren Unfällen kann es passieren, daß die rasch durchgeführte endotracheale Intubation Perforationen im laryngopharyngealen Bereich setzt [145]. Pneumati-

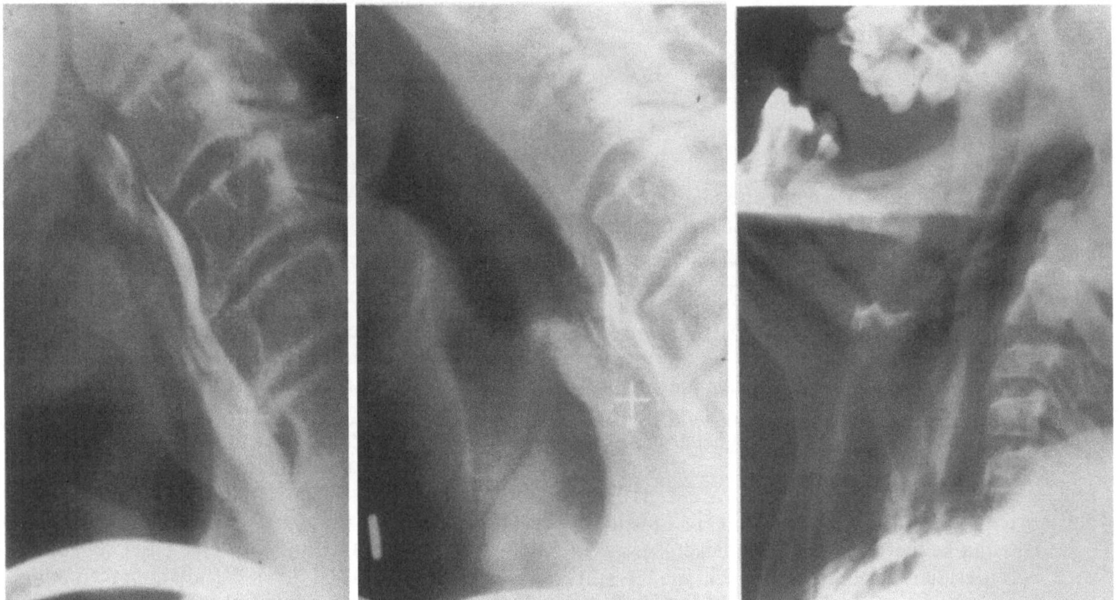

Abb. 17. a Kontrastmittelimprägnation der hinteren Pharynxwandmuskulatur. Extravasion nach Stichverletzung, die 18 Monate vor dieser Aufnahme zur Klinikeinweisung geführt hatte. Während des Schluckvorganges links sieht man die Kontrastspitze unterhalb von C_2, beim ruhigen Atmen auf der Höhe von C_4, d.h. es ist an der Hinterwand und im Gewebe vor der Halswirbelsäule keine Narbenbildung eingetreten. **b** Ausgedehnte Luftansammlung im Halsbereich bei gleichzeitig bestehendem Pneumomediastinum nach Autounfall mit ausgedehnter Verletzung von Pharynx, Larynx und Trachea

sche Rupturen von Pharynx und Ösophagus (z.B. weicher Gaumen und hintere Pharynxwand) werden verursacht, wenn Verschlüsse von Flaschen mit CO_2-haltigen Flüssigkeiten mit den Zähnen geöffnet werden; auch durch unter Druck stehende Feuerlöschgeräte und beim Aufblasen von Gummischläuchen können Rupturen entstehen [46]. Leeraufnahmen des Halses in zwei Ebenen, Darstellung des Pharynx und des oberen Ösophagus mit einer kleinen Menge wasserlöslichen Kontrastmittels (Abb. 17a) und Computertomogramme sind oft wegweisend. Auch stumpfe Traumen bei Autounfällen mit Hyperextension der Halswirbelsäule und Kompression des Halses durch das Lenkrad können Perforationen mit Pneumomediastinum verursachen (Abb. 17b).

Fremdkörper wie Fischgräten und Hühnerknochen sowie Teile von Zahnprothesen können in den Wänden des Pharynx steckenbleiben und gelegentlich zur Perforation und Abszeßbildung führen [100]. Die meisten Fremdkörper werden von Kindern im ersten Lebensjahrzehnt verschluckt, darunter Münzen, Nüsse, kleine Steine und Fingerringe. Sie verfangen sich besonders häufig im krikopharyngealen Sphinkterraum. Bei allen Patienten muß man sowohl nach Komplikationen (Osteomyelitis der Halswirbelsäule und Retropharyngealabszesse) als auch nach anderen zugrundeliegenden Ursachen und Krankheiten fahnden.

Das unbeabsichtigte oder das suizidal beabsichtigte Trinken von Laugen, Säuren oder anderen ätzenden Substanzen führt, ebenso wie innere Verbrennungen der Mundhöhle, des Pharynx und des Ösophagus [22], zunächst zu einer starken Behinderung oder Unterbrechung des Schluckvorganges, bedingt durch schwere Ödeme und Schmerzen. *Nach 2–3 Wochen kann man gewöhnlich radiologisch eine ausgedehnte Narbenbildung nachweisen und damit den Endzustand des Traumas feststellen.*

Pharyngokutane Fisteln entstehen im Zusammenhang mit chronischen Infektionen oder postoperativ nach Pharyngogastrostomien, Pharyngokolostomien oder totaler Laryngektomie. Auch in diesen Fällen ist die radiologische Klärung oft von entscheidender Bedeutung.

Ösophagus

B. JONES

1 Anatomie und Physiologie

Der Ösophagus besteht aus einer äußeren Längsmuskelschicht und einer inneren Ringmuskelschicht, die mit Mukosa und Submukosa ausgekleidet ist. Im Unterschied zu anderen Organen des Magen-Darm-Traktes, hat der Ösophagus keine Serosa, was die rasche Ausbreitung von Ösophaguskarzinomen in das Mediastinum begünstigt.

Die quergestreifte Muskulatur reicht bis zum Aortenbogen und geht in dieser Höhe in längsgestreifte Muskulatur über; dies erklärt möglicherweise den nicht seltenen Befund des „Ausklingens" oder Abbruchs der primären peristaltischen Welle in Höhe des Aortenbogens. Die normale primäre unwillkürliche Peristaltik, die durch das Schlucken ausgelöst wird, befördert den Großteil, wenn nicht die Gesamtheit des Ösophagusinhalts hinab; verbleibende Reste lösen durch Dehnung eine „sekundäre Peristaltikwelle" aus, die den Ösophagus völlig entleert. **Bei Erwachsenen ist deshalb das Vorhandensein von Luft im Ösophagus auf Routineaufnahmen ein Hinweis auf eine Motilitätsstörung oder eine distale Obstruktion.** Die normale Ösophagusperistaltik ist die Fortsetzung der pharyngealen Peristaltik, die jedoch mit einer verminderten Geschwindigkeit von 2–4 cm/sek. abläuft. Die Ösophagusperistaltik als solche kann mit der Fernseh-Monitorbetrachtung untersucht werden, die Pharynxmotilität erfordert hingegen die dynamische Aufzeichnung, die die Bildbetrachtung in Zeitlupe, Einzelbildschaltung und Rücklauf erlaubt (Videooder Röntgenkinematographie). Einige Literaturübersichten seien dem Leser empfohlen [35, 36, 37, 135].

Verschiedene normale Strukturen, die mit dem Ösophagus Kontakt haben, bewirken Druck von außen, nämlich der Aortenbogen, der linke Hauptbronchus und der linke Vorhof (Abb. 18a). Diese Impressionen von außen können bei älteren Menschen (Aorta) oder bei Erkrankung der Mitralklappe (linker Vorhof) ausgeprägter werden und gelegentlich Symptome verursachen. Aberrierende Gefäße oder Gefäßringe können umschriebene, typische Ösophagusimpression verursachen. Häufigstes Beispiel hierfür ist wahrscheinlich die aberrierende rechte Arteria subclavia (A. lusoria) (Abb. 18b). Der Leser sei auf eine ausgezeichnete Arbeit über Gefäßanomalien hingewiesen: „Rings, Slings and Other Things" [6].

2 Untersuchungstechnik

Die vollständige Untersuchung des Ösophagus beinhaltet Aufnahmen der Schleimhaut in Prallfüllung, im Doppelkontrast, und die durchleuchtungsgezielte Darstellung der Ösophagusperistaltik. Es ist ratsam, bei allen Patienten mit Dysphagie **die gesamte Schluckkette** zu untersuchen, da es Erkrankungen der Speiseröhre gibt, die lediglich Pharynxsymptome verursachen.

Es sind zahlreiche Verfahren zur Erlangung von guten Doppelkontrastbildern beschrieben worden (Abb. 18c), z.B. solche mit Bariumsulfat von hoher Dichte und Wasser [56], mit hochdichtem Bariumsulfat und Luft [132] sowie mit Aufnahmeprojektion in schräger Bauchlage [20]. Besonders hinsichtlich des Oberflächenkrebses [64, 70, 147] und anderen Schleimhautveränderungen (Abb. 19) [75] wurden anfangs große Hoffnungen auf die verbesserte dia-

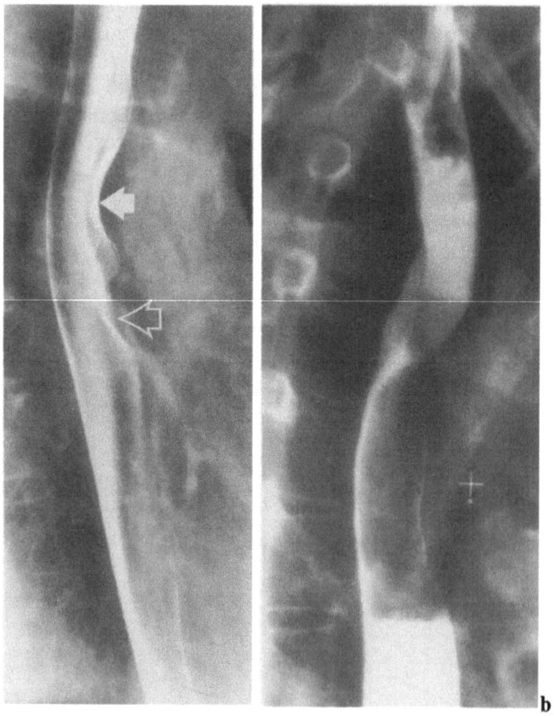

Abb. 18. a Normaler Ösophagus: Im Doppelkontrastbild zeigt der Ösophagus zwei normale Impressionen, die proximale (*geschlossener Pfeil*) wird vom Aortenbogen, die zweite (*offener Pfeil*) vom linken Hauptbronchus verursacht. Gewöhnlich findet sich eine dritte Impression distal des linken Vorhofes. Beachte das Pseudodivertikel zwischen diesen Impressionen, das normale Erscheinungsbild des zwischen Aorta und Bronchus gelegenen Ösophagussegmentes. **b** Aberrierende rechte Arteria subclavia: Der Ösophagus wird von kaudal nach kranial von einer Impressionsstruktur gekreuzt, die der aberrierenden rechten Arteria subclavia entspricht. Im seitlichen Bild findet sich die durch das Gefäß verursachte Impression dorsal des Ösophagus

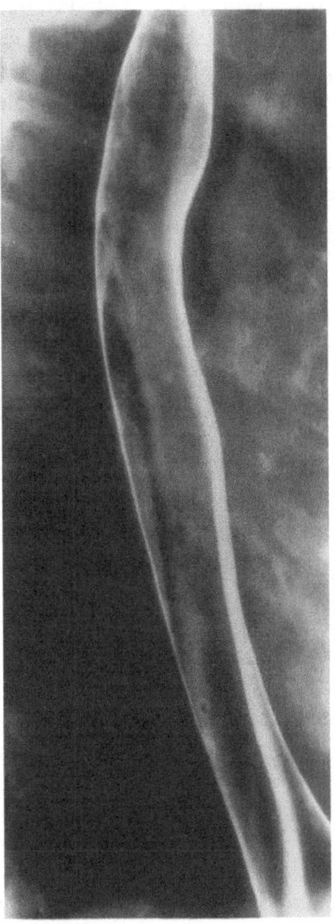

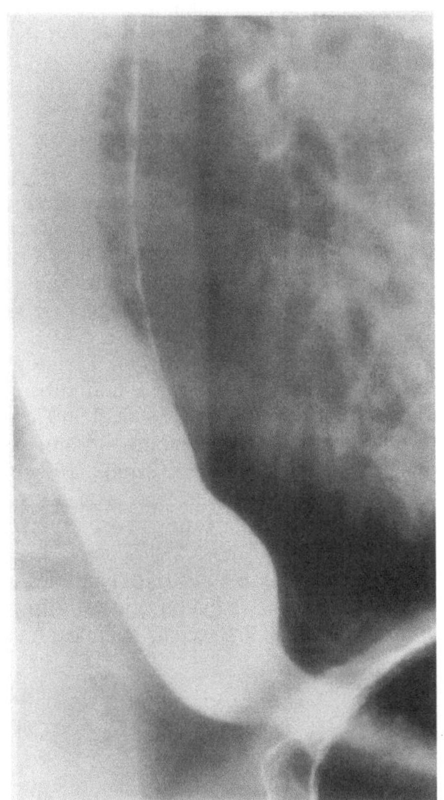

a

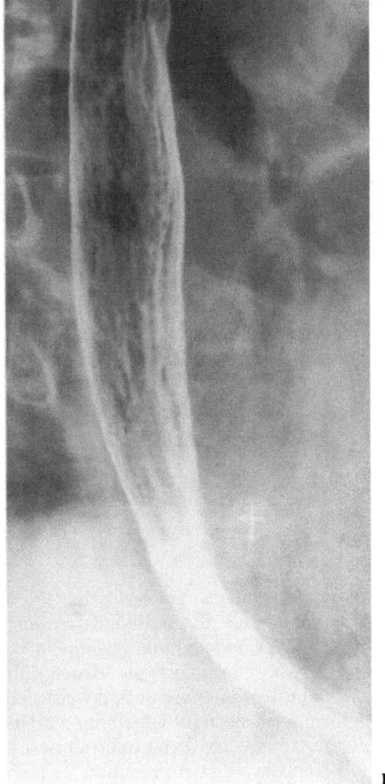

b

Abb. 18c. Der luftgedehnte und mit hochdichtem Bariumsulfat benetzte Ösophagus zeigt eine strukturlose Schleimhaut. Der kleine runde Füllungsdefekt im distalen Ösophagus ist eine Luftblase

gnostische Aussage der Doppelkontrasttechnik gesetzt (Abb. 19); in letzter Zeit wird mehr eine Multiphasentechnik favorisiert, die auch Vorteile bei der Röntgendiagnostik der Refluxösophagitis bieten soll [51, 71, 86, 109].

Kontrastboli unterschiedlicher Konsistenz können – je nach Symptomatologie – nützlich sein. Einen Patienten mit Dysphagie nur bei fester Nahrung ausschließlich mit flüssigem Kontrastmittel zu untersuchen, ist sicherlich falsch. Eine geringe Striktur wird unerkannt bleiben, wenn der Ösophagus nicht entsprechend gedehnt und mit einem festen Kontrastbolus untersucht wurde. Eine Bariumsulfattablette von etwa 1 cm Durchmesser ist im Handel erhältlich (Wolf-Tabletten [144]) oder man benutzt ein mit Ba-

Abb. 19a, b. Vorteil der Doppelkontrast- gegenüber der Mo- ▷ nokontrastdarstellung. **a** Die Monokontrastdarstellung des distalen Ösophagus beim gedrehten liegenden Patienten erscheint völlig normal. **b** Die Doppelkontraststudie beim selben Patienten im Stehen zeigt multiple plaqueförmige Füllungsdefekte infolge Candida-Befall

riumsulfat getränktes Marshmallow [193]; letzteres
bietet den Vorteil der Kompressibilität und der Ver-
daulichkeit.

3 Röntgendiagnostik

Der Nachweis **kleiner oberflächlicher Tumoren** erfordert die strenge Beachtung der Untersuchungs-Technik (vorzugsweise Doppelkontrast). Andere bildgebende Verfahren können jedoch ebenfalls bei der Diagnose und beim Staging von Ösophaguskarzinomen
nützlich sein.

Verlagerung, Verdickung oder Obliteration normaler Pleurastrukturen auf der Thoraxübersichtsaufnahme – z.B. das hintere Trachealband und die
hintere junction line (im Seitenbild) – können Ausdruck einer Ösophaguskrankheit sein [7, 106].

Das hintere Trachealband, das von Luft- und
Speiseröhrenwand gebildet wird und an den Recessus
mediastino-vertebrale der rechten Pleura angrenzt,
sollte nicht breiter als 3,5–4 mm sein. Ist dieses bindegewebige Band breiter, so muß ein pathologischer
Prozeß im Bereich des Recessus mediastino-verte-

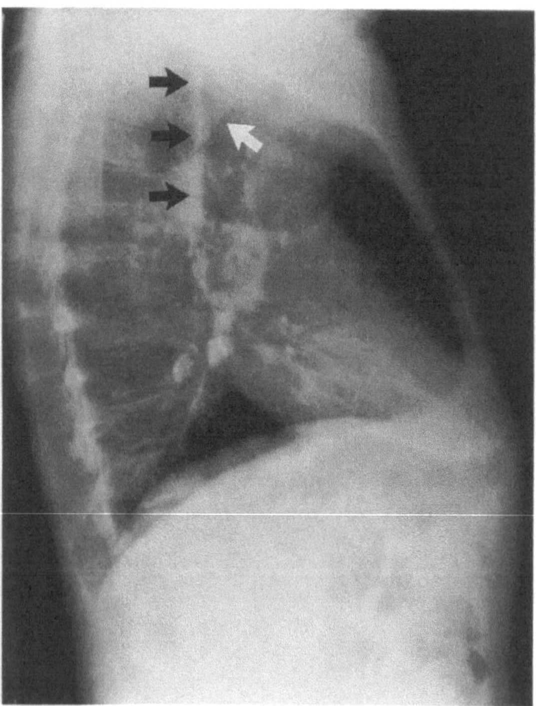

Abb. 20. Verdicktes hinteres Trachealband: Im seitlichen
Thoraxbild ist das hintere Trachealband (*schwarze Pfeile*)
zu einem breiten Weichteilband von etwa 1 cm verbreitert.
Eine Weichteilmasse imprimiert die Tracheahinterwand
(*weißer Pfeil*). Beim Bariumbreischluck erweist sich ein irreguläres, ringförmig einengendes Karzinom als Ursache für
das verdickte hintere Trachealband (reproduziert aus Jones
u. Braver, "Essentials of Gastrointestinal Radiology")

brale vermutet werden [5, 116]. Folglich kann eine
(durch Tumor) verdickte oder (durch Dilatation) ver-
lagerte Ösophaguswand die Ursache für ein verbreitertes Trachealband sein (Abb. 20). Diese Veränderung beobachtet man auch bei Oberlappenprozessen,
die den Recessus mediastino-vertebrale obliterieren.

Die Prognose für Patienten mit oder ohne retro-
tracheale Tumorausbreitung unterscheidet sich nur
wenig, jedoch sind bei ersteren ösophagotracheale Fisteln häufiger [33]. **Die zunehmende Verdickung des
posterioren Trachealbandes spricht für das Rezidiv.**

Ein weiteres wichtiges Pleura-Zeichen, das eine
Ösophaguskrankheit anzeigen kann, ist das „ösopha-
gopleurale Zeichen" oder der „Streifen" [24]. Bei
manchen Patienten sieht man ihn als dünne, weiße,
vertikal verlaufende Linie im Herzschatten, die oberhalb des Hiatus diaphragmaticus bogig nach links
verläuft. Diese Linie kann infolge einer Erweiterung
oder Schlängelung von Strukturen des hinteren Mediastinums verlagert sein; bei älteren Patienten ist
dies gewöhnlich Folge der Aortenerweiterung. Auch
die Ösophagusdilation beliebiger Ursache kann diese
Linie verlagern. Wichtiger ist, daß Karzinome des
distalen Drittels des Ösophagus diesen Streifen defor-
mieren bzw. partiell oder vollständig auslöschen können.

4 Computertomographie (CT) und die
Beurteilung der Erkrankungen des Ösophagus

Die Computertomographie hat sich als ausgezeichne-
tes, nichtinvasives bildgebendes Verfahren bewährt
beim Staging von malignen Tumoren des Ösophagus,
bei der Planung des chirurgischen Eingriffs und der
Bestrahlung [96, 114, 139]. Die Tumorausbreitung
über die Organgrenzen hinaus in das Mediastinum
wird durch dieses Schichtverfahren ebenso erfaßt wie
Fernmetastasen in der Leber oder in regionalen
Lymphknoten. Im Bereich der Kardia ist jedoch Vorsicht geboten. Obwohl die diagnostische Aussage der
Computertomographie in diesem Bereich immer noch
hervorragend ist, sinkt die Genauigkeit beim Staging
auf 50% [47, 89, 139].

Die Gewebeschicht zwischen Ösophagus, Trachea,
Aorta und Azygosvene muß überall im Mediastinum
klar abgegrenzt, *die Ösophaguswand nicht dicker als
3 mm* sein. Sind ein chirurgischer Eingriff oder eine
Bestrahlung nicht vorangegangen, deuten unscharfe
oder verbackene Gewebeschichten in Verbindung mit
einer Wandverdickung (oft exzentrisch) auf ein Öso-
phagusmalignom mit extra-ösophagealer Ausbreitung hin (Abb. 21). Eine Wandverdickung mit erhal-
tenen Schichten wird als Hinweis auf eine gutartige
Erkrankung gewertet.

Auf der Grundlage des CT-Befundes können die
Ösophaguskarzinome in vier Stadien eingeteilt werden: *Stadium I:*, intraluminale Masse mit Wandverdickung; *Stadium II:*, Wandverdickung von mehr als

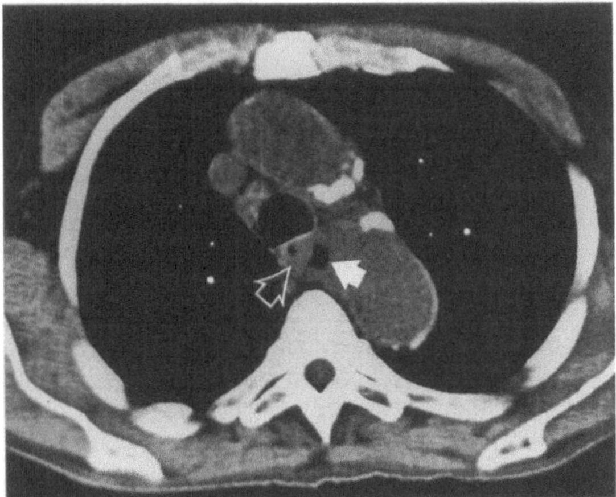

a

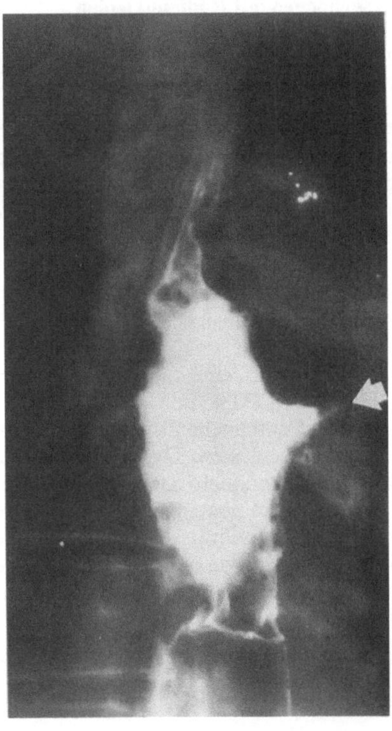

b

Abb. 21 a, b. Ein computertomographisches Schnittbild auf Höhe des Aortenbogens (**a**) zeigt eine deutliche Verdickung der Ösophaguswand (*offener Pfeil*) mit intramuraler Luft als Hinweis auf eine kleine Fistel (*Pfeil*). Beachte das Fehlen einer Trennschicht zwischen der verdickten Ösophaguswand und der Aorta als Hinweis auf Tumorinvasion des Mediastinums. Der Bariumbreischluck (**b**) zeigt eine unregelmäßige Lumeneinengung durch Tumor mit beginnender, nach links gerichteter Fistel (*Pfeil*)

5 mm, aber kein Hinweis auf metastatischen Befall oder mediastinale Tumorausbreitung; *Stadium III:*, Wandverdickung mit übergreifendem Tumor auf angrenzende Mediastinalstrukturen, jedoch kein Skelettbefall oder Fernmetastasen; *Stadium IV:*, Fernmetastasen. Bei invasivem Tumorwachstum in die Trachea oder Bronchien bzw. Lymphknotenbefall wird kein operativer Eingriff in kurativer Absicht unternommen.

5 Radiopharmakologie

Pharmaka sind bei Erkrankungen des Ösophagus sowohl für die diagnostische Genauigkeit als auch die Therapie nützlich (z.B. bei der Entfernung eines Fremdkörpers).

Anticholinergika, die den Tonus und das Kontraktionsvermögen des Ösophagus herabsetzen und den Tonus im UÖS reduzieren, können nützlich sein. Probanthin ist z.B. zur Röntgendiagnostik von Varizen im Ösophagus angewandt worden; GHAREMANI et al. [52] haben Probanthin eingesetzt, um den Ösophagusabschnitt distal einer Obstruktion darzustellen. (In Europa ist N-Butylscopolamin [Buscopan] gebräuchlich.)

Man könnte erwarten, daß die spasmolytische und hypotone Wirkung von *Glukagon* einen ähnlichen Effekt hätte. Glukagon entspannt den UÖS, hat jedoch nur geringen Einfluß auf den Ösophaguskörper [85] und verbessert nicht die Darstellung von Varizen [27].

Dieses Mittel ist jedoch wirkungsvoll zur Schmerzlinderung bei steckengebliebenen Fremdkörpern und ermöglicht deren Entfernung [52]. Gasbildner haben sich in solchen Fällen ebenfalls bewährt [117].

Mecholyl, ein synthetisches dem Azetylcholin verwandtes Cholinderivat wurde früher häufig angewandt, um die Achalasie zu sichern. Sein Einfluß auf die Ösophagusperistaltik nach subkutaner Gabe von 2,5 mg (wiederholte Gaben von 2,5 mg bis maximal 10 mg) haben ENNIS u. LEWICKI [43] untersucht. Zwei bis drei Minuten nach Applikation erfolgt eine lumenverengende Kontraktion des Ösophaguskörpers, wodurch Kontrastmittel in den Mund regurgitiert wird; dabei kann ein substernaler Schmerz auftreten. Die überschießende Kontraktion der denervierten Pars thoracica des Ösophagus wird durch das Cannon-Gesetz erklärt [17], das die Überempfindlichkeit denervierter Strukturen erklärt. Obwohl ursprünglich angenommen wurde, daß der Mecholyltest spezifisch **für die Achalasie** sei [72], hat sich gezeigt, daß der Test auch **bei der Chagas-Krankheit, bei infiltrierenden Karzinomen** mit völliger Zerstörung des Plexus myentericus und **bei ösophagealem Spasmus** positiv ist [73]. Bestimmte Substanzen (Koffein, Nikotin, Alkohol), Medikamente (Atropin) und Hormone (Sekretin, Glukagon) senken offenbar den Druck im UÖS, während andere Faktoren eine Drucksteigerung bewirken: eiweißreiche Nahrung, Metoclopramid (Paspertin), Cholinergika und Gastrin. Die Druckerniedrigung im UÖS kann einen gastroösophagealen Reflux mit der Folge einer Refluxösophagitis hervorrufen.

6 Untersuchungen mit Radionukleiden

Zwei Ösophagusveränderungen können sinnvoll mit Radioisotopen untersucht werden:

1. Die Messung der ösophagealen Transitzeit bei funktioneller und struktureller Obstruktion [122] und
2. Nachweis und Quantifizierung von gastroösophagealem Reflux [88].

6.1 Ösophagealer Transit

Der Patient schluckt eine radioaktive Mahlzeit, die aus 500 mCI ^{99m}DPTA in Cornflakes und 150 ml Milch besteht, anschließend wird die ösophageale Entleerungszeit gemessen. Diese Technik erlaubt es, den Effekt von Therapieformen wie Dilatation, Operation oder Medikamenten zu quantifizieren; auch der Verlauf bei Motilitätsstörungen wie Achalasie oder Sklerodermie sowie die Entwicklung struktureller Anomalien wie Strikturen kann so kontrolliert werden.

6.2 Gastroösophagealer Reflux

150–300 mCi ^{99m}Tc Schwefelkolloid, verdünnt in 300 ml isotonischer Kochsalzlösung werden oral verabreicht, anschließend werden Szintigramme in Ruheposition sowie unter Provokationsbedingungen angefertigt. Diese Technik hat eine hohe Trefferrate (Sensitivität 90%); das Ergebnis ist vergleichbar mit der Ösophagusmanometrie (77%), der Säureperfusion (Bernstein) (64%), der Durchleuchtung (50%), der Histologie (47%) und Endoskopie (40%). Die Technik wird eingesetzt zur Kontrolle des Therapieerfolgs nach Antirefluxplastiken und um die Magenent-leerung bei Patienten mit Motilitätsstörungen – z.B. bei Diabetes – zu untersuchen.

7 Interpretationsprinzipien

Erkrankungen des Ösophagus können fokaler oder diffuser Natur sein. Die Interpretation einer Anomalie stützt sich auf eine bestimmte morphologische oder funktionelle Grundveränderung, die im Bild dominiert. Folglich bietet sich eine Differentialdiagnose an, die dieses Hauptmerkmal mit den subtileren Anomalien und dem klinischen Befund kombiniert [40]. Diese Grundmuster sind: die **Erweiterung** (vgl. Tabelle 1, Abb. 22, 23), die **Verengung** (vgl. Tabelle 2, Abb. 23, 26), die **Veränderungen der Mukosa** (vgl. Tabelle 3, Abb. 27) und **Füllungsdefekte** (Abb. 28).

8 Motilitätsstörungen

Grundsätzlich können Erkrankungen, die die Motilität betreffen, als Störungen mit fehlender, verminderter oder verstärkter Peristaltik klassifiziert werden (Abb. 20).

Abb. 22a–f. Funktionelle Veränderungen des Ösophagus. **a** Viele Bedingungen können die Ösophagusmotilit verändern. Die Erscheinungen sind graphisch und im Vergleich mit dem Normalfall dargestellt. **b** Tonische Kontraktion des Ösophagus nach Aufnahme einer starken chemischen Lösung, z.B. Lauge. **c** Bei der Achalasie besteht ein Relaxationsunvermögen des unteren Ösophagussphinkters mit Atonie und Dilatation des Ösophagus. **d** Beim Altersösophagus verursachen multiple nicht propulsive Wellen eine Undulation der Ösophaguswand. **e** Diffuse Spasmen können des Lumen teilweise oder vollständig verlegen. **f** Entzündliche Veränderungen wie Moniliasis können vorübergehende segmentale spastische Kontraktionen bewirken

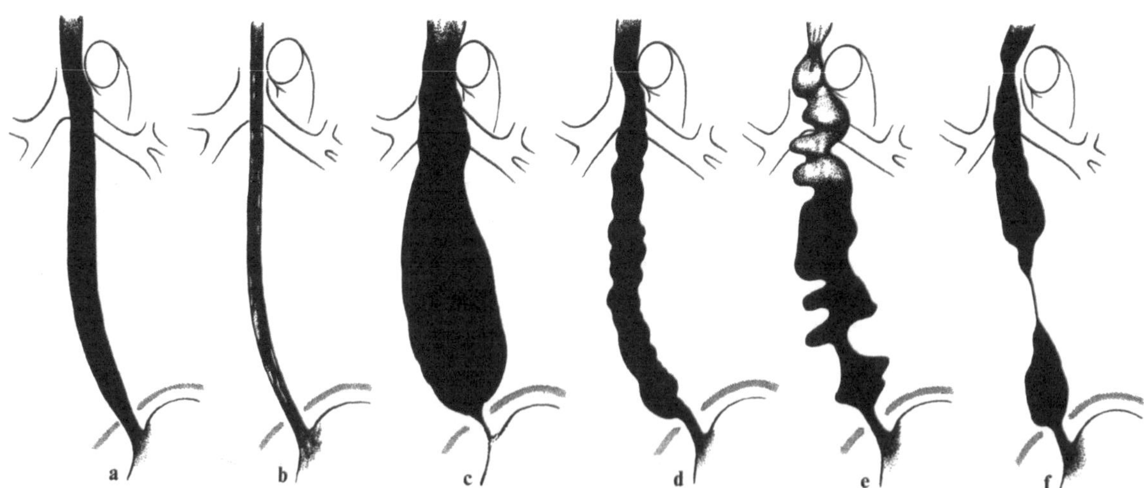

8.1 Verminderte oder fehlende Peristaltik (Tabelle 1)

Tabelle 1. Diffuse Ösophaguserweiterung

Als Folge von Motilitätsstörungen
Achalasie
Chagas-Krankheit
Post Vagotomie-Syndrom
Sklerodermie
Systemische Lupus erythematodes (SLE)
Presbyösophagus
Diabetische Neuropathie
Alkoholische Neuropathie
Familiäre Dysautonomie
Anticholinergika

Als Folge distaler Obstruktion
Striktur (Narbenenge)
Krebs

8.1.1 Achalasie [18, 105]

Wörtlich heißt Achalasie: Unvermögen zur Entspannung und bezieht sich auf die Entspannungsunfähigkeit des unteren Ösophagussphinkters (UÖS = engl. LES). Die Erkrankung mit unbekannter Ätiologie und Altersgipfel im 2. bis 4. Lebensjahrzehnt hat in der südamerikanischen Chagas-Krankheit (Erreger: Trypanosoma cruzi) ihr infektiöses Gegenstück [131]. Die Krankheit entsteht durch die Degeneration der autonomen Ganglienzellen des Auerbachschen Plexus im distalen Ösophagus und führt zur Entspannungsunfähigkeit des UÖS, zur funktionellen Obstruktion und zur fortschreitenden Dilatation (Abb. 22, 23).

Der dilatierte Ösophagus ist auf Thoraxaufnahmen häufig als eine Raumforderung des hinteren Mediastinums zu erkennen, die sich bis zur rechten Herzkontur ausdehnt oder den Mediastinalschatten mehr oder weniger stark nach rechts verbreitert; oft besteht ein Flüssigkeitsspiegel (Abb. 24). Bezeichnenderweise ist keine Fundusluft im linken oberen Abdominalquadranten vorhanden. Rezidivierende Aspirationspneumonien können als Folge von Überlaufaspirationen (aufgestaute Nahrung und Sekretion) auftreten.

Die Durchleuchtung zeigt, daß der Ösophagus dilatiert ist, sich distal trichterförmig verjüngt, aperistaltisch ist und einen Luft-Flüssigkeitsspiegel aufweist, dessen Höhe sich relativ zum Druck im UÖS verhält. Der UÖS entspannt sich mit Unterbrechungen (unregelmäßig-periodisch) unvollständig, wo-

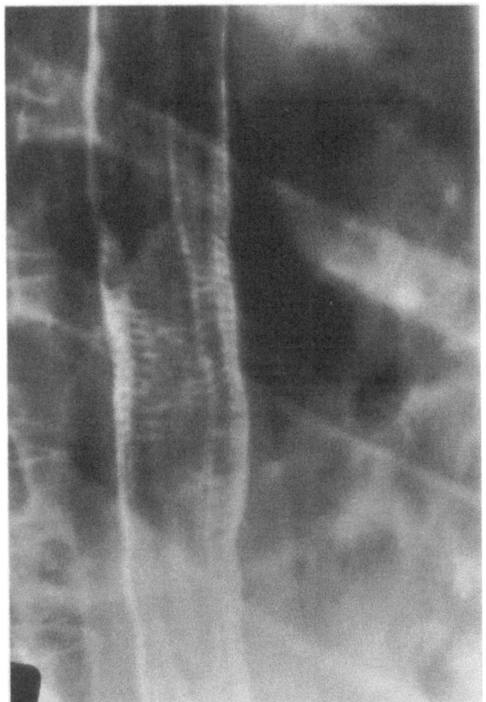

a

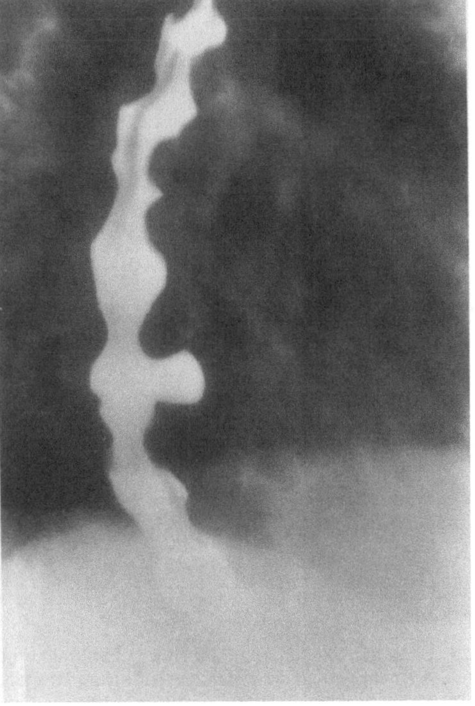

b

Abb. 23a–d. Muster peristaltischer Bewegung. **a** Als vorübergehendes Phänomen können multiple transversale Falten im Ösophagus auftreten; diese werden als Kontraktionen der Muscularis mucosae gedeutet. Diese Erscheinung, die einer normalen Variante entspricht, kann auch bei Refluxösophagitis und anderen Motilitätsstörungen auftreten. Sie ist bekannt als „Katzen"-Ösophagus. **b** Der diffuse Ösophagusspasmus geht mit Lumeneinengung, Wellenform der Wand und gelegentlich Pseudodivertikeln einher.

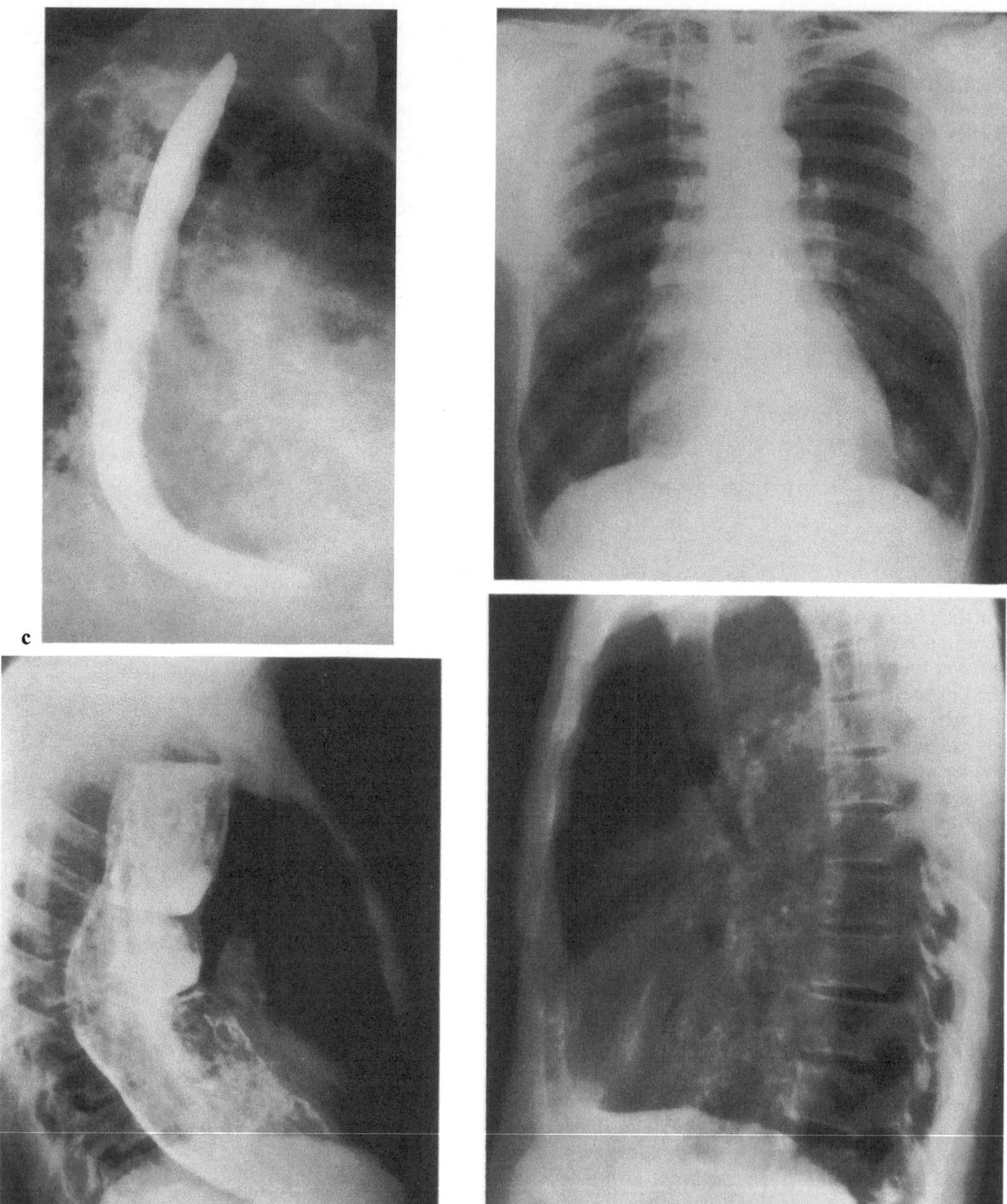

Abb. 23. c Bei der Sklerodermie ähnelt der bariumgefüllte Ösophagus einem gering dilatierten, reaktionsträgem strukturlosem Rohr. Beachte, daß bei der Sklerodermie die Dilatation nicht so ausgeprägt ist wie bei der Achalasie. **d** Bei der Achalasie nimmt der dilatierte Ösophagus eine „Sigma"-Konfiguration an. Beachte den Luft-Flüssigkeits-Spiegel hinter dem Sternum und multiple Füllungsdefekte im bariumgefüllten Lumen, die durch retinierte Nahrung verursacht werden

Abb. 24a, b. Achalasie: Die p.-a.-Thoraxaufnahme (**a**) zeigt eine Verbreiterung des hinteren Mediastinums, die der rechten Begrenzung des Herzens anliegt und die Material von Weichteil- und Luftdichte enthält sowie einen Luft-Flüssigkeits-Spiegel aufweist. Die rechte Herzgrenze ist scharf gezeichnet als Hinweis darauf, daß die Raumforderung im hinteren Mediastinum liegt. Im linken Unterlappen findet sich ein kleines Fibroseareal nach vorangegangener Aspirationspneumonie. Auf der seitlichen Thoraxaufnahme (**b**) reicht die Luft- und Nahrungsretention fast bis zur Suprasternalgrube, der deutlich dilatierte Ösophagus verlagert die Trachea nach vorn

durch Kontrastmittel jetförmig durch die Kardia ge-
trieben wird. Dieses Verhalten unterscheidet sich von
der langsamen aber beständigen Entleerung bei Narbenstriktur des ösophagogastralen Übergangs.

Es gibt jedoch eine Variante der klassischen Achalasie, die manometrisch wie radiologisch die Merkmale der Achalasie in Kombination mit gesteigerter
Ösophagusperistaltik und heftigen, jedoch ineffekti-
ven Kontraktionen aufweist und „vigoröse Achalasie" genannt wird. Es besteht Uneinigkeit darüber,
ob die vigoröse Achalasie zur klassischen Achalasie
wird oder nicht. Diese Art der Achalasie kann mit
erheblichen Schmerzen verbunden sein.

Der Krankheitsverlauf oder das Ansprechen auf
die Behandlung (Myotomie nach HELLER oder bal-
lon-pneumatische Dilation) kann durch die Höhe des
Luft-Flüssigkeitsspiegels kontrolliert werden; zur
Verlaufskontrolle dient auch die Messung der Öso-
phagusentleerung mit einer radioaktiven Testmahl-
zeit. Provokationstests mit Mecholyl s.c. können die
Diagnose unterstützen (s. Abschn. 5). Die Druckmessung ergibt erhöhte Werte im UÖS, zeigt die schubweise und unvollständige Relaxation sowie verminderte oder fehlende Peristaltik im Ösophagus selbst.

8.1.2 Sekundäre Achalasie

Karzinome im Bereich des gastroösophagealen Übergangs oder der letzten Zentimeter des distalen Ösophagus können einen klinischen, radiographischen
und manometrischen Befund zeigen, der sich nicht
von dem der idiopathischen Achalasie unterscheidet
[90]. Bei älteren Menschen sollte dies in der Differentialdiagnose berücksichtigt und ausgeschlossen werden. Das plötzliche Auftreten eines Achalasie-ähnli-
chen Syndroms bei älteren Patienten, besonders im
Zusammenhang mit Gewichtsverlust, ist suspekt. Die
endoskopische Biopsie kann negativ ausfallen, wenn
sich der Tumor, wie meist, in der Submucosa ausbreitet. Leider kann auch der Mecholyltest falsch positiv
sein.

8.1.3 Sklerodermie

Bei Sklerodermie ist der Ösophagus der am häufigsten betroffene Abschnitt des Verdauungstraktes (50–
95% [103]. Sie befällt hauptsächlich den thorakalen
Ösophagus, da die Motilitätsstörung nur die glatte
Muskulatur betrifft und die gestreifte ausspart. Dies
steht im Gegensatz zur Dermatomyositis, einer Erkrankung der gestreiften Muskulatur, die den Ösophagus verschont und den Pharynx befällt. Kennzeichnend für die Sklerodermie ist **der Verlust der primären Peristaltikwelle und die leichte Dilatation des
Ösophagus**, jedoch nie im gleichen Umfang, wie bei

Abb. 25a, b. Sklerodermie: Die p.-a.-Thoraxaufnahme (**a**)
und der seitliche Film (**b**) zeigen Strukturverdichtungen in
der Lunge. Solche Befunde bei einem Patienten mit Sklerodermie können entweder einen primären Lungenbefall oder
Sekundärveränderungen nach Aspiration bedeuten

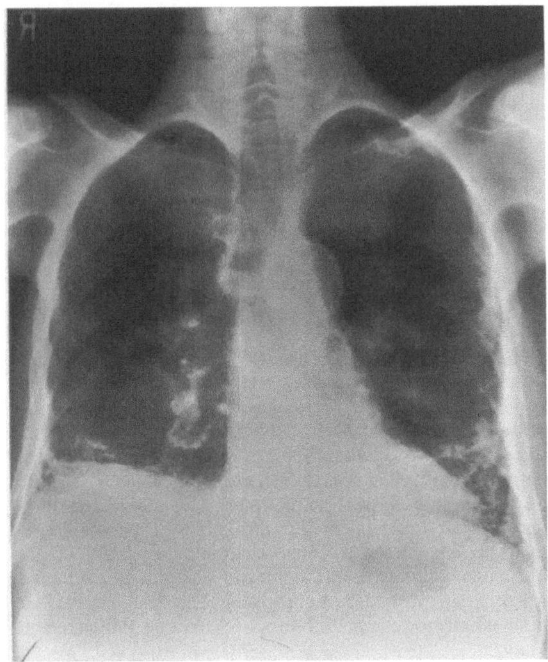
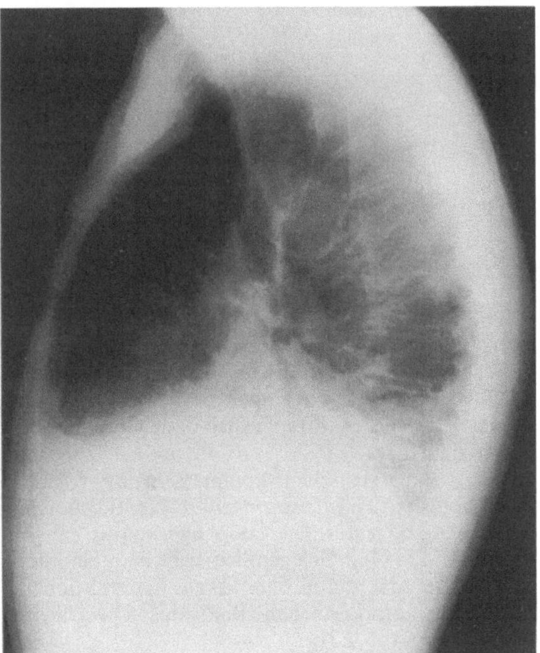

der Achalasie. Mit der Zeit verliert der Ösophagus
seine Elastizität, wird röhrenförmig, kann sich in horizontaler Lage nicht entspannen und bleibt kontrastgefüllt (Abb. 23). Hingegen entleert sich der Ösophagus dank der Schwerkraft rasch bei aufrechter Lage,
da der Druck im UÖS normal oder niedrig ist.

Die Thoraxaufnahme zeigt gewöhnlich eine inter-
stitielle Fibrose der basalen Lungenabschnitte als
Ausdruck der pulmonalen Sklerodermiemanifesta-
tion (Abb. 25).

8.2 Andere peristaltikhemmende Erkrankungen

Andere Erkrankungen, die die quergestreifte Muskulatur oder die neuralen Schaltstellen betreffen, können eine Atonie des Ösophagus bewirken. Als Bei-
spiele seien u.a. genannt: Presbyösophagus, Diabetes,
autonome Dysautonomie, paraneoplastische Syndrome und viele Medikamente, u.a. bestimmte Sedativa und Antidepressiva (Tabelle 2).

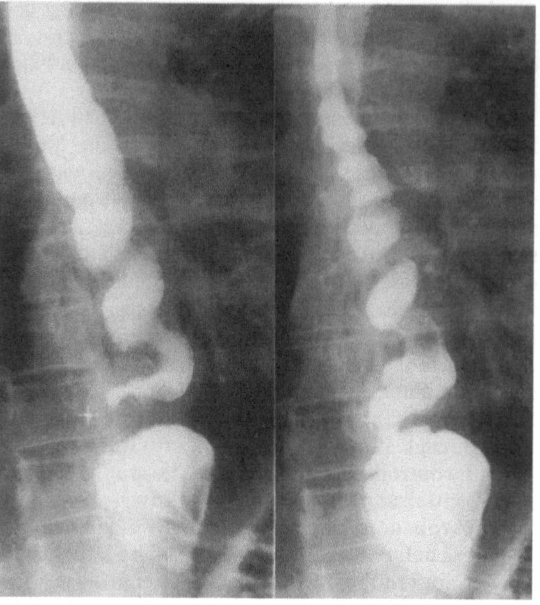

Abb. 26a–d. Lumeneinengung. **a** Wellenform des Ösophagus: der diffuse Ösophagusspasmus führt zur ungleichmäßi-
gen Lumeneinengung. Gleichzeitig ist eine kleine Hiatusgleithernie und ein nicht obstruktiver Schleimhautring
(Schatzki-Ring) vorhanden. **b** Laugenstriktur: eine lange,
glatt begrenzte Enge der distalen zwei Drittel des Ösophagus
verursacht Obstruktion mit Dilatation des proximalen Drittels und Retention von Barium. **c** Infiltratives Karzinom:
geringe Lumeneinengung mit irregulärer und destruierter
Schleimhaut durch ein 5 cm langes, infiltrierendes Karzinom. **d** Polypöses Karzinom: irreguläre Lumeneinengung
und fast vollständige Lumenverlegung durch extensives
polypöses Tumorwachstum. Beachte die überhängenden Tu-
morränder

Tabelle 2. Diffuse Ösophagusverengung

Entzündlich	*Physikalische Verletzungen*
Moniliasis (Soor)	Intubation
Herpes	Bestrahlung
	Chemotherapie
Chemische Verletzungen	Hitzeverletzungen
Basen (korrosiv, Lauge)	
Säure (korrosiv, Reflux)	*Neoplastisch*
	(langstreckige Karzinome)

8.3 Gesteigerte Peristaltik

Der Ösophagusspasmus kann einen Schmerz in der
Brust hervorrufen, der sich nicht von dem der Angina
pectoris unterscheiden läßt; deshalb wird häufig bei
„untypischem Brustschmerz" ein Breischluck ange-
fordert. Ösophagitis, Reflux, Strahlung, Infektion
oder Medikamente können Spasmen auslösen, jedoch
können Speiseröhrenkrämpfe auch ohne Ursache auftreten (Abb. 22).

Bei älteren Menschen kommen häufig fokale,
nichtpropulsive Wellen, sog. tertiäre Kontraktionen
vor, die eine bogenförmige Ösophaguskontur bewirken (Abb. 22) [146]. Gelegentlich sieht man bei älteren Patienten das durch tiefe fokale Kontraktionen
verursachte „Korkenzieher-"Bild, das Divertikeln
ähnlich sieht (Abb. 23).

Abb. 27a–d. Schleimhautmuster. **a** Unvollständig aufgelöste
Gastabletten: multiple irreguläre noduläre Füllungsdefekte
durch unvollständig aufgelöste Gastabletten im bariumbe-
netzten luftgedehnten Ösophagus. Dieses Bild darf mit einer
pathologisch veränderten Schleimhaut nicht verwechselt
werden. **b** Glykogenakanthose: multiple noduläre Füllungsdefekte im Ösophagus entsprechen einer normalen Variante,
Glykogenplaques. Beachte die Impression von außen durch
die Aorta und den linken Stammbronchus. Die metallischen
Strukturen sind EKG-Kabel. **c** Moniliasis: multiple plaqueartige Füllungsdefekte in linearer Anordnung auf Falten.
d Karzinom: irreguläre Lumeneinengung des distalen Ösophagus mit nodulären Füllungsdefekten und Faltenauftrei-
bung

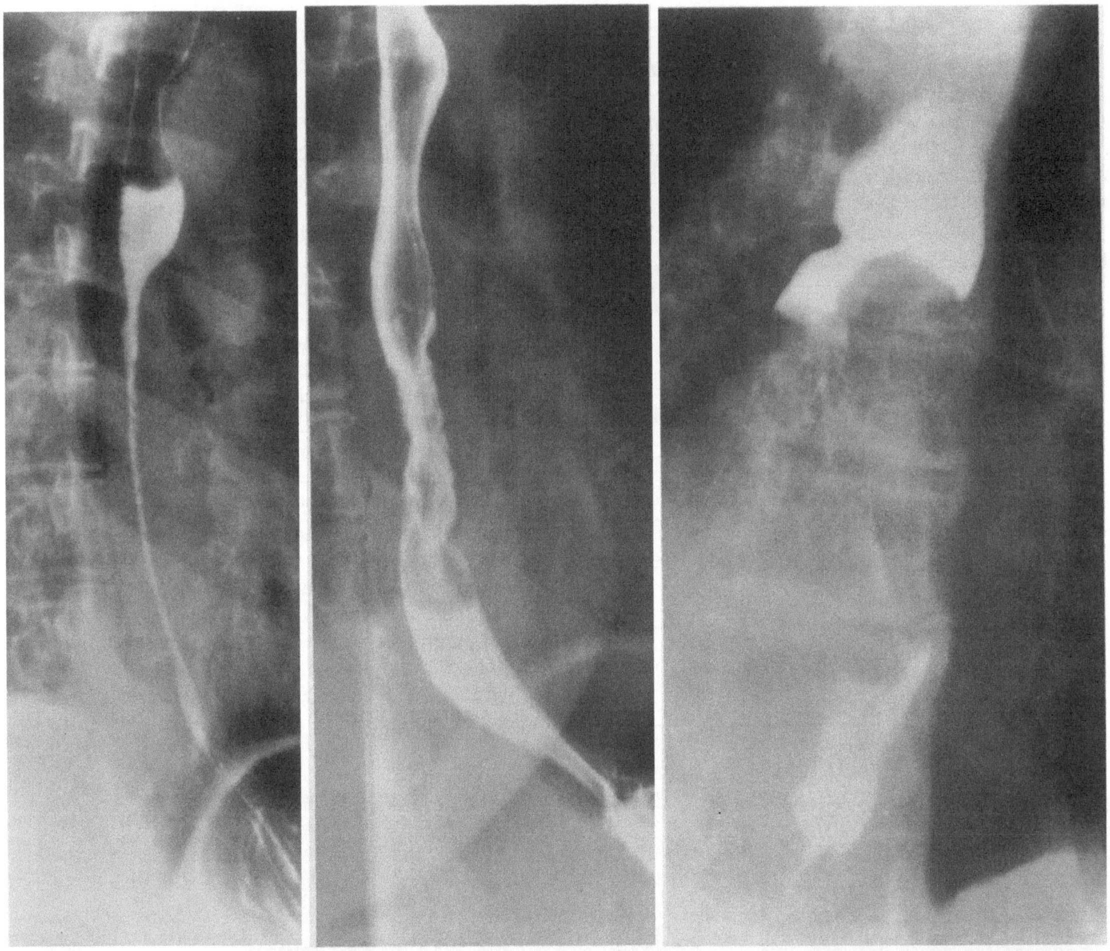

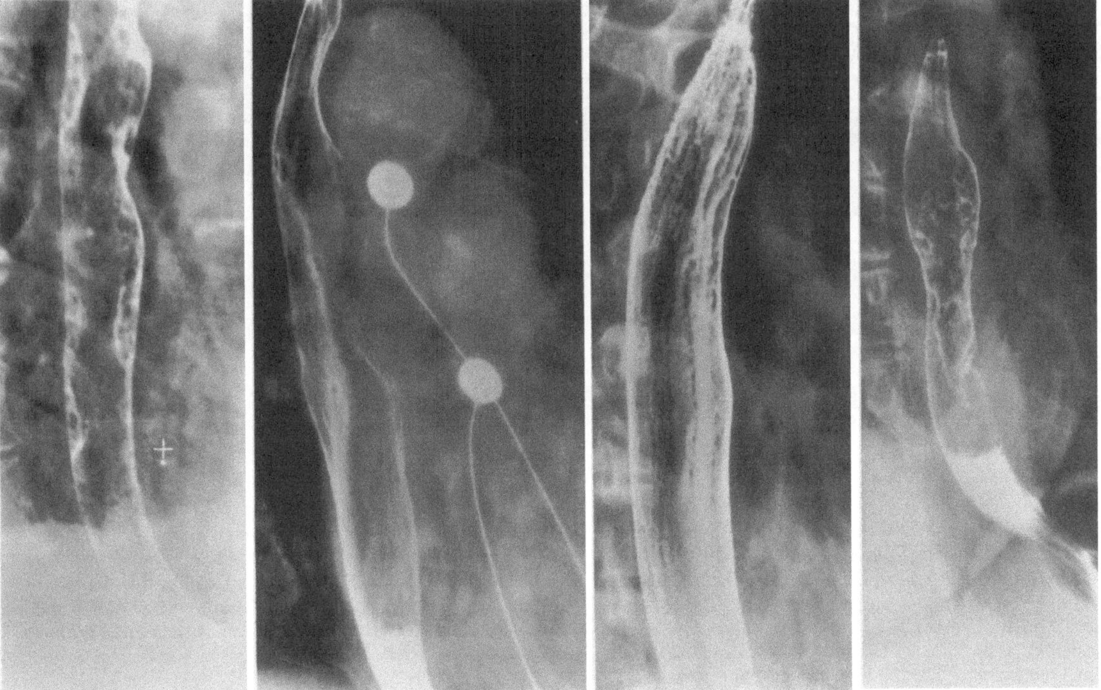

26b–d

a

b

c

d

Eine Normvariante, den „Katzenösophagus" (Abb. 23), hielt man bisher für einen Kontraktionszustand der Muscularis mucosae [54], man kann ihn jedoch auch bei Refluxösophagitis sehen, so daß dieser Zustand das unspezifische Zeichen einer sehr geringen Dysmotilität sein kann.

Tabelle 3. Diffuse Schleimhautanomalien

Entzündlich
Peptisch
Infektion (Candida, Herpes, Cytomegalovirus)
Bestrahlungsfolge
Granumatöse Krankheiten (Morbus Crohn, Tuberkulose)
Behçet-Krankheit

Neoplastisch
(Karzinome, Lymphome, Metastasen, Cowden-Krankheit oder multiples Hamartom-Syndrom)

Vaskulär
(Varizen)

In Zusammenhang mit Hautkrankheiten
Epidermolysis dystrophica
Gutartiges Pemphigoid
Acanthosis nigricans

---

9 Die Hiatushernie

Wahrscheinlich gehört der distale Ösophagus und die Frage, woraus eine kleine Hiatushernie besteht, zu den Themen, die am kontroversesten und heftigsten in der Röntgendiagnostik diskutiert werden [48, 59, 110]. Dieser Dissens beruht im wesentlichen auf den unterschiedlichen Erkenntnissen, die bei der Autopsie, intraoperativ beim Patienten, bei der manometrischen Druckmessung und bei der radiologischen Beobachtung des dynamischen Schluckaktes eines wachen Individuum gewonnen werden.

Wir bedienen uns im vorliegenden Text folgender Terminologie: **tubulärer Ösophagus, Vestibulum, tubulo-vestibulärer Übergang** (Abb. 29). Bis auf das distale, sich birnenförmig erweiternde Segment, das Vestibulum (in der älteren Terminologie „epiphrenische Ampulle"), ist die Pars thoracica des Ösophagus tubulär. Der Übergang vom tubulären Ösophagus zum Vestibulum, der tubulo-vestibuläre Übergang, gehört zum oben beschriebenen **A- (oder Wolf-) Ring**. In Ruhestellung stülpt sich das Vestibulum dergestalt in das Zwerchfell ein, daß sein distaler Teil intraabdominal verschwindet (das versenkte Segment). Die Kardia (der gastroösophageale Übergang) ist definiert durch

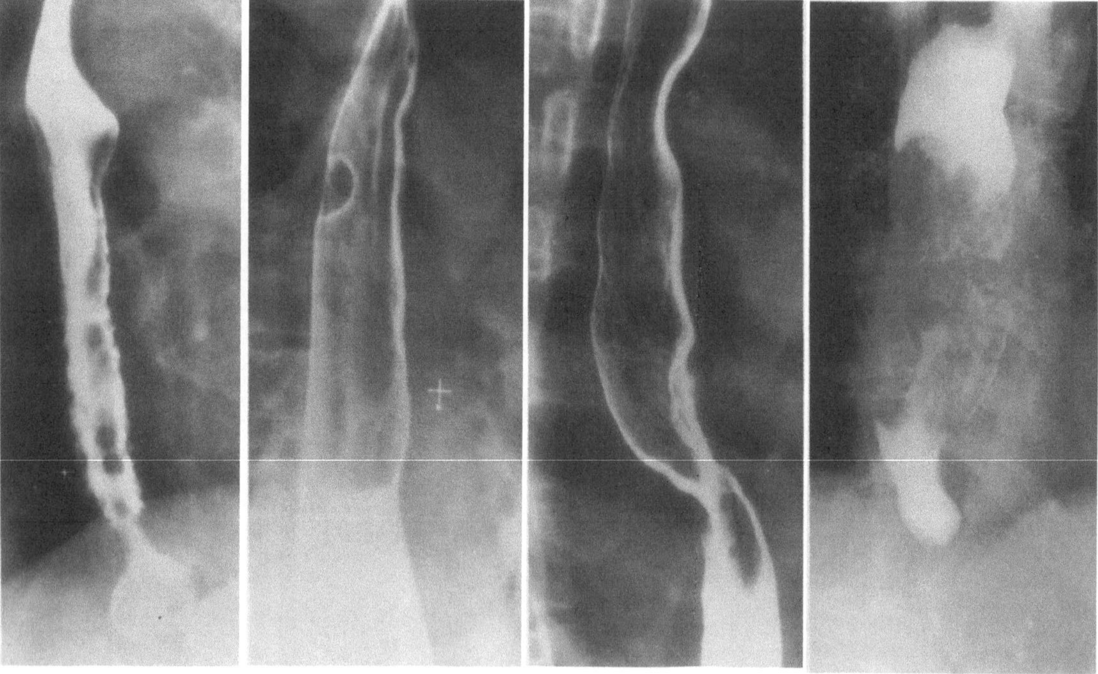

a, b

c, d

Abb. 28 a–d. Füllungsdefekte im Ösophagus. **a** Varizen: multiple runde und lineare Füllungsdefekte im mittleren und distalen Ösophagusdrittel bei Unschärfe der Ösophaguskontur infolge von erweiterten submukösen Venen (Ösophagusvarizen). **b** Leiomyom: ein 1,5 cm großer intramuraler Füllungsdefekt im proximalen Drittel des Ösophagus entsprach einem Leiomyom. **c** Karzinom: ein 5 cm langer wandinfiltrierender irregulärer Prozeß entsprach einem histologisch gesicherten Plattenepithelkarzinom. **d** Karzinosarkom: Ein sehr großer polypöser Füllungsdefekt weitet das Ösophaguslumen auf. Diese voluminösen Tumoren beinhalten die pathologischen Gewebsstrukturen eines Karzinoms und eines Sarkoms

eine transversal verlaufende Schleimhautfalte, die im Röntgenbild **als B-Ring** sichtbar ist, und durch die obere Begrenzung der schlingenförmigen Magenmuskulatur (Abb. 29). Der Nachweis der transversalen Schleimhautfalte gelingt nur bei optimaler Distension, vorzugsweise in schräger Bauchlage auf einem Bocollo-Kissen. Während des Schluckens und Atmens bewegt sich der Magen gleichzeitig mit der Ösophagusperistaltik und dem Tiefertreten des Zwerchfells kopfwärts; *die vorübergehende „Herniation" der querlaufenden Schleimhautfalte (B-Ring) bis 1 cm über das Zwerchfell während des Schluckens und während des Zurückgleitens in das Abdomen nach dem Schlucken sollte als normal angesehen werden und ist bei älteren Patienten häufig festzustellen.*

Ein verengter **B-Ring (Schatzki-Ring)** kann mit Dysphagiesymptomen in Zusammenhang stehen, besonders wenn der größte Durchmesser des Ringes kleiner als 13 mm ist. Ist er größer als 20 mm, so

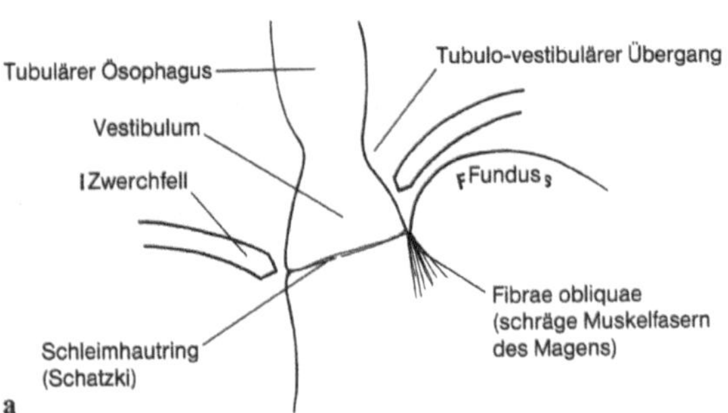

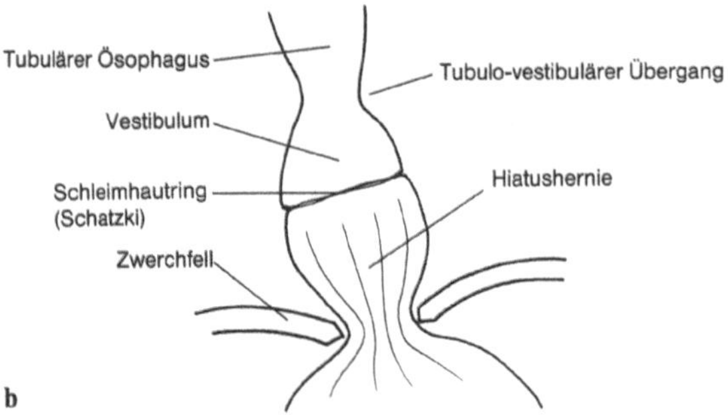

Abb. 29a, b. Anatomie des unteren Ösophagus. Eine Strichzeichnung (**a**) zeigt die normale Anatomie des tubulären Ösophagus, des tubulovestibulären Übergangs sowie des gastroösophagealen Übergangs. Der gastroösophageale Übergang (Mukosaring) wird durch das Niveau der schlingenförmigen Magenmuskulatur definiert. Hierauf beziehen sich die Veränderungen, die bei einer kleinen Hernie gefunden werden (**b**)

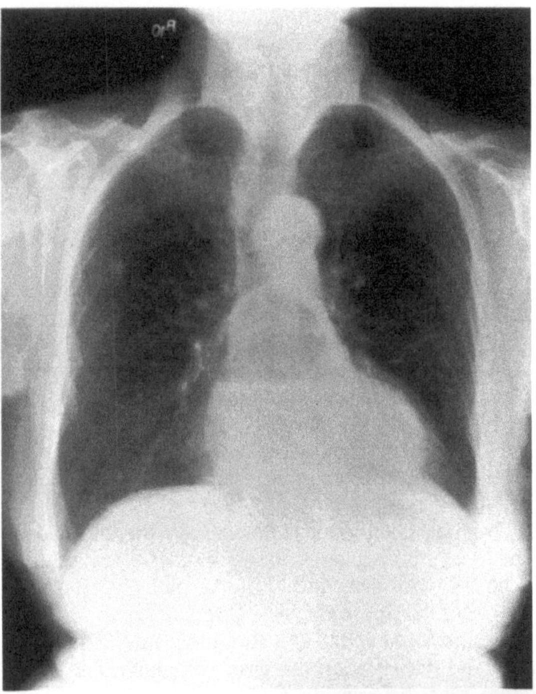

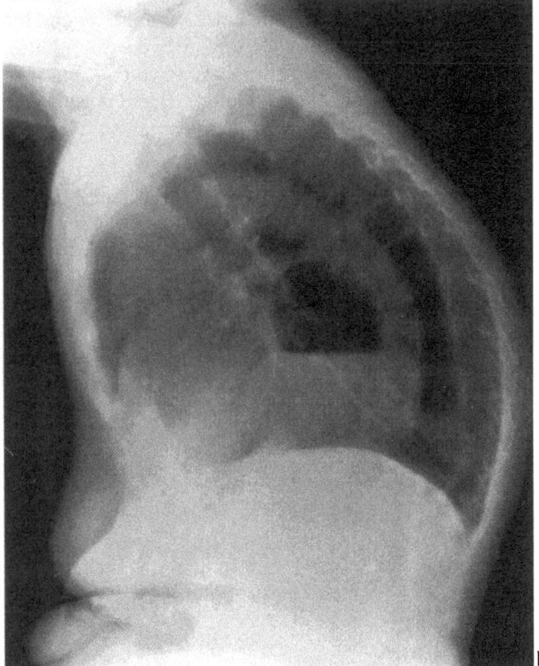

Abb. 30a, b. Hiatushernie. Auf einer p.-a.- (**a**) und seitlichen (**b**) Thoraxaufnahme findet sich eine große weichteildichte Raumforderung mit Luftflüssigkeitsspiegel im hinteren Mediastinum, die eine z.T. flüssigkeitsgefüllte Hiatushernie darstellt

sind Symptome unwahrscheinlich; zwischen 13 und 20 mm hingegen sind Faktoren wie z.B. die Bolusgröße ausschlaggebend dafür, ob der Ring Symptome verursacht oder nicht [63, 123].

9.1 Wann liegt eine Hiatushernie vor?

Definitionsgemäß bedeutet Hiatushernie den Zwerchfelldurchtritt von Magenteilen aus dem Bauchraum in die Brusthöhle. Auf der Thoraxaufnahme kann sie eine retrokardiale Raumforderung vortäuschen (Abb. 30).

Abhängig von der Lage des gastroösophagealen Übergangs, erfolgt die Einteilung der Hernie als **gleitend** (axial, direkt), **paraösphageal** (rollend), **kombiniert gleitend und paraösophageal** und, als Extremform der paraösophagealen Hernie, als **intrathorakaler Magen**.

Bei der Gleithernie befindet sich der gastroösophageale Übergang oberhalb des Zwerchfells (Abb. 31, 33), beim paraösophagealen Typ dagegen bleibt der gastroösophageale Übergang unterhalb des Zwerchfells (Abb. 32). Der Radiologe muß die Hernie an Hand der Position des gastroösophagealen Übergangs klassifizieren, da die Symptome, die Behandlung und die Komplikationen der verschiedenen Hernienformen unterschiedlich sind. Bei der Gleithernie sind ein gastroösophagealer Reflux und damit verbundene Komplikationen häufig. Bei der paraösophagealen Hernie hingegen ist ein Reflux selten. Sym-

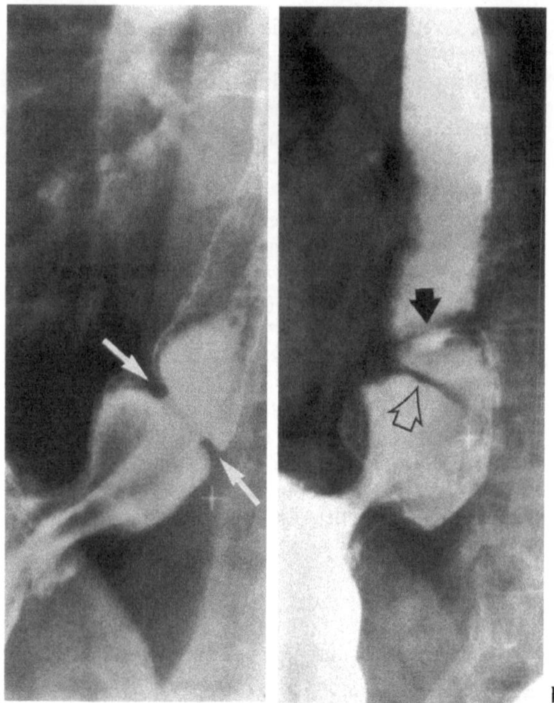

a   b

Abb. 31. a Hiatushernie und Schatzki-Ring. Das Bild zeigt eine kleine Hernie, die Magenfalten enthält. Der darübergelegene obstruktiv wirkende Schatzi-Ring (*Pfeile*) mißt 13 mm. **b** Hiatushernie mit A- und B-Ringen. Die Abbildung zeigt eine kleine Gleithernie mit A- (Wolf, *geschlossener Pfeil*) und B- (Schatzki, *offener Pfeil*) Ring

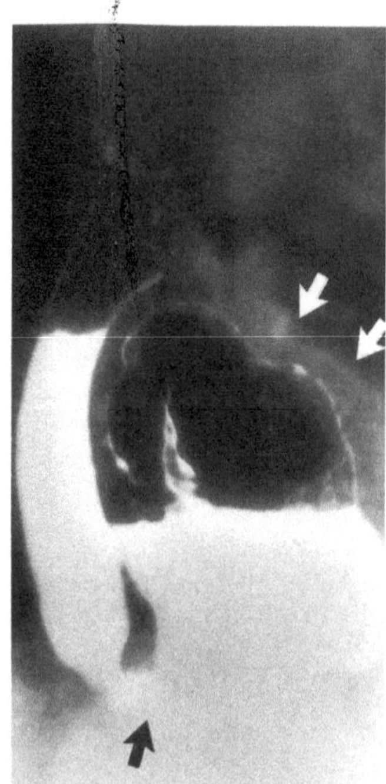

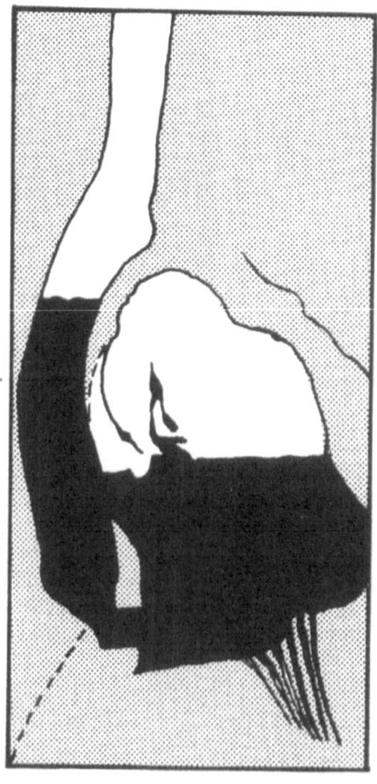

a, b

Abb. 32. a Paraösophageale Hernie. Ein großer Bruchsack neben dem Ösophagus tritt durch eine weitere Zwerchfellöffnung in den Brustraum ein. Beachte die normale Position des gastroösophagealen Übergangs (*Pfeil*). Die Strichzeichnung veranschaulicht die Situation (**b**)

ptome fehlen meist. Eine Ischämie des Magenfundus, eine äußerst seltene Komplikation der paraösophagealen Hernie, kann dagegen zum chirurgischen Notfall werden.

Die *radiologische Diagnose* ist einfach, wenn die Hernie groß ist oder wenn Magenfalten oberhalb des Zwerchfelles erkennbar sind. Es bleibt umstritten, ob der Nachweis eines B-Ringes oberhalb des Zwerchfelles in jedem Fall eine Hernie aufzeigt, auch ob die vorübergehende Herniation eine Normvariante darstellt. Viele Autoren behaupten, daß der Nachweis eines B-Ringes oberhalb des Zwerchfells ein diagnostischer Hinweis auf eine Hernie ist. Andere sagen wiederum, daß eine Herniation bis 1 cm einen Normalbefund darstellt, der auf die aufwärts gerichtete Bewegung des Magens während des Schluckvorganges zurückzuführen ist.

Die **Kardiaform** kann einen Hinweis darauf geben, ob eine Hernie vorliegt oder nicht [61]. Es gibt vier verschiedene Erscheinungsformen der Kardia: *Typ 1* zeigt eine Ösophagusrosette mit strahlenförmig angeordneten Falten und einem „Weichteilpolster" um die Kardia; *Typ 2* zeigt strahlenförmig angeordnete Falten, jedoch kein Polster; *Typ 3* zeigt einen halbmondförmigen Schatten ohne strahlenförmige Falten; *Typ 4* zeigt einen weit offenen (klaffenden) gastroösophagealen Übergang. *Typ 4 ist immer mit einer Hiatushernie vergesellschaftet, Typ 1 niemals.* Verdacht auf eine Hernie besteht dann, wenn die originäre Kardia durch einen Kreis oder durch strahlenförmig angeordnete Falten oberhalb des Hiatus ersetzt ist.

Wichtiger als die Diagnose einer kleinen Hernie ist jedoch der Nachweis von gastroösophagealem Reflux, *d.h. Reflux aus dem Magen in den Ösophagus, nicht von retrogradem Fluß aus dem Vestibulum in den tubulären Ösophagus, dieses ist normal. Nicht alle Patienten mit einer Hiatusgleithernie haben Reflux, nicht alle Refluxpatienten haben eine Hiatushernie.* Starker Reflux kann bei klaffender Kardia und ohne Hiatushernie bestehen. Spontanem Reflux, z.B. als Durchleuchtungsbefund beim Umlagern auf dem Röntgentisch, ist mehr Bedeutung zuzumessen als der winzigen Kontrastmittelspur, die man beim Patienten in extremer Kopftieflage mit Unterpolsterung beobachtet. Bei allen Patienten sollten einfache Provokationsteste wie Husten und Pressen durchgeführt werden.

10 Komplikationen bei gastroösophagealem Reflux

10.1 Refluxösophagitis

Bei dieser Diagnose hat es sich als vorteilhaft erwiesen die Mehrphasenuntersuchung durchzuführen, die aus Doppelkontrast, Monokontrast- und Schleimhautaufnahmen besteht [11, 29, 71, 107]. Der Doppelkontrast ist dann überlegen, wenn Schleimhautkörnelung oder oberflächliche Erosionen die einzigen Röntgenzeichen einer Ösophagitis sind (Abb. 33).

Die *kennzeichnenden Merkmale* der Refluxösophagitis (Abb. 22, 23) sind anomale Peristaltik (Kontraktionen, sog. „Katzen"-Ösophagus, Verlust der primären Welle, Dysmotilität oder Spasmus), Querfältelung, Schleimhautaufwerfung, Felderung oder Körnelung, Verengung des Ösophagus und/oder peptische Strikturen (Abb. 32) [74]. Ein polypöser Füllungsdefekt, ein entzündlicher gastroösophagealer Polyp und polypöse Falten sind bei der chronischen Ösophagitis ebenfalls beschrieben worden [8]. Die Stenose des Schatzki-Ringes kann das Ergebnis von chronischem Reflux sein [59].

Provokationsteste mit saurem Barium korrelieren gut mit der Refluxösophagitis (der „säureempfindliche" Ösophagus) [39].

10.2 Der Barrett-Ösophagus

Man nimmt heute an, daß der mit Zylinderepithel ausgekleidete Ösophagus nicht angeboren, sondern als Folge von chronischem gastroösophagealem Reflux erworben ist. Das Plattenepithel der Schleimhaut wird fortschreitend in Zylinderepithel umgewandelt. Eine Reihe von Röntgenzeichen lassen diesen Zustand vermuten. Klassischer, wenn auch nicht häufigster Befund ist die Striktur im distalen Ösophagusdrittel mit einem Ulkus [118]. Strikturen sind ein häufiger Befund beim Barrett-Ösophagus, meist im distalen Ösophagus gelegen, nur in einem Drittel der Fälle im proximalen oder mittleren Ösophagus. Ulzeration oder andere Zeichen der Ösophagitis, die sich in einiger Entfernung vom gastroösophagealen Übergang befinden oder große Ulzera im distalen Ösophagus bei älteren Patienten mit diskreter Klinik, sind im höchsten Maße verdächtig (Abb. 33). Ein netzartiges Schleimhautmuster, das den Areae gastricae ähnelt, wird im Zusammenhang mit ektopischer Mukosa beobachtet [77].

Es ist nicht ausgeschlossen, daß der Barrett-Ösophagus eine Präkanzerose ist. Entgegen früherer Einschätzung wirft die Erkrankung ernste Probleme der Malignomfrüherkennung auf. Bei etwa 10% der Patienten mit Refluxösophagitis läßt sich pathoanatomisch der Nachweis von Barrett-Mukosa führen. Ob sich die Schleimhaut mit Zylinderepithel durch intensive Antirefluxtherapie oder Operation in Plattenepithel zurückverwandelt, bedarf der Klärung.

    M.W. Donner und B. Jones

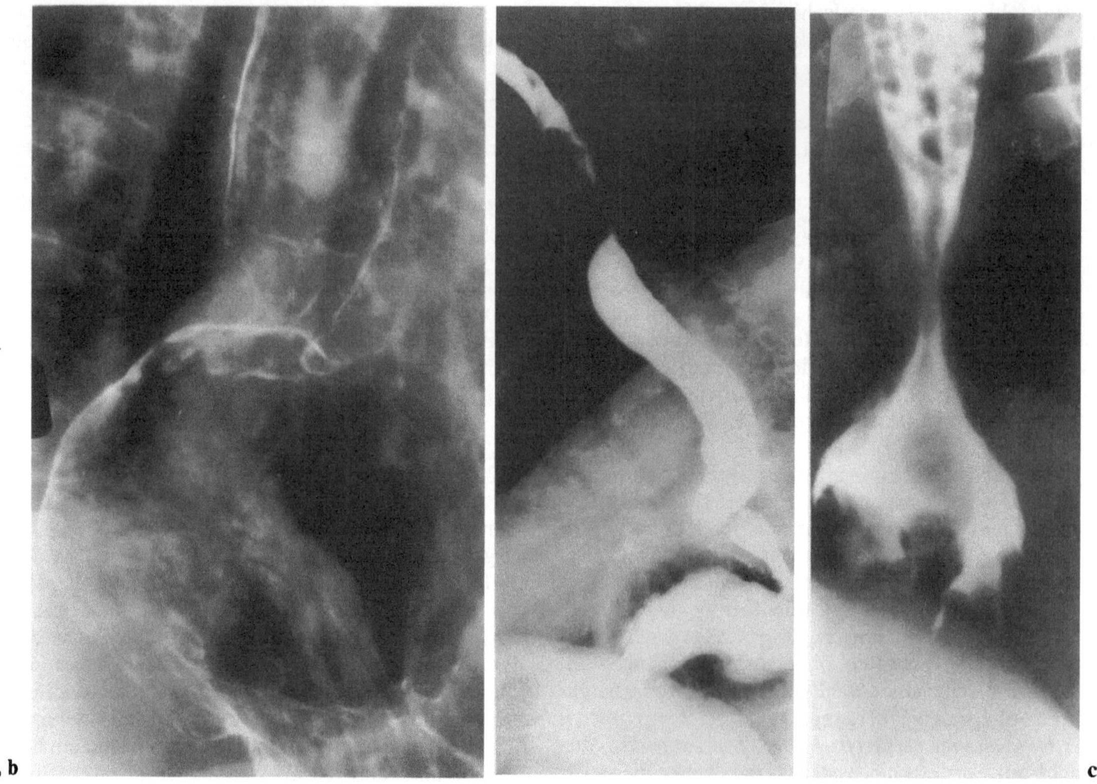

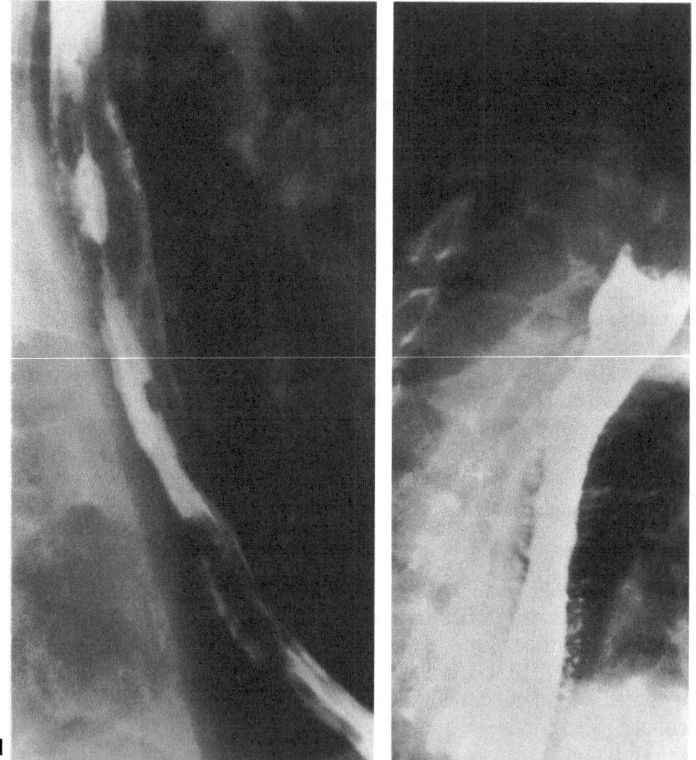

Abb. 33a–e. Refluxfolgen. **a** Ösophagitis: Es besteht eine große Hiatushernie mit geringer Einengung des gastroösophagealen Übergangs. Im distalen Ösophagus finden sich multiple kleine Bariumflecken als Ausdruck akuter Ulzerationen. **b** Peptische Striktur: Es findet sich eine große Hiatushernie mit umschriebener Einengung des gastroösophagealen Übergangs infolge einer peptischen Striktur. Der mittlere Ösophagus ist bei partieller Obstruktion nur minimal dehnbar. **c** Ösophagogastraler Polyp: Man sieht einen zweigelappten Füllungsdefekt in einer kleinen Hiatushernie, auf den gastroösophagealen Übergang gerichtet. **d** Barrett-Ösophagus: ein großes flaches Solitärulkus im mittleren Ösophagus eines älteren Patienten. **e** Intramurale Pseudodivertikulose: multiple Ausbuchtungen im mittleren Ösophagus bei dilatierten submukösen Schleimhautdrüsen

◁——————————————————————

10.3 Intramurale Pseudodivertikulose

Multiple Schleimhautbuchten können die Folge akuter oder chronischer Ösophagitis sein. Die Ausbuchtungen entsprechen dilatierten Drüsengängen der Ösophagusschleimhaut (Abb. 33e, 35). Manchmal treten Pseudodivertikel in Verbindung mit Strikturen auf [84]. Der häufigste Begleitbefund bei intramuraler Pseudodivertikulose ist der schwere Candida-Befall des Ösophagus. Bei manchen Patienten besteht jedoch eine Refluxkrankheit ohne Anhalt für Candidiasis. Der genaue Zusammenhang dieser seltenen Krankheit zu gastroösophagealem Reflux muß noch geklärt werden.

10.4 Krikopharyngeale Prominenz (CP) und andere Anomalien des Pharynx

Manche Patienten mit gastroösophagealer Refluxkrankheit haben einen prominenten M. cricopharyngeus [38] (s. Pharynx, Abschn. 12, [65]). Im Experiment verursacht ein in der Speiseröhre steckengebliebener Fremdkörper oder Fremdmaterial (z.B. zurückgeflossener saurer Mageninhalt) eine verlängerte Kontraktion des M. cricopharyngeus. Erhöhte Drucke im Bereich des oberen Ösophagussphikters sind auch bei Patienten mit gastroösophagealem Reflux beobachtet worden. Möglicherweise handelt es sich hierbei um einen Abwehrmechanismus oder um eine Maßnahme zum Schutz des Pharynx (und des Larynx) vor den Gefahren der Regurgitation.

Andere mit gastroösophagealem Reflux in Verbindung zu bringende Veränderungen im Pharynx sind seitliche taschenartige Ausstülpungen des Pharynx, Zenker-Divertikel und „webs" (Membranen) des Hypopharynx und zervikalen Ösophagus [142].

11 Andere Ösophagitiden

Die Ösophagitis wird unter verschiedenen Gesichtspunkten auch an anderer Stelle in diesem Kapitel besprochen (s. Abschn. 18.2.2, 18.3.2, 18.3.3 Drogen, ätzende Substanzen, Bestrahlung). Auf diese Ursachen für eine Ösophagitis soll hier nicht eingegangen werden.

11.1 Opportunistische Infektion

Die infektiöse Ösophagitis infolge opportunistischer Organismen gewinnt zunehmend an Bedeutung, besonders beim immunkomprimierten Transplantatempfänger [4]. Die häufigsten opportunistischen Organismen sind Candida albicans (Moniliasis) und Herpes simplex. Candidiasis wird auch bei Achalasie, Sklerodermie und beim unpassierbaren Ösophagus gesehen [49].

Zum röntgenologischen Befund bei Moniliasis gehört die Aperistaltik, die Dysmotilität oder der Spasmus, die unscharfe Außenkontur sowie eine Kombination von oberflächlichen Ulzera mit Füllungsdefekten, die von pseudomembranösen Plaques herrühren (Abb. 34), [55]. Tiefere Geschwüre tragen zur Konturunschärfe bei und nach längerer schwerer Entzündung können Strikturen auftreten. Die intramurale Pseudodivertikulose ist dabei eine seltene Spätkomplikation (Abb. 35).

Die röntgenologische Unterscheidung einer Herpes-Ösophagitis von einem Candida-Befall kann unmöglich sein, da bei beiden Krankheiten Plaques auftreten [130]. Weit auseinanderliegende, eben noch wahrnehmbare Ulzera auf normaler Mukosa sind hochverdächtig auf eine Herpes-Infektion [76]. Eine eindeutige Diagnose kann erst durch die Isolierung des Herpesvirus aus dem Ösophagusabstrich oder durch die Biopsie erstellt werden. Beide Formen müssen als separate klinische Entitäten erkannt werden, damit die entsprechende Therapie eingesetzt werden kann.

Andere seltene Ursachen für eine Ösophagitis sind die Colitis ulcerosa [23], die Behçet-Krankheit [11], die Graft-versus-Host-Krankheit (im Unterschied zur Superinfektion durch opportunistische Organismen) [92] und Hautkrankheiten, wie bullöses Pemphigoid [129] und Epidermolysis bullosa dystrophica [1]. Die letztgenannten Hautkrankheiten verursachen eine diffuse Ösophagusentzündung, Strikturen und Membranbildung (Webs) (Abb. 36). Die eosinophile Ösophagitis wird als Teil der eosinophilen Gastroenteritis aufgefaßt [113].

11.2 Morbus Crohn

Der Morbus Crohn kann vom Mund bis zum Anus an jeder beliebigen Stelle des Gastrointestinaltraktes auftreten, also auch am Ösophagus. Der Befall des Ösophagus ist selten.

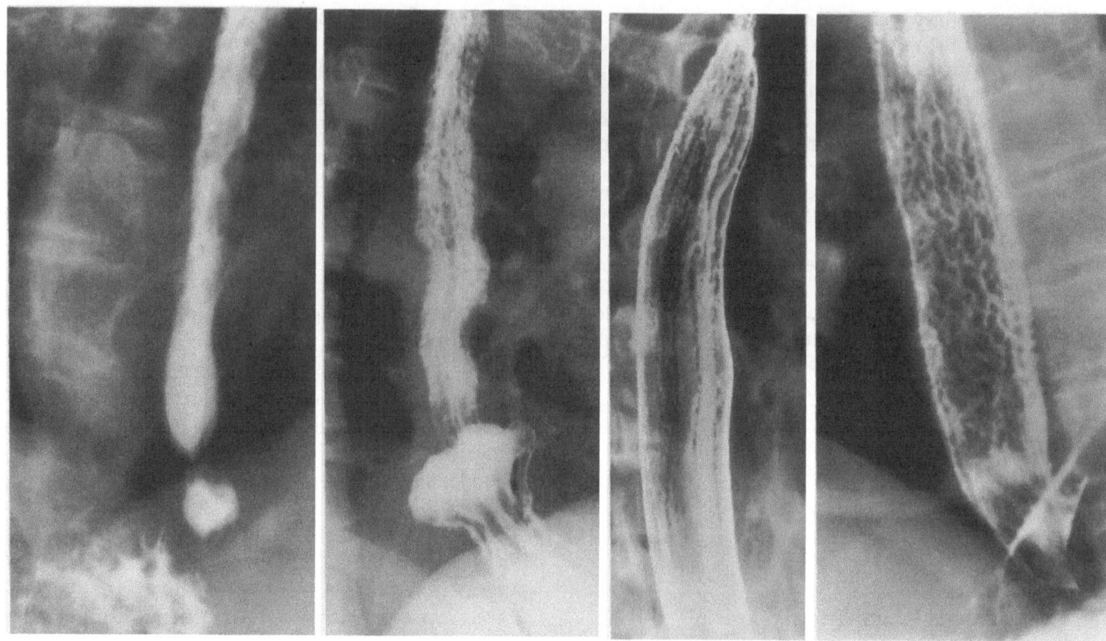

a, b   c, d

Abb. 34a–d. Schleimhautspektrum bei Candida albicans (Moniliasis). **a** Der distale Ösophagus erscheint unscharf mit multiplen kleinen Füllungsdefekten, die Plaques entsprechen können. **b** Der Ösophagus erscheint spastisch mit multiplen Füllungsdefekten, die Plaques zuzuordnen sind. Zusätzlich besteht eine kleine Hiatusgleithernie. **c** Multiple Füllungsdefekte sind linear auf Falten angeordnet (Plaques). **d** Multiple überschneidende liniare und horizontale Ulzera mit dazwischen liegenden Ödemzonen und/oder Plaques erzeigen ein Pflastersteinbild (Fall von F. SCHOLZ, M.D., Lahey-Klinik, Boston MA, mit Erlaubnis reproduziert aus JONES u. BRAVER "The Essentials of Gastrointestinal Radiology")

Abb. 35. Intramurale Pseudodivertikulose. Das Bild ist durch multiple Schleimhautausbuchtungen gekennzeichnet. Das Fehlen entzündlicher Veränderungen wie Spasmus oder Faltenverdickung unterscheidet diese Veränderungen von Ulzera. Durch Biopsie bestätigte schwere Candidaoesophagitis

Zur Röntgenmorphologie gehören Pflastersteinrelief, Ulzera, Bildung von Pseudomembranen, Strikturen, intramurale Fisteln ("Sinus tracts"), Fisteln (Abb. 32) und Perforation [37]. Die Aktivität der Erkrankung im Ösophagus kann der im übrigen Darmkanal entsprechen, korreliert aber nicht regelhaft.

11.3 Tuberkulose

Die primäre Tuberkulose des Ösophagus ist selten, der Ösophagus wird in der Regel durch mediastinale Ausbreitung mitbetroffen. In einer großen Serie von 16489 an Tuberkulose Verstorbenen fand sich nur in 25 Fällen eine Beteiligung der Speiseröhrenschleimhaut [80]. Im Röntgenbild sieht man Geschwüre, Verengung, paraösophageale Abszesse und Fistelgänge zum Mediastinum [143]. Röntgenologisch können die tuberkulösen Veränderungen im

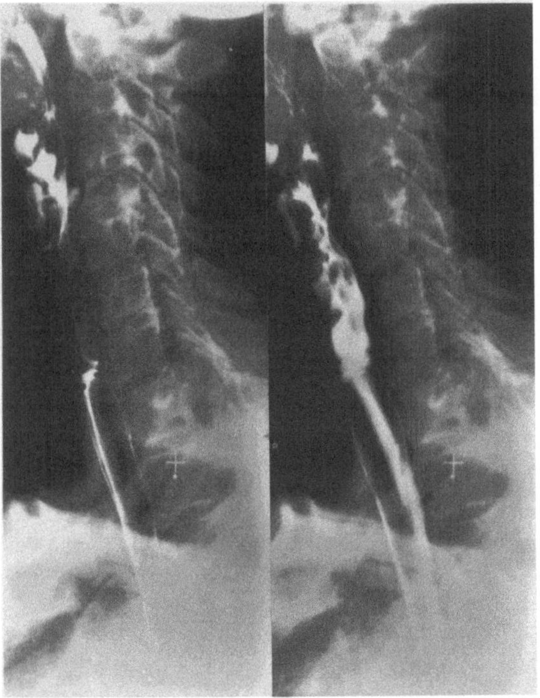

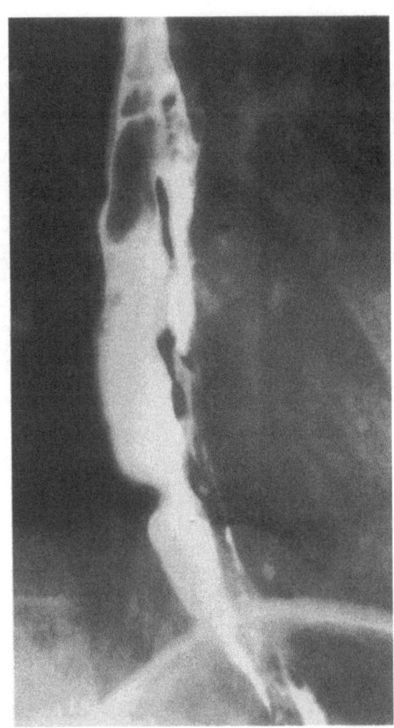

Abb. 36. Multiple Membranen (Webs). Im pharyngoösophagealen Segment finden sich drei web-ähnliche Füllungsdefekte mit Jet-Effekt als Ausdruck einer Lumeneinengung. Diese Webs waren auf dem Boden eines bullösen Pemphigoids entstanden

Abb. 37. Morbus Crohn des Ösophagus. Nachweis eines langen, intramuralen Fistelgangs über eine Entfernung von etwa 15 cm im distalen Ösophagus. Das Ösophaguslumen erscheint etwas irregulär. Durch Biopsie bestätigter Morbus Crohn des Ösophagus. (Fall von F. SCHOLZ, M.D., Lahey Clinic, Boston MA)

Ösophagus mit denen bei Morbus Crohn identisch sein. Die Diagnose wird durch den Nachweis von Mycobacterium tuberculosis im Sputum gesichert.

12 Ösophagusdivertikel

Divertikel oder anomale Ausstülpungen des Gastrointestinaltraktes werden in verschiedene Formen eingeteilt: *angeboren oder erworben, echt (mit allen drei Schichten der Darmwand ausgekleidet) oder falsch (durch einen Defekt der Muscularis mucosae).* Die erworbene Form kann in *Traktions- und Pulsionsdivertikel* unterteilt werden. Beim Traktionsdivertikel entsteht die Ausbuchtung durch Zug benachbarter Adhäsionen.

Beim Pulsionsdivertikel entsteht durch – häufig anomale – Peristaltik ein Ort erhöhten intraluminalen Druckes, eine potentielle Schwachstelle, an der die Mukosa die Ösophaguswand durchwandert. Das Traktionsdivertikel ist per definitionem echt, das Pulsionsdivertikel falsch.

Bei Divertikeln des tubulären und vestibulären Ösophagus unterscheidet man zwei Typen, das Traktionsdivertikel und das epiphrenische Divertikel. Das Traktionsdivertikel befindet sich meist an der Pars thoracica oesophagei in Höhe der Carina (Abb. 38). Es ist anzunehmen, daß diese Lokalisierung im Zusammenhang mit einer vorangegangenen Lymphadenitis steht, wie sie bei granulomatösen Erkrankungen, z.B. Histoplasmose oder Tuberkulose, vorkommt. Im allgemeinen sind solche Divertikel asymptomatisch, da die Halsöffnung breit und hoch genug ist, um die Entleerung zu gewährleisten.

Die Bildung von *epiphrenischen Divertikeln* ist auf eine neuromuskuläre Dysfunktion zurückzuführen (Abb. 39). Bei der röntgenkinematographischen Untersuchung von 80 Patienten mit epiphrenischen Divertikeln wurde bei fast allen mit Ausstülpungen über 5 cm Durchmesser und bei 50% unter 5 cm Durchmesser eine Anomalie der Ösophagusfunktion festgestellt [12]. Bei einer Manometriestudie (65 Patienten) zeigten 50 Patienten eine motorische Störung, die als Achalasie, diffuser Spasmus, verstärkte Kontraktion des unteren Ösophagussphinkters und andere Formen der Dysmotilität in Erscheinung traten [34].

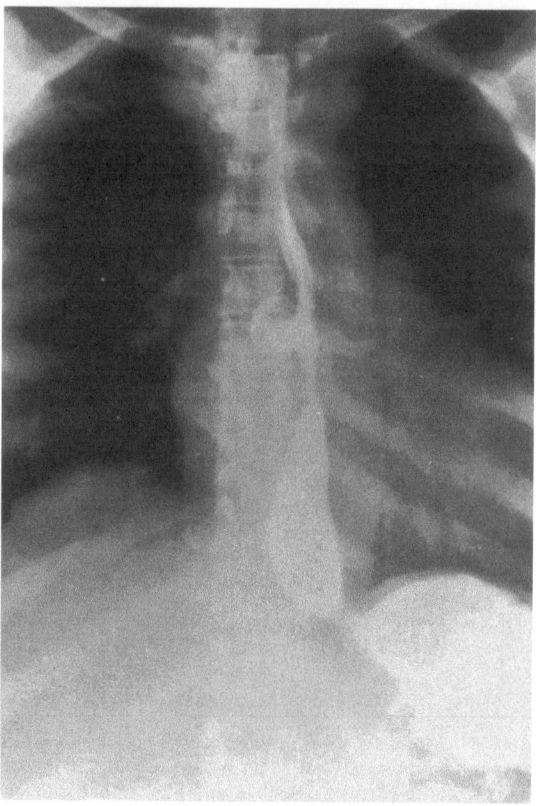

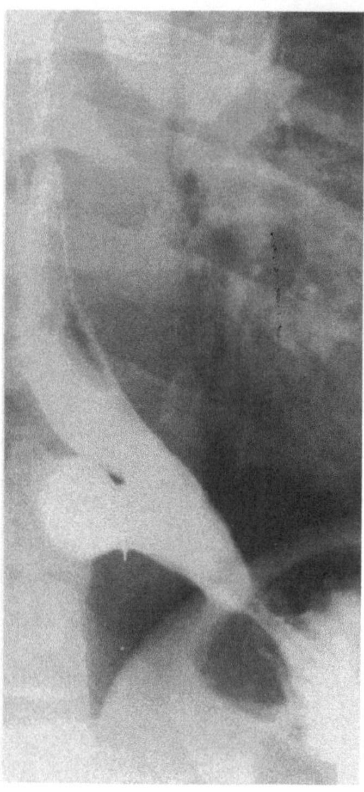

Abb. 39. Epiphrenisches Divertikel: Darstellung eines Divertikels im distalen Ösophagus, von der rechten Hinterwand ausgehend

Abb. 38. Traktionsdivertikel. Im mittleren Ösophagus ist rechts ein großes Divertikel dargestellt. Beachte den breiten Hals

Die neuromuskuläre Dysfunktion ist auch als ursächlicher Faktor bei der Pathogenese des sog. „Traktionsdivertikels" erwogen worden; da jedoch die Relation nicht konstant ist, bleibt die Hypothese umstritten.

12.1 Das pharyngoösophageale Divertikel

Dieses Pulsionsdivertikel befindet sich dorsal am pharyngoösophagealen Übergang, einer potentiellen Schwachstelle (muskelfreies Dreieck[5]) (Abb. 40). Es ist strittig, wie und warum sich diese Pulsionsdivertikel bilden. Die mangelhafte Koordination zwischen Pharynxkontraktion und Krikopharyngeusrelaxation wird als Ursuche angeschuldigt. Manometrische

Meßergebnisse bei voll ausgebildeten Divertikeln haben diesen Koordinationsmangel aber nicht bestätigt. Die Angaben über den Ruhedruck des krikopharyngealen Sphinkters bei Patienten mit Zenkerschen Divertikel sind darüber hinaus uneinheitlich [69]. Viele Patienten mit einem Zenkerschen Divertikel leiden unter einer Dysmotilität des Ösophagus, die häufig mit einer gastroösophagealen Refluxerkrankung zusammenhängt. Die Bedeutung dieser Zusammenhänge bezüglich Ursache und Wirkung bedarf noch der Klärung.

Radiographisch ist das Divertikel gekennzeichnet durch eine Vorwölbung des Krikopharyngeus oder einen Riegel am Hypopharynx unmittelbar unterhalb des Divertikels (Abb. 40). Das Divertikel befindet sich immer posterior, obwohl größere gelegentlich seitlich ausweichen, meist nach links. Sie können so groß werden, daß sie eine Obstruktion des Ösophagus herbeiführen. Da der Hals des Divertikels höher liegt als das Divertikel selbst, kommt es häufig zur Stase der Ingesta; ein Luft-Flüssigkeitsspiegel kann auf Weichteilaufnahmen zu sehen sein (Abb. 40).

---

[5] *Killian'sches D.:* Dreieck zwischen Unterrand des M. constrictor pharyngis inferior und M. cricopharyngeus;
Laimer'sches D.: Dreieck zwischen M. cricopharyngeus und Oberrand der Ösophagusmuskulatur.
Merke: Beide Dreiecke sind Ursprungslokalisationen von Zenker'schen Divertikeln.

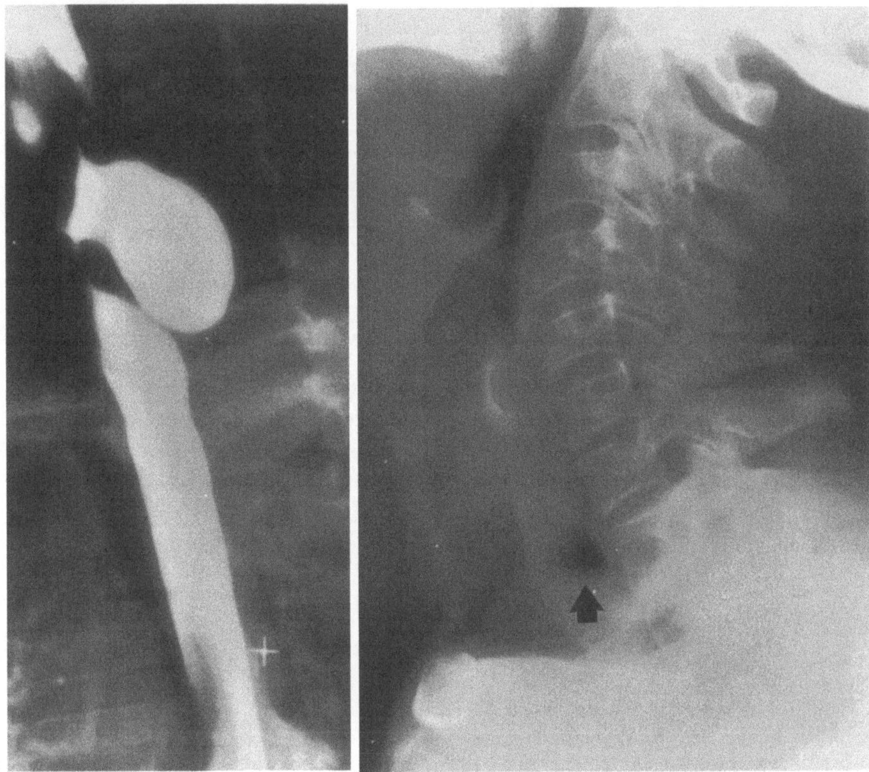

Abb. 40a, b. Zenkersches Divertikel: Großes Zenkersches Divertikel, bariumgefüllt (**a**). Beachte die Prominenz des krikopharyngealen Sphinkters unmittelbar unterhalb des Divertikels. Im Weichteilbild (**b**) findet sich ein Luft-Flüssig-keits-Spiegel (*Pfeil*) in den Halsweichteilen auf Höhe des Zwischenwirbelraumes C_7/Th_1

12.2 Bindegewebige Membranen („webs") des Hypopharynx und des zervikalen Ösophagus

Das röntgenologische Auffinden von „webs" hängt von der einwandfreien Beherrschung der Untersuchungs-Technik ab. Kleine „webs" werden nur bei maximaler Dehnung sichtbar, so daß ein großvolumiger Bolus verabreicht werden muß. Die dynamische Bildaufzeichnung ist unerläßlich da „webs", oft nur flüchtig und nur auf einem Bild der Schlucksequenz zu sehen sind.

Der „web", eine dünne, zarte Membran, befindet sich häufig an der Vorderwand des pharyngoösophagealen Übergangs (Abb. 41) und sollte als reproduzierbarer linearer „web" nicht mit dem normalen post-krikoidalen Defekt verwechselt werden [26].

Der Zusammenhang zwischen „webs" und der Eisenmangelanämie (Plummer-Vinson oder Paterson-Kelly Syndrom, sideropenische Dysphagie) scheint seit den ersten Berichten revidiert worden zu sein [102]. „Webs" treten meist ohne den Nachweis eines Eisenmangels auf und sind bei zahlreichen Krankheiten beschrieben worden, so auch bei Hautkrankheiten, wie dem gutartigen Schleimhautpemphigoid und der Epidermolysis bullosa. Die gastroösophageale Refluxerkrankung ist ebenfalls mit „webs" in Verbindung gebracht worden [142].

13 Varizen

Varizen, oder erweiterte submuköse Venen, entstehen bei Pfortaderhochdruck durch Umleitung des venösen Blutstromes über portosystemische Kollateralen zum Herzen. Am häufigsten findet man erweiterte Kollateralgefäße im distalen Ösophagus. Ähnliche Gefäßerweiterungen werden auch im Magenfundus, in der periduodenalen Region, in der Umgebung des Nabels (Caput medusae) und im Rektum (Hämorrhoiden) angetroffen. Pfortaderhochdruck bewirkt einen kopfwärts gerichteten Blutfluß, Verlegung der oberen Hohlvene lenkt den Blutstrom nach kaudal, deshalb werden Ösophagusvarizen – einer mechanistischen Vorstellung folgend – **als „Bergauf-" (= „uphill")Varizen (distaler Ösophagus) und als „Bergab-" (= „down-hill")Varizen (proximaler Ösophagus)** klassifiziert. Magenvarizen ohne Ösophagusvarizen entstehen bei Milzvenenthrombose, z.B. nach akuter Pankreatitis.

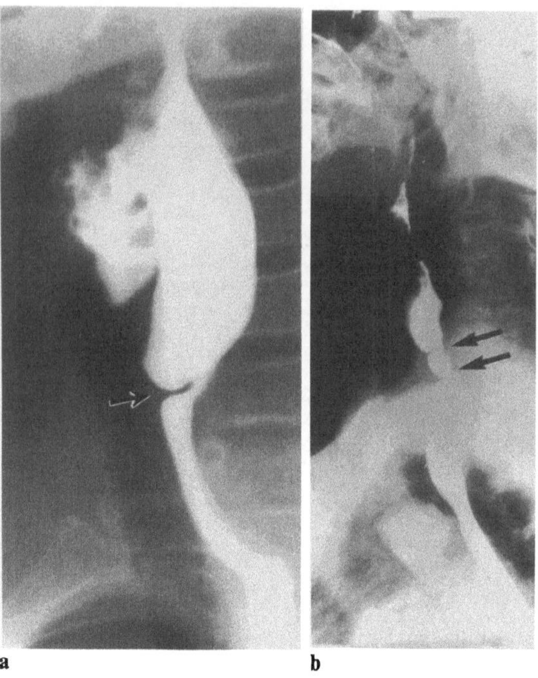

a   b

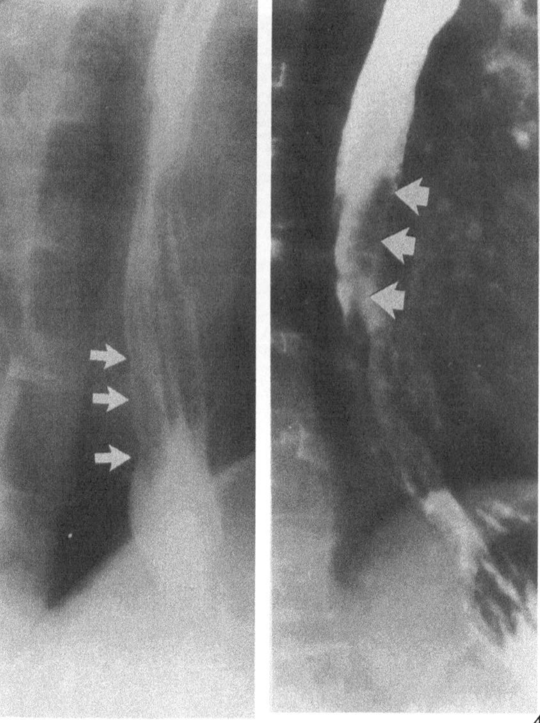

Abb. 41a, b. Webs (Membranen) im zervikalen Ösophagus:
Ein horizontaler Füllungsdefekt (*Pfeil*) wölbt sich von der
Vorderwand aus in das Lumen des pharyngoösophagealen
Segmentes vor. Über dieser Struktur ist der Pharynx auf
Grund partieller Verlegung dilatiert, während der Ösophagus unterhalb der Membran unvollständig gedehnt ist (**a**).
In **b** erkennt man zwei horizontale Füllungsdefekte (*Pfeile*),
die in das Ösophaguslumen unmittelbar unterhalb des
pharyngoösophagealen Übergangs vorspringen und dieses
einengen. Dieser Patient hatte zusätzlich gastroösophagealen Reflux ohne Hinweis auf Eisenmangel

Abb. 42. Ösophagusvarizen: Beachte die wellige Kontur der
Ösophagushinterwand (*Pfeile*) infolge sehr kleiner Varizen.
Dieses Bild kann leicht mit tertiären Kontraktionen ver-
wechselt werden

Abb. 43. Ösophagusvarizen: Ein serpiginöser, in engen Me-
andern verlaufender Füllungsdefekt im distalen Ösophagus
(*Pfeile*) repräsentiert eine Varize. Beachte auch den gewell-
ten Rand des Ösophagusprofils

Die Diagnose kleiner Varizen kann schwierig sein,
da sie ihren Ausdruck lediglich in einer wellenförmigen oder gefältelten Ösophaguskontur finden und mit
tertiären Kontraktionen verwechselt werden können
(Abb. 42). Größere Varizen sind serpiginöse, longitudinale Füllungsdefekte (Abb. 43), die sich mit der Atmung und im Valsalvaversuch hinsichtlich der Größe
und des Kalibers verändern (Abb. 44). Sie kollabieren
in aufrechter Körperhaltung bei tiefem Einatmen, bei
Kontraktion oder Distention des Ösophagus und
werden leicht von zuviel Kontrastmittel verdeckt
(Abb. 44).

Bei der Suche nach Varizen ist die Doppelkontrasttechnik weniger aussagekräftig wegen der damit
verbundenen Überdehnung und dem hochdichten
Barium. Das ideale Verfahren zum Nachweis von Varizen besteht in der Verwendung einer kleinen Menge
Bariumpaste, um ein Schleimhautbild des distalen
Ösophagus zu erhalten. Die *optimale Technik* wurde
wie folgt beschrieben: Patient in schräger Rückenlage, flache, zeitweilig angehaltene Atmung; leerer,
relaxierter und mit hochdichtem Barium benetzter
Ösophagus [27]. Der Einfluß von Muskelrelaxantien
(z.B. Probanthin oder Glukagon) auf die diagnostische Aussagekraft ist umstritten [27].

Seit neuestem wird auf den Wert der Computertomographie bei der Varizendiagnose hingewiesen, besonders für den Bereich des Magenfundus und des peri-
viszeralen Gewebes (Abb. 25), [45]. Diese Technik hat
gezeigt, daß die extraluminale Komponente der Vari-
kose oft sehr viel ausgedehnter ist als die Größe der
submukösen Füllungsdefekte vermuten läßt.

Varizen sollten nicht mit dem sog. *„varikoidem
Karzinom"* verwechselt werden, das seine Bezeichnung einem serpiginösem Füllungsdefekt verdankt,
dessen Hauptkomponente Varizen beinhaltet
(Abb. 46). Der Tumor ist starr, ortsfest und unverän-
derlich, während die Varizen einer ständigen Veränderung unterworfen sind; sie entleeren und füllen sich
in Abhängigkeit von Position und Atmung des Patienten und in Abhängigkeit von Ösophaguskontrak-
tion und -dehnung (s. Abschn. 15).

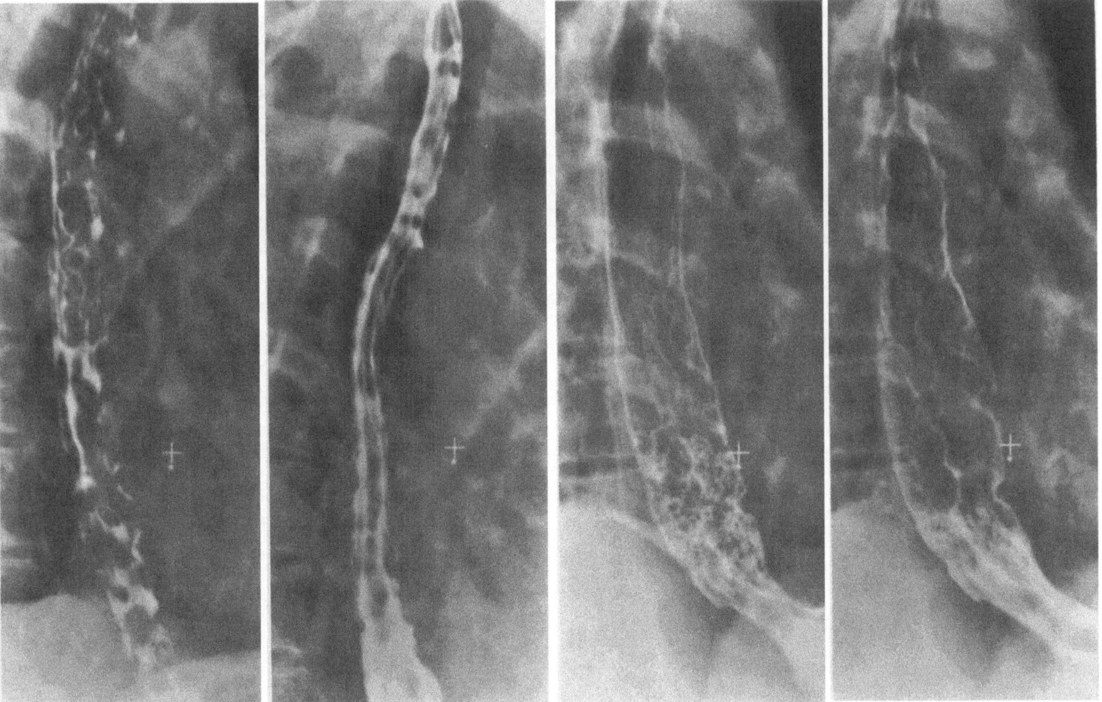

Abb. 44a–d. Ösophagusvarizen: der Einfluß von Atemphase, Dehnung und Kontraktion. Mehrere Aufnahmen von Bariumsulfatschlucken zeigen serpiginöse Füllungsdefekte, die von Varizen hervorgerufen werden. Während ruhiger Atmung (a) ist der Ösophagus entspannt, die gewellte Außenkontur sowie die serpiginösen Füllungsdefekte sind klar erkennbar. Bei kontrahiertem Ösophagus (b) verschwinden die serpiginösen Füllungsdefekte. Beachte auch, daß bei unterschiedlicher Dehnung und Kontrastbenetzung die Sichtbarkeit der Varizen variiert (d). Dies betont den Stellenwert der Untersuchungstechnik.

14 Benigne Tumoren

Die überwiegende Mehrheit der Ösophagustumoren sind maligne Neubildungen, *82% sind Karzinome, nur 18% sind benigne Tumoren* [115]. Die Häufigkeit der gutartigen Läsionen ist aus Tabelle 4 ersichtlich. Mehr als die Hälfte (51%) der benignen Tumoren sind *Leiomyome*, davon sind über 50% asymptomatisch [58]. Der Tumor erscheint radiographisch als scharf begrenzter, intramuraler Füllungsdefekt (Abb. 47), [124], meist im distalen Drittel des Ösophagus. Die relative Seltenheit des Vorkommens im

Tabelle 4. Gutartige Tumoren. (Nach PLACHTA [115])

	%
Leiomyome und andere Myome	51
Polypen	25
Zysten	8
Papillome	3
Fibrome	3
Hämangiome	2
Andere (Myxofibrome, Neurofibrome, Adenome)	8

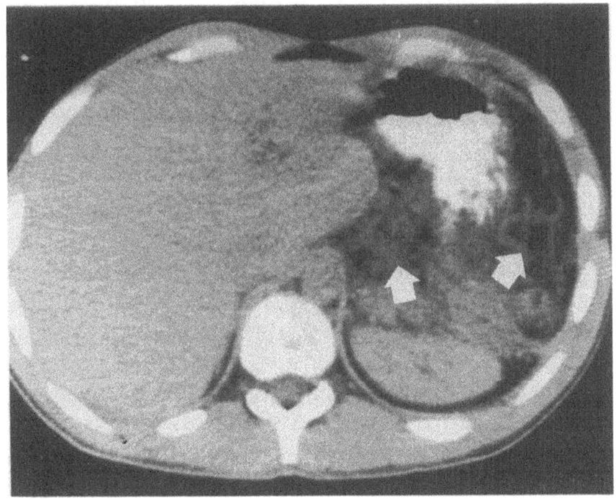

Abb. 45. Ösophagus- und Magenvarizen im Computertomogramm: Der computertomographische Schnitt in Höhe des Magenfundus zeigt multiple serpiginöse Füllungsdefekte medial und lateral des Magenfundus (*Pfeile*), die durch Ösophagusvarizen hervorgerufen sind

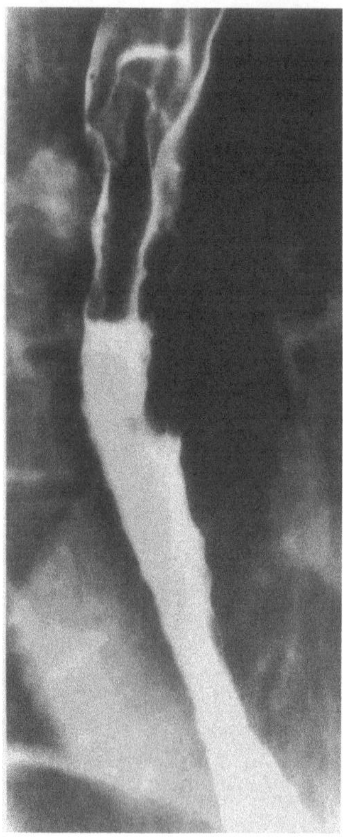

Abb. 46. Varikoides Karzinom: Im mittleren Drittel des Ösophagus sind multiple irreguläre, noduläre vergrößerte Falten nachweisbar. Dieses Bild war, unabhängig von Atmung und Dehnung, auf vielen Zielaufnahmen formkonstant

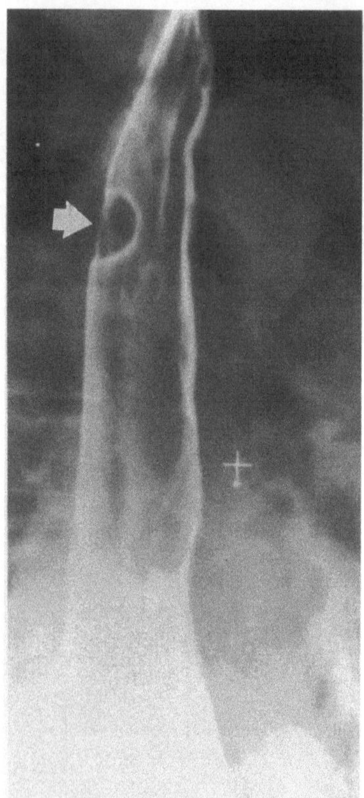

Abb. 47. Leiomyom: sehr scharf begrenzter intramuraler Füllungsdefekt im proximalen Drittel des Ösophagus (*Pfeil*). Bioptisch gesichertes Leiomyom

proximalen Drittel des Ösophagus ist möglicherweise auf den Wechsel von gestreifter zu glatter Muskulatur in Höhe des Aortenbogens zurückzuführen. Andere intramurale Läsionen, wie das intramurale Hämatom (Abb. 48) oder die Duplikationszyste, können ein ähnliches Bild bieten. Gelegentlich hebt sich die extraluminale Tumorkomponente silhouettenartig von der an das Mediastinum angrenzenden Lunge ab. Eine Tumorverkalkung ist ebenso selten wie eine maligne Degeneration.

Wenn nicht im Profil erfaßt, können diese Tumoren im prallgefüllten Ösophagus untergehen; die Untersuchung im Doppelkontrast ist daher wichtig.

15 Karzinome

Im Ösophagus überwiegen die *malignen Tumoren*, die überall lokalisiert sein können [58]. Zu den prädisponierenden Faktoren für die Entstehung von Plattenepithelkarzinomen gehören übermäßiger Alkohol- und Nikotingenuß, Striktur durch Laugenverätzung [2], Achalasie [127] und Leukoplakie. Bei 10% der Patienten mit Plattenepithelkarzinomen im HNO-Bereich entwickelt sich ein Ösophaguskarzinom.

Der Barrett-Ösophagus (Zylinderepithel), der durch chronischen gastroösophagealen Reflux entsteht, prädisponiert zur Entwicklung von Adenokarzinomen [78, 139]. Bei fehlender Barrett-Mukosa hat das Adenokarzinom des distalen Ösophagus meist seinen Ursprung im Magenfundus. Ein Zusammenhang zwischen Adenokarzinom und Sklerodermie, vermutlich refluxbedingt, wird erörtert [60].

Karzinome zeigen – in der Reihenfolge ihrer Häufigkeit – *folgende Röntgenmorphologie*: symmetrisch ringförmig oder unregelmäßig verengend, polypös, infiltrativ und ulzerierend (Abb. 49). Eine Variante der polypösen Form, das „variköse" Karzinom, besteht aus zahlreichen Tumorknoten, die wie Varizen aussehen. Der Unterschied zwischen beiden Entitäten beruht auf dem wandelbaren Aussehen der Varizen, bedingt durch Lagerung, Atmung, Kontraktion und Distention des Ösophagus und der unbeweglichen, starren Erscheinung des Tumors. Ein Tumor mit gro-

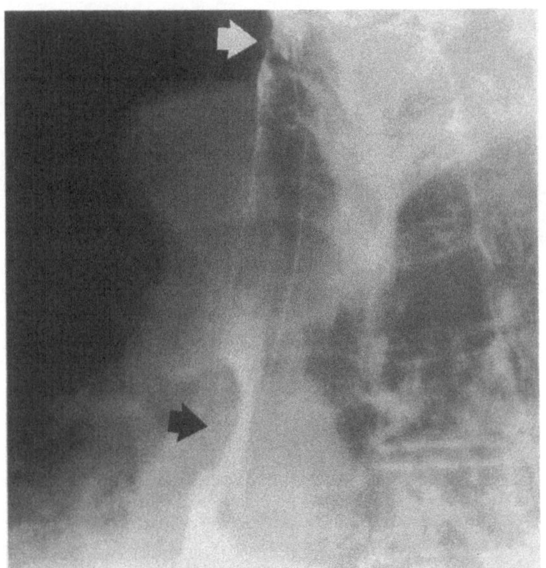

ßer Masse ist das Karzinosarkom (Abb. 49), das epitheliale und bindegewebige Bestandteile enthält und im Röntgenbild die Ösophaguskonturen weitet [104].

15.1 Metastasierung im Ösophagus

Sekundärkarzinome des Ösophagus sind ungewöhnlich [3], werden jedoch bei etwa 3% der an Krebs verstorbenen Patienten gefunden. Bei der Autopsie von Patienten mit Bronchialkarzinomen finden sich in 4%, bei an Mammakarzinom Verstorbenen in 9% Ösophagusmetastasen. Typischerweise treten Metastasen des Brustkrebses erst Jahre nach der Mastektomie auf. Der sekundäre Befall kann auf der Ausbreitung aus der unmittelbaren Nachbarschaft, direkter Invasion über befallene mediastinale Lymphknoten oder hämatogene Metastasierung beruhen.

Abb. 48. Intramurale Hämatome: langer, scharf begrenzter intramuraler Füllungsdefekt mit glatter Oberfläche im mittleren Drittel des Ösophagus (*Pfeil*) bei einem Patienten mit Leukämie und Thrombozytopenie, der sich ohne Therapie zurückbildete. Diese Läsion wurde als intramurales Hämatom eingeschätzt. Beachte auch die Schleimhautunregelmäßigkeit im proximalen Ösophagus bei Moniliasis (*weißer Pfeil*)

Abb. 49a–c. Manifestationsformen des Ösophaguskarzinoms: **a** plaqueförmiges Karzinom: 4 cm langer plaqueförmiger irregulärer Füllungsdefekt an der lateralen Wand des mittleren Ösophagus links. **b** Ringförmig einengend: irreguläre Lumeneinengung mit Zerstörung des Faltenmusters über eine Strecke von etwa 8 cm im mittleren Ösophagus. **c** Irreguläre Lumeneinengung mit polypösen Füllungsdefekten bei Karzinom

▽

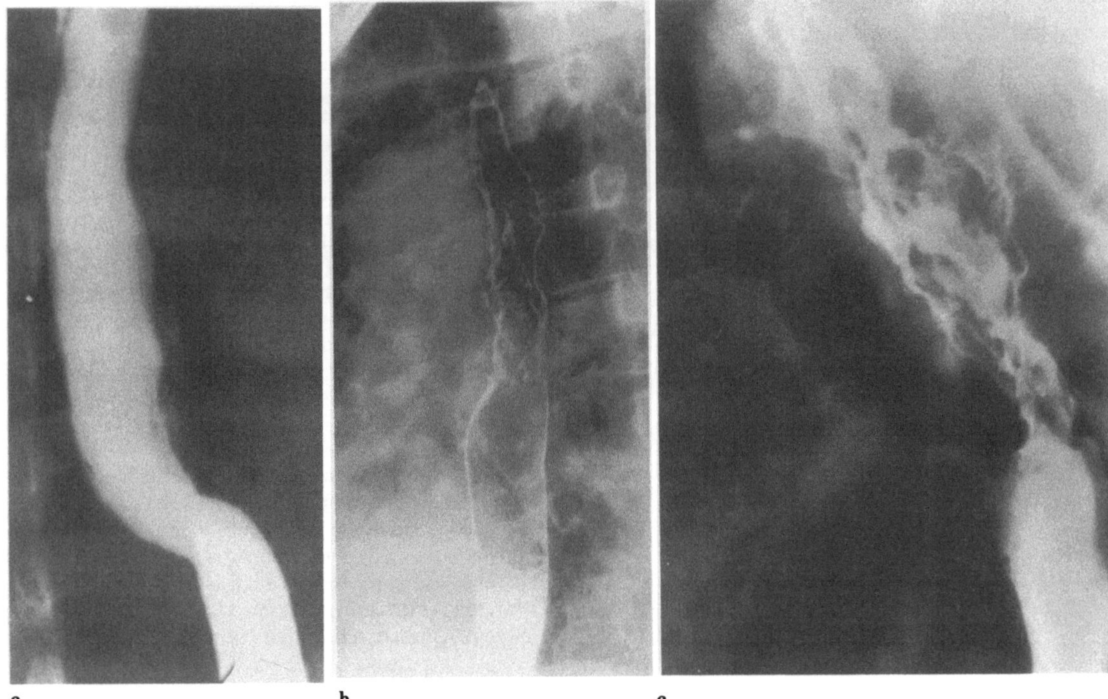

a   b   c

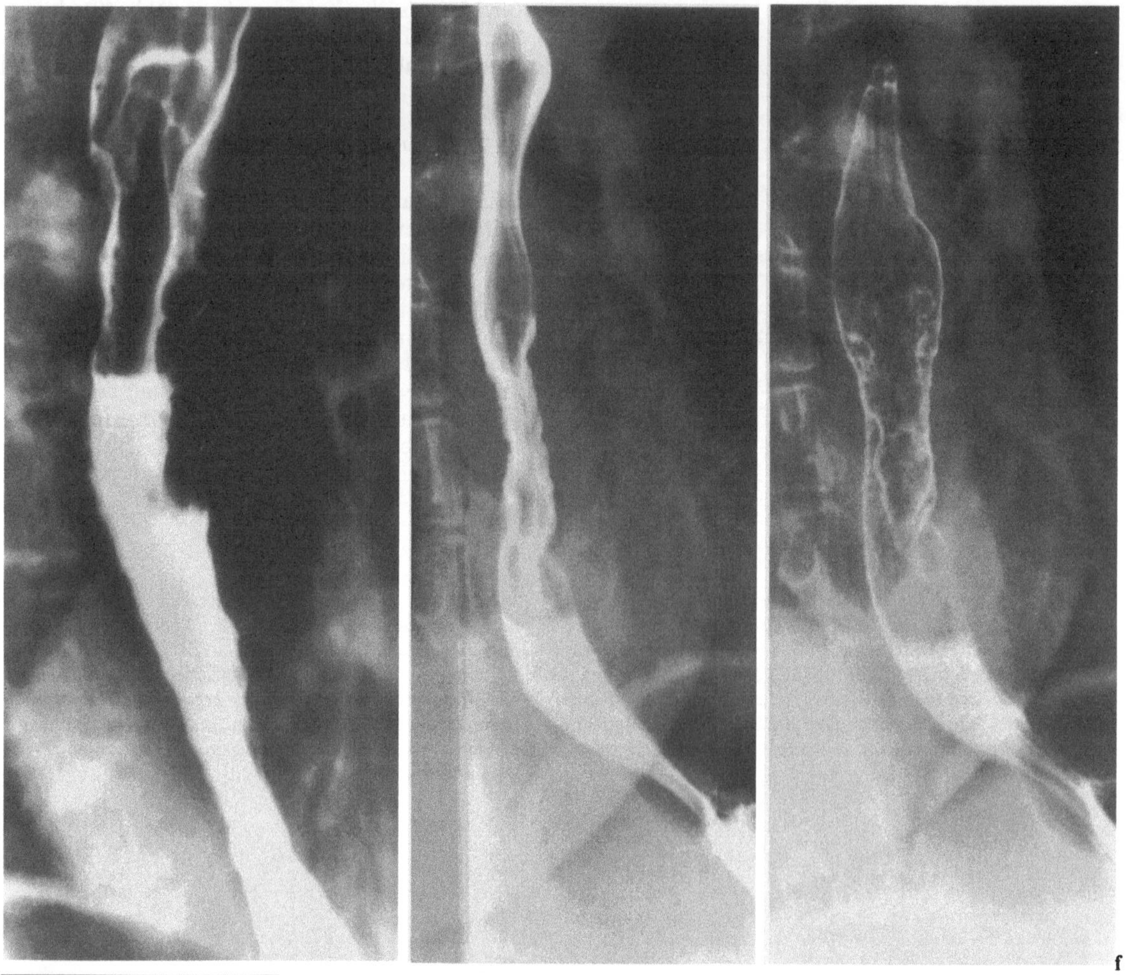

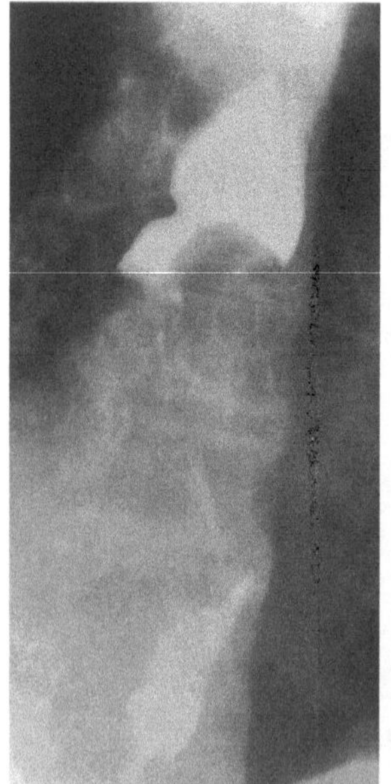

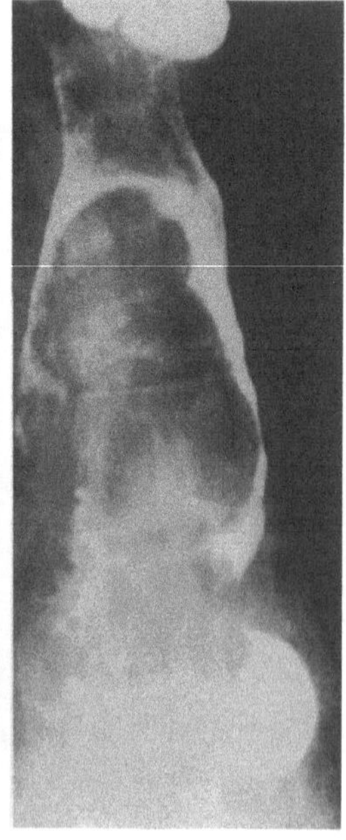

d, e

f

g, h

Abb. 49. d Varikoid: beachte die Ähnlichkeit des longitudinalen unregelmäßigen Füllungsdefektes des varikoiden Karzinoms mit Varizen; diese Füllungsdefekte sind – unabhängig von der Atmung und der Dehnung – lage- und formkonstant. **e** Infiltrierend: die Lumeneinengung und -Unregelmäßigkeit wird verursacht von Faltendestruktion und Faltenaufwerfung, wie das Bild mit besser gedehntem Ösophagus zeigt (**f**). **g** Ringförmig einengend: deutliche Lumeneinengung mit überhängenden Rändern über eine Strecke von etwa 15 cm. **h** Karzinosarkom: erweitertes Ösophaguslumen über einer großen polypösen im Lumen gelegenen Tumormasse

Die Ösophagusmetastase ist häufig nicht von einem Primärkarzinom zu unterscheiden. Viele Patienten zeigen jedoch die Röntgenmorphologie einer „benignen" segmentalen Stenose, meist im mittleren Ösophagusdrittel. Gewöhnlich ist diese kurzstreckig; Mammakarzinommetastasen können jedoch eine lange, asymmetrische Enge verursachen. Eine seltene Form ahmt die Achalasie nach [21].

Melanome metastasieren zu 4% in den Ösophagus; im Röntgenbild findet man große polypoide Raumforderungen, die vom primären Ösophaguskarzinom nicht zu unterscheiden sind [57].

15.2 Lymphome

Bei malignen Erkrankungen des lymphatischen Systems – auch beim primären Lymphom des Gastrointestinaltraktes – ist der Ösophagus in weniger als 1% der Fälle beteiligt. Die Röntgenmanifestationen ähneln denen anderer Lokalisation. Am häufigsten ist die gemeinsame Beteiligung von Magenfundus und distalem Ösophagus mit knotiger Schleimhaut und nichtobstruktiver Verengung [19]; differentialdiagnostisch sind Varizen und variköse Karzinome zu erwägen. Das seltenste Lymphom des Gastrointestinaltraktes, der Morbus Hodgkin, kann irreguläre Stenosen verursachen. 10% der Lymphome des Magens infiltrieren sekundär den Ösophagus [62].

16 Der postoperative Ösophagus

Chirurgische Eingriffe am Ösophagus können in 5 Hauptgruppen eingeteilt werden: 1. Hiatushernienoperation; 2. Post-Vagotomie-Syndrom; 3. Myotomie; 4. Resektion und Re-Anastomosierung; 5. Bypass-Operation.

16.1 Operation der Hiatushernie

Das Röntgenbild der vier Haupttypen der operierten Hiatushernie: Operation der Zwerchfellschenkel, posteriore Gastropexie (Hill), Fundoplicatio nach NISSEN und MARK IV (Belsey) sind Verfahren, die in der Literatur ausführlich beschrieben werden [44]. Der Radiologe muß mit den typischen postoperativen Bildern vertraut sein.

Die häufigsten Eingriffe sind die *Fundoplicatio nach NISSEN und das MARK IV (Belsey) Verfahren.* Bei der Fundoplicatio entsteht ein Pseudotumor im Fundus dadurch, daß der distale Ösophagus intradiaphragmal mit Fundusschleimhaut manschettenförmig umgeben wird – ein Bild, das nicht mit einer pathologischen Veränderung verwechselt werden darf (Abb. 50). Bei der Operation nach BELSEY entsteht ein langer subdiaphragmaler Ösophagusanteil mit spitzem Winkel dadurch, daß Zwerchfell und Fundus an den distalen Ösophagus angenäht werden. Die postoperative Röntgenkontrolle dient der Beurteilung des Erfolgs des chirurgischen Eingriffs.

Folgende Fragen müssen beantwortet werden: 1. besteht noch gastroösophagealer Reflux? 2. ist die „Manschette" (Fundoplicatio) zu eng, so daß Dysphagie droht?

Kürzlich wurde als Alternative zur konventionellen Antirefluxchirurgie eine Antirefluxprothese vorgeschlagen [79]. Die Prothese besteht aus einer ringförmigen Silikonschale, die um den gastroösophagealen Übergang gelegt wird, um einen Reflux zu verhindern. Komplikationen sind selten; es kommt jedoch vor, daß die Prothese über den Magen gleitet oder in das freie Peritoneum disloziert.

Abb. 50a, b. Fundoplicatio nach NISSEN: Großer glatt berandeter Füllungsdefekt (*Pfeile*) in Umgebung des gastroösophagealen Übergangs („Pseudotumor") (**a**). Bei der Bariumsulfatpassage (**b**) ist zu erkennen, daß dieser Füllungsdefekt den distalen Ösophagus umhüllt, wobei das versenkte Segment geringfügig eingeengt ist

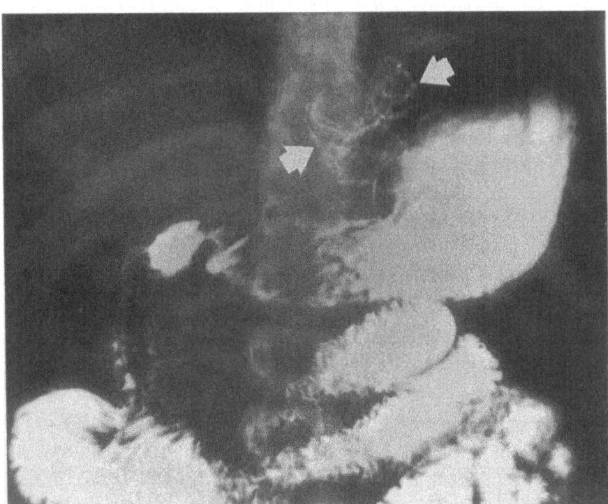

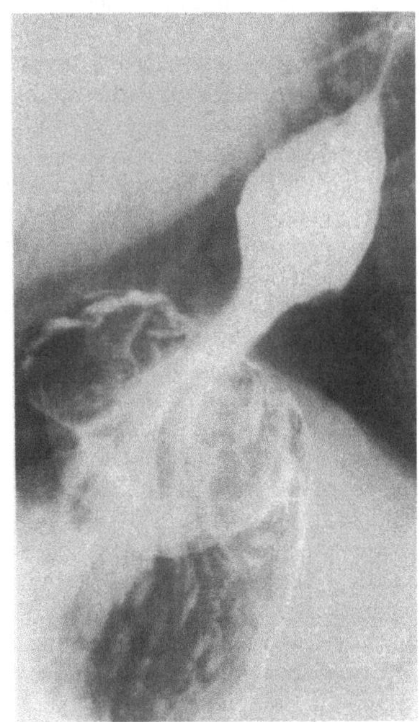

16.2 Veränderungen nach Vagotomie

Die Vagotomie kann im Zusammenhang mit einer Antirefluxoperation oder einer Pyloroplastik durchgeführt werden. Je nach Selektivität der Vagotomie, kann sich die Entleerung des Ösophagus graduell verzögern. Dieser vorübergehende Zustand tritt typischerweise einige Tage nach der Operation nach der ersten festen Mahlzeit auf. Röntgenologisch resultiert ein Achalasie-ähnliches Bild [119]. Dysphagie mehrere Jahre nach der Vagotomie ist selten und vermutlich Folge periösophagealer Fibrose.

16.3 Myotomie

Die Myotomie nach HELLER, ein anerkannter chirurgischer Eingriff zur Behandlung der Achalasie, wird allmählich durch die pneumatische Dilatation oder mechanische Bougierungsbehandlung ersetzt. Der zirkuläre Muskelmantel von Ösophagus und Kardia wird durch eine Längsinzision von 5.7 cm gespalten. Dabei tritt intakte Mukosa durch den Defekt und bildet ein Pseudodivertikel. Die übertriebene Myotomie bewirkt einen gastroösophagealen Reflux mit all seinen Risiken. Bei der postoperativen Röntgenuntersuchung ist auf Reflux oder Extravasation zu achten.

16.4 Ösophagusrekonstruktion [14, 15]

Die Resektion und Rekonstruktion des Ösophagus wird bei malignen oder benignen Erkrankungen vorgenommen. Indikation für den chirurgischen Eingriff ist die eingeschränkte Funktion oder die Obstruktion des Ösophagus. Die angeborene Ösophagusatresie, schwere Stenosen (besonders nach Laugenverätzung) und Ösophaguskarzinome sind die häufigsten Indikationen.

Eine verwirrende Vielzahl von Begriffen bezeichnet diese chirurgischen Maßnahmen: Ösophagus Bypass, Ösophagustransplantation, Ösophagoplastik, Neo-Ösophagus und Koloninterposition. Verschiedene Operationswege stehen zur Verfügung: subkutan unter der vorderen Brustwand, das vordere und das hintere Mediastinum. Das ideale Ergebnis ist die Wiederherstellung des normalen Schluckens, fehlender Reflux und das Ausbleiben anderer Komplikationen, wie Dumping-Syndrom, Diarrhö, Anämie oder Malabsorption. Das Ersatzorgan muß resistent sein gegen Magensäure und Galle. Kolon, Jejunum und Magen werden für die Ösophagusrekonstruktion verwendet, meist aber das Kolon (Abb. 51).

Das Colon ascendens und das terminale Ileum werden unter Erhaltung der Arteria colica media isoperistaltisch in das vordere Mediastinum hochgezogen. Dabei wird das terminale Ileum mit dem zervikalen Ösophagus anastomosiert und die inferiore Anastomose zwischen Kolon und kleiner Magenkurvatur angelegt. Weniger häufig wird das Colon transversum oder Colon descendens benutzt.

Der Magen kann auf zwei Wegen für die Rekonstruktion genutzt werden. *Der „gastrische Durchzug" ist wahrscheinlich das gebräuchlichste Verfahren*, bei dem der Magen mobilisiert, in den Thoraxraum hochgezogen und anastomosiert wird. Ein anderes Verfahren, das zunehmend Anwendung findet, ist die Umformung der großen Kurvatur zu einem „Magenrohr" (Abb. 52); dieses „Rohr" wird retrograd zur proximalen Anastomose hochgezogen und bleibt inferior entweder mit dem Magenfundus oder dem Antrum verbunden.

Abhängig von der Indikation zum chirurgischen Eingriff (benigne Struktur oder Tumor) wird der natürliche Ösophagus entweder reseziert, bestrahlt oder in-situ belassen. Verbleibt der Ösophagus in situ, muß mit der Karzinomentstehung als Langzeitkomplikation – möglicherweise infolge von chronischem Reflux von Magensäure – gerechnet werden, auch wenn der Eingriff wegen einer gutartigen Erkrankung (z.B.: Laugenstriktur) vorgenommen wurde.

Eine Röntgenuntersuchung ist sowohl vor dem chirurgischen Eingriff als auch postoperativ indiziert. Vor der Operation muß ein Bariumsulfateinlauf und eine Röntgenuntersuchung des oberen Gastrointestinaltraktes eine Erkrankung des Ersatzorgans ausschließen; **diese Untersuchung liefert eine Wegbeschreibung für den Chirurgen.** Auch eine Angiographie kann indiziert sein.

In der frühen postoperativen Phase kann die Röntgenuntersuchung Komplikationen wie die Insuffizienz der proximalen Anastomose, Ischämie oder distale Obstruktion aufdecken; Spätkomplikationen wie Striktur oder Rezidiv werden ebenfalls röntgenologisch diagnostiziert. Die Wahl des Kontrastmittels[6] unmittelbar postoperativ kann schwierig sein; wird

Abb. 51. Koloninterposition. Dargestellt ist ein Zustand nach Ösophagusresektion und Koloninterposition; das rechte Kolon wurde in den Thorax transplantiert und distal mit dem Magen anastomosiert

Abb. 52. Magenrohr und Laugenstriktur. Das Magenrohr (*kleine Pfeile*) verläuft parallel zu dem in situ belassenen Ösophagus. Der Ösophagus (*offene Pfeile*) ist glattwandig eingeengt. Oberhalb der proximalen Anastomose findet sich ein Ulkus an der seitlichen Speiseröhrenwand (*großer Pfeil*). Die Ulzeration war entstanden durch gastroösophagealen Reflux aus dem originären Ösophagus mit Refluxösophagitis proximal der Anastomose

---

[6] Die Wahl der KM wird heute durch die Möglichkeit der Untersuchung mit nichtionischem (bzw. isotonem) KM erleichtert.

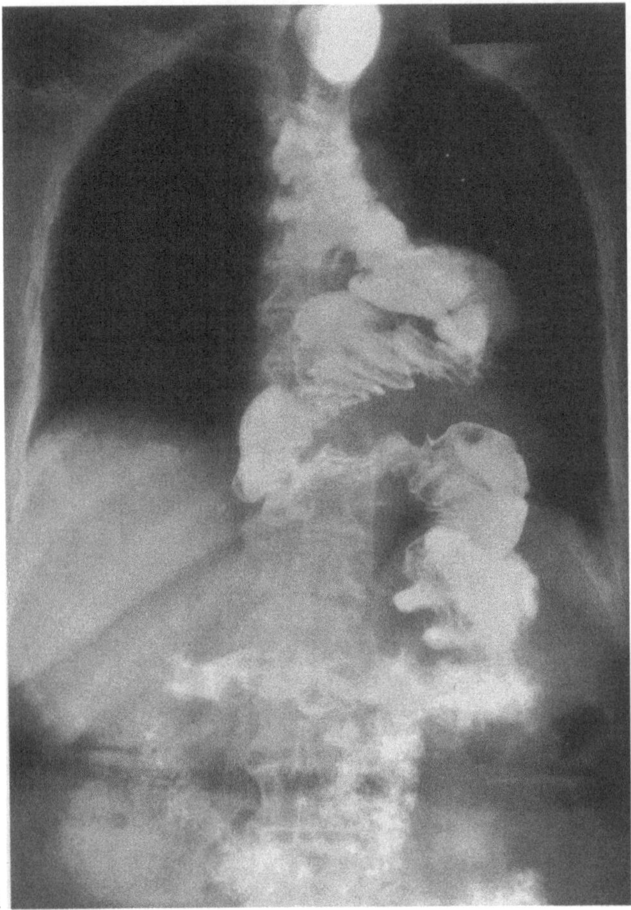
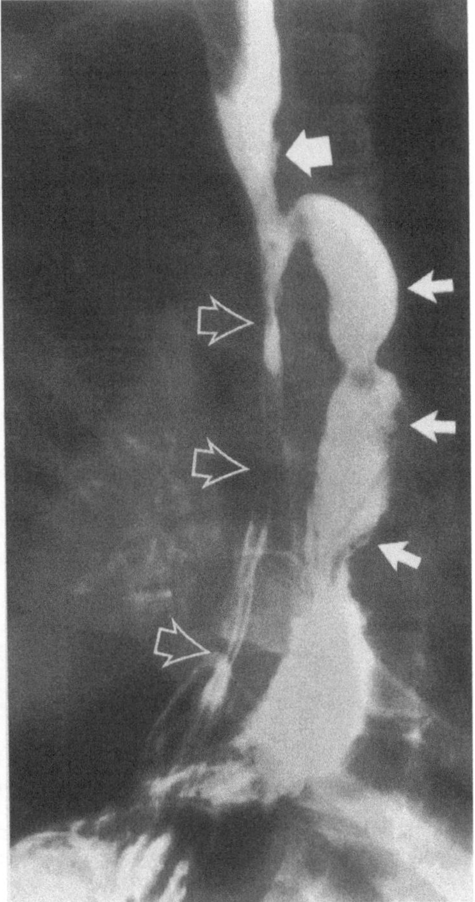

51   52

eine Anastomoseninsuffizienz vermutet, sollte wasserlösliches Kontrastmittel verwendet werden; dieses ist jedoch kontraindiziert, wenn der Verdacht auf Aspiration oder eine ösophagotracheale Fistel besteht. Der durchleuchtungskontrollierten Untersuchung mit einer kleinen Gastrografinmenge kann die Bariumgabe zur besseren Detailerkennung folgen. Spätkomplikationen werden am besten mit Barium untersucht [111].

17 Trauma

Ösophagustraumen können in drei Kategorien eingeteilt werden [81]:

1. selbstverursacht, einschließlich Verletzung durch Erbrechen, Ingestion von Ätzmitteln und Fremdkörpern;
2. direktes Trauma infolge von Penetration oder stumpfer Verletzung;
3. iatrogenes Trauma durch Endoskopie, Dilatation, Kathetern, Bestrahlung und Medikamenten.

17.1 Verletzungen durch Erbrechen

Durch Erbrechen können Verletzungen entstehen wie z.B. Einrisse der Mukosa oder Submukosa (Mallory-Weiss-Syndrom), die intramurale Ruptur oder Dissektion sowie die spontane Perforation (Boerhaave-Syndrom). Der *Mallory-Weiss-Einriß* entsteht gewöhnlich infolge exzessiver Alkohol- und Nahrungsaufnahme mit Hämatemesis nach längerem Erbrechen [87]. Zugrunde liegt ein das Erbrechen begleitender plötzlicher Anstieg des intraabdominellen Druckes, der die gewaltsame Dehnung des distalen Ösophagus zur Folge hat, wobei der Magenfundus gegen den Zwerchfellschlitz gepreßt wird. **Die linke posterolaterale Wand des distalen Ösophagus ist am häufigsten betroffen,** da in dieser Region der Ösophagus relativ ungeschützt in direktem Kontakt zur parietalen Pleura verläuft. Zum Teil hängt die Einrißlokalisation im distalen Ösophagus, in der Kardia oder im Magenfundus davon ab, ob eine Hiatushernie besteht oder nicht.

Da das Mallory-Weiss-Syndrom durch die endoskopische Beobachtung des Einrisses selbst oder

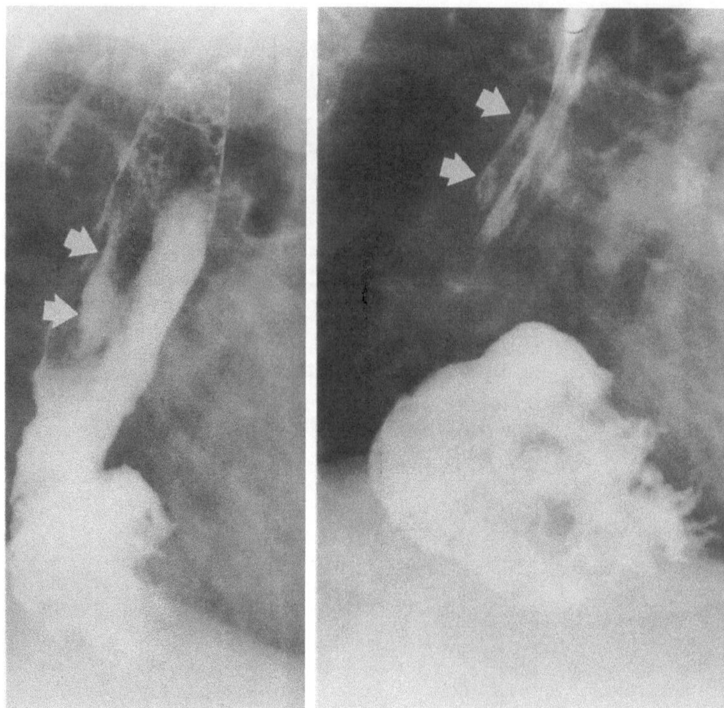

Abb. 53. Verletzung durch Erbrechen/intramurale Dissection: Das „Schleimhautstreifen"-Zeichen entsteht durch Bariumaustritt in eine intramurale Dissektion. Barium liegt intramural (*Pfeile*); ein umgebender Füllungsdefekt erinnert an die Intimaabhebung bei der Intimadissektion. (Reproduziert aus JONES u. BRAVER, "The Essentials of Gastrointestinal Radiology")

durch den arteriographischen Nachweis von Kontrastmittelaustritt diagnostiziert wird, spielt die orale Kontrastmittelgabe nur eine untergeordnete Rolle. Bei der *intramuralen Disskeion oder Ruptur* können Bariumstudien jedoch hilfreich sein. LOMAN et al. [82] haben eine charakteristische Erscheinung, das „Mukosastreifen"-Zeichen (Abb. 53) beschrieben, das auf intimale Dissektion hinweist. Ein vollständiges „Doppel-Lumen" kann in seltenen Fällen die kontinuierliche Dissektion der intramuralen Ruptur anzeigen. Das Mallory-Weiss-Syndrom und die intramurale Ruptur sind der konservativen Behandlung zugänglich.

Die spontane Ösophagusperforation [10] ist jedoch eine potentiell letal verlaufende Erkrankung, die der frühen Erkennung und sofortigen Therapie bedarf. Hierbei spielt die Röntgendiagnostik eine vitale Rolle. **Auf der Thoraxaufnahme ist die Verbreiterung des Mediastinums (oft um Stunden zeitlich verzögert) oder Luft im Mediastinum ein Hinweiszeichen (Abb. 54, 55); die Luftausbreitung kann entlang der Aorta, unter der diaphragmalen Pleura und entlang der lateralen Wand der Aorta descendens erfolgen, so**

daß das „V-Zeichen von Naclerio" sichtbar wird (Abb. 55) [99]. Dieses wichtige „retrokardiale" Zeichen kann auf Routineaufnahmen der Lunge leicht übersehen werden, so daß ein überexponierter Film des kaudalen Mediastinums mit dem oberen Abdomen notwendig wird. Wenn sich die Perforation vom Mediastinum in den Pleuraraum ausbreitet, findet man einen Pleuraerguß (gewöhnlich linksseitig), einen Pneumothorax oder Hydropneumothorax.

Da der distale Ösophagus beim Neugeborenen rechts der Mittellinie verläuft, erfolgt die Ausbreitung der Ösophagusperforation hier eher in den rechten Pleuraraum.

17.2 Direktes Trauma

Stumpfe Traumen haben selten eine Ösophagusperforation zur Folge, dies kann jedoch bei penetrierenden Verletzungen der Fall sein. Die Erscheinungen im Röntgenbild sind dieselben wie die bei der idiopathischen Ösophagusruptur, ggf. mit Zusatzbefunden des Brustwandtraumas.

17.2.1 Kontrastuntersuchungen bei Verdacht auf Ösophagusperforation

Die Kontrastmittelwahl bei Patienten mit Verdacht auf intrathorakale Ösophagusperforation (wasserlöslich oder Bariumsulfat) ist kontrovers. Hinsichtlich des Peritoneum ist dem wasserlöslichen Kontrastmittel gegenüber Barium eindeutig der Vorzug zu geben;

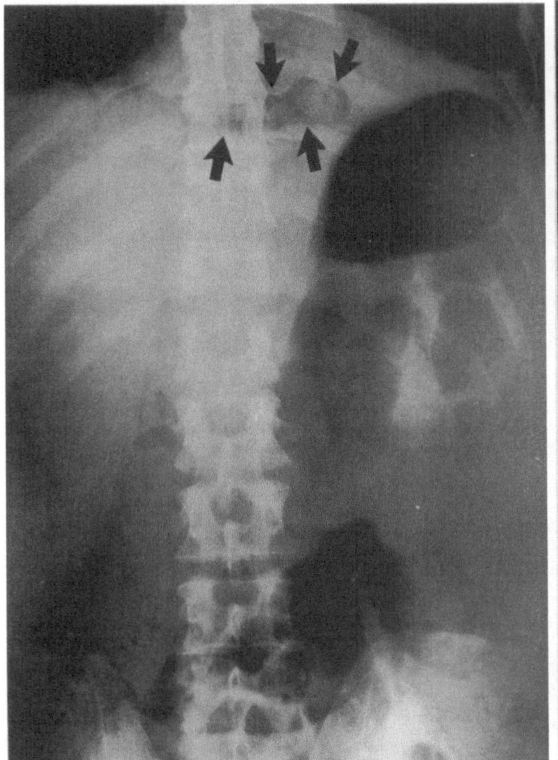
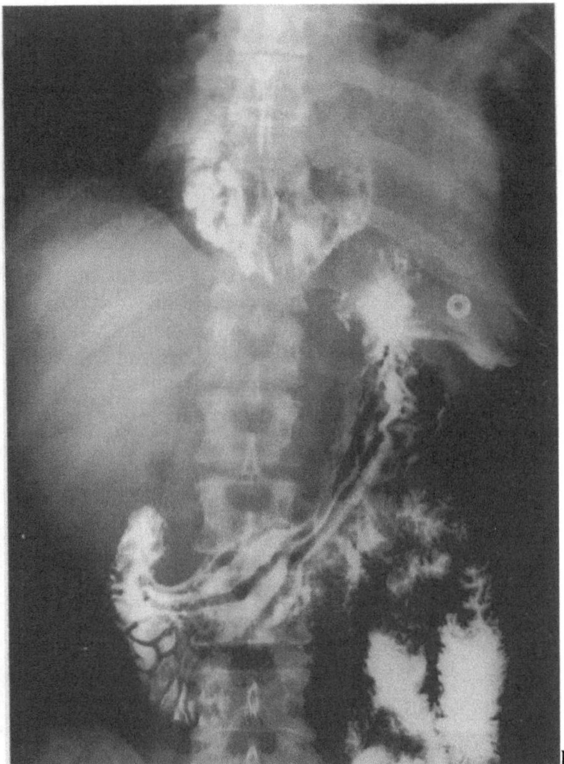

a

b

Abb. 54a, b. Boerhaave-Syndrom: Die Abdomenübersichts-aufnahme (**a**) zeigt Luft im Mediastinum (*Pfeile*) bei links-seitigem Pleuraerguß und einem Infiltrat im linken Unter-lappen. Nach Gabe eines wasserlöslichen Kontrastmittels (**b**) erkennt man den Kontrastmittelaustritt in das Media-stinum und unterhalb des Zwerchfells. (Reproduziert aus JONES u. BRAVER, "The Essentials of Gastrointestinal Radiology")

bei Verdacht auf bronchopulmonale Fistel ist Barium sicherer als das hyperosmolare Gastrografin. Bezüg-lich des Mediastinum fällt die Wahl nicht leicht. Im Experiment wird Gastrografin rascher aus dem Me-diastinum resorbiert als Barium. Fremdkörpergranu-lome als Folge von Barium im Mediastinum sind mit-geteilt. Nach Injektion einer Mischung von Kontrast-mittel und Mundflora in das Mediastinum scheint Barium jedoch einen bakteriostatischen Effekt zu ha-ben, der sich mit wasserlöslichem Kontrastmittel nicht nachweisen läßt [141]. Die aus diesen experi-mentellen Beobachtungen abgeleiteten Empfehlungen sehen vor, die Untersuchung zunächst mit Gastrogra-fin durchzuführen, um anschließend mit Barium zu untersuchen, wenn die Erstuntersuchung ohne Ergeb-nis war. Man muß gewärtig sein, daß trotz optimaler Technik und Anwendung verschiedenster Projektio-nen (Rücklage, Schräglage, Bauchlage und Über-sichtsaufnahmen im horizontalen Strahlengang) die Perforation nur in 75% der Fälle nachzuweisen ist.

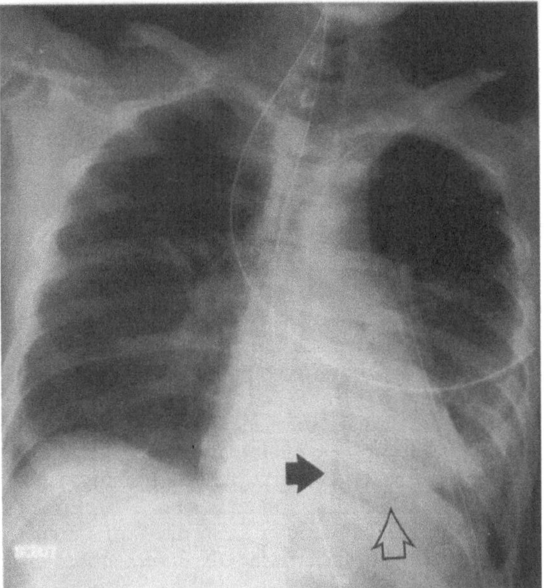

Abb. 55. V-Zeichen nach NACLERIO: Das „V-Zeichen nach NACLERIO" wird verursacht durch mediastinale Luft zwi-schen der Aorta descendens (*Pfeil*) und der diaphragmalen Pleura (*offener Pfeil*). Zusätzlich besteht ein linksseitiger Pleuraerguß, ein Unterlappeninfiltrat links mit Atelektase, eine linksseitige Pleuradrainage und ein nasogastraler Ka-theter. Die Ösophagusperforation war im Zusammenhang mit einem Autounfall entstanden

17.2.2 Ingestion von Ätzmitteln

Der Ort und die Schwere der Schädigung durch *alkalische Ätzmittel (Lauge)* hängt davon ab, ob das Ätzmittel in flüssiger oder fester Form aufgenommen wird [68]. Die feste Form verursacht schwere Mundgeschwüre, spart den Ösophagus und den Magen meist aus, da sie ausgespuckt wird. Flüssige Lauge hingegen verursacht eine schwere Ösophagitis, die oft mit einer Entzündung des Magenantrum vergesellschaftet ist. Die Schwere der Ösophagitis hängt von Konzentration, Menge, Viskosität und Kontaktzeit des Ätzmittels mit der Speiseröhrenschleimhaut ab. **In der akuten Phase trägt die endoskopische Untersuchung ein hohes Perforationsrisiko.** Daher sollte der Röntgenuntersuchung, die das Ausmaß der Schädigung abschätzen soll, der Vorzug vor der Endoskopie gegeben werden[7].

Die Röntgenzeichen wechseln [97, 134]. In der akuten Phase finden sich ausgedehnte tiefe Ulzerationen mit Spasmen, die Perforation kann folgen. Wochen und Monate später resultieren Strikturen mit charakteristischer langstreckiger Einengung (Abb. 56). Eine Bypass-Operation kann erforderlich werden, um die Nahrungsaufnahme zu gewährleisten. Bei der Langzeitkontrolle findet sich eine erhöhte Karzinominzidenz nach Laugenverletzung des Ösophagus. Besonders nach Bypass-Operationen stellt dies ein schwieriges diagnostisches Problem dar.

17.2.3 Fremdkörper

Die häufigsten verschluckten Fremdkörper bei kleinen Kindern sind Münzen, die gefahrlos den übrigen Gastrointestinaltrakt passieren, wenn sie nicht im Ösophagus hängenbleiben. Scharfe Gegenstände wie Hühnerknochen können in den Sinus piriformes steckenbleiben (Abb. 57a) und müssen von dort endoskopisch entfernt werden. Eine drohende Gefahr ist die Perforation des zervikalen Ösophagus. Hinweise auf Perforation sind die Verbreiterung der retropharyngealen Weichteile oder Luft in den prävertebralen Weichteilen. Viele Fremdkörper, einschließlich der meisten Hühnerknochen, sind auf Weichteilaufnahmen unsichtbar, können jedoch xeroradiographisch erfaßt werden. Gelegentlich sieht man den steckengebliebenen Fremdkörper als Füllungsdefekt im kontrastgefüllten Ösophagus (Abb. 57b). Ein bariumgetränkter Wattetupfer kann die Umrisse eines nicht schattengebenden Fremdkörpers erkennbar machen und damit zu seiner Lokalisation beitragen.

Schlecht zerkaute Fleischbrocken und Obstkerne setzen sich manchmal im Ösophagus oberhalb einer

---

[7] Akutes nekrotisierendes Stadium (1–4 Tage nach Verätzung), Ulzerations- und Granulationsstadium (5–7 Tage), Narben- und Stenosierungsstadium (ab 3. Woche).

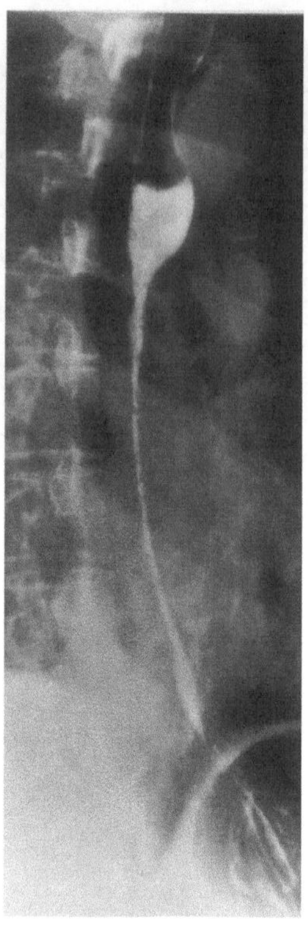

Abb. 56. Verätzung: Lange glatt berandete Stenose der distalen zwei Drittel des Ösophagus; das Bild entspricht einer benignen Striktur mit partieller Obstruktion bei minimaler Dehnung und Bariumsulfatretention

Striktur oder eines stenotischen Schatzki-Rings fest. Als Alternative zur endoskopischen Entfernung sind eine Reihe von Techniken beschrieben worden, z.B. die Verwendung eines Foley-Katheters [101], Magnet-Sonden, intravenöse Glukagon-Gabe [45] und orale Gasbildner [117]. Die Anwendung von Enzymen, die Fleisch zart machen sollen, (Glutamat) ist nicht zuverlässig, einige Ösophagusperforationen sind mitgeteilt.

17.3 Iatrogenes Trauma

17.3.1 Endoskopie und Dilatation

Das Risiko für eine Ösophagusperforation während der Endoskopie liegt bei 0,1%; 75% aller Ösophagusperforationen ereignen sich bei der Endoskopie [15, 95]. Die Komplikationsrate bei der Dilatation (von Strikturen oder bei Achalasie) liegt bei 0,4 bis 1,8%. Am häufigsten wird auf der Höhe des krikopharyngealen oder gastroösophagealen Übergangs (Abb. 58, 59), seltener in Ösophagusmitte, perforiert. Die Perforation kann auch als Komplikation beim Legen ei-

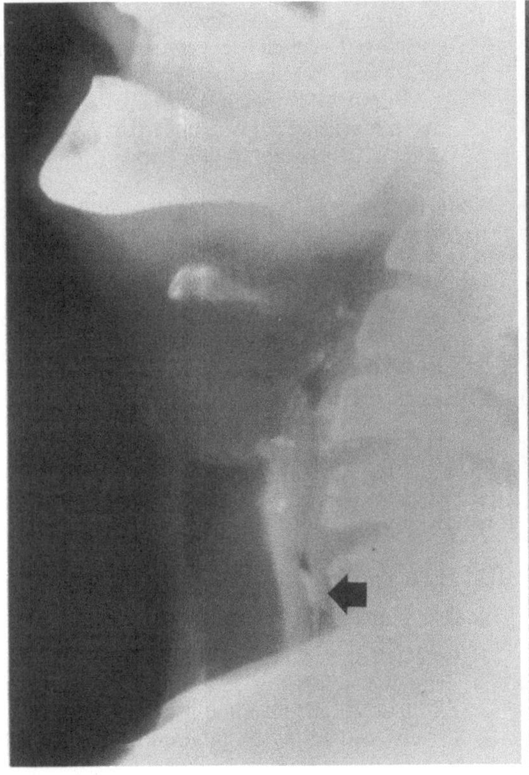

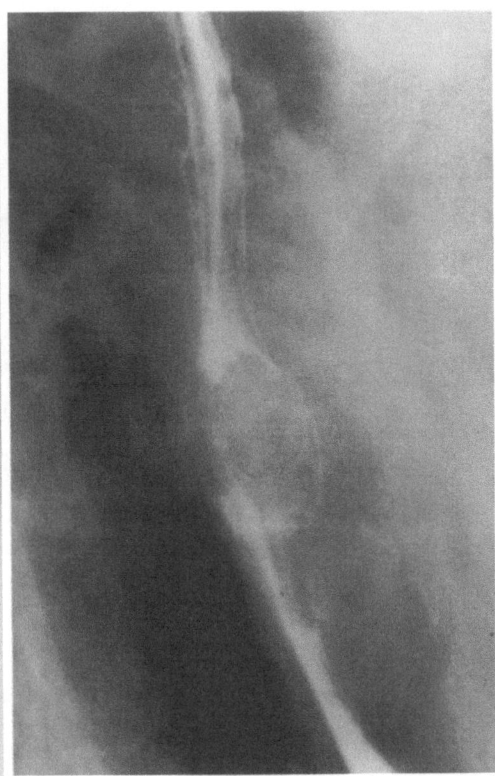

a b

Abb. 57a, b. Verschluckte Fremdkörper: Das seitliche Bild der Halsweichteile (**a**) zeigt einen verschluckten Hühnerknochen (*Pfeil*) in Umgebung des Krikopharyngeus. Das zweite Bild zeigt einen steckengebliebenen Fleischbrocken als intraluminalen Füllungsdefekt (**b**)

ner nasogastralen Sonde oder einer Ernährungssonde auftreten, besonders wenn die Sonde zuvor in Eiswasser getaucht wurde, um ihre Passage zu erleichtern. Bei Langzeitsonden können Strikturen auftreten, die entweder durch direkte Schleimhautirritation oder durch gastroösophagealen Reflux verursacht sind.

17.3.2 Bestrahlungsfolgen

Der Ösophagus ist relativ strahlenempfindlich; bei Bestrahlung des Mediastinums liegt er unvermeidlich im Bestrahlungsfeld. Offenbar hängt das relativ seltene Problem einer klinisch evidenten Bestrahlungsösophagitis mit der hohen Zellteilungsrate zusammen. Das Übersteigen einer Gesamtdosis von 45–

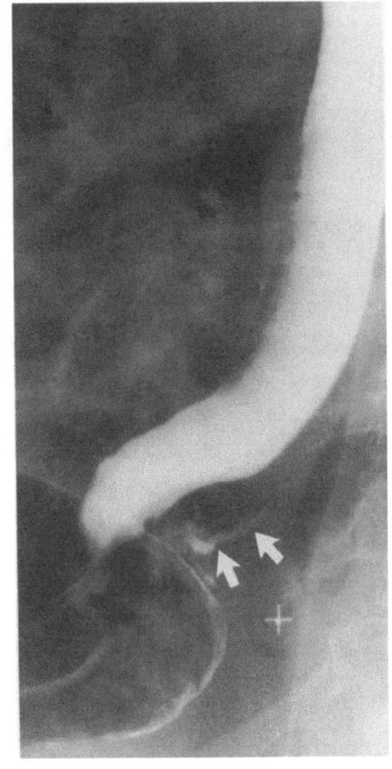

Abb. 58. Ösophagusperforation nach Dilatation: Nach Gabe eines wasserlöslichen Kontrastmittels in Schrägposition findet sich ein kleiner, nach posterior gerichteter Kontrastmittelaustritt (*Pfeile*). Heilung nach konservativer Therapie

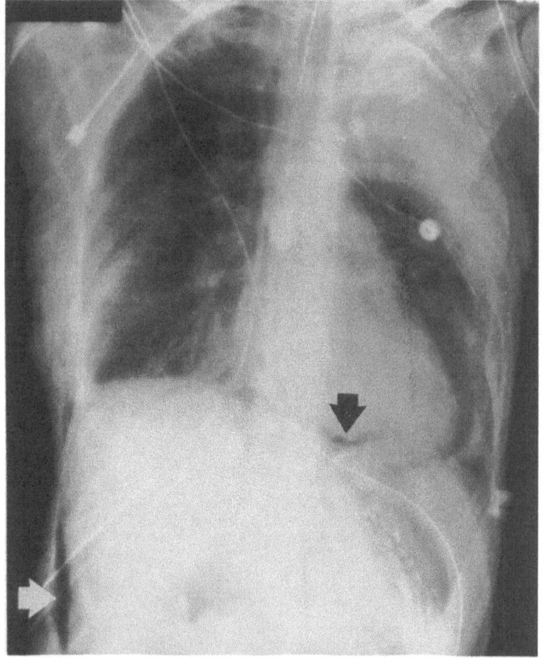

a

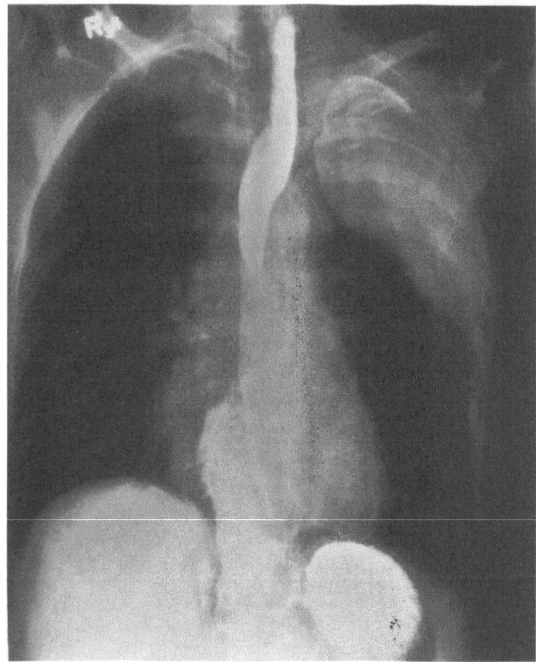

b

Abb. 59a, b. Ösophagusperforation nach Dilatation wegen Achalasie: Die Übersichtsaufnahme (**a**) zeigt ein Pneumomediastinum, Pneumoperitoneum (*Pfeil*) und Luft in den Weichteilen der rechten Axilla. Oral verabreichtes wasserlösliches Kontrastmittel (**b**) tritt vom gastroösophagealen Übergang in das Mediastinum aus und breitet sich auf der Leberoberfläche aus. Beachte die nasogastrale Sonde sowie eine linksseitige Pleuraverkalkung

60 Gy, über 4 bis 6 Wochen appliziert, ist kritisch [120]. Die radiogenen Nebenwirkungen werden potenziert, wenn die Strahlentherapie mit einer Zytostase, z.B. mit Adriamycin, kombiniert wird [9].

Eine schmerzhafte Dysphagie tritt gewöhnlich 4–6 Wochen nach Abschluß der Therapie auf, obgleich bereits während der Therapie Symptome entstehen können. Der häufigste Röntgenbefund ist die abnorme Motilität mit Verlust der primären Peristaltik innerhalb des Bestrahlungsfeldes sowie irreguläre nonpropulsive tertiäre Kontraktionen distal hiervon; Spasmus und verzögerte Entleerung sind häufig. Strikturen entstehen meist 6–8 Monate nach der Therapie, bei Kombinationstherapien auch früher. Die Zeitspanne für die Entstehung von Spätfolgen, wie Fisteln oder Pseudodivertikulose, kann nicht vorhergesagt werden.

17.3.3 Medikamente und der Ösophagus

Oral gegebene Medikamente können verschiedenartige Ösophagusveränderungen hervorrufen:

1. Direkte Einwirkung auf die Schleimhaut.
2. Veränderung der Speiseröhrenflora.
3. Einflüsse auf die Ösophagusperistaltik.
4. Druckveränderung im unteren Ösophagussphinkter.

17.3.3.1 Ösophagitis. Die Ösophagitis ist eine zunehmend beobachtete Komplikation bei oraler Medikamentengabe. Viele **häufig gebrauchte Medikamente** spielen hierbei eine Rolle wie z.B. Tetracyclin, Ascorbinsäure, Eisensulfat, Chinidin, Clinitest und schwerlösliches Kalium [136]. Säuregrad, Tablettengröße, Medikamenteneinnahme in Bezug auf die Zubettgehzeit sowie Nachtrinkmenge sind wichtige Voraussetzungen. *Häufigste Lokalisation* sind relative Engen, z.B. Aortenbogen, linker Hauptbronchus, linker Vorhof und gastroösophagealer Übergang.

Die Beachtung der Röntgentechnik ist wichtig, da die entzündlichen Veränderungen subtil sein können; in vielen Fällen hilft nur die Doppelkontrasttechnik [29, 136] (Abb. 60). In einigen Fällen erweckt das Röntgenbild den Verdacht auf Malignität (Abb. 61); der komplementäre Einsatz von Endoskopie und Biopsie ist dann erforderlich.

Für die Differentialdiagnose der Ösophagitis ist es wichtig zu wissen, daß oral gegebene Medikamente eine Entzündung der Speiseröhre induzieren können. Auch wenn nach Absetzen des schädigenden Arzneimittels die akuten Entzündungszeichen sistieren, kann eine Striktur zurückbleiben.

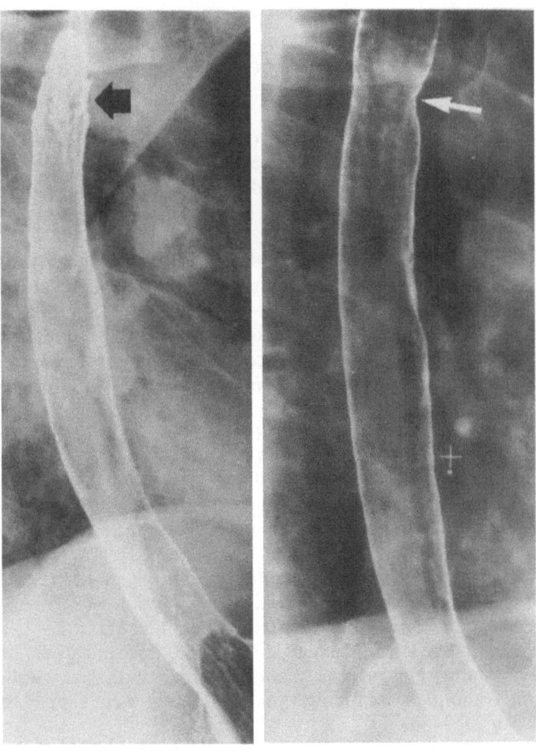

a

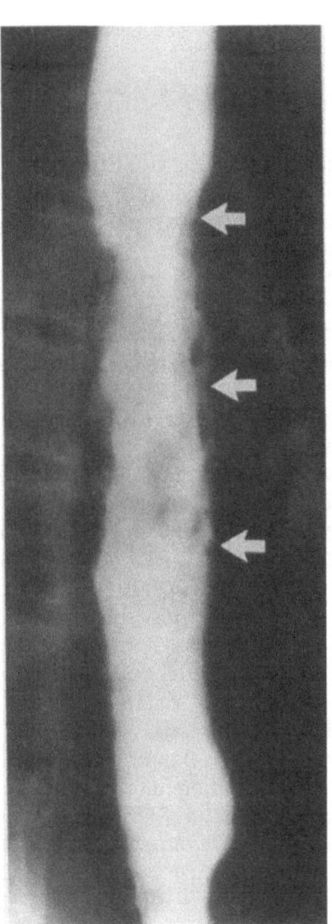

b

Abb. 60a, b. Clinitest-Ösophagitis: Der Bariumbreischluck (**a**) zeigt einen umschriebenen Spasmus mit Ulzeration im proximalen Ösophagus sowie ein langes, lineares Ulkus (*Pfeil*) an der Vorderwand. 10 Tage später zeigt die Verlaufskontrolle (**b**) eine geringe umgrenzte Striktur (*Pfeil*) (Reproduziert aus JONES [87a])

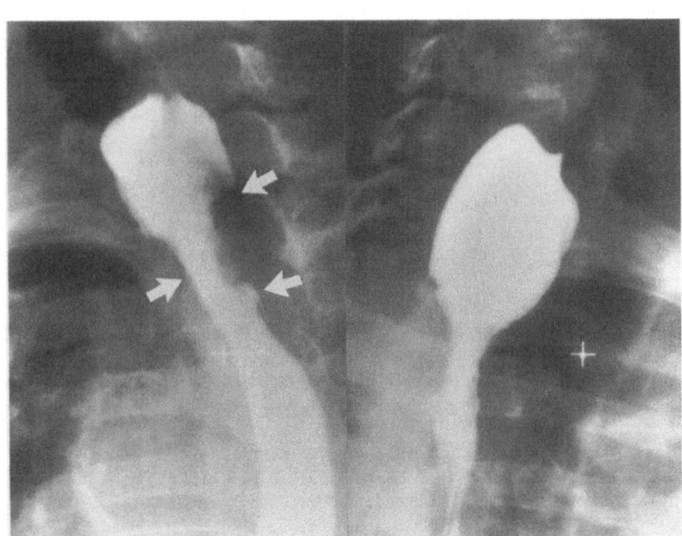

61

62

Abb. 61. Quinidinösophagitis: Zwei Schrägaufnahmen eines Bariumbreischlucks zeigen eine unregelmäßige Einengung im proximalen thorakalen Ösophagus (*Pfeile*). Die Anfangsdiagnose war Karzinom, Biopsien jedoch ließen Entzündungs- und Granulationsgewebe erkennen. Auf Befragung stellte sich heraus, daß der Patient Quinidinsulfat wegen Herzarhythmien nahm. Als diese Therapie eingestellt wurde, trat Heilung ein

Abb. 62. Monilia (Candida albicans Ösophagitis): der Bariumbreischluck zeigt eine segmentale Unregelmäßigkeit im mittleren Ösophagusabschnitt mit Ulzeration und knötchenartigen Füllungsdefekten als Folge von Plaqueformation (*Pfeile*)

17.3.3.2 Bakterielle Flora. Die bakterielle Flora kann sich unter dem Einfluß vieler Medikamente (Antibiotika, Steroide, Immunsupressiva) verändern, so daß pathogene Keime wie Candida albicans und Herpes simplex überwiegen. Dysphagie und schmerzhafte Ösophagitis sind die Folgen (Abb. 62). Wie bei anderen Ösophagitiden (siehe diese) findet man bei der *Röntgenuntersuchung* eine abnorme Motilität, Spasmen, verdickte Falten, eine gefelderte Schleimhaut, Plaques oder Ulzera. Flache umschriebene Geschwüre, die akuten aphtoiden Ulzera bei Morbus Crohn ähneln, lassen Herpes simplex ursächlich eher vermuten als Candida albicans; im Einzelfall wird die Diagnose durch Biopsie und/oder Ausstrich gesichert.

Danksagung. Wir danken Ms. Ginny Floyd für ihre Hilfe bei der Erstellung des Manuskriptes, Ms. Diane Robertson für die Medizinischen Illustrationen und Mr. Henri Hessels für die Photographien.

Literatur

1. Agha FP, Francis IR, Ellis CN (1983) Esophageal involvement in epidermolysis bullosa dystrophica: clinical and roentgenographic manifestations. Gastrointest Radiol 8:111–117
2. Alvarez AF, Colbert JG (1963) Lye stricture of the esophagus complicated by carcinoma. Can J Surg 6:470–476
3. Anderson MF, Harell GS (1980) Secondary esophageal tumors. AJR 135:1243–1246
4. Athey PA, Goldstein HM, Dodd GD (1977) Radiologic spectrum of opportunistic infections of the upper gastrointestinal tract. AJR 129:419–424
5. Bachman AL, Teixidor HS (1975) The posterior tracheal band: a reflector of local superior mediastinal abnormality. Br J Radiol 48:352–359
6. Berdon WE, Baker DH (1972) Vascular anomalies and the infant lung: rings, slings, and other things. Semin Roentgenol 7:39–63
7. Berne AS, Gerle RD, Mitchell GE (1969) The mediastinum: normal roentgen anatomy and radiologic technics. Semin Roentgenol 4:3–21
8. Bleshman MH, Banner MP, Johnson RC, DeFord JW (1978) The inflammatory esophagogastric polyp and fold. Radiology 128:589–593
9. Boal DKB, Newburger PE, Teele RL (1979) Esophagitis induced by combined radiation and adriamycin. AJR 132:567–570
10. Boerhaave H (1724) Atrocis, nec descripti prius, Morbi Historia. Secundum Medicae Artis Leges Conscripta. Ludg. Bat., Balav
11. Brodie TE, Ochsner JL (1973) Behcet's syndrome with ulcerative oesophagitis: report of the first case. Thorax 28:637–640
12. Bruggeman LL, Seaman WB (1973) Epiphrenic diverticula. An analysis of 80 cases. AJR 119:266–276
13. Bruhlmann WF: personal communication.
14. Calenoff L, Norfray J (1975) The reconstructed esophagus. AJR 125:864–876
15. Calenoff L, Rogers LF (1977) Radiologic manifestations of iatrogenic changes of the esophagus. Gastrointest Radiol 2:229–237
16. Calenoff L, Rogers LF (1981) Esophageal complications of surgery and lifesaving procedures. In: Meyers MA, Ghahremani GG (eds) Iatrogenic gastrointestinal complications. Springer, New York, Heidelberg, Berlin, pp 123–163
17. Cannon WB, Rosenblueth A (1969) The supersensitivity of denervated structures: a law of denervation. Macmillan, New York
18. Carlson HC (1969) Roentgenologic manifestations. In: Ellis FH jr, Olsen AM (eds) Achalasia of the esophagus. Saunders, Philadelphia, London, Toronto, pp 105–121
19. Carnovale RL, Goldstein HM, Zornoza J, Dodd GD (1977) Radiologic manifestations of esophageal lymphoma. Am J Roentgenol 128:751–754
20. Cassell DM, Anderson MF, Zboralske FF (1981) Double-contrast esophagrams. The prone technique. Radiology 139:737–739
21. Chang SF, Burrell MI, Brand MH, Garsten JJ (1978) The protean gastrointestinal manifestations of metastatic breast carcinoma. Radiology 126:611–617
22. Chitrov FM, Mumladze RB (1983) Special aspects of injury and surgical treatment of the mouth cavity walls and pharynx following thermal burns. Acta Chir Plast 25:34–43
23. Christopher NL, Watson DW, Farber EW (1969) Relationship of chronic ulcerative esophagitis to ulcerative colitis. Ann Intern Med 70:971–976
24. Cimmino CV (1981) The esophageal-pleural stripe: an update. Radiology 140:609–613
25. Clark KE, Foley WD, Lawson TL, Berland LL, Maddison FE (1980) CT evaluation of esophageal and upper abdominal varices. J Comput Assist Tomogr 4:510–515
26. Clements JL, Cox GW, Torres WE, Weens HS (1974) Cervical esophageal webs – a roentgen-anatomic correlation. AJR 121:221–231
27. Cockerill EM, Miller RE, Chernish SM (1976) Optimal visualization of esophageal varices. AJR 126:512–523
28. Cockey BM, Jones B, Bayless TM, Shauer AB (1985) Filiform polyps of the esophagus with inflammatory bowel disease. AJR 144:1207–1208
29. Creteur V, Laufer I, Kressel HY, Caroline DF, Goren RA, Evers KA, Glick SN, Gatenby RA (1983) Drug-induced esophagitis detected by double-contrast radiography. Radiology 147:365–368
30. Crichlow TVL (1956) Cricopharyngeus in radiography and cineradiography. Br J Radiol 29:546–556
31. Curtis DJ, Cruess DF, Berg T (1984) The cricopharyngeal muscle: a videorecording review. AJR 9:922–931
32. Cynn W-S, Chon H, Gureghian PA, Levin BL (1975) Crohn's disease of the esophagus and colon. AJR 125:359–364
33. Daffner RH, Postlethwait RW, Putman CE (1978) Retrotracheal abnormalities in esophageal carcinoma: prognostic implications. AJR 130:719–723
34. Debas HT, Payne WS, Cameron AJ, Carlson HC (1980) Physiopathology of lower esophageal diverticulum and its implications for treatment. Surg Gynecol Obstet 151:593–600

35. Diamant NE, El-Sharkawy TY (1977) Neural control of esophageal peristalsis. A conceptual analysis. Gastroenterology 72:546–556

36. Dodds WJ (1977) Current concepts of esophageal motor function: clinical implications for radiology. AJR 128:549–561

37. Donner MW (1980) Physiology of the esophagus. In: Paparella MA, Shumrick DA (eds) Otolaryngology, 2nd edn. Saunders, Philadelphia, pp 345–353

38. Donner MW (1983) Radiology in swallowing disorders. In: Heuck FH, Donner MW (eds) Radiology today, vol 2. Springer, Berlin Heidelberg New York Tokyo

39. Donner MW, Silbiger ML, Hookman R, Hendrix TR (1966) Acid-barium swallows in the radiographic evaluation of clinical esophagitis. Radiology 87:220–225

40. Donner MW, Saba GP, Martinez CR (1981) Diffuse diseases of the esophagus: a practical approach. Semin Roentgenol 16:198–213

41. Edwards DAW (1974) History and symptoms of esophageal disease in "Diseases of the Esophagus." Springer, New York Berlin Heidelberg

42. Ekberg O, Nylander B (1982) Dysfunction of the cricopharyngeal muscle. Radiology 1453:481–486

43. Ennis JT, Lewicki AM (1973) Mecholyl esophagography. AJR 119:241–244

44. Feigin DS, James AE, Stitik FP, Donner MW, Skinner DB (1974) The radiological appearance of hiatal hernia repairs. Radiology 110:71–77

45. Ferrucci JT jr, Long JA jr (1977) Radiologic treatment of esophageal food impaction using intravenous glucagon. Radiology 125:25–28

46. Forer M, Flynn P, Hughes CF, Szasz J (1986) Pneumatic rupture of the posterior pharyngeal wall. Aust. N Z J Surg 56:89–91

47. Freeny PC, Marks WM (1982) Adenocarcinoma of the gastroesophageal junction: barium and CT examination. AJR 138:1077–1084

48. Friedland GW (1978) Historical review of the changing concepts of lower esophageal anatomy: 430 B.C.-1977. AJR 131:373–388

49. Gefter WB, Laufer I, Edell S, Gohel VK (1981) Candidiasis in the obstructed esophagus. Radiology 138:25–28

50. Gelfand DW, Ott DJ (1979) Areae gastricae transversing the esophageal hiatus: a sign of hiatus hernia. Gastrointest Radiol 4:127–129

51. Gelfand DW, Ott DJ (1981) Anatomy and technique in evaluating the esophagus. Semin Roentgenol 16:168–182

52. Ghahremani GG, Heck LL, Williams JR (1972) A pharmacologic aid in the radiographic diagnosis of obstructive esophageal lesions. Radiology 103:289–293

53. Ghahremani GG, Gore RM, Breuer RI, Larson RH (1982) Esophageal manifestation of Crohn's disease. Gastrointest Radiol 7:199–203

54. Gohel VK, Edell SM, Laufer I, Rhodes WH (1978) Transverse folds in the esophagus. Radiology 128:303–308

55. Goldberg HI, Dodds WJ (1968) Cobblestone esophagus due to monilial infection. AJR 104:608–612

56. Goldstein HM, Dodd GD (1976) Double-contrast examination of the esophagus. Gastrointest Radiol 1:3–6

57. Goldstein HM, Beydoun MT, Dodd GD (1977) Radiologic spectrum of melanoma metastatic to the gastrointestinal tract. Am J Roentgenol 129:605–612

58. Goldstein HM, Zornoza J, Hopens T (1981) Intrinsic diseases of the adult esophagus: benign and malignant tumors. Semin Roentgenol 16:183–197

59. Goyal RK, Glancy JJ, Spiro HM (1970) Lower esophageal ring. New Engl J of Med 282:1298–1305, 1355–1362

60. Halpert RD, Laufer I, Thompson JJ, Feczko PJ (1983) Adenocarcinoma of the esophagus in patients with scleroderma. AJR 140:927–930

61. Herlinger H, Grossman R, Laufer I, Kressel HY, Ochs RH (1980) The gastric cardia in double-contrast study: its dynamic image. AJR 135:21–29

62. Hricak H, Thoeni RF, Margulis AR, Eyler WR, Francis IR (1980) Extension of gastric lymphoma into the esophagus and duodenum. Radiology 135:309–312

63. Ingelfinger FJ, Kramer P (1953) Dysphagia produced by a contractile ring in the lower esophagus. Gastroenterology 23:419–430

64. Itai Y, Kogure T, Okuyama Y, Akiyama H (1978) Superficial esophageal carcinoma. Radiology 126:597–601

65. Jones B, Ravich WJ, Donner MW, Kramer SS, Hendrix TR (1985) Pharyngo-esophageal interrelationships: observations and working concepts. Gastrointest Radiol 10:225–233

66. Jones B (1984) Newer aspects of diagnostic imaging of esophageal disease. Surgical Rounds, February 1984

67. Kilman WJ (1977) Diseases of the pharynx and larynx. Curr Probl Diagn Radiol 7:3–43

68. Kirsch MM, Ritter F (1976) Caustic ingestion and subsequent damage to the oropharyngeal and digestive pathways. Ann Thorac Surg 21:74–82

69. Knuff TE, Benjamin SB, Castell DO (1982) Pharyngoesophageal (Zenker's) diverticulum: a reappraisal. Gastroenterology 82:734–736

70. Koehler RE, Moss AA, Margulis AR (1976) Early radiographic manifestations of carcinoma of the esophagus. Radiology 119:1–5

71. Koehler RE, Weyman PJ, Oakley HF (1980) Single- and double-contrast techniques in esophagitis. AJR 135:15–19

72. Kramer P, Ingelfinger FJ (1951) Esophageal sensitivity to mecholyl in cardiospasm. Gastroenterology 19:242–253

73. Kramer P, Fleshler B, McNally E, Harris I (1967) Esophageal sensitivity to mecholyl in symptomatic diffuse spasm. Gut 8:120–127

74. Kressel HY, Glick SN, Laufer I, Banner M (1981) Radiologic features of esophagitis. Gastrointest Radiol 6:103–108

75. Laufer I (1979) Double contrast gastrointestinal radiology with endoscopic correlation. Saunders, Philadelphia, London, Toronto

76. Levine MS, Laufer I, Kressel HY, Friedman HM (1981) Herpes esophagitis. AJR 136:863–866

77. Levine MS, Kressel HY, Caroline DF, Laufer I, Herlinger H, Thompson JJ (1983) Barrett esophagus: reticular pattern of the mucosa. Radiology 147:663–667

78. Levine MS, Caroline D, Thompson JJ, Kressel HY, Laufer I, Herlinger H (1984) Adenocarcinoma of the esophagus: relationship to Barrett mucosa. Radiology 150:305–309

79. Lewis RA, Angelchik J-P, Cohen R (1980) A new surgical prosthesis for hiatal hernia repair. Radiology 135:630

80. Lockard LB (1913) Esophageal tuberculosis; a critical review. Laryngoscope 23:561–584

81. Love L, Berkow AE (1978) Trauma to the esophagus. Gastrointest Radiol 2:305–321

82. Lowman RM, Goldman R, Stern H (1969) The roentgen aspects of intramural dissection of the esophagus. The mucosal stripe sign. Radiology 93:1329–1331

83. Ludlow A (1769) A case of obstructed deglutition from a preternatural dilitation of and bag formed in the pharynx. Med Obsr Inq 3:85–101

84. Lupovitch A, Tippins R (1974) Esophageal intramural pseudodiverticulosis: a disease of adnexal glands. Radiology 113:271–272

85. Maglinte DDT, Caudill LD, Krol KL, Chernish SM, Brown DL (1982) The minimum effective dose of glucagon in upper gastrointestinal radiography. Gastrointest Radiol 7:119–122

86. Maglinte DDT, Schultheis TE, Krol KL, Caudill LD, Chernish SM, McCune WM (1983) Survey of the esophagus during the upper gastrointestinal examination in 500 patients. Radiology 147:65–70

87. Mallory GK, Weiss S (1929) Hemorrhages from lacerations of cardiac orifice of stomach due to vomiting. Am J Med Sci 178:506–515

88. Malmud LS, Fisher RS (1980) Gastroesophageal scintigraphy. Gastrointest Radiol 5:195–204

89. Marks WM, Callen PW, Moss AA (1981) Gastroesophageal region: source of confusion on CT. AJR 136:359–362

90. Marshak RM, Eliasoph J (1957) Cardiospasm or carcinoma? The roentgen findings. Am J Dig Dis 2:11–24

91. McCall IW, Davies ER, Delhaunty JE (1973) The acid-barium test as an index of intermittent gastro-esophageal reflux. Br J Radiolo 46:578–584

92. McDonald GB, Sullivan KM, Schuffler MD, Shulman HM, Thomas ED (1981) Esophageal abnormalities in chronic graft-versus-host disease in humans. Gastroenterology 80:914–921

93. McNally EF, Gaudio DW (1967) The radiopaque esophageal marshmallow bolus. AJR 101:485–489

94. Meyers MA, Ghahremani GC (1975) Complications of fiberoptic endoscopy. Radiology 115:293–300

95. Meyers MA, Ghahremani GG (1981) Iatrogenic gastrointestinal complications. Springer, New York, Heidelberg, Berlin

96. Moss AA, Schnyder P, Thoeni RF, Margulis AR (1981) Esophageal carcinoma: pretherapy staging by computed tomography. AJR 136:1051–1056

97. Muhletaler CA, Gerlock AJ, de Soto L, Halter SA (1980) Acid corrosive esophagitis: radiographic findings. AJR 134:1137–1140

98. Murakami Y, Fakuda H, Kirchner JA (1972) The cricopharyngeus muscle. Acta Oto-Laryng (Suppl) 311:5–19

99. Naclerio EA (1957) The V sign in the diagnosis of spontaneous rupture of the esophagus (an early roentgen clue). Am J Surg 93:291–298

100. Nayak SR, Kirtane MV, Shah AK, Karnik PP (1984) Foreign bodies in the cricopharyngeal region and oesophagus. 30:214–218

101. Nixon GW (1979) Foley catheter method of esophageal foreign body removal: extension of applications. AJR 132:441–442

102. Nosher JL, Campbell WL, Seaman WB (1975) The clinical significance of cervical esophageal and hypopharyngeal webs. Radiology 117:45–47

103. Olmsted WW, Madewell JE (1976) The esophageal and small bowel manifestations of progressive systemic sclerosis. Gastrointest Radiol 1:33–36

104. Olmsted WW, Lichtenstein JE, Hyams VJ (1983) Polypoid epithelial malignancies of the esophagus. AJR 140:921–925

105. Olsen AM, Holman CB, Anderson HA (1953) The diagnosis of cardiospasm. Dis Chest 23:477–498

106. Ormond RS, Jaconette JR, Templeton AW (1963) The pleural esophageal reflection: an aid in the evaluation of esophageal disease. Radiology 80:738–741

107. Ott DJ, Gelfand DW, Wu WC (1979) Reflux esophagitis: radiographic and endoscopic correlation. Radiology 130:583–588

108. Ott DJ, Wu WC, Gelfand DW (1981) Reflux esophagitis revisited: prospective analysis of radiologic accuracy. Gastrointest Radiol 6:1–7

109. Ott DJ, Gelfand DW, Wu WC (1983) Sensitivity of single-contrast radiology in esophageal disease: a study of 240 patients with endoscopically verified abnormality. Gastrointest Radiol 8:105–110

110. Ott DJ, Gelfand DW, Wu WC, Castell DO (1984) The esophagogastric region and its rings. AJR 142:281–287

111. Owen JW, Balfe DM, Koehler RE, Roper CL, Weyman PJ (1983) Radiologic evaluation of complications after esophagogastrectomy. AJR 140:1163–1169

112. Palmer ED (1976) Disorders of the cricopharyngeus muscle: a review. Gastroenterology 71:510–517

113. Picus D, Frank PH (1981) Eosinophilic esophagitis. AJR 136:1001–1003

114. Picus D, Balfe DM, Koehler RE, Roper CL, Owen JW (1983) Computed tomography in the staging of esophageal carcinoma. Radiology 146:433–438

115. Plachta A (1962) Benign tumors of the esophagus. Review of literature and report of 99 cases. Am J Gastroenterol 38:639–652

116. Putman CE, Curtis AM, Westfried M, McLoud TC (1976) Thickening of the posterior tracheal stripe: a sign of squamous cell carcinoma of the esophagus. Radiology 121:533–536

117. Rice RT, Spiegel PK, Dombrowski PJ (1983) Acute esophageal food impaction treated by gas-forming agents. Radiology 146:299–301

118. Robbins AH, Vincent ME, Saini M, Schimmel EM (1978) Revised radiologic concepts of the Barrett esophagus. Gastrointest Radiol 3:377–381

119. Rogers LF (1975) Transient post-vagotomy dysphagia: a distinct clinical and roentgenographic entity. AJR 125:956–960

120. Rogers LF, Goldstein HM (1977) Roentgen manifestations of radiation injury to the gastrointestinal tract. Gastrointest Radiol 2:281–291

121. Rosetti G (1985) Double contrast radiology of the esophagus. Piccin Nuova Libraria S.p.A., Padova, Italy

122. Russell COH, Hill LD, Holmes ER, Hull DA, Gannon R, Pope CE (1981) Radionuclide transit: A sensitive screening test for esophageal obstruction. Gastroenterology 80:887–892

123. Schatzki R, Gary JE (1953) Dysphagia due to a diaphragm-like localized narrowing in the lower esophagus ("lower esophageal ring"). AJR 70:911–922

124. Schatzki R, Hawes LE (1942) The roentgenological appearance of extra-mucosal tumors of the esophagus. AJR 48:1–15

125. Seaman WB (1966) Cineroentgenographic observations of the cricopharyngeus. AJR 96:922–931

126. Seaman WB (1969) Functional disorders of the pharyngo-esophageal junction. Achalasisa and chalasisa. Radiol Clin North Am 7:113–119

127. Seliger G, Lee T, Schwartz S (1972) Carcinoma of the proximal esophagus, a complication of long-standing achalasia. Am J Gastroenterol 57:20–25

128. Semenkovich JW (1985) Barium pharyngography: comparison of single and double contrast. AJR 144:715–720

129. Sharon P, Greene ML, Rachmilewitz D (1978) Esophageal involvement in bullous pemphigoid. Gastrointest Endosc 24:122–123

130. Shortsleeve MJ, Gauvin GP, Gardner RC, Greenberg MS (1981) Herpetic esophagitis. Radiology 141:611–617

131. Siffert de Paula e Silva G (1958) Digestive forms of Chagas' disease-a survey. Am J Dig Dis 3:511–516

132. Skucas J, Schrank WW (1975) The routine air-contrast examination of the esophagus. Radiology 115:482–484

133. Sokol EM, Heitman P, Wolfe BS, Cohen BR (1966) Simultaneous cineradiographic and manometric study of the pharynx, hypopharynx and cervical esophagus. Gastroenterology 51:960–974

134. Stannard MW (1978) Corrosive esophagitis in children. Am J Dis Child 132:596–599

135. Stewart ET (1981) Radiographic evaluation of the esophagus and its motor disorders. Med Clin North Am 65:1173–1194

136. Teplick JG, Teplick SK, Ominsky SH, Haskin ME (1980) Esophagitis caused by oral medication. Radiology 134:23–25

137. Thompson JJ, Zinsser KR, Enterline HT (1983) Barrett's metaplasia and adenocarcinoma of the esophagus and gastroesophageal junction. Human Pathol 14:42–61

138. Thompson WM, Oddson TA, Kelvin F, Daffner R, Postlethwait RW, Rice RP (1978) Synchronous and metachronous squamous cell carcinomas of the head, neck and esophagus. Gastrointest Radiol 3:123–127

139. Thompson WM, Halvorsen RA, Foster WL, Williford ME, Postlethwait RW, Korobkin M (1983) Computed tomography for staging esophageal and gastroesophageal cancer: reevaluation. AJR 141:951–958

140. Torres WE, Clements JL, Austin GE, Knight K (1984) Cricopharyngeal muscle hypertrophy: radiologic anatomic correlation. AJR 141:927–930

141. Vessal K, Montali RJ, Larson SM, Chaffee V, James AE (1975) Evaluation of barium and gastrografin as contrast media for the diagnosis of esophageal ruptures or perforations. AJR 123:307–319

142. Weaver JW, Kaude JV, Hamlin DJ (1984) Webs of the lower esophagus: a complication of gastroesophageal reflux? AJR 142:289–292

143. Williford ME, Thompson WM, Hamilton JD, Postlethwait RW (1983) Esophageal tuberculosis: findings on barium swallow and computed tomography. Gastrointest Radiol 8:119–122

144. Wolf BS (1961) Use of half-inch barium tablet to detect minimal esophageal strictures. J Mt Sinai Hosp 38:80–95

145. Wolff AP, Kuhn FA, Ogura JH (1972) Pharyngeal-esophageal perforations associated with rapid oral endotracheal intubation. Ann Otol 81:258–261

146. Zboraslke FF, Amberg JR, Soergel KH (1964) Presbyesophagus: cineradiographic manifestations. Radiology 82:463–467

147. Zornoza J, Lindell MM (1980) Radiology evaluation of small esophageal carcinoma. Gastrointest Radiol 5:107–111

Weiterführende Literatur

1. Bosma JF, Brodie DR (1969) Cineradiographic demonstration of pharyngeal area myotonia in myotonic dystrophy patients. Radiology 92:104–109

2. Bruhlmann WF (1985) Die röntgenkinematographische Untersuchung von Störungen des Schluckaktes. Huber, Bern, Stuttgart, Toronto

3. Christ F, Janson R, Kunath U, Engel C (1984) Der intrathorakal-extrapleurale Ösophagusersatz durch Magenplastik. RÖFO 141:666–673

4. Crone-Münzebrock W, Maas R, Gürtler KF, Brassow F (1982) Computertomographische Befunde beim Ösophagustumor. RÖFO 136:374–378

5. Donner MW, Jones B et al. (1985) The multidisciplinary approach to swallowing. Gastrointest Radiol 10:193–261

6. Ekberg O, Nylander G (1985) Double contrast examination of the pharynx. Gastrointest Radiol 10:263–271

7. Gerlach A, Bavastro P, Reichart W (1984) Beitrag zur Röntgenmorphologie der intramuralen Pseudodivertikulose des Ösophagus. RÖFO 140:281–283

8. Grosser G, Wimmer B, Ruf G (1985) Computertomographie beim Ösophaguskarzinom. RÖFO 143:288–293

9. Koch HL, Kurtz B (1981) Membranstenosen des oberen Ösophagus („webs"). RÖFO 135:177–180

10. Lackner K, Weiand G, Köster O, Engel K (1981) Computertomographie bei Tumoren des Ösophagus und Magens. RÖFO 134:364–370

11. Lammer J, Biffl H (1979) Die ösophageale intramurale Pseudodivertikulose. Radiologe 19:445–450

12. Monhemius A, Rosenbusch G, Yap SH, Boer HHM de (1984) Obstruktion des Ösophagus durch Zenkersches Divertikel: Autokompression des Ösophagus. RÖFO 141:468–469

13. Rau WS, Wenz W, Reinwein H, Neutard E, Reinbold W-D, Fiedler L (1982) Zur Differentialdiagnose benigner Ösophaguserkrankungen. Radiologe 22:431–445

14. Rosenstein M (1976) Handbook of selected organ doses for projections common in diagnostic radiology. HEW publication (FDA) 76-8031 U.S. Government Printing Office, Washington D.C. May, 1976.

15. Schild H, Gamstätter G, Teifke A, Heller M, Keller E (1984) Aussagekraft des Ösophagogramms im Vergleich mit der Computertomographie beim Ösophaguskarzinom. RÖFO 140:551–555

16. Wienbeck M, Berges W, Lübke HJ (1988) Drug-induced oesophageal lesion. In: (ed) Adverse drug reactions in the differential diagnosis of GI and liver diseases. Ballière's Clinical Gastroenterology 2/2., pp 263–274

Magen

E. Trüber
Unter Mitarbeit von K. Jessen

INHALT

1 Einleitung, historischer Überblick

Die Röntgendiagnostik des Magens erfaßt Niveauunterschiede der Magenschleimhaut. Anhand dieser Information lassen sich Rückschlüsse auf spezielle Krankheitsbilder ziehen. Die röntgenologische Doppelkontrasttechnik liefert ein zweidimensionales Reliefbild mit Erhöhungen (Areae gastricae), longitudinalen Füllungsdefekten (Rugae) und Vertiefungen (Sulci interareolares). Der Doppelkontrast entsteht durch die gleichzeitige Anwendung eines positiven und eines negativen Kontrastmittels (Bariumsulfat und Luft). Der Kontrastmittelpool wird zur Benetzung der Innenwand des relaxierten und durch Gas gedehnten Magens verwendet. Die Detailbeurteilung erlaubt es, Veränderungen bis zu einer Größe von 2–3 mm zu erfassen.

Im Gegensatz zur konventionellen Röntgendiagnostik des Magens, die funktionelle Aspekte mitberücksichtigt, liegt das Wesen der Doppelkontrasttechnik vorwiegend in der Beurteilung morphologischer Veränderungen. Magenform, Tonus, Peristaltik und Nüchternsekret als indirekte Funktionsparameter haben nur eine relative Bedeutung, da sie Rückschlüsse auf pathologische Organveränderungen bzw. eine gestörte Funktion nur bei einigen Erkrankungen gestatten. Operation und Obduktion galten früher als Kontrollstandard des Röntgenbefundes. Seit Einführung flexibler Gastroskope wird die Qualität der Röntgendiagnostik mit den endoskopischen Ergebnissen verglichen.

Die Röntgenuntersuchung muß die gesamte Oberfläche des Magens mit Areae gastricae in Doppelkontrasttechnik dokumentieren. Voraussetzungen hierfür sind:

1. Die Verwendung eines Kontrastmittels mit definierten chemisch-physikalischen Eigenschaften (hohe Dichte, niedrige Viskosität).
2. Die pharmakologische Hemmung der Magenmotorik.
3. Die optimale Entfaltung aller Magenabschnitte durch Gabe eines Gasbildners.
4. Die Einhaltung eines Untersuchungsschemas, das die Dokumentation und Beurteilung aller Magen-

anteile in Doppelkontrasttechnik und dosierter Kompression gewährleistet.

In der westlichen Welt wird die Doppelkontrastmethode nicht überall akzeptiert. Es gibt Bedenken, ob dieses „aufwendige Verfahren" speziell zum Nachweis des in den USA und in Europa seltenen Magenfrühkarzinoms allgemein geeignet ist. Dabei wird übersehen, daß die Methode eine Feindiagnostik der gesamten Magenschleimhaut ermöglicht und jede Läsion erfaßt, die einen Niveauunterschied der Mukosa verursacht. Tabelle 1 gibt einen Überblick über die Geschichte der Röntgenuntersuchung des Magens, die zwei Jahre nach der Entdeckung W.C. Roentgens im Jahre 1895 begann.

1.1 Anatomie und Physiologie

Der Magen entwickelt sich in der vierten und fünften Embryonalwoche aus dem Vorderdarm des primitiven Darmrohres. Nach Erreichen der endgültigen Form erfolgt eine 90°-Rechtsdrehung um die Längsachse mit Bildung der kleinen und großen Kurvatur. In der endgültigen Position liegt die Magenlängsachse links parallel zur Wirbelsäule und quer zur Längsachse des Körpers.

In der Embryonalperiode ist der Magen dorsal in der Bauchhöhle durch das Mesogastrium dorsale fixiert. Das ventrale Mesogastrium, aus dem sich später das Omentum minus entwickelt, befestigt Magen und Duodenum an der vorderen Bauchwand. Aus Spalträumen im dorsalen Mesogastrium bildet sich

Tabelle 1. Geschichte der Röntgenuntersuchung des Magens

Jahr	Autor	Methode	Lit. Quelle
1897	Cannon	Physiologische Bewegungsstudien	Am J Physiol 1:359 (1897)
1901	Williams	Physiologische Bewegungsstudien	MacMillan Co., New York, 1901
1904	Rieder	Wismutsalze	Röfo 8:141 (1904)
1910	Bachem, Günther	Bariumsulfat	Z. Röntgenkunde 12:369 (1910)
1911	v. Elischer	Erste DK-Studie: Zinkoxyd mit Gummi arabicum und Luft über Sonde	Röfo 18:332 (1911)
1913	Forssell	Vergleich Röntgenbild-Anatomie	Lucas, Gräfe u. Sillem, HH, 1913
1923	Rendisch	Schleimhautstudien	Am J Roentgenol 10:526 (1923)
1926	Vallebona	Bariumsulfat mit Gummi arabicum, Acid. tartacicum und Na-Bicarbonat als Gasbildner	Radiol med 13:241 (1926)
1926	Pribram, Kleiber	Pneumoduodenum nach Sondenintubation u. Atropin	Röfo 36:739 (1927)
1930	Berg	Prallfüllung und Schleimhautdarstellung mit dosierter Kompression	G. Thieme, Leipzig 1930
1963	Jacquemet, Liotta	Hypotone Duodenografie	Masson, Paris 1963
1972	Shirakabe	Standardisierte Doppelkontrasttechnik mit Hypotonie	G. Thieme, Stuttgart 1972

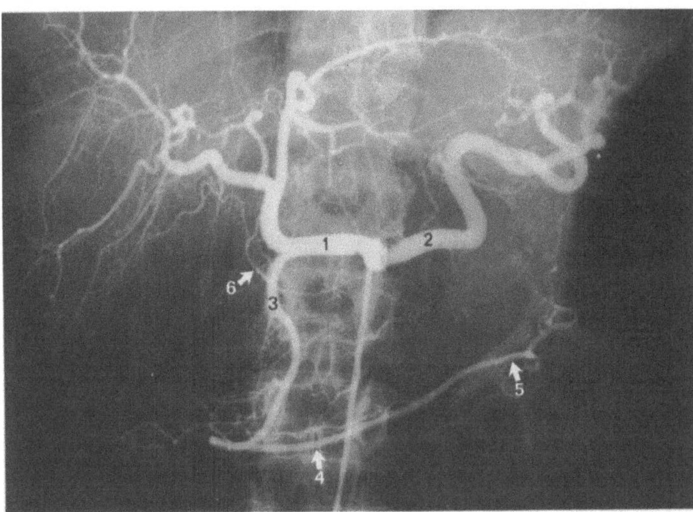

Abb. 1. Zöliakogramm mit arterieller Versorgung des Magens. *1* A. hepatica communis, *2* A. lienalis, *3* A. gastroduodenalis, *4* A. gastroepiploica dextra, *5* A. gastroepiploica sinistra, *6* A. gastrica dextra, hier aus der A. hepatica propria

eine hinter dem Magen gelegene seröse Aussackung, die *Bursa omentalis*, die über das *Foramen epiploicum (Winslowi)* am freien Rand des *Omentum minus* mit der eigentlichen Bauchhöhle verbunden ist. Das dorsale Mesogastrium bildet auch den Ursprung für das große Netz sowie für *Ligamente*, die den Magen fixieren: das Ligamentum gastrocolicum nach kaudal, das Ligamentum gastrolienale nach linkslateral, das Ligamentum gastrophrenicum nach kraniolateral [43].

Die den *Magen von außen berührenden Strukturen und Organe* sind dorsal das Pankreas (Antrumhinterwand) und ventral der linke Leberlappen (minorseitiges Antrum). Die Magenvorderwand berührt größtenteils die vordere Bauchwand. Majorseitig hat der gedehnte Magen Kontakt mit dem Querkolon. Die laterodorsalen und dorsalen Abschnitte von Korpus und Fundus können imprimiert werden von Prozessen, die von der Milz, dem Milzhilus, dem linken oberen Nierenpol oder von der linken Nebenniere ausgehen [14, 39].

Arteriell wird der Magen aus dem Truncus coeliacus versorgt. Die große Kurvatur erhält ihr Blut aus der A. gastroepiploica dextra, die aus der A. gastroduodenalis entspringt, und aus der A. gastroepiploica sinistra aus der distalen Milzarterie. Minorseitig erfolgt die Magendurchblutung über die A. gastrica dextra (erster Ast aus der A. hepatica communis) und über die A. gastrica sinistra, die dem Truncus entspringt. Bei Injektion in den Truncus coeliacus wird gewöhnlich die gesamte arterielle Versorgung des Magens kontrastiert (Abb. 1) [54].

Die große Kurvatur wird *venös* über die V. gastroepiploica dextra drainiert, die direkt in die Pfort-

ader mündet. Die V. coronaria aus dem Pylorus- und Curvatura-minor-Gebiet mündet in die Milzvene und in die Pfortader (Magenvarizen bei Pfortaderhochdruck oder Milzvenenverschluß!).

Ein Geflecht von *Lymphgefäßen* in der Submukosa drainiert die Magenlymphe zu den rechten und linken paragastrischen Lymphknoten sowie in die parakardiale und pankreatikolienale Region [2]. Durch die 90°-Rechtsdrehung des Magens wird verständlich, daß der *linke Vagusast* die Vorderwand, der rechte *Vagusast* die Hinterwand innerviert.

Die Magenwand besteht aus Mukosa, Submukosa und Muscularis propria (Abb. 2). Die *Mukosa* weist eine oberflächliche Zellschicht auf, die aus schleimbildenden Zylinderepithelien besteht. Die darunter gelegene tiefe Zellschicht reicht bis in die Muscularis mucosae und besteht aus salzsäureproduzierenden Belegzellen (Parietalzellen), pepsinogenproduzierenden Hauptzellen und schleimbildenden Nebenzellen. Nach der Lamina propria und Muscularis mucosae folgt die *Submukosa*, in der Blut und Lymphgefäße sowie die Ganglienzellen des submukösen Plexus liegen. Die drei Muskelschichten des Magens, die die *Muscularis propria* bilden, heißen Stratum longitudinale (längsmuskuläre Außenschicht), Stratum circulare (ringmuskuläre Mittelschicht) und Fibrae obliquae (schrägmuskuläre Innenschicht). Die *Serosa* des Magens setzt sich in das Peritoneum fort.

Röntgenologisch ist ein Hoch- von einem Flachrelief zu unterscheiden. Das Hochrelief wird von Magenfalten gebildet, die einem Kontraktionszustand der Muscularis propria entsprechen. Bei Gasdehnung des Magens verstreicht das Hohlrelief. Das Flach- oder Feinrelief besteht aus flachen Erhebungen (Areae gastricae), die von Vertiefungen (Sulci interareolares) netzförmig durchzogen werden. Areae gastricae sind mit 1–3 mm die kleinsten morphologischen Einheiten, die im Doppelkontrastbild zu identifizieren sind [35]. Auf der Oberfläche der Areae befin-

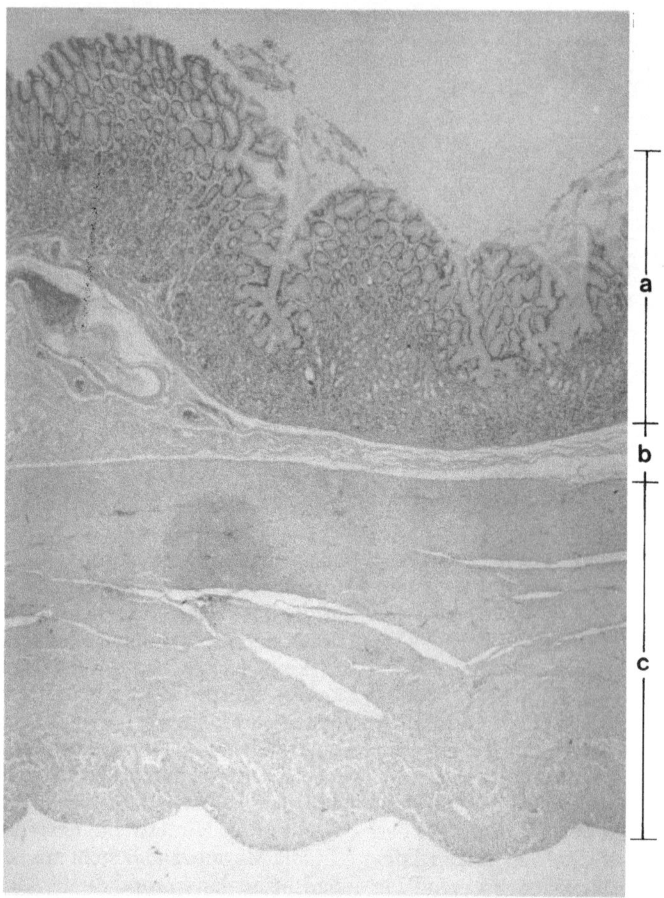

Abb. 2. Aufbau der Magenwand im histologischen Schnitt.
a = Mukosa b = Submukosa c = Muscularis propria

den sich Drüsenöffnungen (Foveolae), die röntgenologisch nicht sichtbar sind.

Die Mukosa trägt einen Überzug aus viskösem
Gel, dem Magenschleim (Mukus), der nicht identisch
ist mit Nüchternsekret. Viskös-elastisches Mukusgel
ist überwiegend aus Glykoproteinen aufgebaut. Es ist
wasserunlöslich und spielt als „Mukosa-Barriere"
eine wichtige protektive Rolle gegenüber der aggressiven Magensäure. Hochdichtes Barium dringt nach
mehrfachem Umlagern des Patienten in den Mukus-
film ein und kontrastiert den Netzverbund der Sulci
interareolares (vgl. Abb. 4). Mit einer Oberfläche
von ca. 800 cm² hat der Magen eine Kapazität von
1200–1500 ml. Er dient als erstes Reservoir für den
Speisebrei, der von hier aus – durchmischt und in
halbflüssiger Konsistenz – portionsweise durch den
Pylorus in den Dünndarm abgegeben und dann der
intestinalen Verdauung zugeführt wird.

1.2 Methodik

1.2.1 Kontrastmittel

Die durch Areae gastricae und Sulci interareolares
verursachten Niveauunterschiede der Magenschleimhaut werden durch einen plastischen Überzug aus zä-
hem Magenschleim (Mukus) geebnet, der bei der
Röntgenuntersuchung mit Kontrastmittel benetzt
wird. Der Magenschleim zeigt eine polymere Struktur
aus Glykoproteinen und ist ein wasserunlösliches Gel,
das durch Pepsinkontakt wasserlöslich wird. Der
Kontrastmittelbeschlag der gedehnten Magenwand
wird durch Umlagerungsmanöver des Patienten sowie durch Heben und Senken des Röntgentisches erzielt; der Bariumpool unterliegt der Schwerkraft und
fließt auf der Innenoberfläche des Magens, die jeweils
dem Erdmittelpunkt am nächsten ist (im folgenden
als „bodennah" bezeichnet; bei Geräten mit Unter-
tischröhre entspricht diese der filmfernen Oberfläche
(dependent surface)). Dabei wird Schleim von der
Mukosa gespült, das Kontrastmittel dringt in die
Sulci interareolares ein und tropft von den Areae gastricae ab. Röntgenologisch entsteht ein morphologi-
sches Bild, das dem Oberflächenrelief der Magen-

schleimhaut entspricht. Strukturen in der Größenordnung von 1,5–3 mm werden sichtbar, dies gilt als Qualitätskriterium einer technisch optimalen Magenuntersuchung. Der Anteil der nicht erkannten Niveauunterschiede (d.h. falsch negative Ergebnisse) wächst bei nicht dargestellten Areae gastricae.

Das strahlenundurchlässige und im Darm nicht resorbierbare *Bariumsulfat* wird durch Fällung der löslichen Bariumsalze mittels verdünnter Schwefelsäure zubereitet ($BaCl_2 + H_2SO_4 = BaSO_4 + 2\,HCL$). Die Sedimentationsgeschwindigkeit ist von der Partikelgröße und der negativen elektrostatischen Ladung der Teilchen abhängig. Sie kann durch Zugabe von Kolloiden (z.B. Gummiarabicum) erhöht werden, wodurch auch die Viskosität zunimmt. Dimethylpolysiloxan im Kontrastmittel verhindert artefaktbildende Luftblasen, Geschmackskorrigentien erleichtern dem Patienten die Einnahme.

Bariumsulfat adsorbiert Luft, Wasser und Salze auf der Partikeloberfläche, dadurch verschlechtern sich die Fließeigenschaften der Suspension. Bei großen Bariumpartikeln (bis 40 µ) ist die Gesamtoberfläche kleiner als bei Partikeln mit geringerem Durchmesser, so daß weniger Luft, Wasser und Salze adsorbiert werden. Die Adsorption von Wasser wird auch durch oberflächlich gebundene Salze (z.B. Natriumzitrat) verhindert.

Die *modernen Kontrastmittel* haben folgende Eigenschaften: hohe Dichte („high density"), d.h. einen hohen Anteil von Bariumsulfat pro Wasseranteil (z.B. 200–250% Gewicht pro Volumen, oder: 2–2,5 g Bariumsulfat pro 1 ml Wasser) bei einer Partikelgröße von 1–30 µ [17]; und eine niedrige Viskosität („low viscosity"), ausgedrückt in Centipoise (cP), die einen Wert von 100 cP nicht überschreiten sollte.

Zahlreiche In-vitro-Tests und klinisch-radiologische Prüfungen haben inzwischen die Überlegenheit der neuen Kontrastmittelgeneration bewiesen, die Areae gastricae optimal zu kontrastieren. Ein günstiges Prüfergebnis des Kontrastmittels im In-vitro-Test garantiert nicht unbedingt den Erfolg bei der Röntgenuntersuchung. Unkalkulierbare Faktoren, wie wechselnder pH-Wert sowie Menge und Zusammensetzung des Nüchternsekretes, beeinflussen die Untersuchungsqualität.

Die Beurteilung einer Kontrastmittelsuspension unterliegt den subjektiven Maßstäben des Anwenders. Europäische und japanische Autoren favorisieren bisher Kontrastmittel mittlerer Dichte und machen geltend, daß High-density-Eigenschaften wie Heterogenität und Größe der Bariumpartikel die artefaktverursachende Aggregation von Partikeln begünstigen. Die Transparenz der dosiert komprimierten Abschnitte soll beeinträchtigt sein. In der angelsächsischen Literatur [31] werden die Vorteile der verbesserten Detailerkennbarkeit des Feinreliefs hervorgehoben. HD-Zubereitungen sollen auch bei stark sekrethaltigem Magen die Darstellung von Areae gastricae verbessern.

Bariumsulfatsuspensionen dürfen bei Verdacht auf eine gastrointestinale Perforation nicht appliziert werden (Abschn. 2.2). Bei entsprechender Indikation sollte die Untersuchung mit einem wasserlöslichen Kontrastmittel (Gastrografin) erfolgen. Geringe Mengen von Bariumsulfat im Bronchialsystem werden abgehustet oder durch die spezifische Mukosa eliminiert. Patienten mit neurogenen Schluckstörungen, Erkrankungen des Larynx oder tumorbedingten ösophagotrachealen Fisteln erhalten grundsätzlich ein Bronchographikum vom Typ des Hytrast oder ein nichtionisches dimeres KM, da aspiriertes hyperosmolares Kontrastmittel ein akutes Lungenödem induzieren kann [18].

1.2.2 Gasbildner

Zur Erzeugung des Doppelkontrastes wird Luft als negatives Kontrastmittel über einen nasogastralen Katheter in den Magen insuffliert. Eine dosierte Luftgabe verhindert die komplette Beseitigung geringer Niveauunterschiede durch Überblähung der Magenwand. Für den Routinebetrieb ist die Magenintubation ungeeignet, zumal ein gasbildendes Granulat zur Verfügung steht. Diese Substanz setzt Kohlendioxyd frei, als Schaumhemmer ist Dimethylpolysiloxan zugefügt. Mit wenig Wasser nach der Bariumsulfatsuspension geschluckt, entwickelt sich ein Volumen von 250–300 ml CO_2.

1.2.3 Relaxantien

Die Hemmung der motorischen Magenaktivität soll die vorzeitige Entleerung des Kontrastmittels ins Duodenum verhindern, um eine überlagerungsfreie Darstellung von Antrum und distalem Korpus zu sichern. Die Magenperistaltik wirkt der gleichmäßigen Dehnung des Hohlorgans entgegen und beeinträchtigt die optimale Kontrastmittelverteilung auf der Oberfläche. Die dosierte Kompression, bei der durch Druck von außen Vorder- und Hinterwand des distalen Magens angenähert werden, wird ebenfalls durch eine persistierende Peristaltik behindert. Akzidentelle Breidepots in Faltentälern können als Ulkus fehlgedeutet werden. Sie werden am relaxierten Magen weniger häufig beobachtet. Bei real vorhandenen Nischen und Füllungsdefekten kann der Befund in Hypotonie leichter reproduziert werden. Wandstarre Bezirke werden infolge mangelhafter Dehnung des veränderten Areals in Hypotonie besser erkannt. Beim medikamentös relaxierten Organ spielen Bewegungsartefakte keine Rolle.

Zur Hypotonie des Magen-Darm-Traktes wird für die Doppelkontrastuntersuchung das **Anticholinergicum N-Butylscopolamin (Buscopan)** benutzt. Nach intravenöser Injektion von 20–40 mg (oft genügen 10–15 mg) tritt eine sofortige Hypotonie ein. Die Nebenwirkungen (Mundtrockenheit, Akkommodationslähmung) klingen nach i.v. Injektion rascher ab als bei der intramuskulären Applikation. Die i.v. Injektion von Buscopan sollte langsam erfolgen, da kreislauflabile Patienten beim Aufrichten des Untersuchungsgerätes mit orthostatischen Dysregulationen und Tachykardien reagieren können. Buscopan ist kontraindiziert bei Glaukom und dekompensierter Herzinsuffizienz.

Als Alternative zum N-Butylscopolamin und mit ähnlich motorikhemmender Wirkung wird 0,1 bis 0,25 mg **Glukagon** intravenös injiziert, das jedoch nach unseren Erfahrungen deutlich weniger relaxierende Wirkung als Buscopan hat. Über 6–10 min sind der untere Ösophagussphinkter, Magen und Duodenum sowie die Gallenwege ausreichend relaxiert. Der Diabetes mellitus ist keine Glukagon-Kontraindikation. Nicht angezeigt ist das Medikament bei Phäochromozytom und Insulinom.

Um die Kontrastmittelhaftung im Magen zu verbessern, wurden verschiedene Maßnahmen (Sekretabsaugung) und peristaltikfördernde Medikamente (Metoclopramid) vorgeschlagen; H_2-Rezeptor-Antagonisten sollen einen verbesserten Wandbeschlag durch Reduktion des Nüchternsekrets bewirken. Da diese Versuche ohne überzeugenden Erfolg blieben, begnügen wir uns mit Nahrungskarenz und Nikotinverbot am Untersuchungstag; die letzte Mahlzeit sollte nicht nach 18.00 Uhr am Tag vor der Untersuchung eingenommen werden.

1.2.4 Röntgentechnik

Die Magen-Darm-Diagnostik ist an kippbare Geräte gebunden. Die Relaxantien- und Kontrastmittelapplikation, die Rotation des Patienten und seine Lagerung in der Aufnahmeposition, die Kompression, der Kassettenwechsel sowie die Bewegung des Untersuchungsgerätes von der Vertikalen bis zur 30°-Kippung müssen einfach und schnell zu realisieren sein. Alle für die Untersuchung notwendigen Substanzen sollen in Reichweite des Untersuchers vorbereitet sein. Empfehlenswert ist ein bleiausgeschlagener Kassettenwagen im Aufnahmeraum, der einen Vorrat von Kassetten verschiedener Formate enthält. Die Verwendung der 100-mm-Indirekttechnik mit 1–6 Bildern pro Sekunde hat Vorteile: der zeitraubende Kassettenwechsel entfällt, die Archivierung erfolgt platzsparend, kleine Filme sind kostengünstiger als große Formate, Funktionsstudien sind möglich. Moderne Geräte erlauben die Anfertigung der gesamten Aufnahme-Serie unter durchleuchtungsgezielten Bedingungen, während früher auch Übertischrasteraufnahmen angefertigt wurden.

Die Expositionszeit beträgt bei Normalgewichtigen (Objektdicke 20–25 cm in der pa- oder ap-Projektion) ca. 0,06 sec bei einer Röhrenspannung von 90–130 kV. Durch die Verwendung von SE-(Seltene Erden-)Verstärkerfolien und damit kurzer Belichtungszeit reduziert sich die Dosisbelastung, daneben wird auch die Bewegungsunschärfe vermindert. Die Reduktion des (kontrastmindernden) Streustrahlenanteils wird erreicht durch Einblendung auf ein kleines Feld und die Verkleinerung des durchstrahlten Volumens durch dosierte Kompression. Eine weitere Dosisreduktion ist durch Verwendung des 8:1-Rasters (anstelle 12:1) zu erzielen, wenn auf großformatige Übersichten im Durchleuchtungsgerät verzichtet wird.

Der Geübte wird bei Einhaltung des Standardprogrammes (vgl. Abschn. 1.3) eine Durchleuchtungszeit von 3–5 min nicht überschreiten. Es sollte der Grundsatz beachtet werden, daß die Durchleuchtung lediglich dazu dient, den Patienten in die gewünschte Aufnahmeposition zu bringen. Keinesfalls darf das Durchleuchtungsmonitorbild allein zur Diagnosestellung herangezogen werden. Bei guter Feldeinblendung und bei Einhaltung der genannten Durchleuchtungszeit, die zu protokollieren der Gesetzgeber vorschreibt (§ 29 Abs. 2 der Röntgenverordnung), beträgt die gonadale Strahlenbelastung beim Mann 0,02–0,03 mGy und bei der Frau 0,01–0,31 mGy [6]. Für Institutionen mit Schwerpunkten in Forschung und Lehre, jedoch auch für Ärzte in der Weiterbildung, haben sich Bandspeichergeräte gut bewährt, die sowohl zur Ausbildung als auch zu Funktionsstudien dienen.

1.3 Standardisierte Untersuchungstechnik

Der beschriebene Untersuchungsgang umfaßt den Routineablauf bei nicht operierten Patienten mit vermuteten Erkrankungen des oberen Gastrointestinaltraktes. Der Magenuntersuchung sollte eine orientierende Thorax- und Abdomendurchleuchtung vorangehen. Ösophagus, Magen und Duodenum bis zum Treitzschen Ligament werden dargestellt. Ein Abweichen von diesem Standardprogramm kann, z.B. beim Auffinden makroskopischer Veränderungen unter Durchleuchtung, jederzeit erfolgen und durch patientenbedingte Gegebenheiten (schlechter Allgemeinzustand) erforderlich sein. Im Grundsatz folgen wir den inzwischen etablierten Empfehlungen anderer Autoren [10, 16, 67]. Ein Abweichen von dem in der Tabelle 2 dargestellten Vorgehen ist insofern möglich, als bei guter Darstellungsqualität und ausreichender Erfahrung bei *fehlenden* pathologischen Befunden auf die Einhaltung eines starren Schemas verzichtet werden kann.

1.3.1 Vorderwand (VW) im Monokontrast

Die überlagerungsfreie Vorderwanddarstellung erfolgt nach i.v. Injektion von 20–40 mg Buscopan (wahlweise 0,2–0,5 mg Glukagon) und Einnahme einer geringen Kontrastmittelmenge. Beim Schlucken wird der Patient durch Drehung über die linke Seite in Horizontal- und Bauchlage gebracht, so daß ein

Tabelle 2. Standardisierte Magenuntersuchung

	Dargestellte Region	Patienten-position	Tisch-position	Atemphase	Filmformat	Text-referenz
1. Aufnahme	Vorderwand	Bauchlage	horizontal	Exspiration	18/24 hoch/quer	1.3.1 [a]
2. Aufnahme	HW von Antrum und dist. Korpus	1. schräger $\varnothing$	−15° gekippt	Exspiration	24/30 hoch	1.3.2 [a]
3. Aufnahme	HW von Antrum und dist. Korpus; Angulus filmparallel	Rückenlage	−15° gekippt	Exspiration	24/30 hoch	1.3.2
4. Aufnahme	HW proximales Korpusdrittel, kleine Kurvatur en face	2. schräger $\varnothing$ („Schatzki"-Position)	45° auf-gerichtet	Exspiration	18/24 quer	1.3.2
5. Aufnahme	Fundus und Kardia	1. schräger $\varnothing$	vertikal	Exspiration	18/24 hoch	1.3.3
6. Aufnahme	proximaler und distaler Ösophagus. Kardia	2. schräger $\varnothing$	vertikal	Inspiration	24/30 hoch 2geteilt	1.3.4
7. Aufnahme	Hiatus ösophagei	2. schräger $\varnothing$	−15° gekippt	In- und Exspiration	18/24 quer 2geteilt	1.3.5
8. Aufnahme	Duodenum	1. schräger $\varnothing$	horizontal	Inspiration	18/24 quer 2geteilt	1.3.6
9. Aufnahme	Bulbus, Antrum, Angulus, distaler Korpus	1. schräger $\varnothing$ 2. schräger $\varnothing$	vertikal	Exspiration	24/30 quer 4geteilt, Tubus	1.3.7

[a] Die ersten zwei Aufnahmen sind nicht obligat. Für die Mehrzahl der Aufnahmen kann strahlensparend die 100-mm-Kamera eingesetzt werden.

Monokontrastbild des Faltenreliefs der Vorderwand entsteht (Abb. 3). Durch Unterpolstern mit Bocollo-Kissen wird die Kontrastmittelverteilung auf der Vorderwand erleichtert. Der Wert der Vorderwand-aufnahmen wurde wiederholt in Frage gestellt [23]. Japanische Studien über die Verteilung des Frühkarzinoms haben jedoch gezeigt, daß maligne Läsionen annähernd gleich häufig an der Vorder- und Hinterwand des Magens lokalisiert sind. Komplette Erosionen (vgl. Abschn. 2.1) haben ein ähnliches Verteilungsmuster. Auf die nicht obligate isolierte Vorderwanddarstellung kann bei guter Kompressibilität des distalen Magens und bei Geräten mit der Möglichkeit des horizontalen Strahlenganges nach unseren Erfahrungen verzichtet werden.

1.3.2 Hinterwand (HW) im Doppelkontrast

Der Patient trinkt ca. 100 ml einer HD-Kontrastmittelsuspension. Das gasbildende Granulat wird mit ca. 20 ccm Wasser unmittelbar anschließend verabreicht. Bei **horizontaler** Tischposition erfolgt die Drehung des Patienten zunächst in den zweiten schrägen Durchmesser (rechte Schräglage: das Kontrastmittel fließt pyloruswärts), sodann in den ersten schrägen Durchmesser (linke Schräglage: das Kontrastmittel fließt funduswärts). Nach Senkung des Untersuchungsgerätes in −15°-Kippung wird der Patient in

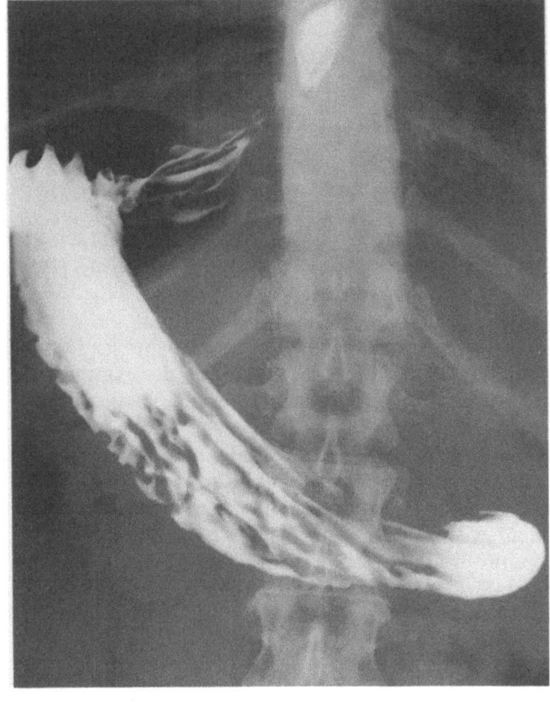

Abb. 3. Magenvorderwand in Bauchlage

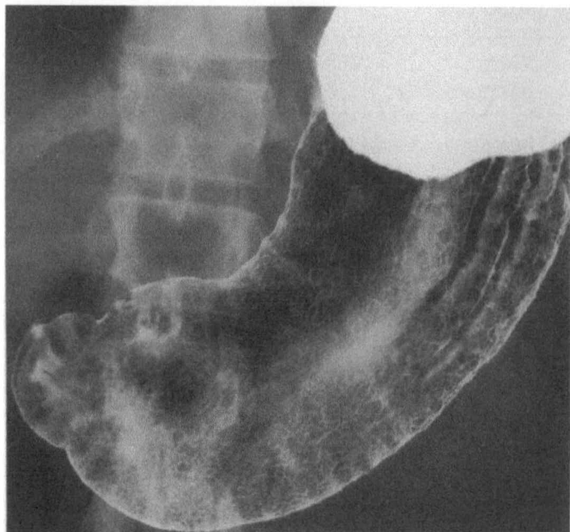

Abb. 4. Magenhinterwand im Doppelkontrast

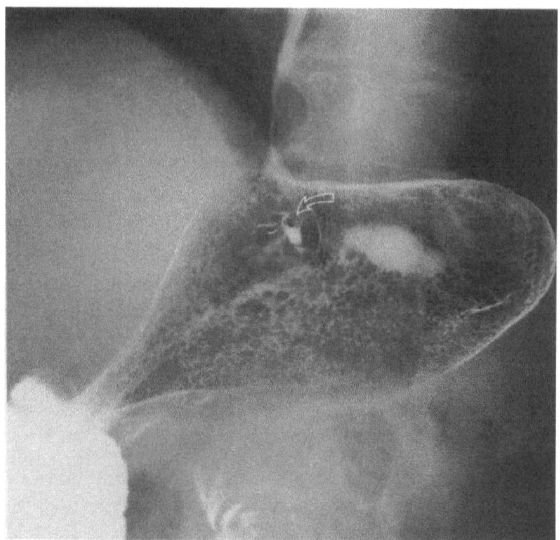

Abb. 5. Magenfundus im Doppelkontrast mit Kardia (*Pfeil*)

die zweite Aufnahmeposition (erster schräger Durchmesser) gebracht. Dargestellt wird die Hinterwand der distalen Magenabschnitte bis zum mittleren Korpusdrittel (Abb. 4). Die große und kleine Kurvatur des Magenkorpus werden filmparallel im Profil getroffen. Zur dritten Aufnahme wird die −15°-Kippung des Tisches beibehalten, der Patient liegt auf dem Rücken. Der Angulus ventriculi ist filmparallel freiprojiziert, die Hinterwand des Antrum sowie das distale Corpus ventriculi präsentieren sich en face, die Kurvaturen im Profil.

Für die vierte Aufnahmeposition (Schatzki-Position [56]) wird das Untersuchungsgerät in 45°-Stellung aufgerichtet. Der Untersucher teilt den Kontrastmittelpool in ein orales und ein aborales Depot,

indem er den Patienten in den zweiten schrägen Durchmesser bringt (rechte Schräglage: das Kontrastmittel fließt pyloruswärts). Dargestellt wird die Hinterwand des proximalen Korpusdrittels mit Kardia und die Kurvaturen en face.

1.3.3 Kardia und Fundus im Doppelkontrast

Die fünfte Aufnahme erfolgt, nachdem der Patient durch vollständiges Aufrichten des Tisches in die Vertikale gebracht wurde. Das Kontrastmittel füllt die distalen Magenabschnitte prall, Kohlendioxyd ist in den Fundus gestiegen. Der Patient wird gering in den ersten schrägen Durchmesser gedreht, so daß der distale Ösophagus mit Kardia und kleiner Kurvatur links der Wirbelsäule verläuft. Es stellen sich der Magenfundus mit dem distalen Ösophagus, die Kardia und die proximale kleine Kurvatur en face dar (Abb. 5).

1.3.4 Ösophagus und Kardia im Doppelkontrast

Der Patient wird aufgefordert, zur sechsten Aufnahme den im Becher verbliebenen Kontrastmittelrest in den Mund zu nehmen und bis zum Schluckkommando durch die Nase zu atmen. Nach Drehung in den zweiten schrägen Durchmesser (Ösophagus rechts der Wirbelsäule) schluckt der Patient das Kontrastmittel möglichst als Bolus. Die *Inspiration* bewirkt ein Tiefertreten des Zwerchfells, wodurch der Ösophagus zwischen seinen Fixpunkten Hypopharynx und Kardia ausgespannt und sein Lumen geöffnet wird. Die Exposition des Filmes muß rasch, d.h. ohne lange Durchleuchtungskontrollen erfolgen, da nach Passage des Kontrastmittelbolus der Ösophagus kollabiert und keine Doppelkontrastdarstellung erzielt wird. Dargestellt wird der proximale und distale Ösophagus mit Kardia im Doppelkontrast und die proximale große Kurvatur en face.

1.3.5 Prüfung der Hiatusfunktion

Der Patient nimmt einen Kontrastmittelschluck, bleibt in rechter Seitenlage oder Bauchlage und schluckt nach Aufforderung, zuvor wurde der Tisch in 15°-Kopftieflage gebracht. Durch In- und Exspiration sowie durch Valsalva-Manöver verändert sich der abdominelle bzw. der thorakale Druck und es gelingt, eine Hiatushernie oder einen gastroösophagealen Reflux nachzuweisen. Mit der siebenten Aufnahme werden der distale Ösophagus sowie die Funktionstüchtigkeit des unteren Ösophagussphinkters untersucht.

1.3.6 Hypotone Duodenographie

Nach mehrfachem Drehen des Patienten in die rechte
Seitenlage hat das Kontrastmittel in der Regel den
Pylorus passiert und ist in das Duodenum übergetre-
ten, die Buscopanwirkung klingt ab. Aus der Rechtsseitenlage zur Prüfung der Hiatusfunktion wird der
Patient zurück auf den Rücken und in die linke
Schrägposition gebracht. Der im Magen verbliebene
Kontrastmittelpool fließt in den Fundus, im Duodenum erreicht das Kontrastmittel die Pars ascendens
duodeni. Bei tiefer Inspiration gelangt das Gas aus
dem Antrum in das Duodenum und erlaubt eine
Beurteilung des Zwölffingerdarms im Doppelkontrast. Die Papilla Vateri stellt sich auf der achten Aufnahme en face dar (Abb. 6).

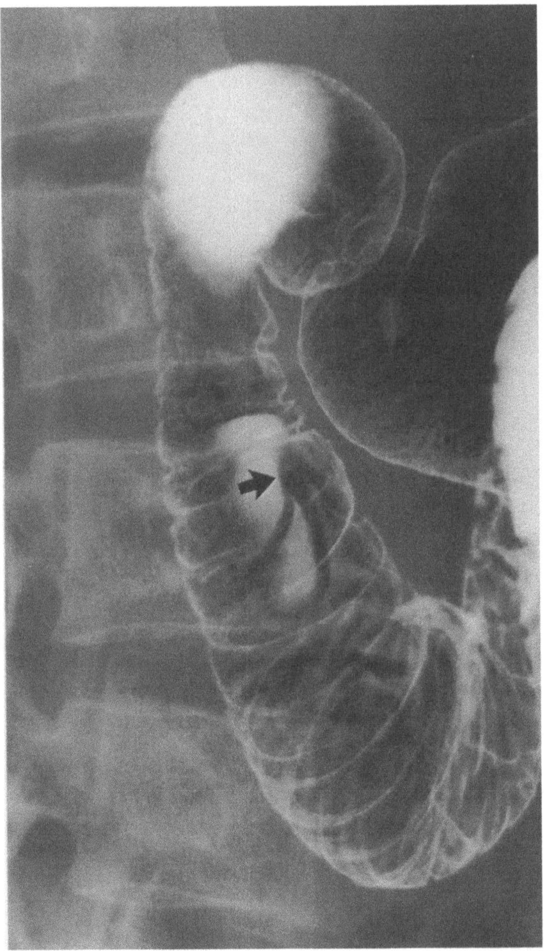

Abb. 6. Duodenum im Doppelkontrast mit Papille (*Pfeil*)

1.3.7 Dosierte Kompression

Der Untersuchung des distalen Magens in dosierter
Kompression kommt besondere Bedeutung zu, da infolge ungenügender Kontrastmittelbenetzung der
Vorderwand diese auf Doppelkontrastaufnahmen
meist unzureichend diagnostizierbar ist; gleiches gilt
für den Bulbus duodeni.

Der Patient wird in die Vertikale aufgerichtet, um
eine Prallfüllung von Antrum, Angulusregion und distalem Korpus zu erzielen. Unter Verwendung eines
Tubus werden die der dosierten Kompression zugänglichen distalen Magenpartien untersucht und auf Zielaufnahmen dokumentiert (Abb. 7). Bei Drehung in
den ersten schrägen Durchmesser wird die Vorder-
und Hinterwand des Bulbus duodeni und das Antrum
abgebildet. Die Angulusregion wird filmparallel, das
distale Korpusdrittel im zweiten schrägen Durchmesser gegen die Wirbelsäule komprimiert.

Beim quergelagerten Magen, Adipositas, nach
dorsal gerichtetem Bulbus oder stumpfem Rippen-
winkel ist die dosierte Kompression erschwert. Durch
Umlagerung des Patienten und unter Ausnutzung der
Atemexkursionen kann dann eine konventionelle
Schleimhautdarstellung „in fließender Schicht" erarbeitet werden. Sie ist in der Regel befriedigend, wenn
bei **erneuter Durchleuchtungskontrolle (second look)
20–30 min nach der Erstuntersuchung** das Kontrastmittel nach Wiedereinsetzen der Peristaltik weitgehend den Magen verlassen hat.

Die Kompression des Bulbus duodeni sowie die
Beurteilung der oberen Dünndarmschlingen ist in dieser Phase meist effizienter als zu Beginn der Untersuchung. Die Aussage dieses Untersuchungsabschnittes
wird durch das Trinken von 100–150 ml einer verdünnten Kontrastmittelsuspension verbessert, die
Kompression erleichtert. Die dosierte Kompression
ist ein integraler Bestandteil der Untersuchungstechnik unter Bevorzugung des Doppelkontrastes.

Die letzte Durchleuchtung bei aufgeblendetem
Feld gilt der Miterfassung von Veränderungen an den
Nachbarorganen (Milz, linke Kolonflexur, Pankreas,
linker Leberlappen, Gallenblase, Diaphragma), die
zu Impressionen der Magenkontur und/oder Verlagerung des Magens führen können (vgl. Abschn. 9).

1.3.8 Computertomographie (CT) bei
Magenkrankheiten

Die Computertomographie leistet einen wichtigen
Beitrag zur Erkennung *extraluminal* wachsender Tumoren in der Submukosa. Der endogastral vorgewölbte Anteil wird wie „die Spitze des Eisbergs"
durch die Doppelkontrastmethode sichtbar gemacht.
Häufig unterscheidet die CT zwischen Prozessen der
Magenwand und Veränderungen, die das Organ von
außen imprimieren, verlagern oder verformen. Die
Ermittlung von Dichtewerten vor und nach Kontrast-

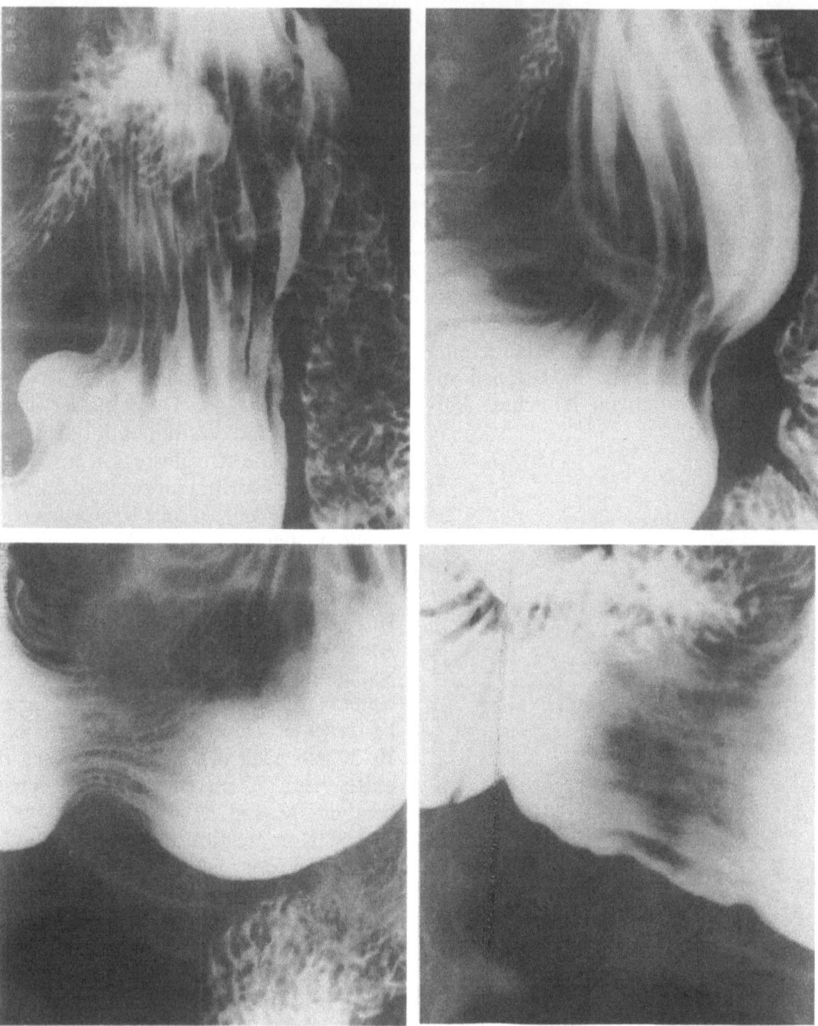

Abb. 7. Dosierte Kompression des distalen Magens

mittelgabe ist für die Gewebetypisierung wertvoll, die z.B. bei einem Lipom eine spezifische Diagnose erlaubt oder zentral nekrotische Tumoranteile nachweist. Die in der CT sichtbare Verdickung der Magenwand durch eine Lymphominfiltration muß differentialdiagnostisch vom Borrmann-IV-Karzinom unterschieden werden. Die Kombination von Doppelkontrasttechnik und CT ist für das Staging gastrointestinaler Tumoren sowie für submuköse Läsionen das z.Z. effektivste Diagnoseverfahren [45]. Die weite Verbreitung des *Ultraschalls* als Screening-Methode hat in geeigneten Fällen dazu geführt, daß dieses Verfahren Magenkrankheiten vor anderen Diagnosemodalitäten aufdeckt. Große Tumoren mit raumfordernder Wirkung (mit oder ohne Lebermetastasen) werden im Ultraschall als solide Läsionen erfaßt.

Die *Angiographie* von krankhaften Prozessen des Magens hat – im Gegensatz zu solchen des Pankreas – keine Bedeutung erlangt. Weder zur Planung des operativen Vorgehens, zur Stadieneinteilung eines Tumors noch zur Differenzierung zwischen benignem und malignem Prozeß trägt die Angiographie bei. Gelegentlich ist sie zur Lokalisation einer oberen gastrointestinalen Blutung angezeigt.

Auf die Bedeutung der Endoskopie mit Biopsie wird gesondert hingewiesen (Abschn. 11).

1.4 Grundsätze der Befundinterpretation

Das Doppelkontrastbild der Innenoberfläche des Magens zeigt eine Reliefdarstellung von Niveauunterschieden, die – nach Maßgabe ihrer unterschiedlichen Kontrastmittelbenetzung – auf dem Röntgenbild mehr oder weniger strahlendurchlässig sind. Die röntgenologische Erfaßbarkeit erhabener oder versenkter

Läsionen der Magenwand ist abhängig von ihrer Benetzbarkeit mit Kontrastmittel, dessen Flußrichtung durch die Schwerkraft bestimmt wird.

Vorgewölbte Läsionen auf der bodennahen Magenwand (dependent surface) imponieren als radioluzide Füllungsdefekte, da das Kontrastmittel von ihrer Oberfläche abfließt und eine Grenze zur Umgebung bildet, die um so schärfer gezeichnet ist, je steiler sich der Füllungsdefekt aus dem Niveau der Mukosa erhebt. Die bodenferne Magenwand (non-dependent surface) ist kontrastmittelfrei und deshalb unsichtbar, sieht man von schienenartigen Kontrastmittellinien („tramlines") ab, die Bariumspuren in den Winkeln zwischen Vorderwandfalten entsprechen (Abb. 8). Füllungsdefekte auf der bodenfernen Magenwand (z.B. Vorderwandpolypen in Rückenlage), verursachen einen radioluziden Halo mit Ringschatten, dessen Begrenzung wiederum um so schärfer gezeichnet ist, je abrupter die Mukosa sich vorwölbt.

Mukosadefekte, die im Röntgenbild eine Nische verursachen, geben sich als scharf konturierte Kontrastmitteldepots zu erkennen, die auch nach mehrfachem Umlagern konstant bleiben. Auf der bodennahen Magenwand gelingt ihr Nachweis in En-face-Sicht im Positivkontrast, da Barium in der versenkten Schleimhautpartie haftet. Auf der bodenfernen Magenwand ist das Kontrastmittel aus der jetzt luftgefüllten Nische herausgeflossen, der Rand bleibt benetzt und verursacht einen Ringschatten. Erhabene und versenkte Läsionen der bodenfernen Magenwand bewirken dasselbe Röntgenbild, nämlich ein strahlendurchlässiges kontrastmittelfreies Areal mit begrenzendem Ringschatten. Eine Unterscheidung zwischen Füllungsdefekt und Nische auf der bodenfernen Magenwand ist im Doppelkontrastbild also nicht möglich. Durch Umlagern des Patienten kann jedoch die zuvor bodenferne Magenwand in die bodennahe Oberfläche umgewandelt werden, so daß die korrekte Identifizierung der Läsion gelingt. Der Polyp präsentiert sich dann als radioluzider Füllungsdefekt, das Ulkus als scharf begrenzte kontrastgefüllte Nische. Für die distalen Magenpartien hilft die dosierte Kompression. Der Tubusdruck auf die vordere Bauchwand nähert Vorder- und Hinterwand des Magens, so daß erhabene Läsionen als Füllungsdefekte, versenkte Nischen als konstante Breidepots im Kontrastpool erscheinen.

Sind in einer Mukosaläsion die beiden Röntgensymptome *„Füllungsdefekt" und „Nische"* simultan repräsentiert (z.B. ulzerierter Polyp), entsteht auf der bodennahen Magenwand ein scharf begrenzter radioluzider Füllungsdefekt mit zentralem Breifleck. Das Kontrastmittel ist unter Hinterlassung einer kleinen Bariumansammlung im Ulkus von der polypösen Erhabenheit abgeflossen, so daß eine „Zielscheibenläsion" („target lesion") resultiert.

1.5 Diagnostische Irrtumsmöglichkeiten

Wird eine Läsion im Doppelkontrast- und Kompressionsbild en face und in Profilsicht reproduziert, so gilt sie als real vorhanden und kann den Interpretationsprinzipien der Doppelkontrasttechnik unterworfen werden.

Die *ungenügende Dehnung* des Magens nach Kohlendioxydentwicklung (großes Magenvolumen, ineffektive Wirkung des Gasbildners), besonders bei der zweiten und dritten Aufnahme (vgl. Tabelle 2), hat den Kollaps des Magenabschnittes zur Folge, es kommt zur Ausbildung einer Kontaktfläche von Vorder- und Hinterwand. So entsteht ein Areal mit schar-

Abb. 8. Magenmitte im Doppelkontrast: Hinterwandfalten als longitudinale radioluzide Füllungsdefekte, Vorderwandfalten zwischen scharfen Bariumlinien („Tram lines")

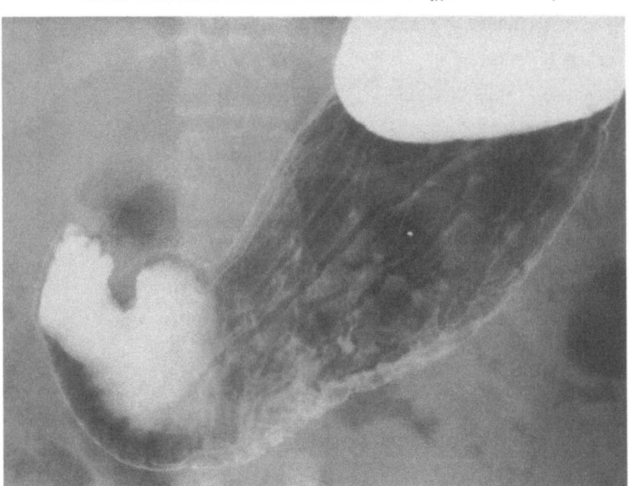

Abb. 9. „Kissing artefact" durch Berührung von majorseitiger Vorder- und Hinterwand

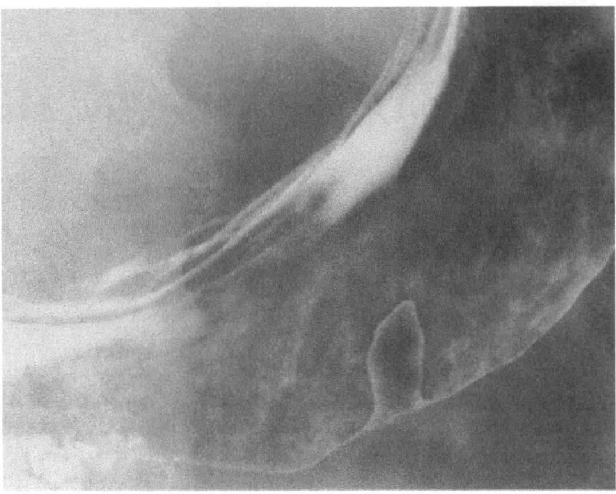

fen Konturen (Abb. 9), das mit einer polypösen oder ulzerösen Läsion verwechselt werden kann („kissing artifact"). Verschwindet das Phänomen nach nochmaliger Granulatgabe oder Umlagerung nicht, ist eine retrogastrale Raumforderung (z.B. pankreatische Pseudozyste) zu vermuten.

Finden sich *Speisereste* im Magen, vermischen sich diese mit Kontrastmittel. Das Kontrastmittel desintegriert, das Schleimhautbild ähnelt dem bei „ulzerösen" oder „polypösen" Veränderungen [20].

Bei der *Präzipitation* von Bariumpartikeln entwickeln sich Kontrastmittelaggregate auf der Schleimhaut, die von flachen Ulzerationen oder inkompletten Erosionen kaum zu unterscheiden sind. Unvollständig gelöstes Granulat und Luftblasen simulieren polypöse Erhabenheiten (Abb. 10).

Akzidentelle Breidepots in Faltentälern auf der bodennahen Oberfläche und Kontrastmitteltropfen auf polypösen Läsionen der bodenfernen Magenwand (Stalaktitenphänomen [49]) können Ulkusnischen vortäuschen (vgl. Abb. 38b), sind jedoch an ihrer Inkonstanz sowie an ihren unscharfen Außenkonturen als Artefakte zu identifizieren. *Extragastrale Strukturen* (Wirbelsäule, verkalkte Lymphknoten, kontrastmittelhaltige Kolondivertikel, Verkalkungen des biliären oder uropoetischen Systems) müssen durch rotierende Durchleuchtung von Läsionen unterschieden werden, die dem Magen zuzuordnen sind.

2 Magenentzündung peptischer Genese

Die gute Detailerkennbarkeit der Magenmukosa im Doppelkontrastbild verleitet zu dem Versuch, bestimmte Oberflächenmuster, die nach Größe, Prominenz und Regelmäßigkeit den Ariae gastricae entsprechen, den pathologisch-anatomisch definierten For-

men der chronischen Gastritis zuzuordnen. Da jedoch die Korrelation zwischen dem radiologischen Bild und der bioptisch-histologischen Diagnose einer Gastritis umstritten ist [29], dient die Darstellung von Areae gastricae heute hauptsächlich als Indiz für eine technisch gute Untersuchung.

2.1 Erosionen

Magenerosionen sind oberflächliche Mukosadefekte, meist peptischer Genese, die die Muscularis mucosae nicht überschreiten und häufig hintereinandergereiht auf dem Hochrelief angeordnet sind. Die Heilung erfolgt ohne Narbe als epitheliale Regeneration. Nach Pathogenese, Makroskopie, Histologie und Prognose werden zwei Formen unterschieden: **inkomplette (akute) und komplette (chronische) Erosionen** [28] (Tabelle 3). Die Häufigkeitsangaben im radiologischen Schrifttum schwanken zwischen 5 und 26% [9, 33].

Eine Imbalance zwischen protektiven (u.a. Schleim, Neuramidasegehalt) und aggressiven (Säure, Pharmaka, Gallensäuren, Durchblutungsstörungen) Faktoren wird als ätiopathogenetischer Mechanismus der Erosionen postuliert. Saure Stoffwechselmetabolite steigern die Kapillarpermeabilität in der Drüsenhalsregion, es entwickelt sich eine geringe Mukosablutung. Schwere Systemerkrankungen wie großflächige Verbrennungen, Polytrauma, Urämie, Leberzirrhose mit portaler Hypertension sowie Streßreaktionen begünstigen – auf dem Boden einer Ischämie mit

Tabelle 3. Magenerosionen

	Inkomplett	Komplett
Genese	Streß, Alkohol, Leberzirrhose, Polytrauma, Medikamente	Peptisch, selten: Virus, Vaskulitis, Moniliasis, Lues, Tbc, Morbus Crohn
Verlauf	Akut	Chronisch
Diagnose	Endoskopisch	Radiologisch/endoskopisch-bioptisch
Lokalisation	Corpus ventriculi	Antrum ventriculi, selten: Corpus und Fundus ventriculi
Histologie	Hämorrhagischer intramuköser Defekt, kleiner als 5 mm $\varnothing$	Foveoläre Pseudohyperplasie + epithelialer erosiver Defekt 5–12 mm $\varnothing$
Komplikationen	Hämorrhagie, akute Ulzera	Blutung sehr selten, Entwicklung zum Ulkus unbewiesen
Differentialdiagnose	KM-bedingter Artefakt	Granulomat. Gastritis, Morbus Crohn, Tbc, Lues, Sarkoidose, Metastasen, Lymphosarkom

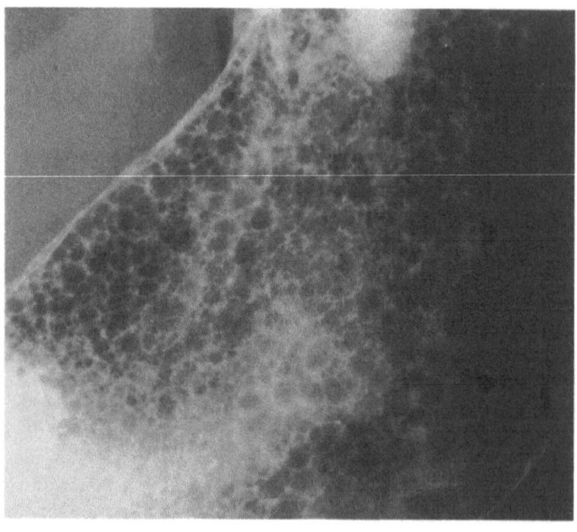

Abb. 10. Pseudorelief („Polypose") durch Luftblasen

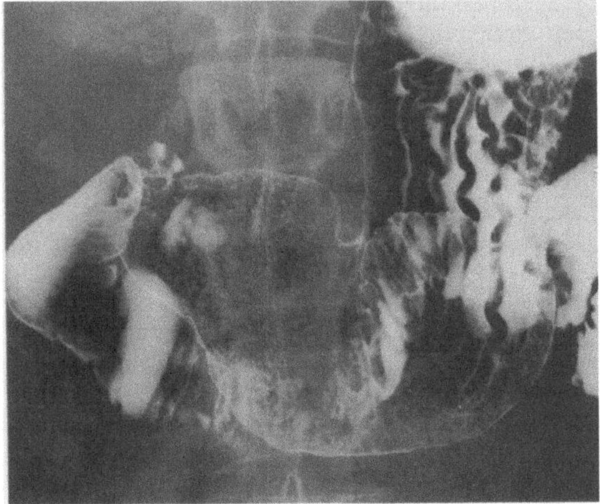

Abb. 11. Komplette Erosionen auf der Antrumhinterwand bei entzündlichen Residuen in der pyloro-antralen Region

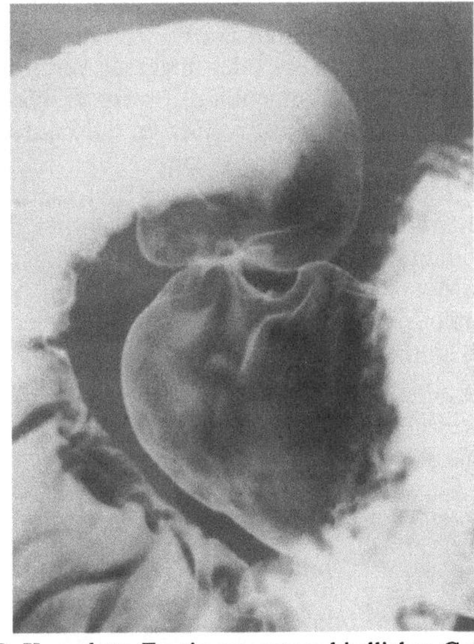

Abb. 13. Komplette Erosionen unterschiedlicher Größe auf der Antrumhinterwand

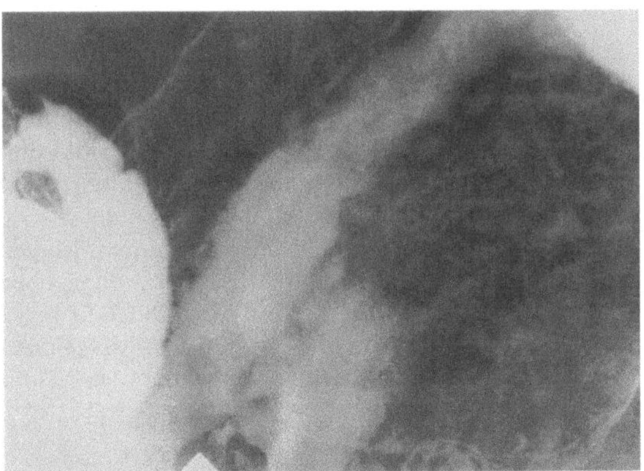

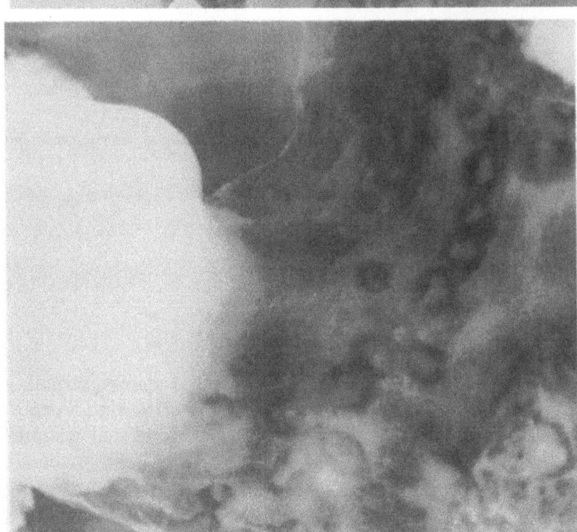

Abb. 12. Lineare Anordnung von kompletten Erosionen auf Faltenkämmen

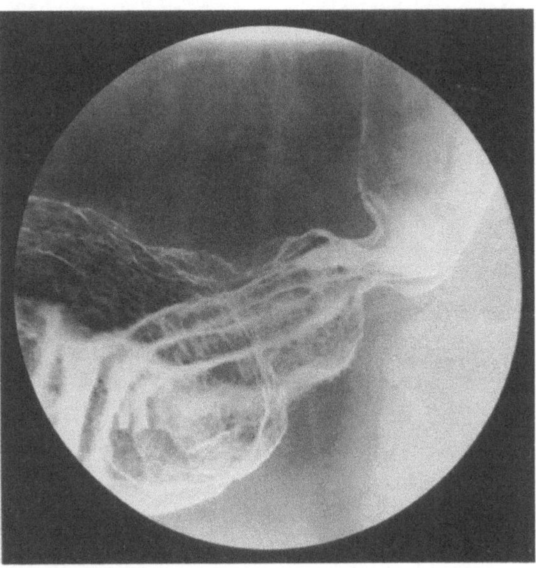

Abb. 14. Komplette Erosionen in einer Hiatushernie

konsekutiver Zerstörung der Schleimhautbarriere – die Entstehung akuter Erosionen ebenso wie exogene Faktoren, z.B. Azetylsalizylsäure, Antirheumatika, Kortikosteroide, Reserpin, Antikoagulantien und Alkohol.

Patienten mit inkompletten (akuten) Erosionen zeigen häufig klinische Symptome einer akuten gastrointestinalen Blutung.

Komplette Erosionen verursachen i. allg. uncharakteristische Beschwerden. Sie finden sich als Zufallsbefund und können als chronische Erosionen über Monate und Jahre persistieren. Gelegentlich werden sie als „Satelliten-Erosionen" in der Nachbarschaft benigner Ulzera oder maligner Veränderungen angetroffen. Die Zangenbiopsie wird empfohlen, da sie auch als Manifestation einer granulomatösen Magenerkrankung (Morbus Crohn, Lues, Sarkoidose, Tuberkulose) oder einer malignen Systemerkrankung auftreten können. Die Biopsie dient ferner der differentialdiagnostischen Abgrenzung gegenüber submukösen Metastasen eines Mammakarzinoms oder eines malignen Melanoms, die jedoch meist größer als Erosionen sind.

Die histologischen Merkmale einer kompletten Erosion sind die zentrale fibrinoide Nekrose und eine

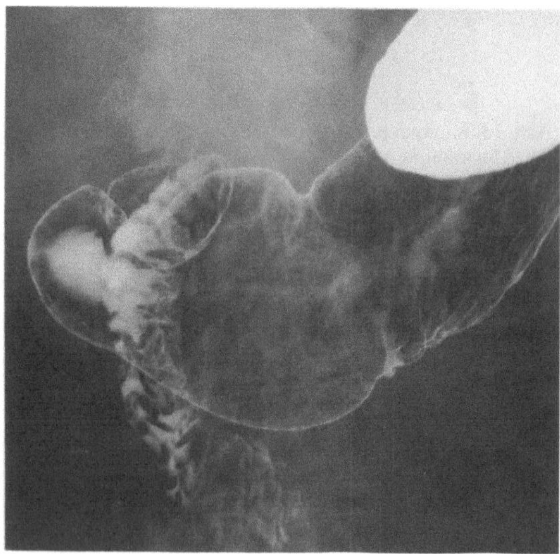

Abb. 15. Majorseitiges Angulusgeschwür mit Einziehung der Magenwand

umgebende ringförmige foveoläre Pseudohyperplasie mit kollateralem Ödem. Die *inkomplette* Erosion zeigt einen Epitheldefekt im Schleimhautniveau ohne Pseudohyperplasie.

Komplette Erosionen finden sich vorwiegend im Antrum (Abb. 11–13), aber auch im proximalen Magen (Abb. 14). Sie zeigen röntgenologisch den typisch „varioliformen" Aspekt einer 2–5 mm großen Erhebung mit zentralem Breidepot, die dem kleinen, runden Schwellungshof sowie der zentralen fibrinoiden Nekrose entspricht. Sind die zentralen Ulzerationen durch Blutkoagel ausgefüllt, entgehen sie dem röntgenologischen Nachweis. Die lineare Anordnung auf Faltenkämmen ist typisch (Abb. 12). Wegen ihrer bevorzugten Lokalisation im Antrum sind komplette Erosionen der Kompression gut zugänglich. Inkomplette Erosionen sind häufig röntgenologisch nicht faßbar, da der oberflächliche Mukosadefekt in Flächen- und Tiefenausdehnung einen zu geringen Niveauunterschied verursacht und infolge des fehlenden Schwellungshofes das charakteristische Röntgensymptom des radioluziden Füllungsdefektes mit zentralem Kontrastfleck nicht zu erwarten ist.

2.2 Ulzera

Das Ulcus pepticum ventriculi zählt zu den häufigsten chronischen Erkrankungen. Seine sozioökonomische Bedeutung wird durch die folgenden epidemiologischen Daten verdeutlicht: Im Laufe des Lebens erkrankt jeder zehnte Mensch an einem Magengeschwür. Die Inzidenz wird mit 0,3% angegeben, die Prävalenz soll 5% pro Population und Jahr betragen [60]. Männer erkranken häufiger als Frauen (4:1), dieser Unterschied verschwindet nach der Menopause.

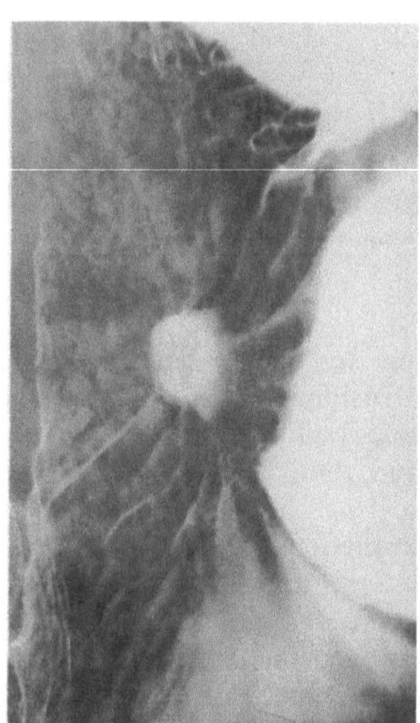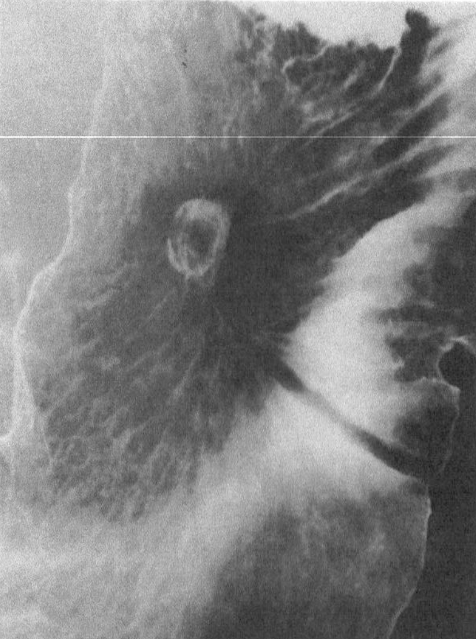

Abb. 16a, b. Ulcus pepticum ventriculi an der Hinterwand des proximalen Korpusdrittels: Glatter Ulkusrand und -grund; regelmäßige, bis an die Nische reichende Falten. **a** Kontrastgefüllte Nische mit Umgebung im Doppelkontrast. **b** Nische im Doppelkontrast mit konzentrischem Doppelring (Ulkuseingang und -grund in Aufsicht)

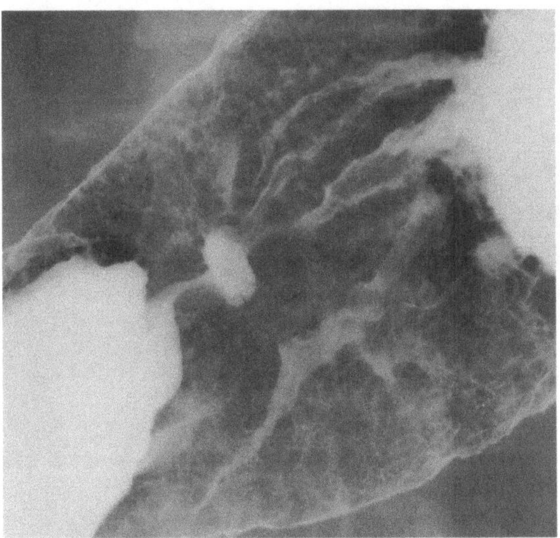

Abb. 17. Ovales Geschwür in der Heilungsphase

Das akute Ulkus. Akute Ulzera sind mukosaüberschreitende epitheliale Defekte mit einer (meist gering ausgeprägten) entzündlichen Begleitreaktion. Der scharf begrenzte, aber unregelmäßig konturierte Ulkusrand ist infolge geringer ödematöser Schwellung und entzündlicher Infiltration wenig prominent, eine fibrotische Reaktion (Faltenkonvergenz) fehlt. Akute Ulzera bevorzugen den distalen Magen. Sie sind zirkulär oder symmetrisch angeordnet und können große Flächen einnehmen. Die Verteilung akuter Magengeschwüre gleicht der von Erosionen, aus denen sie häufig hervorgehen. Das akute Ulkus verheilt mit oder ohne Narbe und neigt zu Rezidiven. Die häufigste Komplikation ist die Blutung.

Röntgenologisch kann eine flache Ulkusnische in Profilsicht infolge der geringen Tiefenausdehnung (Submukosa wird nicht überschritten) nicht darzustellen sein. En face zeigt der „eingesenkte" Defekt einen homogenen Kontrastmittelbeschlag ohne Feinreliefstrukturen. Konvergierende Falten bestehen nicht.

Das chronische Ulkus. Das chronische Ulcus ventriculi kann alle Wandschichten des Magens erfassen. Es ist meist solitär, im Durchmesser meist kleiner als 2 cm, rund oder oval mit glattem Rand. Die Ätiopathogenese des Ulkus ähnelt der der Erosionen. Bekannte ulzerogene Faktoren sind hyperazider Magensaft, Pepsin, Gallensäure und Zirkulationsstörungen der Magenmukosa. Das klassische Symptom des chronischen Magengeschwürs ist der postprandiale epigastrale Schmerz.

2.2.1 Lokalisation

Magengeschwüre finden sich überwiegend im Bereich der Übergangszone zwischen Antrum- und Korpusschleimhaut, minorseitig an der Hinterwand [19]. Mit zunehmendem Alter werden Ulzera auch an der großen Kurvatur des Magens angetroffen (Abb. 15). Eine lokale Mukosaschädigung durch Medikamente (z.B. Analgetika) wird für die Entstehung von Ulzera an der großen Kurvatur diskutiert. Diese Lokalisation sollte nicht a priori einen Malignitätsverdacht implizieren, es sei denn, das Ulkus wird majorseitig im proximalen Magen gefunden. Fundus und Vorderwand sind seltene Ulkuslokalisationen.

2.2.2 Form und Größe

Das scharf, aber meist bizarr konfigurierte flache akute Ulkus kann einen Durchmesser bis zu 15 cm aufweisen und das Antrum zirkulär umfassen.

Das chronische Ulkus ist anfangs rund (Abb. 16a, b), in der Heilungsphase oval (Abb. 17), halbmondförmig, serpiginös oder linear konfiguriert. Im Profil (Abb. 18, 19) erscheinen tiefe Ulkusnischen und heilende Ulzera eher gezackt. Zwei Drittel aller chronischen Ulzera sind kleiner als 2 cm im Durchmesser, jedoch werden Riesengeschwüre bis 5 cm Größe beobachtet. Ulkusgröße, Alter und Geschlecht des Patienten erlauben keinen Rückschluß auf die Dignität der Läsion.

2.2.3 Umgebung

Das Feinrelief der Magenmukosa in der Umgebung akuter Ulzera zeigt keine Veränderung gegenüber der gesunden Schleimhaut, sieht man von einem unterschiedlich ausgeprägten ödematösen Schwellungshof ab. Die Areae gastricae in der Umgebung eines chronischen Ulkus sind entweder irregulär und prominent oder entsprechen der Norm. Noch im floriden Stadium erkennt man in der Aufsicht konvergierende, längliche, radioluzide Füllungsdefekte, die symmetrisch um das Ulkus gruppiert sind und in der Heilungsphase zunächst prominenter werden. Die Falten zeigen sich uniform konfiguriert, gegeneinander abgesetzt, verjüngen sich gleichmäßig zur peptischen Läsion hin und reichen an diese heran. Diese Morphologie kennzeichnet das *gutartige Magengeschwür*.

2.2.4 Röntgenmorphologie

Das röntgenmorphologische Äquivalent des chronischen Magengeschwürs ist die bariumgefüllte Nische mit stern- oder fächerförmig einstrahlenden Falten der Umgebung. Sie sind Ausdruck einer fibrös-entzündlichen Reaktion in der Submukosa und der Mus-

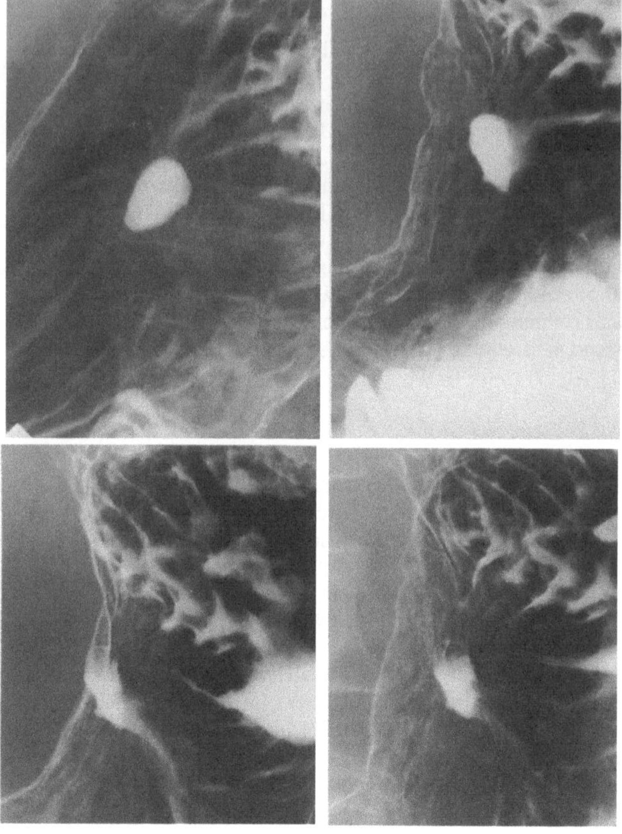

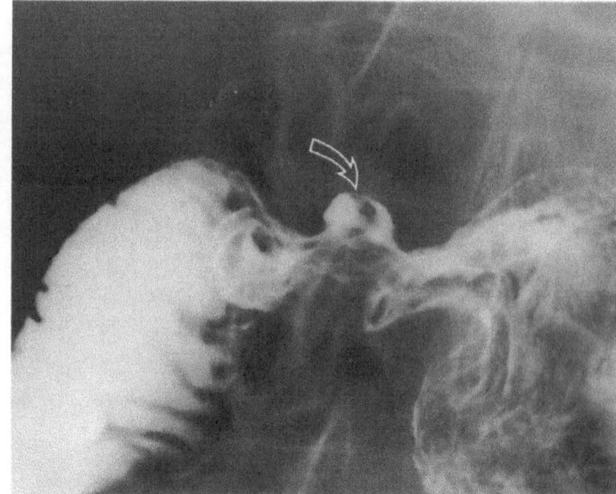

Abb. 20. Pyloro-antrales Geschwür mit Gefäßstil am Ulkusgrund (*Pfeil*)

Abb. 18. Ulkusdarstellung en face und im Profil in „Schatzki-Position" bei unterschiedlicher Drehung

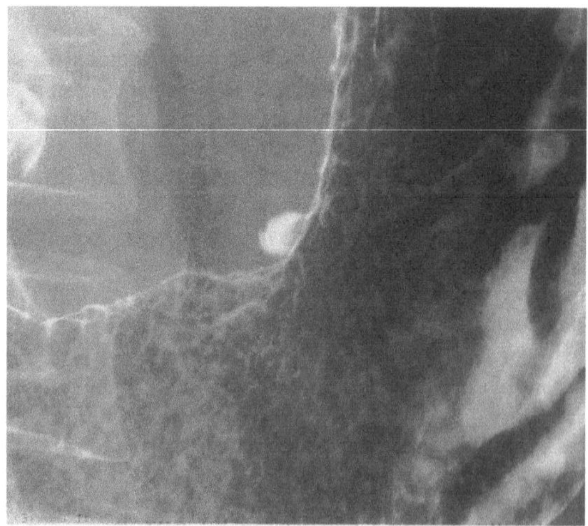

Abb. 19. Profildarstellung eines Ulcus anguli (Tiefe 8 mm)

kelschicht des Magens. Die Dokumentation der Ulkusnische sollte grundsätzlich in zwei Ebenen erfolgen, da beide Projektionen Hinweise zur Dignität der Läsion liefern. Im Profil zeigt die Ulkusnische ihre Tiefenausdehnung (Abb. 19), die nicht unbedingt einen Rückschluß auf potentielle Gefahren wie Perforation, Penetration oder Blutung zuläßt. Der Ulkusgrund ist glatt oder mit einem unregelmäßigen Füllungsdefekt versehen, der durch einen Fibrinbelag, ein Blutgerinnsel oder einen prominenten Gefäßstumpf (Abb. 20) verursacht wird. In der vertikalen Untersuchungsposition fließt bei einem großen Ulkuskrater ein Teil des Kontrastmittels aus der Nische, so daß sich eine Lufthaube über dem horizontalen Kontrastmittelspiegel einstellt (Haudek'sches Zeichen) (Abb. 21 a, b).

Infolge der geringeren Resistenz der Submukosa gegenüber peptischem Mageninhalt wird der mukosabedeckte Ulkusrand zirkulär unterminiert und die Mukosa in den Ulkuskrater eingerollt. Es entsteht im Prallfüllungs-Profilbild eine parallel zur Magenwand verlaufende Aufhellungslinie von 1 bis 2 mm Breite (Hampton-Linie [57]), die den Ulkuseingang markiert und als röntgenologisches Benignitätskriterium gilt (Abb. 22). In Aufsicht ist das chronische Ulcus ventriculi auf der bodennahen Magenoberfläche als formkonstantes, lageunveränderliches Kontrastmitteldepot von unterschiedlichem Durchmesser (1–3 cm) mit umgebender Faltenkonvergenz manifestiert. Ist das Ulkus an der bodenfernen Magenwand (z.B. Vorderwand in Rückenlage) (Abb. 23 a, b) lokalisiert, hängt seine Erkennbarkeit vom Grad der Kontrastmittelbenetzung ab. Meist haftet dann das Kontrastmittel zirkulär am Ulkusrand und bedingt einen Ringschatten, der bei engem Ulkuseingang und breitem Ulkusgrund als konzentrischer Doppelring imponieren kann.

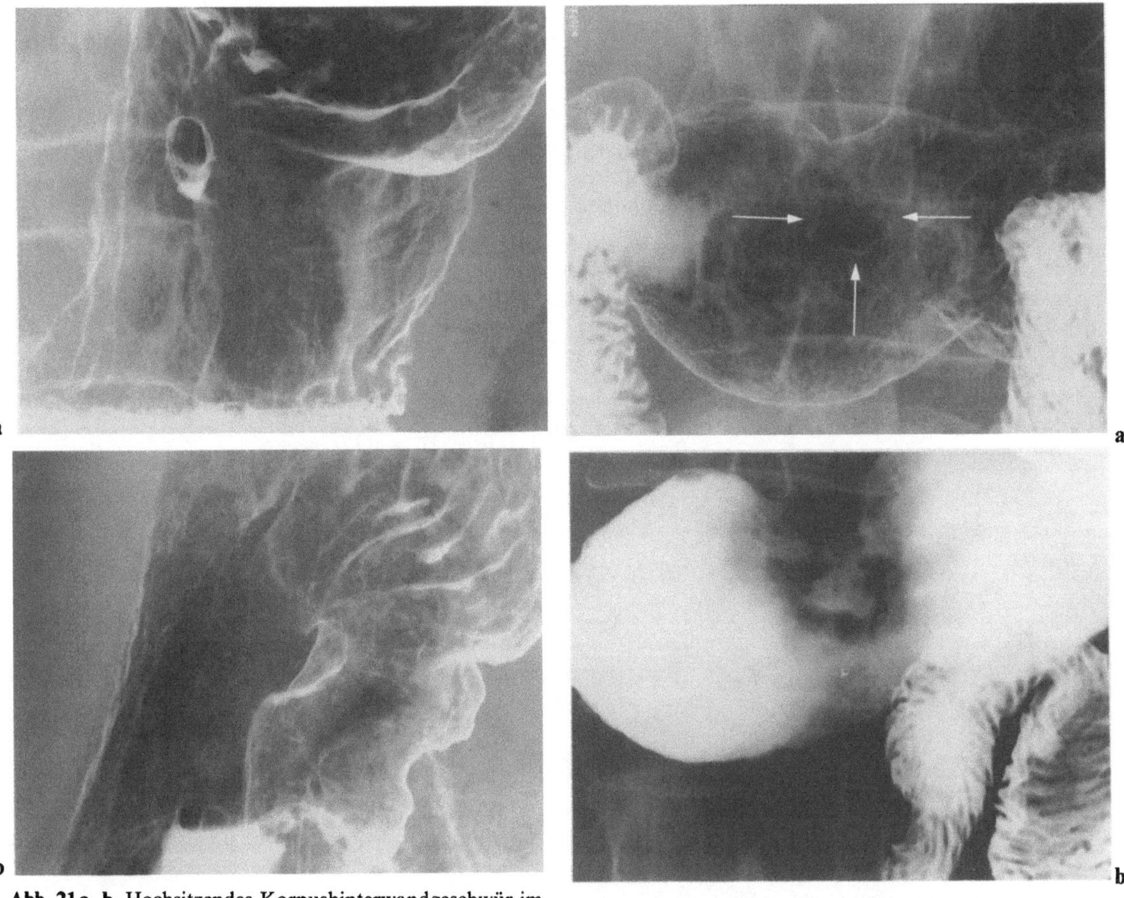

Abb. 21 a, b. Hochsitzendes Korpushinterwandgeschwür im Stehen: Leergelaufene Nische mit Kontrastmittelrest am Ulkusboden (Haudecksches Zeichen). **a** en face, **b** im Profil

Abb. 23 a, b. Flaches Vorderwandgeschwür in der Angulusregion. **a** Im Doppelkontrast markiert eine irreguläre Bariumlinie (*Pfeile*) den Ulkuseingang auf der bodenfernen Magenoberfläche. **b** In dosierter Kompression erscheint das Ulkus als Breifleck mit entzündlichem Schwellungshof

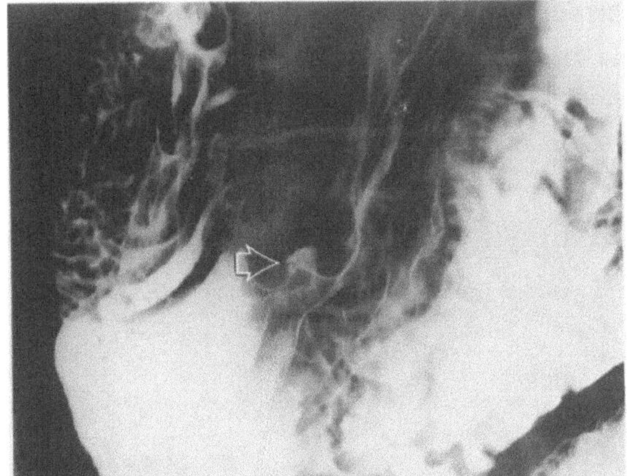

Abb. 22. Ulcus anguli in dosierter Kompression: zarte Aufhellungslinie parallel zum Ulkuseingang (Hamptonsche Linie)

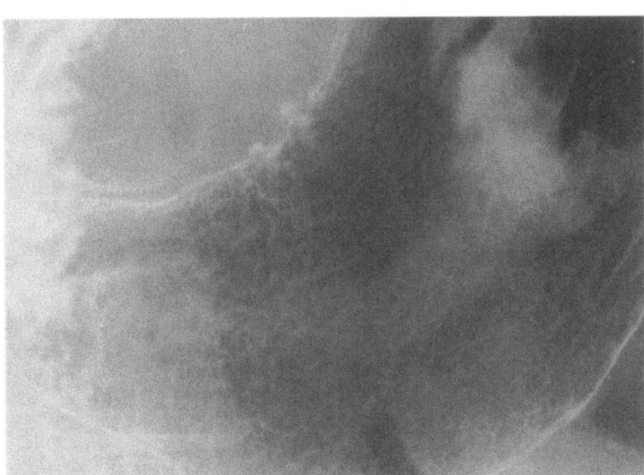

Abb. 24. Multiple Ulzera an der minorseitigen Anguluskontur mit groben Areae in der Umgebung

2.2.5 Multiplizität

In 17–23% der Patienten finden sich mehrere Ulzera im Magen (Abb. 24). Multiplizität ist kein typisches Zeichen für Gutartigkeit. Bei der Mehrzahl der Patienten mit multiplen Ulzera, die meist im distalen Magen lokalisiert sind, können ätiologisch ulzerogene Medikamente, z.B. Salizylate und/oder Alkohol,

eruiert werden. Multiple Ulzera heilen gewöhnlich schneller als solitäre Geschwüre, neigen aber häufiger zu Blutungen.

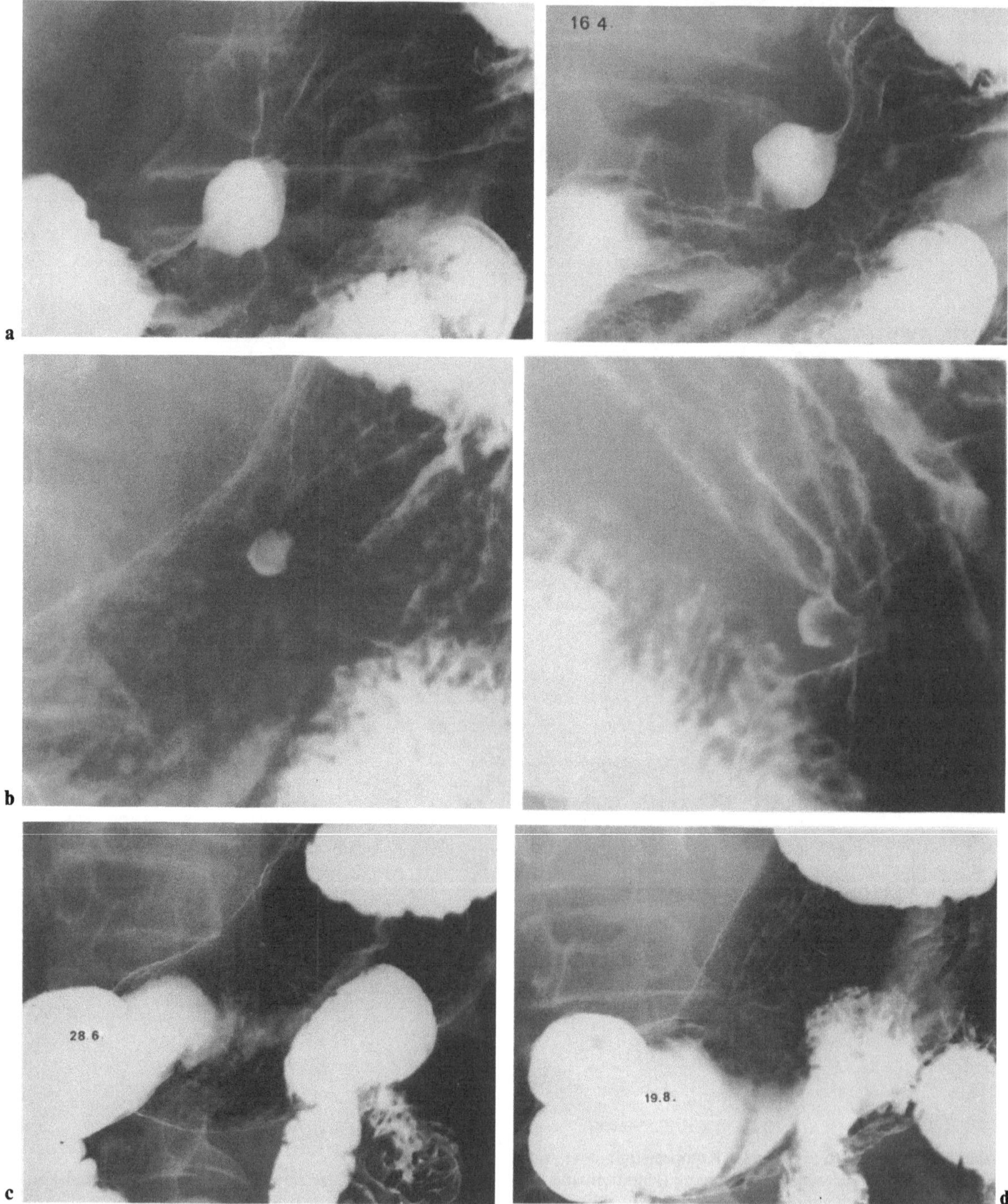

Abb. 25a–d. Abheilendes Magengeschwür im Verlauf. **a** 16. April: 30 × 24 mm groß, 25 mm tief. **b** 24. Mai: 9 × 7 mm groß, 8 mm tief. **c** 28. Juni: 2 × 1 mm groß, Tiefe nicht bestimmbar. **d** 19. August: Narbenstadium

2.2.6 Heilung und Narbe

Die spontane und/oder medikamentöse Heilung (4–6 Wochen) verringert zunächst die Ulkustiefe und verkleinert den Ulkusdurchmesser. Das runde Ulkus wird in Aufsicht oval oder halbmondförmig. Im Ulkusgrund erfolgt die Umwandlung von Granulationsgewebe in Narbengewebe, danach die Regeneration der Mukosa vom Ulkusrand aus mit wenig differenziertem, drüsenlosem Epithel. Die submuköse Fibrose und die Verschmelzung der Muscularis mucosae mit der Muscularis propria verursachen radiär konvergierende Falten, deren Prominenz mit der Verkleinerung des Ulkuskraters zunimmt (Abb. 25a–d). Große und tiefe Ulzera zeigen häufig eine persistierende Faltenkonvergenz. Kleine, flache Ulzera können ohne Residuen abheilen.

Das reepithelialisierte Ulkuszentrum wird durch eine kleine, lineare oder flächenförmige Bariumansammlung in einer flachen Versenkung markiert, die oberflächlich glatt oder „strukturiert" [66] erscheint. In diesem Stadium der Ulkusheilung bereitet die Differentialdiagnose zum Magenfrühkarzinom Typ IIb und IIc Probleme.

Eine physiologische Faltenkonvergenz findet sich im Kardia- und Pylorusbereich. Nach operativen oder endoskopischen Eingriffen (Ulkusübernähung, Polypenabtragung, Rugektomie) sind konvergierende Falten gelegentlich einziges Indiz einer Narbe. Die Ulkuslokalisation an den Kurvaturen bewirkt eine Deformierung der Magenkonturen. Das minorseitige Geschwür induziert durch die fibröse Retraktion der gegenüberliegenden Magenkontur eine Einziehung der Magenwand (sog. Sanduhrmagen, Ulkus-Finger). Minorseitige Ulzera des distalen Magen hinterlassen eine rigide, deformierte oder verkürzte Angulus-Antrum-Kontur. Ulkusnarben der mobilen großen Kurvatur verursachen häufig stärkere Magendeformierungen als minorseitige Geschwüre. Chronisch-rezidivierende Ulzera der kleinen Kurvatur führen zu einer narbigen Schrumpfung und Verkürzung der minorseitigen Antrum-Angulus-Kontur; es resultiert ein „Gießkannen-Magen".

2.2.7 Lineares Ulkus

Eine Sonderform des chronischen Magengeschwürs ist das lineare Ulkus. Es wird durch eine scharf gezeichnete, meist parallel zu den Kurvaturen angeordnete Bariumlinie repräsentiert. Aus einem runden Ulkus in der Reparationsphase entstanden oder als initiale Ulkusform, verdichtet sich das lineare Ulkus zu einer länglich-bizarren Linie geringer Tiefenausdehnung, die, an einem Ende heilend, am anderen rezidivierend, die Lokalisation wechseln kann. Das lineare Ulkus ist häufig nicht mehr als 1,5 mm breit und 8 mm lang. Typisch ist die Deformierung der äußeren Magenkontur in der Umgebung des linearen Ulkus. Das lineare Ulkus ist häufig therapieresistent.

2.2.8 Komplikationen

Die **Ulkusperforation** ist eine Komplikation, die in Abhängigkeit von der Ulkuslokalisation unterschiedliche Symptome verursacht. Freie Perforationen führen zum Bild des akuten Abdomens. Majorseitige Ulzera der Antrumregion können eine gastrokolische Fistel erzeugen (Abb. 26). Ulzera an der Hinterwand penetrieren häufiger ins Pankreas oder ins Retroperitoneum (Abb. 27), hochsitzende Geschwüre in die Milz. Bei der präpylorischen Ulkuslokalisation ist eine klinisch blande verlaufende Perforation in die Basis des Bulbus duodeni mit konsekutiver Ausbildung eines akzessorischen „Pylorus"-Kanals (im Sinne der antroduodenalen Fistel) möglich (Abb. 28). Diese sehr seltene Art der Ulkusperforation dürfte die häufigste Ursache eines **Doppelpylorus** sein. Eine gefürchtete und operationsbedürftige Komplikation rezidivierender Antrumulzera ist die hochgradige **narbige Schrumpfung des Magenausgangs**, die benigne Ausgangsstenose. Sie zeigt fast immer eine ausge-

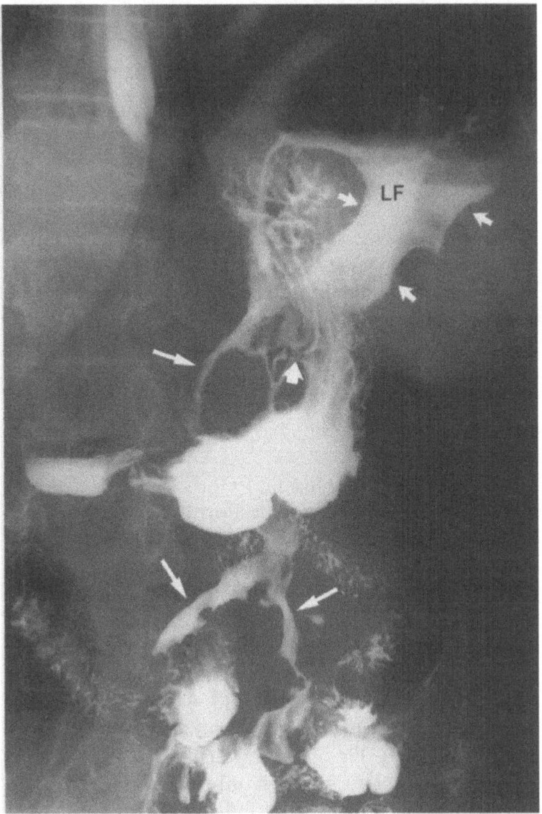

Abb. 26. Ulkusperforation mit gastrokolischer Fistel (*LF* linke Flexur)

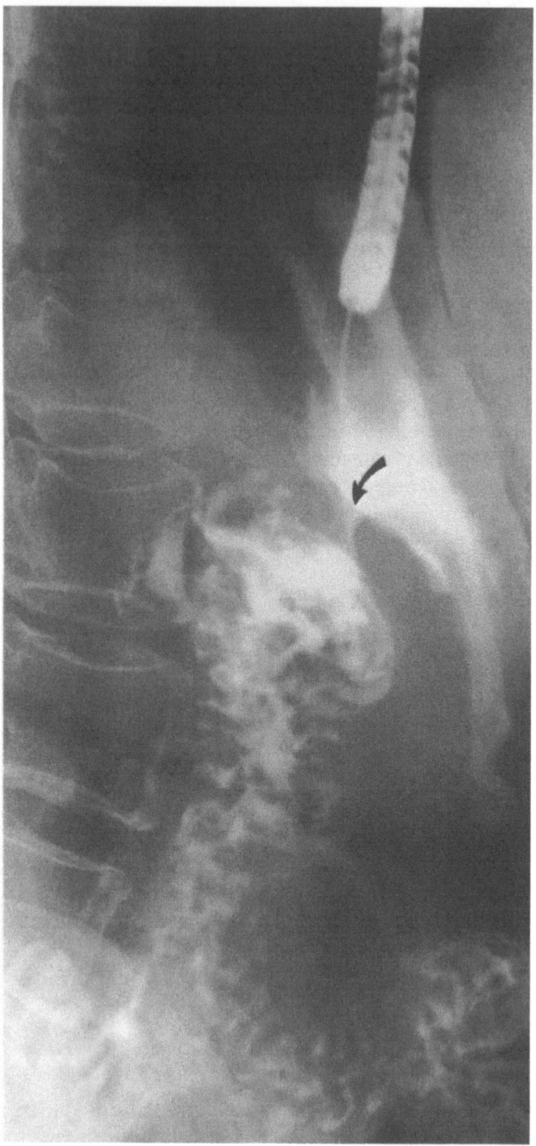

Abb. 27. Ulkusperforation mit Fistel (*Pfeil*) zur Flexura duodeno-jejunalis, über das Endoskop kontrastiert

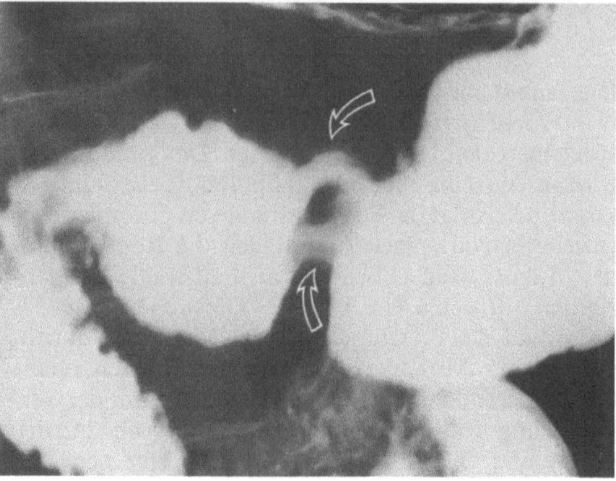

Abb. 28. Antro-duodenale Fistel (Doppelpylorus) in dosierter Kompression

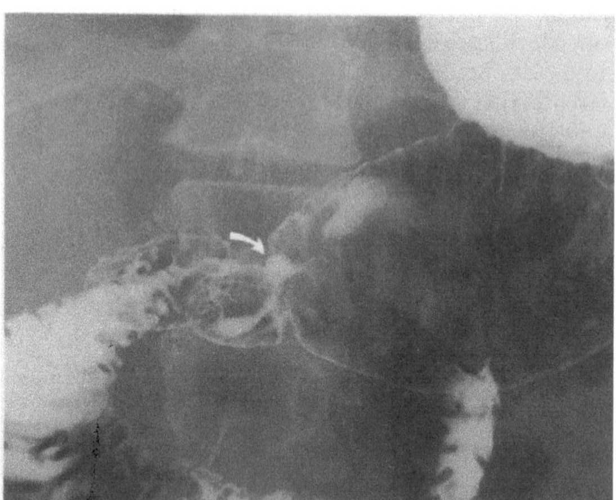

Abb. 29. Deformierende Antrumgastritis mit floridem Geschwür (*Pfeil*) als Prädisposition für eine benigne Magenausgangsstenose

prägte Deformierung der minor- und majorseitigen Außenkonturen des Antrum ventriculi (Abb. 29).

Die Diagnose einer **akuten Ulkus- oder Erosionsblutung** wird endoskopisch gestellt und evtl. simultan behandelt.

Ulzera und Läsionen, die röntgenologisch den Verdacht auf Malignität erwecken, oder die bei Kontrolle 4–6 Wochen nach Therapie persistieren, müssen biopsiert werden. Die routinemäßig durchgeführte Biopsie jedes röntgenologisch zweifelsfrei als benigne klassifizierten Geschwürs ist entbehrlich [64]. Die Karzinomentstehung aus einem gutartigen Ulkus ist bisher nicht bewiesen.

2.3 Pylorushyperplasie

Die adulte hypertrophische Pylorusstenose wird entweder als die abgeschwächte Form des pädiatrischen Krankheitsbildes im Erwachsenenalter oder als die Komplikation einer Antrumgastritis oder eines Ulcus pepticum in der pyloro-antralen Region aufgefaßt. Die klinisch mit Völlegefühl, Brechreiz, Appetitlosigkeit und Gewichtsverlust einhergehende Erkrankung ist im Röntgenbild durch einen lang ausgezogenen Pyloruskanal gekennzeichnet (2–4 cm); die Bulbusbasis ist pilz-schirmförmig, kranial konvex, deformiert (Abb. 30). Das pyloruswärts konzentrisch verengte Antrum hat glatte Konturen, die Magenentleerung ist verzögert. Differentialdiagnostisch ist die submuköse Tumorinfiltration des Pylorus, z.B. beim szirrhösen Karzinom, auszuschließen.

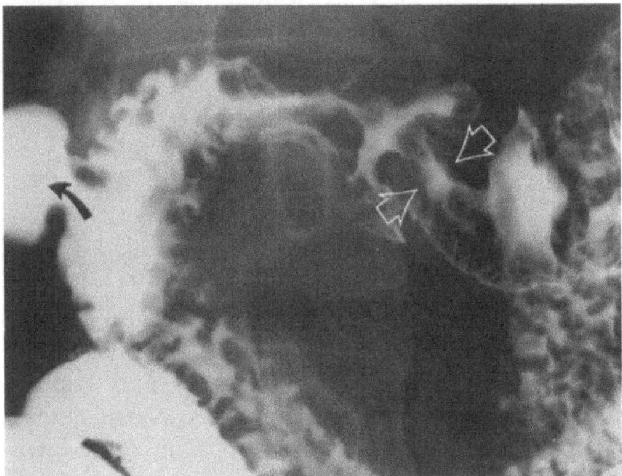

Abb. 30. Hypertrophische Pylorusstenose (*offene Pfeile*) mit polypös-zirkulärer Antrumfaltung. Nebenbefund: Duodenaldivertikel (*geschwungener Pfeil*)

2.4 Gastrinom (Zollinger-Ellison-Syndrom (ZES))

Das Ulkus ist das typische Zeichen des ZES. Gastrinproduzierende Tumoren werden im Magen, Pankreas oder in der Duodenalwand angetroffen. Die Hypergastrinämie stimuliert die säureproduzierenden Parietalzellen exzessiv. Die resultierende Hyperazidität induziert atypische peptische Geschwüre im Ösophagus, Magen und Duodenum. Ein rezidivierendes und therapierefraktäres Ulkus, multiple Ulzerationen und das Rezidivulkus an der Anastomose des operierten Magens (Abb. 31) lenken den Verdacht auf ein ZES.

Röntgenologisch imponieren neben Ulzerationen und stark vermehrtem Nüchternsekret diffus verdickte Schleimhautfalten, die differentialdiagnostisch vom malignen Lymphom und Morbus Ménétrier abzugrenzen sind. Die Diagnose des ZES wird klinisch (Abdominalschmerzen, wäßrige Diarrhöen, Steatorrhö), laborchemisch (Hypergastrinämie, paradoxer Gastrinanstieg im Sekretintest), röntgenologisch [55] und endoskopisch-bioptisch (diffuse glanduläre Hyperplasie) gestellt. Die selektive Pankreasvenenblutentnahme nach perkutaner transhepatischer Portographie zur Gastrinbestimmung ist eine Methode, um auch kleine Tumoren (unter 1 cm) zu lokalisieren.

3 Magenentzündung nichtpeptischer Genese

3.1 Gastritis durch chemische Noxen

Die Ingestion von Säure oder Lauge verursacht tiefe Koagulations- bzw. Kolliquationsnekrosen der Magenwand, vorwiegend entlang der Magenstraße. Der klinische Verlauf wird durch Komplikationen wie Wandphlegmone mit Hämorrhagie und Perforation

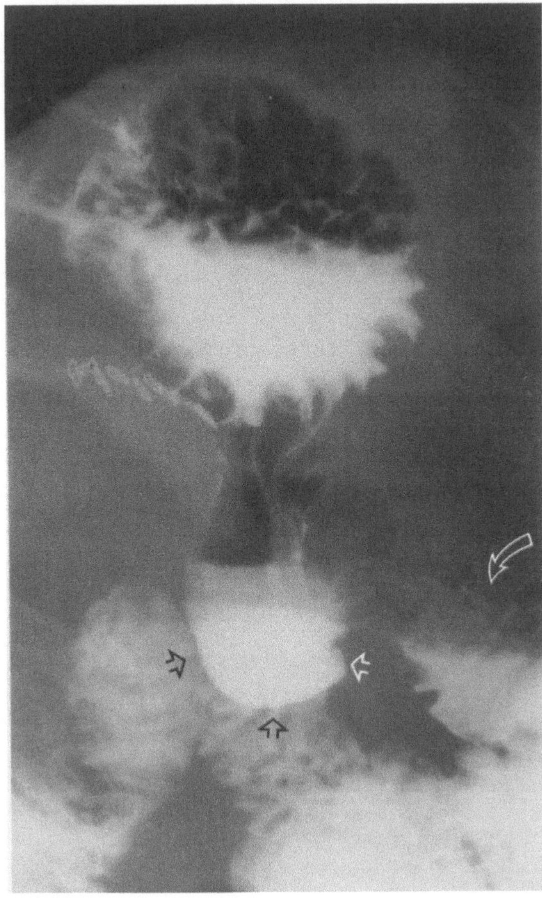

Abb. 31. Zollinger-Ellison-Syndrom. Riesiges Anastomosen-Ulkus (gerade Pfeile) nach Billroth-II-Resektion. Faltenschwellung der abführenden Dünndarmschlinge (*gebogener Pfeil*)

bestimmt. Laugen werden durch den sauren Mageninhalt gering neutralisiert. Sie schädigen die vor- und nachgeschalteten Organe (Oropharynx, Ösophagus und Duodenum) intensiver als den Magen.

Im frühen Stadium einer Säuren- oder Laugenverätzung ist die Kontrastmitteluntersuchung des Magens kontraindiziert. Ausnahmsweise kann zur Lokalisation einer Perforation ein wasserlösliches Kontrastmittel (Abb. 32) verwendet werden. Die Abdomenleeraufnahme demonstriert gelegentlich Luft in der Magenwand (emphysematöse Gastritis). In Abhängigkeit vom Untersuchungszeitpunkt findet man röntgenologisch zunächst eine ödematöse Faltenschwellung mit Wandrigidität. Im Narbenstadium (4–6 Wochen nach Verätzung) mündet die Schrumpfung des Magens meist in eine hochgradige Lumeneinengung mit oder ohne Ausgangsstenose. Das Röntgenbild ähnelt dann dem eines szirrhösen Karzinoms [46].

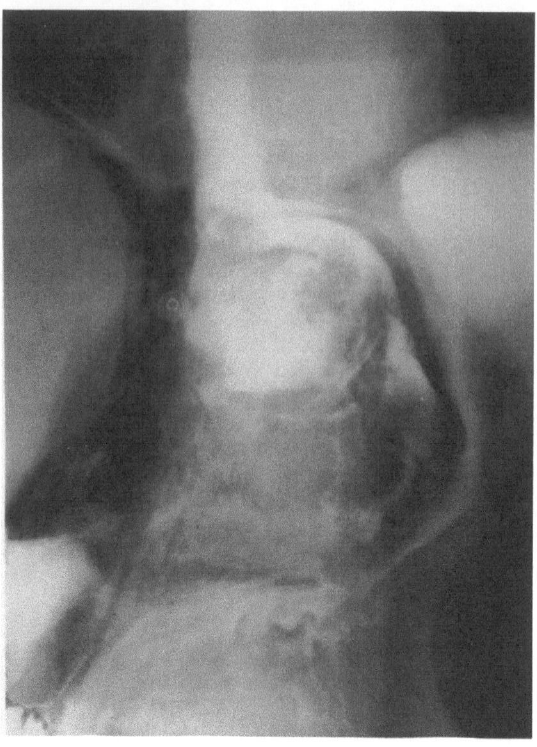

Abb. 32. Schwere Ösophagogastritis mit Perforation (Luft im Subphrenium) nach Ingestion von Lauge

3.2 Granulomatöse Gastritis

3.2.1 Morbus Crohn

Die Häufigkeit der gastroduodenalen Beteiligung bei Morbus Crohn ist wahrscheinlich höher als angenommen und wird unterschiedlich angegeben [4]. Die Ergebnisse der Doppelkontrastuntersuchung des oberen Gastrointestinaltraktes korrelieren eng mit den endoskopischen Befunden. Bioptisch gelingt der diagnosestützende Granulomnachweis jedoch nur selten. Röntgenäquivalent des Morbus Crohn im Magen ist die aphthoide Läsion, die in der pyloro-duodenalen Region und im Antrum angetroffen wird. Sie ist röntgenologisch und endoskopisch nicht von einer kompletten Magenerosion anderer Genese zu unterscheiden. Aphthoide Crohn-Läsionen im Magen sind häufig mit einer Faltenschwellung vergesellschaftet und dann vom malignen Lymphom mit „Satelliten"-Erosionen kaum zu trennen. Im fortgeschrittenen Stadium führt die chronische Antrumentzündung zu Pflastersteinrelief, Schrumpfung und Magenausgangsstenose. Im Röntgenbild muß dann differentialdiagnostisch ein infiltratives Karzinom vom Typ Borrmann IV erwogen werden. Finden sich aphthoide Läsionen bei Patienten mit diffusen Leib-

schmerzen und Diarrhö, erfolgt die obligatorische Untersuchung von Dünndarm und Kolon zum Ausschluß oder zur Bestätigung weiterer Manifestationen der Crohnschen Erkrankung.

3.2.2 Tuberkulose, Lues, Sarkoidose, Moniliasis

Andere granulomatöse Magenentzündungen (Tbc, Lues, Sarkoidose) sind selten und können das gesamte Spektrum der Röntgenpathologie von der Erosion bis zum ulzerierten Karzinom einnehmen.

Die *Tuberkulose* [63] manifestiert sich als therapieresistentes Ulkus oder als scheinbar fortgeschrittenes Karzinom und wird meist erst während der Laparotomie diagnostiziert. Die *Magenlues* – angeboren oder erworben – kann die Röntgensymptome einer Wandstarre (DD: Borrmann-IV-Karzinom), einer flachen Nische (DD: Frühkarzinom Typ IIc) oder eines Füllungsdefektes (DD: submuköser Tumor, Adenom) hervorrufen [34]. Der *Morbus Boeck* des Magens kann ein Borrmann-IV-Karzinom imitieren oder das Bild multipler oder solitärer Ulzerationen hervorrufen [1]. Klinische Primärmanifestation der Sarkoidose des Gastrointestinaltraktes ist die gelegentliche Blutung.

Immunsupprimierte Patienten (z.B. Zytostase, nach Transplantation, fortgeschrittenes Tumorstadium) neigen zu ausgedehnter Pilzbesiedlung (Candida albicans) der Schleimhäute des Intestinaltraktes. Prädilektionsstellen sind die Mundhöhle und der Ösophagus. Es finden sich weißliche Beläge und polymorphe Erosionen. Magen und Duodenum sind seltener beteiligt. Röntgenologisch imponieren aphthoide Magenläsionen, die von denen anderer Genese und von kompletten Erosionen nicht zu unterscheiden sind.

3.3 Morbus Ménétrier

Der Morbus Ménétrier ist eine eiweißverlierende Gastroenteropathie, die – bei Mitbefall von Dünn- und Dickdarm –, hypoproteinämische Ödeme verursachen kann. Röntgenologisch ist der Morbus Ménétrier [48] vom Zollinger-Ellison-Syndrom (vgl. Abschn. 2.3) nicht immer zu unterscheiden, da beide Erkrankungen Riesenfalten der Magenschleimhaut zeigen (Abb. 33). Eine andere, differentialdiagnostisch bedeutungsvollere Erscheinungsform des Morbus Ménétrier (Abb. 34) ist die eines polypösen Tumors (Borrmann I und II), vorzugsweise an der großen Kurvatur. Bei umschriebener Faltenverdickung ist auch an ein submukös infiltrierendes Lymphom zu denken.

Histologisches Korrelat des Morbus Ménétrier ist die diffuse foveoläre Hyperplasie.

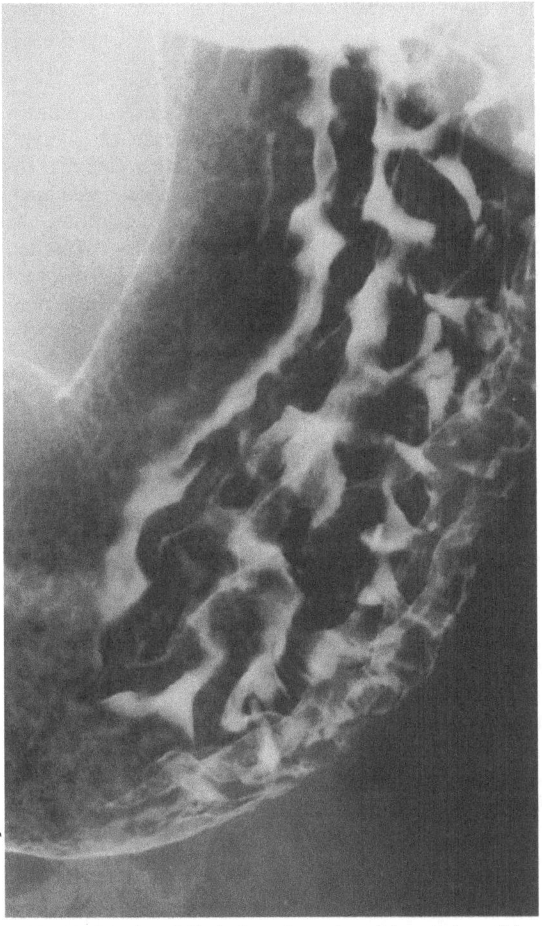

Abb. 33. Morbus Ménétrier mit majorseitigen Riesenfalten in Magenmitte

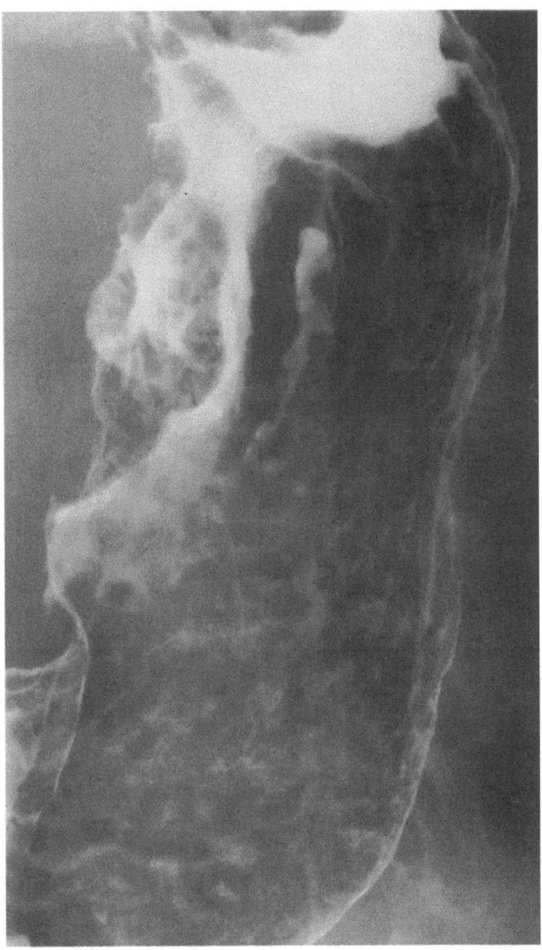

Abb. 34. Morbus Ménétrier der minorseitigen subkardialen Region: Die Läsion imponiert als polypöser Tumor mit oberflächlicher Ulzeration (DD: Borrmann-II-Karzinom). Diagnosesicherung 1972 nach Gastrotomie, seither Befundkonstanz bei mehrfachen Kontrollen

3.4 Strahlenfolge

Nach einer Strahlentherapie mit epigastrischer Feldeinstellung folgen in Abhängigkeit von der Strahlendosis und vom Zeitintervall sowie von der individuellen Disposition radiogene Nebenwirkungen am Magen. Durch die Bestrahlung der parakavalen Lymphknoten (Hodentumoren, Hodgkin-/Non-Hodgkin-Lymphome) wird der Magen mit einer Dosis von 40–45 Gy belastet. In etwa 8% der Fälle [24] werden radiogene Läsionen erwartet, die sich akut (1–2 Monate nach Exposition) oder chronisch (1 Monat bis mehrere Jahre) in zwei Formen am Magen manifestieren: 1. als präpylorisches Ulkus, das sich vom peptischen Geschwür nicht makroskopisch, sondern nur durch Therapieresistenz und Chronizität unterscheidet; 2. als enggestelltes Antrum ventrikuli ohne faßbare Ulzeration; diese Form ähnelt dem szirrhösen Karzinom.

3.5 Chronische Niereninsuffizienz

Die Hyperkalzämie bei einem primären Hyperparathyreoidismus wird als ulzerogener Faktor angeschuldigt. Der sekundäre Hyperparathyreoidismus bei der renalen Insuffizienz dürfte ebenfalls eine Rolle bei der Entstehung entzündlicher Magenveränderungen spielen. Das chronische Schleimhautödem ist durch Faltenverdickung erkennbar, die das Antrum zirkulär umfaßt und einengt (Abb. 35). Dabei kann das Röntgenbild eines polypösen Tumors entstehen [51].

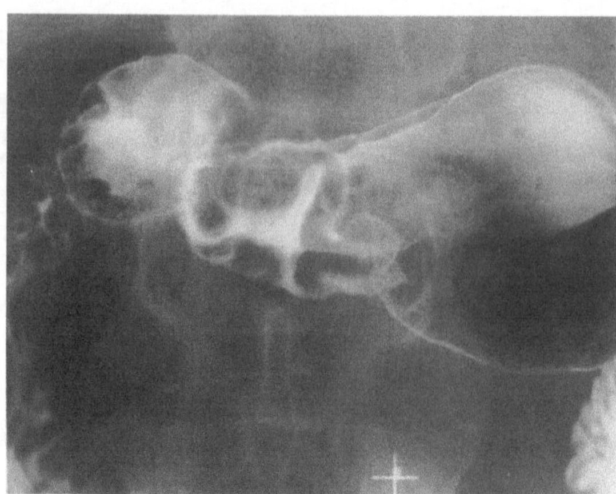

Abb. 35. Polypöse Faltenwulstung im Antrum bei dialyse-
pflichtiger Nireninsuffizienz

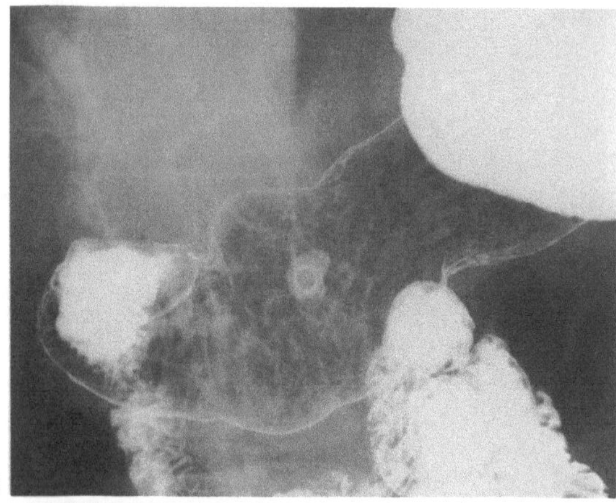

a

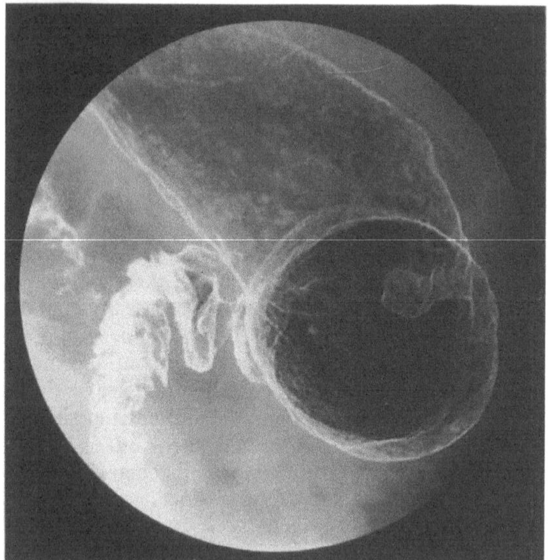

b

Abb. 36a, b. Gestielter hyperplasiogener Polyp an der Hinterwand in Magenmitte (1 cm $\varnothing$) mit glatter Oberfläche.
a en face, **b** im Profil

4 Benigne Tumoren

4.1 Epitheliale Polypen

Etwa 20% der gutartigen Tumoren des Gastrointesti-
nums finden sich im Magen. Der Ausdruck „Polyp"
ist ein deskriptiver klinischer Begriff, der eine makroskopische Mukosavorwölbung im Magen bezeichnet,
eine Aussage über das pathologisch-anatomische
Substrat jedoch nicht trifft. Unter pathogenetischen
und histologischen Gesichtspunkten erfolgt die Einteilung der epithelialen Polypen in reaktive und neoplastische Formen [13]. Für klinisch-radiologische
Zwecke genügt die Unterscheidung von drei Gruppen:

1. Hyperplasiogene Polypen,
2. Adenomatöse Polypen,
3. Polyposis ventriculi.

4.1.1 Hyperplasiogener Polyp

Der hyperplasiogene Polyp ist der häufigste Magen-
polyp. Die Inzidenz wird mit 1% angegeben. Er entsteht als Veränderung der Foveolae bei einer chronischen Entzündung und zeigt histologisch eine fokale
foveoläre Hyperplasie mit Proliferationstendenz.
Röntgenologisch und endoskopisch findet sich beim
hyperplasiogenen Polypen eine glatte Kontur und
Oberfläche (Abb. 36a, b). Er ist gelegentlich gestielt,
im Durchmesser nicht größer als 1 cm, bevorzugt im
Antrum lokalisiert und wird meist mehrfach angetroffen (Abb. 37; 38a, b). Atypische Formen mit unregelmäßiger Oberfläche und außergewöhnlicher

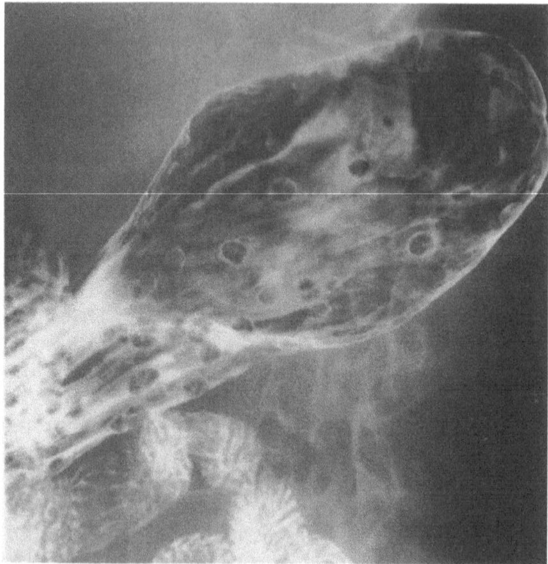

Abb. 37. Multiple hyperplasiogene Polypen im Fundus

Größe kommen vor. Hyperplasiogene Polypen werden simultan in 10% der Patienten mit einem Magenkarzinom gefunden. Eine maligne Entartung gilt aber als unwahrscheinlich.

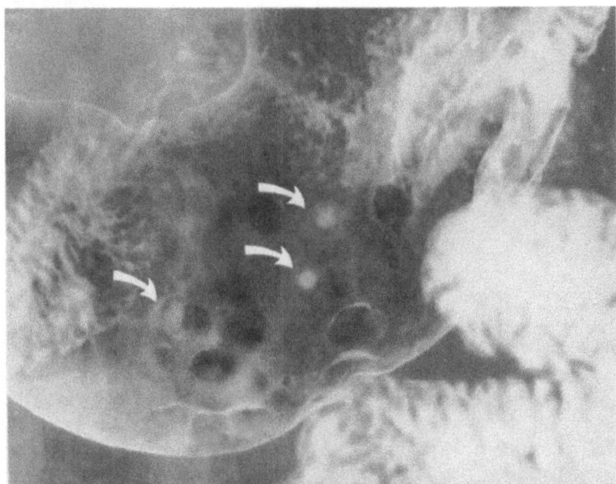

a

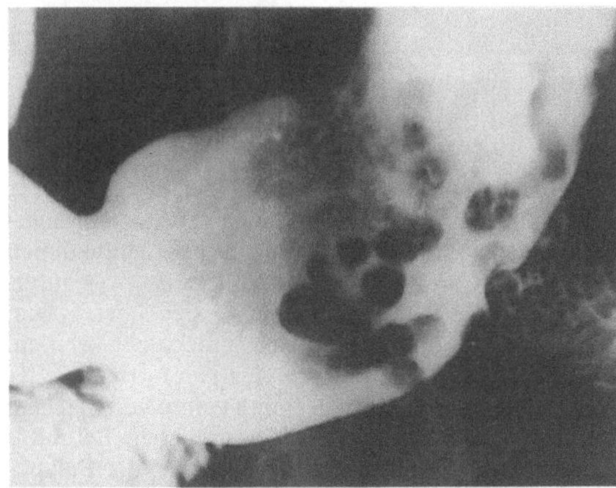

b

Abb. 38a, b. Multiple hyperplasiogene Polypen in Magenmitte, vorder- und hinterwandseitig; **a** im Doppelkontrast: die vorderwandseitigen Polypen (bodenfern) zeigen Bariumtropfen an ihrer Oberfläche („Stalaktiten"); **b** in dosierter Kompression

4.1.2 Adenomatöser Polyp

Der adenomatöse Polyp ist eine echte Neoplasie. Im radiologischen Schrifttum wird die Inzidenz mit 0,1% [50] und 1,6% [25] angegeben. Die Oberfläche des adenomatösen Polypen ist lobulär, papillös oder villös (Abb. 39). Der Durchmesser beträgt 0,5–4 cm.

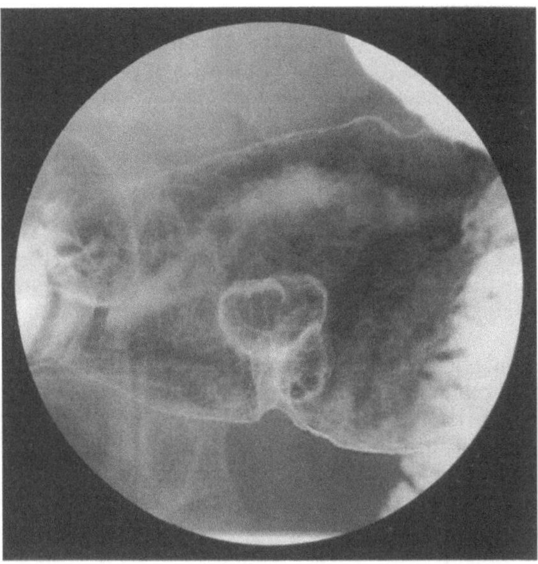

Abb. 39. Gestielter adenomatöser Polyp an der Majorkontur des Antrum (2 cm ∅) mit gelappter Oberfläche; die Magenkontur ist durch Zug an der Insertion des Polypenstiels eingezogen (Typ IV nach Yamada [71])

Abb. 40a, b. Sessiler adenomatöser Polyp an der minorseitigen Antrumhinterwand (28 × 37 mm); **a** im Doppelkontrast: irreguläre Oberfläche (*offene Pfeile*), 19 mm breite Basis (*geschlossene Pfeile*); **b** in dosierter Kompression: ein kleinerer Polypenanteil (*Pfeil*) ist transpylorisch in die Bulbusbasis prolabiert
▽

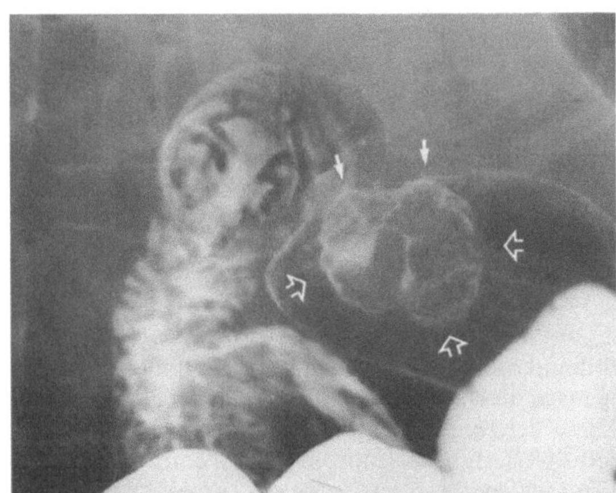

a

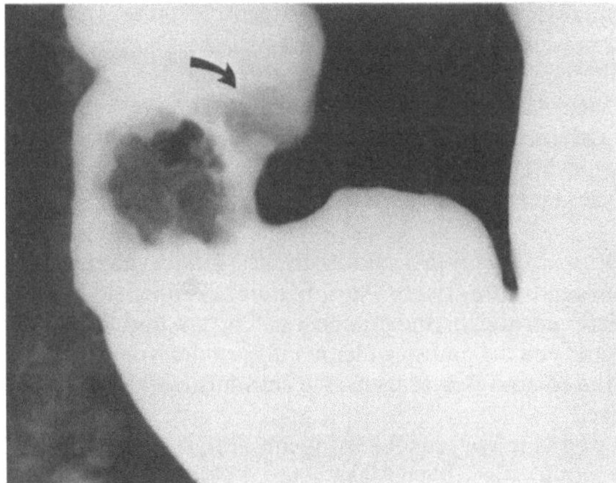

b

Adenome sind solitär und bevorzugen das Antrum
(Abb. 40a, b) und die Kardiaregion. Die Entartungs-
wahrscheinlichkeit adenomatöser Polypen liegt unter
10% und steigt mit zunehmender Polypengröße. In
5,8% der Adenome findet man ein synchrones Magenkarzinom [41].

Die Zwischenformen (borderline lesions) können
röntgenologisch als separate Einheit nicht identifiziert werden. Die Beziehung zu den Frühkarzinomty-
pen I und IIa ist Gegenstand kontroverser Diskus-
sion [44]. Sie spielen bei der makroskopischen Be-
trachtungsweise des Radiologen nur insofern eine
Rolle, als die genannten Frühkarzinomformen differentialdiagnostisch erwogen werden müssen.

4.1.3 Polyposis ventriculi

Bei der Polyposis ventriculi werden im Magen 50–100
und mehr Polypen gefunden. Eine Polyposis ventriculi findet sich in 25% der Patienten mit einem *Peutz-
Jeghers-Syndrom* (Abb. 41), einer autosomal dominant vererbten oder durch ein dominant pleiotropes
Gen mit hoher Dominanz vererbten Hamartie mit
mukokutanen Pigmentationen. Die Polypen zeigen
mikroskopisch eine Proliferation der Muscularis mucosae, jedoch einen normalen Epithelüberzug. Peutz-
Jeghers-Polypen sind sessil oder weisen einen kurzen
dicken Stiel auf, ihre maligne Transformation ist selten (2–3%). Am häufigsten werden sie im Dünndarm
nachgewiesen.

Ein ebenfalls autosomal dominant vererbtes
Syndrom mit gastrointestinaler Polyposis ist das
Gardner-Syndrom. Diese Erkrankung ist vergesellschaftet mit Osteomen des Nasennebenhöhlensystems
sowie mit osteolytischen oder osteosklerotischen Veränderungen der Mandibula. Der Magen zeigt in etwa
70% der Patienten Polypen [37]. Gardner-Polypen
sind Adenome, die per se offenbar nicht das gleiche
Entartungsrisiko aufweisen wie adenomatöse Magenpolypen.

Der Magenpolypenbildung beim *Cronkhite-Canada-Syndrom* liegt eine zystische Degeneration der
Mukosa zugrunde, die der Magenschleimhaut endoskopisch ein glasiges Aussehen verleiht. Die mit chronischem Eiweißverlust, Malabsorption, Nageldystro-
phie, Alopezie und Hautpigmentation verlaufende
Erkrankung ist selten, ätiologisch unklar und hat eine
schlechte Prognose. Conkhite-Canada-Polypen haben keine maligne Potenz.

Drüsenkörperzysten sind zystische Veränderungen der
Magendrüsen, deren Ätiologie unbekannt ist. Diese
Veränderungen finden sich im Korpus und Fundus
ventriculi als multiple kleine Polypen der Vorder- und
Hinterwand des Magens, sie sind ausnahmslos beni-
gne.

Ist eine vorgewölbte Magenläsion im Doppelkontrastbild als „hyperplasiogener Polyp" identifiziert

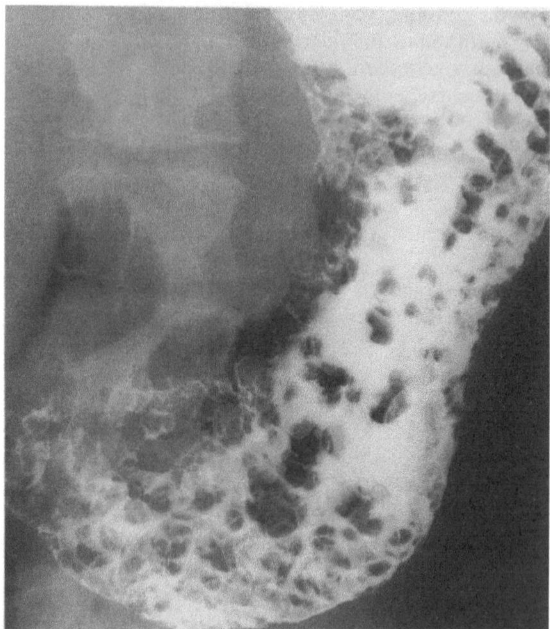

Abb. 41. Polyposis ventriculi bei Peutz-Jeghers-Syndrom

(bis 1 cm im Durchmesser, glatte Oberfläche, reguläre
Außenkontur), können bei ausbleibender Wachs-
tumstendenz weitere diagnostische Maßnahmen
unterbleiben. Polypen mit irregulärer Außenkontur,
unebener Oberfläche und einer Größe über 1,5 cm
sollten endoskopisch-bioptisch untersucht werden.
Große Läsionen, die klinisch eine Hämorrhagie oder
Symptome einer Magenausgangsstenose verursachen,
werden – unabhängig vom histologischen Befund –
endoskopisch entfernt oder operiert. Bei der Polyposis ventriculi determiniert die endoskopisch-bioptische Polypenklassifizierung die klinische Handha-
bung. Der Verlauf wird röntgenologisch und/oder
endoskopisch kontrolliert.

Röntgenkriterien wie Form, Größe, Oberflächenbeschaffenheit und Lokalisation erlauben die Zuordnung der erhabenen Läsionen zu den genannten
Gruppen und damit auch eine Aussage bezüglich ihrer Dignität [70]. Die Indikation zur komplementären
Endoskopie ist meist gegeben, da atypische Formen
vorkommen und röntgenologische Dignitäts- bzw.
Malignitätskriterien nur bei idealer Abbildungsqualität der Läsion valide sind.

4.2 Submuköse Tumoren

Submuköse, nicht epitheliale Magentumoren entstehen aus mesenchymalen Strukturen der Magenwand.
Diese determinieren ihre Benennung als Leiomyom
(20–40%), Lipom, Fibrom oder Neurinom (10%).
Die sarkomatösen Varianten der mesenchymalen Tu-

moren haben keine krankheitsspezifische Röntgenmorphologie und werden deshalb, ebenso wie die in der Submukosa lokalisierten hämatogenen Metastasen maligner Tumoren anderer Organe oder Gewebe, im Abschnitt 5.4 abgehandelt.

Betont sei, daß diese Tumoren im endoskopischen Bild nur bei entsprechender Größe als Vorwölbung und/oder „Abblassung" der Schleimhaut in Erscheinung treten und der Biopsie nicht zugänglich sind.

4.2.1 Submuköse Tumoren mesenchymalen Ursprungs

Der häufigste mesenchymale Magentumor ist das *Leiomyom*, das aus glatten Muskelzellen aufgebaut ist. Es findet sich vorwiegend im Magenkorpus. Der Tumor ist meist solitär, kann sehr groß werden (Abb. 42a, b) und – entsprechend seiner Proliferationsrichtung – als intra- oder extragastral entwikkelte Läsion imponieren. Dabei wölbt das Leiomyom die Mukosa in das Magenlumen vor, die Schleimhautfalten der Umgebung verbreitern sich auf dem Tumor und verstreichen auf dessen höchster Erhebung (Brückenfalten, vgl. Abb. 44a, b). Steht die über dem Tumor ausgespannte Mukosa unter starkem Zug, entwickelt sich infolge von Sauerstoffmangel auf der Tumorkuppe eine Ulzeration, die heftig bluten kann. Manchmal ist das Leiomyom von einem fortgeschrittenen Magenkarzinom Typ Borrmann II oder III nicht zu unterscheiden. Die röntgenologische Differentialdiagnose gegenüber anderen submukösen Tumoren ist in der Regel nicht möglich, da zirkumskriptes submuköses Wachstum jeden Ursprungs ein identisches Röntgenbild liefert. Ausgedehnte Verkalkungen von Leiomyomen kommen vor und weisen den Weg zur richtigen Diagnose. Bei der extragastralen Expansion des Leiomyoms erkennt der Untersucher im Röntgenprofilbild eine konkave Verwölbung oder Impression der äußeren Magenkontur, in Schrägprojektion eine scharfe („weiße") Bariumlinie. In diesem Fall sind sämtliche Differentialdiagnosen der Magenimpression zu erwägen (vgl. Abschn. 7).

Eine Seltenheit unter den submukösen Magentumoren ist das *Adenomyom* (Abb. 43a, b), eine myoepitheliale Hamartie [44]; dieser Tumor weist neben glatter Muskulatur drüsige Anteile auf, die an einen Zusammenhang mit ektopem Pankreas denken lassen.

4.2.2 Submuköse Tumoren neurogenen Ursprungs

Neurogene Tumoren (Neurinome, Neurofibrome) sind nach den Leiomyomen, von denen sie makroskopisch nicht zu unterscheiden sind, mit 10% die zweithäufigsten gutartigen Neubildungen des Magens

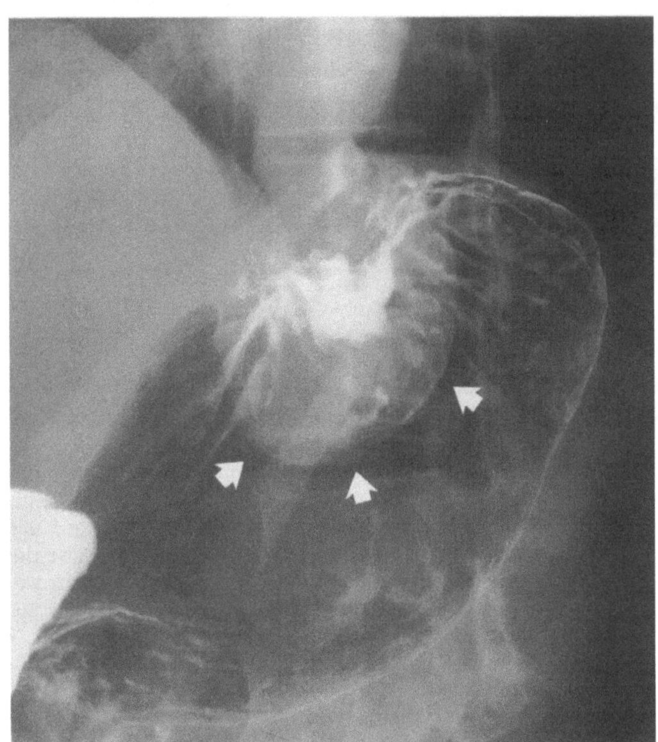

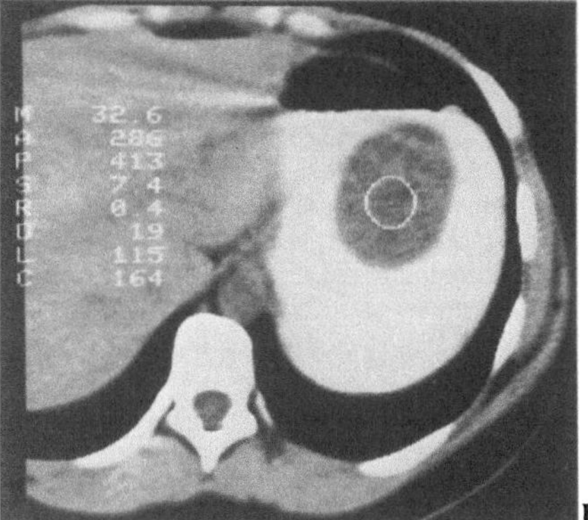

Abb. 42a, b. Submuköses Leiomyom des Fundus (6 × 6 cm). **a** im Doppelkontrast: kardianaher Weichteiltumor ohne Kalk mit glatter Oberfläche, **b** im CT: Masse mit muskeläquivalenten Dichtewerten im kontrastgefüllten proximalen Magen

a   b

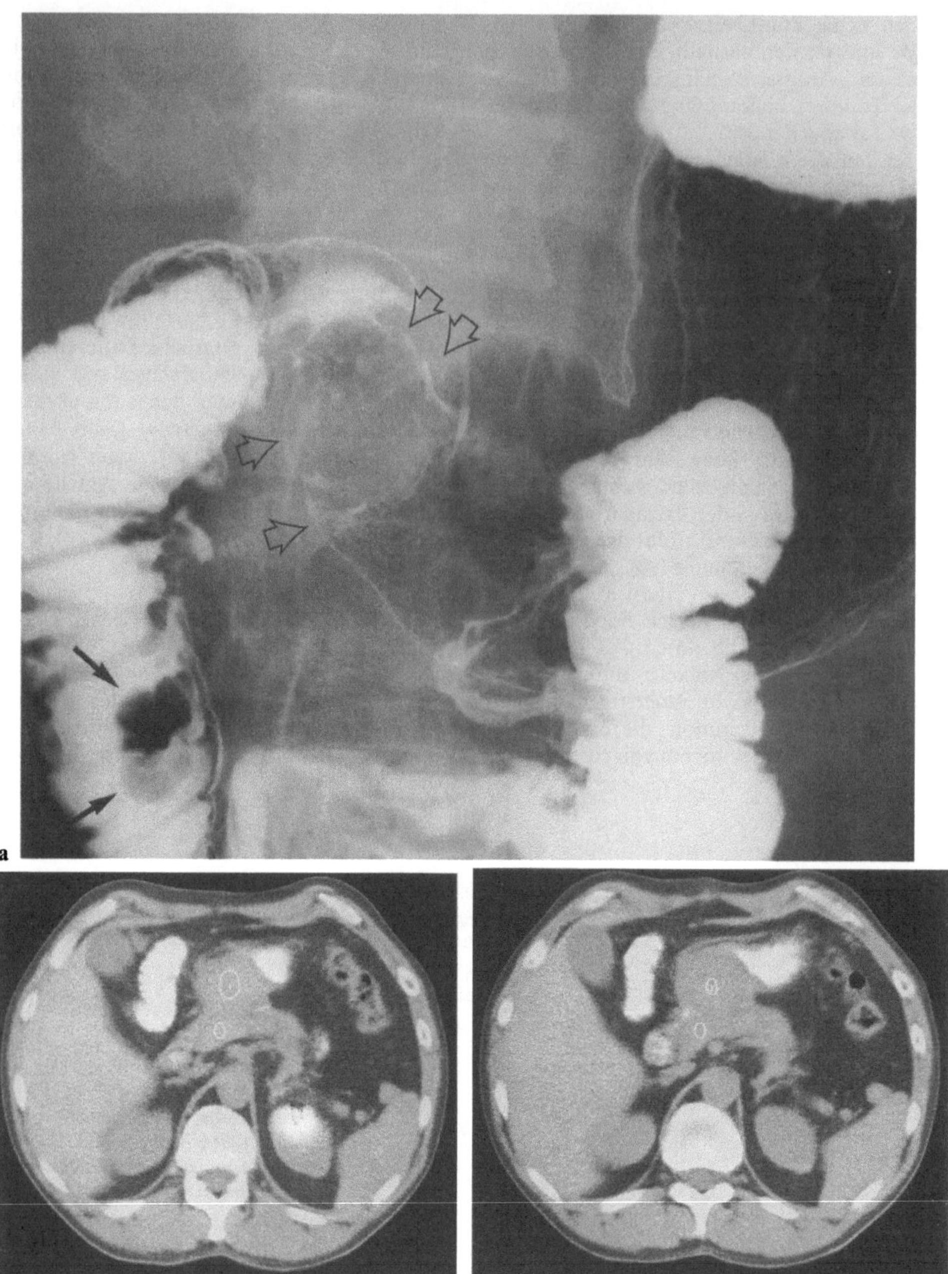

Abb. 43a, b. Submuköser Antrumtumor (histolog. Adeno-myom) bei Peutz-Jeghers-Syndrom; **a** im Doppelkontrast: zirkuläre Antrumstarre mit Weichteilmasse (*offene Pfeile*), hamartöser Peutz-Jegher-Polyp in der peripapillären Region des Duodenum (*geschlossene Pfeile*); **b** im CT: extralumi-nale Weichteilmasse, nach dorsal an das Pankreas angren-zend

(Abb. 44a, b). 10% dieser Tumoren sollen sarkoma-tös entarten. Die oberflächliche Exulzeration, die im Röntgenbild durch den zentralen Breifleck auf der Tumorkuppe manifestiert ist (Abb. 45), beweist die maligne Transformation des Tumors ebensowenig wie ungewöhnliche Tumorausmaße. Die gastrale Blutung ist ein häufiges klinisches Leitsymptom.

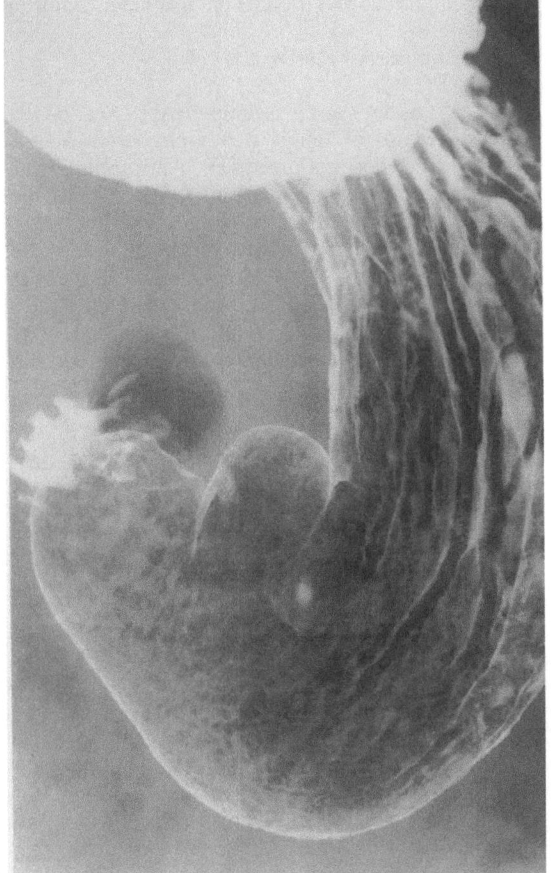

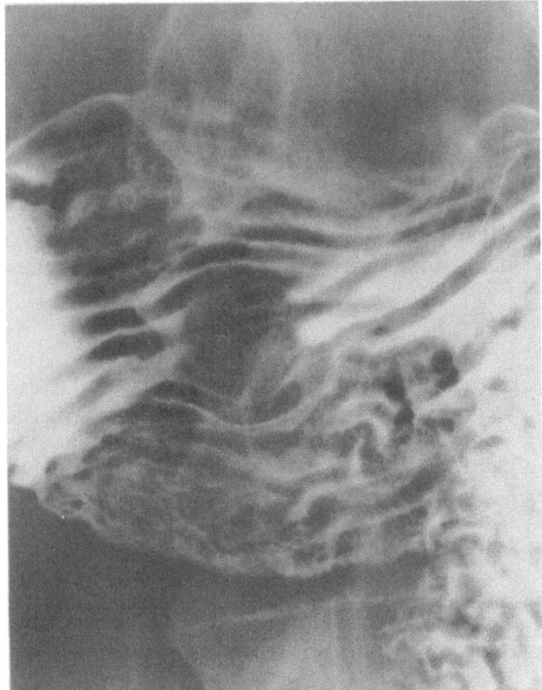

Abb. 44a, b. Kleines submuköses Neurinom (2 × 2,5 cm) an der Vorderwand der Angulusregion; **a** im Doppelkontrast: unscharfer Bariumfleck auf der Tumorkuppe, **b** in dosierter Kompression (Brückenfalten)

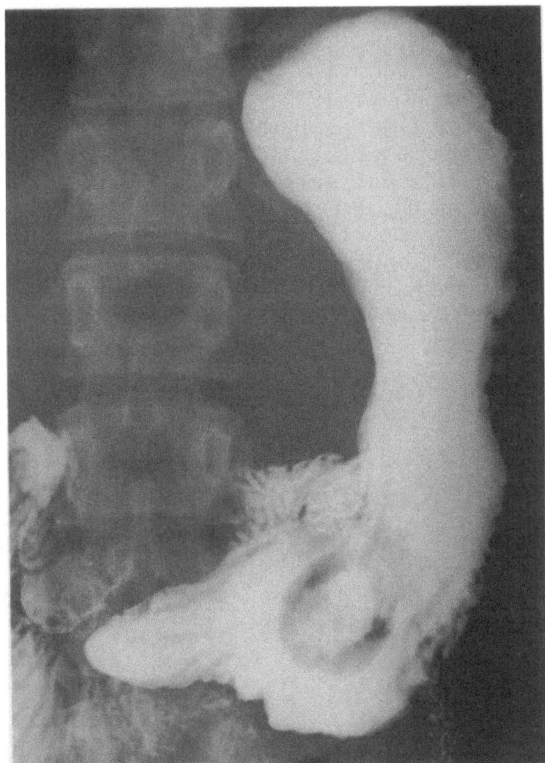

Abb. 45. Großes submuköses Neurinom (4 × 4,5 cm) an der Hinterwand der Angulusregion mit zentraler Ulzeration

4.2.3 Lipome

Lipome sind meist im Antrum lokalisiert und zeigen auf Grund ihrer weichen Konsistenz eine gute Verformbarkeit bei dosierter Kompression. Im CT ist ihre gewebliche Zusammensetzung zweifelsfrei zu identifizieren. Blutung und chronische Anämie bedingen die klinische Bedeutung des Magenlipoms.

4.2.4 Entzündlich-fibröse Polypen

Die Submukosa des Antrum ventriculi ist eine Prädilektionsstelle für den entzündlich-fibrösen Polypen (Synonyma: eosinophiler granulomatöser Polyp, eosinophiles Magengranulom, inflammatory fibroid polyp). Dieser Tumor ist selten, wird 1–5 cm groß, grenzt sich scharf zur Umgebung ab und setzt sich aus kleinen Gefäßen, Fibroblasten und eosinophilen

Leukozyten zusammen. Eine maligne Transformation wird nicht beobachtet. Radiologisch imponiert er als eine solitäre Erhabenheit vom Typ Yamada I oder II mit oder ohne Brückenfalten und zentraler Umbilikation [3].

4.2.5 Pseudolymphom

Das Pseudolymphom (Abb. 46a, b) des Magens (benigne lymphoide Hyperplasie, reaktive lymphoretikuläre Hyperplasie) entspricht vermutlich einem entzündlich-reaktiven Zustand des submukösen lymphatischen Systems. Es wird bei einer chronischen Entzündung, aber auch in Nachbarschaft von Karzinomen gefunden. Röntgenologisch imponieren umschriebene oder diffus verdickte Falten, meist mit einem zentralen Ulkus [36]. Die Abgrenzung gegenüber dem malignen Lymphom und dem Frühkarzinom ist schwierig.

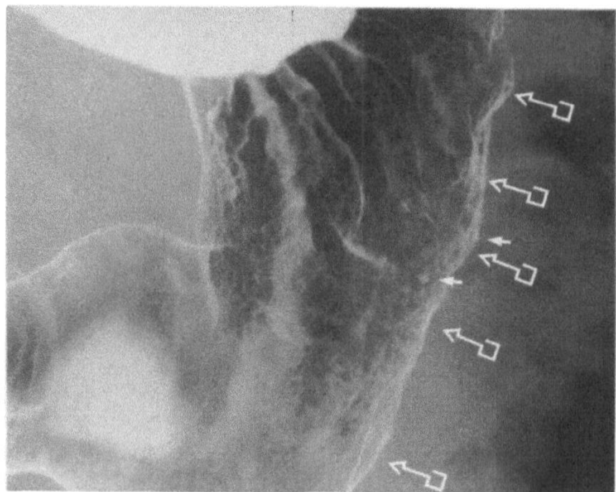

a

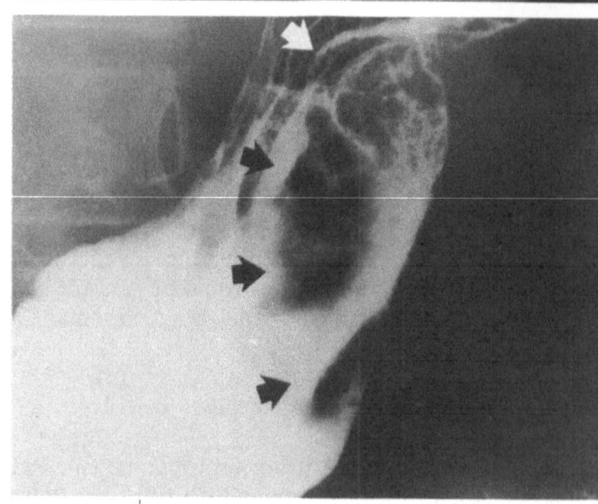

b

Abb. 46a, b. Pseudolymphom; **a** im Doppelkontrast: majorseitige Wandstarre (*große Pfeile*) mit oberflächlichen Ulzera (*kleine Pfeile*), **b** in dosierter Kompression: diffuse Faltenverdickung in radiärer Anordnung um das Areal (histolog.: transmural lymphatisch infiltrierte Magenwand)

4.3 Benigne submuköse Läsionen anderen Ursprungs

4.3.1 Ektopisches Pankreasgewebe

Das ektopische Pankreasgewebe (Abb. 47a, b) (Pankreasheterotopie) findet sich typischerweise in der Submukosa der majorseitigen Antrumhinterwand, pylorusnahe, und imponiert als 0,5–2 cm im Durchmesser große, runde Vorwölbung mit glatter Oberfläche und zentralem Breifleck, der die Mündungsstelle des Gangsystems des versprengten Drüsengewebes markiert. Zur Differentialdiagnose gehören das exulzerierte Leiomyom oder Neurinom, die hämatogene Metastase (z.B. eines malignen Melanoms) sowie das partielle Divertikel.

4.3.2 Amyloid

Das submukös abgelagerte Amyloid kann als grobe Faltenverdickung oder als umschriebener Tumor – vorwiegend im Antrum – imponieren.

4.3.3 Varizen

Varizen (Abb. 48a, b) im Fundus ventriculi sind Ausdruck eines Pfortaderhochdruckes bei prähepatischer Blockade (z.B. Leberzirrhose). Sie geben sich als umschriebenes Konvolut geschlängelter Füllungsdefekte zu erkennen und entsprechen den erweiterten Venen des Zuflußgebietes der Vena gastrica sinistra; gelegentlich führt ihr tumorartiger Aspekt zur Fehlbeurteilung. Submuköse Varizen an der Hinterwand des Magens finden sich bei Milzvenenverschluß z.B. durch fortgeschrittene Pankreastumoren.

4.3.4 Hämatome

Hämatome in der Magenwand, z.B. bei Gerinnungsstörungen, nach Operation, Trauma oder gerinnungshemmenden Medikamenten, können im Röntgenbild submuköse Tumoren simulieren. Eine Unterscheidung von diesen ist nur durch die Verlaufskontrolle möglich.

5 Maligne Tumoren

Der Magenkrebs zählt zu den häufigsten malignen Erkrankungen. Die geographische Verteilung zeigt deutliche Unterschiede zwischen Kontinenten und Ländern mit Bevorzugung des fernen Ostens (Japan, China), Südamerika (Chile) und Skandinavien (Finnland, Island). Ägypten, Mittelamerika und Afrika sind weniger häufig betroffen. Das Magenkarzinom ist in den USA und Zentraleuropa rückläufig: 1930 wurden in den USA 33 Todesfälle pro 100000 Einwohner und Jahr registriert, 1970 sank die Zahl auf 10 [8]. In Mitteleuropa findet sich das Magenkarzi-

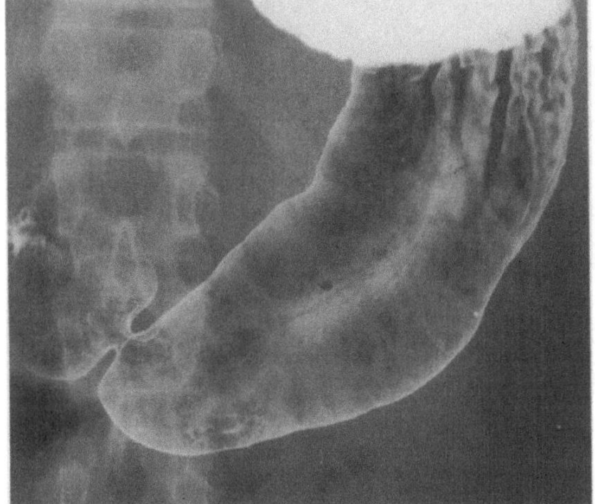

a

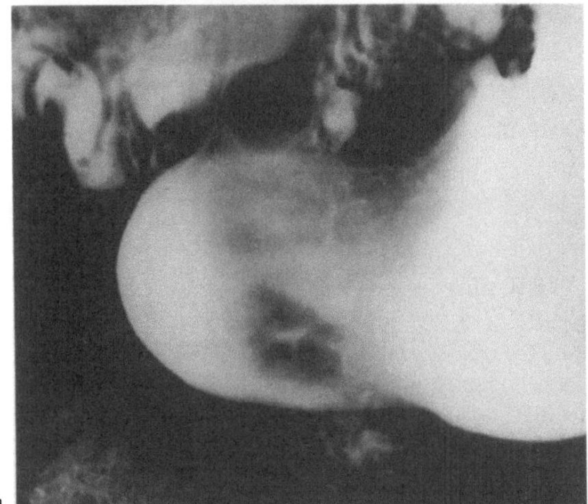

b

Abb. 47a, b. Pankreasheterotypie, **a** im Doppelkontrast: granuläre Erhabenheit mit zentraler strichförmiger Bariumansammlung an der majorseitigen Antrumhinterwand; **b** in dosierter Kompression

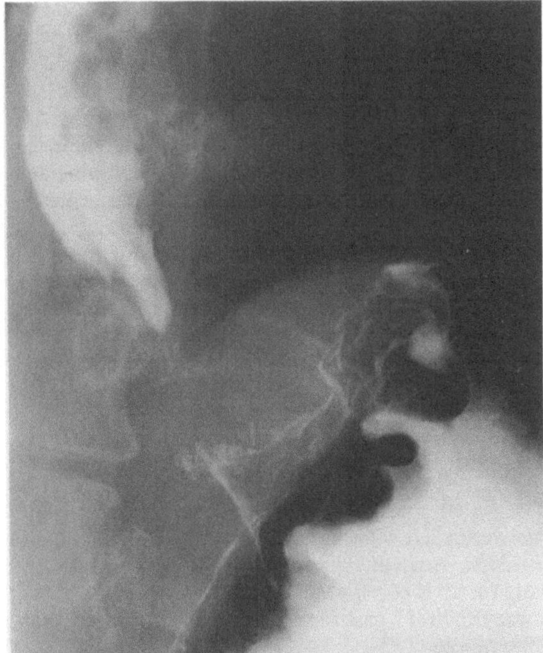

a

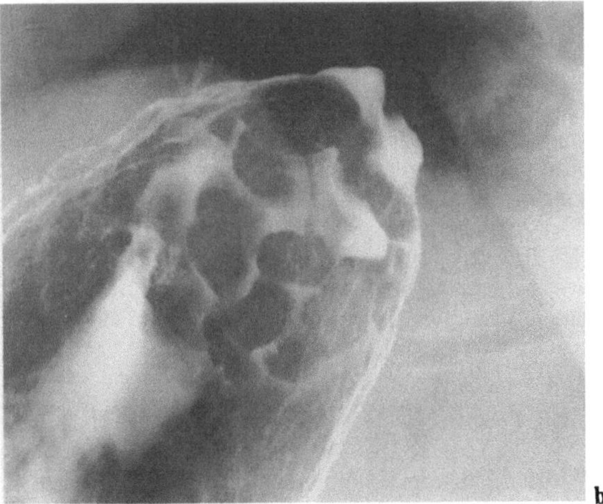

b

Abb. 48a, b. Varizen im Ösophagus-Fundus-Gebiet (nach Fundektomie) bei Pfortaderhochdruck, **a** im Profil, **b** en face

nom nach dem Bronchialkarzinom und dem kolorektalen Karzinom an dritter Stelle der tumorbedingten Todesursachen. Der Abwärtstrend des Magenkarzinoms ist auch in Japan, dem Land mit der höchsten Letalität an Magenkarzinom, zu beobachten: Die Todesfälle reduzierten sich von 39,4 pro 100 000 Einwohnern im Jahr 1959 auf 29,6 im Jahr 1975 [58]. Dank der Wiedereinführung bzw. Wiederentdeckung der Doppelkontrastmethode und der Entwicklung flexibler Fiberendoskope konnte der Anteil der prognostisch günstigen Frühkarzinome erhöht werden (1969: 33%).

5.1 Magenfrühkarzinom (MFK)

Die Kenntnis vom oberflächlichen Magenkrebs ist nicht neu. Bereits 1940 wies KONJETZNY [30] auf in den zwanziger Jahren gemachte Beobachtungen von „in breiter Fläche wachsenden Schleimhautkrebsen des Magens" hin und betonte die Bedeutung der Früherkennung bezüglich der postoperativen Prognose. 1948 forderten GOLDEN u. STOUT [22] die röntgenologische Abbildung eines Magenulkus en face und im Profil, um die Faltenmorphologie in der Umgebung des Geschwürs zur Unterscheidung eines benignen Prozesses von einem oberflächlichen Karzinom besser studieren zu können. Eine systematische Einteilung des Magenfrühkarzinoms erfolgte 1962 in Japan. Nach der Definition der Japanischen Gesellschaft für Gastroenterologische Endoskopie ist das MFK ein epitheliales, unterschiedlich differenziertes Adenokarzinom, das in seiner Tiefenausdehnung auf Mukosa und Submukosa beschränkt ist, ungeachtet einer evtl. bestehenden regionalen Lymphknotenmetastasierung. Diese Definition und Klassifizierung in drei Haupttypen des MFK [47] gilt auch heute, da sie das Bedürfnis nach einer einheitlichen Sprache und Begriffsbestimmung von Endoskopie, Radiologie und Pathologie gleichermaßen befriedigt (vgl. Schema 1).

5.1.1 Prävalenz

Der Anteil von MFK in resezierten Mägen liegt in der westlichen Welt zwischen 8 und 13%, in Japan bei 30%. Aus einer Umfrage in Europa ermittelten MILLER u. KAUFMANN [40] 6,3% Magenfrühkarzinome bei 18887 gastroskopisch diagnostizierten Magentumoren.

5.1.2 Anamnese

Nur eine Minderheit (ca. 9%) der Patienten mit Magenfrühkarzinom ist asymptomatisch. Am häufigsten wird über dyspeptische Beschwerden wie Oberbauchschmerzen, Übelkeit und Völlegefühl geklagt, die über Jahre persistieren. Der ulzerierte Typ des MFK (II, III) verursacht ulkusähnliche Beschwerden, die vorübergehend abklingen, wenn die Ulzeration spontan oder unter konservativer Therapie zu heilen scheint.

5.1.3 Prognose

Während operierte Patienten mit fortgeschrittenen Magenkarzinomen eine seit Jahren unverändert schlechte Prognose aufweisen (weniger als 15% überleben 5 Jahre), liegen die Überlebensraten für Kranke mit MFK fünf Jahre nach ausreichender Resektion zwischen 85 und 97%. Neben der Tumorlokalisation (proximal günstiger als distal) und der Eindringtiefe (Mukosa allein befallen günstiger als Befall von Mukosa und Submukosa) hat vor allem der *histologische* Typ Einfluß auf den Krankheitsverlauf: anaplastische Magenfrühkarzinome sind prognostisch günstiger als intestinal differenzierte Tumoren.

5.1.4 Klassifizierung und Diagnose

Die makroskopische Differenzierung des MFK [59] erfolgt durch die Unterscheidung zwischen vorgewölbten und versenkten Schleimhautläsionen.

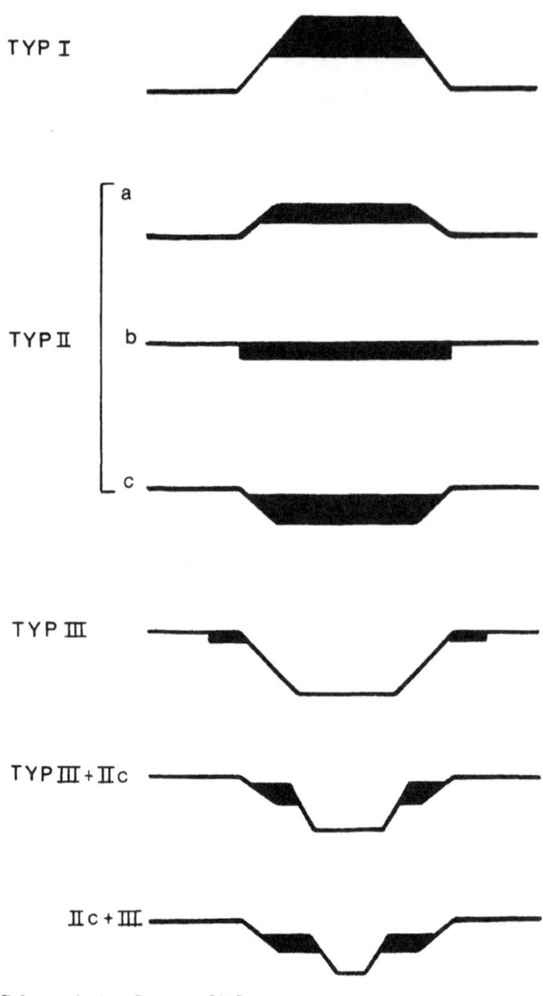

Schema 1. Aus LAUFER [31]

5.1.4.1 Typ I (Abb. 49a, b) ist das polypoide, die Mukosa mehr als 5 mm überragende Frühkarzinom. Röntgenologisch imponiert der Typ I als vorgewölbte, oberflächlich granulierte Erhebung von 2–4 cm Durchmesser mit steilem Rand und regelhafter Umgebung. Differentialdiagnostisch ist ein adenomatöser Polyp mit oder ohne maligne Transformation oder ein Borrmann-I-Karzinom zu erwägen. Der hyperplasiogene Polyp ist durch seine glatte Oberfläche, seine Größe (kleiner als 2 cm) und die gelegentlich gestielte Basis vom Frühkarzinom Typ I zu unterscheiden. Die Diagnose wird nach endoskopischer Polypektomie histologisch gestellt.

5.1.4.2 Typ II (Abb. 50) des Frühkarzinoms wird unterteilt. Bei der oberflächlich erhabenen Form IIa überschreitet die Höhe der in das Magenlumen vorgewölbten Karzinompartie die 5-mm-Grenze nicht. Die Erkennung des MFK *Typ IIa* unterliegt, wie der

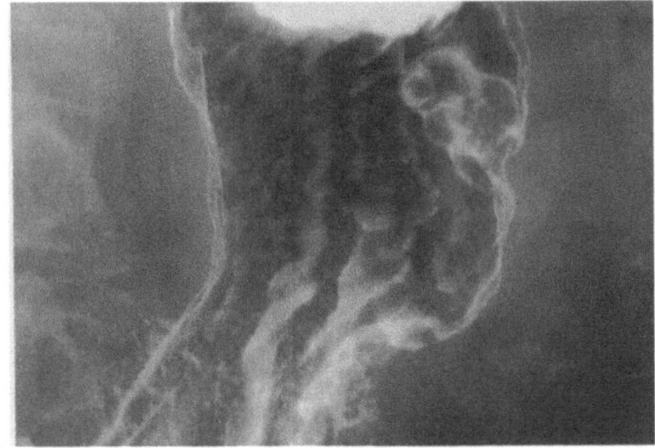

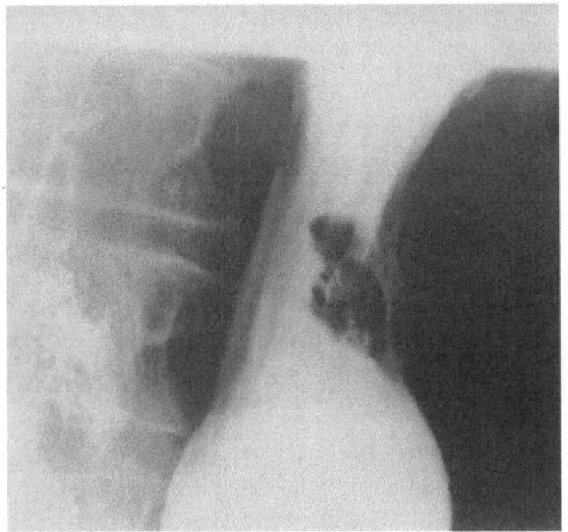

Abb. 49a, b. MFK Typ I: 30 mm die Mukosa überragender Füllungsdefekt mit breiter Basis (15 mm) und polyzyklischer Oberfläche an der großen Kurvatur des proximalen Korpusdrittels, **a** im Doppelkontrast, **b** in dosierter Kompression

Typ I, den Interpretationsprinzipien vorgewölbter Magenläsionen. Die Oberfläche eines IIa-Typs entspricht meist dem umgebenden Areaemuster (DD: submuköser Tumor, von diesem durch fehlende Brückenfalten zu unterscheiden), die Außenkonturen sind scharf, manchmal serpiginös, gelappt oder polyzyklisch.

Der im Schleimhautniveau wachsende *Typ IIb* (Abb. 51) ist röntgenologisch und endoskopisch nur schwer zu erkennen, da diese Läsion nicht die Symptome „Nische" oder „Füllungsdefekt" verursacht. Als einziger Hinweis für ein malignes Wachstum findet sich ein irreguläres, vergröbertes Oberflächenrelief mit einer Wandstarre (Abb. 52), evtl. „maligne Falten". Die Unterscheidung vom Narbenstadium einer peptischen Läsion ist unmöglich. Endoskopisch

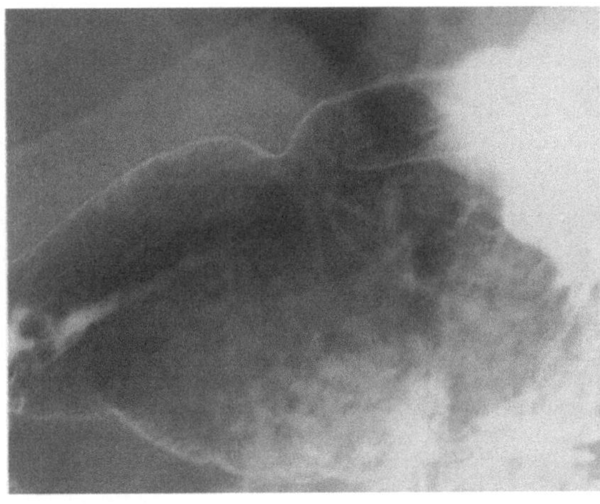

Abb. 51. MFK Typ IIb: halbkonzentrisch angeordnete „maligne" Falten in Umgebung eines schlecht definierten Areals mit verwischtem Schleimhautrelief an der kleinen Kurvatur

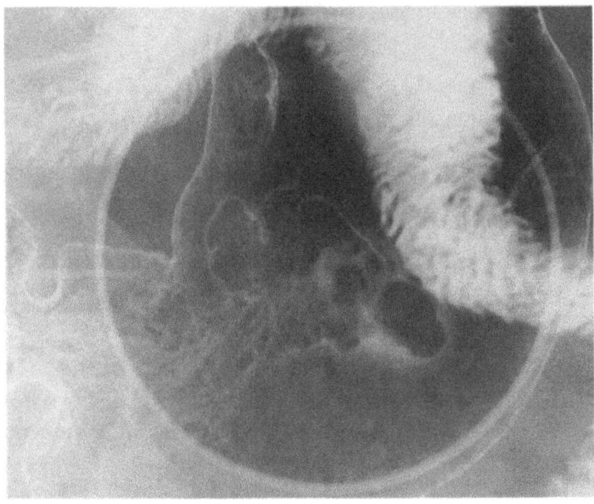

Abb. 50. MFK Typ IIa: Flach erhabener (unter 5 mm) gelappter Füllungsdefekt an der Hinterwand der Angulusregion

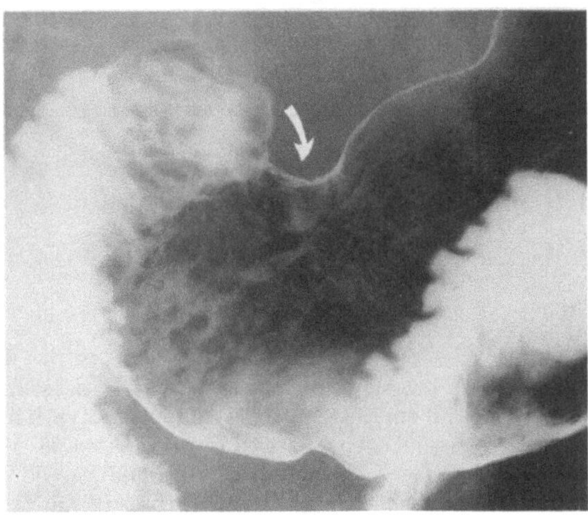

Abb. 52. MFK Typ IIb. Irreguläres Schleimhautrelief der Antrumhinterwand mit minorseitiger Angulusstarre (*Pfeil*)

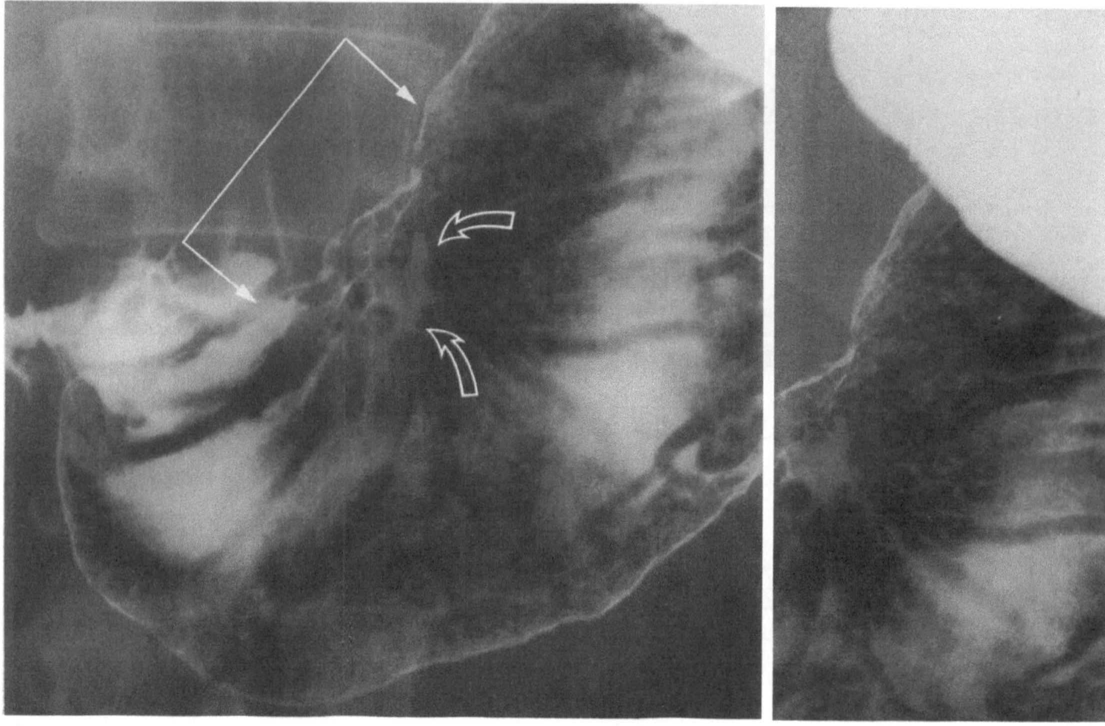

△

Abb. 53. MFK Typ IIc. Flach versenkte IIc-Partie (*ge-schwungene Pfeile*) mit Faltenfusion im aboralen Teil der Ulzeration und submukös infiltrierendem Anteil in der An-gulusregion (*gerade Pfeile*)

Abb. 54. MFK Typ IIc. Flache Nische an der majorseitigen Antrumhinterwand mit konvergierenden „malignen" Falten

▽

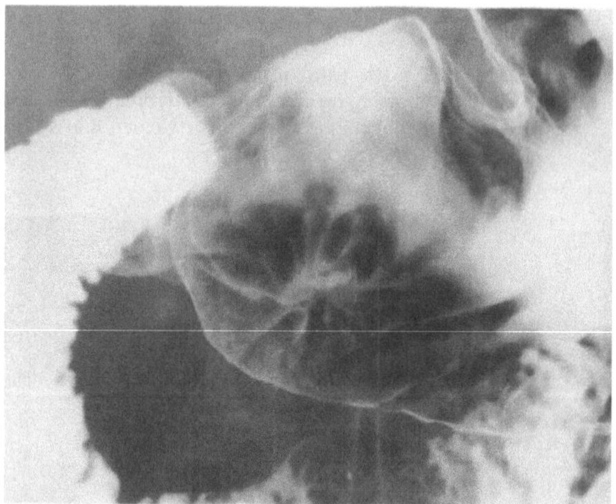

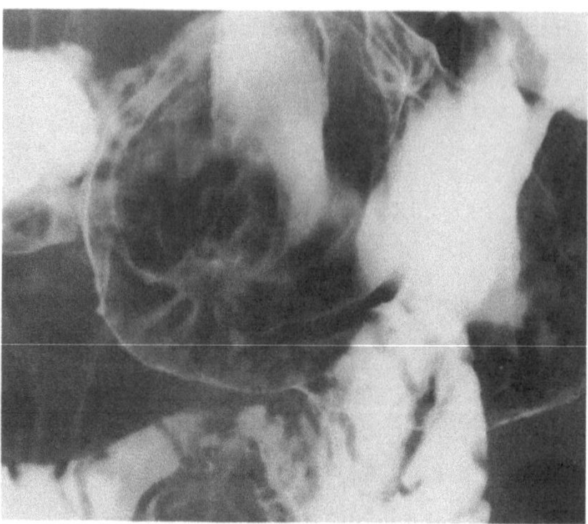

lenkt die Dyskoloration des suspekten Bezirks den Verdacht auf ein Magenfrühkarzinom vom Typ II b.

Der oberflächlich versenkte *Typ IIc* (Abb. 53, 55) ist mit einem Anteil von 50% [21] die häufigste Form des MFK. Die Röntgendiagnose basiert auf der Formanalyse der Nische sowie der Falten in ihrer Umgebung. Die Außenkonturen von II-c-Magen-

frühkarzinomen sind unregelmäßig gezähnt, manch-mal bizarr gezackt. Bei oberflächlichen Karzinomen ist die Grenze zur gesunden Mukosa oft schwer zu definieren. Das Tumorareal zeigt eine unebene, häu-fig polypoid oder granulär strukturierte Oberfläche.

Konvergierende Magenfalten in der Umgebung ei-ner II-c-Partie haben eine typische, die Ulzeration als maligne ausweisende Morphologie: sie sind kolbig aufgetrieben, enden abrupt vor der Nische, haben in Richtung auf den Tumor eine gezähnte Kontur mit zugespitzter Form oder verschmelzen miteinander (Faltenfusion) (Abb. 54). **Dieses Faltenmuster, radiär um eine Tumorerosion angeordnet, ist das wichtigste Unterscheidungsmerkmal gegenüber dem benignen Magengeschwür,** dessen Faltenkonvergenz ein uniformes Bild zeigt (vgl. Schema 2). II-c-Magenfrühkarzinome haben innerhalb des versenkten Tumorareals gelegentlich Ulzera, die unter einer Ulkustherapie abheilen, später rezidivieren können. Sie sind wahrscheinlich für die dyspeptischen Beschwerden bei der Mehrzahl der Patienten mit MFK verantwortlich. **Der röntgenologische und/oder endoskopische Nachweis einer Ulkusverkleinerung unter Therapie reicht nicht zur Dignitätsbestimmung,** stets muß durch wiederholte Biopsien die Histologie des röntgenologisch suspekten Geschwürs untersucht werden.

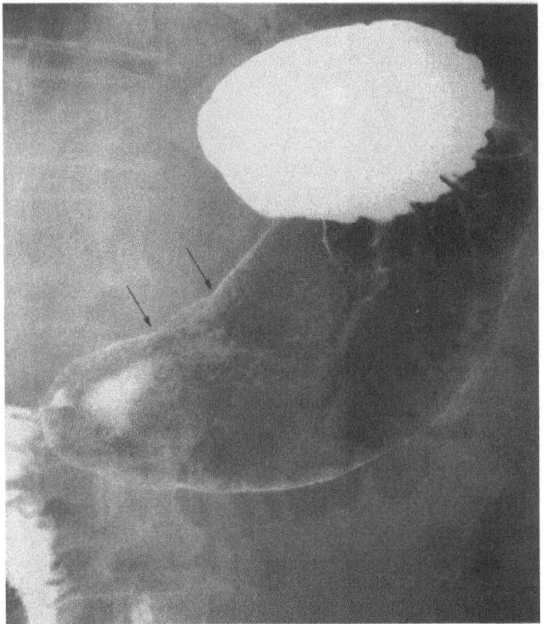

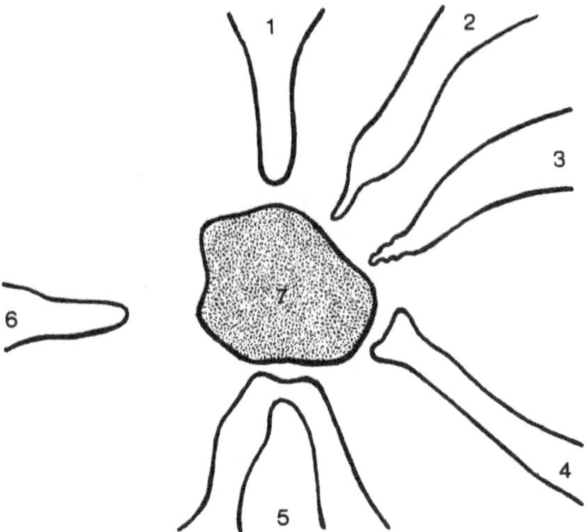

Schema 2. Faltenverhalten in Umgebung eines malignen Ulkus; *1* abrupter Abbruch, *2* asymmetrische Faltenspitze, *3* gezähnelte Kontur, *4* kolbige Auftreibung, *5* Faltenfusion, *6* Distanz zur Karzinompartie, *7* Karzinomnische

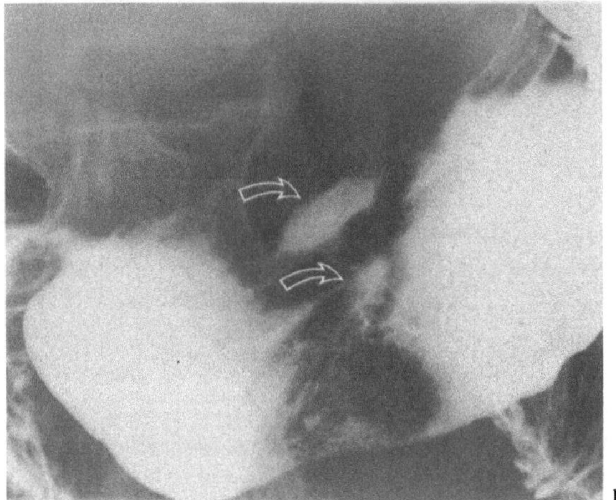

Abb. 55a, b. MFK Typ IIc mit multizentrischem Wachstum, **a** im Doppelkontrast: flach versenkte Nische (*gerade Pfeile*) an der minorseitigen Vorderwand (bodenfern), daher nicht kontrastgefüllt; **b** in dosierter Kompression: zwei unterschiedlich große, gezackte Vorderwandulzera

Differentialdiagnostisch wird die II-c-Partie von der akuten peptischen Ulzeration unterschieden, was durch Analyse der Faltenmorphologie, Anamnese und Verlauf möglich ist. Die Beurteilung des Ulkusrandes und der Faltenprominenz gestattet einen gewissen Rückschluß auf die Invasionstiefe des Tumors und gibt damit eine Abgrenzung gegenüber ulzerierten Formen des fortgeschrittenen Magenkarzinoms vom Typ Borrmann II und III. Selten verbirgt sich hinter einem erosiv-ulzerösen Defekt mit deformierten Falten ein malignes Lymphom.

5.1.4.3 Typ III des MFK (exkavierter Typ, Abb. 56a–c) ist das in die Muscularis mucosae penetrierende Ulkus, dessen karzinomatöse Randpartie auf die muköse und submuköse Schicht begrenzt ist. Die Abgrenzung von Typ II gelingt durch die Bestimmung der Ulkustiefe im Profilbild. Sie ist beim Typ III mit der eines Ulcus pepticum vergleichbar, während das II-c-MFK im Prallfüllungsprofilbild eine Nische meist nicht erkennen läßt. Ulkus und Karzinompartie im Ulkusrand können im Krankheitsverlauf eine Gestaltänderung erfahren. Das Tu-

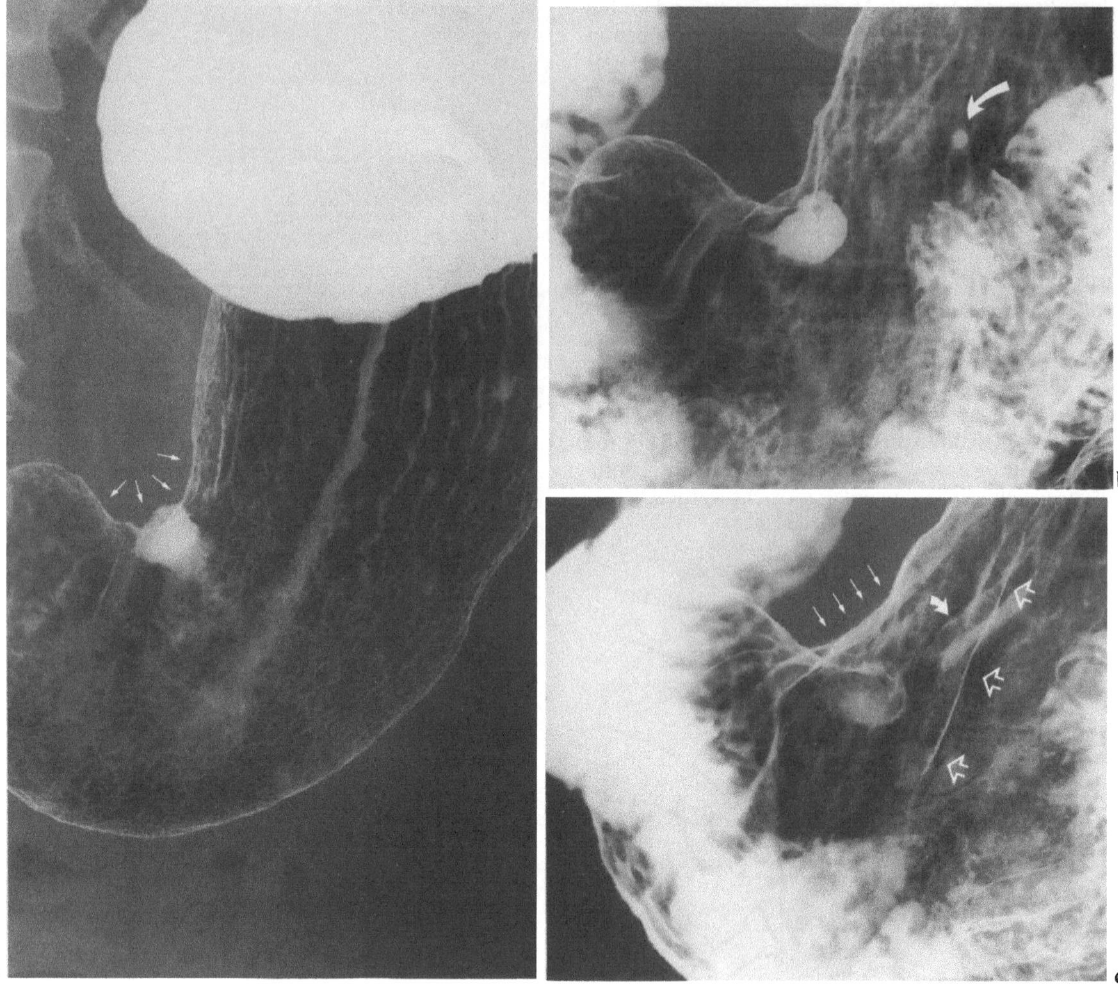

Abb. 56 a–c. MFK Typ III (exkavierter Typ); **a** doppelkonturierter, wandstarrer Angulus (*Pfeile*) mit en face getroffenem Ulkus; **b** nach oral ausgebreitetes noduläres Schleimhautmuster (= Karzinompartie) in der Ulkusnachbarschaft (*Pfeil:* Bariumtropfen an einer Vorderwandfalte); **c** Faltendeformität (*geschwungener Pfeil*) und Wandstarre (*kleine Pfeile*) bei nodulärer Schleimhaut in Umgebung der Exkavation; die Karzinompartie ist flächenhaft oralwärts entwikkelt (*offene Pfeile:* Vorderwandfalte)

morareal nimmt in dem Ausmaß an Fläche zu, wie das Ulkus an Tiefe und Durchmesser verliert. Bei Kombinationsformen (IIc + III, III + IIc) wird jeweils diejenige Tumorformation zuerst benannt, die morphologisch vorherrscht.

5.2 Fortgeschrittene Karzinome

Die Einordnung eines Magenkarzinoms in die Kategorie „fortgeschritten" setzt voraus, daß der Tumor über die oberflächlichen Schichten Mukosa und Submukosa hinaus in die Muscularis propria, evtl. in die Serosa vorgedrungen ist. Während das in seiner Eindringtiefe auf Mukosa und Submukosa beschränkte Magenfrühkarzinom nur geringe Niveauunterschiede in zweidimensionaler Ausdehnung verursacht, produzieren fortgeschrittene Karzinome dreidimensionale Tumormassen, die das Mageninnere auf Grund ihrer Protrusion (Borrmann I + III), oder ihrer infiltrierend-szirrhotischen Wuchsform (Borrmann IV) mehr oder weniger deutlich reduzieren. Tumorsitz und -wuchsform sowie klinische Erstmanifestation beeinflussen den Diagnosezeitpunkt und damit die Prognose. Bei kardia- und pylorusnahen polypoiden Karzinomen initiiert die Obstruktionssymptomatik (Dysphagie und Ausgangsstenose) diagnostische Maßnahmen. Die ulzerierenden Typen Borrmann II und III veranlassen die Suche nach gastrointestinalen Blutungsquellen. Borrmann IV wird häufig als Totalkarzinom des Magens im Rahmen einer Tumorsuche entdeckt. Bei der Lokalisation im gastroösophagea-

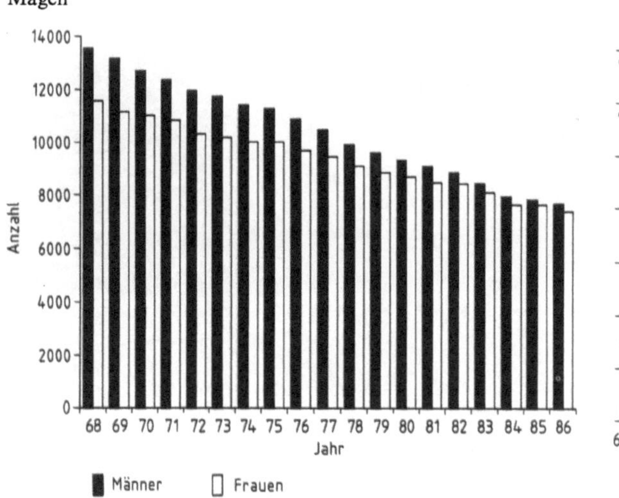
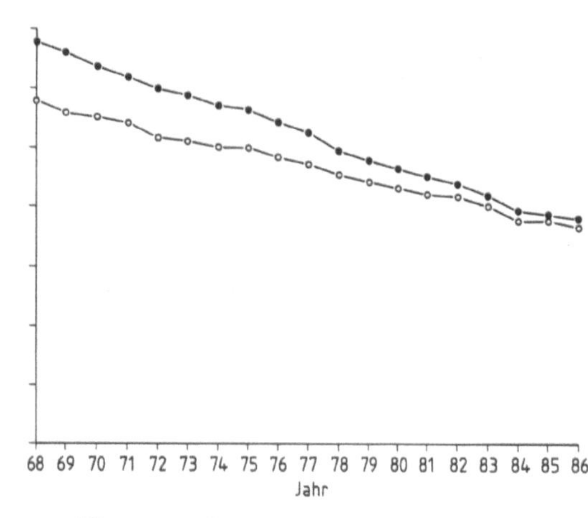

Abb. 57. Absterberate Magenkarzinom 1968–1986. (Aus [61])

len Übergangsgebiet wird die Ausdehnung des Prozesses (Staging) am sichersten im CT erfaßt.

5.2.1 Inzidenz

Die Erkrankungsziffer pro 100 000 Lebende gleichen Alters und Geschlechts betrug 1982 30,0 für Männer und 26,2 für Frauen; sie steigt jenseits des 40. Lebensjahres steil an. Der Erkrankungsgipfel liegt zwischen dem 45. und 75. Lebensjahr. Männer sind im Verhältnis 1,56:1 häufiger betroffen als Frauen. Der Rückgang der Sterbefälle an bösartigen Neubildungen des Magens wird deutlich aus Abb. 57.

5.2.2 Anamnese

Gewichtsverlust, Leibschmerzen und okkulte Blutung sind die häufigsten Krankheitszeichen des fortgeschrittenen Magenkrebses. Weniger häufig wird über abdominelles Völlegefühl, Erbrechen und Appetitlosigkeit geklagt.

5.2.3 Prognose

Bei Patienten mit resektablen Karzinomen und tumorfreien Lymphknoten liegt die 5-Jahres-Überlebensrate bei 40,5%. Sind Lymphknoten befallen, sinkt die Rate auf 11,6% (insgesamt 19,4%). Die seit Jahren unverändert schlechte Prognose des fortgeschrittenen Magenkarzinoms (65% der laparotomierten Patienten können nicht mehr kurativ behandelt werden [8]) kommt auch in der Tatsache zum Ausdruck, daß die Zahl der Todesfälle im höheren Lebensalter die Zahl der Neuerkrankungen übersteigt.

5.2.4 Klassifizierung

Auch heute noch wird die Borrmann-Klassifikation von 1926 [7] akzeptiert (vgl. Schema 3). Sie unterscheidet 4 makroskopische Wuchsformen des fortgeschrittenen Magenkrebses:

Typ I: Zirkumskript, solitär, polypös;
Typ II: Exulzeriertes Karzinom mit wallartigem Rand und tiefem Krater („Ringwall-Karzinom");
Typ III: Exulzeriertes und diffus infiltrierendes Karzinom mit niedrigem Rand und flachem Krater;
Typ IV: Diffus infiltrierendes Karzinom, häufig ohne Mukosaläsion (linitis plastica).

5.2.4.1 Borrmann I. Das polypöse, in das Magenlumen vorwachsende, zirkumskript-solitäre, nicht ulzerierte Borrmann-I-Karzinom verursacht im Röntgenbild einen Füllungsdefekt bedingt durch eine Läsion mit steilem Rand, breiter Basis und knotiger Oberfläche, die sich in das Magenlumen vorwölbt (Abb. 58). Im Prallfüllungsbild zeigt die Unterbrechung der äußeren Magenkontur die Basisbreite und damit die Tumorausbreitung in der Magenwand. In der Doppelkontrastdarstellung zeigt die bariumbenetzte Geschwulst eine warzenartig unregelmäßige Oberfläche sowie – nicht immer – abrupte Faltenabbrüche in der Umgebung des Tumors.

Große Raumforderungen in der Magenmitte (Abb. 58) und im Angulus ventriculi werden auch vom Anfänger *prima vista* erkannt. Kardianahe Fundustumoren kleinerer Dimension kommen jedoch häufig erst in Profilansicht unter rotierender Durchleuchtung zur Darstellung (Abb. 59). Bei ungenügender Gasdehnung des Magenfundus bleiben fortgeschrittene Borrmann-I-Tumoren gelegentlich in den

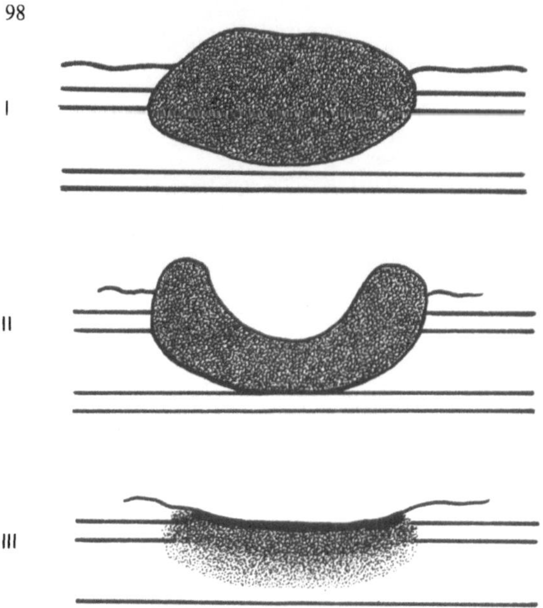

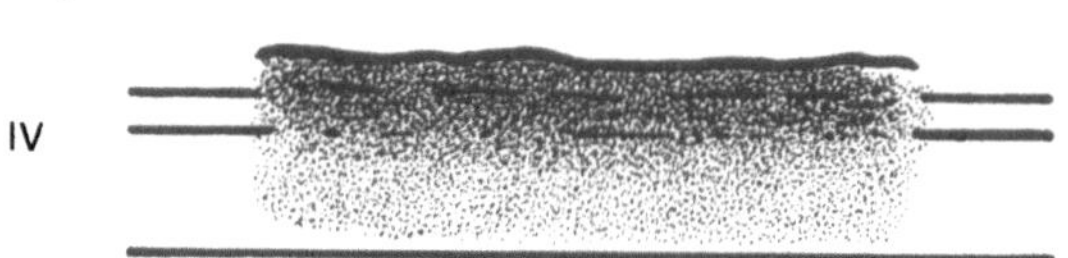

Schema 3. Klassifikation der fortgeschrittenen Karzinome nach Borrmann 1926. (Aus Treichel [66])

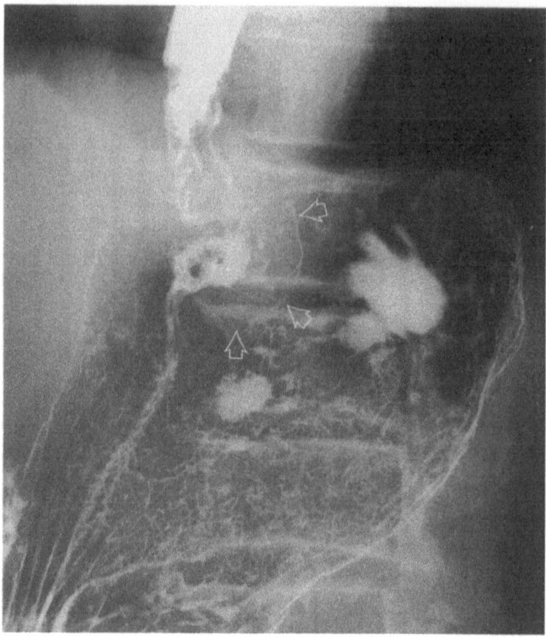

Abb. 59. Borrmann-I-Karzinom der Kardia, auf den Ösophagus übergreifend

Fundusfalten verborgen. Eine gleichzeitig vorhandene Hiatushernie erschwert die Diagnose eines kardianahen Tumors. Wenn Kardiatumoren in den distalen Ösophagus einwachsen, ist nur histologisch zwischen einem Magen- oder Speiseröhrenkrebs zu unterscheiden. Das Borrmann-I-Karzinom des Mageneingangs oder Magenausgangs verhindert die Füllung respektive Entleerung des Magens durch die Tumorobstruktion.

Differentialdiagnostisch wird das Borrmann-I-Karzinom vom Typ I des MFK, vom adenomatösen Polypen sowie von submukösen Tumoren und extragastralen Impressionen abgegrenzt.

5.2.4.2 Borrmann II. Das ulzerierte, schüsselförmige Borrmann-II-Karzinom zeigt einen gut begrenzten wallartigen Rand („Ringwall-Karzinom"). Die Läsion ist in den Magen vorgewölbt, hat eine erhabene Peripherie und ein versenktes Zentrum, so daß im Röntgenbild eine Kombination aus „Füllungsdefekt" und „Nische" (Tumorkrater) entsteht (Abb. 60a, b; 62a, b). Der an der Hinterwand gelegene Tumor stellt sich in Rückenlage im Doppelkontrastbild als prominenter, steil aus dem Schleimhautniveau aufsteigender Karzinomring dar. Dieser wird nur gering mit Kontrastmittel benetzt und umschließt eine unregelmäßig begrenzte Bariumansammlung, die die zentrale Tumornekrose markiert. Die Oberfläche des Tumorkra-

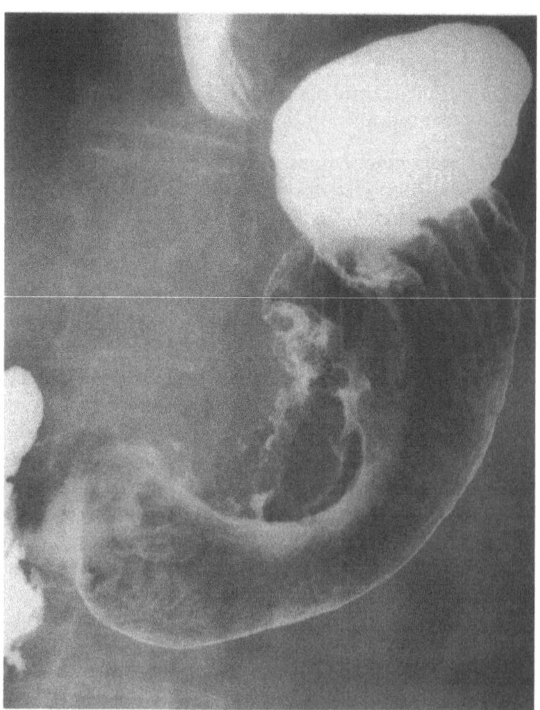

Abb. 58. Borrmann-I-Karzinom in Magenmitte, minorseitig

Abb. 60a, b. Borrmann-II-Karzinom der kleinen Kurvatur, vorderwandseitig; **a** in Rückenlage: tiefe, vorderwandseitige Ulzeration mit spärlicher Kontrastbenetzung; der zirkulierende Randwall ragt in das Magenlumen, die *geschwungenen Pfeile* markieren die orale und die aborale Tumorgrenze; **b** in Bauchlage: die Ulzeration ist kontrastgefüllt, zeigt einen irregulären Rand (*Pfeile*) sowie einen höckrigen Grund

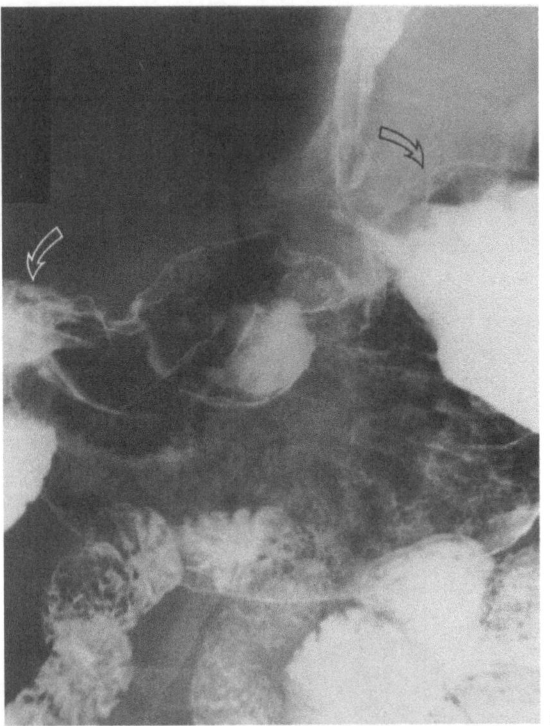

a

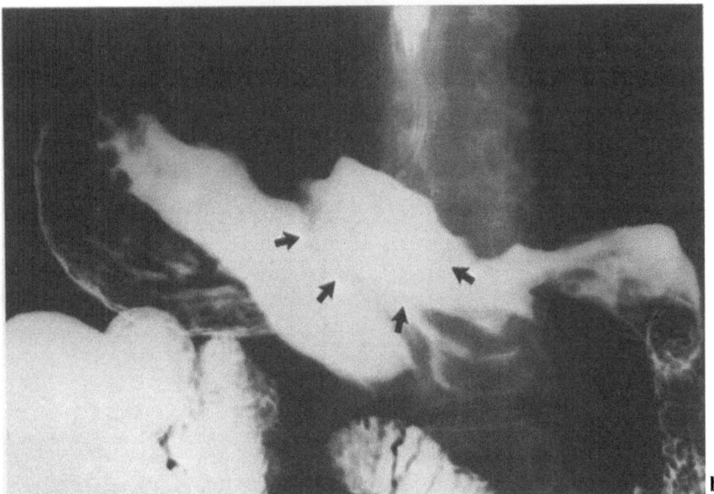

b

ters liegt – im Gegensatz zum benignen Ulkus – oberhalb des Schleimhautniveaus und verursacht im Prallfüllungsbild den Aspekt einer Nische in einem in das Magenlumen vorgewölbten Bezirk („niche encastré"). Die Oberfläche der Tumorulzeration wird nach Umlagerung des Patienten sichtbar, da die Bariumsulfat-Suspension aus der Nische ausläuft. Der Ulkusgrund beim Borrmann-II-Karzinom ist polypös und höckrig, z.T. erosiv verändert. Der aufgeworfene Randwall stellt sich in **dosierter Kompression** deutlich dar (Abb. 61 a–c), so daß die Tumorgrenzen genau

definiert werden können. Die Höhe und die Steilheit der prominenten Tumorperipherie unterscheidet das Borrmann-II-Karzinom vom ulzerierend-infiltrativ wachsenden Typ des fortgeschrittenen Magenkrebses (Borrmann III).

5.2.4.3 Borrmann III. Beim ulzerierend-infiltrativ wachsenden Typ des fortgeschrittenen Magenkrebses lassen sich die Tumorgrenzen im Röntgenbild nur schwer bestimmen (Abb. 63). Die infiltrative Komponente führt zu einer Verdickung der Organwand, de-

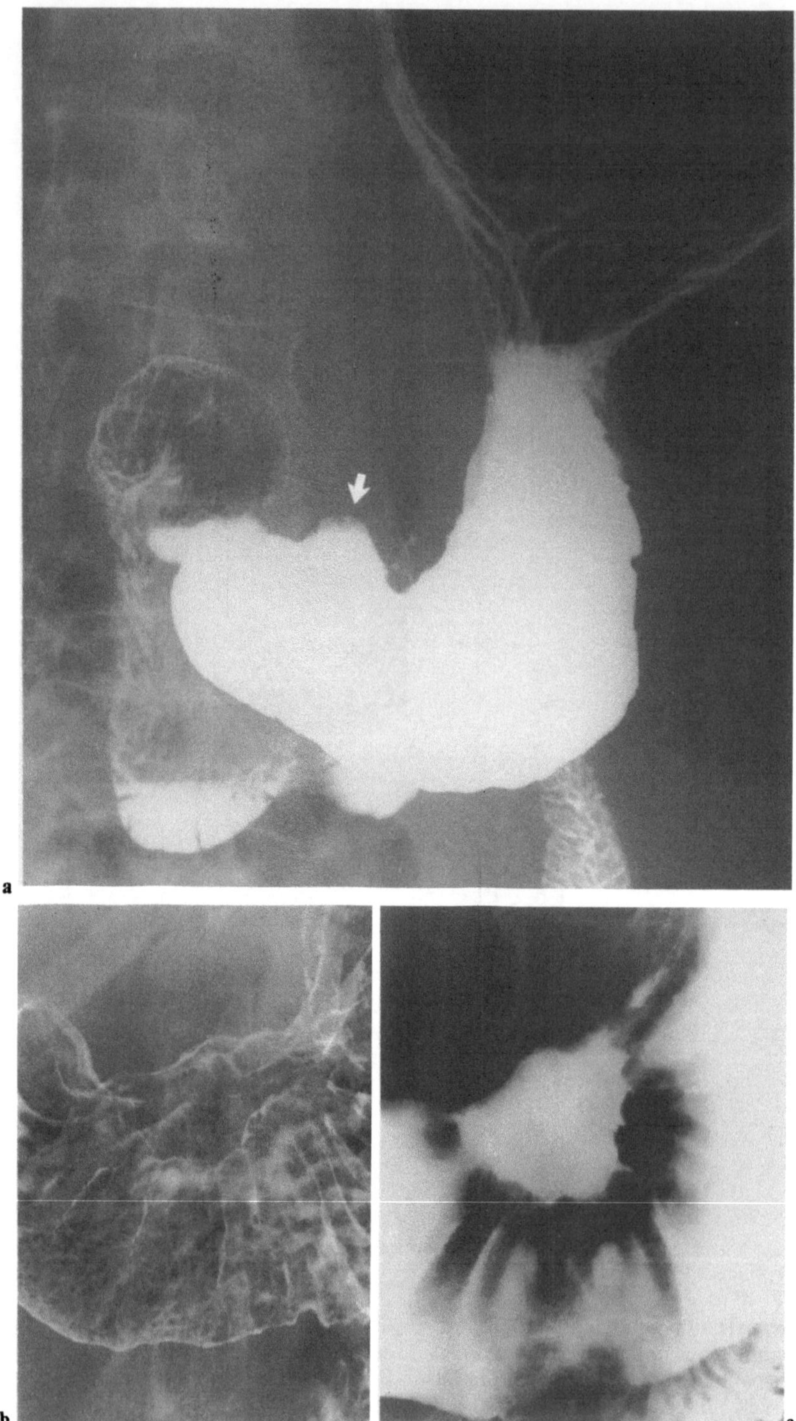

Abb. 61 a–c. Borrmann-II-Karzinom der minorseitigen Vorderwand des präpylorischen Antrum; **a** in Prallfüllung: 12 mm tiefes Ulkus (*Pfeil*) mit Angulusstarre; **b** im Doppelkontrast: leergelaufene Ulkusnische, deren Rand durch eine zarte Bariumlinie markiert ist; **c** in dosierter Kompression: kontrastgefüllter Ulkuskrater mit erhabenem Randwall

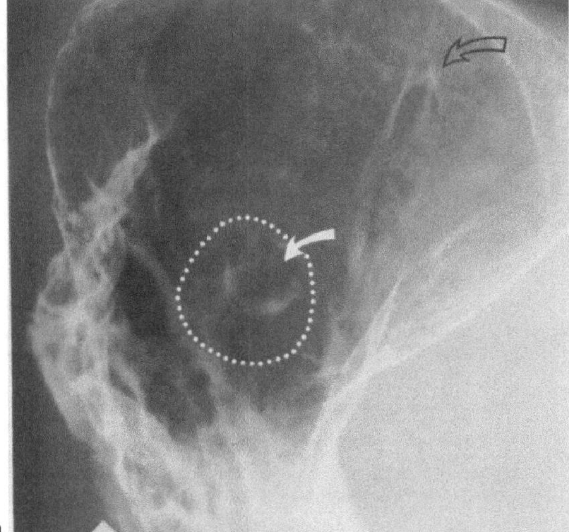

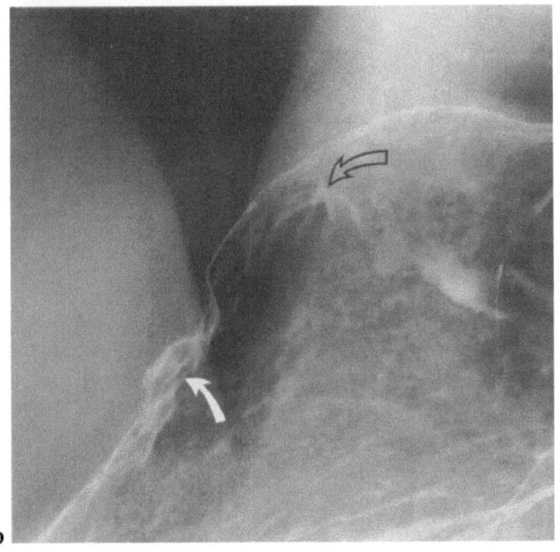

Abb. 62a, b. Borrmann-II-Karzinom subkardial (*offener Pfeil* = Kardia); **a** en face: leergelaufene Ulkusnische (*geschlossener Pfeil*) mit erhabenem Randwall (*gepunktete Linie*), **b** im Profil

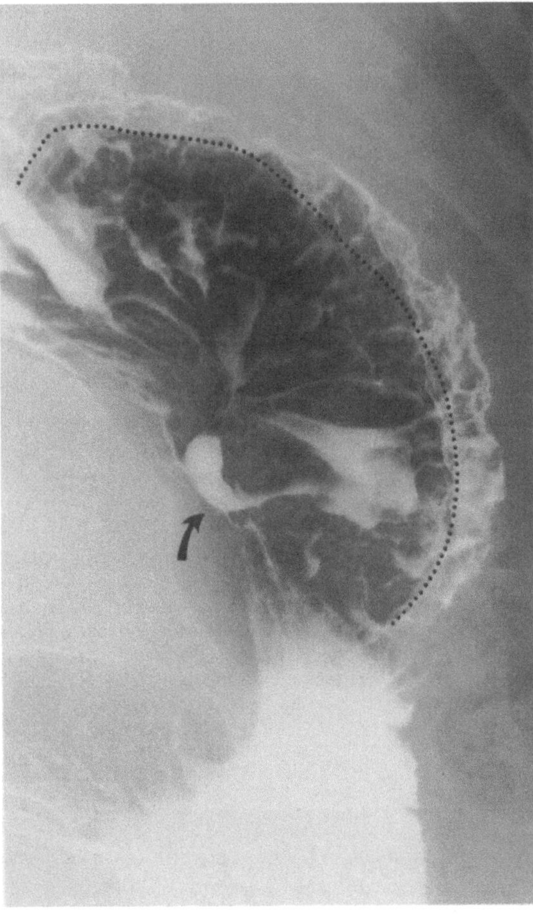

Abb. 63. Borrmann-III-Karzinom minorseitig subkardial mit tiefer Ulzeration (*Pfeil*) und großflächiger submuköser Infiltration (*gepunktete Linie*)

ren Grenze zur gesunden Schleimhaut allenfalls durch ein normales Faltenrelief und die erhaltene Wandbeweglichkeit markiert wird.

Das Ulkus des Borrmann-III-Karzinoms ist flach oder tief, großflächig und unregelmäßig konturiert. Die Umgebung ist gering erhaben, ein umgebender Randwall findet sich nicht (Abb. 64a, b). Infiltriert der Tumor die Kardia, so entwickelt sich eine Störung des unteren Ösophagussphinkters mit konsekutivem gastroösophagealem Reflux und peptischen Läsionen des distalen Ösophagus. Die submuköse Tumorausbreitung in die distale Speiseröhre kann achalasieähnliche Bilder hervorrufen.

5.2.4.4 Borrmann IV. Die infiltrierende Form des fortgeschrittenen Magenkarzinoms („linitis plastica") verursacht durch eine Fibrose der Submukosa und der Muskelschichten eine deutliche Wandverdickung mit einem Elastizitätsverlust des betroffenen Areals. Der Tumor wächst typischerweise von distal nach proximal. Die Prallfüllung zeigt das reduzierte Magenlumen und die Wandstarre der meist glatten Außenkontur. Die Tumorgrenzen sind selten exakt zu bestimmen (Abb. 65–71).

Differentialdiagnostisch werden hämatogene submuköse Metastasen eines epithelialen Tumors (z.B. Mamma-, Bronchus-Karzinom) diskutiert. Auch Säure- oder Laugenverätzungen imitieren das Bild eines Szirrhuskarzinoms. Die durch sie verursachten Veränderungen finden sich jedoch auch im Ösophagus und sind anamnestisch zu erfragen. Der CT- und Ultraschall-Befund bestätigt die Wandverdickung. Häufig finden sich vergrößerte regionale Lymphknoten sowie Aszites.

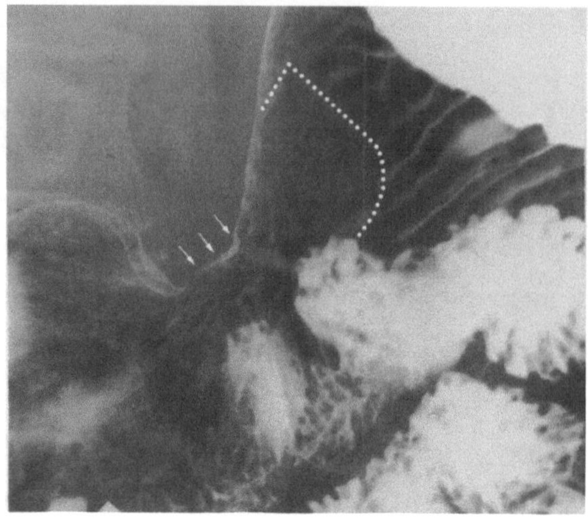

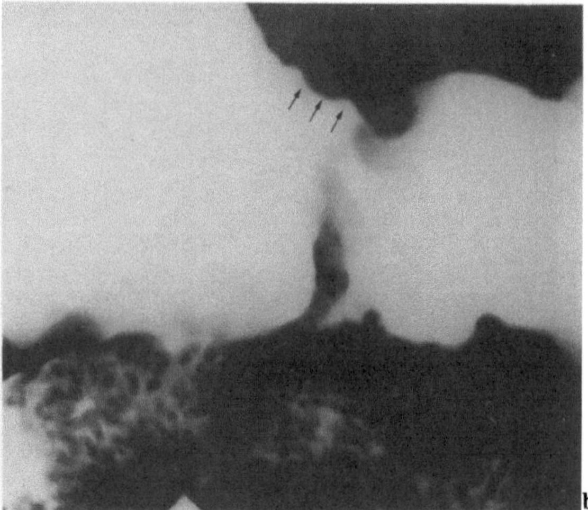

△

Abb. 64a, b. Borrmann-III-Karzinom der Angulusregion, minorseitig zur Vorderwand hin gelegen; **a** in Rückenlage: aufgeweiteter, starrer Angulus mit erosiven Defekten (*Pfeile*); die infiltrative Tumorkomponente liegt submukös und ist nach oral durch Faltenabbrüche begrenzt (*gepunktete Linie*); die aborale Grenze ist nicht definierbar; **b** in Bauchlage: flach versenkte Ulkusnische (*Pfeile*) bei angulärer Wandstarre

Abb. 65a, b. Borrmann-IV-Karzinom des Antrum mit distalem und mittleren Korpusdrittel; **a** in Prallfüllung: Lumenreduktion mit Wandstarre und aufgeweitetem Angulus; **b** im Doppelkontrast: Antrumstarre, Verlust der Wandelastizität, Desintegration des Schleimhautreliefs mit kleinen erosiven Defekten

▽

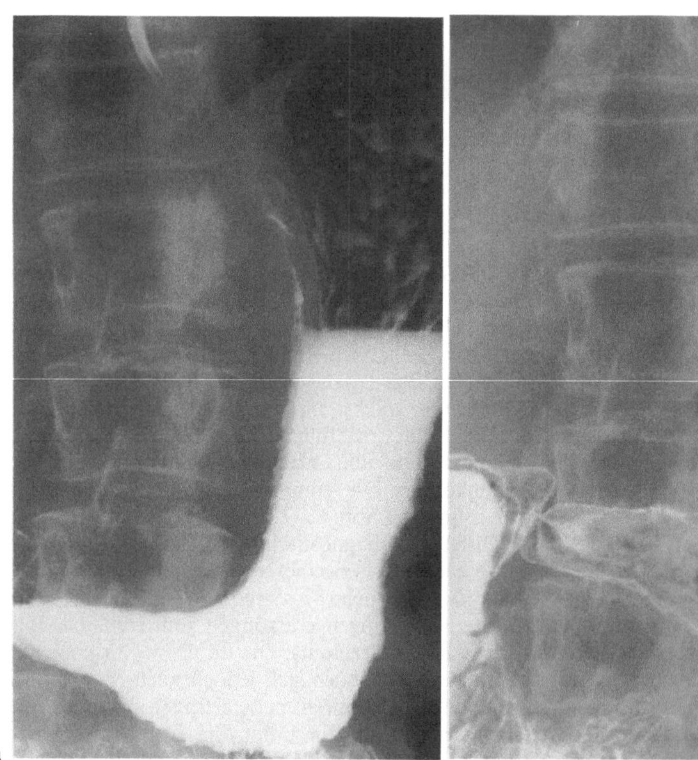

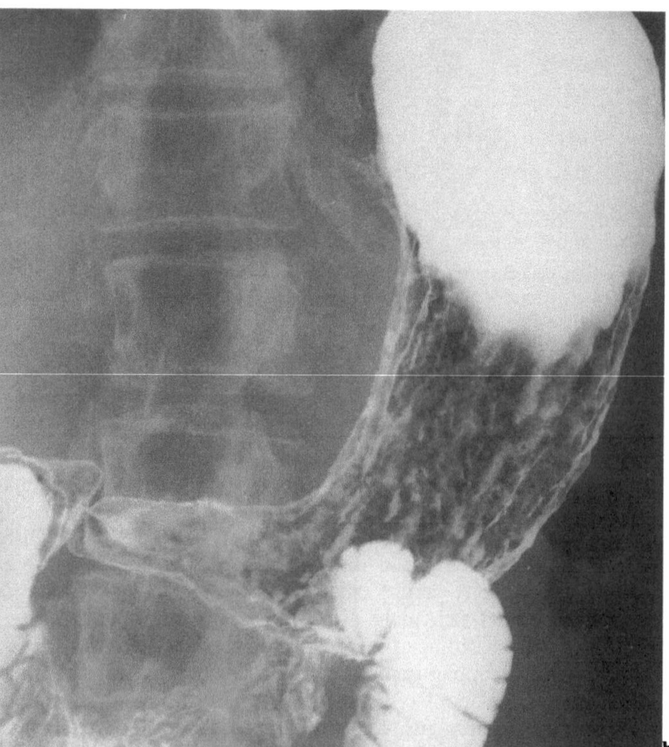

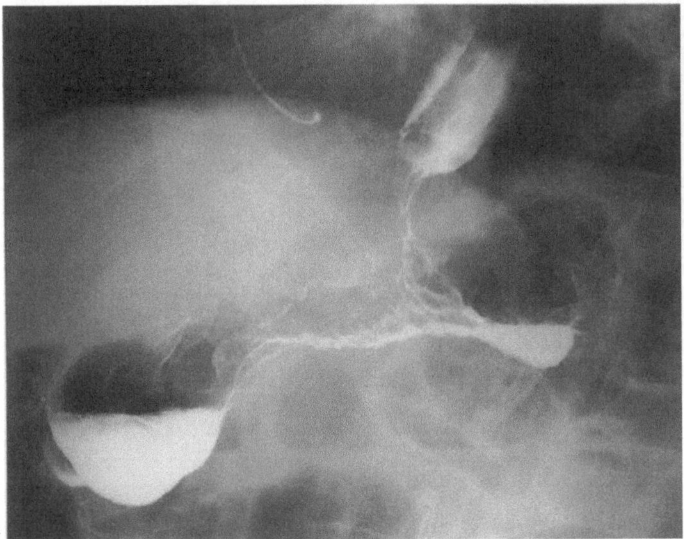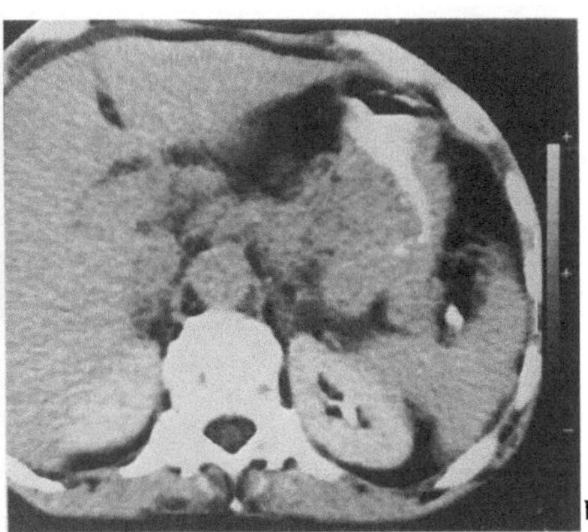

△
Abb. 66a, b. Borrmann-IV-Karzinom des proximalen Magens, auf den Ösophagus übergreifend; **a** zirkuläre Stenose mit hochgradiger Reduktion des Magenlumens, **b** im CT polypöse Wandverdickung bei kleinem Restlumen

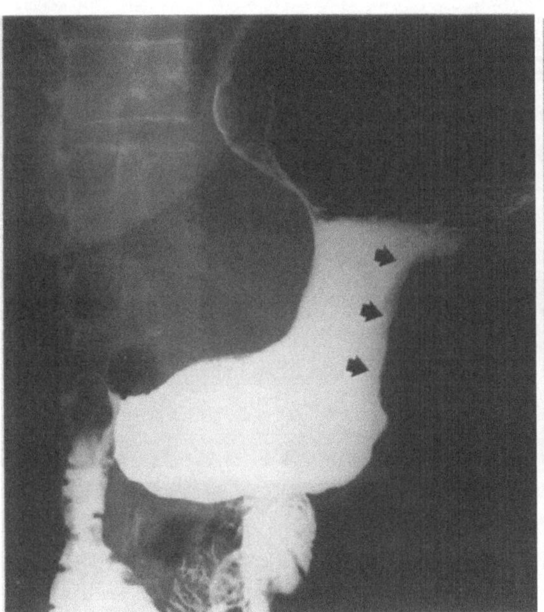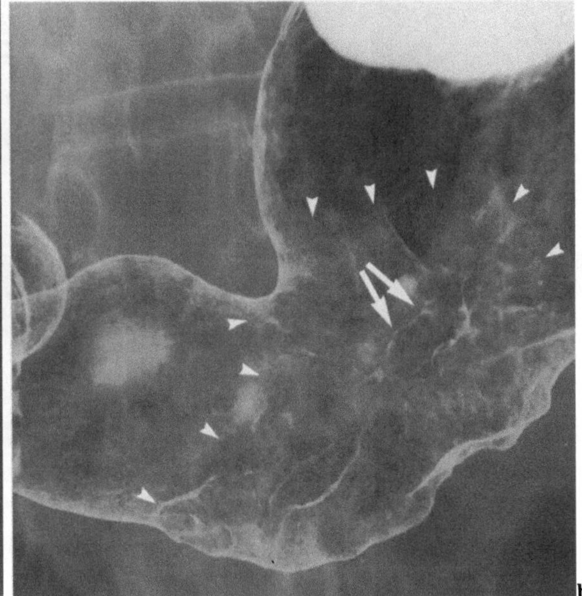

Abb. 67a, b. Borrmann-IV-Karzinom in Magenmitte, **a** in Prallfüllung: zirkuläre Stenose mit wandstarrem, deformiertem Angulus sowie eingezogener Majorkontur (*Pfeile*), **b** im Doppelkontrast: irreguläres Schleimhautbild mit flacher Vorderwandulzeration (*Pfeile*) und polypösen Falten (*Pfeilspitzen* entsprechen Tumorgrenzen)

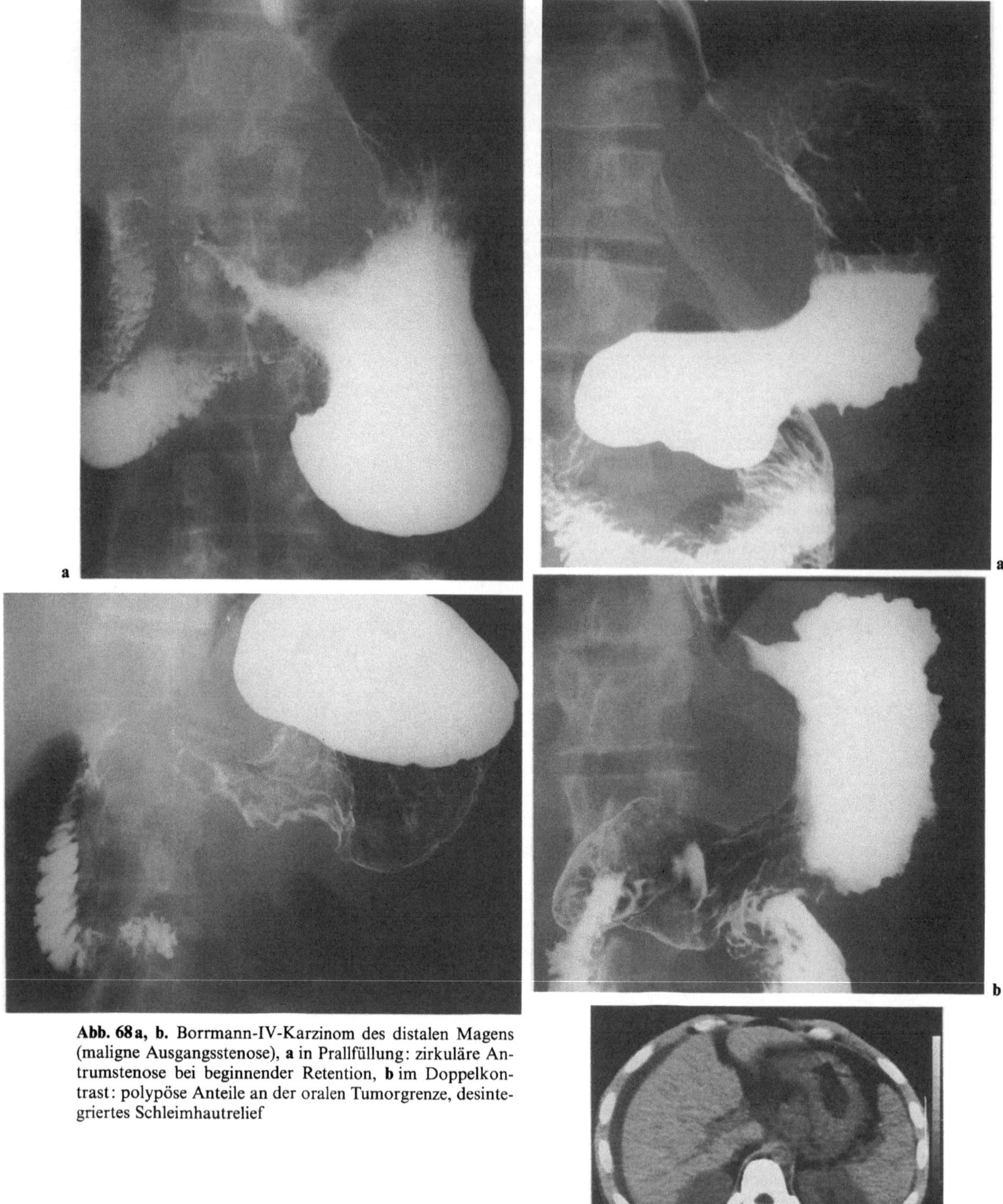

Abb. 68a, b. Borrmann-IV-Karzinom des distalen Magens (maligne Ausgangsstenose), **a** in Prallfüllung: zirkuläre Antrumstenose bei beginnender Retention, **b** im Doppelkontrast: polypöse Anteile an der oralen Tumorgrenze, desintegriertes Schleimhautrelief

Abb. 69a–c. Borrmann-IV-Karzinom des proximalen und mittleren Magens, bis zum Antrum reichend; **a** in Prallfüllung: zirkuläre Stenose mit Wandstarre, gezähnter Majorkontur und polypösen Füllungsdefekten im Fundus, die Kardia einbeziehend; **b** im Doppelkontrast: scharfe Grenze zum tumorfreien präpylorischen Antrum; **c** im CT: Verdickte Magenwand, Lymphknotenmetastasen im Verlauf der (minorseitigen) linken Magenarterie, Aszites

◁————————————————————————————

5.3 Andere Malignome des Magens

5.3.1 Lymphome

Maligne Lymphome des Magens werden in 1,3–3% aller Magentumoren gesehen. Sie finden sich als gastrale Manifestation im Rahmen eines **Non-Hodgkin-** oder **Hodgkin-Lymphoms** oder als **primäres malignes Lymphom** des Magens. Ca. 5% der extramedullären Lymphome sind im Magen lokalisiert. Das Non-Hodgkin-Lymphom findet sich häufiger als das Hodgkin-Lymphom und das **Myelom.**

Das Magenlymphom zeigt im Röntgenbild vielfältige Veränderungen [38]. Die *diffuse, submuköse* Lymphominfiltration verursacht rigide Riesenfalten mit einer nodulären Oberfläche und einer Wandverdickung bei eingeschränkter Dehnbarkeit: „teigige Rigidität" [15] (Abb. 74). Eine signifikante Einengung des Magenlumens wird nicht beobachtet (Abb. 72a, b). Gleichzeitig oder unabhängig hiervon können große *polypoide, submuköse* Tumoren ohne bevorzugte Lokalisation bestehen (Abb. 73a–c), deren Oberfläche intakt oder ulzeriert ist. Das Non-Hodgkin-Lymphom induziert größere Läsionen als

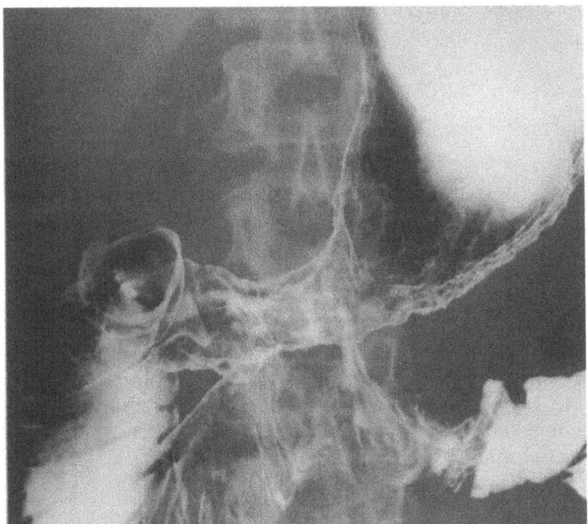

Abb. 70. Borrmann-IV-Karzinom des distalen Magens mit Infiltration des Duodenum

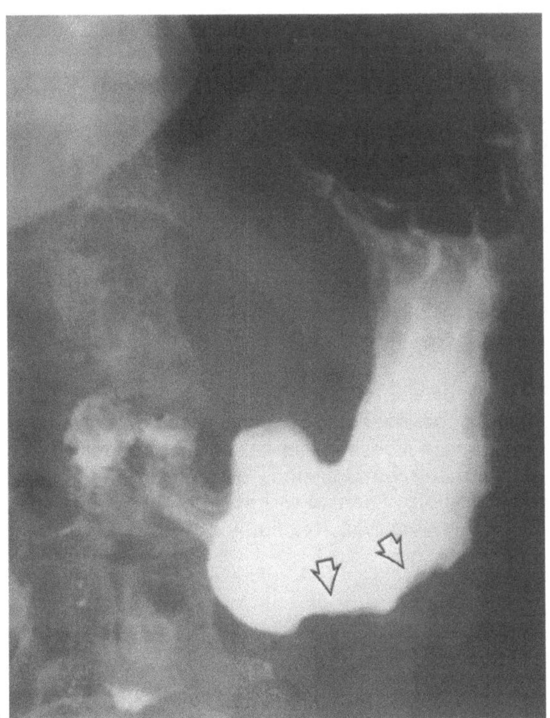

a

Abb. 71a, b. I. Borrmann-IV-Karzinom des distalen Magens im natürlichen Verlauf. **a** Erstuntersuchung im April 1983: submukös infiltrierender Tumor an der Majorkontur (*Pfeile*); operativ nicht bestätigt; **b** Zweituntersuchung im Februar 1984: Totalkarzinom
▽

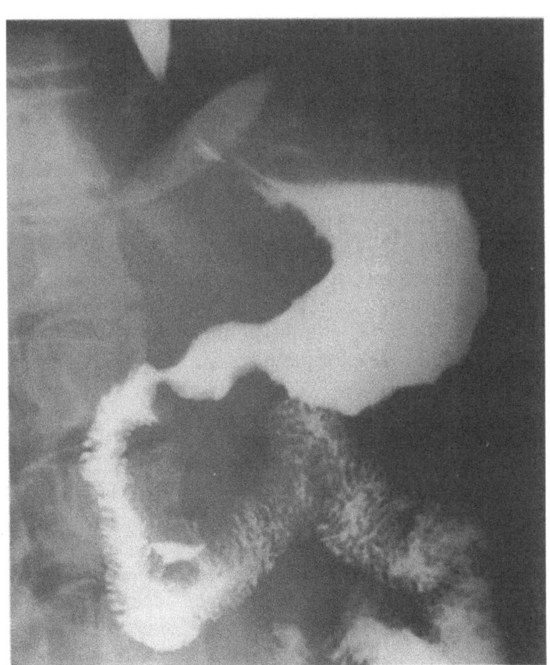

b

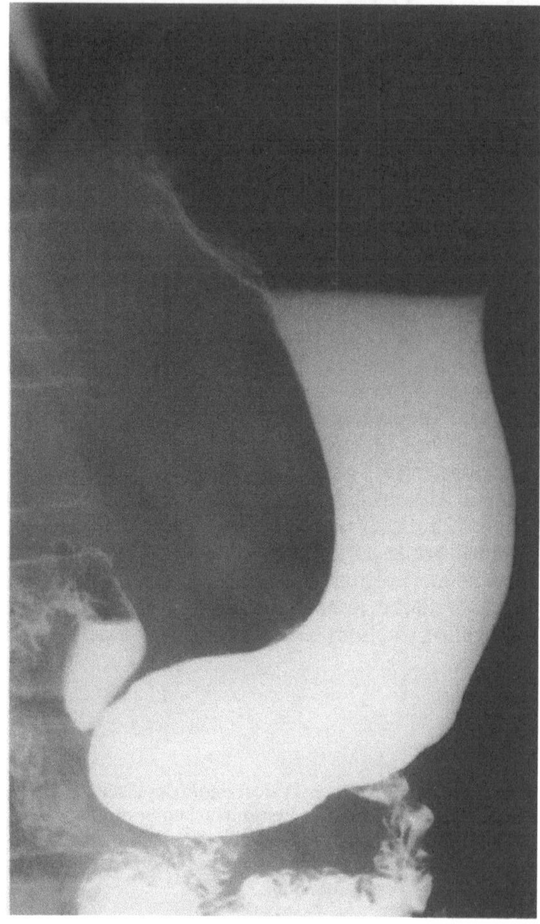

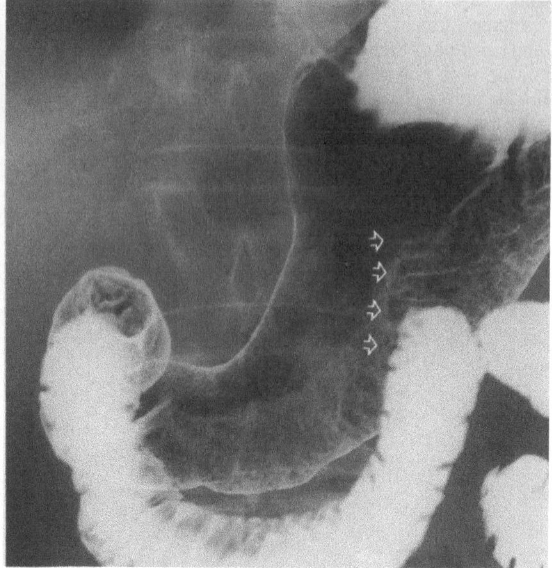

Abb. 72a, b. Submuköses Lymphom in Magenmitte, **a** in Prallfüllung: minor- und majorseitige Wandstarre mit welliger Majorkontur ohne wesentliche Lumenreduktion, **b** im Doppelkontrast: Nivellierung der Areae gastricae mit Faltendeformität (*Pfeile*) an der Korpushinterwand. Beachte: Keine Tumormasse, da submuköses Wachstum

das Hodgkin-Lymphom (Abb. 75). Dieses ist vom fortgeschrittenen Adenokarzinom Typ Borrmann I und II schwer zu unterscheiden. Solitäre, aber auch multiple Ulzerationen der Schleimhaut finden sich in der lymphominfiltrierten Mukosa und Submukosa, häufig auch ohne tumoröse Raumforderung. Die Magenveränderungen beim malignen Lymphom sind meist ausgedehnter als bei den fortgeschrittenen epithelialen Karzinomen vom Typ Borrmann I–III, die – im Gegensatz zum Lymphom und zum szirrhösen Karzinom – über eine längere Zeitspanne die Organgrenzen des Magens respektieren.

5.3.2 Malignome mesenchymalen Ursprungs

Diese Geschwülste entstehen autochton oder durch die maligne Entartung eines primär benignen mesenchymalen Magentumors (vgl. Abschn. 4.2.2). Sie repräsentieren 0,3–0,8% aller Magenmalignome und treten klinisch mit den Symptomen einer Blutung, mit abdominellen Schmerzen oder einer palpablen Masse in Erscheinung. Röntgenologisch und endo-

skopisch findet sich – bei intraluminaler Entwicklung – ein in das Mageninnere vorgewölbter solitärer, submuköser Tumor mit oder ohne zentrale Ulzeration. Bei der extragastralen Proliferation wächst der Tumor in die Bauchhöhle (Abb. 76a, b) und zeigt röntgenologisch eine Anhebung der betroffenen Magenkontur, ggf. mit Brückenfalten und intaktem Mukosaüberzug. Die abdominelle Tumorausdehnung, seine Beziehung zu den Nachbarorganen, der Grad seiner Vaskularisation, Kalzifizierung und Nekrotisierung wird mit dem CT-Bild sicher erfaßt (Abb. 76b). Eine Aussage über die Dignität ist allein anhand des Röntgenbefundes nicht möglich. Tumoren, die größer als 10 cm im Durchmesser sind, lenken den Verdacht auf ein Malignom. Die makroskopische Unterscheidung zum Leiomyom (vgl. Abschn. 4.2.1) ist unsicher.

5.4 Metastasen

Im fortgeschrittenen Stadium eines Tumorleidens kann der Magen Zielorgan einer hämatogenen Metastasierung sein. Die submuköse Absiedlung stellt sich

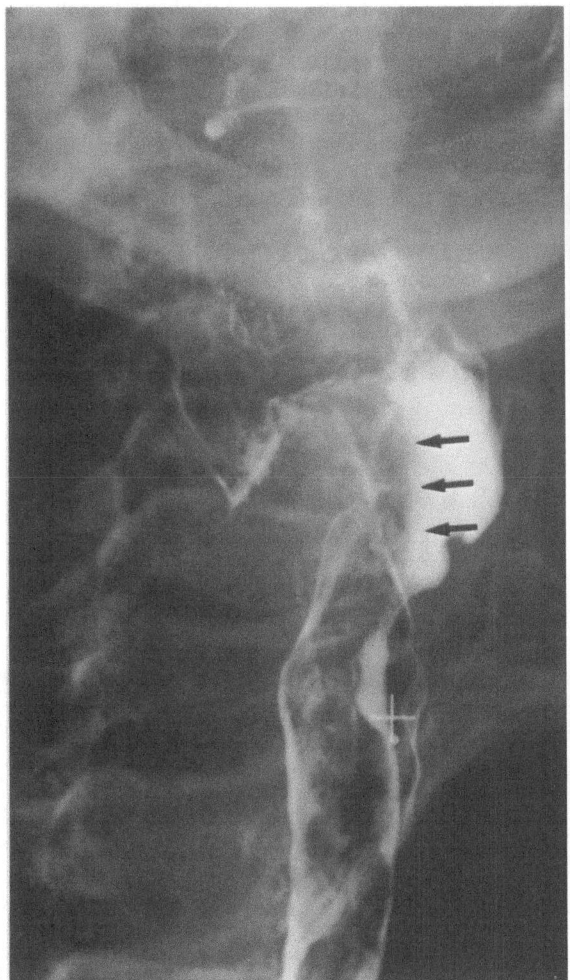

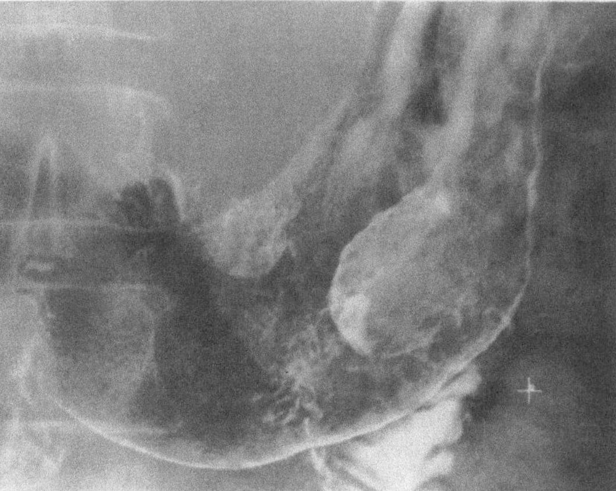

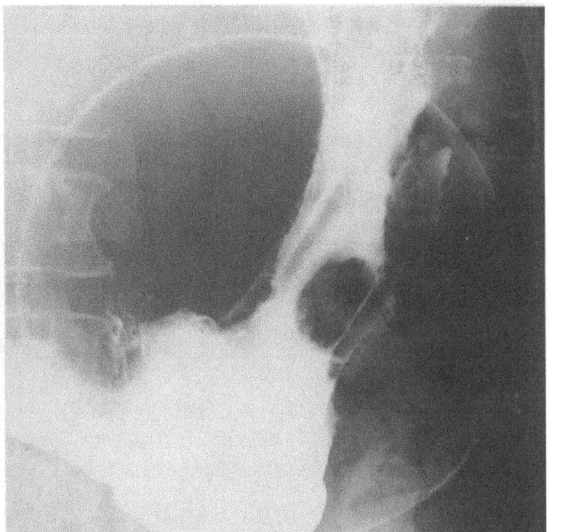

Abb. 73 a–c. Multilokuläres Lymphom des oberen Gastrointestinaltraktes, **a** submuköse Raumforderung (*Pfeile*) am Ösophaguseingang, **b** im Doppelkontrast: oberflächlich glatte Weichteiltumoren in der submukösen Schicht der minor- und majorseitigen Magenhinterwand, **c** in dosierter Kompression

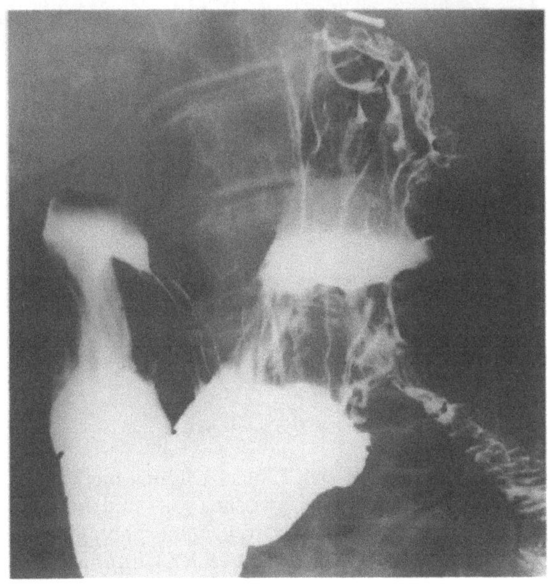

Abb. 74. Submuköses (zentroblastisches) Lymphom des proximalen Magens. Faltenverdickung mit nur geringer Lumenreduktion

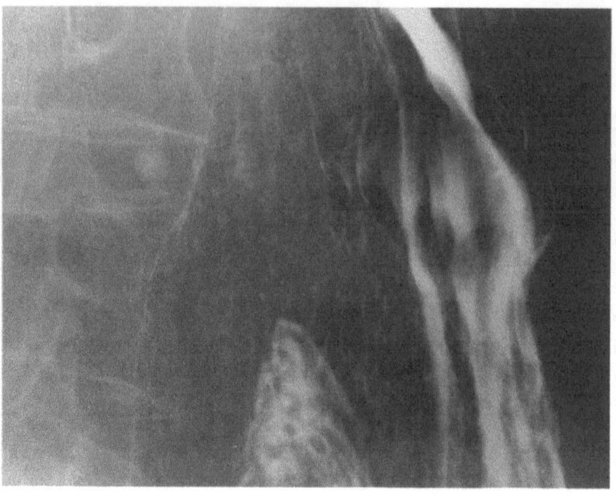

Abb. 75. Morbus Hodgkin an der majorseitigen Wand des proximalen Korpusdrittels. 4 × 4,5 cm großer submuköser Tumor mit Brückenfalten

im Röntgenbild (Abb. 77) als erhabene Läsion mit einem zentralen Ulkus dar („bull's eye", „target lesion"). Diese Veränderungen sind größer als komplette Erosionen. Sie finden sich bei Metastasen eines Bronchialkarzinoms oder eines malignen Melanoms, treten hier multipel und ubiquitär im Magen auf und bilden sich nach zytostatischer Therapie zurück. Die solitäre Magenwandmetastase kann vom Leiomyom oder Neurinom nur schwer unterschieden werden. Die submuköse Metastase eines Mammakarzinoms imitiert das Bild eines szirrhösen Karzinoms (Abb. 78). Eine röntgenologische Differenzierung ist nicht möglich.

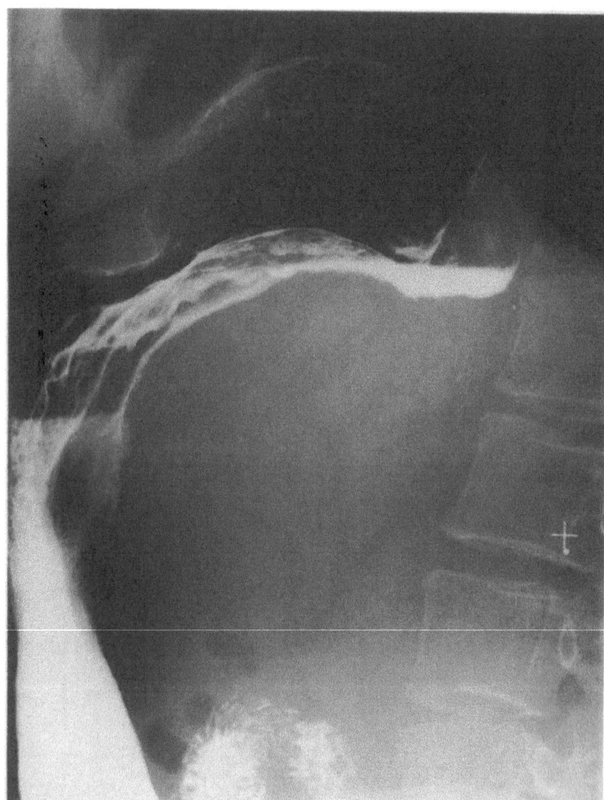

a

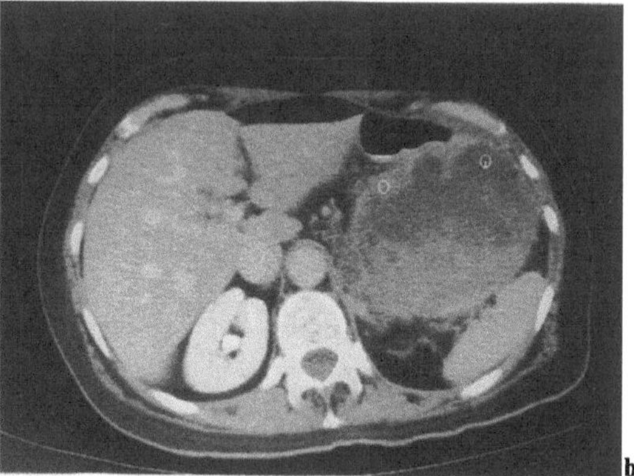

b

Abb. 76a, b. Polymorphzelliges Sarkom des Magens, **a** Impression und Anhebung der Hinterwand des proximalen Magens („Spitze des Eisbergs"), **b** CT nach intravenöser Kontrastmittelgabe: Große Raumforderung im rechten Mittelbauch mit nekrotischen (hypodensen) Anteilen

6 Gutartiges oder bösartiges Ulkus?

In Tabelle 4 finden sich Unterscheidungsmerkmale, die eine Differenzierung zwischen gut- und bösartigem Geschwür anhand der röntgenmorphologischen Veränderungen des Ulkus und seiner Umgebung gestatten. Die Zahlen in Parenthese geben den Wert eines Röntgensymptoms für die Dignitätsbestimmung an. Aus der Summe der Kriterien kann mit hoher Wahrscheinlichkeit die Dignität eines Magengeschwürs vorausgesagt werden [27, 65, 69], vorausgesetzt, die Läsion und ihre Umgebung sind im Dop-

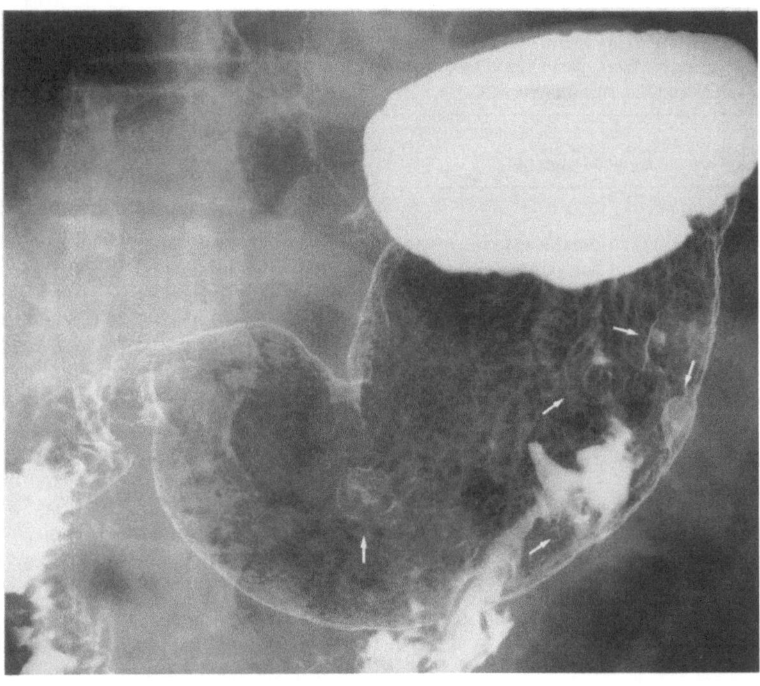

△
Abb. 77. Multiple Metastasen eines malignen Melanoms an der Korpusvorderwand mit zentraler Umbilikation

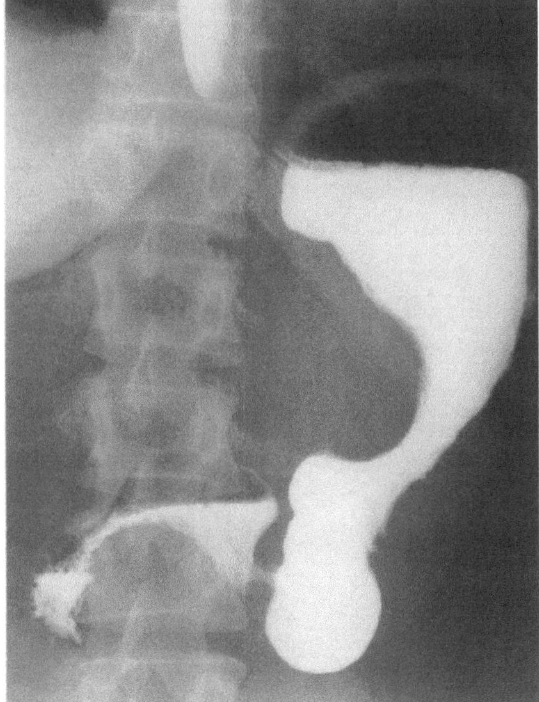

Abb. 78. Metastase eines Mammakarzinoms (fehlender Weichteilschatten der linken Brust!) in Magenmitte, von einem Borrmann-IV-Karzinom nicht zu unterscheiden. Extragastrale Metastase mit Anhebung des Majorrezessus des Bulbus duodeni

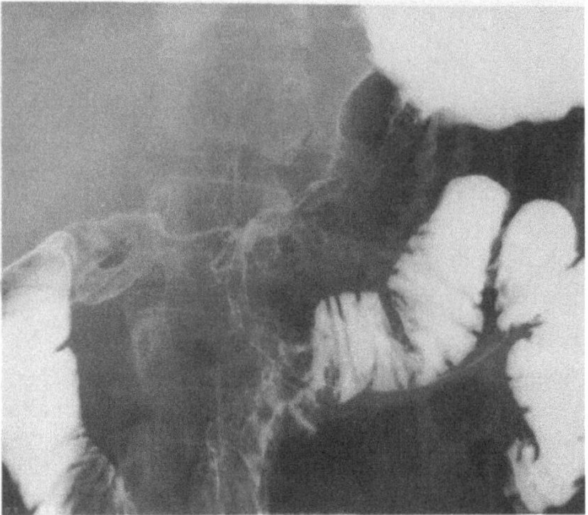

Abb. 79. Chronisch rezidivierende Ulkuskrankheit. Wandstarre und Verkürzung der Minorkontur der pyloroantralen Region mit polypösen und erosiven Schleimhautveränderungen. – Hier kann zwischen dem Narbenstadium einer peptischen Erkrankung („deformierende Antrumgastritis") und einem infiltrativen Tumorwachstum nicht unterschieden werden

Tabelle 4. Röntgenologische Dignitätskriterien für Magengeschwüre. Wert des Symptoms: (1) = unerheblich für Dignitätsbestimmung, (2) = geringer Wert für Dignitätsbestimmung, (3) = wertvoll für Dignitätsbestimmung

	Benignität	Malignität
Ulkus		
Lokalisation	Kleine Kurvatur (1)	Fundus (3) große Kurvatur
Größe	<2 cm (1)	>2 cm (1)
Tiefe	<1,5 cm (1)	>1,5 cm (1)
Niveau	Überragt äußere Organkontur (3)	Liegt intraluminal (nicht encastré) (3)
Rand und Grund	Scharf, regulär (3), glatt	Noduläre (2), irregulär (3)
Eingang	Hampton-Line (3)	Fehlende Hampton-Line (2)
Umgebung		
Füllungsdefekte	*Ödem:* Zirkulärer Randwall mit übergangsloser Grenze zu normaler Mukosa (2)	*Tumor:* Asymmetrische Masse mit abrupter Grenze zu normaler Mukosa (3)
Areae	Erhaltenes Muster bis Ulkusrand (2)	Desintegriertes Muster (3): Erosion, Nodularität, Rigidität
Falten	Reguläres Ende (3) symmetrisch uniform harmonische Faltenverjüngung das Ulkus erreichend	Irreguläres Ende (3) Abbruch Fusion Auftreigung Zähnelung konische Zuspitzung

pelkontrast en face und im Profil optimal dokumentiert. Bei eindeutiger Klassifikation eines Ulkus als „gutartig" erübrigt sich die endoskopisch-bioptische Kontrolle [64]. Röntgenologische Nachuntersuchungen in vier- bis sechswöchigen Abständen zeigen die Abheilung des Ulkus und den Übergang ins Narbenstadium (vgl. Abb. 25a–d). Läßt die Röntgenanalyse jedoch Zweifel an der Benignität des Geschwürs, ist die Endoskopie mit Biopsie unerläßlich (Abb. 79). Umgekehrt gilt, daß der auf dem radiologischen Aspekt fußende Verdacht auf ein Malignom nicht *eo ipso* durch eine negative Biopsie-Serie, die bei der endoskopischen Erstuntersuchung gewonnen wurde, entkräftet wird. Hier sind nochmalige Kontrollen im Wege beider Methoden dringend angezeigt.

7 Riesenfalten

Riesenfalten werden im Röntgenbild als längliche Füllungsdefekte von durchschnittlich 5 mm Breite

vorwiegend majorseitig in der Magenmitte sichtbar. Nach ausreichender Dehnung verstreichen die Magenfalten im Fundus-, Korpus- und Antrumbereich, an der durch das Omentum minus fixierten kleinen Kurvatur sind sie praktisch niemals sichtbar.

Grobe Falten im Verlauf der großen Kurvatur sind ohne Krankheitswert. Durch die zusätzliche Granulatgabe beweist man die erhaltene Dehnbarkeit des Magens und bewirkt eine Längsdehnung der normalkalibrigen Falten. Die umschriebene („gyriforme") Faltenwulstung mit einer Faltenbreite von mehr als 8 mm ist bei majorseitiger Lokalisation verdächtig auf eine *foveoläre Hyperplasie* (Morbus Ménétrier, vgl. Abb. 41). Ausgedehnte Faltenwulstungen ohne typische Lokalisation lenken den Verdacht auf ein malignes Lymphom (vgl. Abb. 74). Riesenfalten mit erosiven Mukosadefekten werden beim *Morbus Crohn* und bei der *erosiven Gastritis*, aber auch beim malignen Lymphom angetroffen. Die submuköse Tumorinfiltration beim *Borrmann-IV*-Karzinom kann durch Riesenfalten mit oder ohne Ulzeration verursacht sein (Abb. 80). **Die Faltenstarre und eine verminderte Dehnbarkeit des betroffenen Magenabschnittes signalisieren den malignen Prozeß [5, 52].**

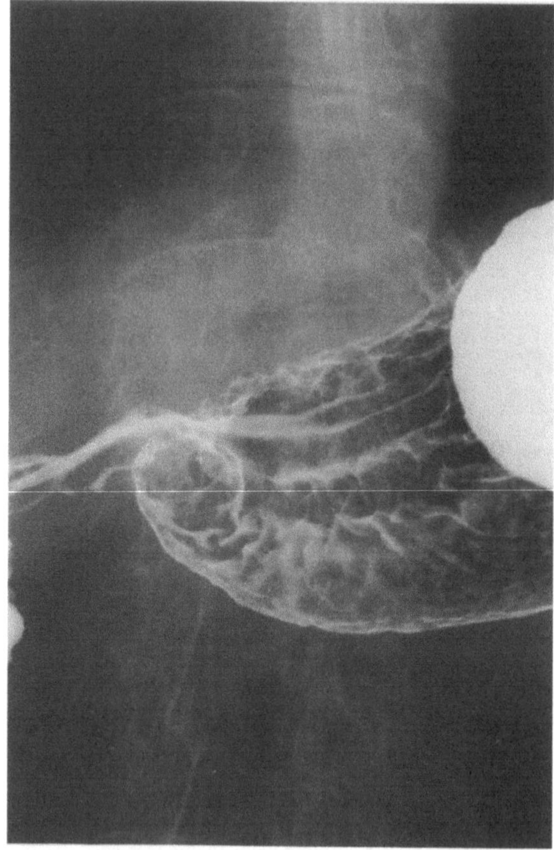

Abb. 80. Borrmann-IV-Karzinom des distalen Magens mit submuköser Falteninfiltration der Antrumhinterwand

Systemerkrankungen mit hormonell (Akromegalie) und metabolisch (Niereninsuffizienz) veränderter Stoffwechsellage sowie die Amyloidose führen ebenfalls zu Riesenfalten, die sogar Tumoraspekt annehmen können. Diese Falten sind auf der Muskelschicht jedoch gut verschieblich und prolabieren bei antraler Lokalisation unter Kompression transpylorisch in die Bulbusbasis. **Die Dehnbarkeit und Motilität des betroffenen Magenabschnittes sind erhalten.**

Tabelle 5 zeigt die Differentialdiagnosen der Riesenfalten. Wegen der geringen Spezifität der Röntgensymptome ist die Schlingenbiopsie erforderlich. Eine gyrale Faltenwulstung im Fundus kann auch durch Varizen entstehen. Sie sollte nicht biopsiert werden.

Tabelle 5. Differentialdiagnose der Riesenfalten

Malignes Lymphom
Morbus Ménétrier
Morbus Crohn
Zollinger-Ellison-Syndrom
Pseudolymphom (reaktive lymphoretikuläre Hyperplasie)
Amyloid
Niereninsuffizienz
Akromegalie
Borrmann-IV-Karzinom
Eosinophile Gastritis
Verätzung
Submuköse Tumorinfiltration der Hinterwand (Pankreas)

---

8 Transpylorischer Schleimhautprolaps

Vorwiegend bei betagten Patienten kann eine vermehrte Verschieblichkeit der Antrumschleimhaut auf der Submukosa zu einem transpylorischen Prolaps führen, der an der Basis des Bulbus duodeni einen symmetrisch, kranialbikonvexen (pilz- oder regenschirmförmigen) Füllungsdefekt verursacht (Abb. 81); diese Erscheinung ist durch die dosierte Kompression provozierbar und sofort reversibel. Im Gegensatz zur adulten Pylorusstenose, die als Komplikation der chronischen Antrumgastritis aufgefaßt wird (vgl. Abschn. 2.3), ist beim Schleimhautprolaps der Pyloruskanal nicht abnorm lang, eine Störung der Magenentleerung besteht nicht [15]. Dieser Befund muß unterschieden werden vom transpylorisch prolabierten Antrumpolypen oder Tumor, der einen asymmetrischen, nicht zirkulären Füllungsdefekt an der Bulbusbasis verursacht.

9 Divertikel, Duplikatur,
Upside-down-stomach, Fremdkörper

Divertikel sind Wandausstülpungen des Gastrointestinaltraktes, die – mit Ausnahme des Rektums – **in jedem Abschnitt des Verdauungskanals vorkommen.** Ist ein Divertikel an der kranialen Hinterwand des Fundus (Magenspitzendivertikel) oder in der subkardialen Region lokalisiert, finden sich in den glatt konturierten Aussackungen alle Magenwandschichten (Abb. 82–84). Divertikel können erhebliche Ausmaße erreichen und müssen dann von der *partiellen Duplikatur* des Magens abgegrenzt werden, die sich als divertikelartige, sackförmige Ausweitung der Magenwand darstellt (Abb. 86); die vollständige Magenduplikation ist sehr selten.

Vergleichbar mit den intramuralen Pseudodivertikeln des Ösophagus oder den Aschoff-Rokitanskyschen Sinus der Gallenblase bei Adenomyomatose kommen unvollständige (partielle) Magendivertikel vor, deren seröser Überzug im Niveau der äußeren Magenkontur liegt. Diese „Mukosabuchten" der Schleimhaut sind an der majorseitigen Antrumkurvatur lokalisierte Nischen (Abb. 85), die als Zufallsbefund vom ektopischen Pankreas (vgl. Abb. 47a, b) durch die fehlende Vorwölbung und vom Ulkus durch die fehlende Umgebungsreaktion (Faltenkonvergenz) unterschieden werden.

Beim *Upside-down-Stomach* liegt der gesamte Magen intrathorakal (Abb. 87), die Kardia jedoch infradiaphragmal. Der Zustand kann angeboren oder erworben sein (Zwerchfelltrauma); die klinische Bedeutung ergibt sich aus einer Passagebehinderung für Ingesta, wenn der Mageneingang oder der Magenausgang im Sinne des Volvulus torquiert sind.

Fremdkörper im Magen sind ein Problem der forensischen, psychiatrischen und pädiatrischen Praxis, hier kommt dem Radiologen die Aufgabe der Lokalisation des verschluckten und evtl. endoskopisch extrahierbaren Gegenstandes zu. Abbildung 88 zeigt ein großes Trichobezoar im Magen einer Patientin.

10 Impressionen des Magens

Der intraperitoneal gelegene, am Hiatus oesophagei mit der Kardia und zum Retroperitoneum hin mit dem Pylorus fixierte Magen liegt vorwiegend im linken oberen Abdominalquadranten, eingebettet in einen Verschieberaum, in dem rundum Kontakt mit Nachbarorganen und peritonealen Räumen besteht (Abb. 89a–g). Zur Beurteilung der Topographie des Magens ist bei der Röntgenuntersuchung die Prallfüllung und/oder Dehnung des relaxierten Hohlorgans mit einem gasbildenden Granulat Voraussetzung, um unter rotierender Durchleuchtung und auf seitlichen Aufnahmen den Ursprung extragastraler Veränderungen zu bestimmen (Abb. 90a, b; 94).

Bei Fundusimpressionen kann zwischen einem Zwerchfellprozeß und einer submukösen Magenläsion nicht unterschieden werden. Impressionen der Magenwand durch das Kolon geben sich am Luftgehalt der linken Flexur zu erkennen. Infiltrationen der Magenhinterwand durch retroperitoneale Tumoren und Entzündungen sind von submukösen Tumorinfiltraten – z.B. Borrmann-IV-Karzinom – durch den

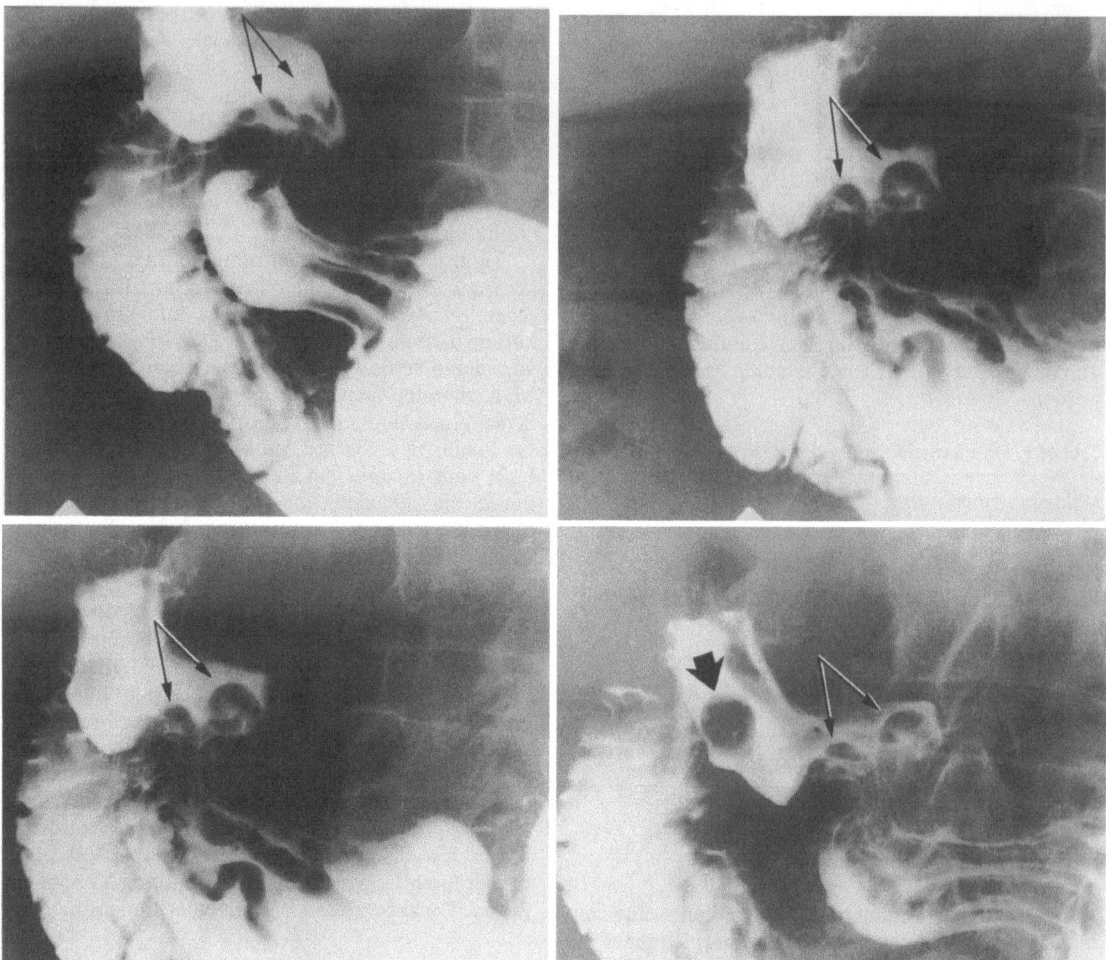

Abb. 81. Transpylorischer Schleimhautprolaps. Kranial-bikonvexer Füllungsdefekt an der Bulbusbasis (*Pfeile*), proviziert durch dosierte Kompression. Hyperplastische Brunnersche Drüse im postbulbären Duodenum (*dicker Pfeil*)

Nachweis eines vergrößerten Abstands zwischen Magenhinterwand und Wirbelsäule zu unterscheiden (Abb. 91 a, b). Die extraluminale Entwicklung eines Magentumors und die Impression von außen sind am zuverlässigsten durch die CT zu differenzieren. Eine Weichteilformation mit oder ohne Deformierung und Impression der Magenblase auf der Thoraxübersichtsaufnahme kann auf eine Raumforderung im linken Subphrenium oder auf einen Magentumor deuten (Abb. 92). Perigastrale Adhäsionen (Abb. 93) sind Folge entzündlicher Oberbaucherkrankungen (Cholezystitis, Pankreatitis) oder operativer Eingriffe. Tabelle 6 zeigt die Beziehung der Anlageflächen des Magens zu Nachbarorganen [14, 68] und den jeweils von ihnen ausgehenden Raumforderungen.

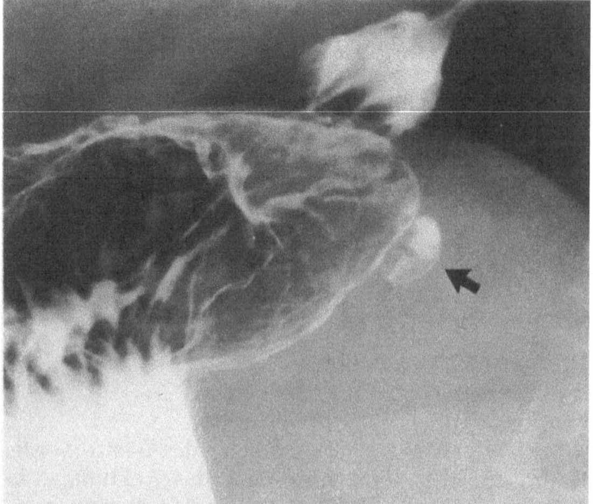

Abb. 82. Subkardiales Spitzendivertikel

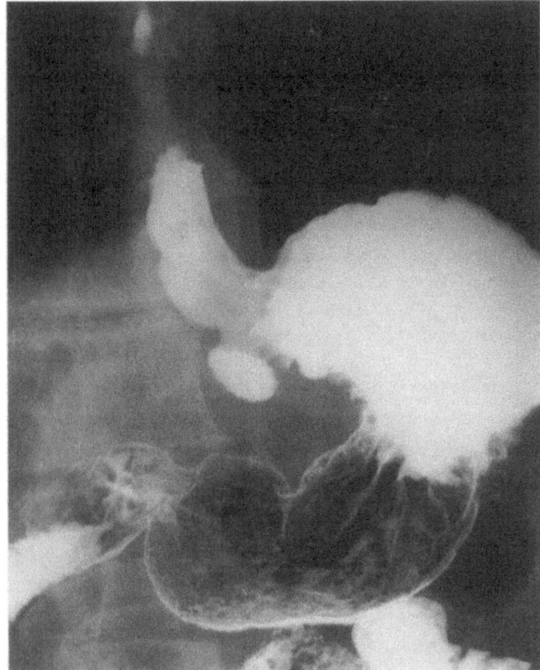

Abb. 83. Subkardiales Spitzendivertikel bei Hiatushernie

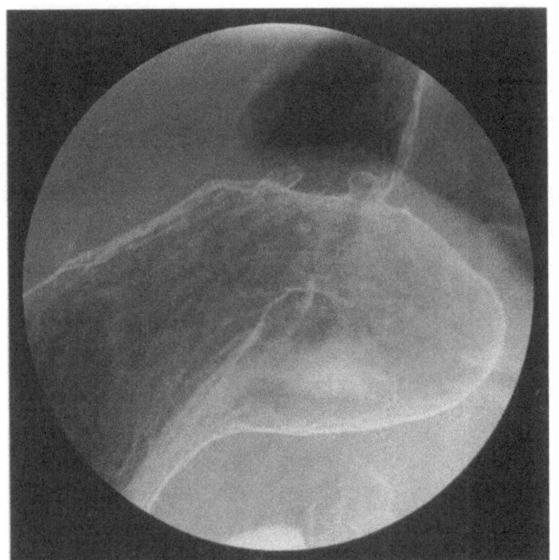

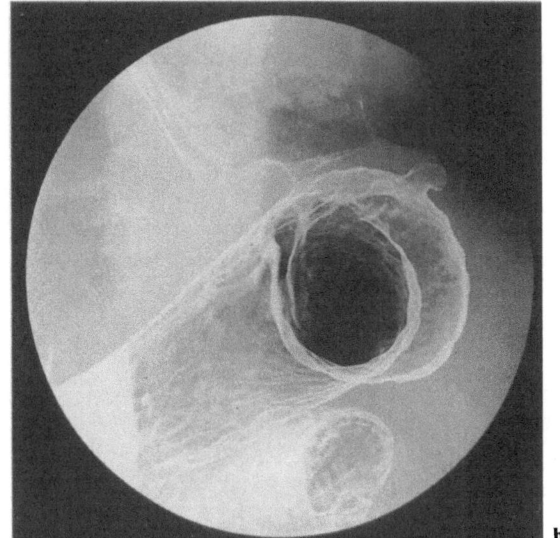

Abb. 84a, b. Zwei Fundusdivertikel; **a** en face, **b** im Profil

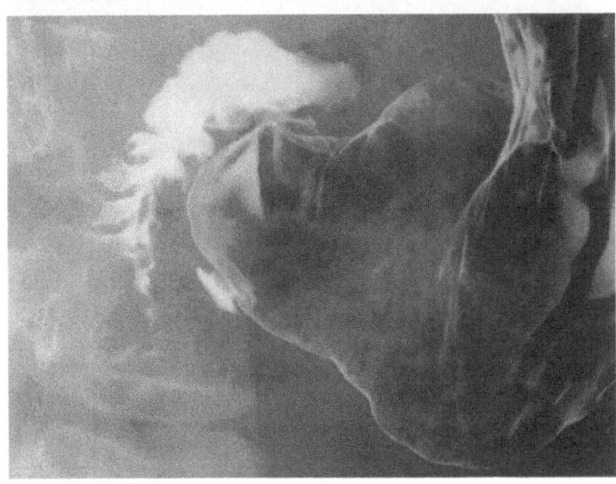

Abb. 85. Inkomplettes (partielles) Magendivertikel an der majorseitigen Antrumkontur

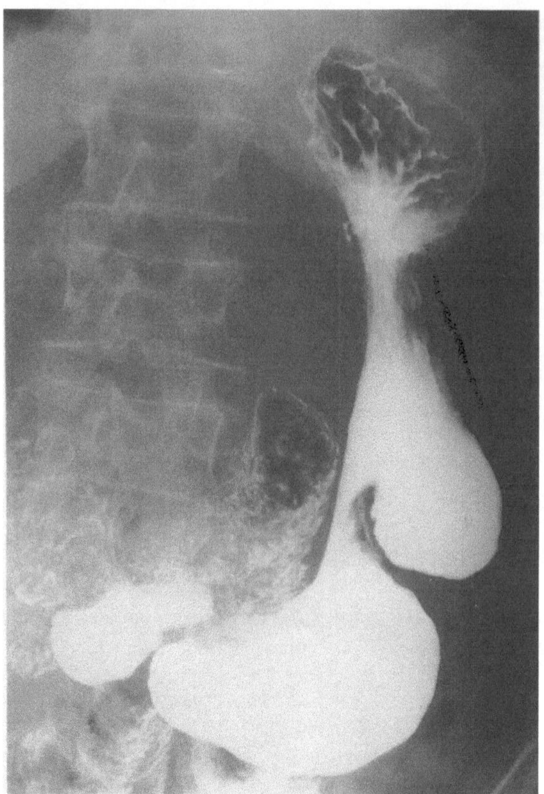

Abb. 86. Duplikatur des Magens

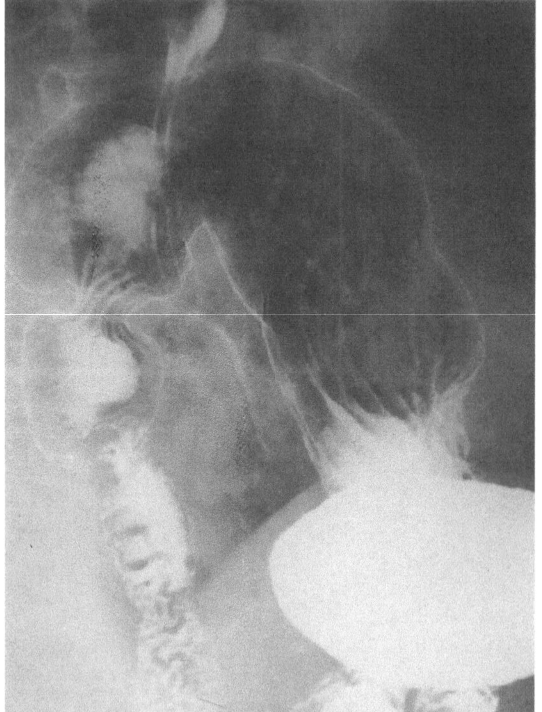

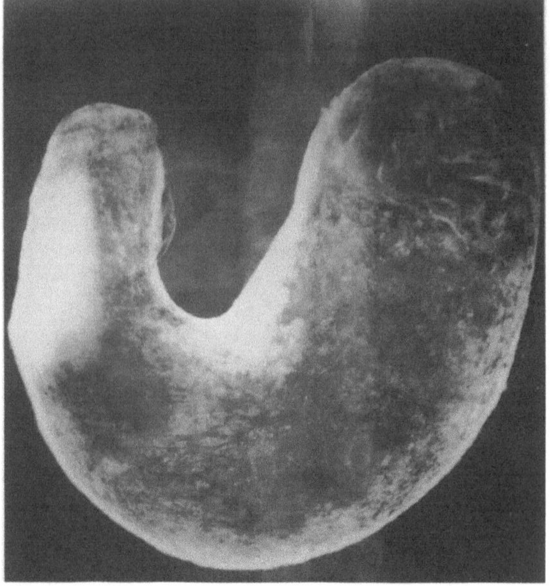

Abb. 88. Bezoar mit Haarstrukturen an der Oberfläche

Die exakte anatomische Zuordnung hängt von der Größe eines solchen Prozesses ab und kann schwierig sein.

11 Radiologie oder Endoskopie?

In den vergangenen 10 Jahren wurde in zahlreichen Publikationen der Stellenwert der miteinander in Konkurrenz stehenden Methoden untersucht (Tabelle 7). Es wurden gelegentlich endoskopische Ergebnisse mit Röntgenbefunden verglichen, die in konventioneller Technik erarbeitet worden waren [37, 62]. Der Verzicht auf die Doppelkontrastmethode und medikamentös induzierte Hypotonie erklärt das schlechtere Abschneiden der radiologischen Resultate. Prospektive Studien, die für den deutschsprachigen Raum noch ausstehen, haben jedoch gezeigt, daß bei komplementärem Einsatz beider Diagnostikmethoden gastrale Läsionen in 95–97% erkannt werden [32, 69]. Voraussetzung hierfür ist eine moderne, standardisierte röntgenologische Untersuchungstechnik und ein vergleichbarer Erfahrungsstand des untersuchenden Arztes auf endoskopischer und radiologischer Seite [14, 42].

Abb. 87. Upside-down-stomach bei traumatisch entstandener Zwerchfellruptur

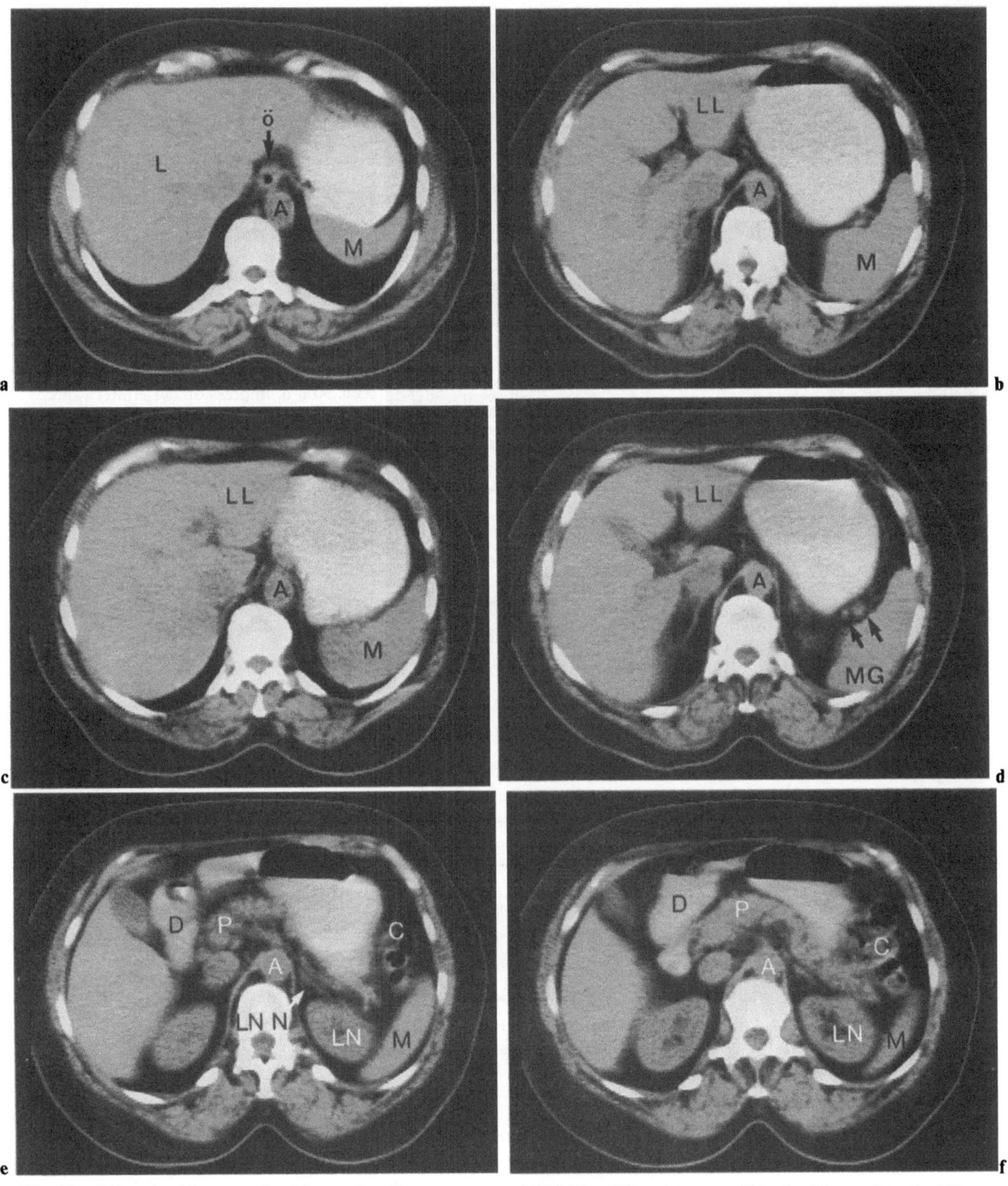

Abb. 89 a–f. Lagebeziehungen des Magens im Computertomogramm. **a** Fundus ventriculi. *L* Leber, *M* Milz, *Ö* Ösophagus, *A* Aorta. **b** Proximales Korpusdrittel. *LL* linker Leberlappen, *M* Milz, *A* Aorta. **c** Übergang proximales zu mittlerem Korpusdrittel. *LL* linker Leberlappen, *M* Milz, *A* Aorta. **d** Mittleres Korpusdrittel. *LL* linker Leberlappen, *MG* Milzgefäße, *A* Aorta. **e** Distales Korpusdrittel. *D* Duodenum, *P* Pankreas, *C* linke Kolonflexur, *LNN* linke Nebenniere, *LN* linke Niere, *A* Aorta, *M* Milz. **f** Antrum. *D* Duodenum, *P* Pankreas, *C* Kolon, *M* Milz, *A* Aorta, *LN* linke Niere.

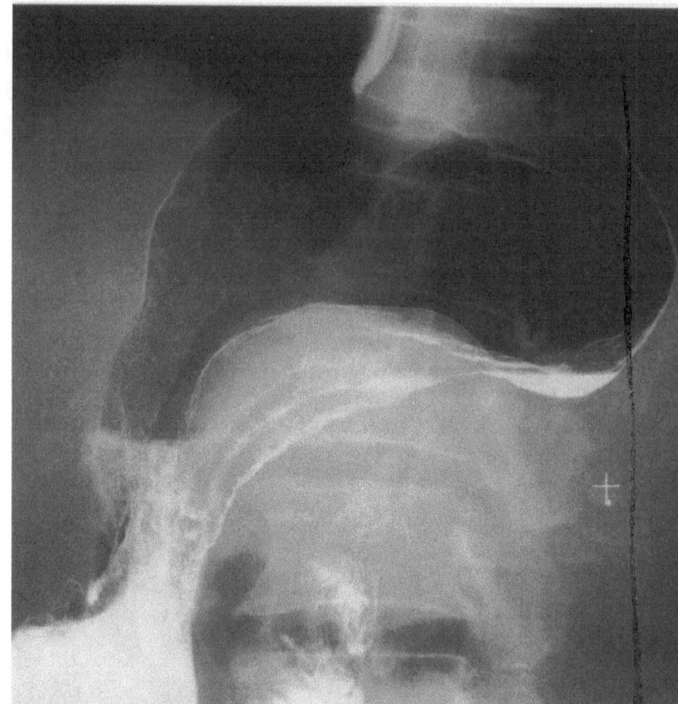

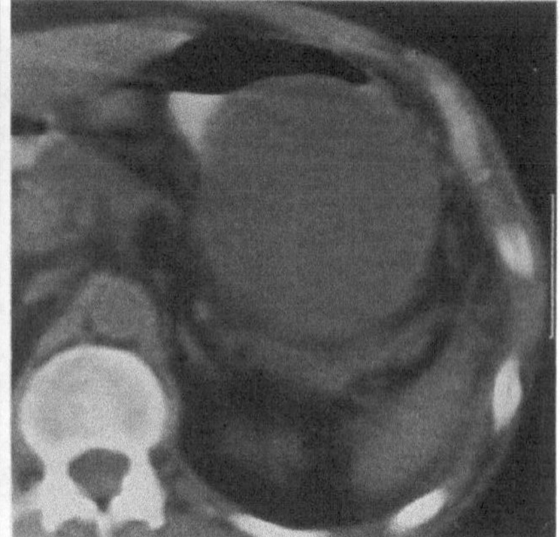

Abb. 90a, b. Impression der Hinterwand durch Pankreaspseudozyste; **a** im Doppelkontrast; **b** im Computertomogramm

Tabelle 6. Impressionen des Magens

Vorderwand		Hinterwand	Raumforderung
	Fundus		1 = Meteorismus
			2 = bullöses Emphysem
Distaler Ösophagus (8) ←	minorseitig →	linkes Zwerchfell (6, 7, 8)	3 = Zyste
	majorseitig →	linke Kolonflexur (1), Milz (7, 8, 12)	4 = Abszeß
Linkes Zwerchfell (4, 5, 8) ←	von kranial →	linkes Zwerchfell, Lunge (2), linker Herzventrikel (9, 13)	5 = Lipom
			6 = akzessorischer Leberlappen
	Corpus		7 = Nebenmilz
Linker Leberlappen (13) ←	minorseitig →	Lobus quadratus (13)	8 = Tumor
	majorseitig →	linke Niere (3, 8)	9 = Aneurysma
	Magenmitte →	Gefäße (9), Retroperitoneum (8, 11, 14), Pankreas (4, 8, 10, 15)	10 = Pseudozyste
			11 = Metastasen
	Antrum		12 = Megalie
	minorseitig →	Caput und Corpus pancreatis (8, 10)	13 = Hypertrophie
	majorseitig →	Corpus pancrat. (8, 10), Colon transv. (8, 15)	14 = Hämatom
Rectus abdominis (13) ←	Magenmitte →	Bursa omentalis (4)	15 = Entzündung

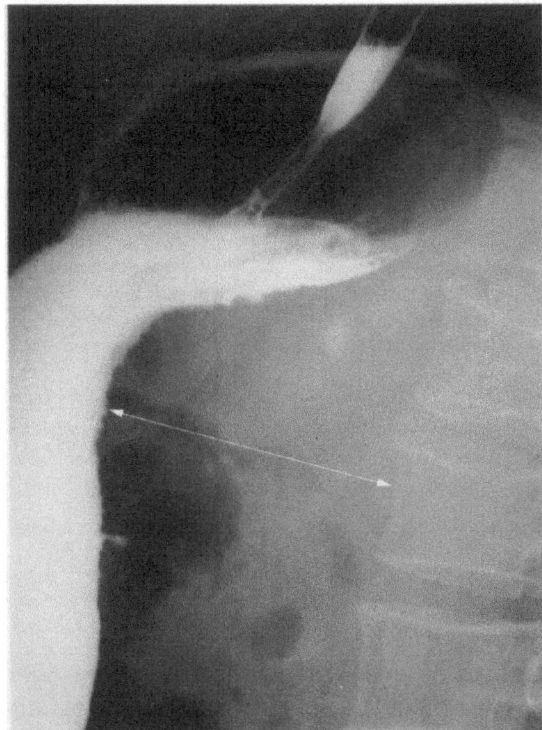

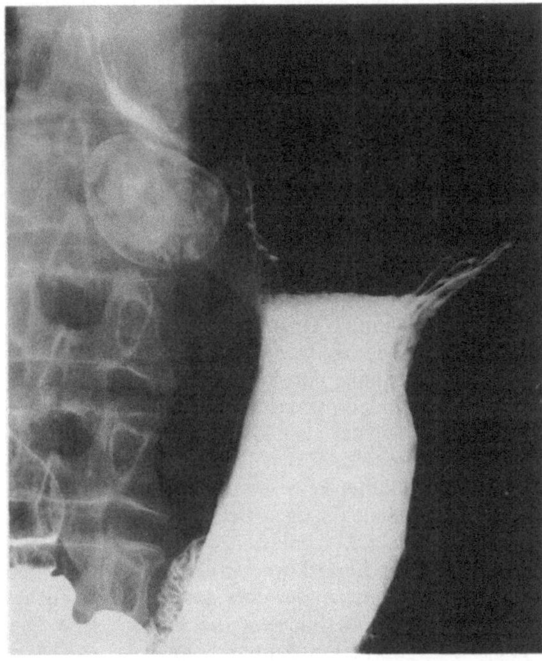

Abb. 92. Impression der Kardia durch verkalkte Echinokokkuszyste im linken Leberlappen

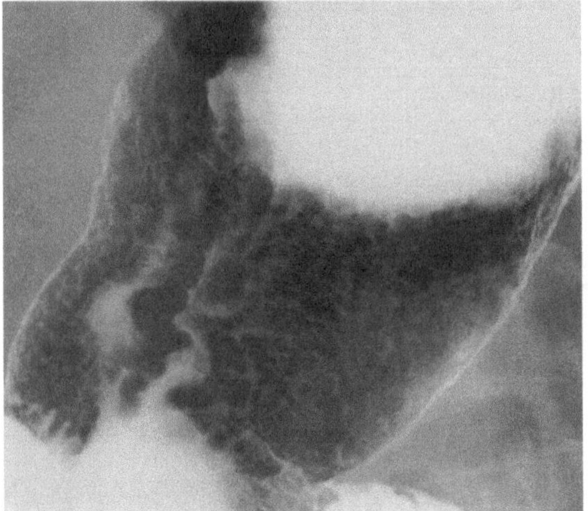

Abb. 91 a, b. Pankreaskarzinom mit Infiltration der Korpushinterwand; **a** seitliches Übersichtsbild: vergrößerter retrogastraler Raum, gezähnte Hinterwandkontur; **b** im Doppelkontrast: aufgetriebene, rigide Hinterwandfalte

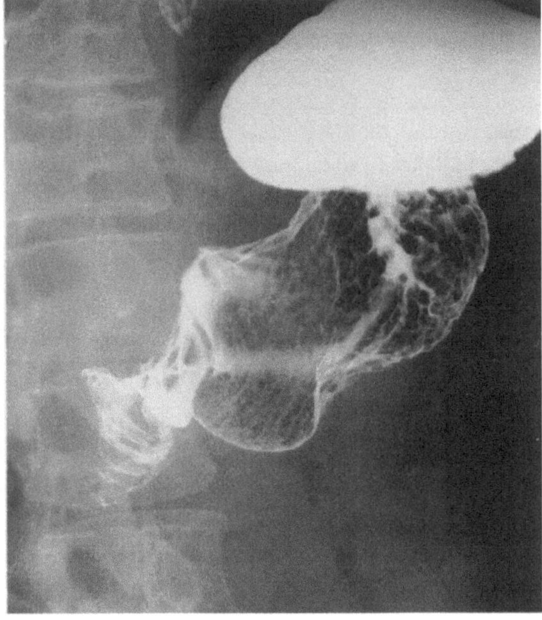

Abb. 93. Formveränderung des Magens durch perigastrale Adhäsionen mit Zug an der Serosa

Das direkte farbige Bild des Hohlorgans, die Aus-
spiegelung aller Magenabschnitte und die Möglichkeit der Biopsie suspekter Läsionen ist der wesentliche Vorteil der Endoskopie des oberen Verdauungstraktes. Die Miterfassung extragastraler Befunde
(vgl. Abschn. 9), die Erkennung submuköser Prozesse
oder umschriebener Karzinome vom Typ Borrmann
IV ist die Domäne der Radiologie, da die genannten
Läsionen bei intakter Schleimhaut bioptisch meist
nicht erreichbar sind. Die obligatorische Dokumentation des oberen Gastrointestinaltraktes bei der Röntgenuntersuchung gewährleistet die Vergleichbarkeit
bei Kontrollen sowie die Kontrolle von radiologischer Untersuchungsqualität und diagnostischer Einschätzung durch Dritte. Funktionelle Aspekte
(Schluckakt, Motorik) werden miterfaßt, die topographische Zuordnung von krankhaften Prozessen oder
von Lageveränderungen (Hiatushernien) gelingt röntgenologisch leichter als endoskopisch. Die Röntgenuntersuchung belastet den Patienten subjektiv weniger und beinhaltet kein instrumentelles Risiko; zudem ist sie kostengünstiger. Bei gleicher Potenz beider
Methoden, eine Magenläsion zu visualisieren, liegt
der Vorteil der Endoskopie *in der Biopsie*, die – bei
Erfassung *relevanten* Gewebes aus den zugänglichen
Bereichen der Oberfläche – die histologische Diagnose der Magenerkrankung erlaubt.

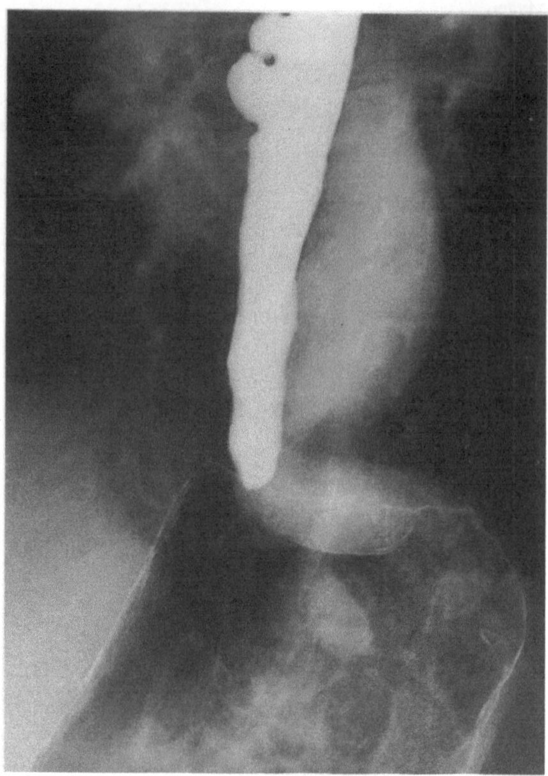

Abb. 94. Impression des Fundus durch den vergrößerten linken Herzventrikel (Nebenbefund: Ösophagusdivertikel)

Tabelle 7. Methodenvergleich Endoskopie vs. Radiologie

Endoskopie	Radiologie
Pro	
Direktes Bild mit Farbeindruck	Miterfassung extragastraler und submuköser Prozesse
Biopsie durch Instrumentierkanal	Sichere Erkennung von:
Vorderwand-Läsionen leicht erkennbar	Ulkusnarben
Technik leicht erlernbar	Ulzera in ödematösen Falten (bes. Fundus)
Praktikabel auch bei Patienten in schlechtem Allgemein-	Wandstarre durch Tumorinfiltration
zustand	Lokalisation der Läsion
Überlegen nach partieller Gastrektomie	Geringe Patientenbelästigung
Keine Strahlenbelastung	Obligatorische Dokumentation; Verlaufskontrollen; Beur-teilung durch Dritte
	Ubiquitäre Verfügbarkeit
	Funktionsdiagnostik
Kontra	
Instrumentelles Risiko (Perforation)	Abhängigkeit der Ergebnisse von:
Keine Überwindung stenotischer Segmente zur Beurteilung poststenotischer Abschnitte (z.B. Achalasie)	Allgemeinzustand des Patienten
Schlechte Orientierung bei dystopen Magenanteilen (z.B. große Hiatushernie)	Untersuchungsgeschick und Interpretationserfahrung des Arztes
Extragastrale und submuköse Prozesse schwerer erfaßbar	
Kosten	
GOÄ Ziffer 684 GÖD-skopie DM 120,00	GOÄ-Ziffer 5157 Magen-Zwölfingerdarm-
GOÄ 483 (Rachenanästhesie) DM 4,60	Kontrastuntersuchung DM 75,26
GOÄ 4801 (Histologie) DM 28,90	GOÄ-Ziffer 253 intravenöse Injektion DM 7,37

Der Komplementärcharakter des kombinierten Einsatzes beider Methoden wird deutlich in Fällen, wo die endoskopisch-bioptische Einschätzung eines Magenwandprozesses nicht schlüssig ist, oder wo nach negativer Endoskopie die Beschwerden des Patienten fortbestehen.

Literatur

1. Allen EH, Batten JC, Jefferson K (1956) Sarcoidosis of the alimentary tract. Br J Radiol 29:56
2. Allgemeine Richtlinien für Chirurgie und Pathologie der japanischen Magenkarzinomstudie (1985) Chirurg 56:539–552
3. Allmann RM, Cavanagh RC, Helweg EB, Lichtenstein JE (1978) Inflammatory fibroid polyp. Radiology 127:69–83
4. Ariyama J, Wehlin L, Lindstrom CG, Wenkert A, Roberts GM (1980) Gastroduodenal erosions in Crohn's disease. Gastrointest Radiol 5:121–125
5. Balthazar EJ, Davidian MM (1981) Hyperrugosity in gastric carcinoma: Radiographic, endoscopic and pathologic features. AJR 136:531–535
6. Bankvall G, Osmann T (1982) Patient radiation doses in upper GI examinations: A comparison between conventional and double-contrast techniques. Gastrointest Radiol 7:231–234
7. Borrmann R (1926) Geschwülste des Magens und Duodenums. In: Henke F, Lubarsch O (Hrsg) Handbuch der speziellen pathologischen Anatomie und Histologie, Bd IV/1. Springer, Berlin
8. Brandborg LL (1983) Polyps, tumors and cancer of the stomach. In: Sleisenger MH, Fordtran JS (eds) Gastrointestinal disease: Pathophysiology, diagnosis, management, 3rd edn. Saunders, Philadelphia London Toronto
9. Catalano D, Pagliari U (1982) Gastroduodenal erosions: Radiological findings. Gastrointest. Radiol 7:235–240
10. Correl R, Roth FJ, Fuchs HF (1978) Magen. In: Röntgenologische Differentialdiagnose, Band II Erkrankungen der Bauchorgane. Hrsg: W Teschendorf, W Wenz, Georg Thieme Verlag Stuttgart
11. Dodd GH, Sheft D (1969) Diverticulum of the greater curvature of the stomach. A roentgenologic curiosity. AJR 107:102–104
12. Dodds WJ (1976) Clinical and roentgen features of the intestinal polyposis syndromes. Gastrointest Radiol 1:127–142
13. Elster K (1976) Histologic classification of gastric polyps. In: Morson BC (ed) Pathology of the gastrointestinal tract. Springer, Berlin Heidelberg New York
14. Frik W (1969) Der Grundtypus der Lage und die Nachbarschaftsbeziehungen des Magens. In: Strnad F (red. von) Röntgendiagnostik des Digestionstraktes und des Abdomen. Springer, Berlin Heidelberg New York (Handbuch der medizinischen Radiologie, Bd XI/1, S 206)
15. Fuchs HF, Rösch W (1972) Diffuse lymphatische Hyperplasie, Lymphom und Pseudolymphom des Magen-Darm-Traktes. Dtsch med Wschr 97, 2, 46–49
16. Gelfand DW (1976) The japanese-style double-contrast examination of the stomach. Gastrointest Radiol 1:8–17
17. Gelfand DW (1978) High density, low viscosity for fine mucosal detail on double-contrast upper gastrointestinal examinations. AJR 130:831–833
18. Gelfand DW (1980) Complications of gastrointestinal radiologic procedures I. Complications of routine fluoroscopic studies. Gastrointest Radiol 5:293–315
19. Gelfand DW, Dale WJ, Ott DJ (1984) The location and size of gastric ulcers: Radiologic and endoscopic evaluation. AJR 143:755–758
20. Gohel VK, Kressel HY, Laufer I (1978) Double-contrast artifacts. Gastrointest Radiol 3:139–146
21. Gold RP, Green PH, O'Toole KM, Seaman WB (1984) Early gastric cancer: Radiographic experience. Radiology 152:283–290
22. Golden R, Stout AP (1948) Superficial spreading carcinoma of the stomach. AJR 59:157–167
23. Goldsmith MR, Paul RE, Poplack WE, Moore JP, Matsue H, Blooms S (1976) Evaluation of routine double contrast views of the anterior wall of the stomach. AJR 126:1159–1163
24. Goldstein HM, Rogers LF, Fletcher GH, Dodd GD (1975) Radiological manifestations of radiation-induced injury to the normal upper gastrointestinal tract. Radiology 117:135–140
25. Gordon R, Laufer I, Kressel HY (1980) Gastric polyps found on routine double-contrast examination of the stomach. Radiology 134:27–29
26. Herlinger H, Grossmann R, Laufer I, Kressel HY, Ochs RH (1980) The gastric cardia in double-contrast study: It's dynamic image. AJR 134:21–29
27. Ichikawa H (1973) Differential diagnosis between benign and malignant ulcers of the stomach. Clin Gastroenterol 2:329–343
28. Kawai K, Shimamoto K, Misaki F, Murakami K, Maduda M (1970) Erosions of gastric mucosa – pathogenesis, incidence, and classification of erosive gastritis. Endoscopy 3:168–174
29. Keta O, Suoranta H, Myllärniemi H, Nickels J (1983) Areae gastricae in gastritis: Lack of correlation between size and histology. AJR 141:693–696
30. Konjetzny GE (1940) Der oberflächliche Schleimhautkrebs des Magens. Chirurg 12:192–202
31. Laufer I (1979) Double contrast gastrointestinal radiology with endoscopic correlation. Saunders, Philadelphia London Toronto
32. Laufer I, Mullens JE, Hamilton J (1975) The diagnostic accuracy of barium studies of the stomach and duodenum-correlation with endoscopy. Radiology 115:569–573
33. Laufer I, Hamilton J, Mullens JE (1975) Demonstration of superficial gastric erosions by double contrast radiography. Gastroenterology 68:387–391
34. Lichtenstein JE (1981) Syphilitic gastritis. Gastrointest Radiol 6:371–374
35. Mackintosh CE, Kreel L (1977) Anatomy and radiology of the areae gastricae. Gut 18:855–864
36. Martel W, Abell MR, Allan TNK (1977) Lymphoreticular hyperplasie of the stomach (pseudolymphoma). AJR 127:261–265
37. Martin TR, Vennes JA, Silvis SE, Ansel HJ (1978) A comparison of upper gastrointestinal endoscopy and radiography. J Clin Gastroenterol 2:21–25
38. Menuck LS (1976) Gastric lymphoma, a radiologic diagnosis. Gastrointest Radiol 1:157–161

39. Meyers MA (1976) Dynamic radiology of the abdomen. Springer, Berlin Heidelberg New York
40. Miller G, Kaufmann M (1975) Das Magenfrühkarzinom in Europa. DMW 100:1946–1949
41. Ming S-C (1976) The adenoma-carcinoma sequence in the stomach and colon. II. Malignant potential of gastric polyps. Gastrointest Radiol 1:121–125
42. Montagne JP, Moss AA, Margulis AR (1978) Double-blind study of single and double contrast upper gastrointestinal examinations using endoscopy as a control. AJR 130:1041–1045
43. Moore KL (1985) Embryologie. Lehrbuch und Atlas der Entwicklungsgeschichte des Menschen. Schattauer, Stuttgart New York
44. Morson BC, Dawson IMP (1979) Gastrointestinal pathology, 2nd edn. Blackwell, Oxford London Edinburgh Melbourne
45. Moss AA (1983) Computed tomography in the staging of gastrointestinal carcinoma. Radiol Clin N Am 20:761–796
46. Muhletaler CA, Gerlock AJ jr, Sato L de, Halter SA (1980) Gastroduodenal lesions of ingested acids: Radiographic findings. AJR 135:1247–1252
47. Murakami K, Misaki F, Shimamoto K (1974) Reevaluation of classification of „early gastric cancer". Endoscopy 6:209–212
48. Olmsted WE, Cooper PH, Madewell JE (1976) Involvement of the gastric antrum in Menetrier's disease. AJR 126:524–529
49. Op den Orth JO, Ploems S (1975) The stalactite phenomenon in double contrast studies of the stomach. Radiology 117:523–525
50. Op den Orth JO, Dekker W (1981) Gastric adenomas. Radiology 141:289–293
51. Peterson R (1976) Gastrointestinal abnormalities in renal homotransplant patients. J Can Assoc Radiol 27:240–249
52. Press AJ (1975) Practical significance of gastric rugals folds. AJR 125:172–183
53. Quinn SF, Shaffer HA Jr, Willard MR, Ross S (1984) Bull's-eye lesions: A new gastrointestinal presentation of mastocytosis. Gastrointest Radiol 9:13–15
54. Reuter SR, Redman HC, Cho KJ (1986) Gastrointestinal angiography, 3rd edn. Saunders, Philadelphia London Toronto
55. Rosenbusch G, Lamers CBH, van Tongeren JHM, Boetes C, Suel P, Lubbers EJC (1978) Röntgendiagnostik beim Zollinger-Ellison-Syndrom. RöFO 129:168–176
56. Schatzki R, Gary JE (1958) Face-on demonstration of ulcers in the upper stomach in a dependent position. AJR 79:722–780
57. Schumacher FV, Hampton AO (1956) Radiographic differentiation of benign and malignant gastric ulcers. Ciba Clin Symp 8:161
58. Shimamoto K, Nakajima M, Tanaka Y, Imaoka W, Yasuda K, Yamaguchi K, Misaki F, Kawai K (1984) Das Magenfrühkarzinom – aktuelle Entwicklung in Japan. Leber Magen Darm 14:1–7
59. Shirakabe H, Nishizawa M, Maruyama M, Kobayashi S (1982) Atlas of X-ray diagnosis of early gastric cancer, 2nd edn. Igaku-Shoin, Tokyo
60. Sleisenger MH, Fordtran JS (1983) Gastrointestinal disease – pathophysiology, dignosis, managment, 3rd edn. Saunders, London
61. Statistisches Bundesamt, Wiesbaden (1986)
62. Tedesco FJ, Griffin JW, Crisp WL, Anthony HF (1980) „Skinny" upper gastrointestinal endoscopy – the initial diagnostic tool: A prespective comparison of upper gastrointestinal endoscopy and radiology. J Clin Gastroenterol 2:27–30
63. Thoeni RF, Margulis AR (1979) Gastrointestinal tuberculosis. Sem Roentgenol 14:283
64. Thompson G, Somers S, Stevenson GL (1983) Benign gastric ulcer: A reliable radiologic diagnosis? AJR 141:331–333
65. Thompson WM, Kelvin FM, Gedgaudas RK, Rice RP (1982) Radiologic investigation of peptic ulcer disease. Radiol Clin N AM 20:701–720
66. Treichel J (1982) Doppelkontrastuntersuchung des Magens. Thieme, Stuttgart New York
67. Treichel J, Oeser H (1975) Die Doppelkontrastmethode. Optimale Technik der röntgenologischen Magenuntersuchung. DMW 100:2226–2229
68. Whalen JP, Evans JA, Meyers MA (1971) Vector principle in differential diagnosis of abdominal masses: The right upper quadrant. AJR 113:104–118
69. Wilson WJ, Templeton AQ, Turner AH, Lodwick GS (1965) The computeranalysis and diagnosis of gastric ulcers. Radiology 85:1064–1073
70. Yamada T, Ichikawa H (1974) X-ray diagnosis of elevated lesions of the stomach. Radiology 110:79–83

Operierter Magen

K. MATHIAS

1 Magenchirurgie

Vor 100 Jahren begann die Magenchirurgie mit der Gastroenterostomie (WÖLFLER 1881) und der Gastroduodenostomie (BILLROTH 1881). Die Röntgendiagnostik hat die Voraussetzungen geschaffen, Magenerkrankungen vor dem Auftreten klinischer Symptome zu erkennen, zu lokalisieren und postoperative Veränderungen zu dokumentieren. Die stürmische Entwicklung der verschiedenen Operationsverfahren resezierender und nicht-resezierender Art ist ohne die gleichzeitigen Fortschritte der röntgenologischen Magenuntersuchung kaum vorstellbar.

In den westlichen Kultur-Ländern finden sich bei etwa 7,5% der Bevölkerung Magen- und Duodenalulzera und es werden operative Eingriffe bei mindestens 1% dieser Patienten jährlich erforderlich. Die Häufigkeit des Magenkarzinoms nimmt seit 50 Jahren kontinuierlich ab und hat bei Männern gegenwärtig noch einen Anteil von 21%, bei Frauen von 14% aller Tumorerkrankungen. Primäre Lymphome des Magens sind mit 4,5% aller Magentumoren vergleichsweise selten. Gutartige Neoplasien haben einen Anteil von 7% an den Magentumoren.

Elektive Magenoperationen gehen mit einer Mortalität von etwa 2% einher. Bei der proximalen selektiven Vagotomie sinkt diese Zahl unter 1% ab und erreicht bei der subtotalen und totalen Gastrektomie 4,5%. Bei Notfalleingriffen wegen Blutung oder Perforation schwanken die Zahlen zwischen 5 und 10%. Die Morbidität nach Magenoperationen hängt von der Grundkrankheit, dem kardiopulmonalen Zustand und dem Alter des Patienten ab. Mit Komplikationen wie verminderter Peristaltik, Ileus, Blutungen, Nahtinsuffizienz, Infektion sowie kardiopulmonalen Zwischenfällen muß in etwa 20% der Fälle gerechnet werden [10, 27, 73].

Die radiologische Diagnostik trägt mit den verschiedenen, heute verfügbaren Verfahren zur Klärung aller dieser Komplikationen entscheidend bei. Eine überragende Rolle spielt – trotz Endoskopie – weiterhin die Röntgenuntersuchung von Ösophagus, Magen und Dünndarm mit jodierten und bariumhaltigen Kontrastmitteln, wenn es um die erste postoperative Kontrolle oder um Spätbeschwerden Monate und Jahre nach dem Eingriff geht [7, 41, 49, 51, 74].

2 Untersuchungsverfahren

Die Untersuchung des magenoperierten Patienten dient dazu, den postoperativen Status festzuhalten, die Sicherheit von Anastomosen vor der ersten oralen Nahrungsaufnahme zu überprüfen oder postoperative Komplikationen aufzudecken. Das Spektrum der Untersuchungen umfaßt:

– Thoraxaufnahmen	– Magen-Darmpassage
– Abdomenaufnahmen	– Fistelfüllung
– Ultraschalluntersuchung	– Angiographie
– Computertomographie	– Szintigraphie

Außerdem stehen dem Radiologen *therapeutische Methoden* zur Verfügung, mit denen er bei postoperativen Komplikationen wie Sekretverhaltungen, Abszessen, Gallefisteln, Pankreaspseudozysten und Blutungen helfend eingreifen kann:

- Perkutane Drainage unter sonographischer oder computertomographischer Kontrolle,
- Arteriographische Embolisations- oder Perfusionsbehandlung.

2.1 Thoraxuntersuchung

Bei allen abdominellen oder thorakalen Beschwerden sind Aufnahmen der Thoraxorgane erforderlich, die in der postoperativen Frühphase im Liegen in a.p.-Projektion und bei *Ergußbildungen* zusätzlich im horizontalen Strahlengang angefertigt werden. Später sind Aufnahmen im Sitzen oder besser im Stehen in p.a.- und seitlicher Projektion möglich. Hartstrahltechnik und Streustrahlenraster sind auch bei den Liegendaufnahmen zu bevorzugen.

Es geht einmal um allgemeine Fragen nach der Lage von Venenkathetern, Trachealtuben, nach Unter- oder Überwässerung, nach Belüftungsstörungen, Pneumonien und Lungenembolien. Zum anderen sind die Probleme zu klären, die unmittelbar mit der Magenoperation verbunden sind. Dazu zählen ein sympathischer Pleuraerguß, ein Zwerchfellhochstand und eine basale pneumonische Infiltration bei subphrenischem Abszeß, eine Verbreiterung der Mediastinalsilhouette bei Mediastinitis oder aus dem Retroperitoneum aufsteigendes Gas bei insuffizientem Duodenalstumpf [7].

2.2 Abdomenuntersuchung

Die Röntgenuntersuchung der Bauchorgane wird im a.p.-Strahlengang bei 70–80 kV und im horizontalen Strahlengang mit 110–125 kV, Raster 12:1 durchgeführt. Vornehmlich geht es um die Klärung einer Darmatonie, eines Ileus, einer Blutung oder einer Peritonitis. Die Lage von Drainagen und Magen-Dünndarmsonden muß überprüft werden.

2.3 Ultraschalluntersuchung

Beim komplizierten postoperativen Verlauf mit abdominaler Symptomatik sind von der Sonographie wertvolle Auskünfte über Flüssigkeitsansammlungen subphrenisch, subhepatisch oder in der Peritonealhöhle zu erwarten. Zwischen Exsudaten, Blut- und Eiteransammlungen ist anfänglich nicht sicher zu unterscheiden. Real-time-Geräte mit 2,5–5-MHz-Schallköpfen sind empfehlenswert. Verbände und Drainagen schränken die Untersuchungsmöglichkeiten gegebenenfalls ein. Auch stören die hypotonen, gasgefüllten Dünndarmschlingen beim paralytischen oder mechanischen Ileus.

2.4 Computertomographie

Die Computertomographie wird immer dann eingesetzt, wenn sonographisch keine ausreichende Auskunft zu gewinnen ist [5]. Umgekehrt bietet die Ultraschalluntersuchung bei Schwerkranken, die die Luft nicht anhalten können, Vorteile gegenüber der Computertomographie bei pathologischen Oberbauchprozessen, da wegen Bewegungsartefakten die computertomographische Aussage limitiert sein kann. Frische Blutansammlungen lassen sich wegen ihrer höheren Dichte um 40 HE von anderen Flüssigkeitsansammlungen unterscheiden. Zur Klärung von Fisteln und Abszessen ist die Gabe von wasserlöslichem, 2%igem Kontrastmittel über Sonden, Drains oder peroral nützlich. Die zusätzliche intravenöse Kontrastmittelgabe kann bei der Suche nach Abszessen und Blutungen helfen. Bei Verdacht auf einen Rezidivtumor können die Magenwanddicke, die extragastrale Tumorausbreitung und eine Metastasierung in Lymphknoten und Leber festgestellt werden [28].

2.5 Magen-Darmpassage

Die Kontrastuntersuchung des operierten Magens ist das wichtigste Kontrollverfahren, das bei Verdacht auf eine postoperative Komplikation, zur Dokumentation des Operationsbefundes und zur Spätuntersuchung beim asymptomatischen Patienten sowie beim Wiederauftreten von Beschwerden eingesetzt wird [3, 69, 74]. Solange die Suffizienz der Anastomosen nicht

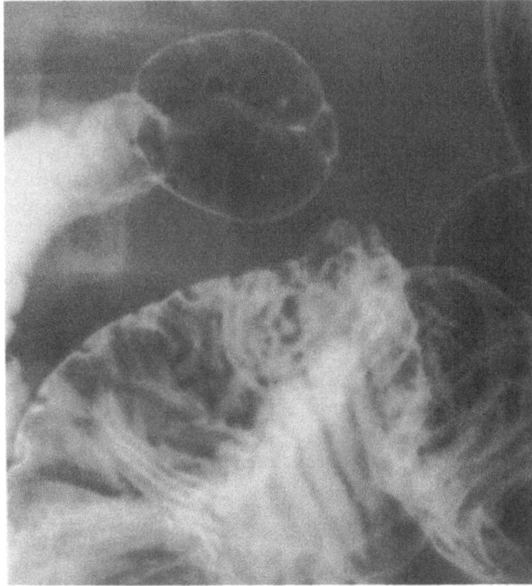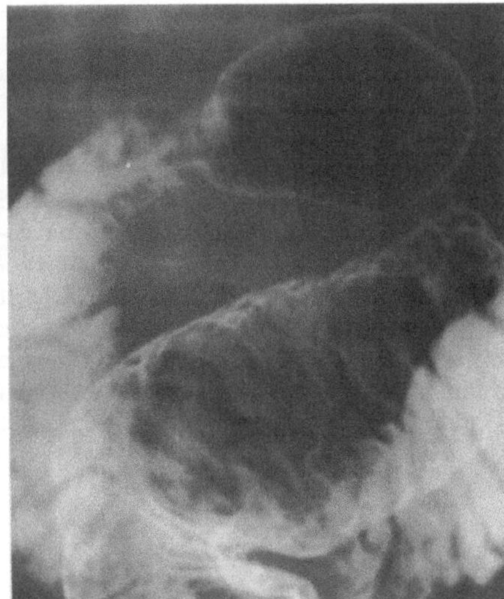

Abb. 1. Doppelkontrastdarstellung des Duodenum nach BII-Resektion

gesichert ist, wird ein wasserlösliches, jodhaltiges Kontrastmittel verwendet. Später sind eine Bariumsulfatsuspension und Doppelkontrast zu bevorzugen [38, 52, 53]. **Die erste Kontrolle sollte am besten zwischen der zweiten und dritten postoperativen Woche stattfinden,** da zu dieser Zeit das Ödem an den Anastomosen weitgehend abgeklungen ist. Anastomosen, die nach dieser Zeit vom Kontrastmittel nicht passiert werden, sind durch Druck von außen, Torsion oder falsche Nahttechnik eingeengt. Liegt eine Magensonde, dann wird *vor* der Kontrastmittelgabe der Magen abgesaugt, damit das Kontrastmittel durch Sekretansammlungen nicht zu stark verdünnt und eine bessere Wandhaftung des Kontrastmittels erzielt wird. Bei *Spätkontrollen* sollte konsequent die *Doppelkontrastmethode* mit high-density-Kontrastmitteln in Hypotonie (Buscopan, Glucagon) Verwendung finden. Die Aufnahmen werden in Hartstrahltechnik (110–125 kV) angefertigt.

Nach Vagotomie, Korrektur einer Hiatus- und paraösophagealen Hernie sowie nach Ösophagojejunostomie wird immer der Ösophagus mit abgebildet [34]. Gastroenteroanastomosen stellen sich am besten nach Prallfüllung in Bauchlage dar, wobei durch Wechsel in Rücken- und Kopftieflage eine Doppelkontrastaufnahme der Anastomose möglich wird [49]. Die zuführende Schlinge füllt sich bei Gastroenteroanastomosen am besten in Rechtsseitenlage. Durch anschließende Linksseitenlage mit Absenken und Aufrichten des Untersuchungstisches kann bei der Gastrojejunostomie häufig die zuführende Schlinge in ihrer gesamten Länge im Doppelkontrast abgebildet werden (Abb. 1) [20, 21].

Zur Analyse *funktioneller Veränderungen* können Serienaufnahmen (Kinematographie, 100-mm-Kamera), und Bildbandspeicher herangezogen werden [36]. Weitere Techniken wie der Einsatz einer doppellumigen Sonde, mit der die abführende Schlinge mittels eines aufblasbaren Ballons verschlossen wird, um die zuführende Schlinge darzustellen, oder die Mischung des Kontrastmittels mit Kartoffelbrei zur Beurteilung einer Funktionsstörung sind in der Routinediagnostik nicht nötig [66].

2.6 Fistelfüllung

Bei fortbestehender Sekretion aus der Operationswunde oder aus Drainagekanälen muß nach der Ursache der pathologischen Flüssigkeitsabsonderung und Wundheilungsstörung gefahndet werden. Auch wenn durch orale Kontrastmittelgabe eine Anastomoseninsuffizienz bereits gesichert ist, empfiehlt sich die Fistelfüllung, um die Ausdehnung der Fistelhöhle darzustellen. Neben entero- und biliokutanen Fisteln können auch lokale Bauchdeckeninfektionen und tiefer gelegene Abszesse ohne Anschluß an das Intestinum die Wundsekretion unterhalten.

Als Kontrastmittel dienen jodhaltige, wasserlösliche Substanzen, die in das Fistelsystem entweder nach Sondierung des Fistelganges mit einer dünnen Kunststoffsonde oder durch Aufsetzen einer Olive auf die Fistelöffnung eingebracht werden [30]. Die Injektion erfolgt unter intermittierender Durchleuchtung, damit das Fistelsystem nicht überfüllt und Kontrastmittel ins Gewebe gepreßt wird. Aufnahmen in mindestens 2 Ebenen sind notwendig.

2.7 Angiographie

Eine Gefäßdarstellung kann in der frühen postoperativen Phase bei einer gastrointestinalen oder intraperitonealen Blutung *zur Lokalisation der Blutungs-quelle* erforderlich werden. Eine selektive Darstellung des Truncus coeliacus und der Arteria mesenterica superior, gegebenenfalls auch der Arteria gastroduodenalis oder gastrica sinistra ist immer anzustreben, da eine Aortographie bei dieser Fragestellung nicht genügend aussagekräftig ist [66]. In der Regel wird ein transfemoraler Zugang in Seldinger-Technik gewählt, wobei es zweckmäßig ist, eine Schleuse einzulegen. Über sie können Katheter einfacher gewechselt werden, wenn es darum geht, die Blutungsquelle möglichst selektiv darzustellen. Kontrastmittelmenge und -fluß richten sich nach der Größe des sondierten Gefäßes. Da der Kontrastmittelaustritt sich erst spät zeigen kann, sind Serien mit Aufnahmen 20–30 Sekunden nach Injektionsbeginn notwendig.

2.8 Szintigraphie

Nuklearmedizinische Verfahren werden bei magenoperierten Patienten nur selten eingesetzt, haben aber ihren Nutzen, wenn Magenentleerungsstörungen analysiert werden sollen oder erneut über Magenbeschwerden geklagt wird [36], für die ein galliger duodeno- oder jejunogastraler Reflux verantwortlich sein kann. Solch ein Reflux kann mit der hepatobiliären Sequenzszintigraphie zuverlässig aufgezeigt werden [23].

Auch bei endoskopisch und angiographisch nicht nachweisbaren Gastrointestinalblutungen mit niedriger Intensität kann manchmal *szintigraphisch* die Blutung mit markierten Erythrozyten aufgedeckt und lokalisiert werden.

Die *Kernspintomographie* gewinnt bei der Diagnostik von Frühkomplikationen sowie bei Verlaufskontrollen von Tumorpatienten zunehmend an Bedeutung, jedoch ist ihr Stellenwert neben Ultraschalluntersuchung und Computertomographie noch nicht einzuordnen.

3 Normale Röntgenbefunde nach Magenoperationen

Voraussetzung für eine diagnostisch hochwertige Röntgenuntersuchung ist eine *ausreichende klinische Information über die Art der vorangegangenen Operation!* Bei komplizierten Operationsverfahren und Mehrfachoperationen ist es wünschenswert, daß der Chirurg eine Operationsskizze mitliefert, aus der die angelegten Anastomosen ersichtlich sind.

Bei den Magenoperationen wird grundsätzlich zwischen resezierenden und nicht-resezierenden Verfahren unterschieden (Tabelle 1). Bei resezierenden Eingriffen wird der ulkus- oder tumortragende Magenanteil bzw. die Säure produzierende Schleimhaut entfernt. Bei den nichtresezierenden Operationen wird die vagale Stimulation der Säuresekretion durch Nervendurchtrennung ausgeschaltet, bei Magenaus-

Tabelle 1. Übersicht über Magenoperationsverfahren nach morphologischen Kriterien

---

Ohne Resektion und Anastomose

Gastrotomie	Exzision
Gastropexie, Gastrorrhaphie	
Fundoplicatio	Übernähung
Gastroplastik	Pyloro(myo)tomie
Pyloroplastik	
Vagotomie	
– tunkulär	– selektiv proximal

Enteroanastomose ohne Resektion

Gastroduodenostomie
Gastrojejunostomie

Resektion ohne Enteroanastomose

Keilresektion	Segmentresektion
Manschettenresektion	Kardiaresektion

Magenteilresektion mit Enteroanastomose
Gastrektomie mit Gastroduodenostomie
– termino-terminal, termino-lateral, latero-lateral
– superior, inferior, anterior, posterior

Modifikationen nach

– BILLROTH I (1881)	– RYDIGIER (1880)
– KOCHER (1893)	– SHELTON-HORSLEY (1926)
– SHOEMAKER (1910)	– FINNEY (1922)
– HABERER (1933)	– FINSTERER

Gastrektomie mit Gastrojejunostomie
– termino-terminal, termino-lateral, latero-lateral
– rechts-links, links-rechts Anastomose
– antekolisch, retrokolisch

Modifikationen nach

– BILLROTH II (1885)	– KRÖNLEIN (1888)
– EISELSBERG, FINSTERER,	– ROUX (1893)
HOFMEISTER (1889)	– MOYNIHAN (1923)

Gastroduodenopankreatektomie
– WHIPPLE (1935)

Totale Gastrektomie
Ösophagojejunostomie

– termino-terminal	– ROUX, LONGMIRE
– termino-lateral	– LONGMIRE, SCHLOFFER,
	HUNT, GRAHAM

Ösophagoduodenostomie
Dünn- oder Dickdarminterposition

---

gangsstenose die Passage durch eine Gastrojejunostomie oder Pyloroplastik wiederhergestellt, ein Ulkus oder gutartiger Tumor exzidiert oder bei Hiatusgleithernie eine Gastropexie vorgenommen. Hierher gehört auch die Umstechung und Übernähung von perforierten Magengeschwüren. Bei den operativen Verfahren müssen heute auch endoskopische Eingriffe

wie die Polypektomie oder die Ausschaltung von
Frühkarzinomen mit Laserstrahlen aufgeführt werden [60]. Bei inoperablen Patienten können Tumoren
zur Wiederherstellung der Magenpassage mit der
Diathermieschlinge oder mit Laserstrahlen verkleinert werden.

Die wichtigsten Eingriffe am Magen sind im Kindesalter die Myotomie bei der hypertrophen Pylorusstenose des Säuglings sowie die Versorgung einer konservativ nicht zu bessernden Refluxösophagitis bei
Hiatushernie oder primärem Brachyösophagus.

Die Benennung der verschiedenen Operationsverfahren nach dem Erstbeschreiber wird uneinheitlich
gehandhabt und ist deshalb vorwiegend von histori-
schem Interesse. Die deskriptive Terminologie ist genauer, offen für weitere künftige Modifikationen und
deshalb in der Röntgendiagnostik vorzuziehen.

Bei der Beurteilung der Röntgenaufnahmen ma-
genoperierter Patienten sind einige grundlegende Fragen zu beantworten:

- Umfang der Magenresektion?
- End- oder Seitanastomose?
- Anteriore oder posteriore Anastomose?
- Superiore oder inferiore Anastomose?
- Weite oder enge Anastomose?
- Langsame oder rasche Entleerung?
- Antekolische oder retrokolische Anastomose?
- Länge der zuführenden Schlinge?
- Richtung der Magenentleerung?

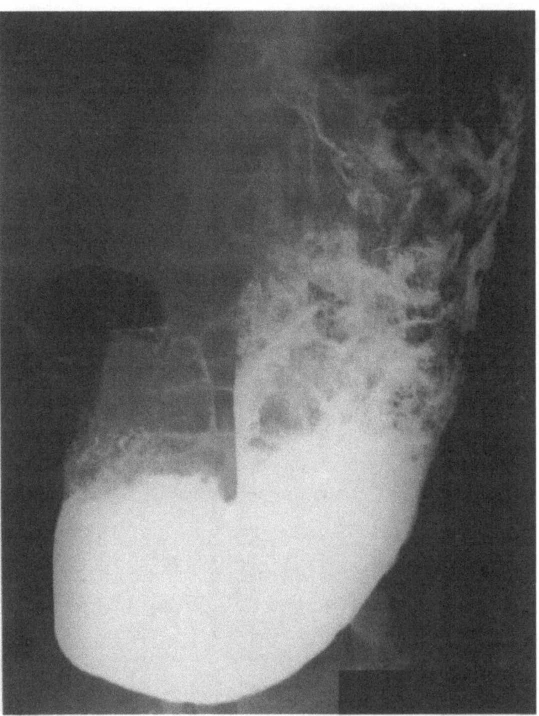

Abb. 2. Magenhypotonie mit Speiseresten 2 Monate nach
Vagotomie

3.1 Pneumoperitoneum

**Die bei der Laparotomie ins Abdomen gelangte Luft
wird innerhalb von 4–14 Tagen resorbiert.** Diese be-
trächtliche individuelle Schwankung der Resorptionsgeschwindigkeit hängt von der intrabdominellen Gasmenge und dem Körperhabitus ab. Keinen Einfluß
auf die Gasresorption haben dagegen das Operationsverfahren und eine Peritonitis (!). *Damit kommt lediglich der Zunahme des Pneumoperitoneums im postoperativen Verlauf eine sichere pathologische Bedeutung
zu. Sie weist auf ein Leck am Duodenalstumpf oder
an einer Anastomose hin.*

3.2 Magen-Darmatonie

Nach Eingriffen am Magen ist der gastrale Tonus
normalerweise für 24–48 h *erheblich herabgesetzt.*
Auch ohne mechanische Obstruktion wird der Ma-
gensaft retiniert. Begünstigt wird die Magenentlee-
rungsstörung durch die Rückenlage des Patienten.
Nach einer Vagotomie ist die Atonie ausgeprägter
und bezieht das Duodenum mit ein. Bei diesen Pa-
tienten *können 6–12 Monate verstreichen, bis sich die
Peristaltik des Magens normalisiert hat.* Bei der
Magenuntersuchung finden sich vermehrt, trotz
Nahrungskarenz, Nüchternsekret und Speisereste
(Abb. 2).

3.3 Gastrotomie, Exzision, Übernähung, Verkleinerung

Röntgenologisch findet sich im Operationsbereich am
Magen eine vermehrte Schleimhautwulstung als
Folge von Ödem und Naht (Abb. 3). Der parallele
Verlauf der Schleimhautfalten kann gestört sein. Da
die Veränderungen nur geringfügig sind, können sie
dem Untersucher leicht entgehen (Abb. 4a, b).

Bei exzessiver Fettsucht werden neben Dünn-
darmausschaltungen auch Eingriffe am Magen vorgenommen, die schon bei geringen Nahrungsmengen
ein Völlegefühl hervorrufen. Meist werden Magen-
vorder- und Magenhinterwand so miteinander vernäht, daß sich der Magen nicht entfalten kann und
so die Aufnahmekapazität beschränkt bleibt. Auch
Magenbypass-Operationen werden durchgeführt [13,
32].

3.4 Gastropexie, Fundoplicatio, Kardiamyotomie

Bei der *Gastropexie* wird die kleine Kurvatur an der
vorderen Bauchwand vernäht. Meist wird der Eingriff
mit einer Hiatoplastik und Ösophagofundopexie
kombiniert (Abb. 5). Der Magen stellt sich bei der
Röntgenuntersuchung normal dar. Der Hissche Winkel sollte wiederhergestellt sein. Im seitlichen Strah-

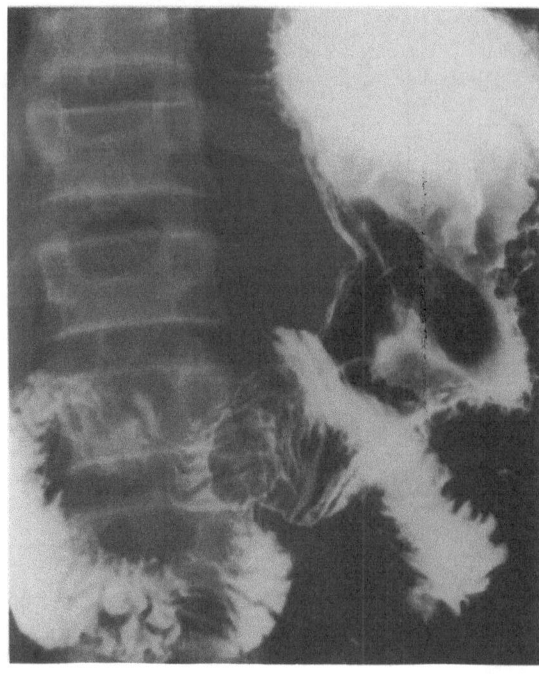

Abb. 3. Wulstiges Schleimhautrelief im Corpus ventriculi nach traumatischer Magenperforation und Übernähung

lengang kann die Fixierung des Magens an der vorderen Bauchwand durch Palpieren festgestellt werden.

Die *Fundoplicatio* gibt sich am typischen Plikationswulst zu erkennen, der beim Brachyösophagus auch intrathorakal gelegen sein kann (Abb. 6). Das Kontrastmittel kann bei der Magenuntersuchung in die Umschlagfalten eindringen, wenn der um den Ösophagus gezogene Fundusabschnitt relativ locker vernäht wurde oder sich die Naht teilweise gelöst hat. Dann kann auch ein mehr oder weniger großer Teil des Magens durch die Plikation rutschen.

Die *Kardiamyotomie* ist röntgenologisch selbst nicht zu diagnostizieren, kann aber aus der Erweiterung der Kardia im Vergleich zur präoperativen Weite und aus der Abnahme der Ösophagusdilatation geschlossen werden. Auf mögliche Schleimhautverletzungen bei zu tiefer Schnittführung muß geachtet werden.

3.5 Pyloromyotomie, Pyloroplastik

Beide Eingriffe dienen dazu, eine Magenausgangsstenose zu beheben. Nach der Myotomie findet sich lediglich ein im Vergleich zur Voruntersuchung weiterer Pyloruskanal, während die Pyloroplastik immer zu einer Formänderung der Pylorusregion führt [15]. Die Art der Formänderung hängt vom Operationsverfahren ab [39]. Bei Längsspaltung und querer Vernähung nach HEINEKE-MIKULICZ oder *Y-Naht* nach

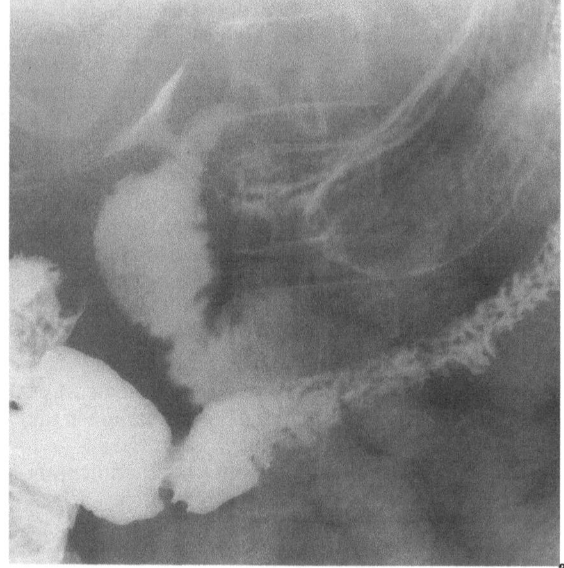
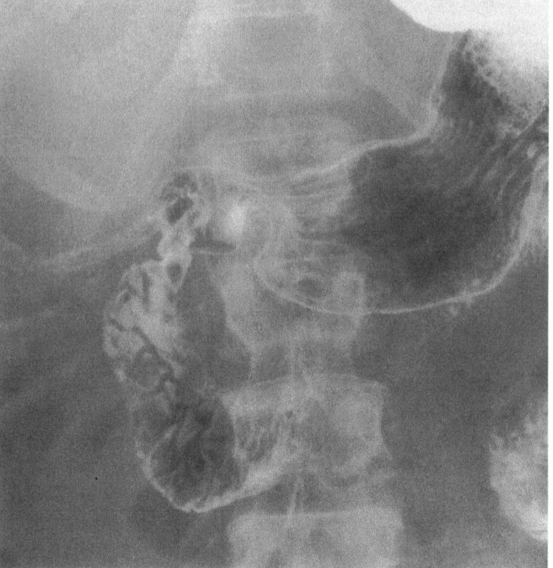

Abb. 4. a Perforiertes Ulkus des Bulbus duodeni. **b** Nach Ulkusübernähung deformierte Bulbusspitze

MOSCHEL kommt es zwangsläufig zu einer Verkürzung und Erweiterung des Pylorus. An den Enden der Quernaht bilden sich typische Pseudodivertikel: „Dackelohren" (Abb. 7). Bei der *Pyloroplastik* nach FINNEY, bei der die große Kurvatur des unteren Antrums mit dem oberen inneren Duodenalknie vernäht wird, ist der Pyloruskanal nicht mehr abgrenzbar und der Duodenalbogen verkürzt. Die Operation nach JABOULAY verbindet ebenfalls die große Antrumkurve mit dem inneren Duodenalknie, läßt aber den Pylorus selbst unberührt, so daß eigentlich eine Antroduode-

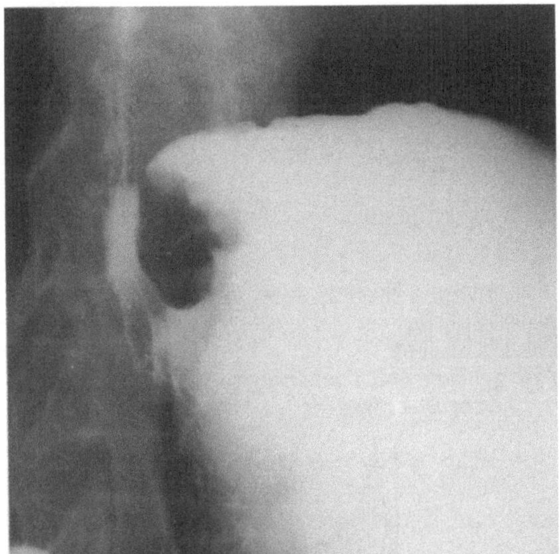

Abb. 5. Gastropexie mit sternförmigem Faltenverlauf im Anheftungsbereich des Magenfundus

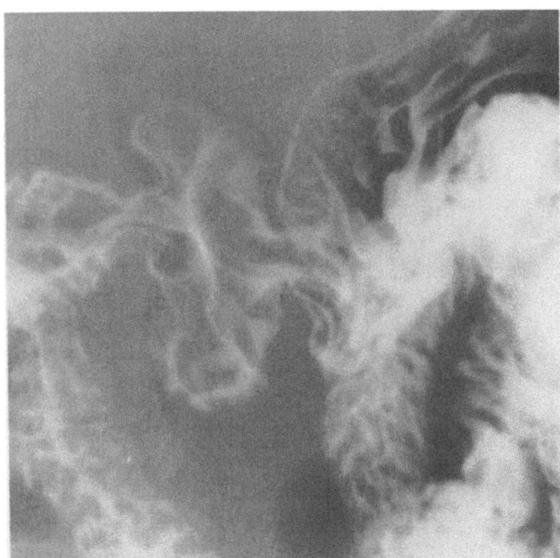

Abb. 7. Pyloroplastik nach Heineke-Mikulicz mit Verkürzung und Erweiterung des Pylorus

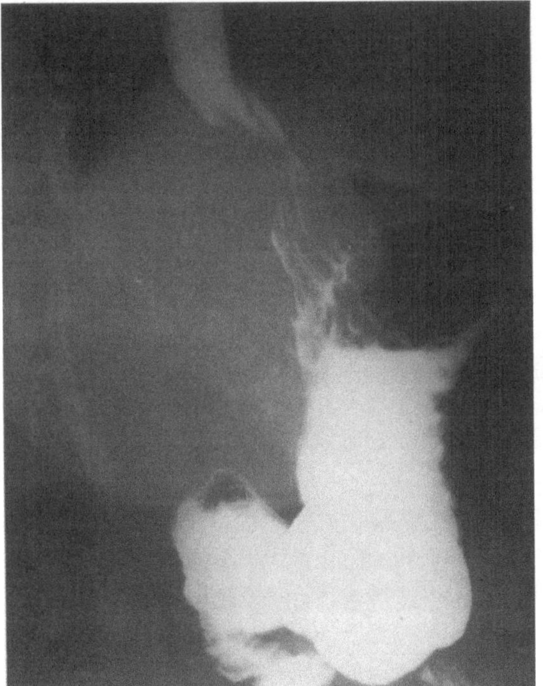

Abb. 6. Fundoplicatio mit typischem Plikationswulst an der Kardia

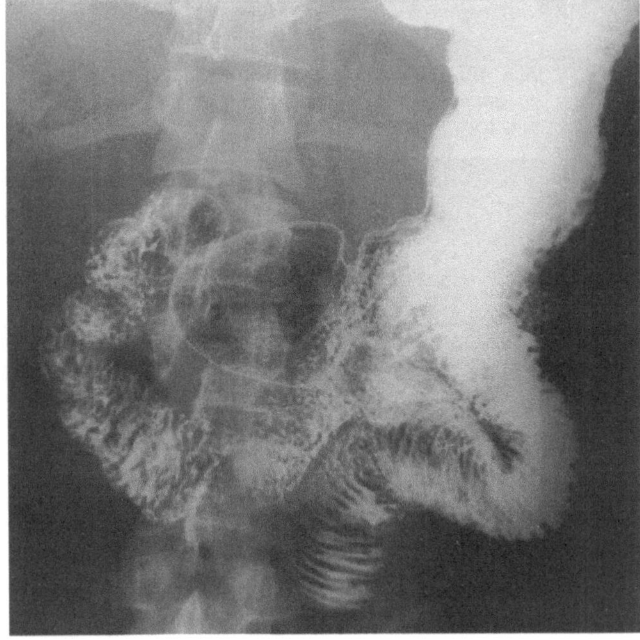

Abb. 8. Hypotonie von Duodenum und oberem Jejunum nach selektiver proximaler Vagotomie

nostomie entsteht. Röntgenologisch fehlt der Pylorus und der Bulbusrest füllt sich retrograd. Wenn noch eine Restlichtung des Pyloruskanals verblieben ist, kommt es zum Bild eines „doppelten" Pylorus [39].

3.6 Vagotomie

Die trunkuläre Vagotomie ist wegen länger anhaltender Funktionsstörungen des oberen Magendarmtrakts (Abb. 8) und Komplikationen wie gehäufter

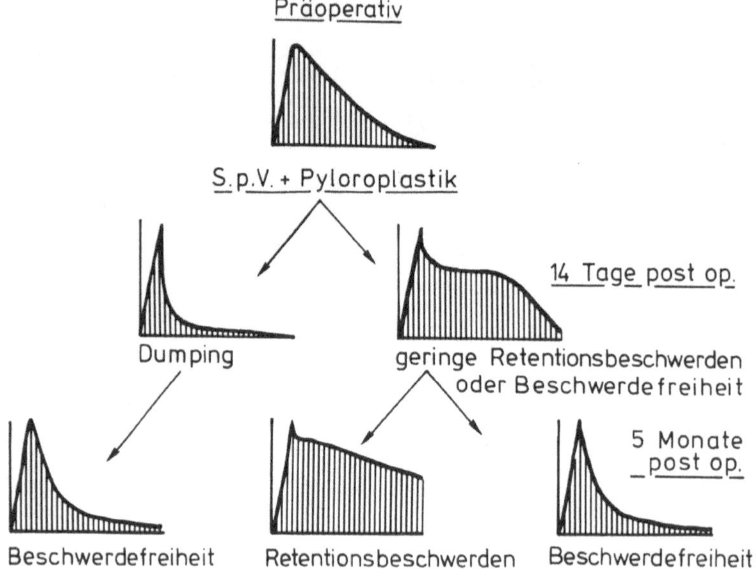

Abb. 9. Nuklearmedizinische Funktionsstudien der Magenentleerung nach selektiver proximaler Vagotomie

Abb. 10. a Inoperables Antrumkarzinom mit Magenausgangsstenose. **b** Hohe Gastrojejunostomie mit retrograder Duodenalfüllung

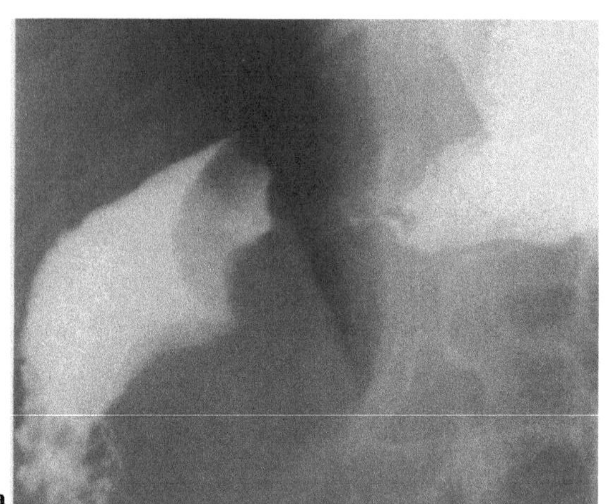

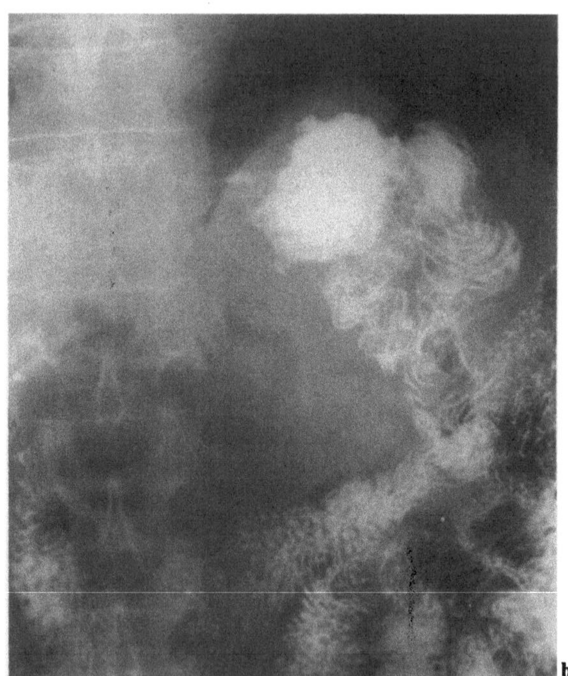

Gallensteinbildung weitgehend zugunsten der selektiven proximalen Vagotomie verlassen worden. Bei ihr wird der Nervus vagus am distalen Ösophagus und entlang der proximalen kleinen Magenkurve präpariert. Nur wenn es dabei zu einer Verletzung der Magenwand gekommen ist, wird man Schleimhautveränderungen erkennen können. Ösophagusperforationen kommen in 0,4–0,8% der Fälle vor [56]. Die übliche postoperative Magen- und Duodenalatonie ist nach der Vagotomie verlängert. *Die Magenfunktion norma-lisiert sich im ersten halben Jahr*, wenn keine Magenausgangsstenose vorliegt (Abb. 9).

3.7 Gastroduodenostomie, Gastrojejunostomie

Die Gastroduodenostomie ohne Magenresektion stellt eine Drainageoperation dar, bei der die große Magenkurvatur und das Duodenum verbunden werden. Die *Pyloroplastiken* nach Finney und Jaboulay gehören hierher. Das Kontrastmittel tritt vom Magen direkt in die Pars descendens duodeni über.

Die Gastrojejunostomie behebt ebenfalls die gestörte Magenentleerung. Die Magenvorderwand wird antekolisch mit der oberen Jejunumschlinge latero-lateral anastomosiert. Eine *Braunsche Fußpunktana-stomose* wird meist zusätzlich angelegt (Abb. 10a, b). Um die Magenentleerung zu verlangsamen, kann ein Jejunumsegment anisoperistaltisch interponiert werden [40]. Die Darstellung der Gastrojejunostomie gelingt am besten in Bauchlage. Bei lange bestehender Gastrojejunostomie kommt es zu einer Schrumpfung des Antrums [9]. Andere Autoren geben eine Hypertrophie von Antrum und Pylorus an [26].

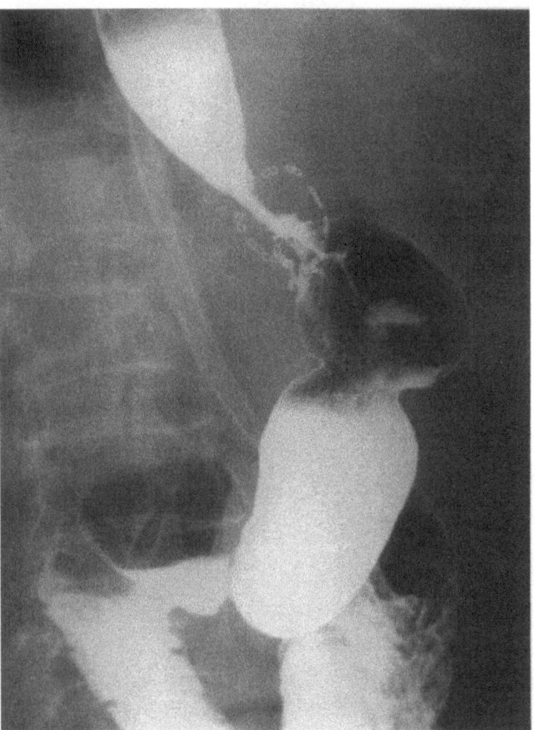

Abb. 11. Kardiaresektion mit Ösophagogastrostomie

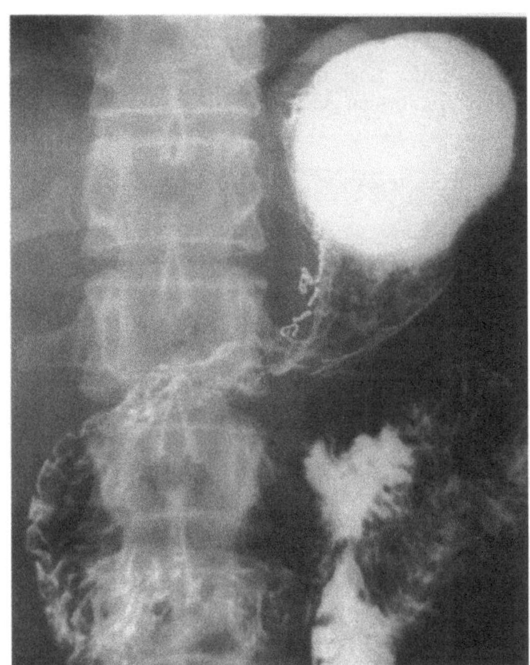
b

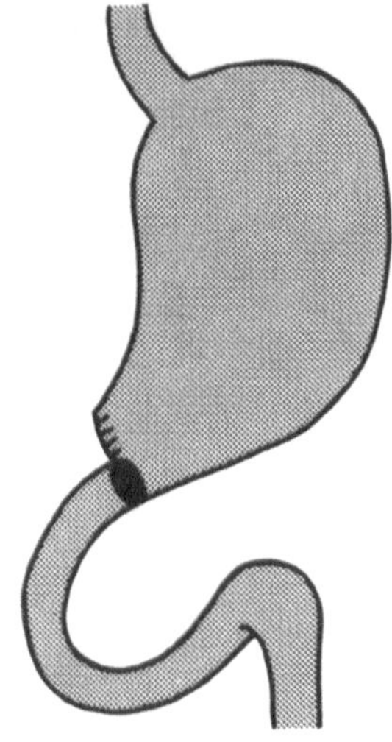

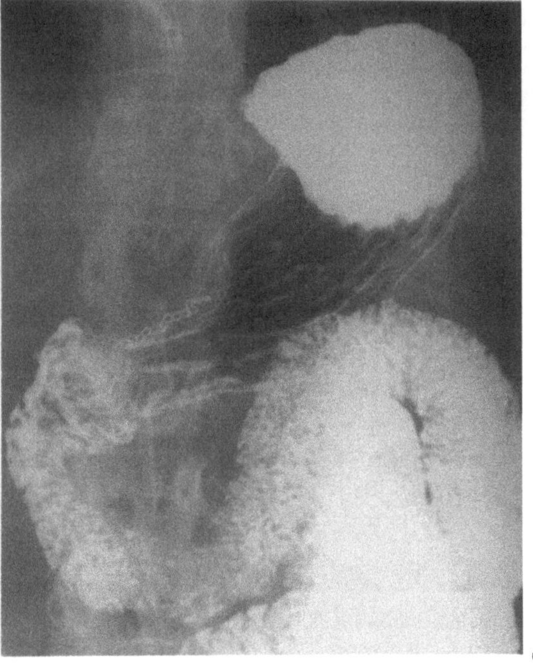
c

Abb. 12. a Gastroduodenostomie nach BILLROTH (BI-Magen). **b** Termino-terminaler BI-Magen. **c** Termino-lateraler BI-Magen mit kleiner Duodenaltasche

3.8 Magenteilresektion ohne Enteroanastomose

Keil-, *Segment-* und *Manschettenresektionen* dienen
der Entfernung eines Ulkus, eines gutartigen oder
kleineren bösartigen Tumors. Durch die Resektion
und Naht kommt es zu Verziehungen und Wulstun-
gen der Schleimhautfalten, bei größeren Resektionen
auch zur Deformierung der Magenform. Bei Tumoren der distalen Speiseröhre und des Mageneingangs
wird eine *Kardiaresektion* vorgenommen (Abb. 11).
Eine Anastomoseninsuffizienz ist bei diesem Eingriff
häufiger als bei distalen Magenresektionen und bei
intrathorakaler Lage der Anastomose von schwere-
ren Komplikationen gefolgt [72].

3.9 Magenteilresektion mit Gastroduodenostomie (Billroth I)

Bei diesem, vor allem in der Ulkuschirurgie eingesetz-
ten Verfahren werden Magenkorpus und Duodenum
nach Entfernung von Antrum, Pylorus und Bulbus
miteinander anastomosiert. Zahlreiche Modifikationen dieses Verfahrens wurden entwickelt (Tabelle 1).
Zu beachten ist bei der Röntgenkontrolle die Art (termino-terminal, termino-lateral, latero-lateral) und
Lage (superior, inferior, anterior, posterior) der Anastomose (Abb. 12a–c). Der durch die Operation ver-
kleinerte Magen weist eine Stierhornform auf. Bei der
terminolateralen Anastomose wird der Magenkörper
an der Vorderseite der Pars descendens duodeni auf-
gesteppt. Dadurch bildet der Duodenalstumpf eine
Tasche oberhalb der Anastomose [31, 33]. Durch raf-
fende Nähte an der kleinen Kurvatur, mit denen die
Korpusweite der Duodenallichtung angepaßt wird,
kann ein tumorartiger Plikationswulst entstehen
(Abb. 13).

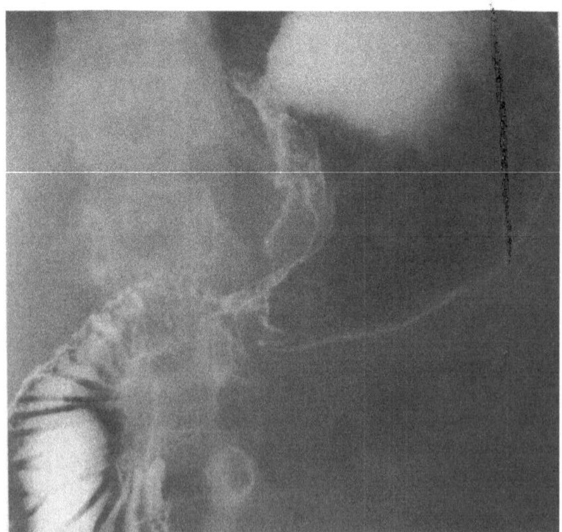

Abb. 13. Plikationswulst an der kleinen Magenkurvatur, der
nicht mit einem Magenkarzinom verwechselt werden darf

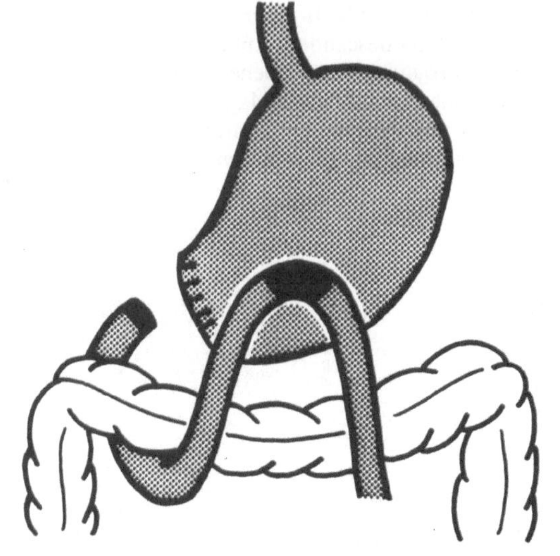

a

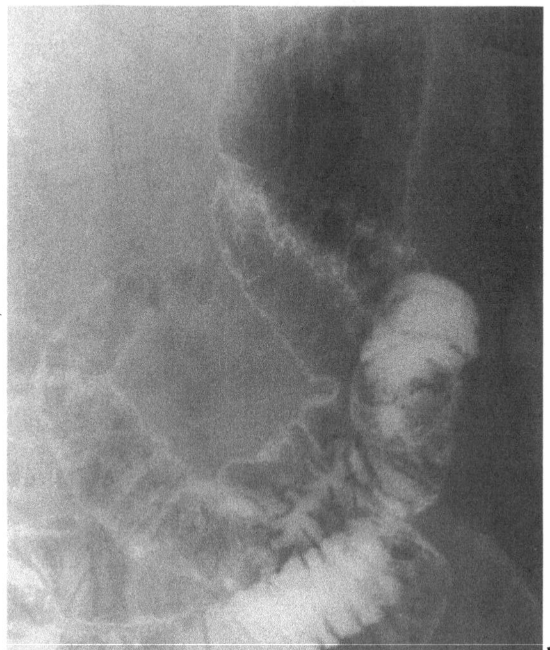

b

Abb. 14. a Gastrojejunostomie nach Billroth (BII-Magen).
b BII-Magen mit Doppelkontrastdarstellung von Anastomose und Duodenum

3.10 Magenteilresektion mit Gastrojejunostomie (Billroth II)

Nach Resektion von Antrum und Pylorus wird das
Magenstoma verkleinert und termino-lateral mit der
oberen Jejunalschlinge anastomosiert (Abb. 14a, b).
Eine *Braunsche Enteroanastomose* wird i. allg. ange-
legt. Der Duodenalstumpf wird blind verschlossen.
Die Jejunalschlinge kann antekolisch oder durch ei-

nen Schlitz im Mesokolon retrokolisch mit dem Magenrest verbunden werden. Der Verlauf des Jejunums vor oder hinter dem Colon transversum ist auf Seitaufnahmen leicht zu erkennen. Durch eine hohe Aufhängenaht des zuführenden Jejunalschenkels wird erreicht, daß der Mageninhalt vornehmlich in die abführende Dünndarmschlinge gelangt [45]. Durch mehrfache Patientenumlagerung läßt sich meist eine Darstellung der zuführenden Schlinge bis zum Duo-

denalstumpf erreichen [48], vor allem wenn eine Braunsche Enteroanastomose fehlt. Dies gelingt jedoch nicht bei der *Rouxschen Y-Anastomose* (Abb. 15), bei der lediglich die termino-laterale Jejunojejunostomie lokalisiert, nicht aber der zweite Jejunalschenkel retrograd kontrastiert werden kann [35]. Wird die Rouxsche Anastomose im Rahmen einer *Whippleschen Operation* ausgeführt, weist eine Aerobilie auf die Choledochojejunostomie hin (Abb. 16a, b). Die *subtotale Gastrektomie* bei erhaltener Kardia ist durch einen besonders kleinen Restmagen gekennzeichnet (Abb. 17).

3.11 Degastroenterostomie und Deregastroenterostomie

Bei der *Degastroenterostomie* wird die Anastomose zwischen Magen und Jejunum aufgehoben und die jejunale Kontinuität durch eine termino-terminale Jejunojejunostomie wiederhergestellt (Abb. 18a, b). Auf diese Art wird auch eine Billroth-II- in eine Billroth-I-Operation umgewandelt. Der Magen weist im vormaligen Anastomosenbereich an der großen Kurvatur eine leichte Einziehung auf. Wird umgekehrt aus einer Billroth-I- eine Billroth-II-Operation gemacht, dann wird das abgelöste Duodenalende blind verschlossen und eine Jejunalschlinge an das Gastrostoma angelagert. Bei der *Deregastroenterostomie* werden die Magen-Darmteile reseziert, die die Anastomose bilden, und es wird erneut eine latero-laterale Gastrojejunostomie angelegt (Abb. 19).

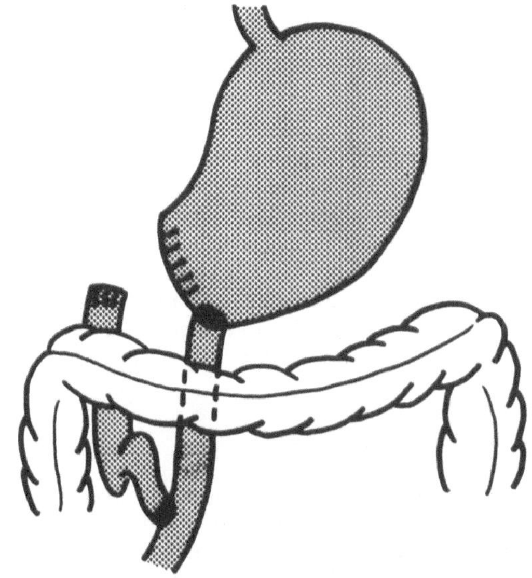

Abb. 15. Gastrojejunostomie nach Roux (Roux-en-y)

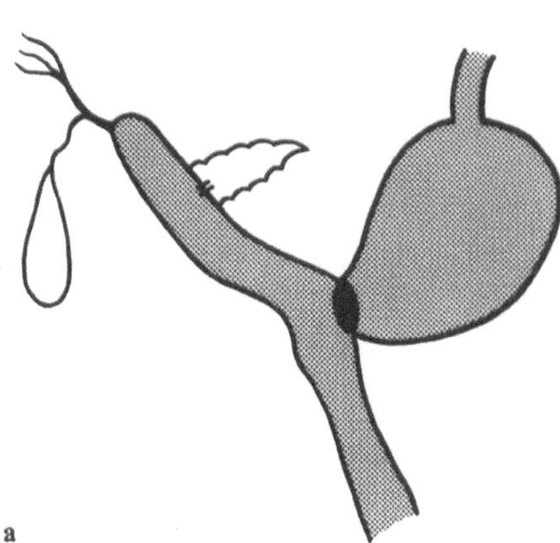

a

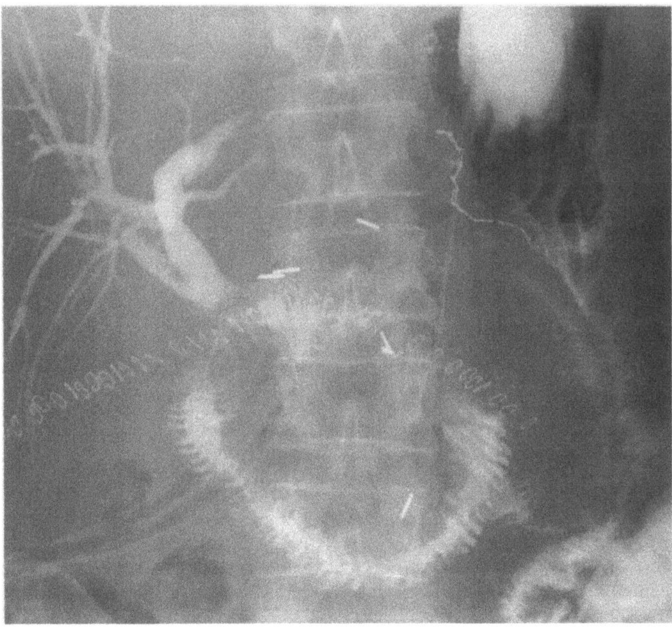

b

Abb. 16. a Gastrojejunostomie nach Duodenopankreatektomie (Whipplesche Operation). **b** Kontrastdarstellung von Choledocho- und Gastrojejunostomie nach Whipplescher Operation

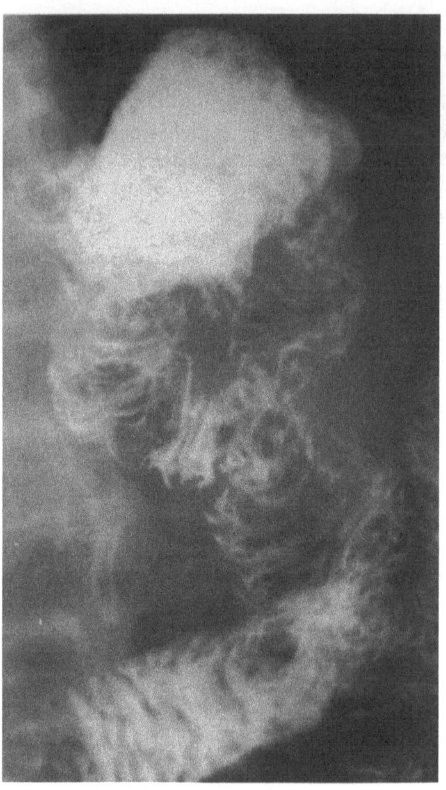

Abb. 17. Braunsche Fußpunktanastomose bei Gastrojejunostomie

3.12 Totale Gastrektomie

Nach totaler Gastrektomie wird die Kontinuität des
oberen Verdauungstrakts meist durch eine Ösophagojejunostomie hergestellt. Ausnahmsweise kann auch
eine Dickdarminterposition notwendig sein. Die verschiedenen Operationsverfahren lassen sich aus den
Abb. 20a–h entnehmen [72]. Die Ösophagojejunostomie liegt intrathorakal, wenn bei Übergreifen eines
Kardiakarzinoms auf die distale Speiseröhre ein
unteres Ösophagussegment reseziert werden muß
(Abb. 21a–c).

4 Komplikationen nach Magenoperationen

Als Folge einer Magenoperation können sich bei dem
Patienten akute allgemeine oder spezielle abdominale
Krankheitszeichen bemerkbar machen, die eine rasche und genaue diagnostische Klärung erfordern,
damit ihnen vor Entwicklung eines lebensbedrohlichen Schadens begegnet werden kann. Neben pulmonalen und kardiovaskulären Problemen stehen abdominelle Symptome im Vordergrund (Tabelle 2).

4.1 Allgemeine Komplikationen

In der Diagnostik der allgemeinen Probleme nach
Magenoperationen spielt die Röntgendiagnostik eine
untergeordnete Rolle. Bei der Übertransfusion kann
eine Lungenaufnahme Auskunft über Flüssigkeitsein-
lagerungen in der Lunge geben. Bei Urämie und An-
urie liegt in der Regel keine postrenale Störung vor,
so daß nur ausnahmsweise eine Ultraschalluntersu-

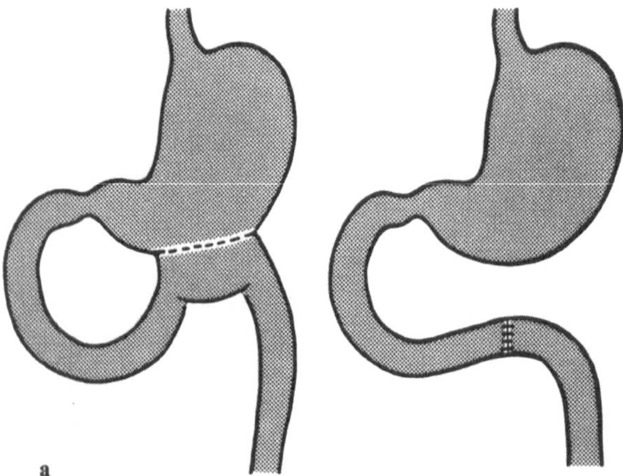

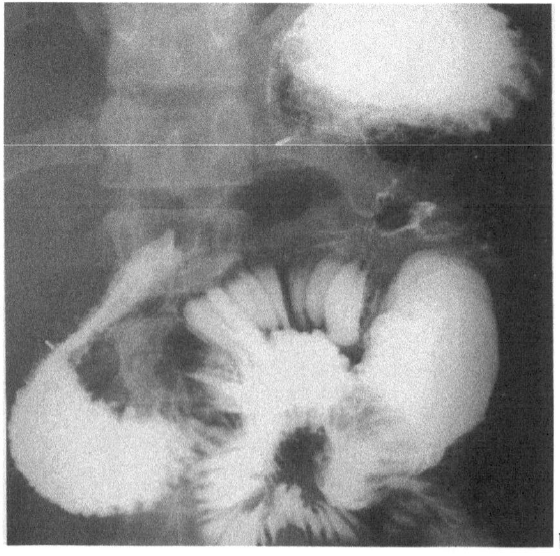

Abb. 18. a Degastrojejunostomie: die Gastrojejunostomie
wird aufgehoben, das anastomisierte Jejunalsegment reseziert und das Jejunum End-zu-End anastomosiert. **b** Erhebliche narbige Verziehung an der großen Kurvatur nach Degastrojejunostomie

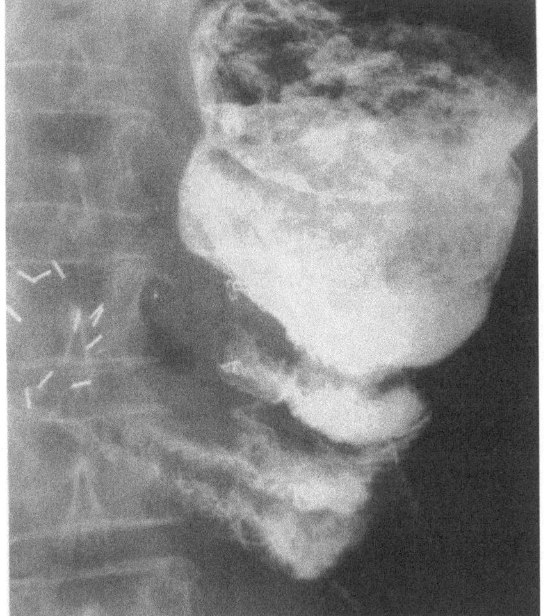

Abb. 19. Deregastrojejunostomie: erneutes Anlegen der Gastrojejunostomie bei peptischer Magenausgangsstenose

Abb. 20a–h. Gastrektomie. **a** Ösophagojejunostomie termino-lateral nach SCHLATTER. **b** Ösophagojejunostomie termino-terminal nach ROUX. **c** Ösophagojejunostomie termino-lateral nach SCHLOFFER. **d** Ösophagojejunostomie termino-terminal nach mit anisoperistaltischem Jejunalsegment nach LONGMIRE. **e** Ösophagojejunostomie termino-lateral mit Ersatzmagen und Rouxscher Y-Anastomose nach HUNT. **f** Ösophagojejunostomie termino-lateral mit Ersatzmagenbildung nach GRAHAM. **g** Ösophagojejunostomie termino-lateral mit Ersatzmagenbildung und Plikationsschutz der Anastomose. **h** Ösophagojejunostomie termino-terminal mit Plikationsschutz der Anastomose und anisoperistaltischem Jejunalsegment nach SCHREIBER
▽

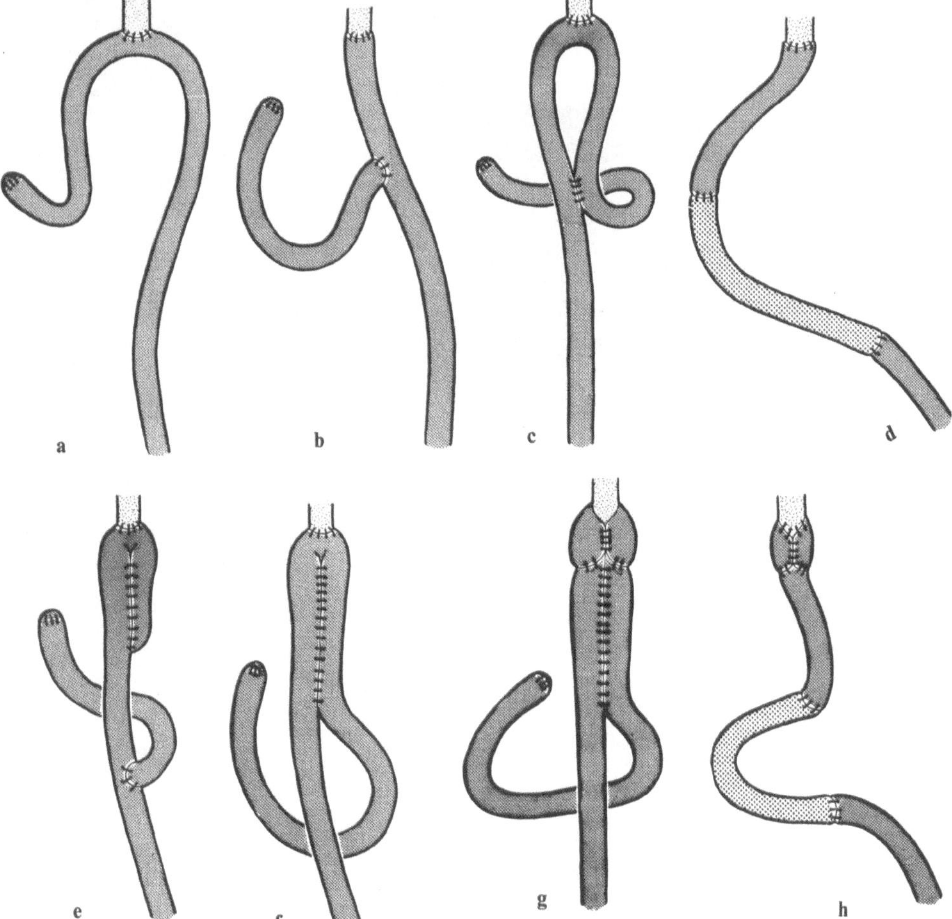

chung des Harntraktes erforderlich wird. Bei der tiefen Becken-Beinvenenthrombose, die nach Abdominaleingriffen gehäuft zu beobachten ist, hat sich trotz Radiojodfibrinogen-Test und Dopplersonographie die *Phlebographie* als aussagefähigste Methode bewährt.

Tabelle 2. Frühe Komplikationen nach Magenoperationen

Allgemein

Schock	Blutung
Hypovolämie	Hypervolämie
Elektrolytstörungen	Urämie
Anurie	Phlebothrombose

Thorax

Atelektase	Pneumothorax
Lungenembolie	Lungenödem
Bronchitis	Pneumonie
Pleuraerguß	Mediastinitis

Abdomen

Ileus	Abszeß
Peritonitis	Fistelbildung
Wundinfektion	Pankreatitis
Gastrointestinalblutung	Platzbauch
Verschlußikterus	Perforation
Zurückgelassene Fremdkörper	

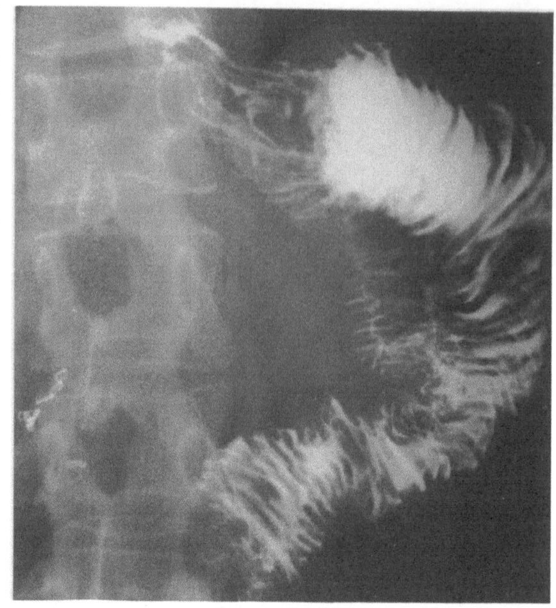

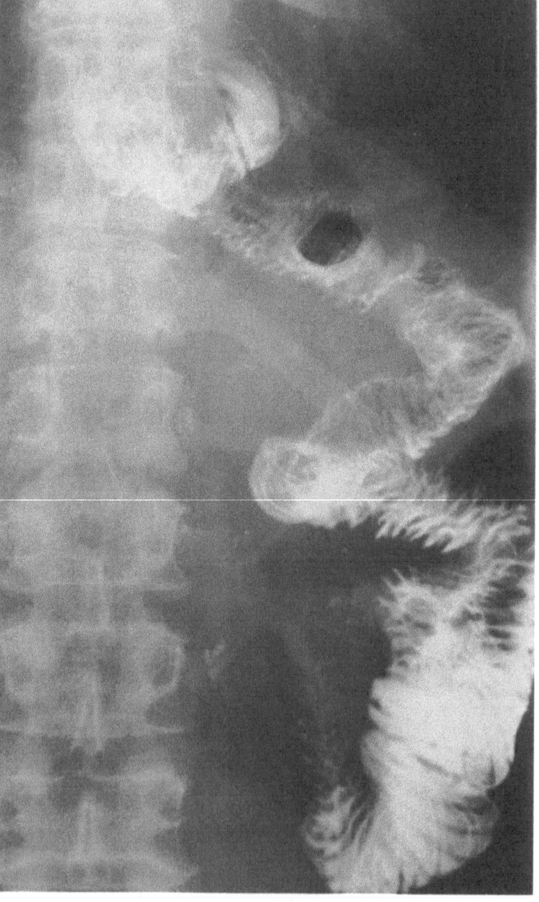

Abb. 21. a Gastrektomie mit End-zu-End-Ösophagojejunostomie nach LONGMIRE. **b** Gastrektomie mit End-zu-Seit-Ösophagojejunostomie nach HUNT. **c** Gastrektomie mit End-zu-End-Ösophagojejunostomie nach ROUX

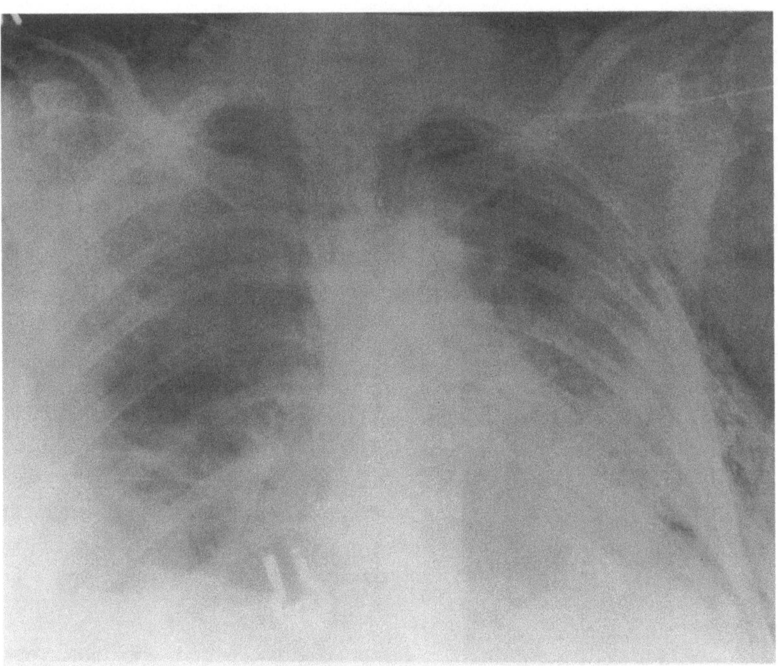

Abb. 22. Insuffiziente Ösophagojejunostomie mit Mediastinitis, Pleuraergüssen, Mediastinal- und Hautemphysem

4.2 Thorakale Komplikationen

Mit pulmonalen Komplikationen muß nach Magenoperationen bei 10% der Patienten gerechnet werden. Durch Intubation, Beatmung und postoperativ verminderte Atembeweglichkeit des Zwerchfells können *Atelektasen* auftreten. Regelmäßig sind in den ersten Tagen nach dem Baucheingriff kleinere in den Lungenunterfeldern gelegene Plattenatelektasen zu beobachten.

Ein *Pneumothorax* kann durch transdiaphragmalen Gasübertritt aus der Bauchhöhle, nach intraoperativer Zwerchfelleröffnung, nach Zweihöhleneingriffen und nach Legen eines zentralen Venenkatheters entstehen.

Pleuraergüsse sind in der Regel als sympathische Ergüsse zu verstehen, wenn keine Pneumonie vorliegt, und sprechen für einen pathologischen subphrenischen Prozeß oder eine postoperative Pankreatitis. An die Möglichkeit einer *Lungenembolie* muß gedacht werden.

Eine *Mediastinitis* mit Mediastinalemphysem weist auf eine Insuffizienz einer Ösophagogastro- oder Ösophagojejunostomie hin, vor allem wenn die Anastomose intrathorakal liegt. Ein begleitender Pleuraerguß ist häufig (Abb. 22). Bei Eröffnung der Pleura breitet sich der entzündliche Prozeß weiter aus und verursacht ein *Pleuraempyem* (Abb. 23 a–c).

4.3 Abdominelle Komplikationen

Komplikationen im Bauchraum sind in bis zu 20% der Fälle nach Magenoperationen zu erwarten, wobei die Größe des operativen Eingriffs und vorbestehende Störungen wie Blutung, Peritonitis und Ileus maßgebend Einfluß auf die Komplikationsrate nehmen.

4.3.1 Perforation

Die freie intraabdominelle Perforation ist in der frühen postoperativen Phase röntgenologisch nur zu stellen, **wenn bei fehlenden Drainagen ein Pneumoperitoneum bei Erwachsenen länger als 14 Tage, bei Kindern länger als 4 Tage persistiert oder gar zunimmt.** Als Ursache überwiegen Anastomoseninsuffizienzen, während ein übersehenes perforierendes Ulkus selten ist. Klinisch stehen die Zeichen der Peritonitis und des paralytischen Ileus im Vordergrund. Mit der Ultraschalluntersuchung wird nach gleichzeitig vorliegenden Ansammlungen freier Flüssigkeit gesucht. Die Kontinuität des oberen Verdauungstraktes wird durch eine orale oder über Sonde vorgenommene Darstellung mit wasserlöslichem Kontrastmittel überprüft und die Nahtinsuffizienz festgestellt (Abb. 24). Bei gedeckten Perforationen kann das Leck ebenfalls aufgezeigt werden, jedoch fehlen dann freie Flüssigkeit und Gasaustritt, und es ist mit einer Fistelbildung oder Abszedierung zu rechnen.

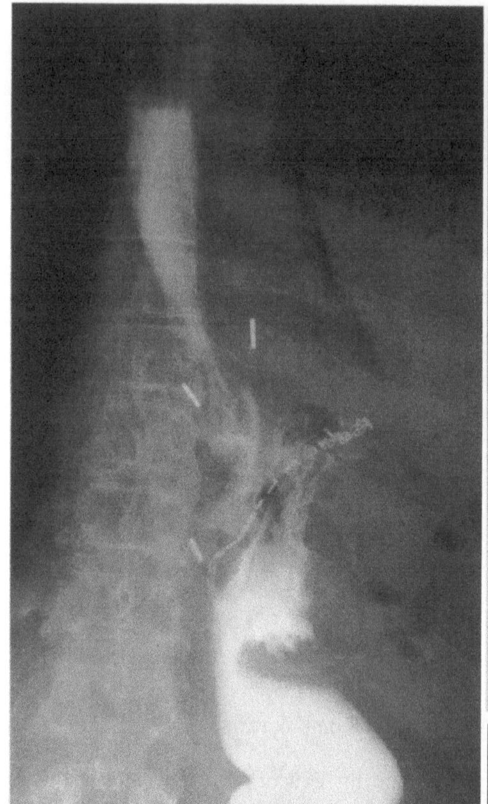

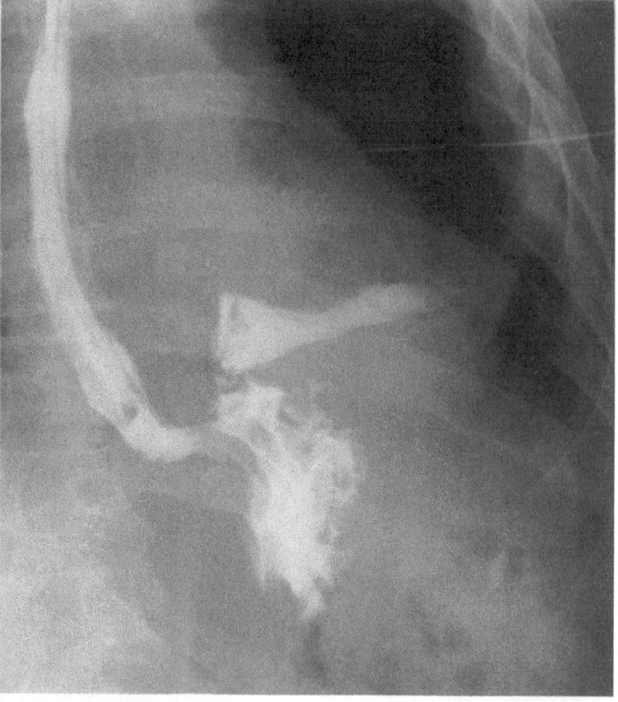

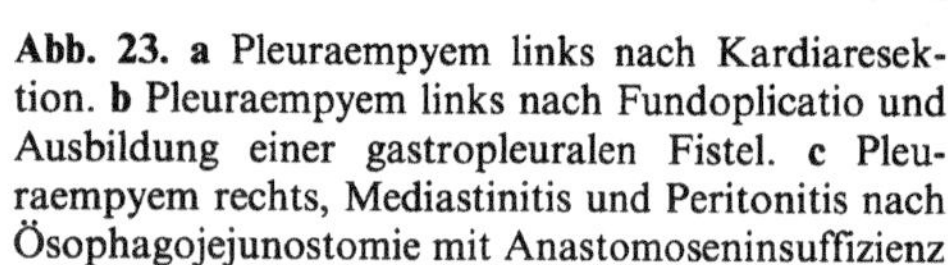

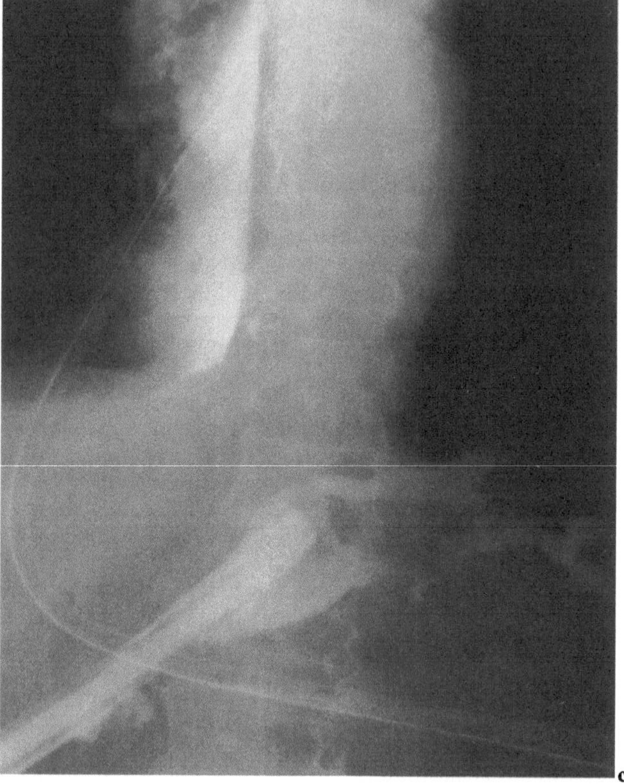

Abb. 23. a Pleuraempyem links nach Kardiaresektion. **b** Pleuraempyem links nach Fundoplicatio und Ausbildung einer gastropleuralen Fistel. **c** Pleuraempyem rechts, Mediastinitis und Peritonitis nach Ösophagojejunostomie mit Anastomoseninsuffizienz

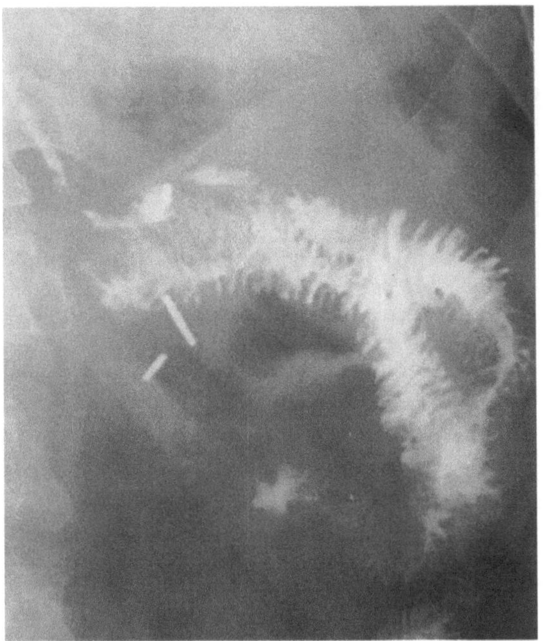

Abb. 24. Kontrastmittelaustritt an der End-zu-Seit-Ösophagojejunostomie bei Nahtinsuffizienz

4.3.2 Peritonitis

Wenn eine Magenruptur oder ein perforiertes Ulkus
zur notfallmäßigen Magenoperation führten, liegt
immer eine zumindest lokale Peritonitis vor. Bei elek-
tiven Eingriffen dagegen weist die Peritonitis auf eine
Nahtinsuffizienz, selten auf eine intraoperativ ge-
setzte Infektion hin. Dem Radiologen obliegt die Aufgabe, das Anastomosenleck zu finden. Bei schwerer
allgemeiner Peritonitis entwickelt sich ein entzündliches Ödem in der subperitonealen Fettschicht des
parietalen Peritonealblattes, das auf gut belichteten
Abdomenaufnahmen an der Auslöschung des Flankenstreifens erkennbar wird. Die kontinuierliche
Spülbehandlung des offenen Abdomens bei schwerer
Peritonitis wird röntgenologisch überwacht, um festzustellen, ob die Spülflüssigkeit sich frei in der Bauchhöhle verteilen kann oder Verklebungen vorliegen.
Erreicht die Spülflüssigkeit nicht alle Abschnitte des
Bauchraums, können sich interenterische Abszesse
bilden. Die Verteilung der Spülflüssigkeit wird mit
Abdomenaufnahmen kontrolliert, nachdem ihr wasserlösliches Kontrastmittel (Peritoneographie) zuge-
setzt wurde.

4.3.3 Abszeß

Abszesse bilden sich in bevorzugter Lokalisation
subphrenisch und subhepatisch, interenterisch, und
seltener im Douglasschen Raum. Pathoanatomisch

handelt es sich damit eigentlich um Empyeme, also
Eiteransammlungen in präformierten Räumen. Wegbereiter für diese „Abszesse" ist eine Anastomoseninsuffizienz und Peritonitis. Neben der Abdomenübersichtsaufnahme kommt diagnostisch vor allem der
Ultraschalluntersuchung und der Computertomographie große Bedeutung zu. Läßt sich ein Abszeß nachweisen, ist bei guter Demarkierung eine perkutane
sonographisch oder CT-kontrollierte *Drainage* als
schonenderer Eingriff einer erneuten Laparotomie
vorzuziehen, wenn nicht eine zugleich bestehende

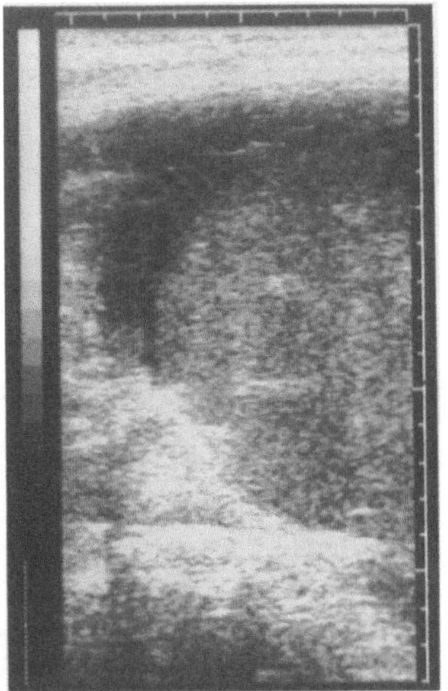

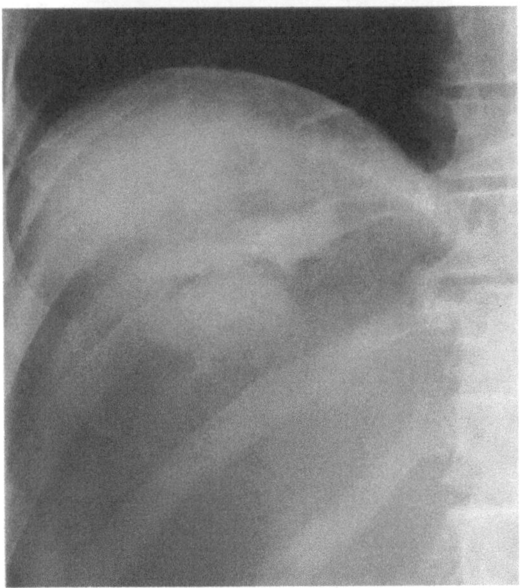

Abb. 25. a Subphrenischer Abszeß rechts nach Gastrektomie. **b** Abszeßpunktion mit Kontrastdarstellung und perkutaner Drainage

Anastomoseninsuffizienz behoben werden muß (Abb. 25a, b). Bei mehr phlegmonöser Entzündung ist die operative Drainage vorzuziehen. Eine perkutane Drainage ist auch bei „echten" Abszessen nützlich, bei Leberabszessen Therapie der Wahl und bei Pankreasabszessen möglich. Milzabszesse sollten wegen Blutungsgefahr und Kolliquationsnekrosen der chirurgischen Behandlung zugeführt werden.

Abb. 26. a Fistelfüllung: gastrokutane Fistel bei Nahtinsuffizienz nach BII-Resektion. **b** Intraabdominale Abszeßhöhle nach BI-Resektion. **c** Duodenalstumpfinsuffizienz mit duodenokutaner Fistel

4.3.4 Fisteln

Die Fistelbildung ist als Selbsthilfemechanismus des Organismus zur Drainage pathologischer Sekretansammlungen zu verstehen. Magen- und Dünndarmsaft, Galle und Pankreassekret sind die Flüssigkeiten, die in das Intestinum (innere Fisteln) oder zur Körperoberfläche (äußere Fisteln) abgeleitet werden. Röntgendiagnostisch geht es darum, durch Magen-Darmpassage, Kolonkontrasteinlauf und Fistelfüllung die *pathologische Kommunikation* zu lokalisieren und ihre Ausdehnung festzulegen (Abb. 26a–c). Als Quelle für die Fistel kommen alle Anastomosen zwischen Ösophagus, Magen, Dünndarm, Gallen- und Pankreasgang sowie blind verschlossene Darmsegmente (Duodenalstumpf!) in Betracht. Schlechte Nahttechnik, Nekrosen an der Anastomose, Peritonitis und postoperative Pankreatitis sind ursächlich anzuschuldigen. Das Fistelsystem kann sich retro- und intraperitoneal, an Drainagen entlang und in der Operationswunde entwickeln. Es kann auch Anschluß an das Kolon gewinnen [64]. Röntgenverlaufsuntersuchungen sind nötig, um die Persistenz oder Rückbildung des Fistelsystems zu überwachen. Sekretverhaltungen, die sonographisch erfaßt werden können, und Arrosionsblutungen, später auch Adhäsionen und Strikturen sind mögliche Komplikationen der Fistelung.

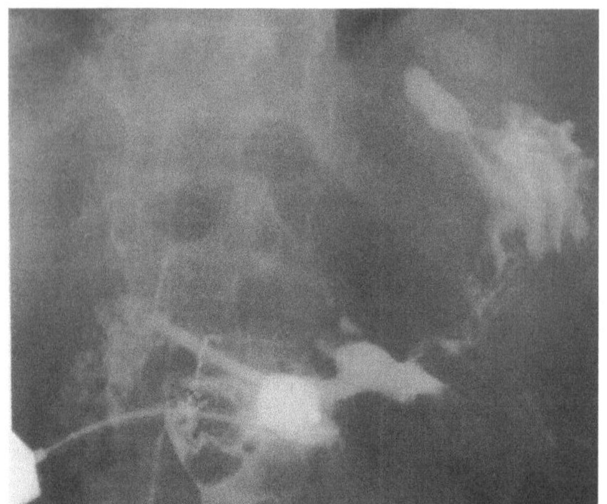

a

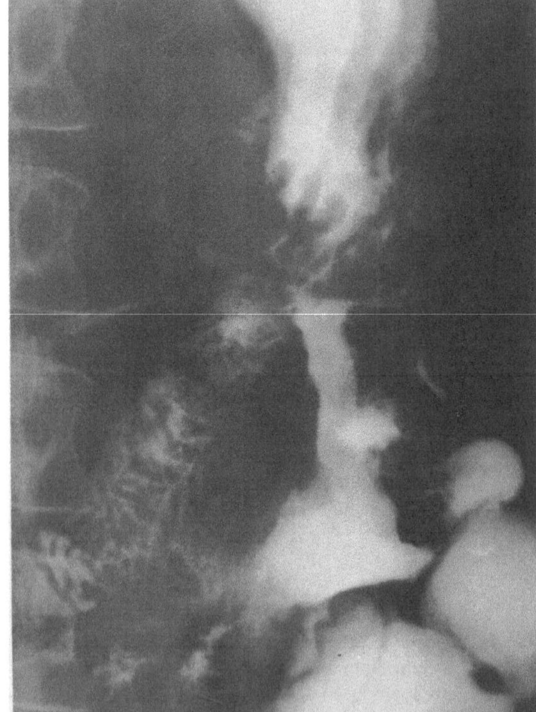

b

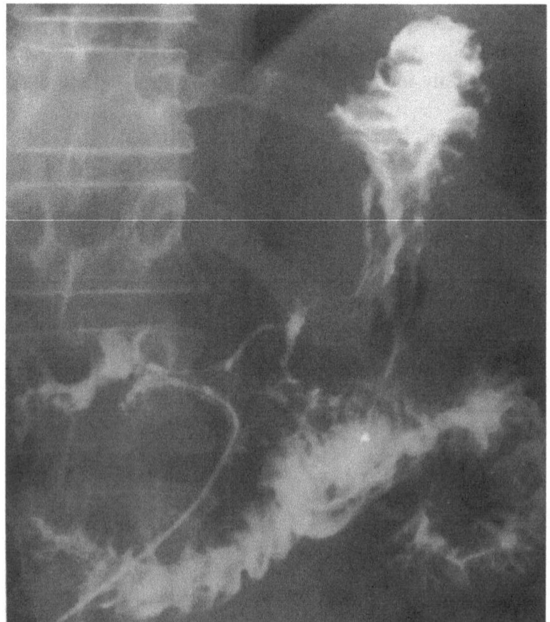

c

4.3.5 Ileus

Der postoperative Ileus zählt zu den gefürchteten Komplikationen. Eine Reihe verschiedener Ursachen ist möglich (Tabelle 3). Grundsätzlich muß zwischen einem paralytischen und einem mechanischen Ileus unterschieden werden, was röntgenologisch wegen postoperativen Mischbildern nicht immer leicht ist.

Eine *Magen-Darmatonie* ist nach Magenoperationen bis zu 48 h möglich. Nach Vagotonie sind Tonusstörungen des Magens in den ersten postoperativen Tagen die Regel. Bei persistierender Atonie muß an Elektrolytstörungen oder eine vorangegangene Überdehnung der Magenwand (Magenausgangsstenose!) gedacht werden (Abb. 27). Die Atonie betrifft nur den oberen Verdauungstrakt und ist so von einem paralytischen Ileus zu unterscheiden. Röntgenologisch fallen Sekret- und Gasansammlungen im Magen und Jejunum auf.

Tabelle 3. Ursachen des postoperativen Ileus

Paralytischer Ileus

Magen-Darmatonie	Peritonitis
Pankreatitis	Elektrolytstörungen
Harnverhaltung	Blutung

Mechanischer Ileus

Anastomosenstenose	Briden
Jejunogastrischer Prolaps	Invagination
Innere Hernien	Schlingentorsion
Kompressionsstenose	Fehlplazierte Sonden
Bezoare	

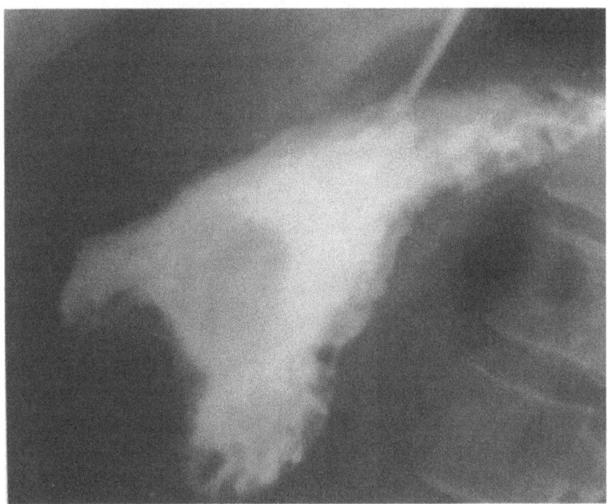

Ein großer Blasenschatten kann auf eine harmlose Ursache eines *paralytischen Ileus*, eine Harnverhaltung hinweisen. Pankreatitis und Peritonitis werden klinisch und laborchemisch diagnostiziert. Die entzündlichen Pankreasveränderungen und die Ursache einer Peritonitis können mit bildgebenden Verfahren aufgedeckt werden. Das typische Röntgenbild des paralytischen Ileus ist durch Flüssigkeitsspiegel mit Lufthaube in Dünn- und Dickdarm bei Aufnahmen im horizontalen Strahlengang charakterisiert.

Abb. 28. Massive Anastomosenschwellung nach BII-Resektion. Spärlicher Kontrastmittelübertritt in Bauchlage

Eine Anastomosenenge ist in den ersten 14 postoperativen Tagen noch als Folge eines Ödems und submukösen Hämatoms anzusehen (Abb. 28). Eine über diese Zeit hinausgehende fehlende Kontrastierung der Anastomose oder stenosierte Anastomosenöffnung hat eine organische Ursache und wird sich spontan nicht wesentlich bessern. Primär ausreichend weite Anastomosen können durch Nekrosen und Entzündungen im Nahtbereich schrumpfen und eine sekundäre Stenose hervorrufen. Weitere durch eine Magen-Darmpassage feststellbare mechanische Hindernisse, die bei 5% der magenoperierten Patienten auftreten, sind innere Hernien (Abb. 29), eine Torsion der Jejunalschlinge bei der Gastrojejunostomie (Abb. 30), die Jejunalkompression im Mesokolonschlitz, der Prolaps von Magenschleimhaut in Duodenum oder Jejunum [24, 50, 57], die antegrade oder retrograde Invagination des Jejunums in den Magen oder durch eine Braunsche Anastomose in das abführende Jejunum (Abb. 31) [65, 75] sowie die Obstruktion durch zu dicke Sonden in der Anastomose [2, 19, 66]. *Bezoare* entstehen vor allem im vagotomierten Magen, verursachen hier aber normalerweise keinen hohen Ileus [22]. Erst wenn sie in den Dünndarm übertreten, kann es zu einer akuten Obstruktion kommen.

Abb. 27. Magenatonie nach BI-Resektion

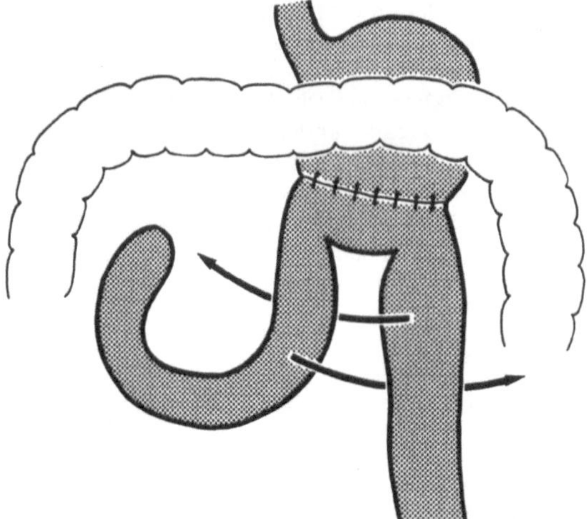

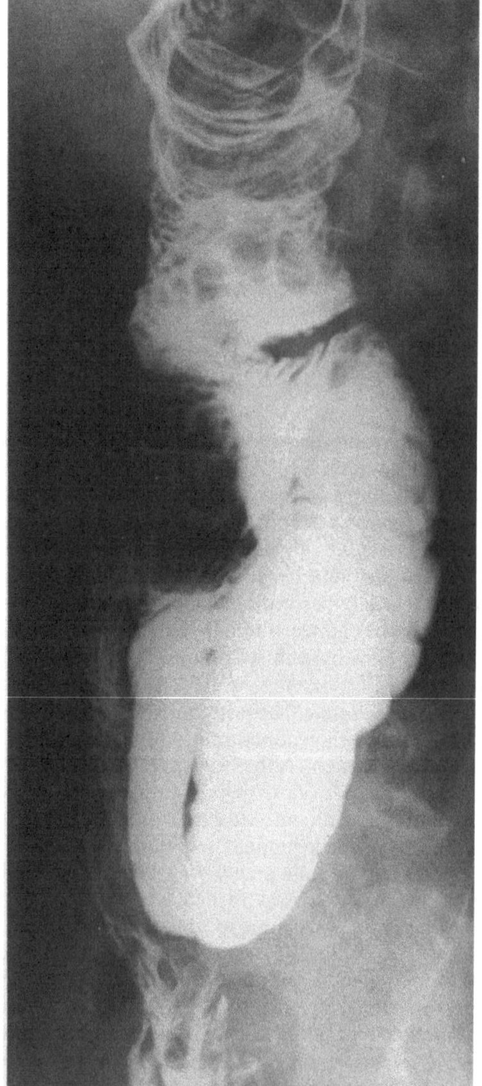

Abb. 29. Innere Hernienbildung des zu- oder abführenden Jejunalschenkels nach BII-Operation am Treitzschen Band und der Bursa omentalis

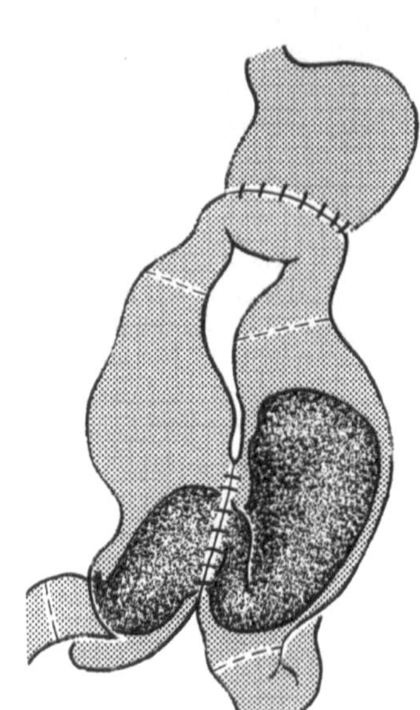

Abb. 31. Jejuno-jejunale Invagination durch die Braunsche Anastomose

4.3.6 Blutungen

Mit Blutungen nach Magenoperationen ist bei 3% der Patienten zu rechnen. Die Komplikationsrate steigt bei Noteingriffen auf 12% an und erreicht bei Patienten, die wegen einer Blutung notfallmäßig operiert werden, bis zu 30% (Tabelle 4).

Tabelle 4. Ursachen für postoperative Blutungen

Gelöste Arterienligatur	Falsches Aneurysma
Milzverletzung	Übersehenes Ulkus
Hämorrhagische Gastritis	Gerinnungsstörung
Entzündliche Arterienarrosion	Schleimhautprolaps
Invagination	Tumorblutung
Mallory-Weiss-Syndrom	Boerhaave-Syndrom

Die postoperative Blutung wird kombiniert endoskopisch-radiologisch geklärt. Die intraluminale Blutung kann meist gastroskopisch lokalisiert, ihre Ursache bei Erosionen und Ulzerationen zuverlässiger als mit röntgenologischen Untersuchungstechniken angegeben werden. Auch ein Mallory-Weiss- oder Boerhaave-Syndrom bei postoperativem Erbrechen wird

Abb. 30. Torsion der Jejunalschlinge nach Ösopagojejunostomie mit intermittierenden Ileuszuständen

endoskopisch aufgezeigt. Bei gleichzeitigem Auftreten von Ileus und Blutung sollte an eine Invagination oder einen Schleimhautprolaps gedacht werden. Auch Blindsäcke kommen als Blutungsquelle in Betracht. Wenn endoskopisch die Blutungsquelle nicht gefunden wird oder es sich um eine massive Blutung handelt, ist die Arteriographie indiziert. Sie kann arterielle Blutungen, falsche oder mykotische Aneurysmen und Blutungen nach Milzverletzungen nachweisen und eröffnet die Möglichkeit, in gleicher Sitzung durch eine Embolisationsbehandlung die Blutung zu stillen (Abb. 32a, b). Als Embolisat empfiehlt sich ein langsam resorbierbares Material wie Gelatineschaum, bei größeren blutenden Arterienästen eine Ballon- oder Spiralembolisation.

4.3.7 Pankreatitis, Verschlußikterus

Das Risiko der postoperativen Pankreatitis ist besonders bei vorbestehender chronisch-rezidivierender Pankreatitis gegeben und wird durch größere resezierende Eingriffe begünstigt. Bei der Operation nach

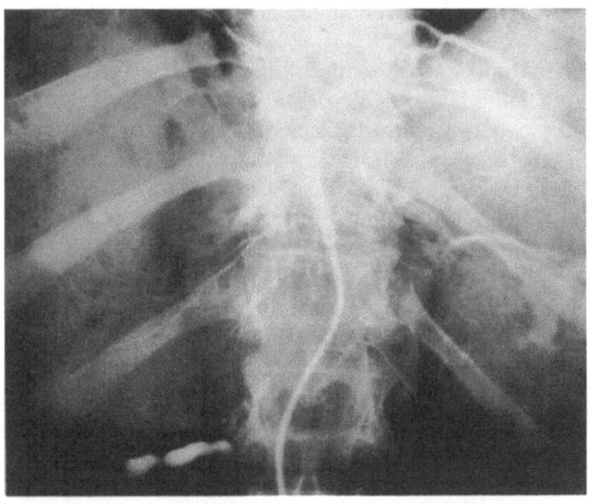

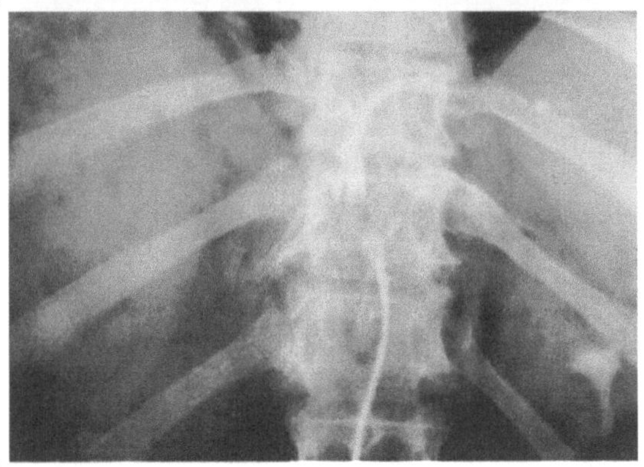

Abb. 32. a Gastrica-sinistra-Blutung nach Enteroanastomose. **b** Sistieren der Blutung nach der Embolisationsbehandlung

WHIPPLE kann ein Pankreassekretstau eine Pankreatitis aufflammen lassen. Nahtinsuffizienz, Abszedierung und Fistelbildung sind mögliche Folgen. Die Pankreasvergrößerung, pathologische Flüssigkeitsansammlungen in der Nachbarschaft des Pankreas und entlang der typischen Sekretstraßen sind am besten durch die Computertomographie zu erfassen.

Beim postoperativen Ikterus ist zu klären, ob es sich um eine Störung der Leberfunktion oder ein Galleabflußhindernis handelt. Beim Verschlußikterus finden sich sonographisch erweiterte intra- und extrahepatische Gallengänge. Eine gestaute Gallenblase weist auf eine distale Choledochusobstruktion hin. Versehentliche Gallengangsligatur bei unübersichtlichen Operationsverhältnissen und Anastomosenstenosen bei Choledochoduodenostomie oder -jejunostomie sind die häufigsten Ursachen. Seltener werden eine Gallengangskompression durch ein Hämatom oder eine Gallengangsverletzung anzuschuldigen sein. Bei intraoperativen Leberverletzungen ist eine Hämobilie, die angiographisch geklärt wird, möglich.

4.3.8 Zurückgelassene Fremdkörper

Verschiedene chirurgische Instrumente, Tupfer und Bauchtücher können nach Magenoperationen im Bauchraum zurückbleiben. Oft sind diese Fremdkörper für längere Zeit asymptomatisch. Uncharakteristische Beschwerden, Ileussymptome oder Blutungen führen zur Röntgenuntersuchung. Der Nachweis und die Lokalisation von metallischen Fremdkörpern gelingen einfach mit einer Abdomenübersichtsaufnahme. Tupfer enthalten heute im allgemeinen einen radioopaquen Faden, so daß sie ebenfalls erkennbar sind. Durch direkte Kontrastmittelinjektion in die auffällige „Weichteilverschattung" kann die Textilstruktur von Tupfern und Tüchern dargestellt werden. Auch Metallclips und Nahtmaterial können Fremdkörpergranulome und Pseudotumoren hervorrufen und eine Infektion unterhalten.

5 Syndrome nach Magenoperationen

Nach Magenresektionen können sich zahlreiche Folgekrankheiten einstellen [43], die sich aus der gestörten Motorik, dem Verlust der Reservoirfunktion und Säureproduktion des Magens sowie aus Transport- und Resorptionsstörungen des Dünndarms ergeben (Tabelle 5).

5.1 Postvagotomiedysphagie

Die Postvagotomiedysphagie stellt eine akute postoperative Schluckstörung dar, die meist passager ist, auf die operativen Manipulationen am distalen Öso-

Tabelle 5. Postoperative Syndrome

Vagotomie

Dysphagie	Kardiainsuffizienz
Denervationssyndrom	Diarrhö
Cholelithiasis	Rezidivulkus

Resektion

Frühdumping	Spätdumping
Syndrom der zuführenden Schlinge	Syndrom der abführenden Schlinge
Gallerefluxkrankheit	Refluxösophagitis
Gastroileostomie	Rezidivulkus
Gastrokolische Fistel	Magenstumpfkarzinom
Malabsorption	Intestinale Infektion

phagus zurückzuführen ist und ohne Behandlung spontan abklingt. Röntgenologisch finden sich keine Auffälligkeiten, manometrisch konnte ein Spasmus nicht nachgewiesen werden [54]. Um eine Verletzung des distalen Ösophagus als Beschwerdeursache auszuschließen, sollte eine Röntgenuntersuchung vorgenommen werden [56].

5.2 Kardiainsuffizienz

Die Verschlußkraft der unteren Speiseröhre ist postoperativ nur vorübergehend reduziert. Bei 40% aller wegen einer Ulkuskrankheit operierten Patienten besteht bereits vor dem Eingriff eine Refluxösophagitis. Durch die verringerte Säureproduktion hat die Vagotomie eine eher günstige Wirkung auf die Refluxösophagitis.

5.3 Vagales Denervationssyndrom

Alle Formen der Vagotomie beeinflussen die Magen-Darmmotilität. Während bei der selektiven proximalen Vagotomie die Antruminnervation und damit eine geordnete Magenentleerung erhalten bleibt, führt die vollständige Denervierung des Magens zu einer beschleunigten Entleerung von Flüssigkeiten und einem verzögerten Transport von festen Speisen. Bei der Röntgenuntersuchung finden sich noch nach längerem Fasten Nahrungsreste. Hinzu kommt die gestörte Pylorusfunktion, die sich wie eine Pylorusstenose auswirken kann.

5.4 Postvagotomiediarrhoe

Bei Durchfällen nach Vagotomie spielt die Motorik ebenfalls eine wichtige Rolle. Die verzögerte Magenentleerung und verminderte Säuresekretion führen zu einer bakteriellen Fehlbesiedlung mit Spaltung von Gallensäuren, Lipiden, Aminosäuren und Kohlenhy-

draten. Diese Spaltprodukte, der Verlust von Gallensalzen und die enterohormonale Dysregulation begünstigen die Diarrhö. Röntgenologisch ist bei langsamer Magenpassage eine gesteigerte Peristaltik des Dünndarms zu beobachten. Das Schleimhautrelief des Dünndarms kann entzündlich verändert sein und wie bei einheimischer Sprue aussehen [37].

5.5 Cholelithiasis

Nur nach der trunkulären Vagotomie ist die Gallenblase erweitert. Gleichzeitig nimmt der Gal007fluß ab. Diese Veränderungen begünstigen die Entstehung von Gallensteinen. Die Kontraktionsfähigkeit der vagal denervierten Gallenblase ist nicht eingeschränkt. Die diagnostische Klärung erfolgt mit Sonographie und Cholegraphie.

5.6 Dumpingsyndrom

Übelkeit, Hitzegefühl, Schwitzen, Blutdruckabfall, Aufstoßen, Völlegefühl, Erbrechen, Tachykardien und Diarrhöen bilden die Symptome des *Frühdumpingsyndroms*, die 10–20 Min. nach Nahrungsaufnahme auftreten und durch flüssige Mahlzeiten mit hohem Kohlenhydratanteil begünstigt werden. Diese teils vasomotorischen, teils gastrointestinalen Symptome sind Folge einer zu raschen Magenentleerung, eines Abfalls des Plasmavolumens durch intestinalen Flüssigkeitseinstrom und einer überschießenden Freisetzung von Enterohormonen (Abb. 33). Am ausgeprägtesten ist das Erscheinungsbild des Dumpingsyndroms nach Billroth-II-Resektionen und nach subtotaler Gastrektomie. Aus röntgendiagnostischer Sicht geht es um die Beurteilung der Magenentleerung und den Ausschluß anderer Störungen des postoperativen Magens wie eines Syndroms der zuführenden oder abführenden Schlinge [41].

Beim *Spätdumping* handelt es sich um eine Störung mit Schwitzen, Schwäche und Hunger, die durch eine reaktive Hypoglykämie 2–3 h nach der Nahrungsaufnahme hervorgerufen wird. Mit einem oralen Glukosetoleranztest kann die Diagnose gesichert werden.

5.7 Syndrom der zuführenden Schlinge (Afferent-loop-Syndrom)

Beim Syndrom der zuführenden Schlinge kommt es ohne Schmerzen in den Morgenstunden oder einige Zeit nach Nahrungsaufnahme zum Erbrechen größerer Mengen Galle ohne Nahrungsbestandteile. Vor dem Erbrechen klagen die Patienten über Druck und Übelkeit im rechten Oberbauch, die nach dem Erbrechen sofort verschwinden. Beim *akuten afferent-loop-Syndrom* ist die zuführende Schlinge durch innere

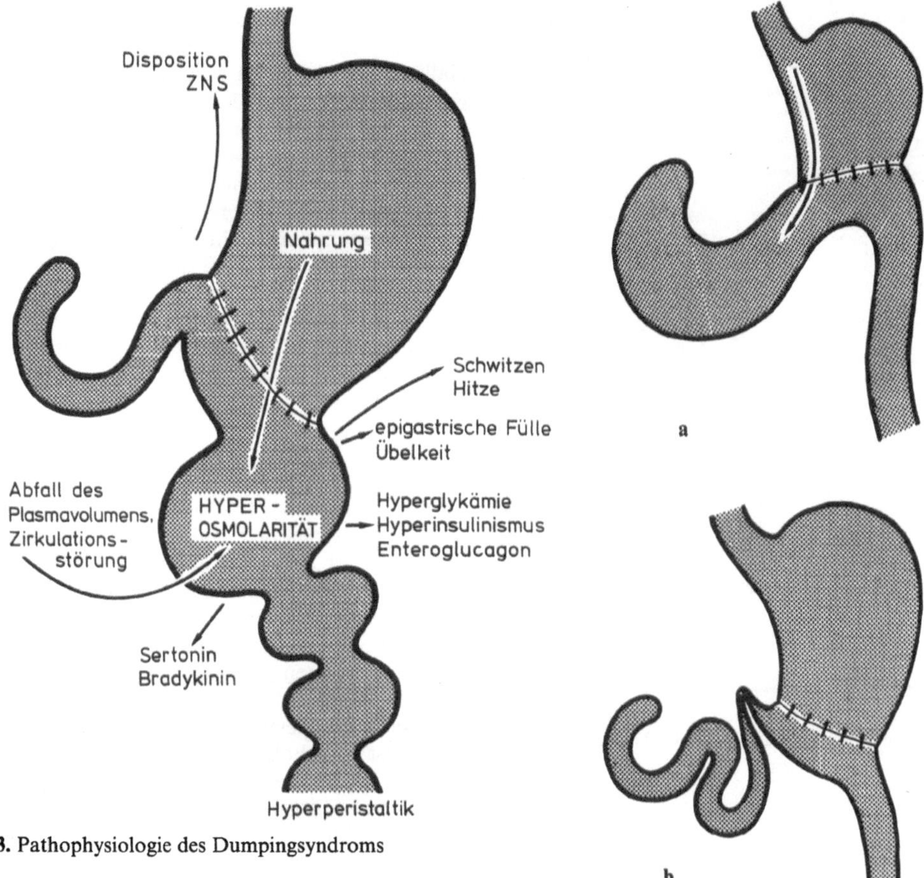

Abb. 33. Pathophysiologie des Dumpingsyndroms

Abb. 34. a Syndrom der zuführenden Schlinge bei ungünstig angelegter Anastomose. **b** Gute Entleerung des Speisebreis in den abführenden Jejunalschenkel durch Aufhängenaht am zuführenden Jejunalschenkel

Hernienbildung, Abknicken einer zu langen Schlinge, Verwachsungen, Anastomosenstenosen oder andere unklare Faktoren hochgradig eingeengt [6]. Das *chronische afferent-loop-Syndrom* ist durch eine intermittierende Obstruktion der zuführenden Jejunalschlinge gekennzeichnet, wobei sich intraoperativ oft keine mechanische Ursache nachweisen läßt. Es wird häufiger bei Patienten ohne Braunsche Enteroanastomose sowie öfter bei antekolischer als bei retrokolischer Gastroenterostomie beobachtet. Ein Syndrom der zuführenden Schlinge tritt bei weniger als 1% der magenresezierten Patienten auf (Abb. 34a, b).

Die Abdomenübersichtsaufnahmen zeigen eine Verschattung im rechten Oberbauch mit Spiegelbildungen wie bei einem hohen Ileus. Die Magendarmpassage deckt eine dilatierte zuführende Jejunalschlinge auf (Abb. 35). Bei hochgradiger Obstruktion wie beim akuten afferent-loop-Syndrom kontrastiert sich die zuführende Schlinge nicht. Sonographisch und cholangiographisch kann sich ein dilatierter Choledochus finden. Eine Pankreatitis muß ausgeschlossen werden.

5.8 Syndrom der abführenden Schlinge (Efferent-loop-Syndrom)

Wenn die Entleerung in die abführende Jejunalschlinge gestört ist, sprechen wir vom Syndrom der abführenden Schlinge. Beschwerden können akut, aber auch Jahre nach der Operation auftreten. Beim *akuten efferent-loop-Syndrom* stehen chirurgisch-technische Probleme an der Anastomose und innere Hernien im Vordergrund (Abb. 36). Beim *chronischen efferent-loop-Syndrom* sind es Ulzerationen, Narbenbildungen, Adhäsionen, innere Hernien oder jejunogastrische Invaginationen, die die Beschwerden hervorrufen. Periumbilikale Krämpfe und Erbrechen großer galliger Flüssigkeitsmengen mit Nahrungsbestandteilen sind für das akute Syndrom der abführenden Schlinge typisch. Bei den chronischen Formen ähnelt die Symptomatik dem afferent-loop-Syndrom mit intermittierendem Erbrechen. Die Röntgenuntersuchung des oberen Verdauungstrakts klärt bei dem

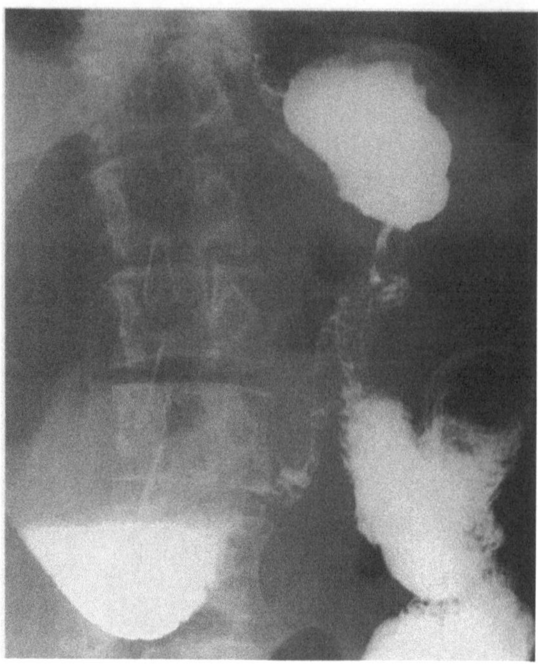

Abb. 35. Syndrom der zuführenden Schlinge mit exzessiver Erweiterung von Duodenum und zuführender Jejunalschlinge mit Kontrastmittel-Flüssigkeit-Luftspiegel

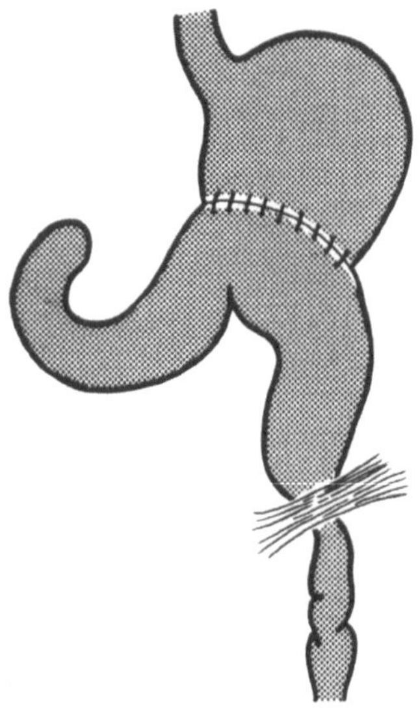

Abb. 36. Syndrom der abführenden Schlinge durch Bride oder intermittierender Einklemmung im Mesokolonschlitz

akuten efferent-loop-Syndrom die Ursache der Entleerungsstörung, nämlich die Anastomosenstenose an der abführenden Schlinge, während die chronischen Formen nur schwer zu diagnostizieren sind.

5.9 Gallerefluxkrankheit

Galliger Duodenalsaft verursacht im Magen durch Rückdiffusion von H-Ionen und Einstrom von Na-Ionen in die Magenwandzellen eine vermehrte Zytolyse, die sich als Gastritis und später als Atrophie im Magenstumpf kundtut [16, 59]. Epigastrische Schmerzen, galliges Erbrechen, Anämie und Hyposekretion kennzeichnen klinisch die alkalische Refluxgastritis [8]. Ein Syndrom der zuführenden Schlinge muß ausgeschlossen werden, was röntgenologisch einfach gelingt. Rezidivulzera können auftreten. Die Bedeutung der hepatobiliären Sequenzszintigraphie zur Quantifizierung des galligen Refluxes ist noch unsicher [23].

5.10 Refluxösophagitis

Nach Kardiaresektion, subtotaler und totaler Gastrektomie ist der Verschlußmechanismus zwischen Speiseröhre und Magen gestört, so daß saurer Magensaft regelmäßig in den Ösophagus zurückfließt und eine Schleimhautentzündung unterhält. Erosionen, Ulzerationen und narbige Schrumpfung sind möglich. Bei der Magen-Darmpassage ist der Reflux in Kopftieflage leicht zu provozieren. Der Hissche Winkel ist aufgehoben. Wenn die entzündlichen Veränderungen das Stadium des Erythems überschritten haben, sind röntgenologisch die Schleimhautdefekte und die narbige Schrumpfung bis hin zum sekundären Brachyösophagus faßbar.

5.11 Gastroileostomie

An Stelle der ersten Jejunalschlinge kann irrtümlich eine Ileumschlinge mit dem Magen verbunden werden. Je tiefer die Anastomose liegt, desto schwerwiegender sind die Symptome. Unmittelbar postoperativ treten starker Gewichtsverlust und voluminöse Stühle mit unverdauten Nahrungsbestandteilen auf [44]. Große Flüssigkeitsmengen und Elektrolyte werden abgegeben. Die Diagnose wird röntgenologisch gestellt. Die Lage der Anastomose und die Länge des aboralen Dünndarmanteils können abgeschätzt werden.

5.12 Rezidivulkus

Von einem Rezidivulkus spricht man, wenn nach Vagotomie oder Magenresektion nach einem beschwerdefreien Intervall erneut ein Geschwür auftritt. Die pathogenetisch bedeutsamen Faktoren sind in Tabelle 6 zusammengestellt. Nach der *Vagotomie* kommt es zu einem Ulkus, wenn die Vagotomie inkomplett war. Bei anatomischen Varianten im Verlauf der Vagusfasern und bei unzureichender Operations-

Tabelle 6. Rezidivulkus nach Magenoperation

Inadäquater Primäreingriff

Alleinige Gastroenterostomie   Unvollständige Vagotomie
Inadäquate Drainageoperation   Inadäquate Resektion

Gastrale Hypersekretion

Zollinger-Ellison-Syndrom   Antrumrest
Endokrine Syndrome   Hyperkalziämie

Medikamente

Salizylate   Phenylbutazon
Indomethazin   Kortikosteroide
Reserpin

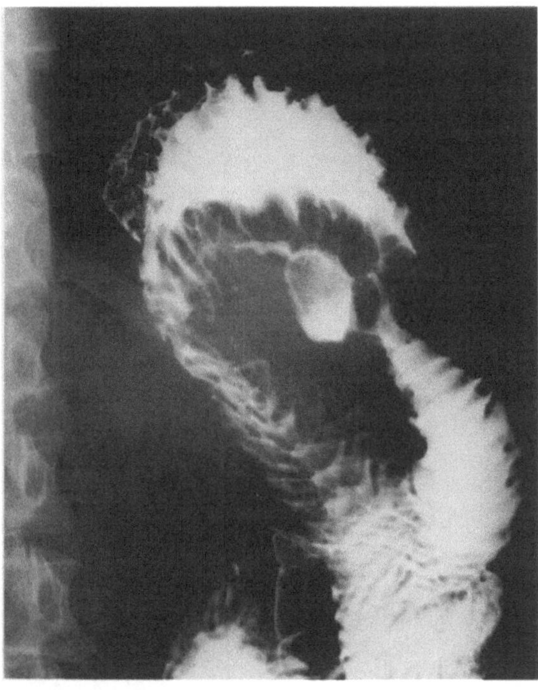

Abb. 37. Großes kallöses Ulkus an der Anastomose nach hoher B II-Resektion

technik ist mit Versagern in 10% der Fälle zu rechnen. Genaue Zahlenangaben sind nicht möglich, da exakte Tests für die postoperative Überprüfung der Vagotomie nicht verfügbar sind, und die Patienten alle eine Hypergastrinämie aufweisen. Auch eine relative Magenausgangsstenose durch Narbenbulbus oder Pyloroplastik, vor allem nach HEINECKE-MIKU-LICZ, begünstigt durch einen Stasemechanismus die Ulkusentstehung. In einem Zeitraum von 5–10 Jahren treten bei 10–15% der Patienten Rezidivgeschwüre auf. Die trunkuläre Vagotomie hat dabei die höchste Rezidivquote. Wegen der bei diesen Patienten meist narbigen oder postoperativen Verziehung von Pylorus und Bulbus ist eine besonders sorgfältige Rönt-

genuntersuchung vonnöten, um die Ulzerationen aufzudecken. Nach Magenresektionen und Gastroenterostomien entstehen Rezidivulzera am häufigsten im Bereich der Anastomose als *Ulcus pepticum jejuni* (Abb. 37) und überschreiten nur selten die Nahtgrenze nach proximal [62, 73]. Nach Billroth-I- und Billroth-II-Resektionen treten sie bei 1 bis 5% der Patienten auf. Bei der Röntgenuntersuchung muß neben dem Anastomosenbereich auch die erste Strecke des abführenden Jejunalschenkels sorgfältig abgesucht werden, da sich hier Geschwüre entwickeln können [7]. Kleine Geschwüre sind gegenüber Schleimhauttaschen schwer zu differenzieren, so daß bei fehlender Röntgenvoruntersuchung die Endoskopie zuverlässiger ist [58].

Wichtig ist auch die Darstellung der zuführenden Schlinge bis zum Duodenalstumpf, da Antrumreste durch eine Hypergastrinämie für die Ulkusentstehung verantwortlich sein können. Die Gefahr einer Penetration, Perforation und Blutung ist bei diesen Ulzera erhöht, so daß oft Nachresektionen erforderlich werden.

5.13 Karzinom des operierten Magens

Im operierten Magen kann ein Karzinom im Gefolge einer gut- oder bösartigen Erkrankung entstehen. Wurde die Magenoperation wegen eines *Ulkusleidens* durchgeführt, dann sind Karzinome fast ausschließlich *nach Gastrojejunostomien* (Billroth II) zu beobachten [29]. Das Magenstumpfkarzinom tritt mit einer Häufigkeit von 10% bis 15% auf, wobei das Risiko mit dem postoperativen Zeitraum zunimmt [12, 63, 70]. Regelmäßige Kontrolluntersuchungen sind deshalb auch bei subjektivem Wohlbefinden bei jedem Patienten, bei dem die Operation mehr als 10 Jahre zurückliegt, geboten, damit ein möglichst großer Teil dieser Tumore als Frühkarzinom diagnostiziert wird [1, 11, 14, 18]. Pathogenetisch bedeutsam für die Karzinogenese ist der anhaltende gallige Reflux, durch den es zu einer Schleimhautatrophie und -dysplasie kommt, die als Präkanzerose anzusehen ist. Dies gilt besonders für die hyperplastisch-hypertrophen Formen der Stumpfgastritis mit intestinaler Metaplasie und zystischer Dilatation der Drüsen. Bei der Gastrojejunostomie sollte deshalb eine Braunsche Anastomose angelegt werden, um den galligen Reflux weitgehend zu vermeiden. Vor allem bei jüngeren Patienten wird die Indikation zur Magenresektion deshalb zurückhaltend gestellt und die Vagotomie bevorzugt.

Bei den regelmäßigen Kontrolluntersuchungen muß eine *subtile Doppelkontrasttechnik* in Hypotonie angewandt werden [69]. Die Untersuchung unterscheidet sich grundsätzlich nicht von der üblichen Röntgendiagnostik des Magens, jedoch ist die Bildinterpretation wegen der rascheren Magenentleerung infolge der fehlenden Pylorusfunktion und durch postoperative Schleimhautwulstungen erschwert [71]. Fadengranulome und polypoide Veränderungen können einen Tumor vortäuschen [17, 25, 65]. Frühere postoperative Vergleichsuntersuchungen sind für eine sichere Beurteilung erforderlich. Fehlen sie, ist die endoskopische Diagnostik beim Frühkarzinom überlegen.

Beim weiter fortgeschrittenen Karzinom ist die Befunddeutung einfacher und orientiert sich an den Kriterien: Deformität, verminderte Dehnbarkeit Wandstarre, Schleimhautfaltenabbruch, Auslöschung der Areae gastricae und eventuell Ulzeration (Abb. 38, 39).

Wurde die Magenoperation wegen eines *Karzinoms* oder *Lymphoms* durchgeführt, so handelt es sich um die Manifestation eines Rest- oder Rezidivtumors, je nachdem, ob der Resektionsrand histologisch tumorfrei war oder nicht. In diesen Fällen entwickeln die Patienten schon in den ersten postoperativen Monaten erneut Beschwerden. Die Tumoren sind immer an der Anastomose gelegen und wachsen im Magen submukös infiltrierend. Das Schleimhautfaltenrelief verschwindet (Abb. 40a–c) [4]. Bei tief intramuralem Tumorwachstum oder einer subserösen Tumorinfiltration versagt die Gastroskopie häufig. Die Magen-Darmpassage wird in diesen Fällen durch die *Computertomographie ideal* ergänzt, da letztere eine Beurteilung der *Magenwanddicke* und der extragastralen Tumorausbreitung gestattet (Abb. 41a, b) [5, 42, 46]. Zugleich wird die lymphogene Absiedlung und *Metastasierung* in die Leber erfaßt.

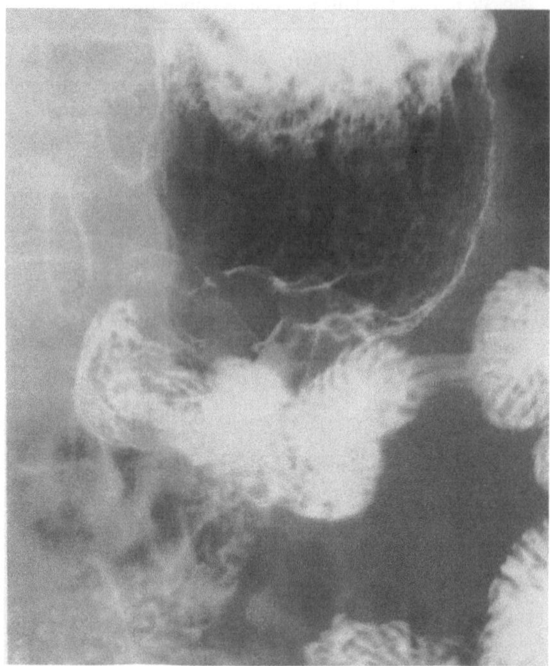

Abb. 38. Vergröbertes, verstrichenes Schleimhautrelief an der Gastrojejunostomie 12 Jahre nach BII-Resektion: Anastomosenkarzinom

5.14 Gastrokolische Fistel

Bei der Penetration eines postoperativen Ulkus in das Kolon setzen Diarrhöen mit voluminösen Stühlen, unverdauten Nahrungsbestandteilen und Gewichtsverlust ein. Selten ist Koterbrechen, häufiger ein fötider Atemgeruch. Durch die ausgeprägte Malabsorption entwickeln sich eine zunehmende Anämie, Osteoporose und schließlich Kachexie, so daß eine operative Sanierung unumgänglich ist. Nachweis und Lokalisation der gastrokolischen Fistel werden röntgendiagnostisch geführt. Stellt sich die Fistel bei der Magen-Darmpassage wegen eines vorübergehenden Ventilmechanismus nicht eindeutig dar, wird ein Kolonkontrasteinlauf durchgeführt [64].

5.15 Allgemeine Postgastrektomieprobleme

Als Folge des Magenverlusts treten chronische metabolische Störungen auf, die klinisch charakterisiert sind durch:

- Malabsorption   - Anämie
- Osteoporose   - Osteomalazie

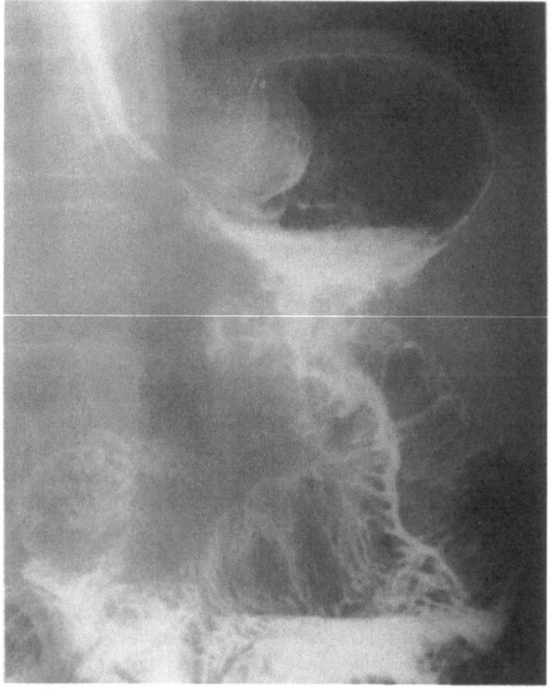

Abb. 39. Kardiakarzinom im BII-Magen

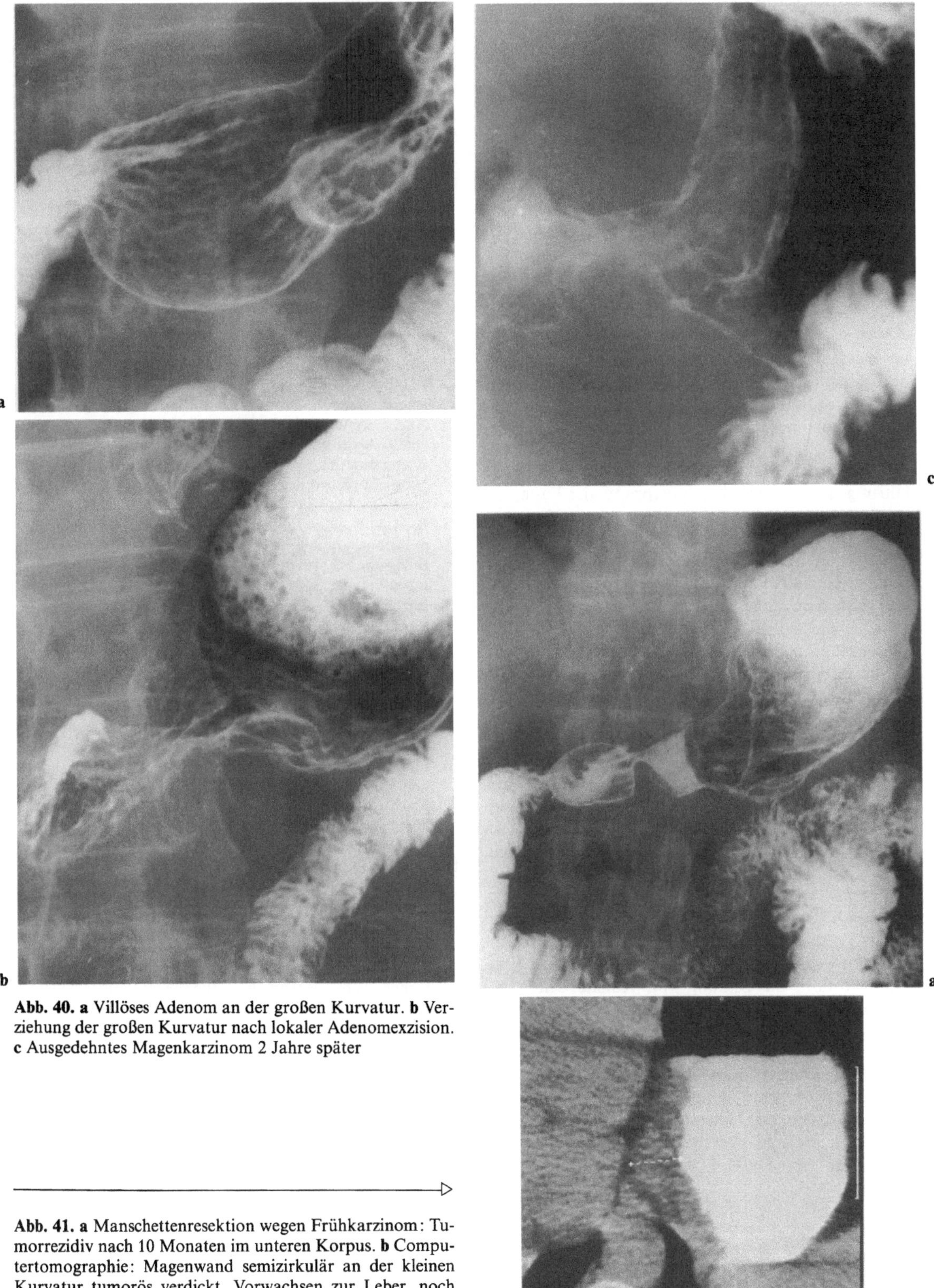

Abb. 40. a Villöses Adenom an der großen Kurvatur. **b** Verziehung der großen Kurvatur nach lokaler Adenomexzision. **c** Ausgedehntes Magenkarzinom 2 Jahre später

Abb. 41. a Manschettenresektion wegen Frühkarzinom: Tumorrezidiv nach 10 Monaten im unteren Korpus. **b** Computertomographie: Magenwand semizirkulär an der kleinen Kurvatur tumorös verdickt. Vorwachsen zur Leber, noch keine Lebermetastasen

Tabelle 7. Ursachen der postoperativen Malabsorption

- Verlust der peptischen Verdauung im Resektionsmagen
- Stase und bakterielle Fehlbesiedlung in der zuführenden Schlinge:
  Dekonjugation der Gallensäuren
  Zerstörung der Pankreasenzyme
- Primäre Pankreasinsuffizienz
- Verminderte Freisetzung pankreasstimulierender Hormone in der Duodenalregion
- Verlust absorbierender Dünndarmoberfläche
- Zu schnelle Dünndarmpassage
- Schlechte Durchmischung mit Pankreasenzymen

Die *Malabsorption* wird durch eine größere Zahl von Faktoren ausgelöst, die in Tabelle 7 zusammengestellt sind. Obwohl die Mehrzahl der Patienten nach Magenresektion ein normales Leben führt, kommt es bei 30–80% der Patienten zu einem Gewichtsverlust, für den neben der Malabsorption eine unzureichende Nahrungsaufnahme und ein postprandiales Dumping verantwortlich sind. Die Stuhlfettausscheidung ist eng mit dem Ausmaß der Magenresektion korreliert. Bei schwerer Steatorrhoe muß nach weiteren Ursachen wie Zöliakie, Pankreasinsuffizienz, Syndrom der zuführenden Schlinge, gastrokolischer Fistel oder irrtümlicher Gastroileostomie gefahndet werden, wobei röntgenologische Verfahren zum Einsatz kommen. Bei schweren Fällen kann eine Umwandlungsoperation in einen Billroth-I-Magen zur Wiederherstellung der Duodenalpassage notwendig werden.

Die *Postgastrektomieanämie* wird durch einen Eisen- und Vitamin B_{12}-Mangel hervorgerufen. Ungenügende orale Eisenaufnahme, verminderte Resorption und vermehrter Blutverlust verursachen diesen Zustand. Nach partieller Gastrektomie können ein Intrinsic-factor-Mangel und ein bakterieller Abbau von Vitamin B_{12} eine perniziöse Anämie auslösen.

Knochenveränderungen werden nach Magenresektionen in bis zu 40% der Fälle beschrieben. Sie lassen sich als Folge einer verminderten Aufnahme von Kalzium und Vitamin D verstehen, die durch eine Fettmalabsorption, die Bildung von Kalziumseifen bei Steatorrhö und die Umgehung des Duodenums als wichtigstem Kalziumresorptionsort verursacht wird. Bei Patienten mit partieller Gastrektomie sind Knochenbrüche deshalb häufiger als in der normalen Bevölkerung. Röntgenologisch findet sich ein Mischbild von Osteoporose und Osteomalazie mit Abnahme der Knochendichte und unscharfer Spongiosabälkchenzeichnung. Die endgültige Diagnose wird laborchemisch gestellt.

5.16 Gastrointestinale Infektionen

Klinisch relevante Infektionen des Verdauungstrakts treten nach Magenresektionen relativ selten auf. Durch den Verlust der Säurebarriere des Magens können pathogene Keime jedoch leichter in den Dünndarm gelangen und Gastroenteritiden auslösen. Auch ein Pilzbefall des Magens durch Candida albicans ist möglich [67].

Literatur

1. Albrecht A, Gerstenberg E, Krentz K, Voth H (1966) Das Magenstumpfkarzinom: Diagnose und Differentialdiagnose. Radiologe 6:353
2. Aleman S (1948) Jejuno-gastric intussusception. Acta Radiol 29:383
3. Anderson W, Harthill JE, James WB, Montgomery D (1980) Areae gastricae. Am J Roentgenol 134:210
4. Bachmann AL, Parmer EA (1965) Radiographic diagnosis of recurrence following resection for gastric cancer. Radiology 84:913
5. Breit A, Rohde U, Schepke P (1980) Abdominale Computertomographie. Chirurg 51:500
6. Burhenne HJ (1968) Iatrogenic afferent-loop syndrome. Radiology 91:942
7. Burhenne HL (1973) The postoperative stomach. In: Margulis AR, Burhenne HJ (eds) Alimentary tract roentgenology, vol I. CV Mosby, St. Louis, pp 740–783
8. Bushkin FL, Wickbom G, DeFord JW (1974) Postoperative alkaline reflux gastritis. Surg Gyn Obstet 138:933
9. Carter TL, Martel W (1968) Contraction of the gastric antrum following a long-term gastroenterostomy. Radiology 91:514
10. Casper H (1969) Der operierte Magen, Folgezustände und Komplikationen. In: Strnad F (red. von) Röntgendiagnostik des Digestionstraktes und des Abdomens. Springer, Berlin Heidelberg New York (Handbuch der medizinischen Radiologie, Bd XI/1, S 617–718)
11. Cen M, Dihlmann W (1969) Röntgenbefunde am operierten Magen in Abhängigkeit vom postoperativen Intervall. Radiologe 9:187
12. Clémencon G, Baumgartner R, Leuthold E, Miller G, Neiger A (1976) Das Karzinom des operierten Magens. Dtsch med Wschr 101:1015
13. Cohen WN, Mason EE, Blommers (1977) Gastric bypass for morbid obesity. Radiology 122:609
14. Dahm K, Werner B (1975) Das Karzinom im operierten Magen. Dtsch med Wschr 100:1073
15. Dihlmann W, Cen M (1969) Zur Kenntnis und röntgenologischen Beurteilung der Drainageoperationen am Magen. Radiologe 9:196
16. Drapanas T, Bethea M (1974) Reflux gastritis following gastric surgery. Ann Surg 179:618
17. Eklöf O, Ohlsson S (1962) Postoperative plication deformity with foreign-body granuloma simulating tumour of the stomach: report of three cases. Acta Chir Scand 123:125
18. Feldman F, Seaman WB (1972) Primary gastric stump cancer. Am J Roentgenol 115:257
19. Fisher JK (1981) Computed tomographic diagnosis of volvulus in intestinal malrotation. Radiology 140:145

20. Gohel VK, Laufer I (1978) Double-contrast examination of the postoperative stomach. Radiology 129:601
21. Gold RP, Seaman WB (1977) Primary double contrast examination of the postoperative stomach. Radiology 124:297
22. Goldstein HM, Cohen LE, Hagen RO, Wells RF (1973) Gastric bezoars: a frequent complication in the postoperative ulcer patient. Radiology 107:341
23. Gratz KF, Creutzig H, Meyer H-J, Schober O, Pichlmayr R, Hundeshagen H (1982) Nachweis von Gallereflux nach Gastrektomie mit der hepatobiliären Sequenzszintigraphie (HBSS). Fortschr Röntgenstr 137:439
24. Grimoud M, Moreau G, Lemozy J (1964) Le prolapse post-opératoire transanastomique de la muqueuse gastrique. Arch Mal Appar Dig 53:649
25. Gueller R, Shapiro HA, Nelson JA (1976) Suture granulomas simulating tumors. Am J Dig Dis 21:223
26. Hajdu N, Hyde DMRI, Riddell V (1968) Antro-pyloric hypertrophy in patients with longstanding gastroenterostomy: a study of thirteen cases. Brit J Radiol 41:49
27. Hedenstedt S (1977) Der operierte Magen. In: Zenker R, Deucher F, Schink W (Hrsg) Chirurgie der Gegenwart. Verdauungsorgane. Urban u. Schwarzenberg, München Wien Baltimore, S 1–30
28. Hsu-Chong Y, Rabinowitz JG (1981) Ultrasonography and computed tomography of gastric wall lesions. Ultrasound 141:147
29. Hünicke H, Schröder H, Peter U (1980) Bericht über 20 Magenstumpfkarzinome. Zentralbl Chir 105:167
30. Kallenberg A, Mohr K (1958) Darstellung von Fisteln und Perforationen mit einer wässerigen suspendierten mikrokristallinen Kontrastsubstanz. Röntgen-Bl 11:161
31. Kim SY, Evans JA (1959) The roentgen appearance of the stomach and duodenum following the Billroth I gastric resection. Am J Roentgenol 81:576
32. Koehler RE, Halverson JD (1982) Radiographic abnormalities after gastric bypass. Am J Roentgenol 138:267
33. Kraft W (1977) Doppelkontrastuntersuchung des operierten Magens. Röntgen-Bl 30:408
34. Krc C, Doubravsky J, Kralik J (1971) Das Röntgenbild des terminalen Ösophagus nach dem operativen Eingriff. Radiologe 11:89
35. Kunath U, Kliems G (1981) Indikationen und Ergebnisse der Y-Gastrojejunostomie nach Magenresektion. Langenbecks Arch Chir 353:291
36. Leisner B, Gebauer A, Kessler M, Lissner J (1978) Prä- und postoperative Magenentleerungsstudien mit nuklearmedizinischen und röntgenkinematographischen Methoden. Fortschr Röntgenstr 128:127
37. Lewicki AM, Kleinhaus U, Brooks JR, Membreno AA (1973) The small bowel following pyloroplasty and vagotomy. Radiology 109:539
38. Lotz W, Liebenow S (1980) Areae gastricae und varioliforme Erosionen – Qualitätskriterien der röntgenologischen Magenuntersuchung. Fortschr Röntgenstr 132:491
39. Maas R, Vogel H (1982) Die Röntgenmorphologie des Magenausgangs nach Pyloroplastikoperationen. Fortschr Röntgenstr 137:428
40. Mackie CR, Hall AW, Clark J, Cuschierei (1981) The effect of isoperistaltic jejunal interposition upon gastric emptying. Surg Gyn Obstet 153:813
41. Maglinte DDT (1979) "Blind pouch" syndrome: cause of gastrointestinal bleeding. Radiology 132:314
42. McFee AS (1981) Gastric carcinoma and the CAT scan. Gastroenterology 80:196
43. Miederer SE (1977) Der operierte Magen und seine internistischen Probleme. Röntgen-Bl 30:347
44. Moffat RE, Peltier GL, Jewell WR (1979) Radiological spectrum of gastric bypass complications. Radiology 132:33
45. Mortensson W (1969) Emptying of the stomach after Billroth II resection. Radiologe 9:205
46. Mullin D, Shirkhoda A (1985) Computed tomography after gastrectomy in primary gastric carcinoma. J Comput Assist Tomogr 9:300
47. Nahum H, Fékété (1976) Radiologie de l'appareil digestif opéré. Masson et Cie, Paris, pp 54–58
48. Op Den Orth JO (1977) Tubulous hypotonic examination of the afferent loop of the Billroth II stomach. Gastrointestinal Radiol 2:1
49. Op Den Orth JO (1979) The postoperative stomach. In: Laufer I (ed) Double contrast gastrointestinal radiology. Saunders, Philadelphia, p 289
50. Poppel MH (1962) Gastric intussusceptions. Radiology 78:602
51. Prévot R (1963) Die Röntgendiagnostik des operierten Magens. Dtsch med Wschr 88:942
52. Régent D, Bigard MA, Hodez C (1976) Exploration radiologique en double contraste de l'estomac opéré. J Radiol Electrol 57:683
53. Roggensack HO (1980) Die Doppelkontrastuntersuchung des Magens in Hypotonie. Fortschr Röntgenstr 132:676
54. Rogers LF (1975) Transient post-vagotomy dysphagia: a distinct clinical and roentgenographic entity. Am J Roentgenol 125:956
55. Sapounov S (1971) Das Röntgenbild von Speiseröhre, Magen und Zwölffingerdarm nach selektiver gastraler Vagotomie und Pylorosplastik. Fortschr Röntgenstr 115:423
56. Sapounov S (1982) Ösophagusperforationen nach Vagotomie. Fortschr Röntgenstr 137:321
57. Seaman WB (1970) Prolapsed gastric mucosa through a gastrojejunostomy. Am J Roentgenol 110:403
58. Schulman A (1971) Anastomotic gastrojejunal ulcer: accuracy of radiological diagnosis in surgically proven cases. Br J Radiol 44:422
59. Schumpelick V, Begemann F, Peterhoff G, Flashoff D (1979) Reflux und Refluxkrankheit im Resektionsmagen. Langenbecks Arch Chir 348:61
60. Shimamoto K, Nakajima M, Imaoka W, Yasuda K, Yamaguchi K, Misaki F, Kawai K (1984) Das Magenfrühkarzinom – aktuelle Entwicklung in Japan. Leber Magen Darm 14:1
61. Sigstad H (1971) Post-gastrectomy radiology with a physiologic contrast medium: comparison between dumpers and non-dumpers. Brit J Radiol 44:37
62. Speranza V, Basso N, Lezoche E, Materia A, Bagarini M, Paduos A (1981) Management and long-term results in patients with two-thirds gastrectomy and stomal ulcer. Am J Surg 141:105
63. Stalsberg H, Taksdal S (1971) Stomach cancer following gastric surgery for benign conditions. Lancet 2:1175
64. Stolze T, Westerdorf E (1971) Anastomosenulkus und gastro-jejuno-colische Ulkusfistel nach Magenresektion (Billroth II). Radiologe 11:240
65. Stolze T (1971) Polypoide Anastomose, Anastomosengeschwulst, jejuno-gastrischer Prolaps und jejunogastri-

sche Invagination beim Billroth-II-resezierten Magen. Radiologe 11:243

66. Strecker E-P (1978) Operierter Magen. In: Teschendorf W, Wenz W (Hrsg) Röntgenologische Differentialdiagnose, Bd II, Thieme, Stuttgart, S 139–162

67. Strom BG, Beaudry R, Morin F (1978) Yeast overgrowth in operated stomachs. J Canad Assoc Radiol 29:161

68. Thiemann KJ (1968) Röntgenuntersuchung des Magens nach Vagotomie, Pyloroplastik und partieller Resektion. Dtsch med Wschr 93:1327

69. Treichel J (1982) Doppelkontrastuntersuchung des Magens. Thieme, Stuttgart New York, S 23–25

70. Vitek J, Vrubel F, Zejda V (1966) Primary carcinoma of the gastric stump following resection for ulcer. Radiologe 6:359

71. Vogel H (1979) Pseudotumoren nach Magen- und Dünndarmoperationen. Röntgen-Bl 32:170

72. Wenz W (1959) Die Röntgenuntersuchung nach Kardiaresektion und Gastrektomie. Brun's Beitr Klin Chir 198:237

73. Wychulis AR, Priestley JT, Foulk WT (1966) A study of 360 patients with gastrojejunal ulceration. Surg Gyn Obstet 122:89

74. Zeitler E (1969) Röntgendiagnostik des operierten Magens. Radiologe 9:173

75. Zeitler E (1969) Die gastralen und enteralen Invaginationen nach Magenoperation. Radiologe 9:201

Dünndarm
Duodenum – Jejunum – Ileum

W. Rödl, K. Hofmann-Preiss und H. Worlicek*

INHALT

---

* Autor aller die Sonographie des Dünndarms betreffenden Texte und Abbildungen.

Dünndarm

W. RÖDL und K. HOFMANN-PREISS

1 Einleitung

Der Dünndarm ist nicht nur der längste, sondern auch der physiologisch wichtigste Teil des Magen-Darm-Kanals. Ohne Magen und Dickdarm kann man leben. Der Verlust des gesamten Dünndarms ist auf Dauer mit dem Leben nicht vereinbar.

Anatomisch und auch funktionell bildet der Dünndarm vom Pylorus bis zur Ileozäkalklappe eine Einheit.

Aus didaktischen Gründen schien bei den Kapiteln Untersuchungsmethoden, Röntgennormalbefunde und Erkrankungen des Dünndarms die topographische Trennung in Duodenum einerseits und Jejunum mit Ileum andererseits aus verschiedenen Gründen geboten:

Erstens besitzt das Duodenum auf Grund der engen topographisch-anatomischen Beziehungen zu seinen Nachbarorganen Magen, Leber, Galle und Pankreas eine pathomorphologische Eigenständigkeit.

Zweitens unterscheidet sich die Röntgenuntersuchung des Duodenum von der adäquaten Untersuchung des übrigen Dünndarms grundlegend.

Schließlich sind beim Duodenum Röntgenuntersuchung und Endoskopie einander ergänzende Verfahren. Für die morphologische Analyse des Jejunum und des Ileum jedoch ist die Röntgenuntersuchung die Relevanzmethode.

2 Anatomie und Topographie

Der Dünndarm umfaßt das Duodenum, das Jejunum und das Ileum. Jejunum und Ileum bilden funktionell und morphologisch den Dünndarm im engeren Sinne (Intestinum mesenteriale).

2.1 Anatomie und Topographie des Duodenum

Das sekundär retroperitoneal gelegene *Duodenum* hat beim Erwachsenen eine Länge von 25–30 cm und einen Durchmesser von 4–6 cm (Abb. 1). Es reicht vom Pylorus bis zur Flexura duodeno-jejunalis und wird topographisch-anatomisch in vier Abschnitte unterteilt:

Pars superior, Pars descendens, Pars horizontalis und *Pars ascendens* (Skizze 1 und 2; Abb. 2). Die Pars superior duodeni liegt intraperitoneal, im weiteren Verlauf ist das Duodenum nur an der Vorderwand vom Peritoneum überzogen.

Fixiert wird das Duodenum durch das *Ligamentum hepato-duodenale, hepato-colicum* und das *Treitzsche Band.*

An die *Pars superior duodeni* grenzen kranial und ventral der Lobus quadratus der Leber und die Gallenblase. Dorsal der Hinterwand verläuft in vertikaler Richtung der Ductus choledochus. Den Übergang zur Pars descendens bildet die *Flexura duodeni superior.*

Die *Pars descendens duodeni* liegt ventral des rechten Nierenhilus sowie rechts lateral der Vena cava inferior und der Wirbelsäule. An die laterale Kontur grenzt die Gallenblase und die rechte Kolonflexur eng an. Der Pankreaskopf liegt in der duodenalen C-Schlinge und ist im Bereich der Pars descendens duo-

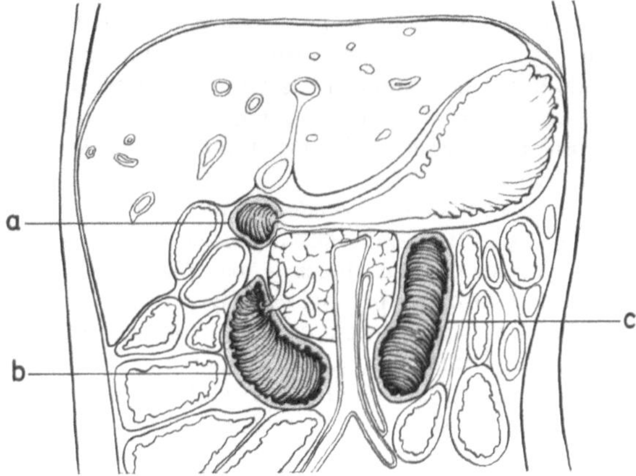

Skizze 1. Topographische Anatomie des Duodenum, Frontalschnitt. *a* Pars superior duodeni, *b* Pars descendens duodeni und Flexura duodeni inferior, *c* Pars ascendens duodeni. (Nach PERNKOPF [72])

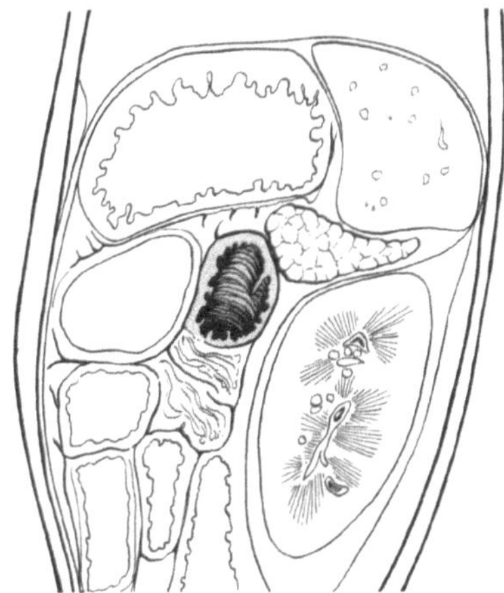

Skizze 2. Topographische Anatomie des Duodenum, Sagittalschnitt in Höhe der Flexura duodeno-jejunalis. (Nach PERNKOPF [72])

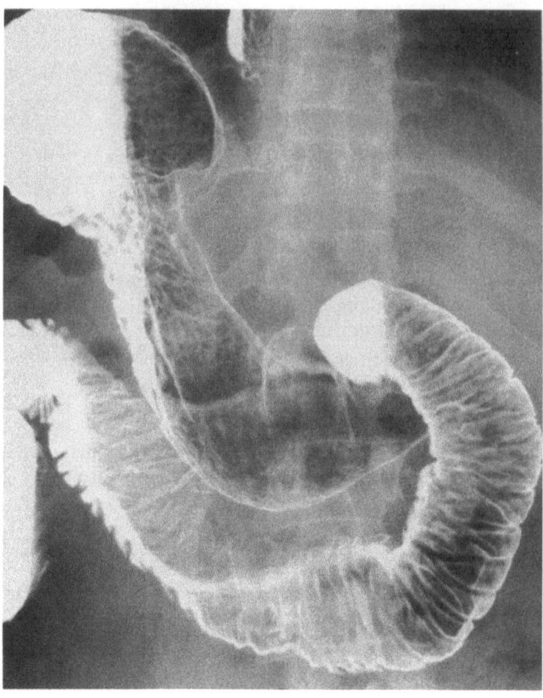

Abb. 1. Darstellung des Duodenum in Links-Seitenlage des Patienten und horizontalem Strahlengang

deni mit der Duodenalwand verwachsen (gleicher entwicklungsgeschichtlicher Ursprung). Der Ductus choledochus verläuft medial und dorsal der Pars descendens und bildet zusammen mit dem Ductus pancreaticus beim Durchtritt durch die Duodenalwand die Plica longitudinalis (Abb. 3), auf der sich die Papilla major und die Papilla minor befinden. Meist ist die Papilla major radiologisch als rundliche Vorwölbung am kranialen Anteil der Längsfalte abgrenzbar. Den Übergang zwischen Pars descendens und Pars horicontalis duodeni bildet die *Flexura duodeni inferior*.

Die *Pars horizontalis* und die *Pars ascendens duodeni* verlaufen von rechts kaudal nach links kranial aufsteigend über die Mittellinie bis zur Flexura duodenojejunalis, dem Übergang ins Jejunum. Dorsal der Pars horicontalis liegen die Vena cava inferior, die Aorta abdominalis und die Wirbelsäule. Die Mesenterialgefäße kreuzen ventral die Pars ascendens duodeni.

2.2 Anatomie und Topographie des Jejunum und des Ileum

Das *Jejunum* beginnt im linken Oberbauch, an der Flexura duodenojejunalis, und geht ohne scharfe morphologische Grenze in das *Ileum* über. Das Ileum endet an der Valvula ileocaecalis (Bauhinsche Klappe).

Jejunum und Ileum sind an der Mesenterialwurzel befestigt und liegen als freibewegliches Dünndarmkonvolut in der Bauchhöhle, an drei Seiten vom Dickdarmrahmen umgeben.

Die *Länge des Dünndarms* beträgt beim Erwachsenen in vivo nach neuen Messungen mittels Sonde, 230–380 cm, durchschnittlich 280 cm [29]. Dabei entfallen etwa die ersten $^2/_5$ auf das Jejunum, die restlichen $^3/_5$ auf das Ileum.

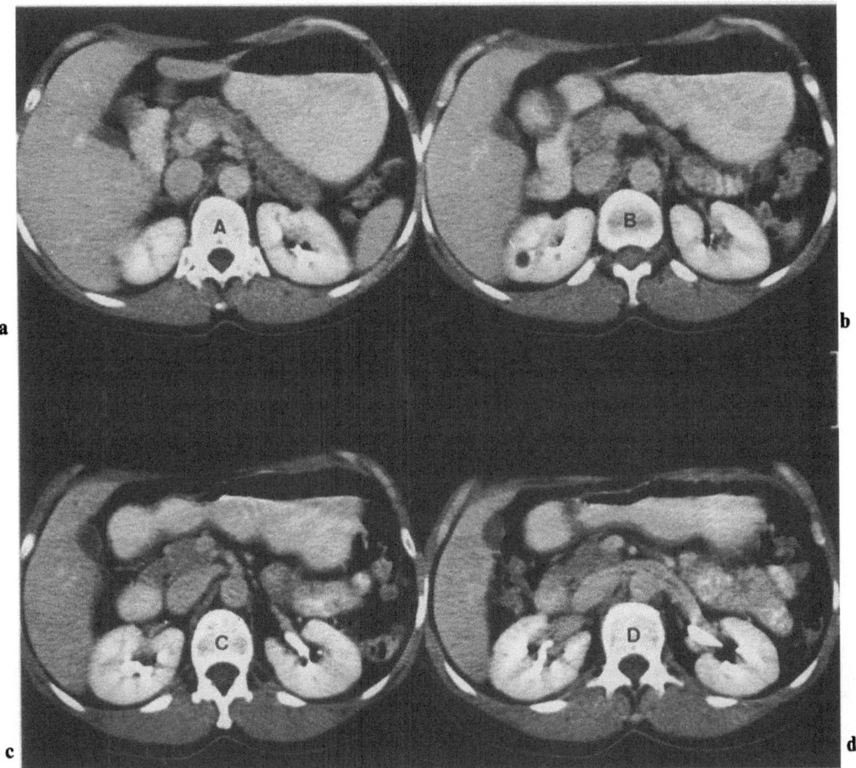

Abb. 2a–d. Computertomographie des Oberbauchs. Nach oraler und intravenöser KM-Gabe Duodenum gut kontrastiert. Demonstration der Lagebeziehung des Duodenum zu den Nachbarorganen. **a** Darstellung der Pars superior duodeni. **b** Darstellung der Pars descendens duodeni und der Flexura duodeno-jejunalis. **c** Darstellung der Flexura duodeni inferior. **d** Pars horicontalis duodeni angeschnitten

2.3 Wandaufbau des Dünndarms

Der Dünndarm zeigt von außen nach innen vier Schichten (Abb. 4):

1. *Tunica serosa*, gleichbedeutend mit dem Peritoneum, das sich am Mesenterialansatz auf das Darmrohr überschlägt.
2. *Tunica muscularis* (Muskelschicht) mit äußerer Längs- und innerer Ringmuskelschicht. Die Darmmuskulatur besteht aus glatter Muskulatur. Ihre Bewegungen erfolgen autonom.
3. *Tunica submucosa.* Sie ist die Verschiebeschicht zwischen Muskelrohr (Tunica muscularis) und Schleimhautrohr (Tunica mucosa). Sie enthält die großen Blut- und Lymphgefäße des Darmes sowie den nervalen Motor für die Schleimhautmuskulatur (Lamina muscularis mucosae), den Plexus submucosus (Meissnerscher Plexus).
4. *Tunica mucosa* (Schleimhautschicht). Sie besteht wiederum aus drei Teilen: der Lamina muscularis mucosae, der Tunica propria und der Zylinderepithelschicht.

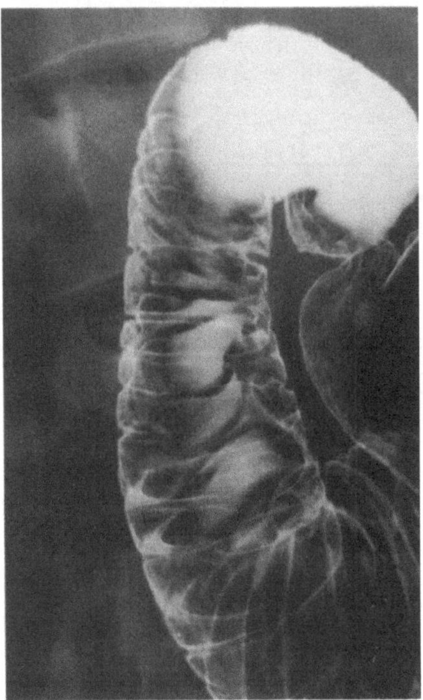

Abb. 3. Unauffällige Darstellung der Plica longitudinalis mit der Papilla major

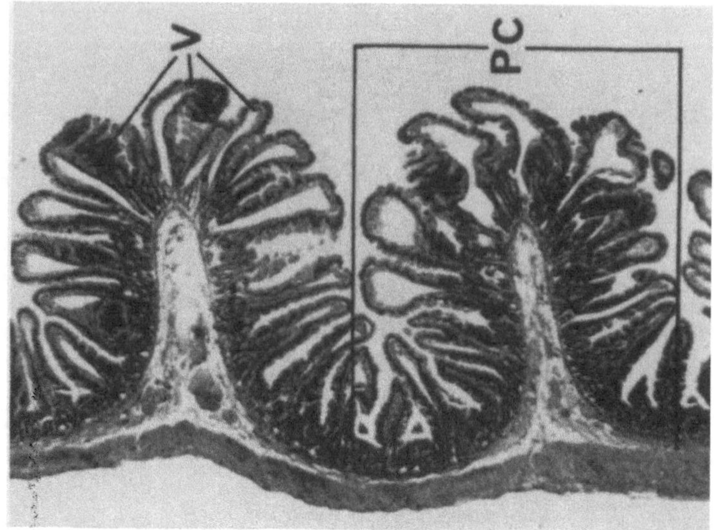

a

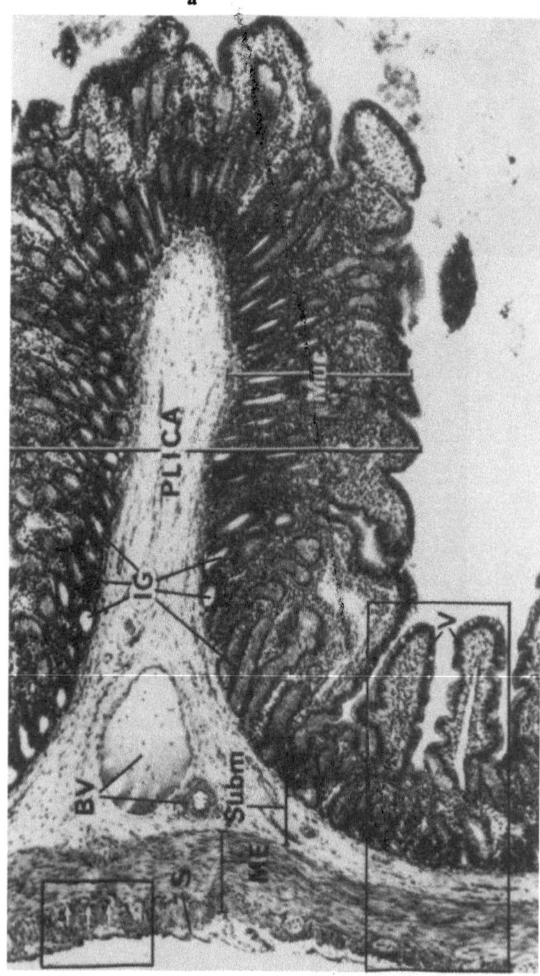

b

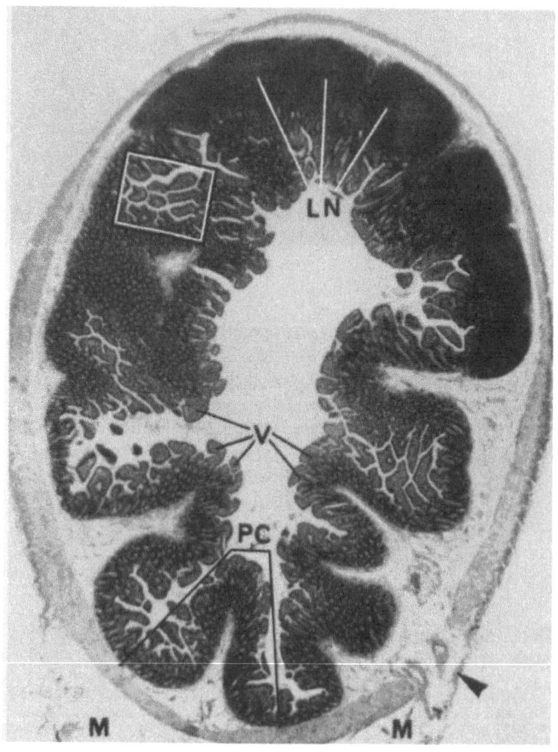

c

Schleimhaut (*Muc*) mit ihren Zotten (*V*, großes Rechteck) und Lieberkühnschen Krypten (*IG*), der Submukosa (*Subm*) und der Muscularis propria (*ME*) sind markiert. Nur die Submukosa dringt in die Kerckringschen Falten vor. *S* = Serosa. *BV* = Blutgefäße. Kleines Rechteck: Plexus myentericus zwischen innerer Ringmuskel- und äußerer Längsmuskelschicht (*Pfeile*). **c** Querschnitt durch das Ileum mit mehreren Kerckringschen Falten (*PC*), ihren Zotten (*V*) und Krypten (Rechteck). Gegenüber dem Mesenterialansatz (*M*) mit seinen Gefäßlücken (◄) liegen die Lymphknotenaggregate (Peyersche Haufen, Lymphonoduli: *LN*). (Bilder: Prof. Dr. J.W. Rohen, Anat. Institut der Universität Erlangen – Nürnberg)

Abb. 4a–c. Normaler Dünndarm. **a** Längsschnitt durch das Jejunum mit 2 Kerckringschen Falten (Plicae circulares: *PC*) und ihren Zotten (Villi: *V*). **b** Vergrößerungsaufnahme einer Kerckringschen Falte (*Plica*). Die Ausdehnung der

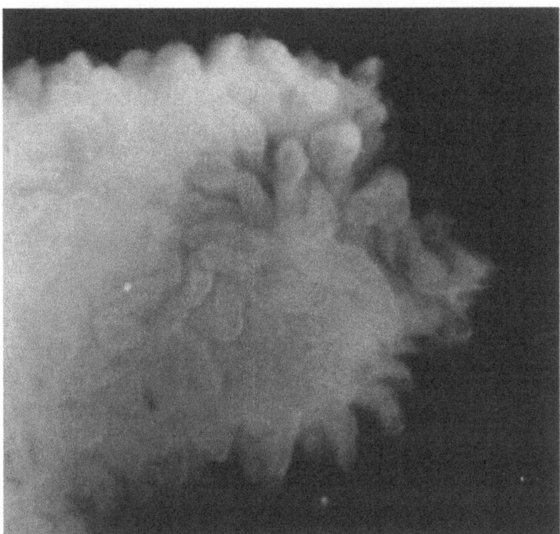

Abb. 4d. Saugbiopsie aus dem Jejunum: Normales lupenmikroskopisches Bild mit fingerförmigen Schleimhautzotten

2.4 Die Oberfläche des Dünndarms

Sie ist durch die Kerckringschen Falten, durch die Schleimhautzotten und den Bürstensaum um das 600fache auf 7,5 m² vergrößert [18]. An dieser Vergrößerung sind die Kerckringschen Falten mit dem Faktor 3, die Schleimhautzotten mit dem Faktor 10 und die Mikrozotten des Bürstensaumes mit dem Faktor 20 beteiligt [74].

2.4.1 Kerckringsche Falten (Plicae circulares)

In der Pars superior duodeni überwiegt noch der für den Vorderdarm typische Längsfaltentyp. Bei stärkerer Dilatation verschwindet das Faltenrelief. Die *zirkulären Kerckringschen Falten* beginnen in der Pars descendens duodeni und finden sich im gesamten Dünndarm. Sie sind im Duodenum und Jejunum am stärksten ausgebildet. Zum Ileum hin nehmen sie an Zahl und Höhe ab.

2.4.2 Schleimhautzotten (Villi intestinales)

Sie überziehen die Kerckringschen Falten und stülpen sich 0,5–1,5 mm weit ins Darmlumen vor [74]. Die einzelne Zotte besteht aus dem Bindegewebe der Tunica propria und ist von einschichtigem Zylinderepithel überzogen, in dessen Verband zahlreiche Becherzellen eingestreut sind. In die Zotten strahlen aus der Lamina muscularis mucosae glatte Muskelfasern ein, welche die Zotten verkürzen und auspressen können (sog. Zottenpumpe). In der Mitte der handschuhfingerartigen Zotte findet sich ein zentrales Lymphgefäß, das sog. Chylusgefäß, welches aus dem Darminhalt die fetthaltigen Substanzen aufnimmt (Abb. 4a–d).

2.4.3 Bürstensaum

Er besteht aus Hunderten von feinsten Mikrozotten auf der Oberfläche jeder Epithelzelle. Das entspricht Millionen von Mikrozotten pro mm² Darmoberfläche [74].

2.4.4 Lieberkühnsche Krypten (Glandulae intestinales)

Sie senken sich 0,3–0,4 mm tief zwischen die Basen der Schleimhautzotten in die Tunica propria hinein bis zur Lamina muscularis mucosae (Abb. 4b u. c).

2.4.5 Brunnersche Drüsen (Glandulae duodenales)

Sie kommen nur im Duodenum vor und werden in dessen unterem Teil spärlicher. Sie sind Schleimdrüsen von ähnlichem Bau wie die Kardia- und Pylorusdrüsen. Von den Glandulae intestinales unterscheiden sie sich dadurch, daß sie die Muscularis mucosae durchbrechen und sich in der Submukosa ausbreiten.

2.5 Gefäßversorgung des Dünndarms

Das *Duodenum* wird ventral aus der A. supraduodenalis superior, dorsal aus der A. retroduodenalis versorgt. Beide entstammen aus der A. gastroduodenalis und anastomosieren mit der A. pancreaticoduodenalis inferior aus der A. mesenterica superior. Parallel verlaufen die gleichnamigen Venen und Lymphgefäße.

2.6 Die Nerven des Dünndarms

Sie entstammen hauptsächlich aus dem Plexus mesentericus superior und führen Äste des Sympathikus und des Vagus. Mit den Arterien gelangen sie zur Darmwand, bilden dort zunächst ein subseröses Geflecht, durchdringen die Längsmuskelfasern und bilden zwischen der Längs- und Ringmuskelschicht der Muscularis den Plexus myentericus (Auerbachscher Plexus), nervales Zentrum der autonomen Muskulatur für die Peristaltik und in der Submukosa den Plexus submucosus (Meissnerscher Plexus), nervales Zentrum der Schleimhautmuskulatur in der Lamina muscularis mucosae.

2.7 Das lymphatische Gewebe

Es liegt in der Tunica submucosa und der Tunica propria mucosae. Im Jejunum tritt es in Form solitärer Lymphknötchen auf (Folliculi lymphatici solitarii), im Ileum und ileozäkal stark vermehrt und plattenartig gehäuft als Peyersche Plaques (Folliculi aggregati) (Abb. 4c).

3 Physiologie des Dünndarms

Der Dünndarm ist nicht nur wichtigstes Organ beim Transport und bei der Verdauung der Nahrung. Er ist auch Sekretions- und Immunorgan und wichtiger Hormonproduzent.

3.1 Verdauung (Assimilation)

3.1.1 Definition

Assimilation kann man in zwei getrennte Phasen teilen: in Digestion und Resorption (angloamerikanisch Absorption).
Digestion ist die Verdauung der Nahrung durch die Aktivitäten der Pankreasfermente, der Gallensäuren und der Dünndarmmukosaenzyme (wie Enterokinasen, Disaccharidasen und Peptidasen).

Unter *Resorption* versteht man die Aufnahme digestiver Nahrungsendprodukte in und über die Darmwand und ihren Abtransport in die vom Darm ableitenden Gefäßsysteme (Pfortadersystem und Lymphgefäßsystem).

3.1.2 Digestiv absorptive Funktion

Digestion und Resorption laufen voneinander abhängig und in unmittelbarer Nachbarschaft in der Dünndarmschleimhaut ab. Deswegen bildet die *digestiv-absorptive Funktion des Darmes* eine Einheit, die aus drei Hauptphasen besteht [18, 19]: einer intraluminalen, intestinalen und einer Abstromphase (Tabelle 1).

3.1.3 Resorption von Fetten, Eiweißen, Kohlehydraten, Elektrolyten und Vitaminen

Die absorbierende Schleimhautzelle besitzt morphologisch und funktionell polaren Charakter: An der luminalen Seite nimmt sie Substanzen auf und gibt sie über die basale Membran an das Portalblut und die Lymphe ab.

Neben diesem transzellulären Weg findet der parazelluläre Resorptionsweg durch die Lücken zwischen den Epithelzellen, den sog. tight junctions zunehmende Beachtung.

Der eigentliche Ort der Resorption für Zucker, Eiweiße und Fette ist der obere Dünndarm.

3.2 Transport

Bei der Dünndarmmotorik unterscheidet man Transportbewegungen (peristaltische Wellen) und Mischbewegungen (Pendel- und Segmentationsbewegungen).

Die *peristaltische Welle* ist eine aboral fortschreitende Kontraktionswelle, die an jedem Punkt des Darmes durch Dehnung der Wand oder Vagusreiz hervorgerufen werden kann. Die *Mischbewegungen* sind rhythmisch und betreffen kleinere Darmabschnitte. Die *Pendelbewegung* kommt durch abschnittsweise Kontraktion der Längsmuskulatur, die *Segmentationsbewegung* durch solche der Ringmuskulatur zustande.

Tabelle 1. Digestiv-absorptive Funktion des Dünndarms für die wichtigsten Nahrungsbestandteile nach Caspary [17] und Classen [19]
TG Triglyceride, *Eiw.* Eiweiß, *KH* Kohlehydrate, *MG* Monoglyceride, *FS* Fettsäuren, *GS* Gallensäuren, *MCT* Mittelkettige FS (medium chain triglycerides)

Nahrungs-bestand-teile	Phasen der Digestion und Resorption				
	Intraluminale Phase		Intestinale Phase		Abstromphase
	Pankreatisch	Biliär	Bürstensaum	Intrazellulär	Lymphatisch/venös
Fett (TG)	Lipase → MG, FS →	FS, MG, GS Mizellen →		FS → TG → Chylo-Mikronen →	Darmlymphe
MCT	→		→	MG, FS →	}
Eiw	Proteasen ⟨ Peptide / Aminosäuren		Aminosäuren →	Aminosäuren →	} Portalblut
KH	α-Amylase ⟨ Oligo-Saccharide / Di-Saccharide		Glukose aus Disacchariden / Monosaccharide →		}

4 Angeborene Fehllagerungen und Fehlbildungen

Während der entwicklungsgeschichtlichen Darmdrehung kann es zu Fehllagerungen (infolge von Drehungs- und Fixationsstörungen) und zu Fehlbildungen (Rekanalisationsstörungen, Gewebsheterotopien, Divertikel) kommen. Prinzipiell muß man zwischen Drehungs- und Fixationsstörungen der Gastroduodenalschleife und solchen der Nabelschleife unterscheiden. Beide kommen auch kombiniert vor.

4.1 Drehungs- und Fixationsstörungen der Gastroduodenalschleife

Fehllagerungen des Duodenum entstehen meist durch eine ungenügende Anheftung des Duodenum an der hinteren Bauchwand.

Der Zwölffingerdarm besitzt im frühen Fetalstadium noch ein regelrechtes, nur an der Wirbelsäule fixiertes Mesoduodenum, das ihm eine relativ freie Beweglichkeit gewährt. Bleibt das Mesoduodenum erhalten oder bildet es sich nur in Teilen zurück, so kommt es zur Ausbildung eines *Duodenum mobile*.

Abhängig von dem Ausmaß der Mesenterialisierung unterscheidet man ein supra- bzw. infrapapilläres oder ein totales Duodenum mobile.

Der röntgenologische Nachweis eines Duodenum mobile stützt sich auf die atypische Form, den atypischen Verlauf, die vermehrte Verschieblichkeit und die unter Umständen vorgetäuschte Umkehr in der Passagerichtung, die fälschlicherweise als Duodenum inversum bezeichnet wird [31] (Abb. 5). Eine echte Inversion des Duodenum, d.h. ein echtes *Duodenum inversum*, kommt nur beim Situs inversus vor.

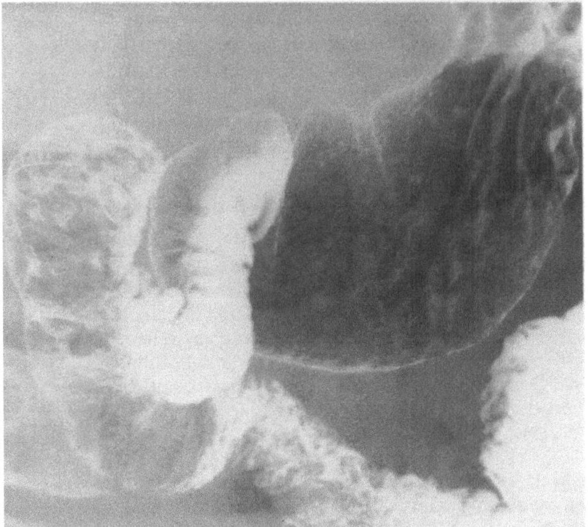

Abb. 5. Suprapapilläres Duodenum mobile

4.2 Drehungs- und Fixationsstörungen der Nabelschleife

Sie sind röntgenologische Zufallsbefunde. Dünn- und Dickdarm sollten kombiniert untersucht werden, um ihre genaue Lagebeziehung zueinander festzulegen.

4.2.1 Nonrotation

Die *Nonrotation* ist die röntgenologisch am häufigsten diagnostizierte Drehstörung. Sie resultiert aus einem Stillstand der Nabelschleife nach der ersten Darmdrehung. Die Pars ascendens duodeni und die Flexura duodenojejunalis fehlen. Das Jejunum und der größere Teil des Ileum liegen im rechten Abdomen, distales Ileum, Zäkum und Kolon im linken Abdomen (Abb. 6).

4.2.2 Malrotation

Sie ist durch alle Entwicklungsstörungen zwischen einer normalen Rotation und einer Nonrotation gekennzeichnet. Die häufigsten Formen sind die Malrotation I und II (Abb. 7).

Die *Malrotation* I zeigt nur eine angedeutete Ausbildung der Flexura duodenojejunalis, die *Malrotation* II ein ähnliches Erscheinungsbild wie die Nonrotation [31].

4.2.3 Fixationsstörungen, Hernien

Nach Beendigung der Rotation bilden sich peritoneale Fixationen zwischen den Darmschlingen und ihrer Umgebung. Entwickeln sich diese Halterungen vor Beendigung der Darmrotation, resultieren Fixationsstörungen.

Innere Hernien entstehen durch eine ungenügende oder partielle Fixation.

Wir unterscheiden Verlagerungen von Darm- oder Netzteilen in die Bursa omentalis (rechte paraduodenale Hernie), in den Recessus duodenalis superior (linke paraduodenale Hernie, Treitzsche Hernie) in die Recessus der Ileozäkalgegend (retrozäkale Hernie) und in die Fossa intersigmoidea. Gelegentlich kommen auch innere Hernienbildungen in atypische Mesenterialtaschen vor.

Die *paraduodenalen Hernien* machen 50% der inneren Hernien aus und enthalten oft große Teile des Dünndarms. Dadurch ist das Duodenum nach ventral verlagert und ausgeweitet, die hernierten Schlingen bilden ein **nicht verschiebliches Darmkonvolut mit lokaler Hyperperistaltik aber verzögerter Entleerung.** Die Nativaufnahme zeigt Luftansammlungen in den Schlingen nahe des Herniensackes.

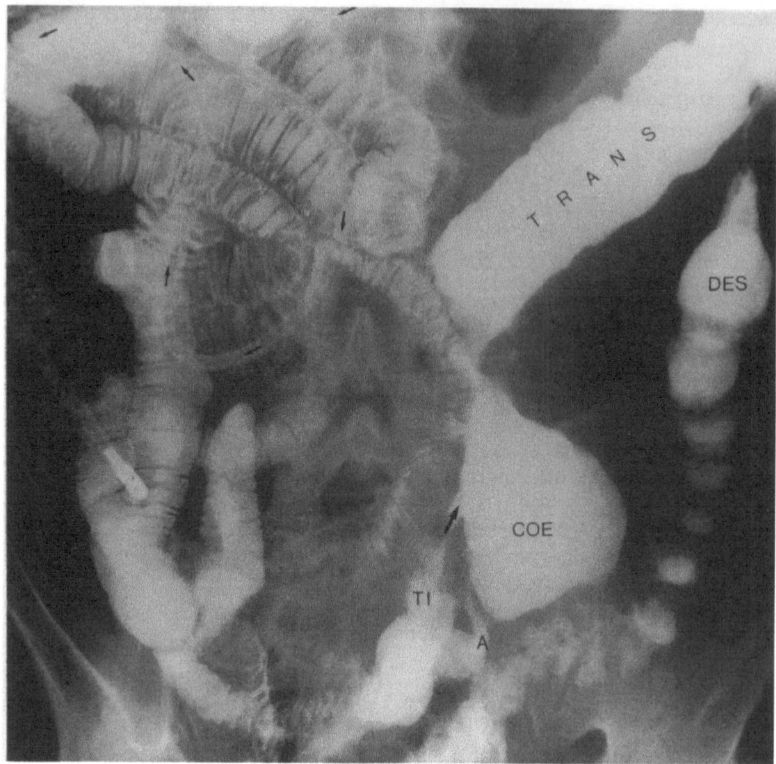

Retrozäkale Hernien imponieren röntgenologisch als tiefsitzender Dünndarmverschluß mit fehlender Füllung der hernierten Ileumschlingen.

Hernien der Fossa sigmoidea sind durch tiefstehende dorsale Fixierung von Dünndarmschlingen erkennbar.

Äußere Hernien sind meist erworben, wenngleich Darm- und Netzanteile auch durch angeborene oder präformierte Bruchpforten hernieren können.

Wir unterscheiden inguinale, femorale, skrotale umbilikale und abdominelle Hernien (Abb. 8).

Die *Röntgenuntersuchung* klärt, welche Darmabschnitte den Inhalt der Hernie bilden.

Kriterien der fixierten Hernie sind Stenosierung der zu- und abführenden Schlinge in der Bruchpforte, prästenotische Dilatation mit Hypomotilität und Hypermotilität aboral der Stenosen.

4.3 Rekanalisationsstörungen

Das Duodenum wird, wie der übrige Darmtrakt, im 2. Fetalmonat durch starke epitheliale Proliferationen vorübergehend obliteriert und über eine Phase der Vakuolisation wieder rekanalisiert. Treten in diesem Stadium Störungen ein, können *Duodenalatresien,* innere *Duodenalstenosen* mit totalen oder inkompletten Membranstenosen, *intraluminale* oder *intramurale Divertikel* und *Duplikaturen* entstehen. Sie

Abb. 6. DDK bei Nonrotation. Inverser Verlauf der Sonde (→): Duodenum und proximales Jejunum liegen im rechten Oberbauch. Alle Dünndarmschlingen sind nach median und rechtslateral, Zäkum (*Coe*) und Transversum (*Trans*) nach linkslateral verlagert. Veränderungen des terminalen Ileum (*TI*) bei M. Crohn. *DES* = Colon descendens

sind häufig mit anderen Fehlbildungen des Magen-Darm-Traktes vergesellschaftet [51]. Duodenalatresien bzw. Membranstenosen werden bereits im Neugeborenenalter symptomatisch. Die übrigen Veränderungen führen durch Verdrängung oder Blutung meist erst im jugendlichen Erwachsenenalter zu Symptomen oder bleiben asymptomatisch.

Abb. 7a–c. DDK: Malrotation und Volvulus des Jejunum. Wendeltreppenartiger Sondenverlauf im torquierten proximalen Jejunum (**a**) mit Zeichen des ischämischen Ödems (→). Ileum im linken Oberbauch unauffällig. Nach Rückziehen der Sonde vor das Treitzsche Band (**b**) füllen sich auch die torquierten Darmschlingen (*D*) mit Barium. CT des gleichen Patienten (**c**). Mit 2%igem Gastrografin kontrastiert die torquierten Darmschlingen (*D*, →). *A* = Aorta, *V* = V. cava

Abb. 8. DDK bei monströsem Bauchwandbruch: In den ▷ Bruch sind das gesamte Ileum (*IL*), das Zäkum und das Colon ascendens (*CO*) prolabiert. Zusätzliche Inkarzeration einer Querkolonschleife (→)

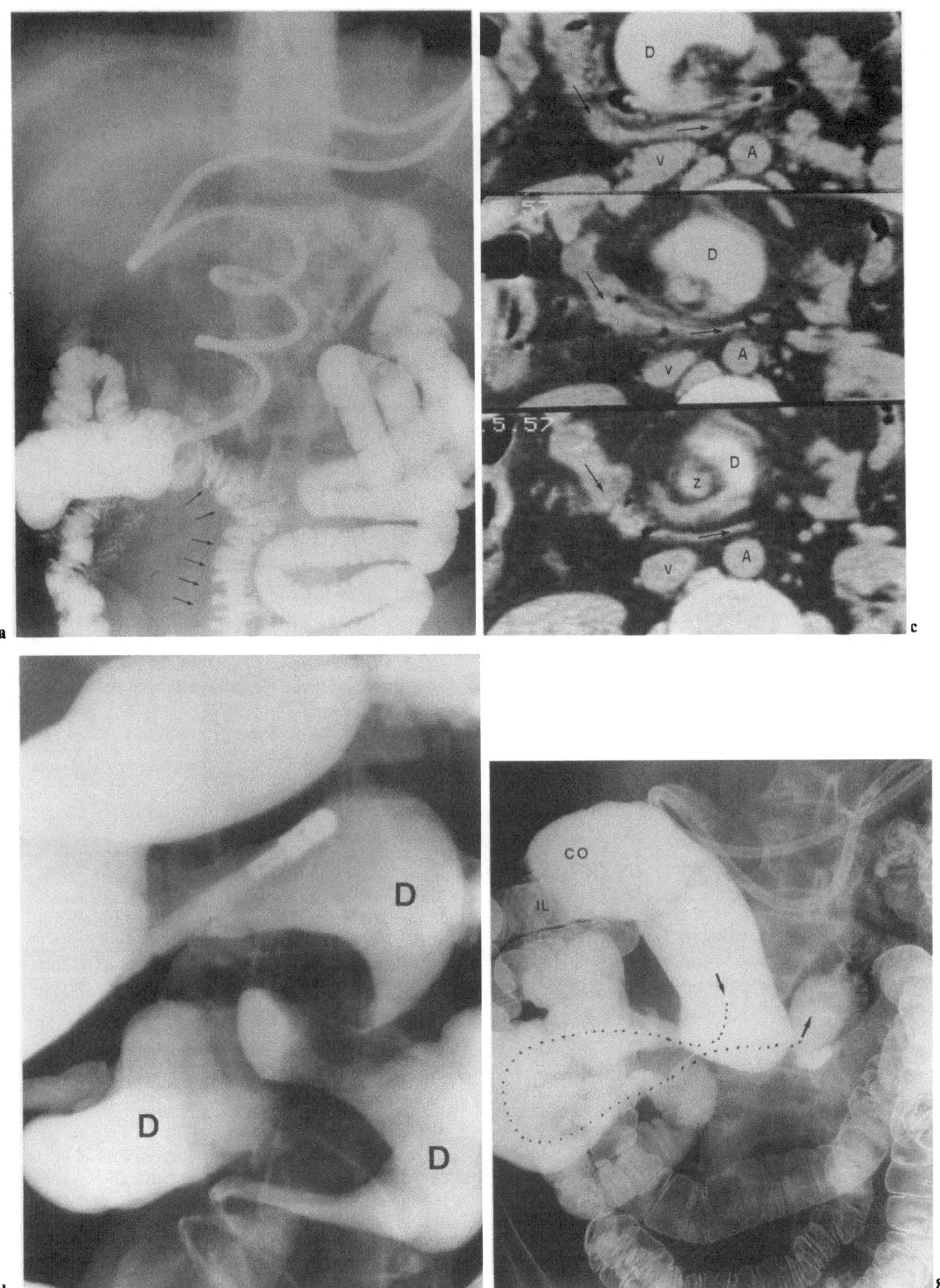
D
V
A
D
V
A
Z
D
V
A
D
D
D
CO
IL
a
b
c
8

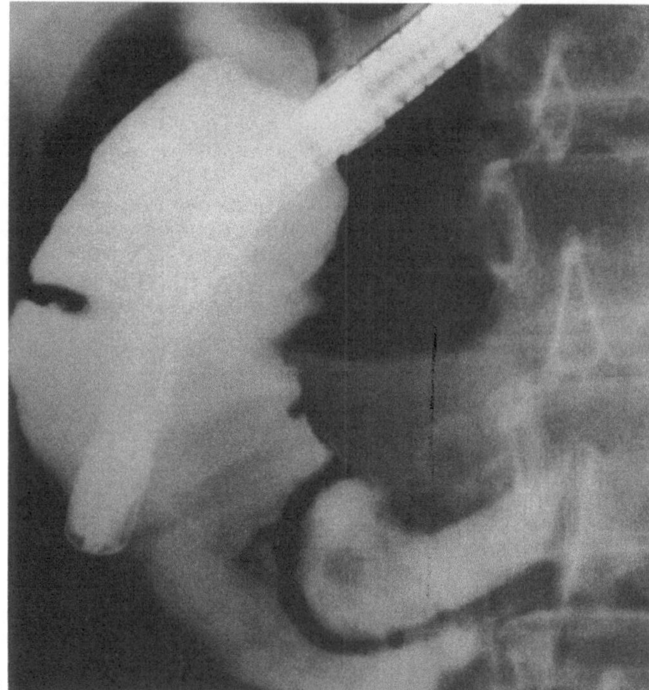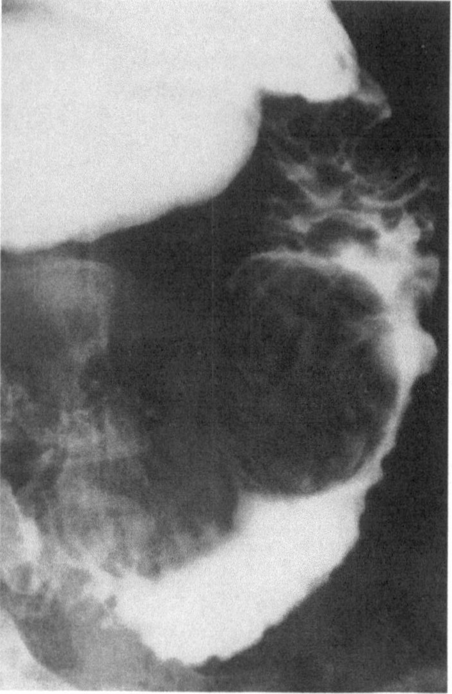

a   b

Abb. 9. a Infrapapilläres intraduodenales Duodenaldivertikel: in der Prallfüllung des Duodenum klassischer Aufhellungssaum, durch die Divertikelwand bedingt. **b** Hypotone
Duodenographie des gleichen Patienten: das intraluminale
Duodenaldivertikel füllt sich in Bauchlage nicht, es stellt
sich lediglich eine submuköse Raumforderung dar

Röntgenologisch zeigen sich große intraluminale
Füllungsdefekte an der mesenterialen Seite des Duodenum (Abb. 10a, b).

Subseröse *Zysten des Ileum* machen sich lediglich
durch Impression von Nachbarschlingen bemerkbar.

4.4 Gewebsheterotopien

4.3.1 Intraluminale und intramurale Duodenaldivertikel

Sie sind selten. Auf 100000–450000 Geburten wird
1 Divertikel beobachtet [5, 51].

Röntgenologisch gelingt die Füllung des Divertikels bei engem Ostium nicht. Dann kommt es lediglich, meist in der Pars descendens duodeni, zur Darstellung eines wandständigen intraluminalen Füllungsdefektes (Abb. 9a, b).

4.3.2 Duodenalwandzysten (enterogene Zysten)

Vollständige Duplikaturen sind selten. Sie können
überall im Darm, vor allem im Duodenum und Ileum
vorkommen. Häufiger finden sich *partielle Duplika-
tionen* als sog. Duplikationszysten- oder *enterogene
Zysten*. Sie sind meistens an der mesenterialen Seite
der Pars descendens duodeni submukös, intramusku-
lär oder subperitoneal gelegen. Enthalten die Zysten
heterotope Magenschleimhaut, kann es zu Ulzerationen und Blutungen kommen.

4.4.1 Pankreasheterotopien

Ein Viertel aller *Pankreasheterotopien* liegt im Duodenum [23]. Radiologisch finden sich submuköse
Füllungsdefekte in der Pars superior duodeni oder
peripapillär, oftmals mit einem zentralen Kontrast-
mitteldefekt (Mündung des Ausführungsganges).

Auf dem Boden von Pankreasheterotopien können sekundär Duodenalwandzysten infolge chronischer Entzündungen entstehen [86, 97]. Auch diese
sind röntgenologisch und endoskopisch nur als submukös gelegene Füllungsdefekte abzugrenzen.

4.4.2 Magenschleimhaut-Heterotopien

Im Duodenum sind sie meist erworben. Ihre Häufigkeit wird auf 2% geschätzt [58]. Sie imponieren röntgenologisch als kleinste, submukös gelegene polypoide Läsion. In ihrer Umgebung können peptische
Geschwüre und hyperplasiogene Polypen entstehen.
Eine weitere differentialdiagnostische Zuordnung ist
im Röntgenbild nicht möglich.

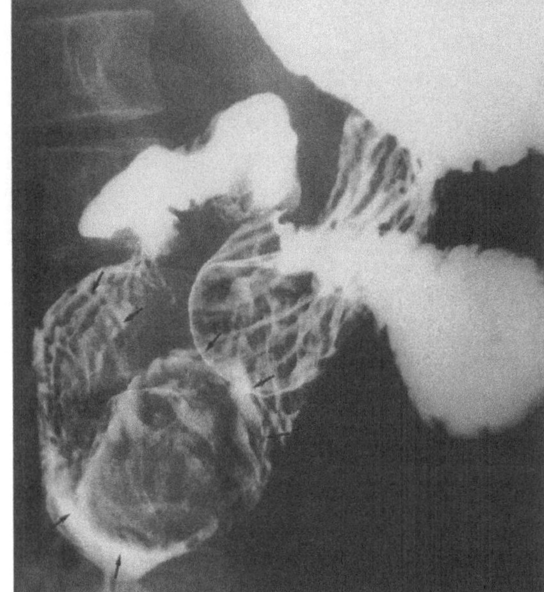

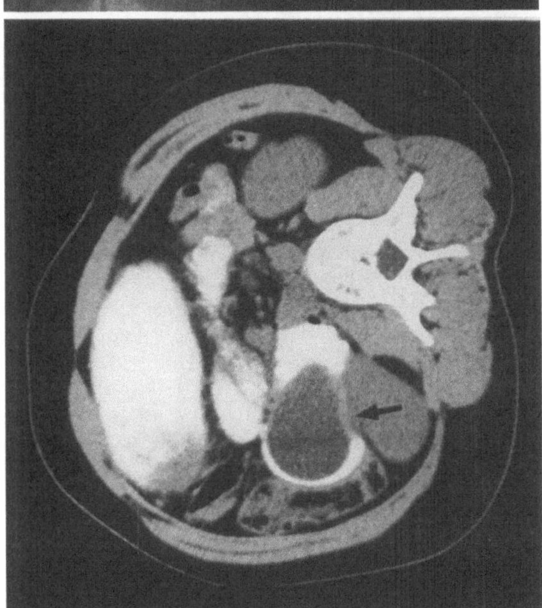

Abb. 10. a Duodenalwandzyste, in der hypotonen Duodenographie als großer submuköser Füllungsdefekt dargestellt, der von der Pars descendens duodeni bis in die Flexura duodeni inferior reicht (*Pfeile*). **b** Computertomographie der gleichen Patientin in Rechtsseitenlage mit flüssigkeitsäquivalentem Füllungsdefekt in der Duodenalwand (→)

4.5 Divertikel

Beim röntgenologischen Nachweis von Divertikeln lassen sich am Dünndarm „echte" oder kongenitale von „falschen" oder erworbenen Divertikeln aufgrund der Lokalisation und der Morphologie nicht

unterscheiden. Da aber auch die falschen Divertikelausstülpungen anlagebedingte Wandveränderungen im späteren Lebensalter darstellen, sollen die Dünndarmdivertikel hier an dieser Stelle besprochen werden.

4.5.1 Duodenaldivertikel

Inzidenz: *Duodenaldivertikel* werden bei etwa 2% aller Magen-Darm-Passagen entdeckt. Sie liegen meist an der medialen Seite des Duodenum, in 65–90% in der Pars descendens duodeni, in 4–30% in der Pars horizontalis bzw. ascendens duodeni [101]. Die Papille kann in die Divertikel einbezogen werden.

Klinik: Duodenaldivertikel sind meist asymptomatisch. Selten kommt es zu einer akuten Divertikulitis mit Oberbauchbeschwerden, Fieber und gastrointestinaler Blutung. Choledochusverschluß und Pankreatitis durch Divertikel sind beschrieben.

Bei der *Röntgenuntersuchung* füllen sich die Divertikel gewöhnlich spontan. Manchmal ist jedoch ihre Füllung auch durch Umlagerungsmanöver nicht zu erzwingen. Beweisend für das Divertikel sind die in das Divertikellumen verlaufenden Schleimhautfalten (Abb. 11).

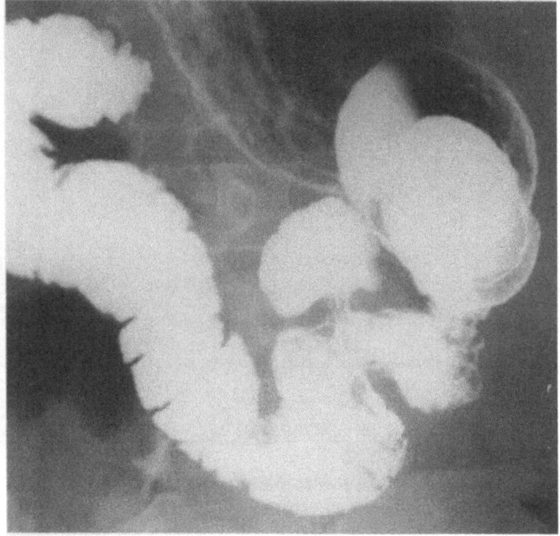

Abb. 11. Großes Divertikel in der Pars descendens duodeni bei Duodenum mobile. Beweisend für das Divertikel sind die in den Divertikelhals hineinziehenden Schleimhautfalten

4.5.2 Divertikel des Jejunum und des Ileum

Ätiologie: Angeborene, echte Divertikel sind an der antimesenterialen Seite gelegen. Sie **enthalten alle Darmwandschichten** und **nehmen an der Kontraktion teil.** *Erworbene*, falsche Divertikel entstehen beim Prolaps der Mukosa und Submukosa durch Muskel-

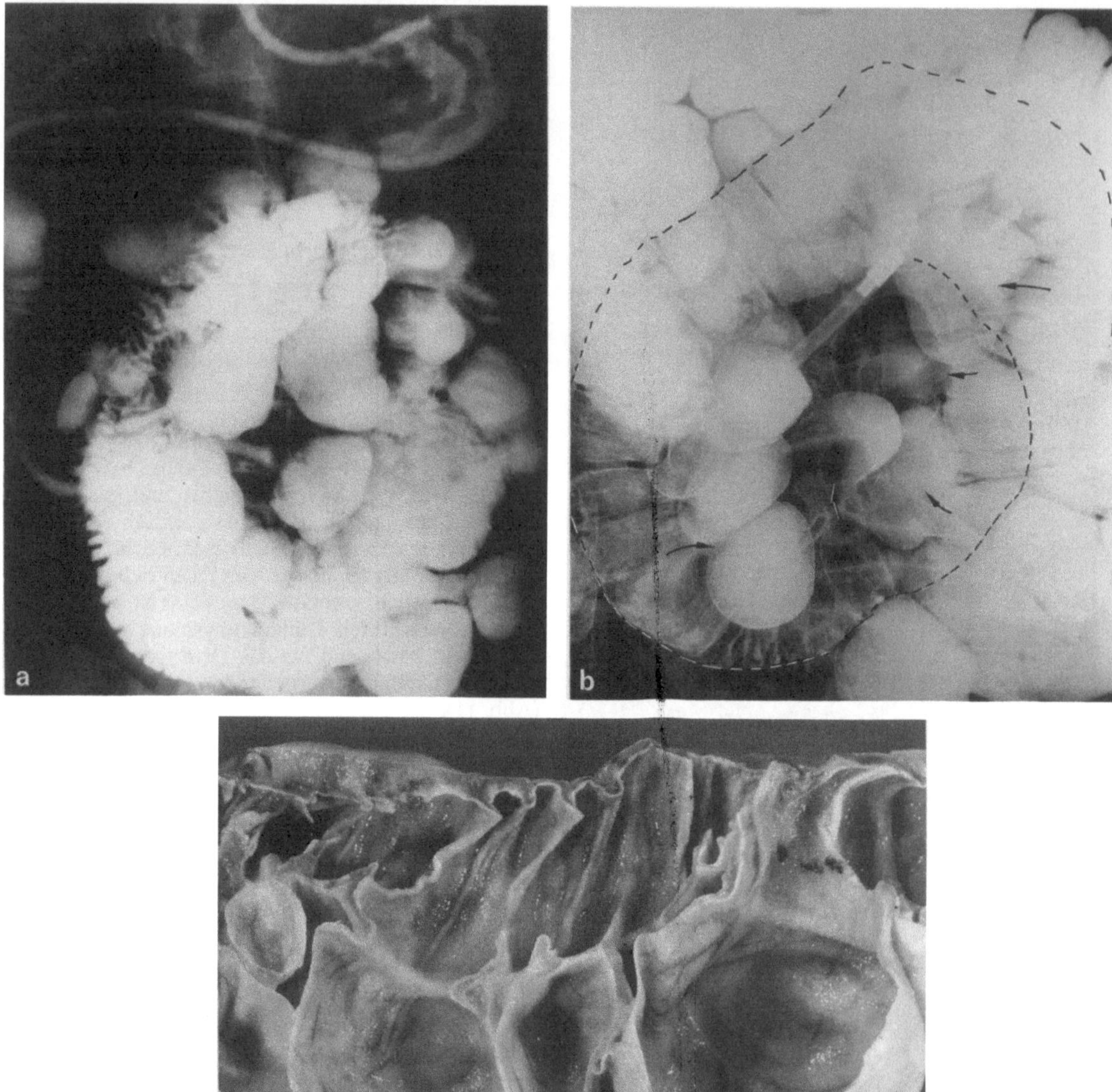

Abb. 12. a Divertikulose des oberen Dünndarms. **b** Die genaue Analyse im Doppelkontrast zeigt, daß sich die Divertikel auf eine Jejunumschlinge konzentrieren und somit resezierbar sind. **c** Pathologisch anatomisches Präparat

lücken am Mesenterialansatz des Dünndarms (Durchtrittsstellen der Mesenterialgefäße).

Röntgenologisch gelingt die Unterscheidung in echte und falsche Divertikel in der Regel nicht.

Eine *jejunale Divertikulose* (Abb. 12) kommt in 0,5–1 % der Dünndarmuntersuchungen vor. Dagegen finden sich Divertikel des Ileum nur einmal bei 2000 Untersuchungen [90].

Klinik: Divertikel sind in der Regel asymptomatisch. Nur gelegentlich kommt es zur Divertikulitis und zur Blutung. Große und zahlreiche Divertikel können zum Malabsorptionssyndrom (Stase mit bakteriellem Überwuchs) führen, selten zur mechanischen Kompression mit Ileus, zur Invagination, zum Volvulus mit Nekrose und zur Perforation.

Differentialdiagnostisch sind *Pseudodivertikel* wie z.B. beim Morbus Crohn und bei der Sklerodermie durch die begleitenden Wandveränderungen abzugrenzen (Abb. 57).

4.6 Meckel-Divertikel

Ätiologie: *Meckel-Divertikel* sind angeborene, echte Divertikel und entstehen aus einer Persistenz des darmnahen Ductus omphaloentericus, 10–100 cm oral der Ileozäkalklappe. Sie sitzen an der antimesenterialen Ileumkontur und können bis zu 10 cm lang werden. Männer sind dreimal häufiger betroffen als Frauen.

Die *Inzidenz* wird im Sektionsgut bei Erwachsenen mit 1–2% [90], beim DDK mit 0,4% (3 Divertikel auf 737 DDK) [93] und höher (1 Divertikel pro 150 DDK) [90] angegeben.

Klinik: Divertikel ohne Komplikationen sind asymptomatisch. Das Beschwerdebild bei ektopischer Magenschleimhaut (15–20%) oder ektopischem Pankreasgewebe (4%) im Divertikel wird durch Ulzerationen, Blutungen und Perforationen geprägt. Auch Steinbildungen und Karzinome in Meckel-Divertikeln sind beschrieben.

Röntgenologisch ist nur anhand der Topographie ein Meckel-Divertikel von einem Ileumdivertikel zu unterscheiden. Auch der Nachweis ektopischer Schleimhaut im Meckel-Divertikel gelingt nicht. Dagegen lassen sich Perforationen in Nachbarorgane gut nachweisen (Abb. 13).

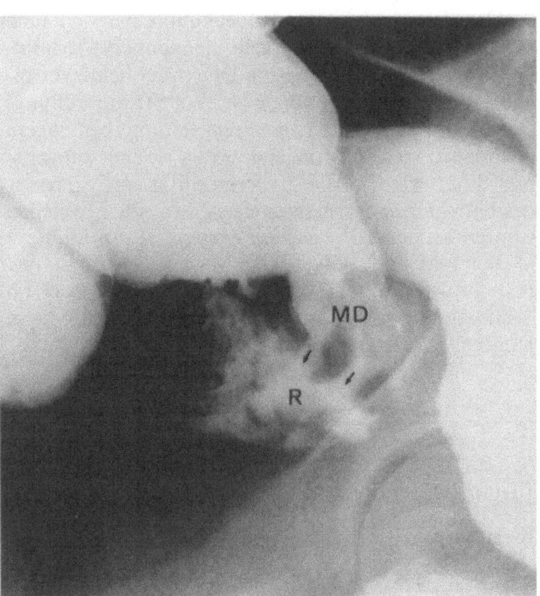

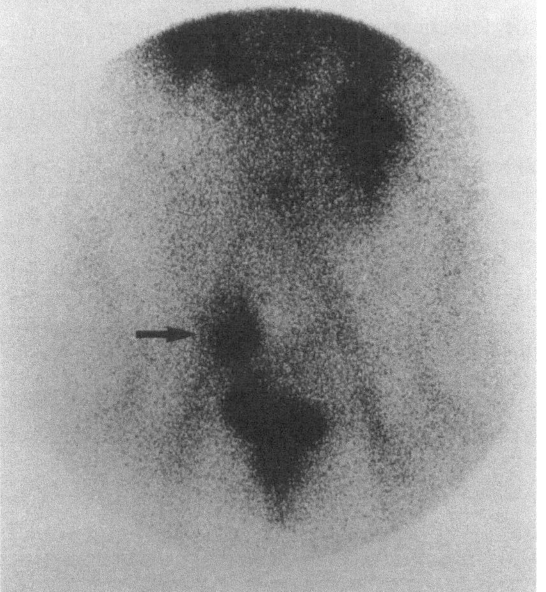

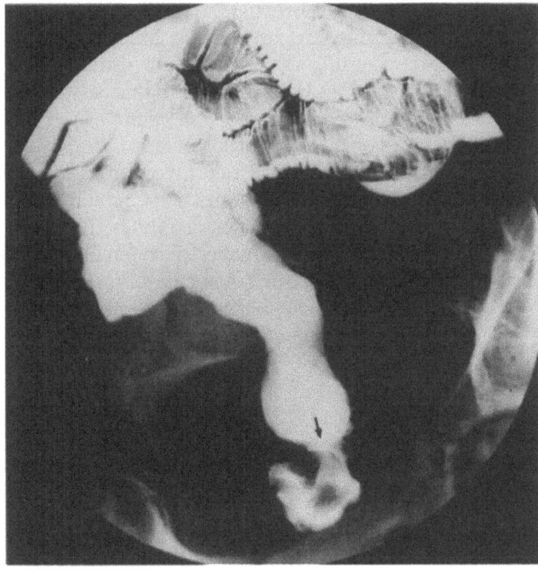

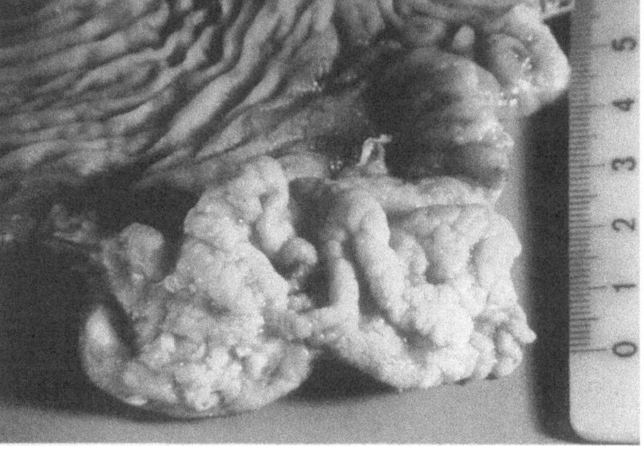

Abb. 13. a DDK: Meckel-Divertikel im distalen Ileum. Anamnestisch seit 4 Jahren hellrote Blutauflagerungen im Stuhl. **b** Im DDK Meckel-Divertikel (*MD*) mit Perforation (⇉) ins Rektum (*R*), das sich vorzeitig füllt. **c** In der dynamischen Magenschleimhautszintigraphie (i.v. Injektion von 10 mci ^{99m} Tc-Pertechnetat) verdächtiges Aktivitätsdepot im rechten Unterbauch neben dem Rektum (*Pfeil*), zeitgerecht zur Raffungstechnik der Magenschleimhaut. **d** Operativ wurde ein 7 cm langes Meckel-Divertikel resiziert, in dem sich elektronenmikroskopisch Anteile von Magenschleimhaut sowie heterotopes Pankreasgewebe fanden

Die röntgenologische Aufdeckquote hat sich auch mit dem Enteroklysma nicht nennenswert erhöht. Wenn überhaupt, werden die Divertikel beim Verfolgen der Kontrastmittelspitze (selektive frühe Füllung) oder auf Spätaufnahmen (Breiretention bei engem Ostium) entdeckt. Oftmals verraten sie sich zunächst nur durch eine lokale Hypermotilität mit Spasmus des betroffenen Darmabschnittes. Manche Divertikel werden bei der MDP leichter erkannt als im DDK.

Bei blutenden Divertikeln wird gelegentlich primär die Blutungsquelle angiographisch und/oder im Technetium-Szintigramm und erst sekundär beim Kontroll-DDK entdeckt (Abb. 13 c).

Duodenum

K. Hofmann-Preiss

1 Untersuchungsmethoden

1.1 Übersichtsaufnahme bzw. orientierende Durchleuchtung des Abdomen

1.1.1 Indikationen

Ausschluß einer Perforation, eines hohen mechanischen Ileus (Überblähung des Magens und des Duodenum bei sonst luftleerem Abdomen) sowie von Bariumsulfatresten im Abdomen.

Nachweis einer isolierten Duodenalblähung bei Verdacht auf akute Pankreatitis oder Cholezystitis, bei Abszessen in der Nachbarschaft des Duodenum, bei Morbus Crohn, Kollagenosen und nach Strahlentherapie.

Nachweis von Verkalkungen bei chronisch kalzifizierender Pankreatitis mit Duodenalimpression oder -stenose.

1.2 Hypotone Duodenographie

1.2.1 Indikationen

Nachweis von Lage- und Formvarianten. Verdacht auf Ulkus, Morbus Crohn, Tumoren, Metastasen, Lymphknotenvergrößerungen und gastrointestinale Blutung einer Duodenalstenose oder -kompression bei extraduodenalen tumorösen oder entzündlichen Veränderungen (Pankreas!).

1.2.2 Kontraindikationen

Als absolute Kontraindikation für Bariumsulfatgabe gelten der Verdacht auf Perforation und der mechanische Ileus. In diesen Fällen darf nur wasserlösliches Kontrastmittel verabreicht werden. Bei Verdacht auf hochgradige Duodenalstenose wird man auf die Untersuchungen in Hypotonie verzichten und zunächst nur wasserlösliches Kontrastmittel anwenden.

1.2.3 Untersuchungstechnik

Die hypotone Duodenographie wird in der Regel im Rahmen der Doppelkontrastuntersuchung des Magens durchgeführt. Für einen optimalen Wandbeschlag werden hochkonzentrierte (sog. high density) Bariumsulfatlösungen bevorzugt.

Standardaufnahmen sind Zielaufnahmen (Abb. 14a–d), in RAO-Position sowie in überdrehter Rechtsseitenlage, wenn möglich in angestellter Linksseitenlage (s. Abb. 10). Die Darstellung der Bulbusvorderwand gelingt am besten mit dosierter Kompression (Abb. 15).

1.2.4 Stellenwert

Die **Röntgenuntersuchung des Duodenum im Doppelkontrast mit Hypotonie** ist eine hervorragende morphologische Methode. Die übersichtliche Darstellung des gesamten Duodenum gelingt in etwa 85% [61].

Bei der Aufdeckung anatomischer Varianten (Duodenum mobile, Divertikel, narbige Verziehungen), bei Verlagerungen, Impression bzw. Kompression und Stenosierung des Duodenum durch extraduodenale Prozesse (z.B. chronische Pankreatitis), ist die Radiologie der Endoskopie überlegen.

Auch submuköse Raumforderungen (Lymphome, mesenchymale Tumoren wie Leiomyome) und Wandinfiltrationen ohne Veränderungen der Schleimhautoberfläche sind radiologisch besser faßbar. Die Ösophago-Gastro-Duodenoskopie erfolgt darüber hinaus routinemäßig meist nur bis zur Pap. Vateri.

Unklare radiologische Befunde müssen endoskopisch-bioptisch (histologisch!) gesichert werden.

1.3 Sonographie

Die *Sonographie* spielt für die Beurteilung des Duodenum selbst keine wesentliche Rolle. Sie ist jedoch die Methode zur Erkennung paraduodenaler Raumforderungen und entzündlicher Veränderungen.

1.4 Computertomographie (CT)

1.4.1 Indikationen

Klärung der Ätiologie (Dichtemessung) und Ausdehnung duodenaler Raumforderungen oder extraduodenaler Prozesse mit sekundärer Beteiligung des Duodenum.

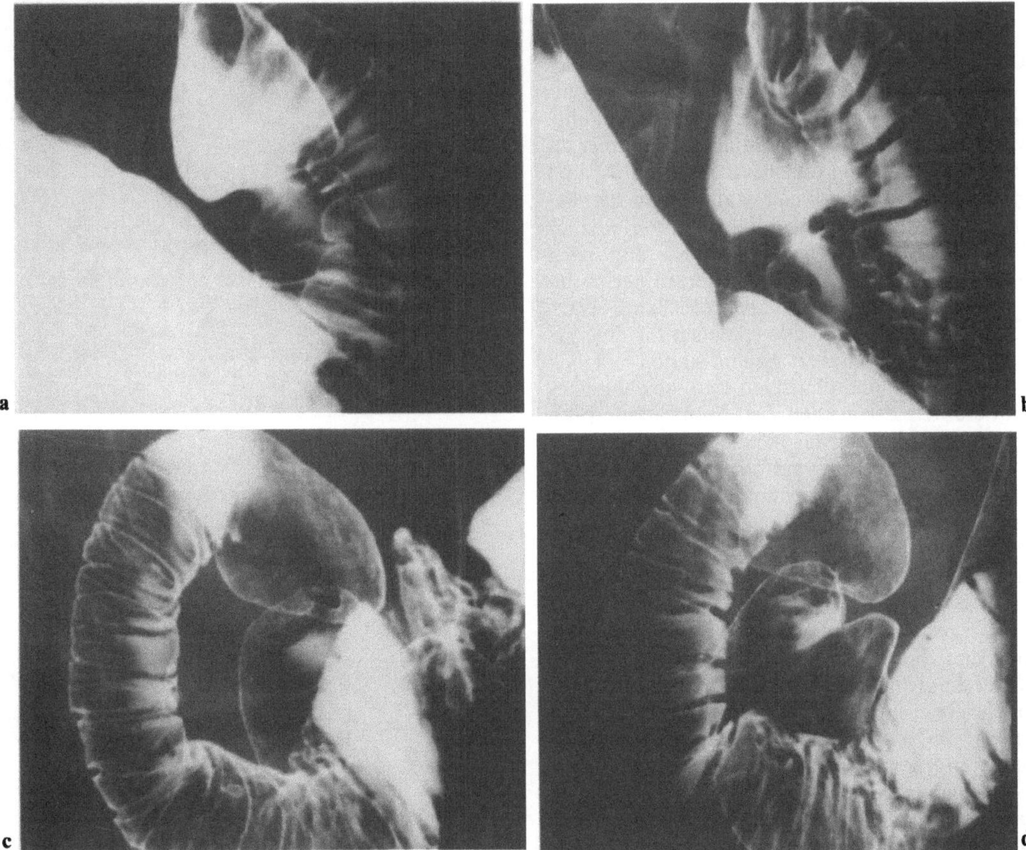

Abb. 14a–d. Zielaufnahmen des Duodenum im Doppelkontrast in **a** Bauchlage, **b** überdrehter Rechtsseitenlage. In Rückenlage: **c** 45° RAO Position, **d** 30° RAO Position

1.5 Angiographie

1.5.1 Indikationen

Die selektive Zöliakographie kann der Entdeckung der Blutungsquelle bei okkulten oder unklaren manifesten gastrointestinalen Blutungen dienen, sowie präoperativ vor Pankreas- bzw. Leberresektionen zur Darstellung der Gefäßanatomie (Nachweis einer Arteria hepatica aberrans) eingesetzt werden.

Kontraindikationen und *Stellenwert* siehe Jejunum und Ileum, Abschn. 1.5.2, 1.5.3.

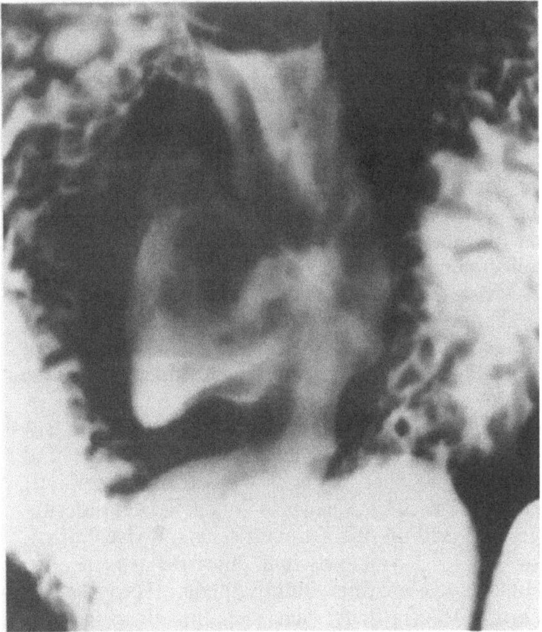

Abb. 15. Flaches Ulkus an der Hinterwand des Bulbus mit Randwall und zum Ulkus hin konvergierenden Falten (Aufnahme mit dosierter Kompression)

2 Ulcus pepticum duodeni

Das Ulcus duodeni ist die häufigste Erkrankung des Gastrointestinaltraktes, es tritt etwa viermal öfter als das Ulcus ventriculi auf [23]; Rezidive sind häufig. Die Erkrankungshäufigkeit bei Männern ist höher als bei Frauen, der Altersgipfel liegt zwischen 30 und 40 Jahren [61]. Die Oberbauchbeschwerden der Patienten sind gekennzeichnet durch eine Periodizität mit Frühjahrs- und Herbstgipfel, Besserung nach Nahrungsaufnahme und Druckschmerzen periumbilikal. Dauerschmerzen ohne Ansprechen auf Nahrungsaufnahme oder Antazida sprechen für eine **gedeckte Perforation,** schwere generalisierte, plötzlich auftretende Abdominalschmerzen und Abwehrspannung für die **freie Perforation.** Das Perforationsrisiko beträgt ca. 11%; bei etwa 10% aller Patienten ist die Perforation das erste Symptom; 50% aller Ulcera duodeni bluten [23]. Sie kommen oft multipel vor, mehr als 90% liegen innerhalb der ersten 3 cm distal des Pylorus, 5–10% postbulbär [8]. Ulzera jenseits der Papilla vateri sind extrem selten und treten meist im Rahmen des Zollinger-Ellison-Syndroms auf (in 0,1–1% Ursache für ein peptisches Ulkus [67]). Überwiegend sind die Ulcera duodeni kleiner als 1 cm. Riesenulzerationen mit bis zu 6 cm Durchmesser werden beschrieben, sie neigen häufig zu Blutungen.

Ätiologie und Pathogenese des Ulcus duodeni entsprechen weitgehend der des Ulcus ventriculi [8]. Einziges *radiologisch beweisendes* Kriterium des Ulkus ist die Ulkusnische. Zur Befundsicherung eignen sich *Aufnahmen* des Wanddefektes in tangentialer Darstellung und en face (Abb. 16a, b) sowie mit dosierter Kompression. Die röntgenologisch nachweisbare Tiefe des Ulkuskraters entspricht dem Niveauunterschied zwischen dem Ulkusgrund und der oberen Kante des Randwalls. Typisch für das frische Ulkus ist ein breiter, deutlich erhabener Ringwall mit meist glatten Konturen (Abb. 17). Heilt das Ulkus ab, so wird der Randwall flacher und verschwindet schließlich völlig. Gleichzeitig finden sich zunehmend radiär bzw. fächerförmig angeordnete, zum Ulkusrand hin konvergierende Falten (s. Abb. 15).

Meist heilt das Ulkus ohne röntgenologisch nachweisbare Narbe ab. Häufig findet sich aber auch ein zarter Faltenstern als Zeichen einer Ulkusnarbe (Abb. 18), der bei abgeheiltem Ulkus noch eine flache Mulde im Zentrum aufweisen kann (Abb. 19). In diesem Fall ist dann ohne Kenntnis des Verlaufs die Differentialdiagnose zwischen abheilendem Ulkus und Narbe nicht sicher möglich. Vor allem bei rezidivierenden Ulzerationen zeigen sich narbige Veränderungen des Bulbus mit symmetrischen („**Kleeblattbulbus**") und asymmetrischen divertikelartigen Abschnürungen einzelner Bulbusanteile („**Hartsche Taschen**"). Häufig findet sich auch eine einseitige Verkürzung der Bulbuskontur. Im Extremfall kann der Bulbus narbig so deformiert sein, so daß seine ursprüngliche Form nicht mehr nachweisbar ist. Die

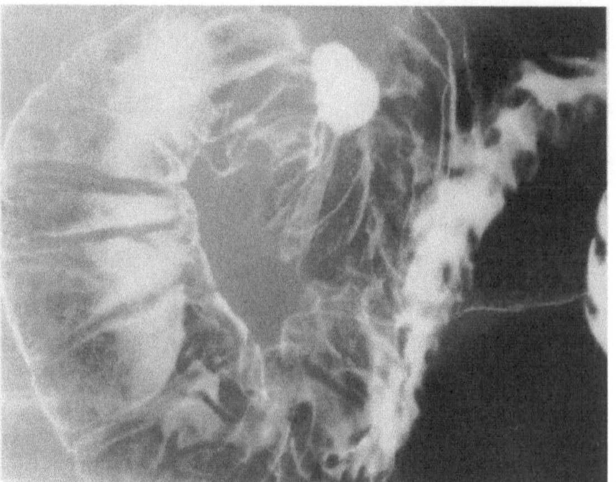

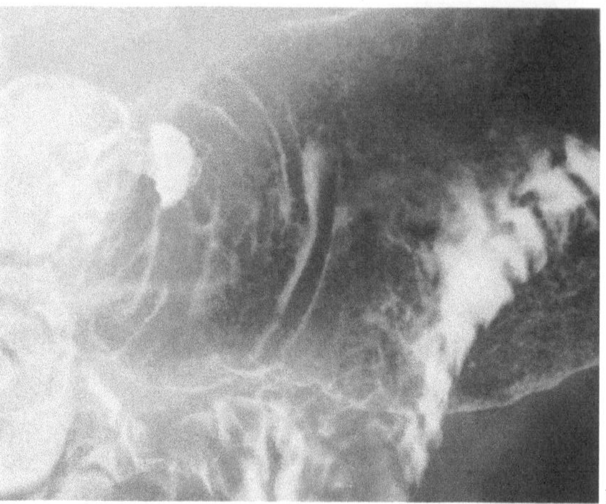

Abb. 16. a Tiefes Ulcus duodeni minorseits im Bulbus, Enface-Darstellung. Als Nebenbefund gute Darstellung der Papillenregion. **b** Tiefes Ulcus duodeni, tangentiale Darstellung

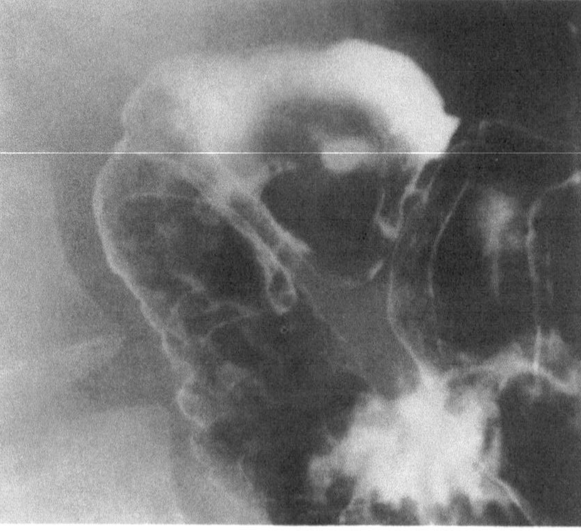

Abb. 17. Frisches Ulcus duodeni mit Nische und breitem Randwall, keine zur Nische konvergierenden Falten

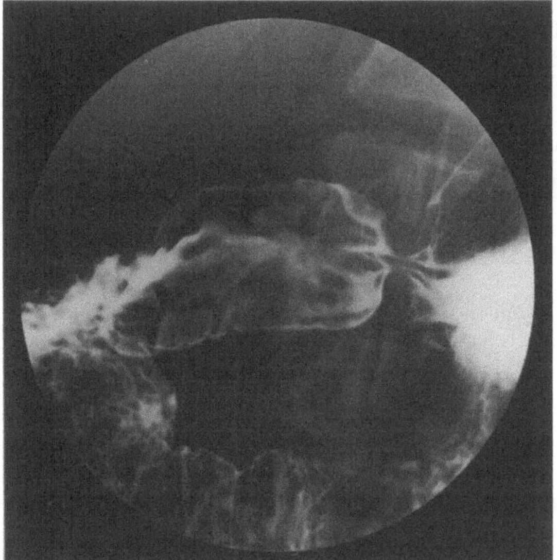

Abb. 18. Zarte sternförmige Narbe an der Bulbushinterwand

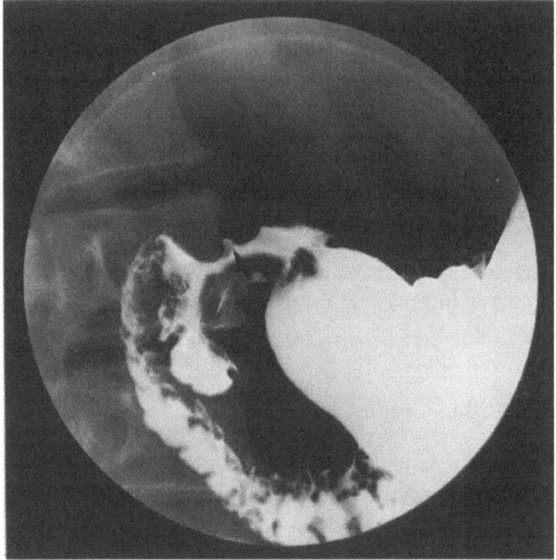

Abb. 20. Narbig massiv deformierter Bulbus duodeni mit kaudaler großer Tasche und kleiner Ulkusnische kranial (→)

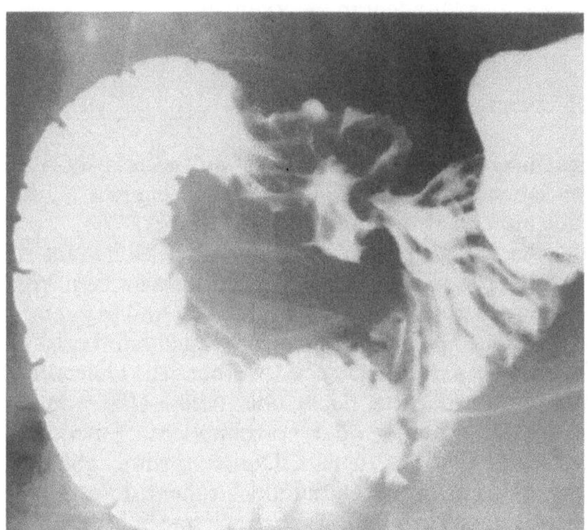

Abb. 19. Narbenbulbus, kein frisches Ulkus: sternförmig angeordnete Falten, in eine Narbenmulde mündend

Flexura duodeni superior und der Pylorus können in diesen narbig schrumpfenden Prozeß miteinbezogen sein. Schwierigkeiten kann radiologisch die Differenzierung zwischen Ulkusnische und einer Taschenbildung bei Narbenbulbus bereiten. Ist der Bulbus unter Ausbildung von Hartschen Taschen narbig stark deformiert, mißlingt der Nachweis eines Ulkus-Rezidivs (Abb. 20) innerhalb des Narbenfeldes in etwa 5% der Fälle. In diesen Fällen helfen Klinik und Schmerzangabe bei dosierter Kompression weiter.

Differentialdiagnostische Schwierigkeiten bereiten **Riesenulzera**, die als Bulbus fehlgedeutet werden können. Röntgenologische Kriterien für das Riesenulkus sind fehlende Schleimhautfalten, eine gleichbleibende Form und Größe der Nische sowie eine lang anhaltende Kontrastmittelfüllung [98].

Die **narbige Deformierung** des Bulbus selbst ist röntgenologisch besser als endoskopisch beurteilbar. Ulzerationen in einem stark deformierten Bulbus und kleine flache blutende Ulzerationen sind sowohl endoskopisch als auch radiologisch oft schwer erkennbar. Ein endoskopische Kontrolle des röntgenologisch nachgewiesenen Duodenalulkus ist nicht erforderlich, da es keine maligne Entartung des Ulcus duodeni gibt [8, 23].

3 Entzündungen

3.1 Duodenitis

Entzündliche Veränderungen der Duodenalschleimhaut treten als Begleitreaktion im Rahmen anderer Erkrankungen auf. **Eine eigenständige mit der Gastritis vergleichbare Entzündung der Duodenalschleimhaut existiert wahrscheinlich nicht** [60]. Die Diagnose muß unter Einbeziehung klinischer, endoskopischer und radiologischer Befunde im Einzelfall eingegrenzt werden.

Eine *Duodenitis* entsteht: beim Ulcus duodeni, bei bakteriellen, viralen oder parasitären *Infektionen*, bei Morbus Crohn, bei der eosinophilen *Enteritis*, im Rahmen von Durchblutungsstörungen, als Begleitreaktion bei Entzündungen von Nachbarorganen, im Rahmen von Duodenal- oder Jejunalstenosen, nach Strahlentherapie im Bereich des Oberbauchs und infolge chemisch-toxischer Noxen (Alkohol, Tabletten). *Röntgenologisch* finden sich abhängig von der Grunderkrankung vergröberte, quergestellte Falten, aphthoide Läsionen, kleinere oder größere Ulzerationen, Atonie des Duodenum und Fistelbildungen. Ein Spasmus des Bulbus, die beschleunigte Kontrastmittelpassage oder das „**Gießkannenphänomen**", das bei allen Adhäsionen des oberen Duodenalknies auftritt, sind nur indirekte Hinweise und als Einzelkriterium unzuverlässig.

3.2 Morbus Crohn

Ein Duodenalbefall bei *Morbus Crohn* tritt in weniger als 5% auf. Der Bulbus duodeni bleibt in der Regel ausgespart [68]. Man kann jedoch bei duodenaler Manifestation auch einen Befall des Bulbus, zumindest der Bulbusspitze sehen (Abb. 21a, b, c). *Röntgenologisch* finden sich im Duodenum, wie im übrigen Magen-Darm-Trakt, segmentäre Veränderungen mit aphthoiden Läsionen, linearen Ulzerationen, Pflastersteinrelief, Strikturen und Fisteln. In den meisten Fällen sind weitere Abschnitte des Dünndarms befallen. Die Artdiagnose eines isolierten Crohn-Befalls des Duodenum ist schwierig [65].

3.3 Lambliasis

Eine Infektion mit dem Protozoon Giardia Lamblia. Die Giardiazysten werden oral aufgenommen und entwickeln sich in der Schleimhaut des Duodenum bzw. des oberen Jejunum. Die Erkrankung ist klinisch gekennzeichnet durch plötzlich auftretende krampfartige Schmerzen im Epigastrium und wäßrige Durchfälle ohne Blut- oder Schleimbeimengungen. Die Diagnose wird durch Zystennachweis im Stuhl bzw. Duodenalsaft oder aus Schleimhautbiopsien gestellt. *Röntgenologisch* finden sich uncharakteristische entzündliche Veränderungen mit Faltenverdickung und- vergröberung sowie einer Lymphfollikelhyperplasie im Duodenum und Jejunum.

3.4 Eosinophile Gastroenteritis

Es handelt sich um eine schubweise verlaufende Erkrankung des Gastrointestinaltraktes unbekannter Ätiologie. Charakteristisch sind eine periphere Bluteosinophilie und eosinophile Infiltrationen der Darmwand ohne Vaskulitis. Es wurden drei Hauptmuster der Erkrankung identifiziert: a) überwiegender Befall der Schleimhaut, b) der Muskelschicht, c) der Subserosa. Die obstruktive Form (c) ist gekennzeichnet durch eine ausgeprägte Wandstarre und Stenosen im Bereich des Magens und proximalen Dünndarms. Das *röntgenmorphologische Bild* ähnelt dem des Morbus Crohn. Differentialdiagnostisch müssen Lymphome und diffuse Dünndarmerkrankungen wie der Morbus Whipple in Erwägung gezogen werden. Die Diagnose wird laborchemisch und histologisch gesichert.

3.5 Strahlenenteritis

Strahlenbedingte Läsionen am Duodenum sind selten. Sie treten als Folge einer Radiotherapie paraaortaler Lymphome, von Tumoren des rechten Nierenlagers bzw. des Pankreas auf. In Kenntnis der Anamnese ist die Diagnose zu stellen, obwohl die Symptome erst Monate oder Jahre nach der Strahlentherapie auftreten können. Im akuten Stadium zeigt sich das klinische Bild einer Duodenitis mit Oberbauchbeschwerden und okkulten Blutungen. Im chronischen Stadium finden sich klinisch die Zeichen der Obstruktion. *Radiologisch* sind im akuten Stadium lediglich unspezifische Faltenverdickungen (ischämisches Ödem), im chronischen Stadium eine glatt begrenzte Stenose des Duodenum zu erkennen.

3.6 Tuberkulose

Die *Tuberkulose* des Gastrointestinaltraktes gehört zu den seltenen Erkrankungen, sie bleibt in etwa $^3/_4$ der Fälle auf den Ileozäkalbereich beschränkt.

Der *röntgenologische Befund* am Duodenum ist vielfältig, da sich reparative neben destruktiven Vorgängen abspielen. Die Veränderungen sind segmentär angeordnet. Neben normalen Schleimhautbezirken finden sich z.B. polypöse Vorwölbungen, plateauförmige Konturdefekte, flache oder tiefere Ulzerationen mit asymmetrischer oder konzentrischer Einengung des Lumens sowie Fisteln. Die röntgenmorphologische Abgrenzung einer Duodenaltuberkulose gegenüber dem Morbus Crohn, Veränderungen bei Typhus abdominalis und Tumoren ist schwierig bis unmöglich.

4 Maldigestion, Malabsorption

Der Zufluß von Pankreasenzymen und Gallensäuren zur Nahrung erfolgt im Duodenum. Störungen der Synthese oder im Einfließen wie z.B. durch eine Verlegung der Papille bzw. Duodenalatonie im Rahmen des Syndroms der zuführenden Schlinge können *zur Maldigestion* führen. Eine Beteiligung des Duodenum im Rahmen von *Malabsorptionssyndromen*, wie Zöliakie, Morbus Whipple, Sklerodermie, Amyloidose und intestinale Lymphangiektasie ist möglich. Das röntgenologische Befallsmuster gleicht dem des übrigen Dünndarms (s. Kap. Jejunum und Ileum, 2.4 und 5).

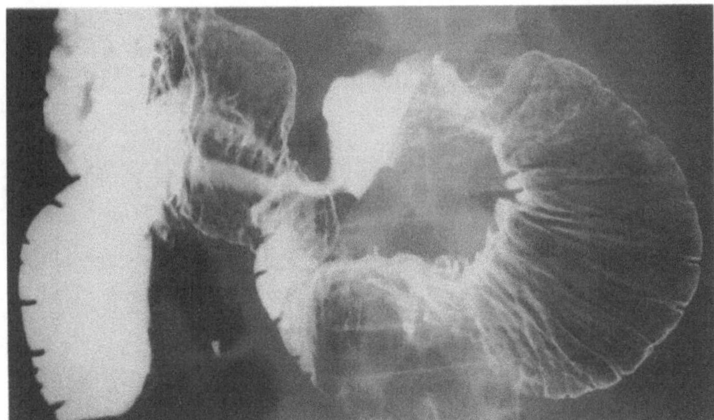

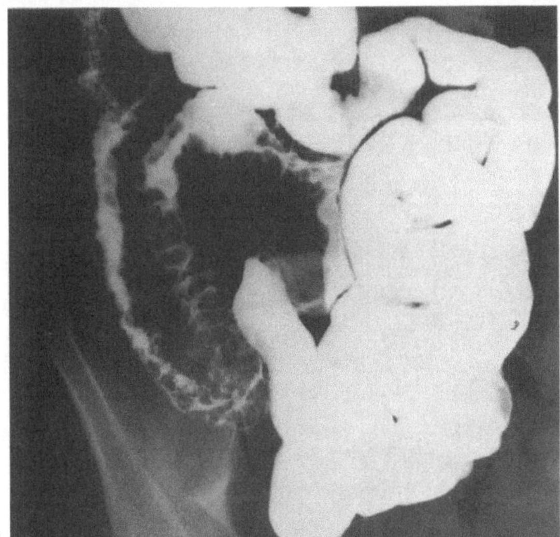

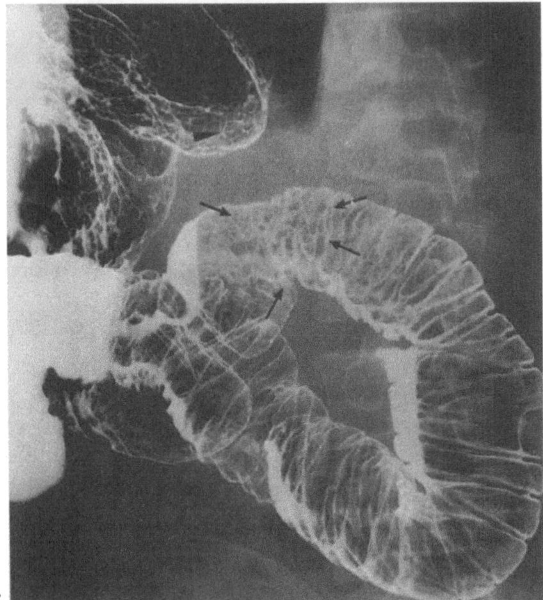

Abb. 21. a Entzündliche Veränderungen des Duodenum bei Morbus Crohn mit Befall des Bulbus und Pflastersteinrelief in der Pars horicontalis duodeni. **b** Ausgedehnter Crohn-Befall des terminalen und präterminalen Ileum beim gleichen Patienten. **c** Diskreter Crohn-Befall im Bereich der Bulbusspitze (→) bei gleichzeitigem Crohn-Befall des Magens mit aphthoider Läsion im Fundus (▶)

5 Vaskuläre Veränderungen

Klinisches Symptom *vaskulärer Veränderungen* am Duodenum sind manifeste oder okkulte gastrointestinale Blutungen. Der erste Schritt zum Nachweis der Blutungsquelle ist die Endoskopie. Bleibt sie erfolglos, kommen Sonographie, CT, Zöliakographie und MDP zum Einsatz.

5.1 Duodenalvarizen

Sie treten fast ausschließlich bei portaler Hypertension, in seltenen Fällen auch bei lange bestehendem Verschluß der Vena cava inferior und V. lienalis auf. In der *hypotonen Duodenographie* finden sich bandförmige oder polypoide submuköse Füllungsdefekte im Bereich des Bulbus und in der Pars descendens duodeni. Das Ausmaß des Umgehungskreislaufs läßt sich nur angiographisch – durch Zöliakographie und indirekte Splenoportographie – oder phlebographisch durch die untere Kavographie – verifizieren.

5.2 Gefäßmißbildungen

Angiodysplasien, Teleangiektasien im Rahmen des Morbus Osler und Hämangiome sind Ursache akuter oder okkulter gastrointestinaler Blutungen. Angiodysplasien sind im Duodenum sehr viel seltener als z.B. im Kolon. Endoskopisch erkennt man gelegentlich flächige, submukös gelegene Gefäßmißbildungen. Radiologisch findet sich in der hypotonen Duodenographie kein Korrelat, da sich die Angiodysplasie nicht über das Schleimhautniveau erhebt. Angiographisch bietet die Angiodysplasie dagegen ein charakteristisches Bild mit einem Gefäßkonvolut und einer aus diesem Areal früh abführenden Vene. Die flächigen submukös gelegenen Oslerknötchen werden nur endoskopisch diagnostiziert.

Hämangiome stellen sich in der hypotonen Duodenographie als submukös gelegene Füllungsdefekte

dar; sind sie nicht thrombosiert, ist angiographisch
ein charakteristisches Gefäßknäuel erkennbar.

5.3 Aortoduodenale und mesenterikoduodenale Fistel

Zu unterscheiden sind primäre von sekundären Fisteln. Primäre Fisteln entstehen durch Einbruch eines
Aneurysmas der Aorta abdominalis oder der Arteria
mesenterica superior in die Pars horizontalis oder die
Pars ascendens duodeni. Das Aneurysma kann durch
Arteriosklerose, spezifische oder unspezifische Aorti-
tis, durch Tumorinfiltration und Trauma bedingt
sein. In etwa 4% aller operierten Aortenaneurysmen
treten sekundär aortoduodenale Fisteln zwischen
dem Darmlumen und der Gefäßprothese im Rahmen
einer Infektion an der Gefäßnaht auf [11]. Die Diagnose wird endoskopisch, mit CT und/oder Angiographie gesichert. Bei starker Blutung (2–3 ml/min)
gelingt der direkte angiographische Nachweis der
Blutungsquelle [106].

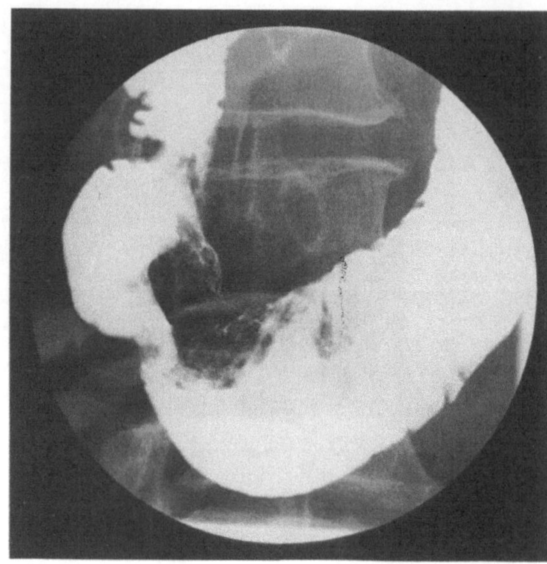

Abb. 22. Großer polypoider Tumor in der Flexura duodeni
inferior

5.4 Submuköse Blutungen

Submuköse Blutungen im Duodenum entstehen durch
direktes Trauma, angeborene bzw. erworbene Gerinnungsstörungen und Ischämie. Bei kleineren Hämatomen zeigt die *hypotone Duodenographie* verdickte
und verbreiterte Falten oder polypoide submuköse
Füllungsdefekte. Große Hämatome können zur Verlagerung des Duodenums führen, ihr Nachweis gelingt sonographisch oder computertomographisch.

6 Tumoren und tumorähnliche Läsionen

Dünndarmtumoren sind sehr selten. Insgesamt machen benigne und maligne Formen etwa 0,02–0,12%
aller Tumoren im Sektionsgut aus. Etwa 20% aller
Dünndarmtumoren liegen im Duodenum [20].

Benigne Dünndarmtumoren sind meist asymptomatisch und werden als Zufallsbefunde oder im Rahmen der Diagnostik bei okkulter gastrointestinaler
Blutung entdeckt. Im Gegensatz dazu verursachen die
meisten malignen Duodenaltumoren klinische Symptome. Man findet neben unspezifischen Oberbauchbeschwerden Zeichen der Obstruktion, Gewichtsverlust, Anämie oder akute gastrointestinale Blutungen;
bei fortgeschrittenen Tumoren auch palpable Resistenzen. Beim Papillenkarzinom ist das Leitsymptom
der Stauungsikterus.

Der Altersgipfel für **Malignome** liegt zwischen 50
und 70 Jahren. In der *hypotonen Duodenographie* finden sich sowohl bei benignen als auch bei malignen
Tumoren submuköse Füllungsdefekte (z.T. mit zen-

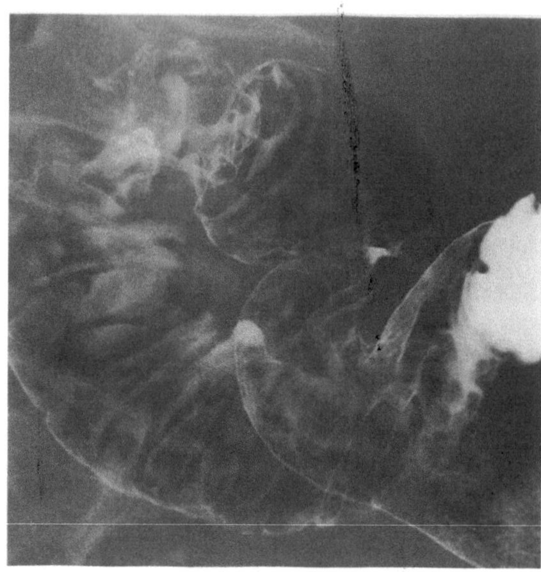

Abb. 23. Duodenalkarzinom mit hochgradiger postbulbärer
Stenose des Duodenum; infrapapilläres Divertikel

traler Ulzeration), breitbasig aufsitzende (Abb. 22)
oder gestielte polypöse Geschwülste, Stenosen
(Abb. 23), Wandstarren und – auch bei benignen Tumoren – größere Tumorzerfallskrater (Abb. 24). Tumoren ohne intraluminalen Anteil werden häufig als
Ulkus fehlinterpretiert. *Angiographisch* zeigen gut
vaskularisierte Tumoren wie das Leiomyom, Leiomyosarkom und Karzinoide, pathologische Gefäße

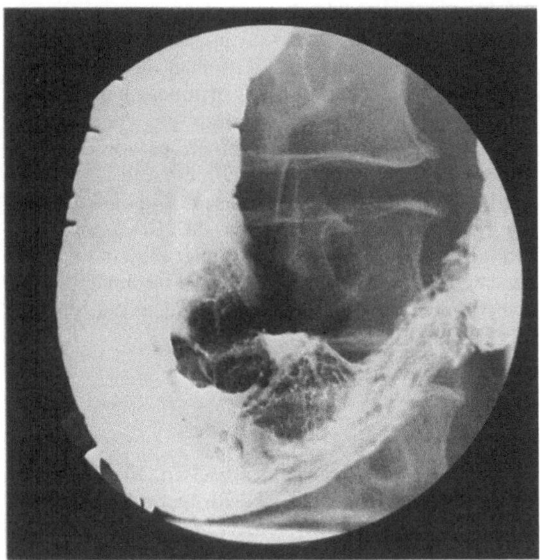

Abb. 24. Polypoider, teilweise exulzerierender Tumor in der Pars horicontalis duodeni

und früh abführende Venen. Die Darstellung extraluminaler Tumoranteile gelingt mittels Sonographie oder CT.

Als *präkanzeröse Läsionen* im Duodenum gelten *Adenome* und *Dysplasien in Polypen bei Peutz-Jeghers Syndrom*. Eine Auflistung der Duodenaltumoren in Anlehnung an die WHO findet sich in Tabelle 2.

6.1 Epitheliale Tumoren

Adenome sind im gesamten Dünndarm selten, am häufigsten treten sie im Duodenum auf [71]. Das *primäre Adenokarzinom* ist sehr selten, jedoch mit 90% der häufigste maligne Duodenaltumor [98]. Von diesem zu differenzieren sind Papillenkarzinome und peripapilläre Karzinome. *Röntgenmorphologisch* finden sich große Füllungsdefekte (Abb. 25), Ulzerationen, Wandstarre und Stenosen. Die Infiltration des Duodenum durch Tumoren anderer Organe ist nicht von einem primären Duodenalkarzinom differenzierbar.

6.2 Karzinoidtumoren

Etwa 9% aller gastrointestinalen *Karzinoide* finden sich im Duodenum, meist in der Pars superior und der Pars descendens duodeni. Häufigster Karzinoidtumor im Duodenum ist das G-Zell-Karzinoid (Gastrinom, Abb. 26a, b). Das argentaffine Karzinoid ist im Duodenum selten. Radiologisch wie endoskopisch stellen sich Karzinoide als polypoide submukös gelegene Tumoren dar. G-Zell-Karzinoide sind häufig sehr klein und können makroskopisch selbst bei klini-

scher Aktivität (Zollinger-Ellison-Syndrom) kaum auffindbar sein [107].

6.3 Nichtepitheliale Tumoren

Häufigster benigner, *nichtepithelialer Tumor* des Duodenum ist das Leiomyom. Eine röntgenologische Differentialdiagnose zu anderen submukösen Tumoren ist bei diesem gut vaskularisierten Tumor meist angiographisch möglich.

Tabelle 2. Tumoren und tumorähnliche Läsionen des Duodenum. (In Anlehnung an WHO; [71, 107] nach HERMANEK)

I. Epitheliale Tumoren

A. Benigne Adenom (tubulär, villös, tubulovillös)

B. Maligne Adenokarzinom (90%)
Muzinöses Adenokarzinom
Siegelringzellkarzinom
Undifferenziertes Karzinom
Unklassifiziertes Karzinom

II. Karzinoidtumoren (Tumoren des differenzierten endokrinen Systems)

1. G-Zell-Karzinoid (Gastrinom)

2. Enterochromaffinzell-Karzinoid (klassisches Karzinoid)

3. Andere Karzinoidtumoren (extrem selten)

III. Nichtepitheliale Tumoren

A. Benigne Leiomyom
Leiomyoblastom
Neurilemmom
Lipom
Gefäßtumoren
andere

B. Maligne Leiomyosarkom
andere

IV. Neoplasmen des blutbildenden und lymphoiden Gewebes
Non-Hodgkin-Lymphome, Morbus Hodgkin

V. Sekundäre Tumoren
Metastasen, Infiltration des Duodenums durch Tumoren anderer Organe

VI. Tumorähnliche Läsionen

A.   Hamartome
Peutz-Jeghers-Polyp
Juveniler Polyp

B.   Heterotopien
Pankreas
Magenschleimhaut

C.   Hyperplasie
Brunnersche Drüsen (Brunnerom)

D.   Benigner lymphoider Polyp (lymphoide Hyperplasie)

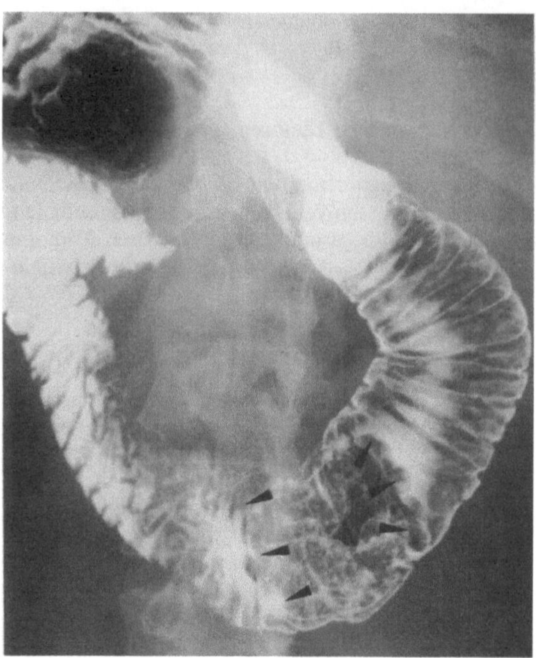

Abb. 25. Großer polypoider, teilweise exulzerierender Tumor in der Flexura duodeni inferior

6.4 Tumorähnliche Läsionen

Unter den *tumorähnlichen Läsionen* des Duodenum zeigt die Hyperplasie der Brunnerschen Drüsen („Brunnerome") röntgenologisch ein charakteristisches Bild mit multiplen kleinen polypoiden Füllungsdefekten im gesamten Bulbus (Abb. 27). Differentialdiagnostisch muß bei diesem Bild die kleinknotige lymphfollikuläre Hyperplasie in Erwägung gezogen werden. Größere solitäre Hyperplasien der Brunnerschen Drüsen mit bis zu 2 cm Durchmesser sind röntgenmorphologisch nicht von anderen polypoiden Läsionen abgrenzbar.

6.5 Sekundäre Tumoren

Metastasen im Duodenum sind selten. Nur bei multiplem Auftreten lassen sie sich röntgenmorphologisch von Primärtumoren differenzieren. Bilder mit kokardenartigen Füllungsdefekten zeigen Melanommetastasen und Metastasen des Kaposisarkoms.

Abb. 26. a Hypotone Duodenographie: Füllungsdefekt der Pars descendens duodeni minorseits mit Stenose durch ein malignes extrapankreatisches Gastrinom (operativ gesichert). **b** Angiographie: Truncus hepato-mesentericus, 4· 3 cm großer vaskularisierter Prozeß paravertebral rechts, der aus einer kräftigen Arterie der unteren Pankreasarkade versorgt wird (*Pfeil*)

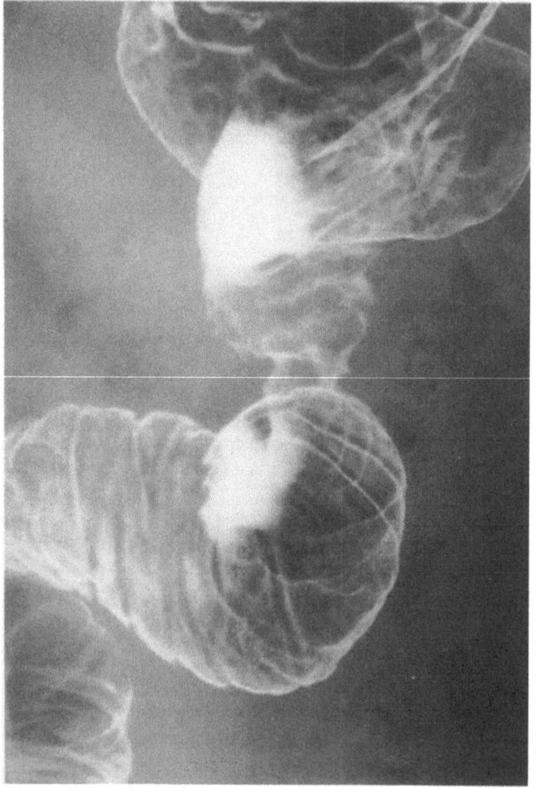

a

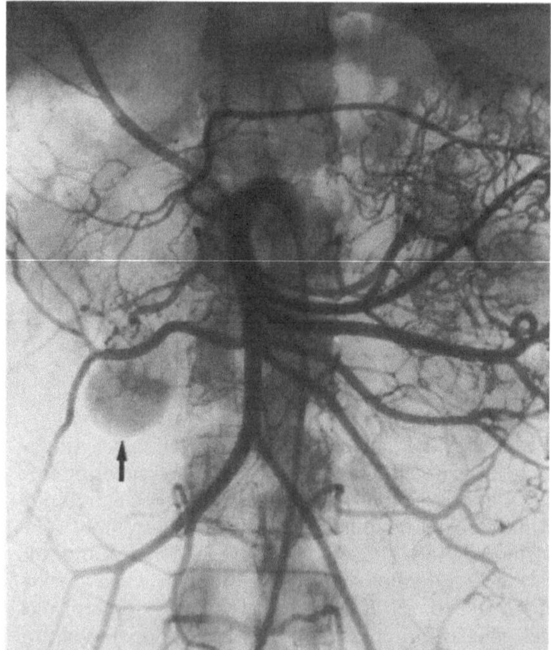

b

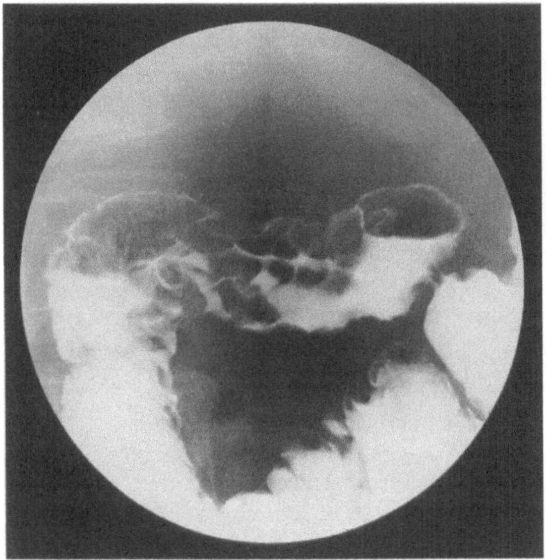

Abb. 27. Ausgedehnte Hyperplasie der Brunnerschen Drüsen mit multiplen polypoiden Füllungsdefekten in der Bulbusspitze und Pars superior duodeni

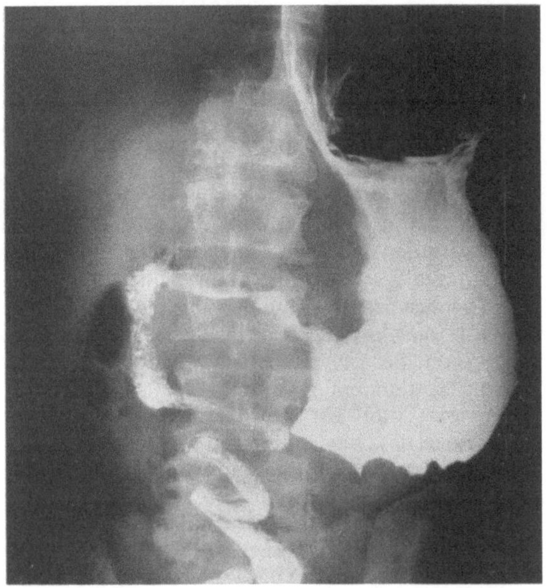

Abb. 28. Non-Hodgkin-Lymphom des Magens mit Infiltration des Duodenum und Übergreifen auf das obere Jejunum

7 Veränderungen des Duodenum durch Erkrankungen der Nachbarorgane

Erkrankungen von Nachbarorganen des Duodenum können zu röntgenologisch und endoskopisch faßbaren Wandveränderungen führen. Die Kenntnis der Topographie (vgl. Skizze 1, 2; Abb. 2a, d) erleichtert die röntgenologische Differentialdiagnose. Die weitere Klärung des Befundes erfolgt durch Sonographie und/oder Computertomographie, erforderlichenfalls durch die Kernspintomographie.

7.1 Magen

Benachbarte *Ulzerationen* im präpylorischen Antrum und Bulbus können durch Unterminierung des Pyloruskanals ineinander übergehen.

Antrumkarzinome können zwar die Bulbusbasis imprimieren, sie infiltrieren das Duodenum jedoch nur ausnahmweise. *Maligne Lymphome* des Magens dagegen wachsen oft infiltrierend vom Magen ins Duodenum über (Abb. 28).

Der *transpylorische Schleimhautprolaps* muß gegen prolabierende Antrumpolypen abgegrenzt werden. Dies gelingt in der MDP durch dosierte Kompression. Röntgenmorphologisch findet sich beim transpylorischen Schleimhautprolaps ein polypöser Füllungsdefekt an der Bulbusbasis, dessen Form („Regenschirm") und Größe während der Untersuchung variiert.

7.2 Leber

Eine allgemeine *Hepatomegalie* oder die isolierte Vergrößerung des Lobus quadratus führen zur Kompression des Bulbusdaches. Ulcera duodeni können in die Leber penetrieren.

7.3 Gallenblase – Gallenwege

Das *Empyem* oder der *Hydrops* der Gallenblase führen zur Pelottierung der Pars descendens duodeni von rechts lateral. Im Rahmen einer *Cholezystitis* kann eine begleitende Duodenitis mit Duodenalatonie entstehen. Die Perforation eines Ulcus duodeni in die Gallenblase ist möglich, häufiger sind Perforationen von *Gallensteinen* ins Duodenum. Röntgenologisch findet sich dann eine Aerocholie. Differentialdiagnostisch müssen Gallenwegsoperationen, Papillotomie und Cholangitis mit gasbildenden Bakterien in Betracht gezogen werden. *Choledochuszysten* oder die *Dilatation des Ductus choledochus* durch Abflußstörungen führen zu einer bandförmigen Impression der Pars superior duodeni von dorsal (Strnadscher Riegel). Sowohl bei entzündlichen als auch bei *tumorösen Prozessen* ist die Papille vergrößert und unregelmäßig konturiert.

7.4 Pankreas

Pankreaserkrankungen werden in der hypotonen Duodenographie erst bei stärkerer Vergrößerung des Kopfes oder bei entsprechender topographischer Beziehung der Raumforderung (Rinnenpankreatitis!) manifest. *Röntgenmorphologisch* finden sich sowohl beim Pankreastumor als auch bei der Pankreatitis, einzeln oder in Kombination, Zeichen der Schleimhautinfiltration mit Konturunregelmäßigkeiten, Doppelkonturen und Wandstarre sowie eine Aufweitung der duodenalen C-Schlinge mit Pelotteneffekt (Abb. 29), das Frostbergsche Zeichen (eine bikonkave Impression der inneren Zirkumferenz des Duodenum: Epsilonkonfiguration) und *irreguläre Duodenalstenosen* (Abb. 30), teilweise mit Ulzerationen. Eine Atonie des Duodenum kann bei akuter Pankreatitis auftreten. Das Pankreas anulare verursacht meist eine glatt begrenzte Stenose (Abb. 31).

Keines der genannten Zeichen läßt eine sichere Differentialdiagnose zwischen Malignom und benignem Prozeß zu, so daß die weitere Diagnostik zur Differenzierung zwischen Entzündung und Tumor mittels Sonographie, MRT, ERCP und CT erfolgen muß.

7.5 Gefäße

Aneurysmen der Aorta abdominalis (bei sehr schlanken Patienten auch die Wirbelsäule) können durch Kompression des Duodenum von dorsal zur Pelottierung und zur Lumeneinengung im Bereich der Pars

horizontalis führen. Bei sehr schlanken Patienten, solchen mit Bauch-Aortenaneurysma oder starker Lordose, kann es zu einer Stenosierung der Pars descendens duodeni infolge einer *arteriomesenterialen Kom-*

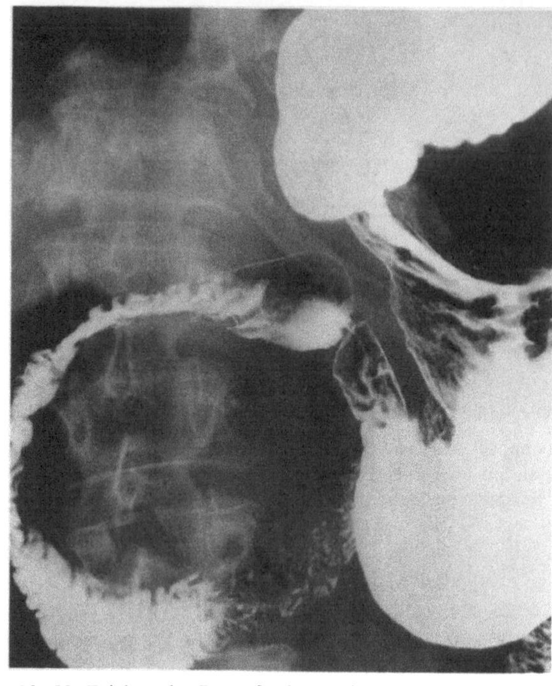

Abb. 29. Zeichen der Raumforderung im Pankreaskopf mit Vergrößerung der duodenalen C-Schlinge: Pankreaskopfzyste

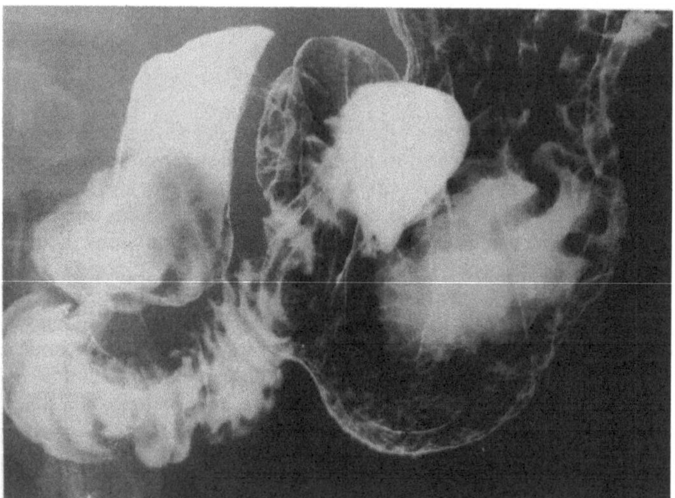

Abb. 30. Zirkuläre, kurzstreckige Stenose der Pars descendens duodeni bei chronischer Pankreatitis

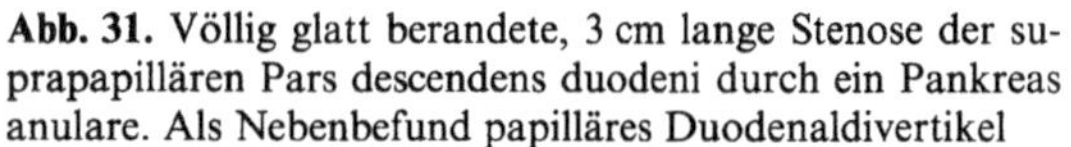

Abb. 31. Völlig glatt berandete, 3 cm lange Stenose der suprapapillären Pars descendens duodeni durch ein Pankreas anulare. Als Nebenbefund papilläres Duodenaldivertikel

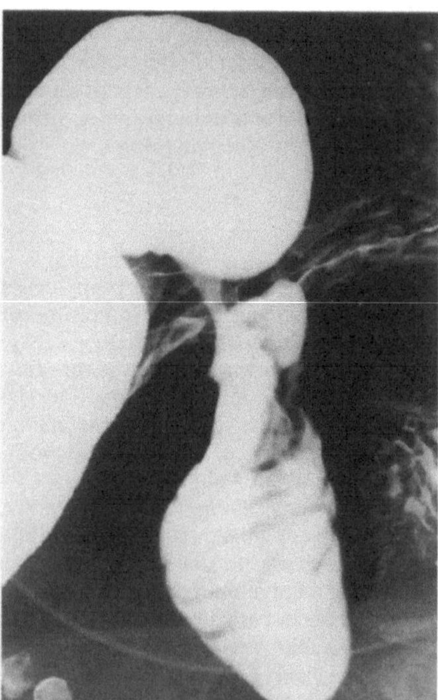

pression kommen. Das Duodenum ist dabei zwischen dem ventral liegenden steil nach kaudal ziehenden mesenterialen Gefäßstiel und der dorsal liegenden Aorta komprimiert. Beweisend für die arteriomesenteriale Kompression ist die Aufhebung der Duodenalstenose in Knie-Ellenbogenlage. In dieser Lage wird durch den nach ventral fallenden Mesenterialstiel der Abgangswinkel der Arteria mesenterica superior aus der Aorta vergrößert und damit die Stenose aufgehoben.

Jejunum und Ileum

W. RÖDL

1 Untersuchungsmethoden

1.1 Übersichtsaufnahmen
bzw. orientierende Durchleuchtung des Abdomen

1.1.1 Indikationen

Ausschluß einer Perforation, eines akuten Dünn- und Dickdarmileus, von Bariumbreiresten im Abdomen und einer Linksherzdekompensation (vor Dünndarmdoppelkontrast!). Verdacht auf chronisch-rezidivierenden Dünndarmileus.

1.2 Sonographie

H. WORLICEK

1.2.1 Indikationen

Nachweis und orientierende Beurteilung der Ausdehnung chronisch-entzündlicher oder tumoröser, wandinfiltrierender Dünndarmerkrankungen sowie deren Komplikationen (Abszesse, Stenosen und Fisteln). Verlaufskontrollen bei bekannten Dünndarmerkrankungen. V.a. Invagination, Volvulus und Ileus, vorgeschaltet zur oder bei kontraindizierter Breipassage.

1.2.2 Stellenwert

Die Sonographie des Dünndarms ist ein orientierendes Untersuchungsverfahren und in hohem Maße von der Erfahrung des Untersuchers abhängig. Sie kann die radiologische Dünndarmdiagnostik keinesfalls ersetzen. So sind z.B. Schleimhautveränderungen nicht beurteilbar. Die Sonographie ist eine Alternative in all den Fällen, in denen sich weiterführende diagnostische Verfahren verbieten. Untersuchungshindernisse sind starker Meteorismus und starke Schmerzen (die Luft ist durch dosierte Kompressionen nicht aus dem Sichtfeld zu verlagern), frische Narben, Platz-

bäuche, Drainagen, Stomabeutel und Verbände. Der Ausschluß einer Dünndarmerkrankung ist sonographisch nicht möglich, womit die Grenzen der Methode aufgezeigt sind.

1.3 Dünndarmdoppelkontrasteinlauf (DDK)

1.3.1 Indikationen

Häufigste *Indikation* ist in unserem Krankengut [84] „Verdacht auf" oder „Verlaufskontrolle bei Morbus Crohn" (34%), gefolgt von „Tumorsuche" (25%), „Unklare gastrointestinale Blutung" (11%), „Malabsorptions-Syndrom" (8%) und „Unklare Bauchbeschwerden" (7%); ferner Diarrhöen unklarer Genese und rezidivierender Subileus des Dünndarms. Die Indikationen lassen sich in sog. dünndarmspezifische (wie Verdacht auf Morbus Crohn oder Malabsorptionssyndrom) und nicht dünndarmspezifische (wie Tumorsuche oder unklare gastrointestinale Blutung) unterteilen.

1.3.2 Kontraindikationen

Absolute sind nachgewiesene oder vermutete Perforation und Dickdarmileus. Als *relative* gelten der akute Dünndarmileus. Ferner alle Erkrankungen bei denen eine kurzfristige Erhöhung der Flüssigkeitszufuhr den Patienten gefährden kann, wie Herzinsuffizienz, schwere Hypertonie, oligurische Niereninsuffizienz und dekompensierte Leberzirrhose.

1.3.3 Patientenvorbereitung [91]

1. Röntgenologische oder endoskopische Untersuchung des oberen (fakultativ) und unteren (obligat!) Gastrointestinaltraktes: Ausschluß einer für die Sonde nicht passierbaren Duodenalstenose und einer Dickdarmstenose (mechanischer Bariumileus!).
2. Absetzen peristaltikhemmender Medikamente wie Sedativa, Psychopharmaka, Durchfallmittel und Spasmolytika zwei Tage vor der Untersuchung.
3. Darmreinigung: Ein volles Zäkum wirkt als Passagebremse: die benötigte Kontrastmittelmenge bis zur Füllung des Zäkums wird größer, die Untersuchungszeit länger, die Strahlenbelastung höher und die Aussage geringer. Die Darmschlingen im Unterbauch sind bei kotgefülltem Zäkum schlechter frei zu projizieren.
4. Am *Vortage der Untersuchung* leichte schlackenarme Kost und Laxantien.
   Verbotene Speisen sind: Vollkornprodukte, Kartoffeln, Gemüse, Früchte, Salate, Fleisch.
   Erlaubte Getränke sind: Schwarzer Kaffee (mit Zucker), Tee (mit Zucker, ohne Milch!), Limo-

nade ohne Kohlensäure, helle fettarme Bouillon, Wasser, Mineralwasser ohne Kohlensäure. Gesiebte Fruchtsäfte, Fruchtgetränke.
5. Am *Untersuchungstag* kommt der Patient nüchtern zur Untersuchung. Kein Frühstück. Nicht rauchen. Blase nicht entleeren: Eine volle Blase hebt das Ileum aus dem kleinen Becken.

1.3.4 Untersuchungsgang

- Abdomen-Durchleuchtung zum Ausschluß einer Perforation, eines akuten Dünn- und Dickdarmileus sowie von Kontrastmittelresten.
- Kontrastmittelschluck zur Markierung des Pylorus bei schwieriger Intubation.
- Rachenanästhesie (Xylocain-Spray) bei peroralem bzw. Oberflächenanästhesie der Nasenschleimhaut (Xylocain-Spray und -Gel) bei transnasalem Einführen der Sonde.

Abb. 32. a DDK: Korrekte Sondenlage. Die beiden Führungsdrähte in der Camussonde sind über dem Pylorus (*P*) vorgeschoben. Der Metallkopf der Sonde selbst liegt weit jenseits des Treitzschen Bandes (*TR*). Teile des vorab verabreichten Gastrografinschluckes zur Markierung des Pylorus finden sich schon in der ersten Jejunalschlinge. **b** Rollerpumpe zur quantitativen Steuerung der Fließrate von Bariumsulfat im Behälter *A* und Doppelkontrastmedium im Behälter *B*. Behälter *A* und *B* sind durch ein Y-Stück vor der Pumpe verbunden und können wahlweise angeschlossen werden. *C* = Anschluß für die eingeführte Duodenalsonde

- Rumpfbeuge des Patienten zum prophylaktischen „Umschöpfen" einer Funduskaskade.
- Einführen der Sonde: dickere und damit leichter steuerbare Sonden werden transoral bei angezogenem Kinn (Sonde schluckt sich leichter) eingeführt. Dünnere (Durchmesser 2,8 mm), mit Spezialmandrain und Stahlseele ausgestattete Sonden, werden meist transnasal eingeführt.
  Die korrekte Lage der Sondenspitze jenseits des Treitzschen Bandes ist für die Vermeidung eines duodenogastralen Refluxes vorteilhaft. In knapp 3,4% der Untersuchungen [84] ist die Dünndarmsondierung aufgrund anatomischer und postoperativer Verhältnisse (Kaskadenmagen, Magenvolvulus, operierter Magen) erschwert. Eine korrekte Lage der Sonde gelingt in 92% [84] (Abb. 32a).
- Instillation des Kontrastmittels und des Doppelkontrastmediums.
  Als Kontrastmittel kommt ca. 500 ml einer mit Leitungswasser auf ein spezifisches Gewicht von 1,2–1,3 [91] verdünnten und mit einem Entschäumer versetzten Bariumsulfat-Suspension zum Einsatz.
  Instillation der Bariumsulfatsuspension unter Durchleuchtungskontrolle.
  Eine konstante Fließrate von 70–100 ml/min läßt sich am besten mittels maschineller Instillation z.B. mit einer Rollerpumpe (Abb. 32 b) erzielen. Bei Hypermotilität erfolgt eine Erhöhung und bei Hypomotilität eine Reduzierung der Fließrate.
- Hat die Kontrastmittelspitze das mittlere Ileum erreicht, beginnt die Doppelkontrastdarstellung.

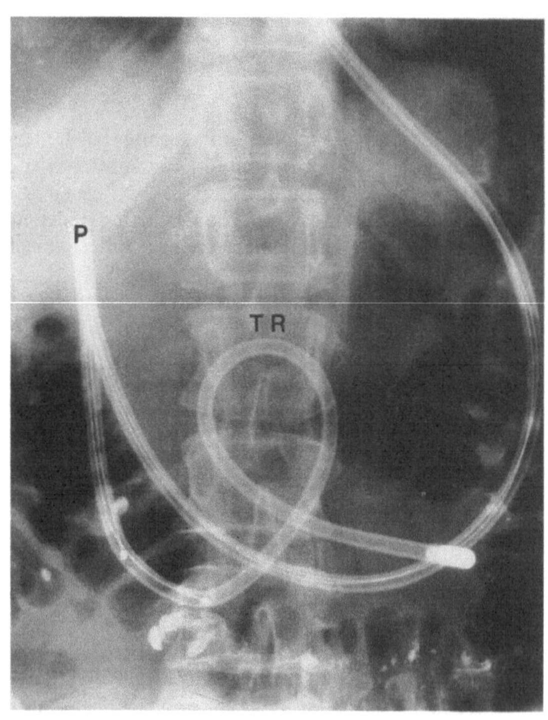

a

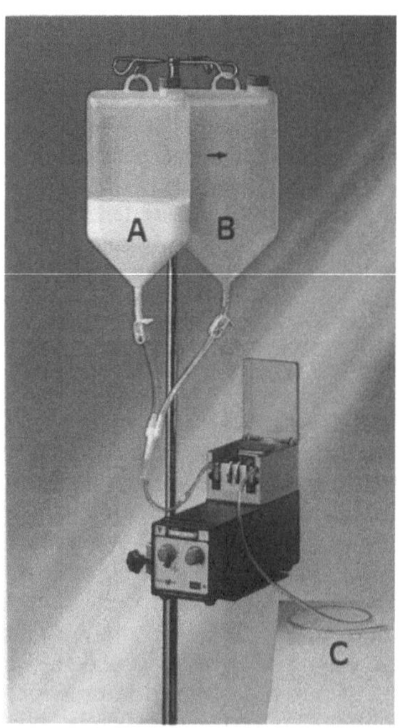

b

Nun folgt ein kombiniertes Vorgehen: zum einen wird das Fortschreiten der Kontrastmittelspitze durch den distalen Dünndarm beobachtet, das proximale Jejunum und terminale Ileum im Monokontrast dokumentiert; zum anderen der fortschreitende Doppelkontrast vom Jejunum bis zur Ileozäkalregion.

Für den Doppelkontrast werden eine Methylzellulosesuspension oder eine Lösung aus HP 7000 (ein Polysaccharid aus einer hochmolekularen Guarinfraktion) verwendet.

Das Distensionsmittel gewährleistet einen gleichmäßigen transparenten Kontrastmittelfilm über 10–20 min. Dabei werden in der Mehrzahl der Untersuchungen Darstellungen des Feinreliefs (Zottenmuster) erreicht.

1.3.5 Technische Daten

Strahlenbelastung: Die Hautdosis liegt beim DDK im Vergleich mit der MDP höher (im Verhältnis 1:0,6).

Die Gonadendosis liegt im Bereich der Dosis von Irrigoskopien und unterhalb der Belastung für Untersuchungen der LWS und des Sakrum sowie für Ausscheidungsurogramme.

1.3.6 Komplikationen

Duodenogastraler Reflux mit schwallartigem Erbrechen tritt, bei korrekter Sondenlage in 3,2%, auf [84]. Die Verwendung eines ionischen wasserlöslichen Kontrastmittels zum Nachweis von Dünndarmstenosen bei chronischen Subileuszuständen ist obsolet: Das hygroskopische ionische Kontrastmittel kann durch Wassereinstrom zur immensen Dilatation der Darmschlingen und damit zur Notfalloperation führen.

Die Bariumaspiration in die Lungen durch eine Fehlsondierung der Trachea und eine Perforation durch die Sonde fand bei über 4000 Untersuchungen nicht statt.

Aufklärung des Patienten über kurzfristige Diarrhöen aufgrund der hohen Wasserzufuhr. Da im Anschluß an die Untersuchung eine plötzliche, zwingende Entleerung häufig ist, sollte der Patient etwa 1/2 Std. in der Abteilung bleiben.

1.3.7 Normalbefund

Beim Dünndarmkontrasteinlauf (DDK) ist das Zäkum bei einer Einlaufgeschwindigkeit von 70–100 ml/min und einer Kontrastmittelmenge von ca. 500 ml in 6–10 min erreicht. Etwa $^1/_3$ der Jejunum-

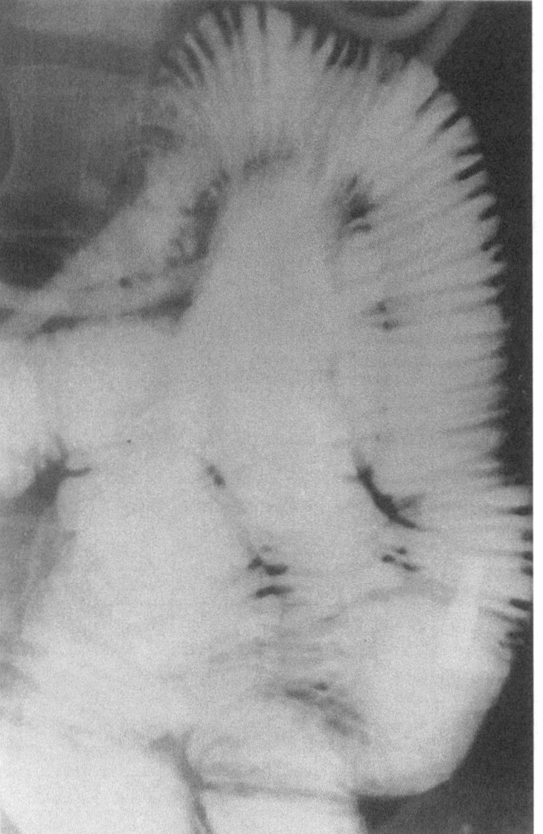

a

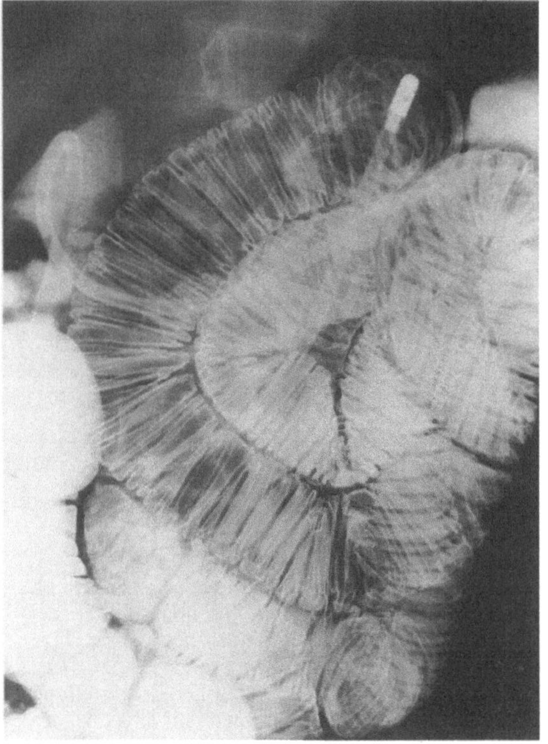

b

Abb. 33. DDK: Regelrechtes Relief der Kerckring-Falten im Monokontrast (**a**) und im Doppelkontrast (**b**)

schlingen sind kontrahiert. Die Kerckringschen Falten sind im Jejunum höher und mehr zirkulär, im Ileum niedriger und mehr spiralförmig (Abb. 33–35). Die quantitativen Parameter des normalen Dünndarms für Lumenweite, Zahl, Abstand, Dicke und Höhe der Falten und für die Wanddicke sind in Tabelle 3 zusammengefaßt. Bei einiger Erfahrung des Untersuchers bringt die Einzel-Bestimmung dieser Parameter keine diagnostische Zusatzinformation zur „Blickdiagnose".

Tabelle 3. Morphologische Parameter des normalen Dünndarms: Zusammenstellung nach eigenen Beobachtungen und Literaturangaben. (POSSEL [75]; HERLINGER [43]; SELLINK [90])

Morphologische Dünndarm-parameter		Jejunum		Ileum		
		Proximal	Distal	Proximal	Distal	Terminal
Lumenweite (cm)	75	4,3	3,7	3,0	2,7	2,1
	43	<4,5	<4,0	<3,0	<3,0	<3,0
	90	<4,0	2,5–3	2,0–3,5	<3,0	
Faltenzahl pro 5 cm	75	9 pro 5 cm		9 pro 5 cm		
	43	8–12 pro 5 cm		6–10 pro 5 cm		
Faltenabstand	90	1–6 mm		7–12 mm		
Faltendicke (mm)	75	~1,6		~1,3	~1,3	~1,5
	43	<2,0		<1,7	<1,7	<1,7
	90	2,5–3	2	1	1	1
Faltenhöhe (mm)	90	3–6				
Wanddicke (mm)	75	1,4				
	43	<2				
	90	1–1,25				

1.3.8 Stellenwert

Der DDK ist die effektivste Methode zur Beurteilung der Morphologie des gesamten Dünndarms [75]. Bei Berücksichtigung aller Indikationen beträgt die Häufigkeit pathologischer Röntgenbefunde 34,4% [84]. Sie erhöht sich bei gezielter klinischer Fragestellung (dünndarmspezifische Indikationen) auf 58%, bei der

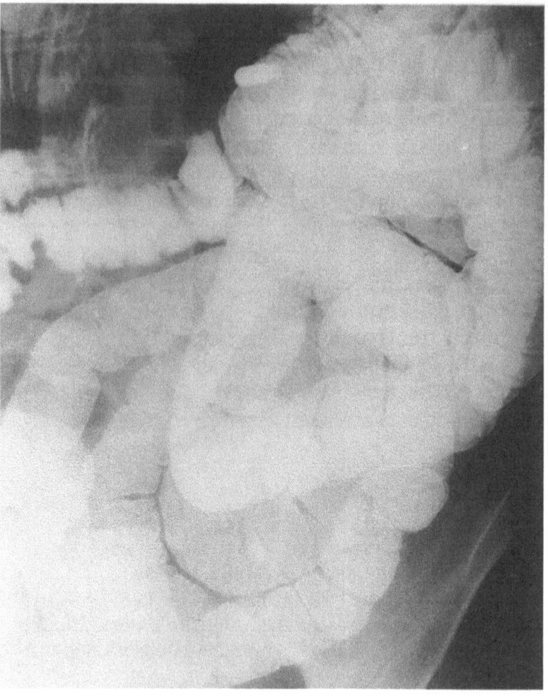

Abb. 34. DDK: Übersichtliche Darstellung der Darmschlingen am Übergang Jejunum/Ileum im Doppelkontrast trotz Überlagerung

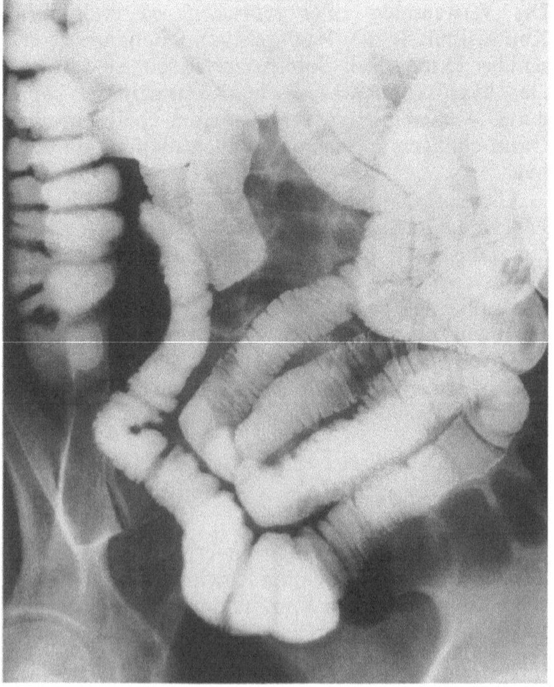

Abb. 35. DDK: Übersichtliche Darstellung des distalen und terminalen Ileum im Monokontrast

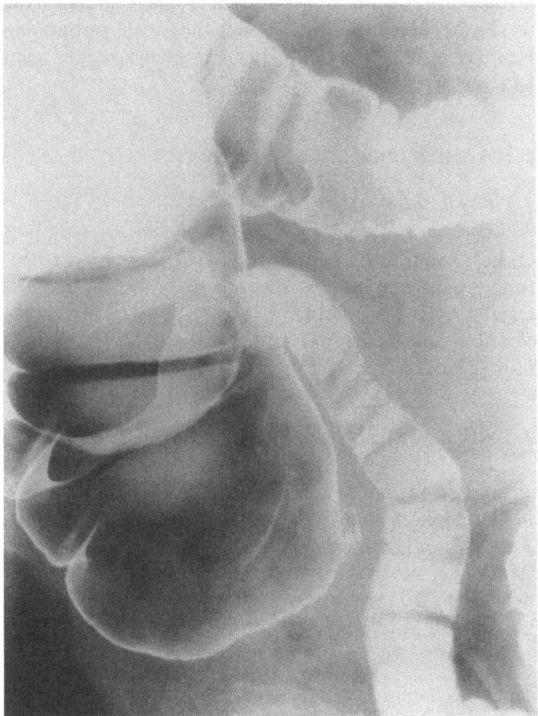

Abb. 36. Retrograde Darstellung der Ileozäkalregion und des terminalen Ileum mittels Doppelkontrasteinlauf. Normalbefund

Verlaufskontrolle bekannter Dünndarmerkrankungen (z.B. Morbus Crohn, Malabsorptionssyndrom) auf 73%, wobei in 97% die Artdiagnose der pathologischen Veränderungen gestellt werden kann [84].

Die Indikationsstellungen „Tumorsuche" und „unklare gastrointestinale Blutung" sind dagegen unergiebiger. Bei der Tumorsuche sollte der DDK als letzte diagnostische Maßnahme, bei der Blutungssuche erst nach der Angiographie eingesetzt werden.

Das terminale Ileum, Hauptlokalisation entzündlicher Veränderungen, erfordert gelegentlich zusätzliche Untersuchungen: z.B. die gezielte perorale Darstellung mittels MDP; den retrograden Doppelkontrast mit Luft nach peroraler Breipassage mittels MDP oder DDK, das sog. „perorale Pneumokolon" [52]; die retrograde Füllung mittels Kolondoppelkontrast (Abb. 36) und, im Einzelfall, die endoskopische retrograde Ileographie, die sog. ERI [32]. Ein „second look" nach der ersten Entleerung des Patienten läßt häufig die vorher nicht überlagerungsfrei darstellbare terminale Ileumschlinge sehr gut erfassen.

Insgesamt zeigt der DDK eine *Sensitivität* von 85% und eine Spezifität von 97%. Er ist somit eine effektive Screening-Methode, vor allem zur Ausschlußdiagnostik [84]. Die niedrig erscheinende Sensitivität muß insofern relativiert werden, als zu den falsch-negativen Röntgendiagnosen auch klinische

Krankheitsbilder ohne zu erwartendes pathomorphologisches Substrat, wie etwa eine Laktoseintoleranz gezählt wurden. Der DDK ist der MDP hinsichtlich Abbildungsqualität und diagnostischer Aussage signifikant überlegen (Tabelle 4 und 5).

Tabelle 4. DDK Verteilung der 4 Qualitätsstufen auf die 5 einzelnen Dünndarmabschnitte (737 Patienten, 3685 Darmabschn.) [84]

Qualitätsstufen der Dünndarmdarstellung		Gut (%)	Ausreichend %	Ungenügend %	Nicht dargestellt %
Jejunum	Proximal	67,8	84,3	3,3	4,6
	Distal	73,7	20,4	1,5	4,5
Ileum	Proximal	68,0	24,2	3,1	4,7
	Distal	38,5	43,0	13,4	5,0
	Terminal	49,7	27,5	16,8	6,0

Signifikante Unterschiede $P \leq 1\%$

1.4 Magen-Darm-Passage (MDP)

1.4.1 Indikationen

- siehe DDK;
- gezielte Analyse des terminalen Ileum bei unklarem DDK-Befund.
- Verkaufskontrollen von Dünndarmveränderungen, die vorher durch DDK gesichert wurden (z.B. Morbus Crohn des terminalen Ileum);
- wasserlösliche (ionische) Kontrastmittel können bei mechanischen Dünndarmstenosen mit Ileus peroral (keinesfalls als Enteroklysma!) eingesetzt werden.

1.4.2 Kontraindikationen

Absolute Kontraindikationen für jegliche Anwendung einer Bariumsulfatsuspension sind die Perforation, der akute Dünndarmileus, die Dickdarmstenose bzw. der Dickdarmileus.

Als *relative Kontraindikationen* sind Dünndarmstenosen mit chronisch-rezidivierenden Subileuszuständen anzusehen. Hier kommt das Enteroklysma mit verdünntem Bariumsulfat zum Einsatz.

1.4.3 Patientenvorbereitung

Am *Vortage* schlackenarme Kost (keine blähenden Speisen, nur Suppen, Breie, Milch!). Laxative Maßnahmen sind nicht erforderlich. Wichtig ist ausreichende Flüssigkeitszufuhr.

Der Patient kommt nüchtern zur Untersuchung. Nicht rauchen!

1.4.4 Untersuchung

Bewährt hat sich das „sondenlose Enteroklysma" nach Pringot [77] mit der fraktionierten Verabreichung von insgesamt 450–700 ml einer 25%igen Bariumsuspension. Während der Transitzeit von $1–3^1/_2$ h werden Übersichtsaufnahmen und Zielaufnahmen unter Durchleuchtung angefertigt. **Komplikationen** treten nicht auf.

1.4.5 Stellenwert

Der Stellenwert der fraktionierten Dünndarmpassage, als sondenloses Enteroklysma ergibt sich beim Vergleich mit dem DDK.

Dem *Vorteil* der einfacheren Durchführung steht eine Reihe von *Nachteilen* gegenüber:

1. Es entfällt die kontinuierliche Beobachtung der Kontrastmittelspitze: Momentaufnahmen des Dünndarms in Halbstunden – bis Stundenabstand erlauben oft nur eine ungenügende und inkomplette Information. Gefahr „blinder Stellen!"
2. Die Untersuchungszeit ist länger als beim DDK.
3. Das Kontrastmittel flockt oft schon im gesunden Dünndarm, in der Regel aber bei pathologischen Veränderungen des Darminhaltes z.B. im Rahmen eines Malabsorptionssyndroms, aus. Das führt zu Artefakten und zu falschen diagnostischen Schlußfolgerungen.
4. Die Beurteilbarkeit der proximalen und mittleren Dünndarmabschnitte ist beim Vergleich mit dem DDK eindeutig schlechter. Dies geht aus Tabelle 4 und 5 hervor [84].
5. Ein Vergleich der Strahlenbelastungen bei der MDP und beim DDK spricht für den primären Einsatz des DDK [84].

Tabelle 5. Häufigkeit nicht beurteilbarer Darmabschnitte bei MDP und DDK (118 Patienten, 590 Darmabschn.) [84]

Darm-abschn.	Jejunum		Ileum		
	proxi-mal	distal	proxi-mal	distal	terminal
DDK	3 (2,6%)	1 (0,9%)	8 (7,0%)	21 (18,4%)	22 (19,3%)
MDP	39 (34.2%)	26 (22,8%)	35 (29,7%)	55 (46,6%)	20 (17,5%)

Aus den genannten Nachteilen ergibt sich folgende *klinische Konsequenz:* Der DDK sollte als Screening-Methode die MDP und das sondenlose Enteroklysma ablösen. Beide sind nur dann eine Alternative, wenn der DDK kontraindiziert ist oder nicht gelingt.

Die fraktionierte Dünndarmpassage bleibt eine wertvolle Methode zur Beurteilung des terminalen Ileum bei unklarem DDK-Befund, insbesondere beim Morbus Crohn.

1.5 Angiographie

1.5.1 Indikationen

Okkulte oder unklare manifeste gastrointestinale Blutung, postprandiale Beschwerden (chronische Mesenterialinsuffizienz), akuter Mesenterialgefäßverschluß, Verdacht auf Karzinoid, präoperativ in der Pankreas- und Leberchirurgie.

1.5.2 Kontraindikationen

Absolute: bei vitaler Indikation keine, anderenfalls bei Quickwert unter 50%, Kreatinin über 1,5 mg%. *Relative:* allgemeine allergische Disposition, bekannte Kontrastmittelunverträglichkeit; Patientinnen über 50 Jahre mit Knotenstruma (kompensiertes autonomes Adenom!), bekannte Hyperthyreose.

1.5.3 Stellenwert

Die diagnostische Zöliakographie und Mesenterikographie ist heute eine risikoarme, unverzichtbare Methode bei der Klärung einer unklaren gastrointestinalen Blutung (Angiodysplasie, Leiomyom bzw. Leiomyosarkom), beim Verdacht auf Karzinoid, bei der Aufdeckung eines Verschlusses bzw. einer Stenose des Truncus coeliacus, eines akuten Mesenterialgefäßverschlusses und einer chronischen Mesenterialinsuffizienz.

Nachweis und Lokalisation der intestinalen Blutung gelingen bei einem extravasalen Kontrastmittelaustritt von 1–2 ml pro Min.

Koloskopie (intraluminale Tumoren, umschriebene Teleangiektasien) und Mesenterikographie (submuköse Angiodysplasie) sind bei der gastrointestinalen Blutung komplementäre Methoden.

Die Darstellung von Kollateralkreisläufen bei Verschlüssen der viszeralen Arterien gelingt nur angiographisch.

1.6 Computertomographie (CT)

1.6.1 Indikationen

1. Unklares Wandödem bzw. diffuse Wandinfiltration: mesenteriale Obstruktion, tumorös oder entzündlich, venös oder lymphatisch?
2. Stenose, Impression oder Verlagerung ohne/mit Infiltration: lokaler (Adhäsion, Lipom, Zyste, Serom, Abszeß, Lymphom) oder generalisierter Prozeß (Lymphome, Metastasen)?

3. Komplikationen des Morbus Crohn: Ausmaß der parenteralen mesenterialen Infiltration. Psoasabszeß.
4. Primärer Dünndarmtumor (z.B. Karzinoid): Ausmaß der parenteralen bzw. mesenterialen Ausdehnung. Nachweis von Lebermetastasen.

1.6.2 Stellenwert

Die CT ist eine aussagekräftige, nichtinvasive weiterführende Untersuchungsmethode. Sie zeigt die extraluminale Ausdehnung eines primären Dünndarmprozesses und deckt seine Komplikationen (z.B. Abszesse bei Morbus Crohn) auf. Sie klärt oft Ätiologie (Dichtemessung!) und Ausmaß einer extraintestinalen Raumforderung oder einer mesenterialen Infiltration mit Dünndarmbeteiligung, z.B. bei einer Peritonealkarzinose. Sie erfaßt Leber- und Bauchwandmetastasen sowie einen begleitenden Aszites. Im Gegensatz zur Sonographie wird ihre Aussage durch Adipositas und Meteorismus, Verbände, Wunden, Narben und starke Behaarung nicht wesentlich eingeschränkt (Abb. 37).

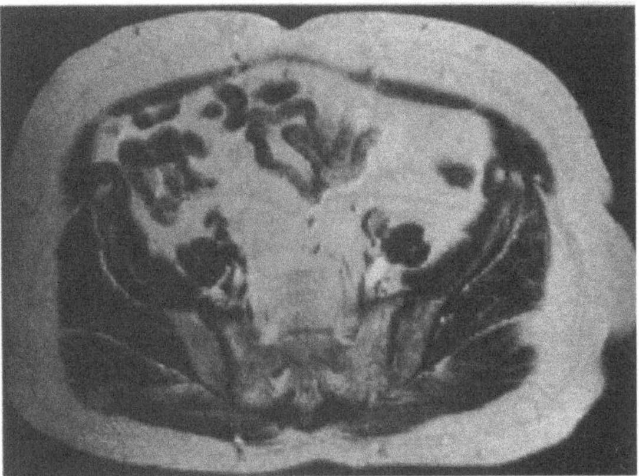

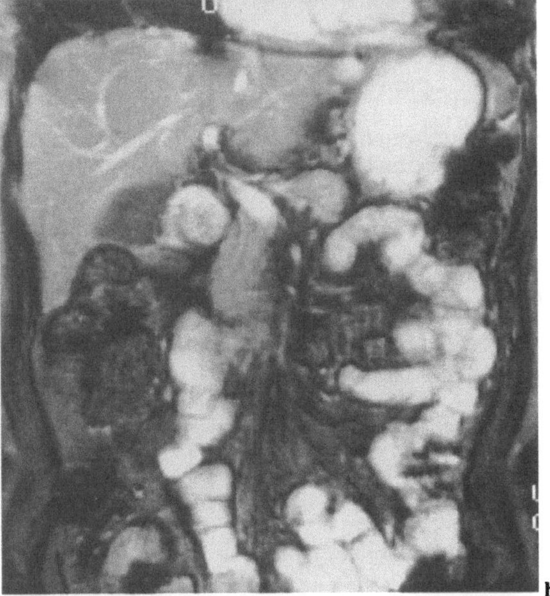

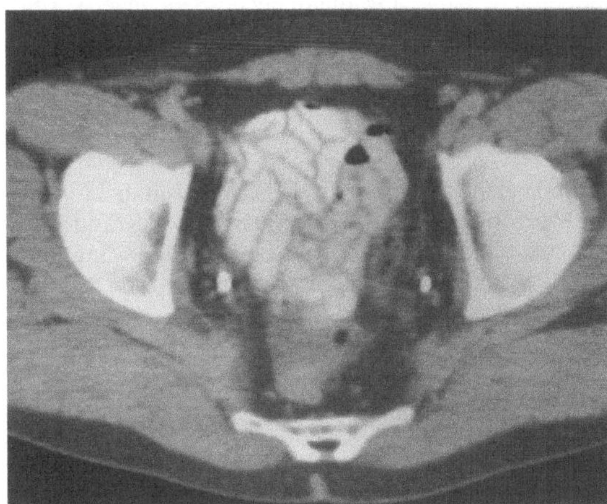

Abb. 37. CT des Beckens. Mit 2%igem Gastrografin gefüllt stellen sich die Dünndarmschlingen unauffällig dar. Beidseits hell kontrastiert die Ureteren im prävesikalen Abschnitt

---

Abb. 38. a Kernspintomogramm: Querschnitt durch den Unterbauch (Spin-Echo-Mode: Repetitionszeit T_R 600 ms; Echozeit T_E 60 ms). Das subkutane wie das intraperitoneale Fett stellen sich signalstark hell dar. Dunkel, bandförmig die Darmschlingen. **b, c** Koronares Kernspintomogramm durch das Abdomen nach Applikation eines paramagnetischen Kontrastmittels (Gadolinium DTPA, Schering) intravenös und peroral. Schnelle Gradienten-Echo-Sequenz in Atemstillstand (Flash 40°, T_R 80 ms, T_E 12 ms). Im ventraleren Schnittbild **(b)** gute Darstellung des Dünndarms mit der Mesenterialwurzel, im dorsaleren Schnittbild **(c)** sind gleichzeitig retroperitoneale Strukturen wie die Aorta mit der Bifurkation erfaßt

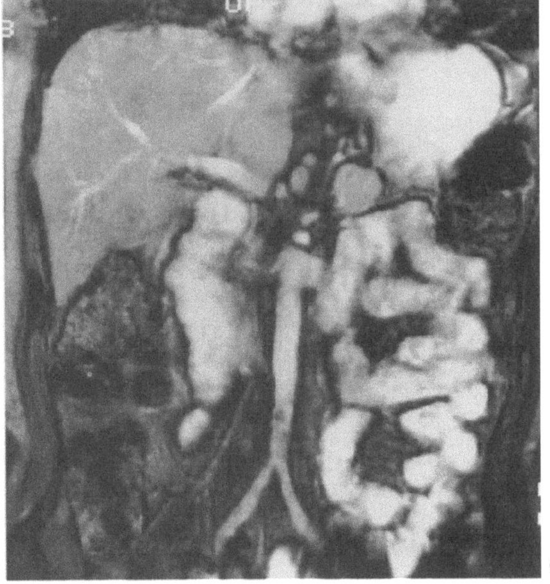

Die CT-geführte Feinnadelpunktion erlaubt die histologische Einstufung retroperitonealer, intrahepatischer aber auch intraperitonealer Prozesse (Abszeß, Metastase, Lymphom).

1.7 Magnetische Resonanztomographie (MRT)

1.7.1 Definition

Ein neues bildgebendes Verfahren, das, ohne ionisierende Strahlen, nach dem Prinzip der kernmagnetischen Resonanz, dreidimensionale Schnittbilder des menschlichen Körpers im Querschnitt, koronaren und sagittalen Längsschnitt erstellen kann (Abb. 38a) [82, 83].

1.7.2 Indikationen

Sie entsprechen prinzipiell denen der Computertomographie (s. Abschn. 1.6.1); darüber hinaus ist die MRT bei Mesenterialvenen- und Pfortaderthrombose vorteilhaft anwendbar (Abb. 38b, c).

1.7.3 Kontraindikationen

Absolute: Patienten mit Herzschrittmacher oder Metallimplantaten (insbesondere intrazerebrale Gefäßclips).
Relative: Fehlende Patientenkooperation (Bewegungsartefakte), ängstliche Patienten (Klaustrophobie), intubierte (mangelnde Überwachung) und schwerkranke Patienten (lange Untersuchungszeit).

1.7.4 Vorbereitung des Patienten

Nüchtern wegen der häufigen Notwendigkeit einer intravenösen Applikation von Kontrastmitteln (z.B. Gadolinium DTPA).

1.7.5 Untersuchung

Die Magnetische Resonanz (MR) beruht auf einer Wechselwirkung von magnetischen Atomkernen mit starken äußeren Magnetfeldern. Derzeit werden lediglich die Protonen des Wasserstoffs im Körper zur Bildgebung herangezogen. Die Stärke des empfangenen Kernresonanzsignals ist von der Konzentration der Wasserstoffprotonen im untersuchten Querschnitt, ihrer Bindung im Gewebe, (z.B. als freies, bzw. als an Eiweiß oder Fett gebundenes Wasser) und von der Bewegung der Protonen während der Untersuchung (Protonenfluß) abhängig.

In Kenntnis der gewählten Meßsequenz läßt die Größe des Kernresonanzsignales eine empirische Gewebsdifferenzierung, z.B. in seröse oder blutige Flüssigkeit, Fett, solide Tumoren oder Gefäße zu.

1.7.6 Kontrastmittel

Das paramagnetische Kontrastmittel Gadolinium DTPA-Dimeglumin kann intravenös, peroral, rektal und intravesikal appliziert werden.

Die enterale Applikation soll, ähnlich wie in der CT, eine möglichst vollständige Markierung des Magen-Darm-Traktes bewirken.

1.7.7 Stellenwert

Die MRT leistet Ähnliches wie die CT. Methodisch ist die Ortsauflösung der MRT geringer (Bewegungsartefakte), die Kontrastauflösung höher als bei der CT. Überlegen ist die MRT bei der Darstellung von Gefäßen (Mesenterialvenen, Vena porta), die sich schon nativ, ohne Kontrastmittelapplikation darstellen. Die MRT wird möglicherweise die indirekte Mesenterikographie z.B. bei der Aufdeckung einer Mesenterialvenenthrombose ablösen. Lebermetastasen intestinaler Tumoren, z.B. beim Karzinoid, werden sicher erkannt. Die Ergebnisse der abdominellen MRT nach Kontrastierung des Magen-Darm-Traktes unter Anwendung kurzer Meßsequenzen im Sekundenbereich (sog. Gradientenecho-Sequenzen) sind sehr erfolgversprechend.

2 Allgemeine Pathologie

Dünndarmerkrankungen zeigen grundsätzliche *funktionelle* Störungen und *morphologische* Veränderungen, manchmal krankheitsspezifisch und diagnoseweisend, häufiger jedoch in uncharakteristischer Kombination und Vielfalt.

2.1 Funktionsstörungen im DDK

Sie führen zu Änderungen von Tonus und Motilität des Dünndarms und verändern den Darminhalt hinsichtlich Menge und Zusammensetzung.

2.1.1 Erhöhter Tonus

Bei *erhöhtem Tonus* der Darmwand sind die Kerckringschen Falten pro Darmabschnitt vermehrt, ihr Abstand ist verringert.

2.1.2 Motilitätsstörungen

Diese sind allgemein am besten im Jejunum zu beurteilen. Ein hypermotiler Darm erfordert eine höhere Einlaufgeschwindigkeit und umgekehrt. Hypo- und Hypermotilität können für sich, in Kombination, lokal oder generalisiert auftreten. Eine Erkrankung mit primärer Hypermotilität kann im fortgeschrittenen

Stadium zum hypomotilen Darm führen, wenn die tieferen Muskelschichten und Nervenplexus zerstört werden (Tabelle 6).

2.1.3 Hypomotilität

Hypomotilität findet sich häufiger als Hypermotilität. Die Transitzeit ist verlängert, der Kontrastmittelbedarf ist zum Erreichen des Zäkums erhöht. Die Darmlumina sind weitgestellt (Tabelle 6a).

Eine *generelle Hypomotilität* ist meist medikamentös induziert (Abb. 39). Sie findet sich aber auch bei neurologischen, hormonellen und stoffwechselbedingten Erkrankungen sowie bei Intoxikationen (s. auch Abschn. 3.2). Sie geht mit nichtentzündlichen Wandveränderungen (s. Abschn. 3.4) sowie mit wandzerstörenden Entzündungen (Abschn. 3.5) einher.

Zur *lokalen Hypomotilität* führen mechanische Obstruktionen, lokale Ischämien mit Wandhämatomen und Malabsorptionssyndrome (Zöliakie, Amyloidose).

2.1.4 Hypermotilität

Sie tritt öfter generell als lokal auf (Tabelle 6b). Die Transitzeit ist verkürzt und der Kontrastmittelbedarf reduziert. Mehr als $^1/_3$ der Jejunalschlingen sind kontrahiert. Die Darmlumina sind durchschnittlich enger (Abb. 40).

Eine *generelle Hypermotilität* ist meist psychogen (irritabler Darm) bedingt. Sie findet sich aber auch bei hormonellen Störungen (z.B. Hyperthyreose, s. Abschn. 3.2), bei Entzündungen (s. Abschn. 3.5), beim Malabsorptionssyndrom (s. Abschn. 3.8), bei der Ischämie der Darmwand (s. Abschn. 3.7), bei Allergien (s. Abschn. 3.6) und beim Diabetes (s. Abschn. 3.2).

Merke: Hyperperistaltik mit Lumeneinengung bei Ischämien und Allergien, mit Lumendilatation beim Malabsorptionssyndrom.

Eine *lokale Hyperperistaltik* kommt vor bei Parasitosen, Nahrungsmittelallergien, im Bereich von Karzinoiden und Divertikeln (Meckel-Divertikel!), bei Entzündungen (auch beim Morbus Crohn), und segmentalen Ischämien (s. Abschn. 3.7).

Tabelle 6a. Funktionsstörungen im DDK – Hypomotilität des Dünndarms

Kriterien im DDK
1. Passagezeit verlängert
2. Kontrastmittelbedarf erhöht
3. Schlingen dilatiert, besonders im Jejunum
4. Kontraktionen vermindert, besonders im Ileum

Mögliche Ursachen
1. Meist medikamentös: Spasmolytika, Analgetika, Sedativa, Tranquilizer, Antidiarrhöika
2. Neurologisch: alkoholische Polyneuropathie, amyotrophische Lateralsklerose, multiple Sklerose, Naish-Syndrom: auch Hypermotilität
3. Metabolisch: Hypothyreose, Hyperparathyreoidismus
4. Diabetes (mit Durchfällen!), auch Hypermotilität
5. Elektrolytstörungen: Hypokaliämie, Hyperkalzämie
6. Reflektorisch: abdominelle Schmerzen, Peritonitis
7. Intoxikationen: Urämie, Bleivergiftung
8. Kongenital: Idiopathische intestinale Pseudoobstruktion
9. Langdauernde (!) mechanische Obstruktion (L)
10. Diffuse Wandinfiltration:
 – Amyloidose (L)
 – Lymphome, Lymphödem (L)
 – Venöse Stauung
 – Fortgeschrittene (!) Kollagenosen (Sklerodermie) (L)
 – Fortgeschrittene (!) Entzündung (z.B. Morbus Crohn) (L)
 – Wandhämatom (traumatisch, Antikoagulantien) (L)

(L) = auch lokal auftretend

Tabelle 6b. Funktionsstörungen im DDK – Hypermotilität des Dünndarmes

Kriterien im DDK
1. Passagezeit verkürzt
2. Kontrastmittelbedarf reduziert
3. Schlingen meist enggestellt (Ausnahmen 9–11)
4. Mehr als $^1/_3$ der Jejunalschlingen in Kontraktion

Mögliche Ursachen bei verengtem Lumen:
1. Psychogen: Angst, Erregung

2. Hormonell: Hyperthyreose

3. Entzündungsprozesse (auch Morbus Crohn)

4. Ischämie
 – Vaskulitis (Kollagenosen, Strahlenenteritis)
 – Adhäsionen
 – Intermittierende Hernien
 – Chronische Mesenterialinsuffizienz

5. Allergien: Nahrungsmittel, Würmer, Lamblien

6. Divertikel (z.B. Meckel-Divertikel)

7. Hormonproduzierende Tumoren (z.B. Karzinoid)

8. Tumoren ohne Obstruktion

(3–8: auch lokal)

Ursachen bei erweitertem Lumen:
9. Malabsorption

10. Exokrine Pankreasinsuffizienz

11. Beginnende (!) mechanische Obstruktion

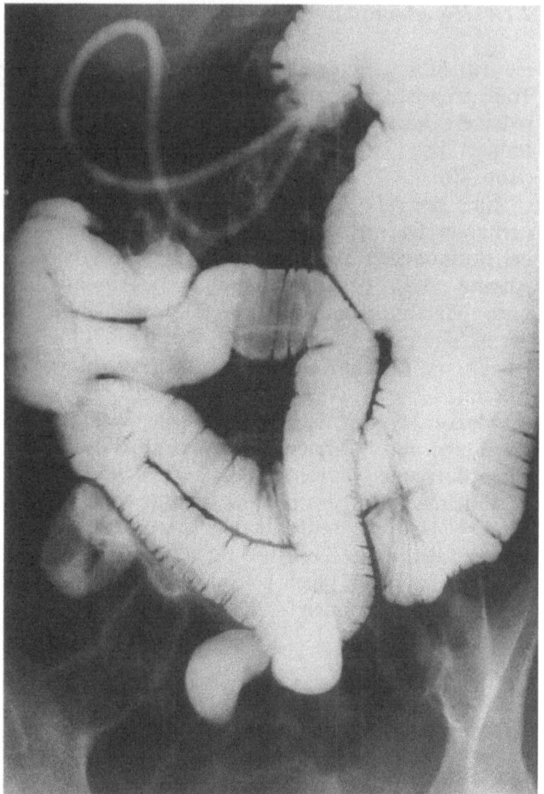

Abb. 39. DDK: Medikamentös induzierte Hypotonie und Hypomotilität des Dünndarms nach Einnahme von einem Zäpfchen Ergo-Lonarid am Morgen vor der Untersuchung. Nach Instillation von 1200 ml Bariumsuspension ist erst das proximale Ileum erreicht

2.1.5 Vermehrter Flüssigkeitsgehalt des Darms

Ausflockung und Verdünnung des Kontrastmittels sind bei der fraktionierten Dünndarmpassage oftmals technisch bedingte Artefakte, bei einem suffizient durchgeführten DDK immer pathologisch und Hinweis auf eine *Hypersekretion von Schleim und Verdauungssäften.* Ursache können eine mechanische Obstruktion (Darmkonturen scharf, prästenotische Darmatonie), eine Entzündung (Wandkonturen unscharf, Darm hypermotil), eine entzündliche Stenose oder ein Malabsorptionssyndrom sein.

2.2 Allgemeine Pathomorphologie im DDK (Tabelle 7)

2.2.1 Änderungen der Lumenweite ohne/mit Darmverformung

Hierzu zählen die *eingeschränkte Entfaltbarkeit* des Darmes (Entzündungen, Fibrose, Lymphome), *Stenosen*: kurzstreckig (Ulcus simplex, Karzinoid)

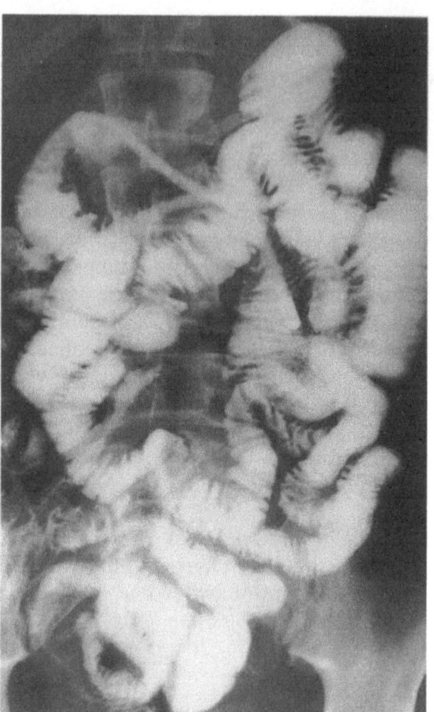

Abb. 40. DDK: Hypermotiler Dünndarm: trotz erhöhter Einlaufgeschwindigkeit von 150 ml der verdünnten Barium-Sulfat-Suspension pro Minute ist die rechte Flexur bereits nach 5 min erreicht. Ursache psychogen

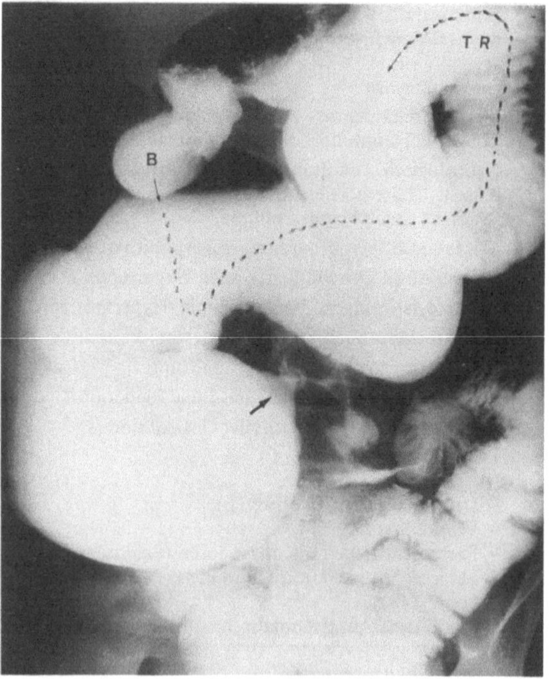

Abb. 41. Langstreckige Crohn-Stenose (→) mit praestenotischer Dilatation des proximalen Ileum über das Treitzsche Band (*TR*) hinaus bis in das Duodenum. *B* = Bulbus

Tabelle 7. Pathologische Grundmuster im DDK

1. Änderungen der Lumenweite ohne/mit Darmverformung
 – Eingeschränkte Entfaltbarkeit bei Entzündung,
   Fibrose, Lymphom
 – Stenosen bei Entzündung, Ischaemie, Fibrose, Tumor
 – Dilatationen vor Stenose, bei Wandfibrose
 – Divertikel; Pseudodivertikel bei Morbus Crohn,
   Vasculitis

2. Änderungen des Feinreliefs
 – Vermehrung der Falten:
 – Faltenödem
   – Eiweißmangelödem
   – Lymphödem
   – Ischämisches Ödem
   – Mechanische Obstruktion
 – Faltenverlust
 – Abnormer Faltenverlauf

3. Multiple Füllungsdefekte
 – *Vorgetäuscht* bei hyperkontraktilem Jejunum
 – *Physiologisch* bei der jugendlichen lymphfollikulären
     Hyperplasie
 – *Pathologisch* bei
   1. Der INLH beim Immundefektsyndrom (IDS)
   2. Intestinalen Lymphknotenschwellungen infolge
      Infektionskrankheiten im Kindesalter
      Enteritiden, Morbus Crohn, Lambliasis, Yersiniose,
      selten: Mastozytose, Mukoviszidose
   3. Malignen Lymphomen
   4. Morbus Whipple
   5. Polyposen des Dünndarms

4. Solitäre Füllungsdefekte
 – Dünndarmtumoren

5. Füllungsdefekte mit zentraler Ulzeration
 – Morbus Crohn
 – Yersiniose
 – Tumoren (Leiomyom, Neurinom, Lymphom)
 – Melanommetastasen

6. Ulzerationen
 – Bei Entzündungen
 – Bei malignen Lymphomen
 – Bei Tumoren

7. Parenterale Prozesse mit Darmbeteiligung
 – Bei Lymphomen
 – Bei Peritonealkarzinose
 – Bei fortgeschrittenem Karzinoid
 – Bei der seltenen sklerosierenden Mesenteritis

8. Adhäsionen
 – Nach Entzündungen
 – Postoperativ

9. Fisteln
 – Postoperativ
 – Beim Morbus Crohn
 – Bei der Ileozäkaltuberkulose
 – Bei lokalen Ischämien
 – Beim Lymphom

(Abb. 53) oder langstreckig (Morbus Crohn, Ischämie, Lymphom, Adenokarzinom) (Abb. 41, 125), *Dilatationen* (Abb. 42), *Divertikel* (Abb. 12, 13), antimesenteriale *Pseudodivertikel* (Morbus Crohn, Vaskulitis), (Abb. 57, 120).

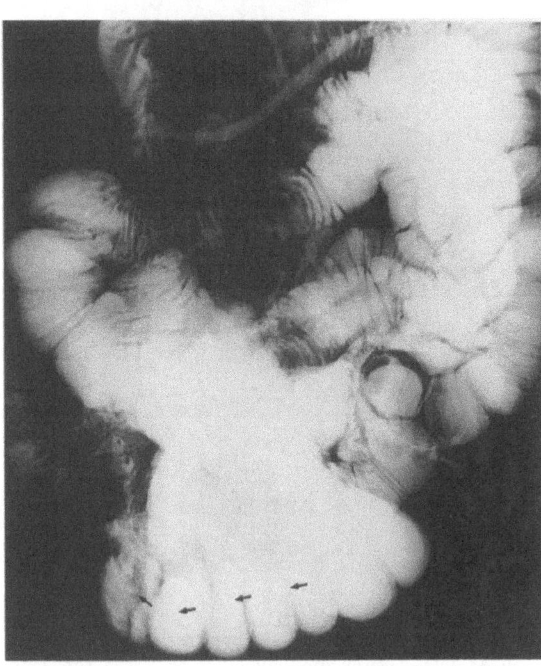

Abb. 42. DDK: Prästenotische Dilatation des distalen Ileum mit haustrenartigem Aspekt (◄–). Intraoperativ akut nekrotisierende Pankreatitis mit Abknickung des terminalen Ileum durch entzündliche Fixation am Querkolon

*2.2.2 Änderungen des Feinreliefs
(Faltenrelief, Wanddicke)*

Das Faltenrelief ist definiert durch Zahl und Abstand, Breite und Höhe, Form und Verlauf der Kerckringschen Falten.

1. *Vermehrung der Falten:* Man findet sie physiologisch bei Kindern, bei erhöhtem Tonus der Darmwand, generell bei Hypermotilität und lokal bei der Sprue im Ileum (Jejunisation des Ileums, Abb. 43).
2. *Faltenödem:* Die Kerckring-Falten sind verbreitert, aber noch abgrenzbar (Abb. 60), nicht mehr parallel sondern bikonvex.
   Ätiologisch unterscheidet man folgende Formen:
   das *Eiweißmangelödem* (Hypalbuminämie) durch Eiweißverlust oder gestörte Eiweißsynthese (s. Abschn. 5.5);
   das *Lymphödem* bei Lymphabflußstörungen infolge angeborener Lymphgefäßhypoplasie oder erworbener Lymphgefäßblockade. Die Falten im Je-

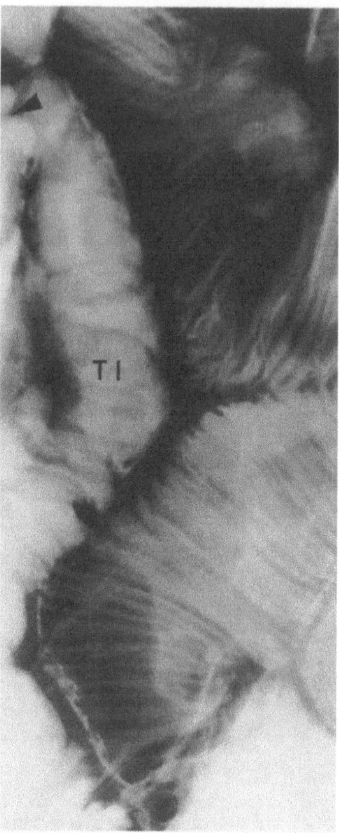

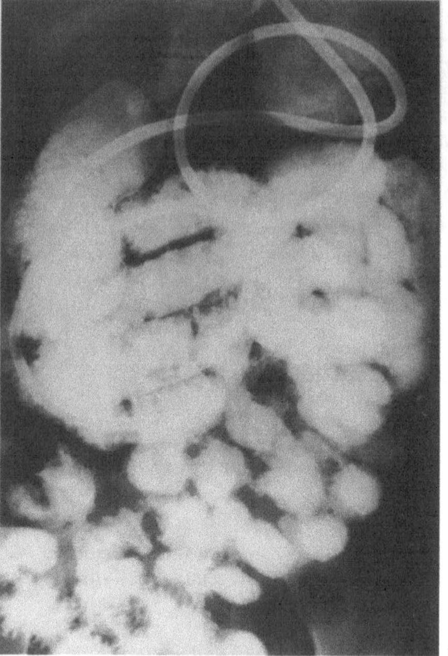

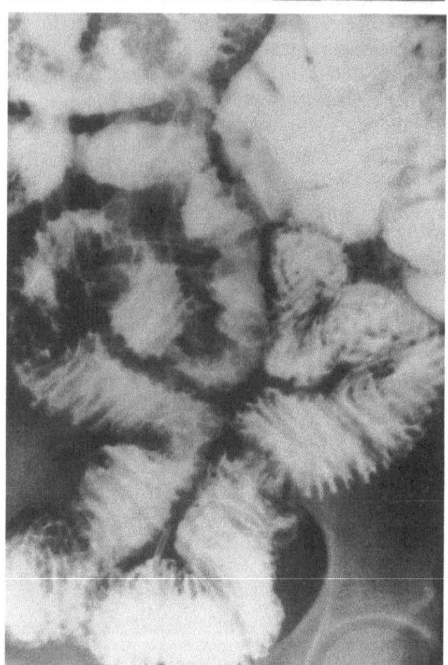

Abb. 43. DDK: Vermehrte Ileumfalten bei Sprue, sog. Jejunisation. *TI* = terminales Ileum; ◄ Ileozäkalregion

junum sind verbreitert, die flacheren Ileumfalten häufig bereits verstrichen (Faltenverlust). Der Darm wird röhrenartig steif, dilatiert, hypomotil (Abb. 44).

Das *ischämische Faltenödem* ähnelt morphologisch dem Lymphödem. Die Ödemzeichen sind ausgeprägter, oftmals lokal begrenzt. Das Darmlumen kann durch intramurale Begleithämatome eingeengt sein (Abb. 4, 45) [101].

Bei der *mechanischen Obstruktion* bleiben die Kerckringschen Falten normal dick, werden aber im Bereich der prästenotischen Dilatation flacher (Abb. 46), im Ileum können sie verstreichen. Der Übergang vom Faltenödem zum Faltenverlust ist fließend.

3. *Faltenverlust* wird im Ileum mit seinen wenigeren, flacheren Falten früher und häufiger manifest als im Jejunum. Wir finden Faltenverlust bei der Dünndarmatonie im gesamten Ileum, beim Laxantienabusus im distalen und bei der Backwash-Ileitis im terminalen Ileum (Abb. 80), beim oberflächlichen Crohn-Befall (Abb. 47, 59) und bei einer mäßiggradigen Darmischämie grundsätzlich in jedem Darmabschnitt, bei der Sprue typischer-

Abb. 44a, b. DDK: Lymphödem bei intestinaler Lymphangiektasie. Falten im Jejunum verstrichen (a) im proximalen Ileum deutlich verbreitert (b)

weise im Jejunum (Abb. 86: Kolonisation des Jejunums), ferner bei diffusen Wandprozessen (Amyloidose, Lymphom) im fortgeschrittenen Stadium.

4. *Abnormer Faltenverlauf* findet sich bei abgeheilten Ulzera, bei Tumoren, Divertikeln (Abb. 48) und bei Adhäsionen.

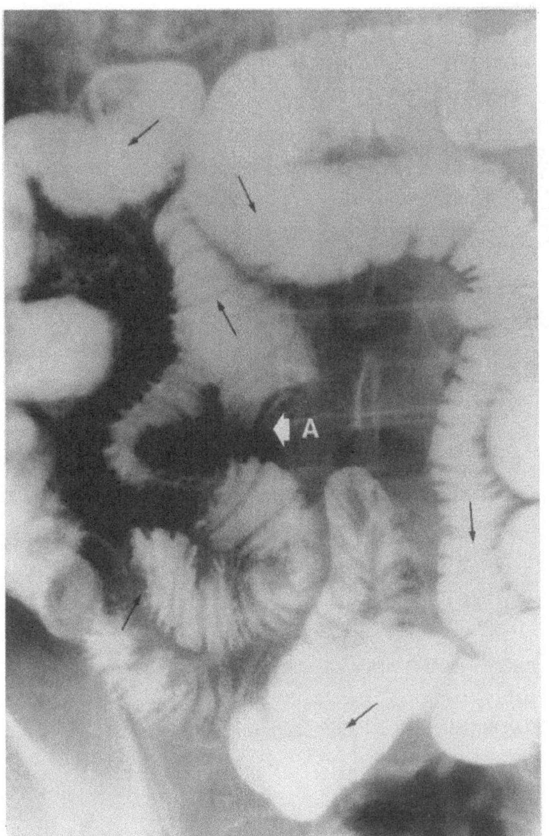

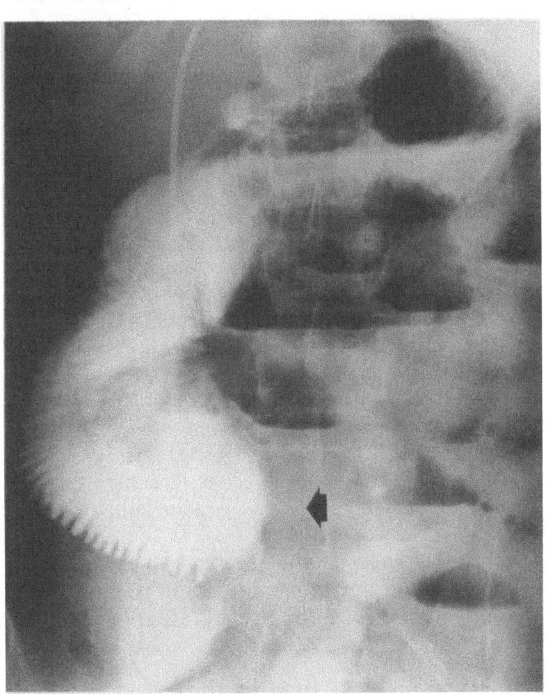

Abb. 45. DDK: Rezidivierende Subileuszustände postoperativ nach B-II-Resektion vor 13 Jahren. Deutliche Adhäsionen im Bereich des Ileum (*A*) mit beschleunigter Passage, mangelnder Entfaltbarkeit der Darmschlingen und Verbreiterung der Falten (ischämisches Ödem bei Adhäsion)

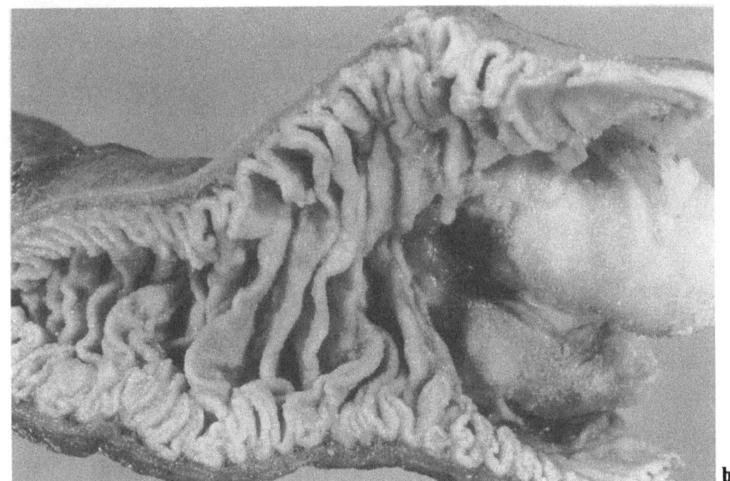

Abb. 46. a Gastrografinschluck bei Dünndarmileus mit multiplen Spiegeln. Zwei Stunden p.c. hat die Kontrastmittelspitze die Stenose im Ileum erreicht. In der prästenotischen Dilatation sind die Falten flacher, aber nicht verbreitert. **b** Sektionspräparat bei Rhabdomyosarkom des Jejunum: Lumenobstruktion mit prästenotischer Dilatation durch den exophytischen Tumor. Kerckring-Falten im Bereich der prästenotischen Dilatation abgeflacht, aber nicht verbreitert

2.2.3 Multiple Füllungsdefekte

Ihre Größe, topographische Verteilung und Ausbreitung ist ebenso vielfältig wie das zugrundeliegende morphologische Substrat (Tabelle 7).

Füllungsdefekte werden im Jejunum bei hochkontraktilem, mäßig gefülltem Darm durch sich kreuzende Falten *vorgetäuscht*.

Bei Kindern und Jugendlichen sind sie im distalen Ileum Ausdruck einer *physiologischen* lymphfollikulären Hyperplasie, wobei die gleichmäßigen Noduli einen Durchmesser von etwa 2 mm haben.

Sie sind *pathologisch* bei einer Vielzahl von Erkrankungen:

1. Bei der intestinalen nodulären lymphatischen Hyperplasie, der sog. *INLH* (Abb. 49) im Rahmen eines Immundefektsyndroms (IDS, s. Abschn. 5.6) sind sie Ausdruck frustraner Lymphfollikelschwellungen vom Bulbus bis ins Ileum. Diagnoseweisend sind einheitliche Noduli von 2–5 mm Durchmesser in intakter Schleimhaut.
2. Sie sind unspezifische Manifestation *pathologisch vergrößerter Lymphfollikel* der Darmwand und treten auf:
   a) bei *Infektionskrankheiten im Kindesalter* (Masern, Scharlach, Röteln, Diphterie), wo intraluminale Lymphknotenpakete (bei Masern) das Lumen verlegen können;
   b) als Frühzeichen einer *unspezifischen Enteritis*;
   c) als Frühmanifestation eines *Morbus Crohn*;
   d) bei der *Lambliasis* im Jejunum (Abb. 91) und der enteralen *Yersiniose* im Ileum (Abb. 81);
   e) bei der *Tuberkulose* und bei *Parasitosen*;
   f) bei der seltenen systemischen *Mastozytose* und bei der *Mukoviszidose*.
3. Bei *malignem Lymphom* signalisieren die Noduli eine enterale Manifestation (Abb. 122).
4. Bei *Morbus Whipple* entsprechen sie den geschwollenen lipidüberladenen Schleimhautzotten (Abb. 91).
5. Bei *Polyposen* des Dünndarms verkörpern sie Adenome (z.B. beim Gardner-Syndrom) oder Hamartome (z.B. beim Peutz-Yeghers-Syndrom, Abb. 117).

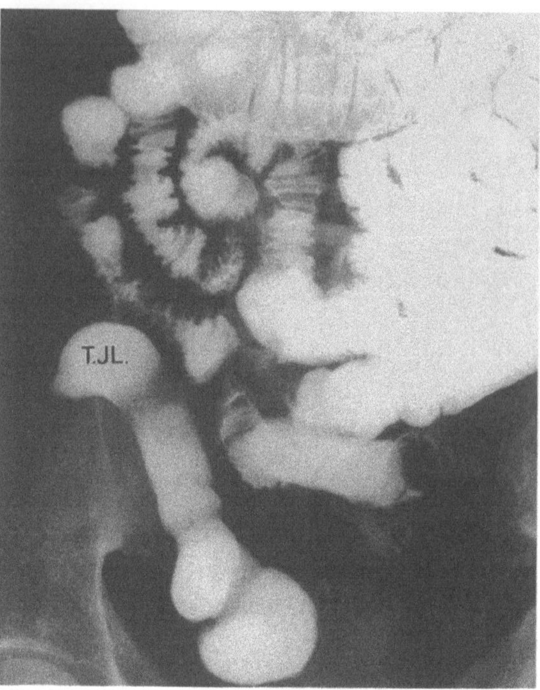

Abb. 47. DDK bei Morbus Crohn. Im terminalen Ileum (*TIL*) entzündliches Faltenödem mit Faltenverlust

2.2.4 Solitäre Füllungsdefekte

Sie finden sich bei benignen und malignen Dünndarmtumoren (Abb. 50, 118).

2.2.5 Füllungsdefekte mit zentraler Ulzeration

Sie kommen vor beim Crohn-Ulkus in ödematöser Schleimhaut, bei der Yersiniose, bei zentral ulzerierenden Tumoren (Leiomyom, Neurinom, Lymphom) und bei Melanommetastasen (Abb. 51, 124).

2.2.6 Ulzerationen

Sie finden sich bei Entzündungen, malignen Lymphomen und Tumoren (Abb. 129).

2.2.7 Parenterale Prozesse mit Darmbeteiligung

Parenterale und mesenteriale Prozesse führen zur Verdrängung und Impression des Dünndarms, zur Distanzierung der Schlingen, zur exzentrischen Darmwandinfiltration mit oder ohne Lumeneinengung.

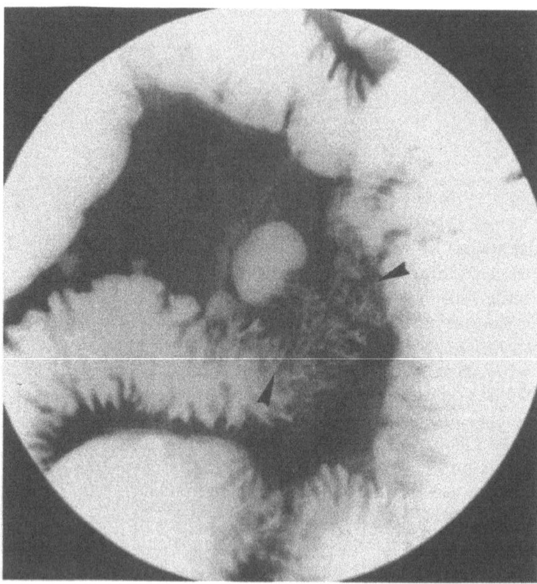

Abb. 48. DDK: Divertikulose des Jejunums. Irritiertes Schleimhautfaltenrelief mit dreieckförmigem Faltenverlauf im Bereich eines großen Divertikels (▶)

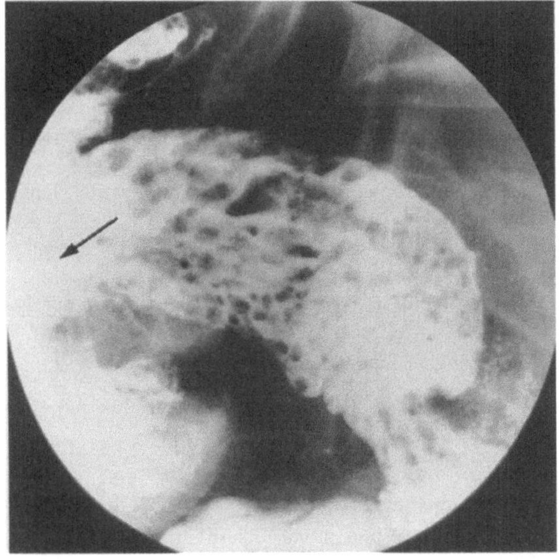

Abb. 49. MDP: Disseminierte kleinknotige Füllungsdefekte des terminalen Ileum bei intestinaler nodulärer lymphatischer Hyperplasie (INLH). ← = Ileozäkalregion

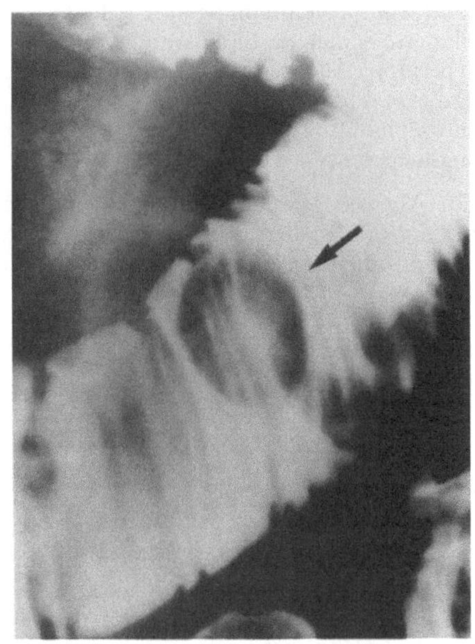

Abb. 51. DDK: Füllungsdefekt mit zentraler Ulzeration bei NHL des Dünndarms (↑). Die Kerckring-Falten an der Vorderwand überziehen die Läsion unbeeinträchtigt

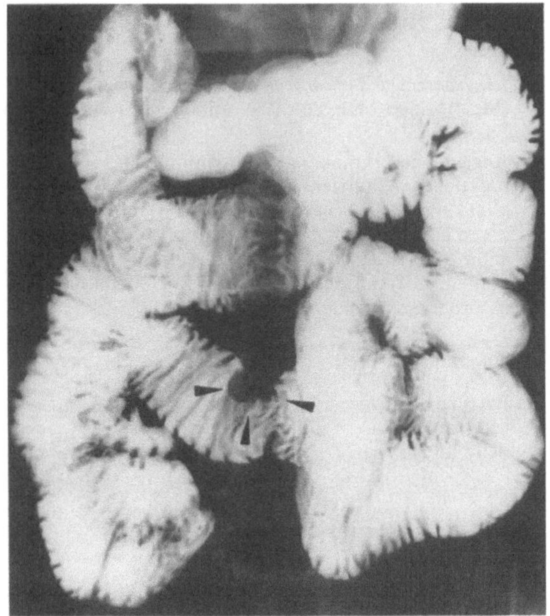

Abb. 50. MDP: Solitärer Füllungsdefekt an der Mesenterialseite einer distalen Jejunumschlinge (▶)

Als *Ursachen* kommen Lymphome, Peritonealkarzinose, fortgeschrittene Karzinoide und die seltene sklerosierende Mesenteritis in Frage (Abb. 119, 120, 126, 131).

2.2.8 Adhäsionen

Sie treten nach Entzündungen und postoperativ auf. Die Darmschlingen sind fixiert, die Wandkonturen sind trotz praller Füllung spitz abgewickelt (Abb. 109, 110).

2.2.9 Fisteln

Sie kommen postoperativ, bei Morbus Crohn, der seltenen Ileozäkaltuberkulose, ausgeprägten lokalen Ischämien und Lymphomen (Abb. 64, 65, 66, 114) vor.

2.3 Malassimilationssyndrome (s. auch Abschn. 5)

Störungen der Digestion und Resorption begleiten eine Reihe von Erkrankungen des Magen-Darm-Traktes, der Galle, der Leber, des Pankreas und andere Grundkrankheiten. Sie sind in Tabelle 8 nach pathophysiologischen Gesichtspunkten zusammengefaßt.

Leitsymptom eines ausgeprägten Malassimilationssyndroms sind Gewichtsverlust und Steatorrhö (chronische Durchfälle mit voluminösen Fettstühlen).

Im DDK finden sich, abhängig vom zugrundeliegenden Krankheitsbild, einzeln oder in Kombination folgende Veränderungen:

- Kontrastmittelverdünnung durch Hypersekretion.
- Dilatierte Schlingen durch Wandhypotonie.
- Hypermotilität durch vermehrtes Darmsekret.
- Verdickte und gestreckte Falten.
- Unregelmäßig verdickte Falten mit knotigen Füllungsdefekten.

Ein Versuch, die unspezifischen Röntgensymptome im DDK den verschiedenen ursächlichen Krankheitsbildern zuzuordnen, wird in Tabelle 9 gemacht.

Stellenwert des DDK

Die Röntgendiagnose von granulomatös-polypösen Veränderungen, Tumoren, Fisteln, Strikturen, Divertikeln, Pankreasverkalkungen trägt wesentlich zur ätiologischen Klärung der Ursache einer Malabsorption oder Maldigestion bei. Damit ist beim klinischen Verdacht auf Malassimilation der DDK nach der quantitativen Stuhlfettbestimmung (pathologisch: größer als 7 g/Tag) neben der Erfassung einer Kohlenhydratresorptionsstörung (D-Xylose-Test) der nächste und vielfach diagnoseweisende Schritt.

2.4 Allgemeine Pathomorphologie im Sonogramm [36, 110]

Wesentliches Merkmal der pathologischen Darmwandverdickung ist ein echoarmer Ring mit einer Dicke von 6 mm und mehr. Er umgibt ein schmales, echodichtes Zentrum, welches dem stenosierten Lumen entspricht (s. auch Abb. 71).

Der Längsschnitt durch den entsprechenden Darmabschnitt zeigt zwei echoarme Bänder (verdickte Darmwände), die von einem schmalen Reflexsaum (Lumen) getrennt werden (Abb. 73). Die Weite einer Stenose kann während einer peristaltischen Welle ausgemessen werden [108]. Weitere pathologische Grundmuster sind in Tabelle 10 zusammengefaßt.

3 Krankheitsbezogene Motilitätsstörungen

3.1 Klinik

Klinisch geht eine Hypermotilität mit Krämpfen und Diarrhöen, eine Hypomotilität mit Obstipation einher. *Unterschiedlichste Faktoren* können dazu führen (Tabelle 6).

3.2 Neurogene und humorale Faktoren

Psychogene und *neurogene Ursachen, Stoffwechsel*- und *Elektrolytstörungen* sowie *Medikamente* führen

Tabelle 8. Erkrankungen, die mit Maldigestion oder/und Malabsorption einhergehen. (Mod. nach Caspary [17] und Lux [61])

I. Mangel oder Inaktivierung von Pankreasenzymen
(Maldigestion während der intraluminalen pankreatischen Phase)

1. Pankreaserkrankungen: chronische Pankreatitis, Papillen- und Pankreaskarzinom, Mukoviszidose, Pankreasresektionen, endokrine Pankreastumoren (Gastrinom, Vipom, Glukagonom, Somatostatinom)

2. Zollinger-Ellison-Syndrom (Säureinaktivierung der Lipase)

3. Kongenitaler Lipasemangel

II. Mangel an Gallensäuren
(Maldigestion während der intraluminalen biliären Phase)

1. Hepatobiliäre Erkrankungen: Verschlußikterus, intrahepatische Cholestase, primär-biliäre Zirrhose

2. Bakterielle Überwucherung des proximalen Dünndarmes:
Blind-loop-Syndrom, Afferent-loop-Syndrom nach B-II-Resektion, Dünndarmdivertikulose, enteroenterale Fisteln, Strikturen mit prästenotischer Dilatation, Motilitätsstörungen bei Sklerodermie, primäre Pseudoobstruktion, diabetische Gastroenteropathie

3. Ileumresektionen

4. Morbus Crohn des Ileum

III. Angeborene und erworbene Dünndarmerkrankungen
(Maldigestion/Malabsorption während der intestinalen Phase)

1. Angeborene Erkrankungen mit Ausfall von Mukosazellfunktionen („Bürstensaumerkrankungen") wie Laktoseintoleranz, Saccharose-Isomaltose-Intoleranz, Glukose-Galaktose-Intoleranz, Enterokinasemangel, Vitamin-B_{12}-Malabsorption, Zystinurie, Hartnupsche Erkrankung, Tryptophan-Malabsorption, Methionin-Malabsorption, A-Betalipoproteinämie

2. Nicht entzündliche Darmerkrankungen:
Glutenenteropathie, tropische Sprue, Lymphombefall

3. Entzündliche Darmerkrankungen:
Morbus Crohn, Morbus Whipple, Parasitosen, bakterielle Infektionen, Dermatitis herpetiformis, eosinophile Gastroenteritis, Mastozytose

4. Kurzdarmsyndrome: postoperativ, bei enteroenteralen Fisteln

5. Autoimmunopathien:
Progressive systemische Sklerose. Systemischer Lupus erythematodes, Antikörpermangelsyndrome, Hypogammaglobulinämie

6. Vaskuläre Erkrankungen:
Chronische intestinale Ischämie, Amyloidose, Strahlenenteritis

7. Endokrine Störungen:
Karzinoidsyndrom, Hyperthyreose, diabetische Enteropathie, endokrine Pankreastumoren

Tabelle 8. (Fortsetzung)

8. Exsudative Enteropathie:
   Primäre Lymphangiektasie, Morbus Menetrier, Krankheiten mit enteralem Eiweißverlustsyndrom

9. Arzneimittelnebenwirkungen:
   Cholestyramin, diphenolische Laxantien, Zytostatika, Neomycin, Paraaminosalizylsäure (PAS), Biguanide (Vitamin-B_{12}-Resorptionsstörung), Akarbose

Tabelle 9. DDK-Befunde bei Steatorrhö.
Versuch einer pathogenetischen Zuordnung.
(Mod. nach HERLINGER [43])

Röntgen-morphologie im DDK	Keine Kontrast-mittelverdünnung: Sekretmenge normal	Kontrastmittelver-dünnung: Sekretmenge vermehrt
	Mögliche Ursache	
Normal	Maldigestion: Mangel an – Gallensäure – Pankreasenzymen – Laktase Magenoperation	Zöliakie, Tropische Sprue, Dermatitis herpetiformis
Schlingen dilatiert	Sklerodermie, Dermatomyositis, Intestinale Pseudoobstruktion	Zöliakie, Obstruktion, Blind-loop-Syndrom
Falten verdickt und gestreckt	Amyloidose, Strahlenenteritis, Ischämie, Makroglobulinämie, Lymphom (selten)	Zollinger-Ellison-Syndrom, A-Beta-Lipoproteinämie
Falten unregelmäßig verdickt, mit knotigen Füllungsdefekten	INLH, Lymphom, Morbus Crohn, Morbus Whipple, Mastozytose	Intestinale Lymphangiektasie, Lambliasis, Morbus Whipple (selten)
Sonstige Ursachen		
Kurzdarmsyndrom, Fisteln, Strikturen, blinde Schlingen, Divertikulose, lokale oder diffuse Schleimhautveränderungen		

Tabelle 10. Allgemeine Pathomorphologie im Sonogramm

1. Veränderungen der Darmwand
   - Wandverdickung von mehr als 5 mm
   - Erhebliche Echoarmut der Wand
   - Wandstarre
   - Haustrenverlust

2. Veränderungen des Darmlumens
   - Schmaler zentraler oder exzentrischer Reflex bei Stenosen
   - Prästenotische Dilatation bei Passagebehinderung
   - Flüssigkeitsgefüllte Darmlumina bei Ileus und akuten Entzündungen (Abb. 52)

3. Fehlende Peristaltik oder Schaukelperistaltik

4. Raumforderungen mit unterschiedlicher Begrenzung, Ausdehnung und Struktur
   - bei Abszessen
   - entzündlichen Konglomeraten
   - malignen Neubildungen

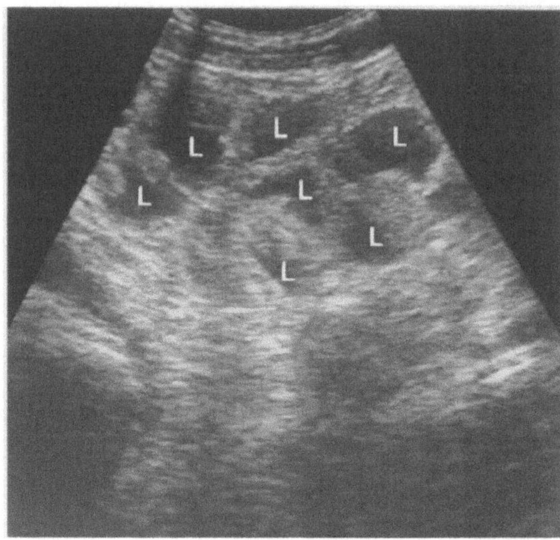

Abb. 52. Sonogramm bei Enteritis: Zahlreiche Dünndarmschlingen mit flüssigkeitsgefülltem Lumen (*L*). Darmwand unauffällig

zur allgemeinen und lokalen Hyper- wie Hypomotilität (Abb. 39, 40).

Die *diabetische Gastroenteropathie* führt zu Hypomotilität und Durchfällen. Die Durchfälle sind zum einen osmotisch induzierte Stuhlentleerungen (durch niedermolekulare Kohlehydrate) und zum anderen verursacht durch bakterielle Überwucherung aufgrund der Stase des Speisebreies im hypotonen Darm (mit Störung des Gallesalzmetabolismus und der Dickdarmresorption).

Beim sog. *Naish-Syndrom* führt eine Degeneration des Plexus myentericus zur Hypoperistaltik.

Bei der kongenitalen idiopathischen intestinalen *Pseudoobstruktion* kommt es zum Ileus mit Dilatation und Hypoperistaltik des Jejunums bei unauffälligem Ileum.

3.3 Mechanische Obstruktionen

Nach Hyperperistaltik in der Frühphase folgt eine Hypoperistaltik im Bereich der prästenotischen Dilatation.

3.4 Nichtentzündliche Erkrankungen der Darmwand

Kollagenosen (s. Abschn. 5.4.2) führen initial zur lokalen Hyperperistaltik, bei progredienter Erkrankung zu Hypoperistaltik und Dilatation.

Bei der *Amyloidose* kommt es primär zur Hypoperistaltik. Der begleitende Meteorismus kann eine Hyperperistaltik auslösen.

Das *Lymphödem* verursacht, wie die nicht entzündlichen Ödeme generell, eine ausgeprägte Hypomotilität ohne Dilatation.

3.5 Dünndarmentzündungen

Sie führen generell primär zur Hyperperistaltik. Hypoperistaltik findet sich erst bei Zerstörung der Muskularis z.B. beim Morbus Crohn und bei chemischen Enteritiden (Bleivergiftung, Urämie). Lokale Hyperperistaltik oder Spasmen zeigen die Nachbarsegmente entzündeter hypomotiler Wandabschnitte.

3.6 Allergische Reaktionen

Parasitosen (Würmer, Lamblien) sowie Nahrungsmittelunverträglichkeiten (Milch) können Hyperperistaltik und Lumeneinengung zur Folge haben.

3.7 Segmentale Ischämien

Sie verursachen bei Vaskulitiden (Kollagenosen, Strahlenenteritis), Adhäsionen, intermittierenden Hernierungen und der chronischen Mesenterialinsuffizienz eine lokale Hypermotilität mit Lumeneinengung.

3.8 Malabsorptionssyndrome

Sie führen durch Vermehrung des Darminhaltes zur Verdünnung des Kontrastmittels, zur Dilatation und reflektorischen Hyperperistaltik.

3.9 Tumoren

Sie lösen eine lokale Hyperperistaltik aus. Erst bei mechanischer Obstruktion kommt es zur Hypomotilität im Bereich der prästenotischen Dilatation.

4 Entzündliche Dünndarmerkrankungen

4.1 Vorbemerkungen

4.1.1 Darminfektionen

Sie werden nur insoweit behandelt, als die Röntgenuntersuchung einen diagnostischen Beitrag leisten kann wie beim Morbus Crohn, bei der Yersiniose, der Ileozäkaltuberkulose, der Lambliasis und bei Wurminfektionen.

Entzündungen der Dünndarmwand werden *hervorgerufen* oder begünstigt durch 1. direkte Mukosaschädigung, z.B. durch Medikamente, Bakterien, Toxine und Parasiten; 2. Faltenatrophie mit herabgesetzter Schleimhautresistenz; 3. Zirkulationsstörungen mit/ ohne intramurale Blutungen; 4. Lymphödeme.

4.1.2 Röntgenzeichen einer floriden Enteritis

1. Hypermotilität mit beschleunigter Passage (Abb. 40); 2. Schleimhaut- und Wandödem mit Lumeneingung und steifen Schlingen (Abb. 62); 3. Ulzerationen; 4. sog. Pflastersteinrelief (Abb. 53, 58); 5. Fistelungen, Adhäsionen, bandförmige oder ringförmige Gasansammlungen in der Darmwand (Wandphlegmone, Abb. 63) oder um die Portalvene; 6. Distanzierung der Schlingen durch entzündliche Verdickung oder fettige Degeneration der Darmwand; 7. Mesenteriale Impressionen, sog. thumb prints (Abb. 56, 57, 64).

4.1.3 Folgezustände der Enteritis im Röntgenbild

1. Keine Schleimhautläsionen bei Abheilung.
2. Zirkuläre narbige Stenose bei vorausgegangenen umschriebenen Geschwüren (Abb. 54).
3. Dilatation ohne Peristaltik, sog. Fahrradschlauchphänome (bike tire phenomenon, Abb. 68), nach transmuralen Entzündungen.

4.2 Enteritis granulomatosa Crohn

4.2.1 Klinik

Die *Ätiologie* des Morbus Crohn ist unbekannt. Diskutiert werden immunpathologische Reaktionen, erbliche Dispositionen (positive Familienanamnese bis zu 10%), Nahrungsfaktoren (erhöhter Zuckerkonsum) und Infektionen.

Inzidenz: Der Morbus Crohn tritt gehäuft in Industrieländern auf. In Mitteleuropa kommen 15 Erkrankungen auf 10000 Einwohner [90].

Der erste *Altersgipfel* liegt zwischen 20 und 30 Jahren, ein zweiter wird zwischen 50 und 60 Jahren angenommen [61].

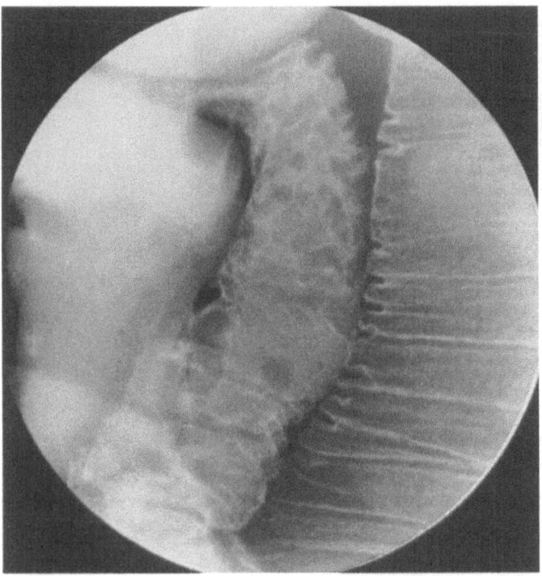

Abb. 53. DDK bei unspezifischer Enteritis. Schleimhautvergröberung mit flachen Füllungsdefekten (Pflastersteinrelief) im terminalen Ileum. Regelrechtes Faltenrelief zum Vergleich in der Nachbarschlinge

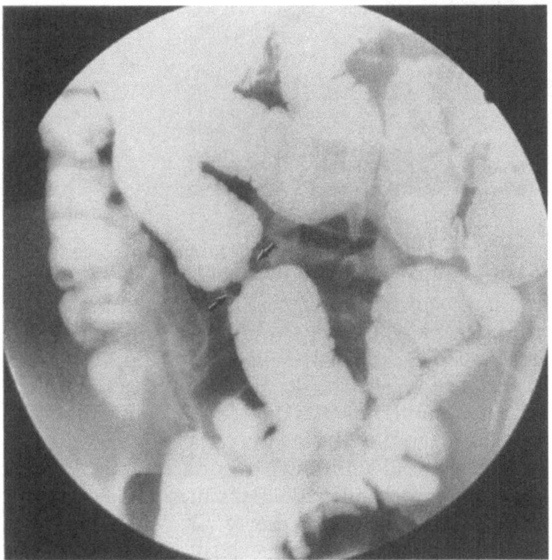

Abb. 54. Umschriebene zirkuläre Stenose im Ileum bei narbig abgeheiltem Ulkus (↑)

Lokalisation: Prinzipiell können alle Bereiche des Magen-Darm-Kanales in unterschiedlicher Häufigkeit befallen werden. Im Dünndarm manifestiert sich die Erkrankung von proximal nach distal in zunehmender Häufigkeit. Die Angaben über den Befall der einzelnen Darmabschnitte sind sehr unterschiedlich.

Nur in 10% wird der Morbus Crohn oral des distalen Ileum gefunden [90]: Der Befall des Ösophagus ist eine Rarität (s. Kap. Donner u. Jones in diesem Band).

Ein isolierter Befall des Jejunum wird in 10% der Erkrankungen angegeben [65]. Das terminale Ileum ist in 30% [104] bis mehr als der Hälfte der Fälle isoliert erkrankt, wird aber in 50% [104] bis 95% [44] im Rahmen einer Ileocolitis Crohn mitbetroffen. Der isolierte Kolonbefall wird mit 20% [104] bis 50% [61] angegeben. (s. Kap. Kolon)

Akute Verlaufsformen kommen vor. In der Regel jedoch beginnt die Erkrankung schleichend und uncharakteristisch. Die *chronisch rezidivierende Verlaufsform* führt zu Malabsorptionssyndromen, zu intestinalen Komplikationen wie Subileus und Ileus, Schlingenabszessen und Fistelbildungen. An sog. extraintestinalen Manifestationen treten Arthritis, Sakroileitis (Abb. 69), Iritis, Erythema nodosum, Cholelithiasis, Nephrolithiasis und eine Amyloidose auf.

4.2.2 Pathologische Anatomie

Kennzeichnend ist die granulomatöse transmurale Entzündung mit Verdickung der befallenen Darmabschnitte bei gleichzeitiger Einengung des Darmlumens. Es finden sich:

1. Aphthoide Ulcera, oft über hyperplastischen Lymphfollikeln;
2. ein Kopfsteinpflasterbild der Schleimhaut: ödematöse Schleimhautinseln begrenzt von tiefen Ulcera und Fissuren;
3. Strikturen mit Konglomerattumoren und Fistelbildungen;
4. der miliare Morbus Crohn: linsengroße weiße Knoten (Lymphfollikel und Granulome) auf der Serosa;
5. Mesenterialinfiltration mit regionären Lymphknotenvergrößerungen (Lymphangitis, Lymphadenitis).

Histologie: Ein pathognomonisches histomorphologisches Substrat für den Morbus Crohn gibt es nicht. Die Diagnose kann nur aus einer Zahl von Einzelbefunden wahrscheinlich gemacht werden. Die typischen Epitheloidzellgranulome mit Langhansschen Riesenzellen ohne Verkäsung und ohne Bakteriennachweis sind diagnoseweisend, kommen aber nur in 50%–87% der untersuchten Resektionsanteile vor [70]. Auch bei Fehlen dieser Granulome kann nach Morson [70] eine histologische Diagnose durch den Nachweis von ausgesprochener Wandverdickung, lymphoider Hyperplasie, Lymphangiektasie, pylorusähnlicher Drüsenmetaplasie und vor allem von tiefen spaltförmigen Ulzerationen gestellt werden.

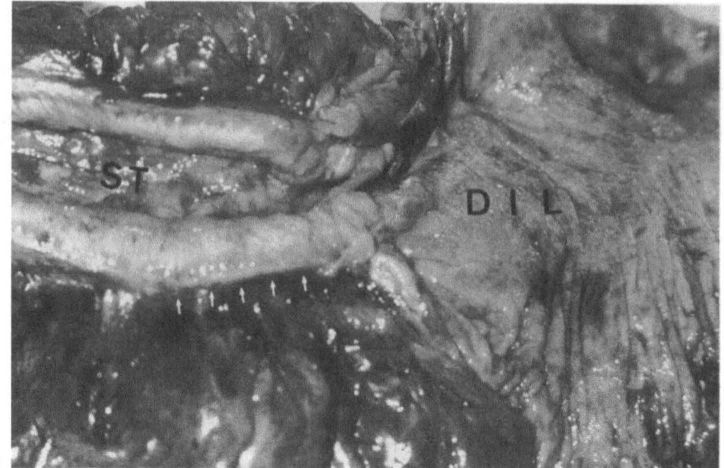

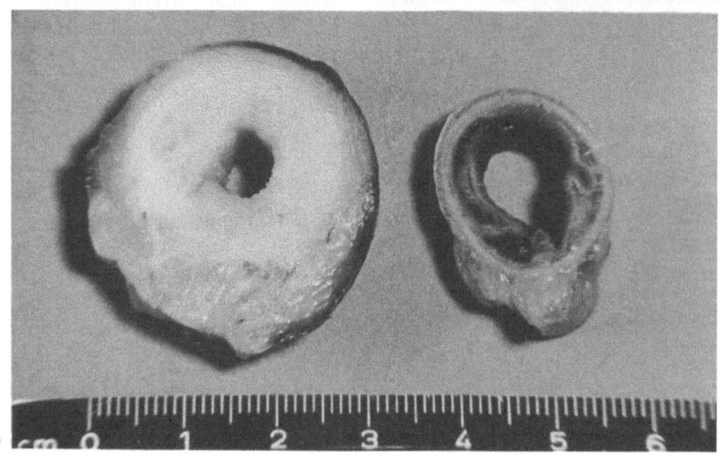

Abb. 55a, b. Operationspräparate bei Morbus Crohn. (PD Dr. Giedl, Institut für klinische Pathologie der Chirurgischen Universitätsklinik Erlangen). **a** Stenose (*ST*) des terminalen Ileum mit prästenotischer Dilatation (*DIL*). Ausgedehnte Wandverdickung durch die transmurale Entzündung (*Pfeile*). **b** Darmquerschnitte: Massive Wandverdickung mit Lumenstenose (*links*) gesunder Darm zum Vergleich (*rechts*)

4.2.3 Die Röntgenmorphologie im DDK

Sie spiegelt die pathologisch anatomischen Veränderungen wider (Tabelle 11), [44, 90].

4.2.3.1 Befallsmuster: Der Morbus Crohn befällt den Darm segmental, asymmetrisch und transmural.

Das sog. *bunte Bild* ist gekennzeichnet durch frische Ulzerationen neben alten fibrös-schrumpfenden Veränderungen.

Segmentaler Befall (Abb. 56): Der diskontinuierlichen Ausbreitung entsprechend wechseln herdförmige und/oder segmentale Veränderungen (skip lesions) mit gesunden Bereichen normaler Schleimhaut (skip areas) ab.

Asymmetrischer Befall: Die Entzündung bevorzugt den mesenterialen Ansatz der Darmwand. Die gegenüberliegende Darmseite kann unauffällige Konturen zeigen.

Transmuraler Befall: Die Schleimhautulzerationen durchdringen die Muskularis (Spicae), überschreiten die Serosa und infiltrieren das parenterale Gewebe (Fisteln), insbesondere das Mesenterium. Fibrotische Schrumpfung bedingt mesenteriale Verkürzung und antimesenteriale sackartige oder girlandenförmige Ausweitung (sog. Pseudodivertikel, Shell sign) (Abb. 57). *Durch* mesenteriale Konglomerattumoren werden die Darmschlingen distanziert oder bogenförmig ausgespannt (sog. Omegazeichen) (Abb. 58).

4.2.3.2 Radiologische Frühzeichen

Als radiologische Frühzeichen gelten:

1. Verbreiterung der Kerckringschen Falten bis hin zum Faltenverlust mit samtartig aufgerauhter

Schleimhautoberfläche und verminderter Dehnbarkeit der Darmschlingen (Abb. 47, 59, 60) durch das entzündliche Lymphödem der Darmschleimhaut.

2. Disseminierte kleinknotige Füllungsdefekte, bevorzugt im terminalen Ileum (Abb. 49) als Ausdruck der lymphonodulären Hyperplasie.

3. Zentrale Kontrastmittelfleckchen inmitten eines zirkulären Schwellungshofes (sog. halo) entsprechen aphthoiden Schleimhautulzerationen, vorzugsweise auf der Kuppe geschwollener Lymphfollikel (Abb. 61). Sie sind im Dünndarm seltener als im Kolon, oft sehr flüchtig, können aber auch in ausgedehnte Ulzerationen übergehen.

4. Kleine Schleimhautulcera an der mesenterialen Seite des Darmes sind charakteristisch für den Morbus Crohn (Abb. 64). Aus ihnen entstehen bei fortschreitender Erkrankung die mesenterialen Fisteln.

5. Langstreckige Spasmen mit oft fadendünnem Lumen ohne manifeste Stenose treten in Darmabschnitten mit ulzeröser Schleimhautoberfläche und darunter verdickter Muskularis auf. Sie lösen sich plötzlich, oft nur kurzzeitig, periodisch bei größerem Kontrastmitteldurchfluß während des DDK.

Tabelle 11. Röntgenbild des Morbus Crohn im DDK

1. Befallsmuster
- Segmental: scip lesions, scip areas
- Asymmetrisch: mesenterial
- Transmural: Spicae, Fisteln
- Mesenteriale Infiltration:
    Omegazeichen,
    Schlingendistanzierung
    Pseudodivertikel

2. Frühzeichen
- Schleimhautödem
- Lymphonoduläre Hyperplasie
- Aphthen
- Spasmen

3. Ulzeröses Stadium (buntes Bild)
- Lineare Ulcera
- Pflastersteinrelief
- Transmurale Ulcera: Spicae
- Konfluierende, serpiginöse Ulcera
- Pseudopolypöse Schleimhautinseln
- Fisteln, parenterale Abszesse
- Entzündliche Konglomerattumoren

4. Remissionsphase
- Wandsklerose: Fahrradschlauchphänomen
- Wandverdickung
- Strikturen und Stenosen
- Prästenotische Dilatationen
- Mesenteriale Schrumpfung
- Verwachsungen

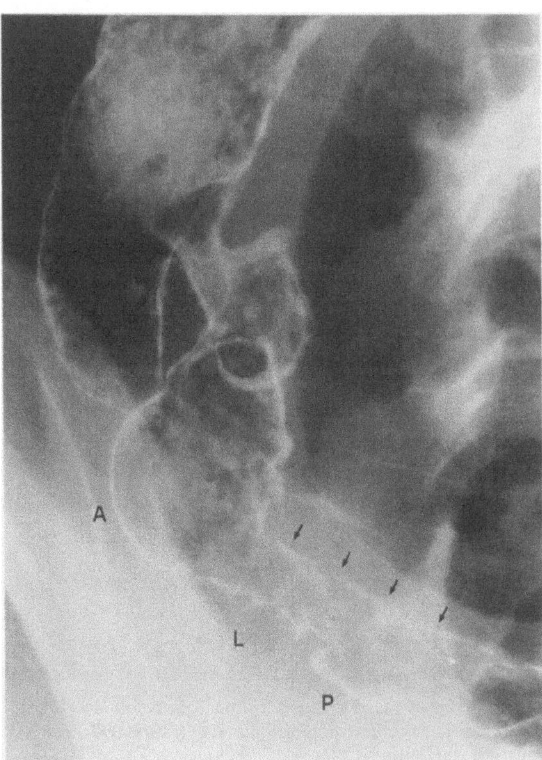

Abb. 56. Doppelkontrasteinlauf bei Morbus Crohn: Segmentales Befallsmuster. Buntes Bild: A = Skip Area, L = Skip lesion mit transmuralen Ulcera. Mesenteriale Infiltration (→) mit Pseudodivertikel (P)

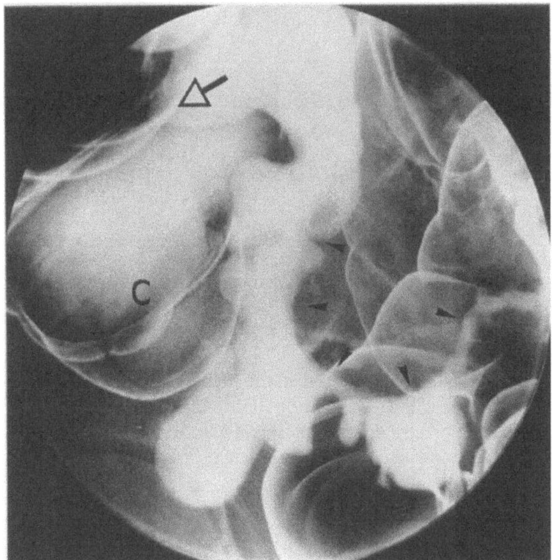

Abb. 57. Doppelkontrasteinlauf mit retrograder Ileumfüllung. Stenosierende Ileocolitis Crohn. Mesenteriale Infiltration (▶) mit Pseudodivertikeln. C = Zäkum, ⊳ = Ileozäkalregion

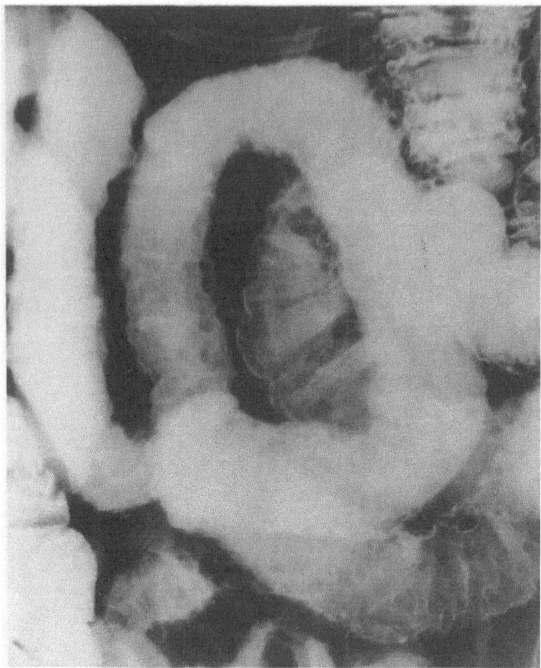

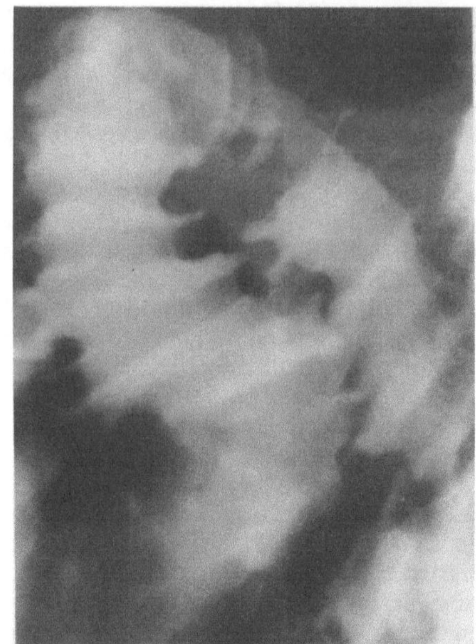

Abb. 58. DDK bei Morbus Crohn. Totalbefall des Dünndarms. Im Jejunum mesenteriale Infiltration (Ω-Zeichen)
mit Pflastersteinrelief

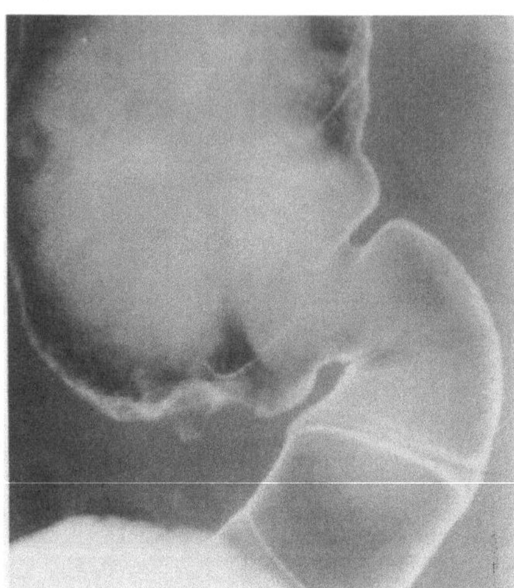

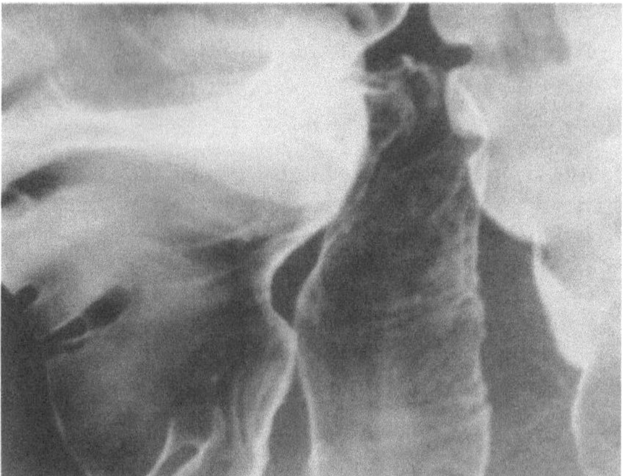

Abb. 59. Doppelkontrasteinlauf bei Ileocolitis Crohn:
Zäkum amputiert. Klaffende Ileozäkalklappe. Terminales
Ileum mit verstrichenen Falten und geschummerter Schleim-
haut als Zeichen des entzündlichen Wandödems (früher
Crohn-Befall)

4.2.3.3 Das fortgeschrittene ulzeröse Stadium: Es umfaßt ein *buntes Bild* von linearen Ulcera, Pflastersteinrelief, transmuralen Ulzerationen, typischen Fistelbildungen und Abszedierungen.

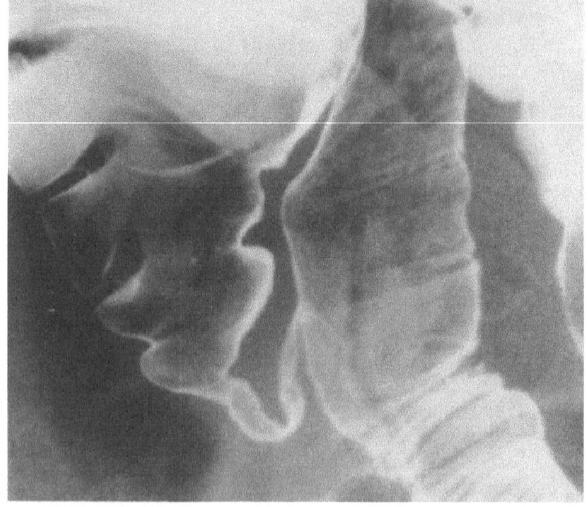

Abb. 61. Doppelkontrasteinlauf bei Ileocolitis Crohn (Früh-
form): Wandödem mit vereinzelten aphthoiden Läsionen

Abb. 60. DDK bei Morbus Crohn: massives Faltenödem des proximalen Ileum

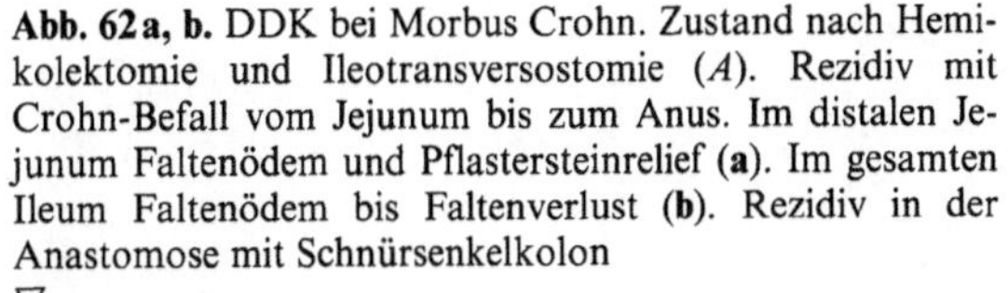

Abb. 62a, b. DDK bei Morbus Crohn. Zustand nach Hemikolektomie und Ileotransversostomie (*A*). Rezidiv mit Crohn-Befall vom Jejunum bis zum Anus. Im distalen Jejunum Faltenödem und Pflastersteinrelief (**a**). Im gesamten Ileum Faltenödem bis Faltenverlust (**b**). Rezidiv in der Anastomose mit Schnürsenkelkolon

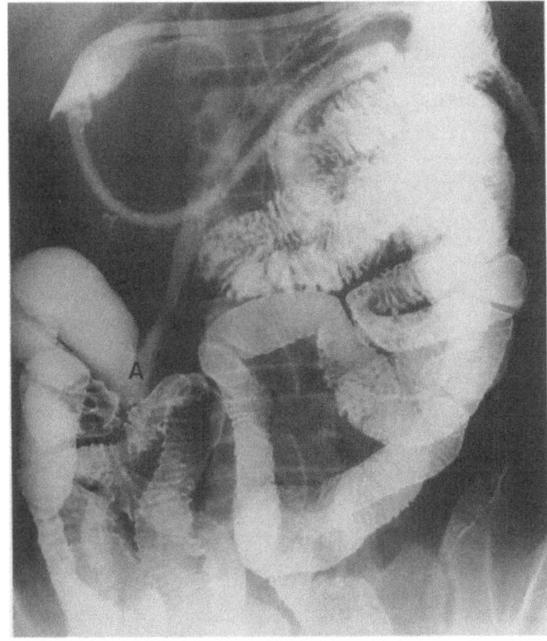

a

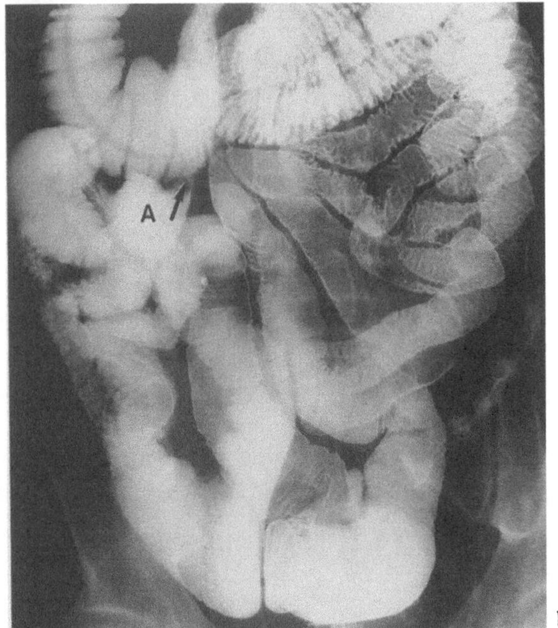

b

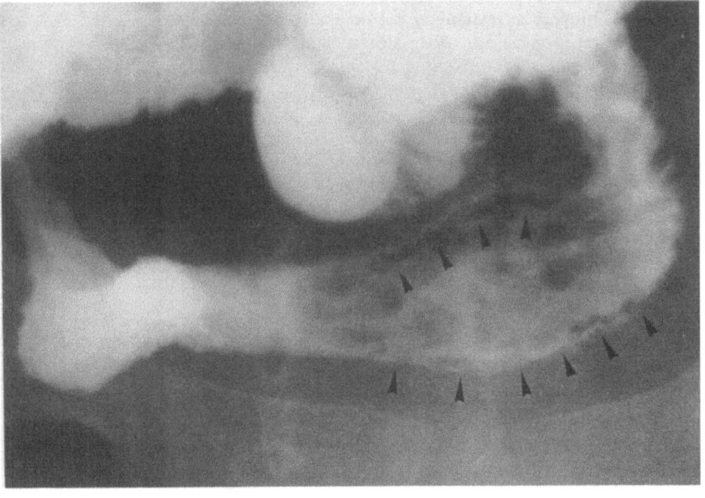

Abb. 63. DDK bei Ileocolitis Crohn. Langstreckiger Befall des Ileum. Pflastersteinrelief mit bandförmiger Gasansammlung in der Darmwand (▶)

Lineare *Ulcera* in der entzündeten Schleimhaut bilden netzartige Querverbindungen. Dazwischen erscheint die ödematöse Schleimhaut polsterartig erhaben und führt so zum Bild des sog. *Pflastersteinreliefs* (Cobblestone pattern) (Abb. 58, 62, 63, 64).

Transmurale Ulcera verursachen dornartige Veränderungen der Darmkontur, die sog. *Spicae* (Abb. 56, 64). Bei fortschreitendem Schleimhautun-

tergang entstehen konfluierende *serpiginöse Ulcera*, zwischen ihnen liegen *pseudopolypöse Inseln* aus stehengebliebener Schleimhaut (Abb. 64). Fissurale Ulzerationen, intramurale Abszesse und transmurale Infiltrate führen zu *entzündlichen Konglomerattumoren* und oftmals fuchsbauartigen enteroenteralen, enterokolischen, enterokutanen und enterovesikalen Fisteln (Abb. 65, 66, 67).

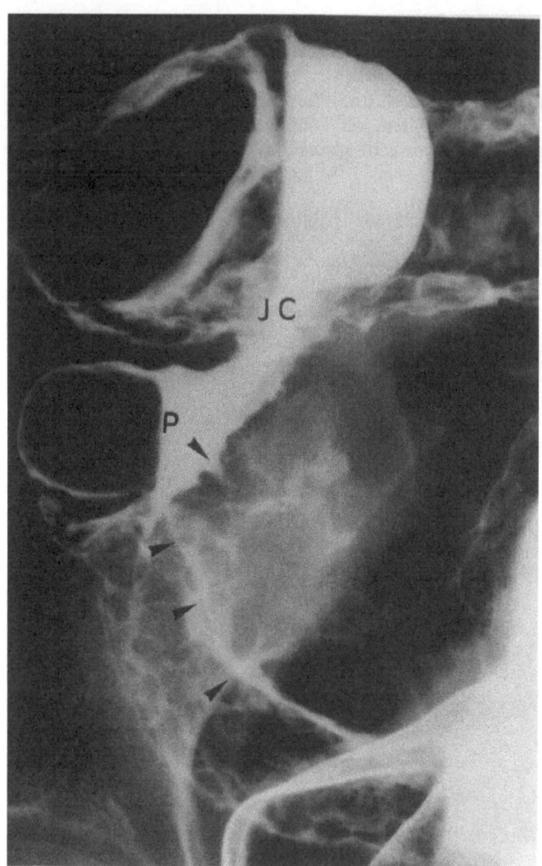

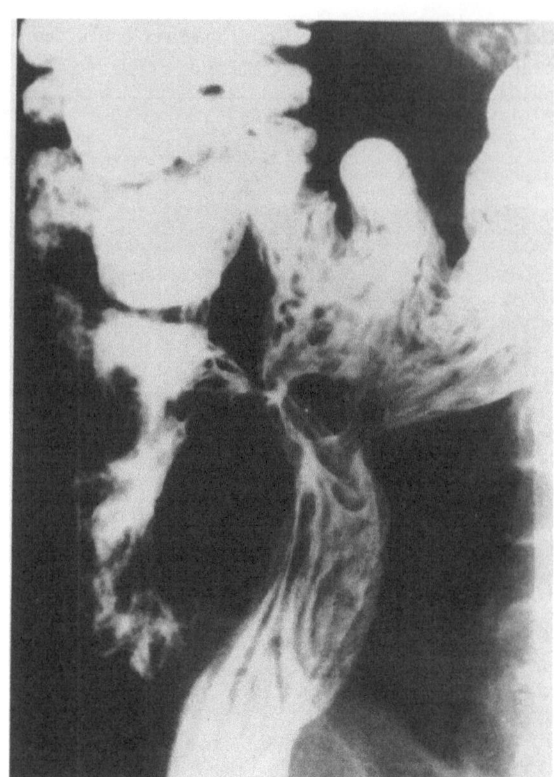

Abb. 64. Doppelkontrasteinlauf bei Ileocolitis Crohn: netzartige Ulzerationen mit ödematösen Schleimhautinseln. Typische mesenteriale Fisteln (▶) mit antimesenterialen Pseudodivertikeln (*P*). *IC* = Ileozäkalregion

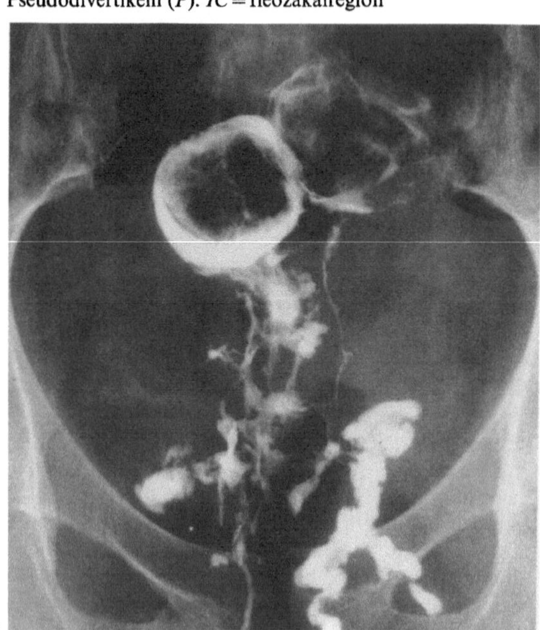

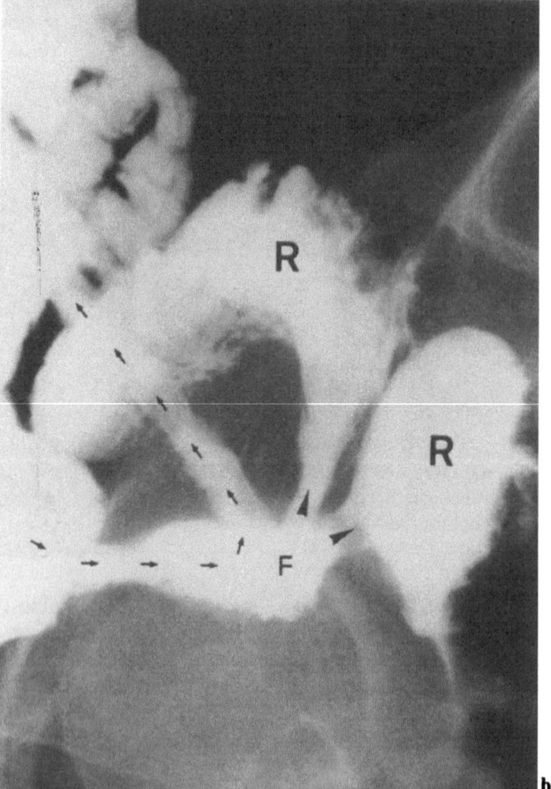

4.2.3.4 Remissionsphase: In der *Remissionsphase* zwischen den floriden Schüben werden die tiefliegenden Muskelschichten fibrös organisiert, ohne daß es zunächst zu einer Verdickung der Darmwand kommt. Der Darm ist dilatiert und atonisch, es entsteht ein rohr- oder schlauchähnliches Bild, das auch Fahrradschlauchphänomen (bike tire-phenomenon) [90] genannt wird (Abb. 68). Häufiger jedoch finden sich *Strikturen* und *Stenosen* mit prästenotischer Dilatation (Abb. 41). Die Darmwand ist stark verdickt, von grau-weißen Narbenzügen durchsetzt. Subserosa, Serosa und mesenteriales bzw. parakolisches Fettgewebe sind in Form eines sklerolipomatösen Überwuchses mitbeteiligt, was zu ausgedehnten mesenterialen Traktionen mit antimesenterialen Pseudodivertikeln (Abb. 57) und halbkreisförmigem Schlingenverlauf (Omegazeichen) (Abb. 58) führen kann.

4.2.4 Differentialdiagnose des Morbus Crohn im DDK

Das bunte morphologische Bild des Morbus Crohn kann eine Vielzahl entzündlicher und tumoröser Veränderungen imitieren:

1. Das Wandödem eine banale *Enteritis* und die Frühmanifestation eines malignen *Lymphoms.*
2. Die kleinknotigen Füllungsdefekte im terminalen Ileum eine *Yersiniose,* im Jejunum eine *Lambliasis* und bei disseminierter Ausbreitung einen *Lymphombefall* des Dünndarms.
3. Die aphthoiden Läsionen eine *Yersinia-Enterokolitis,* ein *Behçet-Syndrom* und eine *Amöbiasis.*
4. Das Stadium der fibrös ausheilenden Ileocolitis Crohn mit faltenlosem weitgestelltem terminalen Ileum die *Backwash-Ileitis* bei Colitis ulcerosa

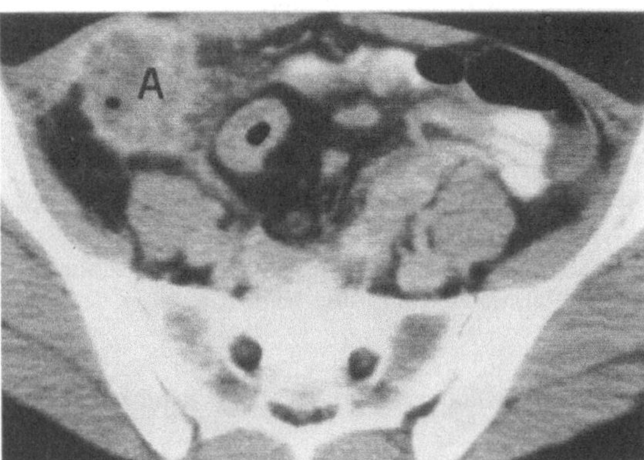

Abb. 67. CT des Beckens: Morbus Crohn seit 13 Jahren bekannt. Schlingenkonglomerat und Abszeß (*A*) im rechten Unterbauch

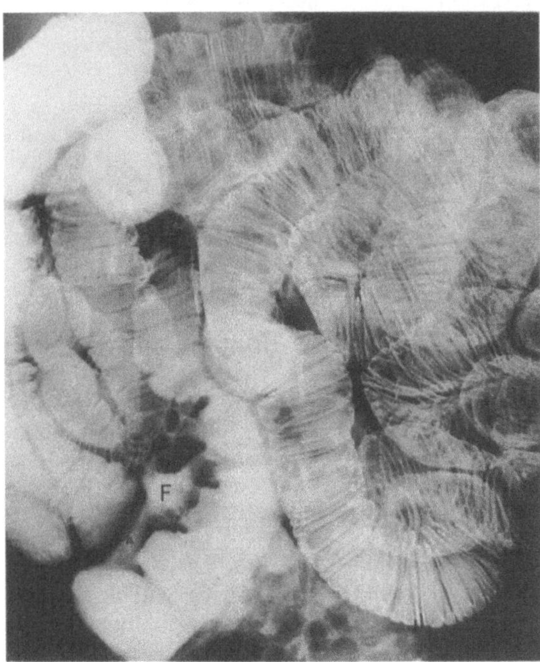

Abb. 66. DDK bei Morbus Crohn. Fistelhöhle (*F*) bei enteroenteralen Fisteln. Vorgeschalteter Dünndarm unauffällig

◁

Abb. 65a–c. Fisteln bei Morbus Crohn. **a** MDP mit 2 ileotransversalen Fisteln. **b** DDK bei ileorektalen Fisteln (▶). Stenosiert das hochflorid entzündete distale Ileum (→). Vorzeitige Füllung des Rektum (*R*). **c** Fistelfüllung bei Morbus Crohn: Über eine perianale Fistel füllt sich ein fuchsbauartiges Höhlensystem, das Anschluß ans Rektum hat

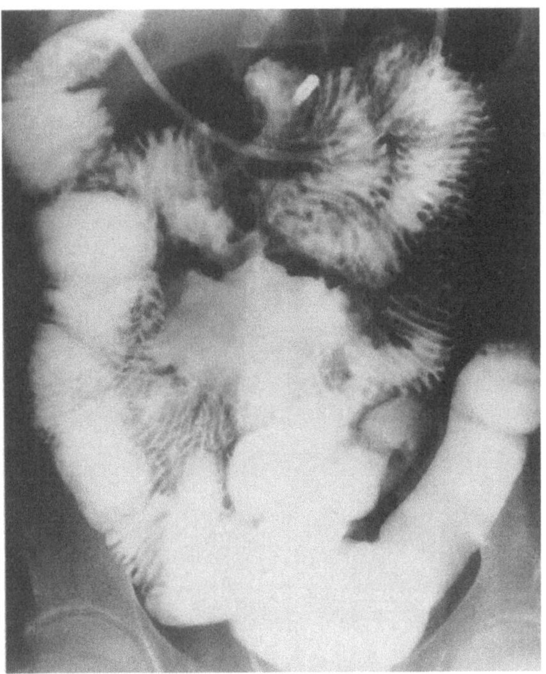

Abb. 68. DDK bei Morbus Crohn: deutliches Wandödem im Jejunum. Flächige Wandinfiltration mit Fahrradschlauchphänomen im Ileum

und die Atrophie des distalen Ileum bei *Laxantienabusus* (Pseudomelanosis coli!).

5. Ulzeröse, fibrös sklerosierende Veränderungen mit Fisteln im terminalen Ileum und ileozäkal, eine Ileozäkaltuberkulose.
6. Die Schleimhautatrophie (mit Faltenverlust) und Strikturen der Ileozäkalregion eine *ischämische Enteritis*.
7. Die asymmetrische Schrumpfung am Mesenterialansatz mit antimesenterialer Sackulation die *postischämische Stenose*.
8. Ulzerationen und Fisteln im Jejunum die *eosinophile Gastroenteritis* (Bluteosinophilie!).
9. Umschriebene Jejunalstrikturen *unspezifische Ulzerationen*, z.B. nach Einnahme kaliumhaltiger Tabletten und bei lokalisierten Vaskulitiden.
10. Langstreckige Strikturen, auch mit Fisteln, ein *Lymphosarkom* des Dünndarms.
11. Jejunalstrikturen mit glatter Schleimhaut die Kolonisation bei der Zöliakie.
12. Strikturen mit Verziehungen des Darmes die mesenteriale Schrumpfung beim *Karzinoid*.

4.2.5 Weiterführende radiologische Diagnostik

Sie wird vor allem bei Komplikationen des Morbus Crohn, wie Fisteln, Abszessen, Blutungen und Hydronephrose durchgeführt und umfaßt die Computertomographie, Fisteldarstellungen, das Ausscheidungsurogramm und die Angiographie.

4.2.5.1 Computertomographie des Abdomen: Fistelkonglomerate und Abszesse werden bei Meteorismus und starken abdominellen Beschwerden mit Abwehrspannung am zuverlässigsten *mit der CT* nachgewiesen (Abb. 67).

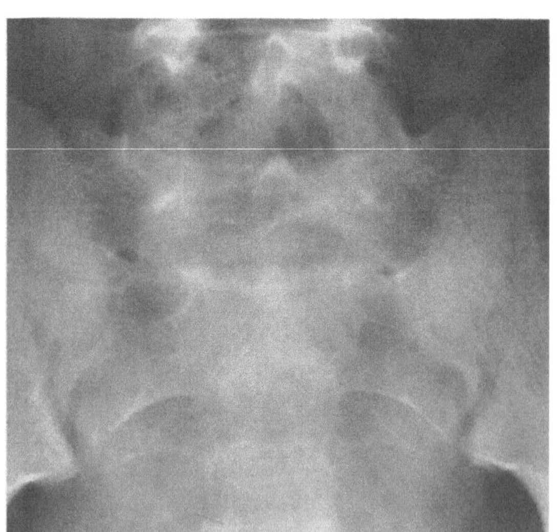

Psoasabszesse und pyophlebitische Leberabszesse können durch CT-geführte Drainagen präoperativ entlastet oder auch definitiv entleert werden.

Innere Fisteln (ileorektosigmoidal, ileoileal) sind bei der Ileocolitis Crohn häufiger (30–45%) [104], als bei alleiniger Ileitis. (20%) [104]. Sie können zu palpablen Resistenzen und zu sog. Schlingenabszessen führen. Bei gedeckter Perforation bilden sich im Rahmen einer lokalen Peritonitis intraperitoneale und retroperitoneale Abszedierungen z.B. Psoasabszesse.

4.2.5.2 Fisteldarstellungen: Bei enterokutanen Fisteln werden Ausdehnung, Verlauf und Darmanschluß durch die retrograde Instillation eines wasserlöslichen Kontrastmittels dargestellt (Abb. 65c).

4.2.5.3 Ausscheidungsurogramm: Ein Ausscheidungsurogramm empfiehlt sich nicht nur bei Verdacht auf eine enterovesikale Fistel sondern auch wegen der möglichen vorwiegend rechtsseitigen, Hydronephrose infolge Ureterkompression. Die Leeraufnahme deckt gelegentlich eine Sacroileitis enterocolitica auf (Abb. 69).

4.2.5.4 Angiographie: Massive intestinale Blutungen sind selten und meistens durch solitäre Ulcera mit Arrosion eines großen Gefäßes bedingt. Methode der Wahl zum Nachweis und zur Lokalisation der intestinalen Blutung ist die selektive *Mesenterikographie* und die anschließende selektive *Radionuklidszintigraphie*.

4.2.6 Sonographie beim Morbus Crohn

Sonographisch finden sich, bevorzugt im terminalen Ileum (Abb. 70) und proximalen Kolon eine diskontinuierlich verdickte Darmwand [36, 94, 110]. Das Strukturmuster ist meist homogen echoarm (Abb. 71) oder zeigt gelegentlich eine 3fach-Schichtung (echoarm – echodicht – echoarm) (Abb. 72). Nur selten ist die Wand inhomogen, d.h. echoarm mit eingestreuten Reflexen. Weitere typische Befunde sind fehlende Peristaltik bzw. Wandstarre, Haustrenverlust, Lumeneinengung mit evtl. prästenotischer Dilatation (Abb. 73). Gelegentlich findet sich eine bizarr be-

Abb. 69. Sakroileitis enterocolitica bei Morbus Crohn

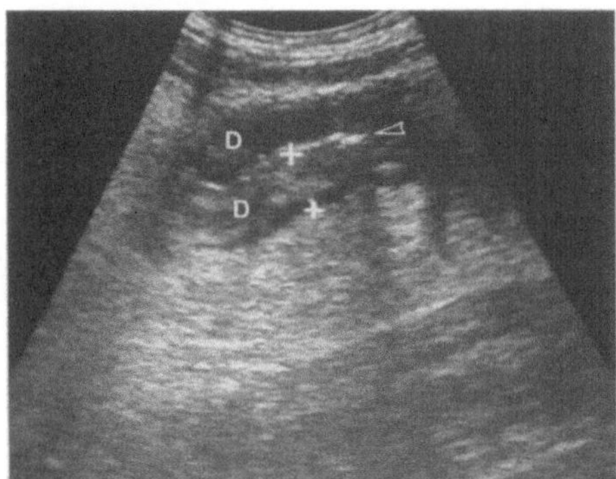

Abb. 70. Sonographischer Querschnitt des rechten Unterbauches bei Morbus Crohn des terminalen Ileum: Darmwandverdickung (*D*) bis zu 12 mm mit erheblicher Echoarmut und Faltenverlust. Das schmale zentrale Reflexband (▶) kennzeichnet das stenosierte Lumen

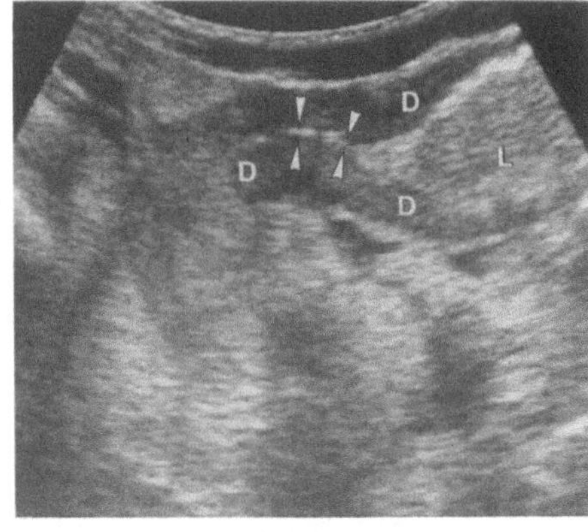

Abb. 73. Morbus Crohn, sonographischer Längsschnitt durch eine Dünndarmschlinge (*D*) mit verdickter Wand (bis zu 13 mm). Lumen (*L*) prästenotisch dilatiert. Stenose durch *Pfeile* markiert

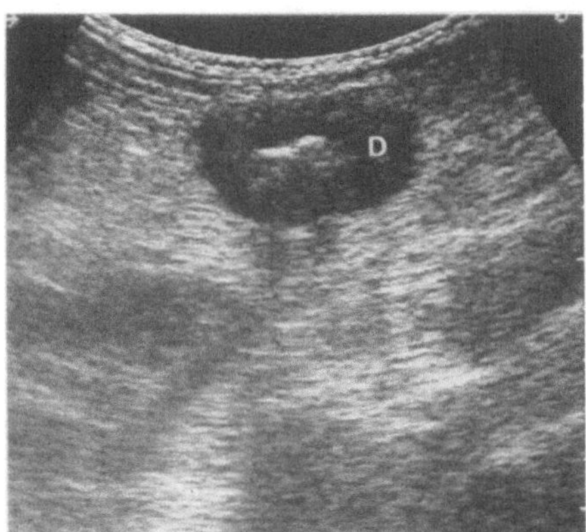

Abb. 71. Sonographischer Längsschnitt des rechten Unterbauches: Morbus Crohn des terminalen Ileum. Darmwandverdickung (*D*) ventral bis zu 10 mm. Kleiner zentraler Reflex, dem stenosierten Lumen entsprechend

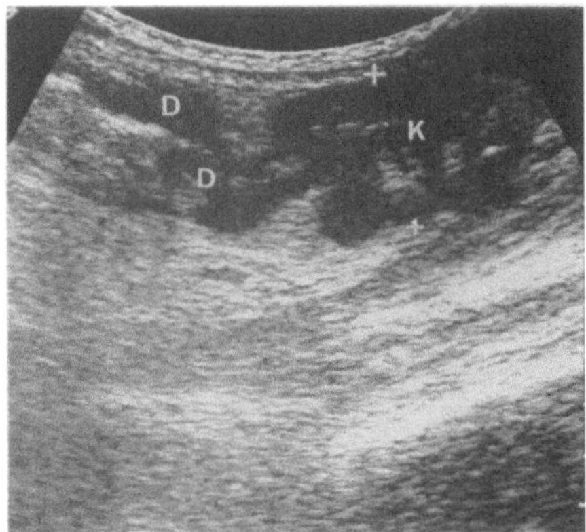

Abb. 74. Sonogramm bei Morbus Crohn: Entzündliches Konglomerat (*K*) im rechten Unterbauch, Durchmesser 31 mm. Wandverdickung des angrenzenden Darmabschnittes (*D*)

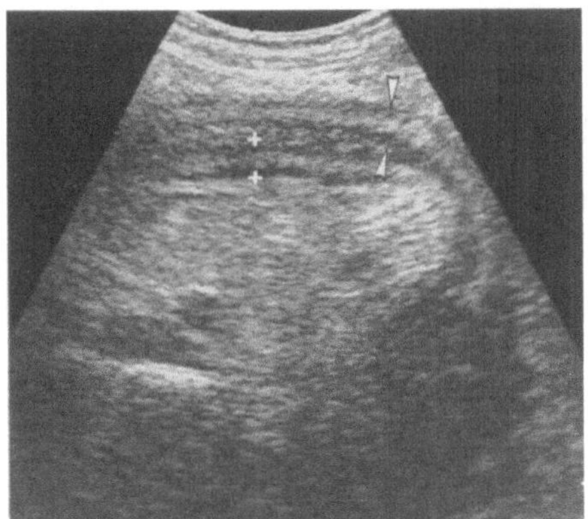

Abb. 72. Sonogramm bei Morbus Crohn: Wandverdickung (8 mm) einer Dünndarmschlinge mit Dreischichtung: echoarm – echodicht – echoarm. Die ventrale Wand ist durch *Pfeile* markiert

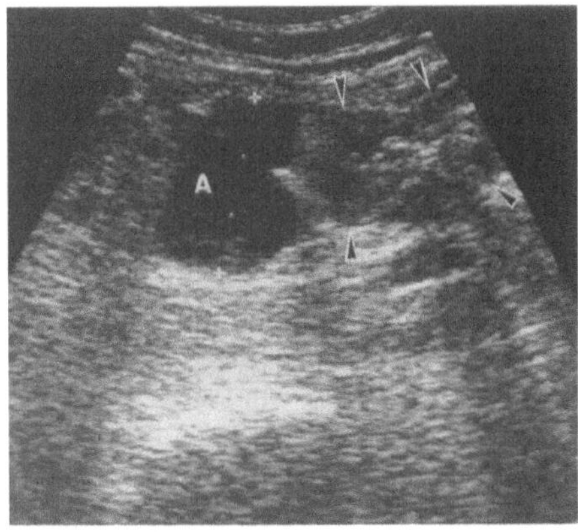

Abb. 75. Sonogramm bei Morbus Crohn: Abszeß im rechten Unterbauch, Durchmesser 30 mm. Entzündliche Infiltration der angrenzenden Darmschlinge (▶). *A* = Aszites

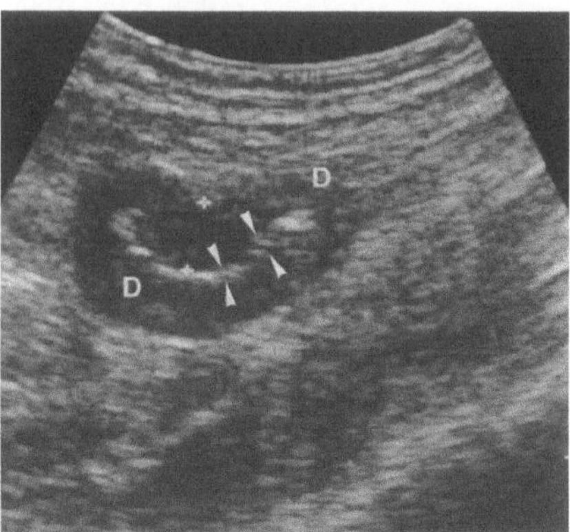

Abb. 76. Sonogramm bei ischämischer Enteritis: gekrümmte Ileumschlinge mit Verdickung (8 mm) der Darmwand (*D*). Das schmale zentrale Reflexband (▶) kennzeichnet das stenosierte Lumen

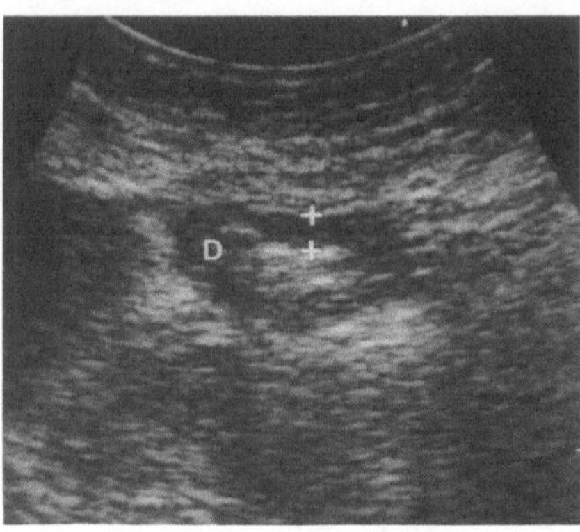

Abb. 78. Sonogramm bei Peritonealkarzinomatose: infiltrierte Dünndarmschlingen (*D*) mit unregelmäßiger Wandverdickung (ventral 4 mm, zwischen den Kreuzmarkierungen) bei erheblicher Echoarmut. Kein Hinweis für Lumeneinengung: normal breiter zentraler Reflex

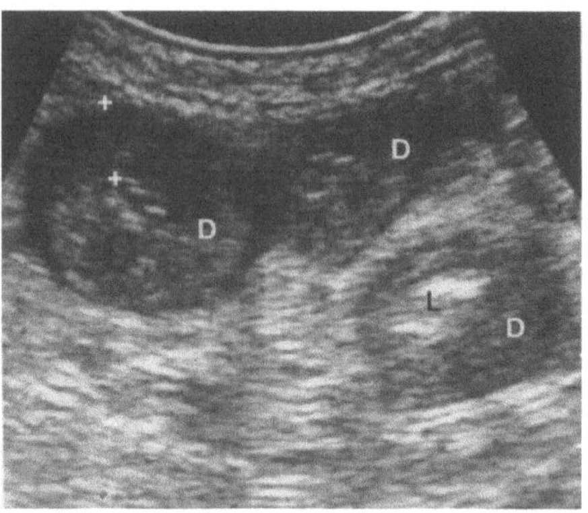

Abb. 77. Sonographischer Querschnitt durch 3 Dünndarmschlingen (*D*) bei Amyloidose: Verdickung der Darmwand (8 mm, zwischen den Kreuzmarkierungen) bei erheblicher Echoarmut. *L* = Lumen

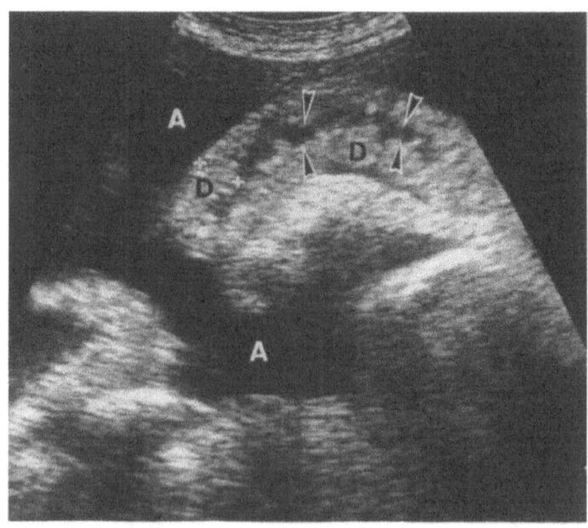

Abb. 79. Sonogramm bei Peritonealkarzinomatose: infiltrierte Darmschlinge (*D*) mit unregelmäßiger Wandverdickung (Kreuzmarkierung: 9 mm) Lumen gering flüssigkeitsgefüllt (▶). Durch den umgebenden Aszites (*A*) imponiert die Darmwand relativ echodicht

grenzte inhomogene Raumforderung, vorwiegend im rechten Unterbauch als Ausdruck eines entzündlichen Konglomerates (Abb. 74). Zum Teil lassen sich darin wandinfiltrierte Darmschlingen abgrenzen [110].

Als *Komplikation* kann es zur Abszeßbildung kommen. Man erkennt sie als teils glatt, teils unscharf begrenzte echoarme bis echofreie, homogene Raumforderung zwischen den Darmschlingen (Abb. 75). Bei floridem Krankheitsbild zeigt sich nicht selten eine erheblich vermehrte Flüssigkeitsfüllung auch von nicht erkrankten Darmabschnitten. Der Nachweis von Crohn-Veränderungen gelingt unter optimalen gerätetechnischen Bedingungen in 89% [108]. Eine Beziehung zwischen der Wanddicke, die bis zu 20 mm betragen kann, und der Aktivität des Krankheitsprozesses bzw. der Krankheitsdauer konnte nicht nachgewiesen werden [110].

Differentialdiagnose: Ein dem Morbus Crohn ähnliches Erscheinungsbild zeigt die ischämische Enteritis (Abb. 76), die Amyloidose (Abb. 77) und die Peritonealkarzinose (Abb. 78, 79). Die Colitis ulcerosa unterscheidet sich vom Morbus Crohn durch das Befallsmuster. Die Zunahme der Wanddicke ist im Mittel geringer ausgeprägt und liegt nicht über 10 mm [110]. Gelegentlich findet sich eine starre, auffallend echoarme Wand mit oder ohne Verbreiterung, die ein breites echodichtes Zentrum umgibt. Dieses entspricht den zahlreichen reflektierenden Grenzflächen bei der Pseudopolypose [108]. Die Peridivertikulitis des Sigma zeigt kürzerstreckige unregelmäßige Wandverbreiterungen mit auffallender Echoarmut [36, 109].

4.3 Backwash-Ileitis (Refluxileitis)

Definition: In 10–20% der Fälle greift eine Colitis ulcerosa auf die letzten 20 cm des Ileum über und führt zur sog. Backwash-Ileitis.

Die *Ätiologie* der Erkrankung ist wie die der Colitis ulcerosa unbekannt.

Pathologisch-anatomisch ist primär die Darmmukosa betroffen. Die Darmwand selbst ist nicht verdickt. Es finden sich in der Schleimhaut und in den Lieberkühnschen Krypten kleine oberflächliche Ulzera und Abszesse, die nicht zur Fistelbildung führen.

Röntgenologisch imponiert ein schlauchähnliches, faltenloses distales Ileum mit geschummerter Schleimhautoberfläche und allenfalls flachen Ulzerationen.

Die Bauhin'sche Klappe klafft, es besteht ein Reflux von Koloninhalt in das distale Ileum (Abb. 80).

Differentialdiagnostisch muß im Einzelfall an die fibrös „ausgeheilte" Ileocolitis Crohn und an den chronischen Laxantienabusus mit Atrophie des distalen Ileum und Kolon gedacht werden.

4.4 Yersiniose

Pathogenese: Die Yersiniose („Pseudotuberkulose") ist eine Infektionskrankheit deren Erreger gramnegative Stäbchenbakterien Yersinia enterocolitica und Yersinia pseudotuberculosis sind.

Die Infektion des Menschen erfolgt meist auf oralem Wege [54].

Pathologisch-anatomisch zeigt sich das Bild einer mesenterialen Lymphadenitis oder einer akuten terminalen Ileitis.

Histologisch findet sich eine Hyperplasie des lymphatischen Gewebes, entzündliches Wandödem und zentral ulzerierende Granulome.

Klinik: Die *enteritischen Verlaufsformen* gehen mit abdominellen Schmerzen, wäßrigen Diarrhöen und hohem Fieber einher. Das schmerzhafte terminale Ileum ist manchmal tastbar (Pseudoappendizitis).

An extraintestinalen Manifestationen können ein Erythema nodosum (20%) oder eine Polyarthritis (55%), selten ein septisches Bild auftreten.

Die *Diagnose* erfolgt durch den Nachweis von Yersinia enterocolitica im Stuhl zu Beginn der Erkrankung und durch den Antikörpernachweis gegen Yersinia enterocolitica innerhalb von 1–2 Wochen nach Krankheitsbeginn.

Röntgenologisch sind in den letzten 20 cm des distalen Ileum die Schleimhautfalten zahlenmäßig vermehrt (!) und verbreitert und zeigen noduläre Füllungsdefekte (vergrößerte Lymphfollikel) (Abb. 81). Die distalen Ileumschlingen sind distanziert (Wandverdickung, mesenteriale Infiltration).

Differentialdiagnostisch sind das Frühstadium des Morbus Crohn (jedoch fehlende Zunahme der Falten im terminalen Ileum) und die physiologische lymphfollikuläre Hyperplasie des Jugendlichen (Füllungsde-

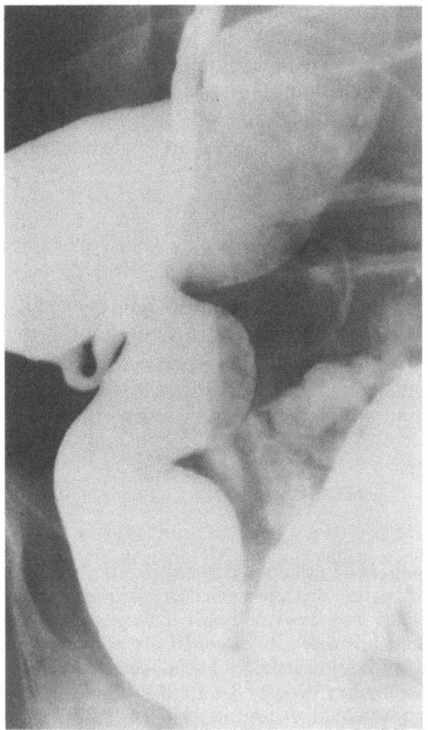

Abb. 80. Doppelkontrasteinlauf bei Backwash-Ileitis: Dilatation des präterminalen und terminalen Ileum. Klaffende Ileozäkalklappe, welche den Reflux aus dem Zäkum ins Ileum begünstigt

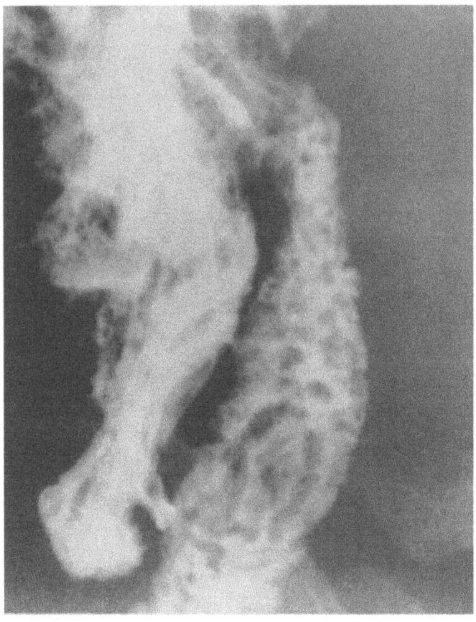

Abb. 81. Yersiniose des distalen Ileum. Bei der MDP Wandinfiltration mit disseminierten, kleinknotigen Füllungsdefekten

fekte gleichmäßiger und kleinknotiger) abzugrenzen (Abb. 49).

Therapie und Prognose: Bei unkomplizierter Yersinia-Infektion ist eine Antibiotikatherapie nicht erforderlich. Bei Lymphknotenbefall und Streuung durch Septikämie ist die Therapie mit Beta-Lactam-Antibiotika erfolgreich.

4.5 Strahlenenteritis

Der Dünndarm ist sehr strahlensensibel. Die Beschwerden bei therapeutischen Dosen von 50–60 Gy treten meist innerhalb der ersten zwei Jahre, aber auch noch nach 20 bis 30 Jahren auf [40]. *Akute Symptome* sind abdominelle Beschwerden, Brechreiz und

blutige Diarrhöen. Die häufigere *chronische Strahlenenteritis* geht mit Koliken, Obstipation, aber auch Diarrhö, Anorexie und Brechreiz, Müdigkeit und Gewichtsverlust bis zur Kachexie einher.

Pathologisch-anatomisch ist die Strahlenenteritis durch eine Vaskulitis mit allen ihren Folgen gekennzeichnet.

Histologisch zeigen Arterien und Venen die Kriterien einer Endangitis obliterans, die Lymphgefäße eine hyaline Wanddegeneration.

Die *Röntgenbefunde* spiegeln auch zeitlich den Ablauf der vaskulitischen Ischämie wider [66, 90]: Zunächst ist eine Passagebeschleunigung im Bestrahlungsfeld und ein Spasmus der Darmschlingen infolge eines erhöhten Tonus der Muscularis mucosae zu beobachten. In der Folge kommt es zur Verdickung der Darmwand mit Wandstarre und Abnahme der Peristaltik (ischämisches Ödem und Fibrose der Submukosa) und zum Faltenverlust mit völlig glattem Relief (Schleimhautatrophie, Abb. 82). Im weiteren Verlauf entwickeln sich teilweise tiefe Ulzerationen mit Nekroseblutungen, Perforationen und Fisteln in die Nachbarorgane. Die daraus resultierenden Adhäsionen der Darmschlingen untereinander oder mit Nachbarorganen führen zu Schlingenkonglomeraten mit hochgradig gestreckten Schleimhautfalten. Das fibröse Endstadium schließlich führt zu Lumenobstruktionen, zur mesenterialen Schrumpfung (mesen-

Abb. 82a, b. MDP bei Strahlenenteritis: Vor 2 Jahren postoperative Bestrahlung eines Scheidenkarzinoms, jetzt Subileuszustände mit prästenotischer Dilatation des oberen Dünndarms bis in den Bulbus (*BU*). Im proximalen Ileum (*A–B*) deutliches ischämisches Faltenödem (**a**), gefolgt von einer ischämischen Stenose (*B–C*) und einem völlig amotilen faltenosen Abschnitt (*D*): Ausdruck der Wandsklerose nach transmuralem Schaden (**b**)

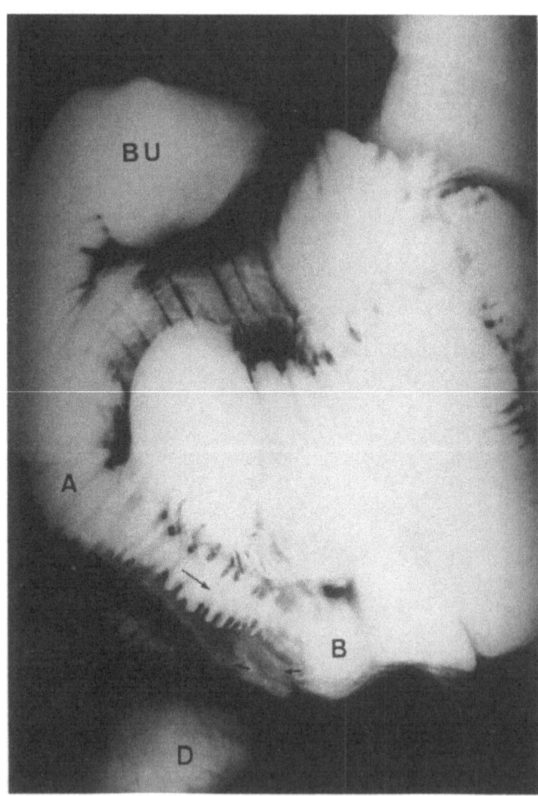

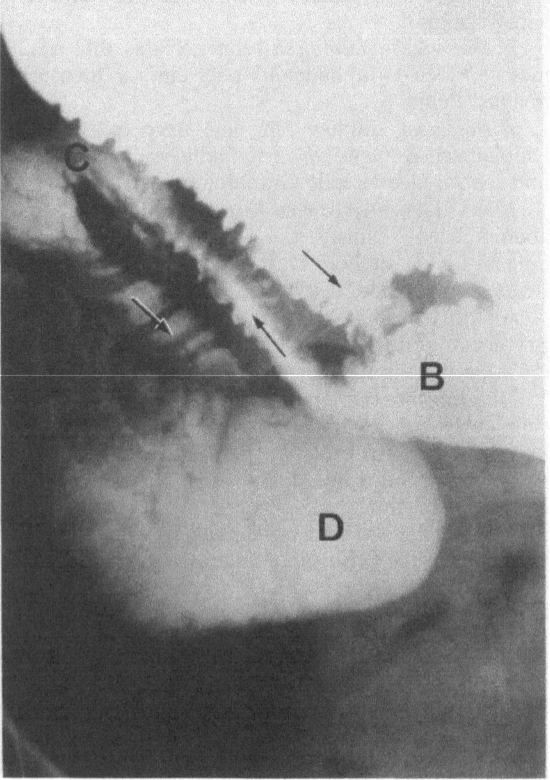

teriale Vaskulitis) mit „Kinking" der betroffenen Darmschlingen (wie beim Karzinoid) und zur Distanzierung der verdickten Schlingen. Beim begrenzten Strahlenschaden können Ulcera, Nekrosen und Stenosierungen fehlen und es resultiert lediglich eine glatte atrophische Schleimhaut.

Die röntgenmorphologische *Differentialdiagnose* allein muß Tumoren (Karzinoid, Lymphome) und granulomatöse Entzündungen (Morbus Crohn, Tuberkulose) einbeziehen. Die Anamnese führt in der Regel zur Diagnose.

4.6 Ileozäkaltuberkulose

Pathogenese: Eine Tuberkulose des Intestinaltraktes kann durch Aufnahme erregerhaltiger Nahrung, durch Verschlucken tuberkulösen Sputums oder hämatogene Streuung entstehen. Beim Trinken ungekochter Milch tuberkulöser Kühe erfolgte früher die Infektion durch den Erreger der Rindertuberkulose (Mycobacterium bovis). Mit der zunehmenden Sanierung der Rinderherden und durch die Pasteurisierung der Milch hat die bovine Infektion in den meisten Ländern an Bedeutung verloren.

Die durch Verschlucken tuberkulösen Sputums bei der primären Lungentuberkulose oder durch hämatogene Streuung entstandene Intestinaltuberkulose dagegen ist durch humane Tuberkelbakterien (Mycobacterium tuberculosis) bedingt.

Hauptlokalisation ($^3/_4$ der Fälle) der Darmtuberkulose ist der **Ileozäkalbereich** (Abb. 83).

Pathologisch-anatomisch unterscheidet man die ulzeröse, fibrosierende und hypertrophische Form.

Die enterogen entstandene Ileozäkaltuberkulose entwickelt sich unter dem Bild eines hypertrophischen Tumors. Im Ileum bilden sich konfluierende Geschwüre. Die Darmwand ist stark verdickt, die Serosa entzündet, geschwollen und ödematös. Tuberkulöse Lymphknoten sind zu Konglomeraten verbacken. Im Endstadium findet sich im Ileozäkalbereich ein oftmals faustgroßer derber Tumor mit unregelmäßigem Darmlumen. Peripher vom Hauptherd können sich Solitärgeschwüre und isolierte Tuberkel finden.

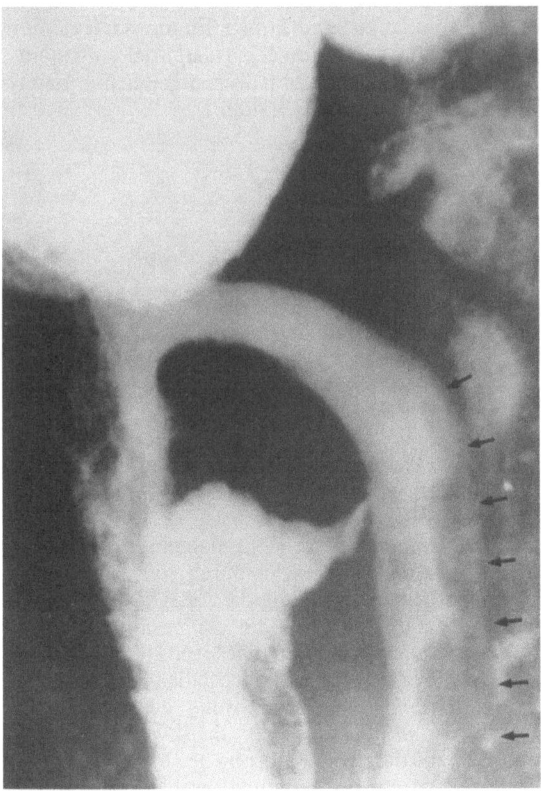

Abb. 83. MDP bei Ileozäkaltuberkulose: infiltriertes, stenosiertes terminales Ileum. Typische thumb prints an der Mesenterialseite (→). Zäkum geschrumpft. Ileozäkalstenose

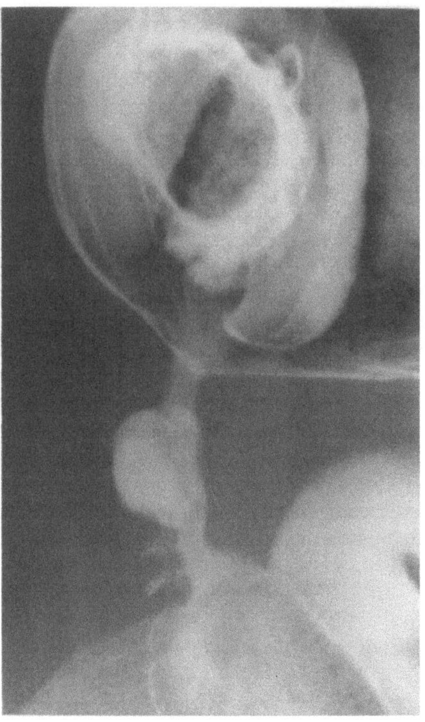

Abb. 84. Doppelkontrasteinlauf zur Darstellung einer Ileotransversostomie. Zustand nach Resektion des Colon ascendens wegen Morbus Crohn. Jetzt terminales Ileum massiv stenosiert mit mesenterialer Infiltration und antimesenterialer Pseudodivertikelbildung. Operativ wurde eine Aktinomykose gesichert

Histologisch sind Granulome mit zentraler Verkäsung, Langhansschen Riesenzellen und nachweisbaren Bakterien für die Differentialdiagnose von Bedeutung.

Röntgenmorphologisch kommen differentialdiagnostisch neben nicht entzündlichen Tumoren die Aktinomykose (Abb. 84) und die Bilharziose des Darmes in Betracht.

In der Reihenfolge der Wahrscheinlichkeit wird man beim Röntgenbild einer Ileozäkaltuberkulose zunächst an die Ileocolitis Crohn, an Lymphome und auch die Aktinomykose denken und die Tuberkulose erst einbeziehen, wenn aus der Vorgeschichte ein Befall anderer Organe bekannt ist, wenn der Patient aus einem Lande mit hoher Tuberkuloseinzidenz kommt und wenn der Erregernachweis im Sputum oder Magensaft gelingt.

Die Koloileoskopie mit Biopsie sichert die Diagnose.

4.7 Ulcus simplex

Die banalen Dünndarmulcera treten am häufigsten infolge einer umschriebenen mesenterialen Ischämie auf, ferner im Rahmen bakterieller Dysenterien, bei Fremdkörperverletzungen der Schleimhaut, bei ektopischer Magenschleimhaut, bei extraenteralen Infektionen (Pneumokokken, Furunkolose, Streptokokken), beim Zollinger-Ellison-Syndrom oder sie sind medikamentös induziert (dünndarmlösliche Kaliumtabletten, Chlorpromazine, Digitalis, adrenokortikale Hormone). Frauen sind zwei- bis dreimal häufiger betroffen als Männer. Der Altersgipfel liegt zwischen 15 und 30 Jahren. Zwei Drittel der Ulcera sitzen im distalen Ileum und sind praktisch symptomlos. Im Jejunum ähneln die Beschwerden dem eines Ulcus duodeni. Blutungen und Perforationen tiefer Ulcera zeigen eine Mortalität von bis zu 50%.

Röntgenologisch vermag nur eine optimale Untersuchungstechnik die kleinen, reaktionslosen Ulcera aufzudecken, die oft multipel an der antimesenterialen Darmseite auftreten. Häufiger weisen reaktionslose zirkuläre Stenosen auf die abgeheilten Ulzerationen hin (Abb. 53).

Differentialdiagnostisch läßt sich die kurze reaktionslose Stenose des Ulcus simplex meist von der längeren Tumor- oder Crohn-Stenose unterscheiden.

4.8 Parasiten

4.8.1 Lambliasis

Die Protozoeninfektion mit *Lamblia intestinalis* (Giardia lamblia) tritt endemisch und gehäuft bei IgA-Mangel auf. *Klinisch* führt sie zu Diarrhöen und Steatorrhöen, abdominellen Krämpfen und Eiweißmangelödemen.

Die lymphfollikuläre Hyperplasie im Duodenum und Jejunum kann als Ausdruck des IgA-Mangels oder/und als Infektionsfolge angesehen werden. Therapeutisch wird Metronidazol (Clont, Flagyl) eingesetzt.

Röntgenologisch können eine reflektorische Hyperperistaltik und nur teilweise kleinknotige Füllungsdefekte im Duodenum und Jejunum beobachtet werden (Abb. 91). Die Diagnosesicherung erfolgt aus Biopsiepartikeln (Quetschpräparat) der Duodenalschleimhaut.

4.8.2 Würmer

Der Nachweis eines *Wurmbefalls* im Dünndarm ist im Röntgenbild ein Nebenbefund, es sei denn, er verursacht ausgeprägte Entzündungen oder auch Obstruktionen.

Röntgenologisch lassen sich Askariden und Bandwürmer nachweisen.

Der Befall durch Ascaris lumbricoides verursacht uncharakteristische Bauchschmerzen und eosinophile Lungeninfiltrate!

Die *Diagnose* wird durch den Nachweis von Wurmeiern im Stuhl gesichert.

Röntgenologisch stellen sich die Würmer anfangs als 20–30 cm lange bandförmige Füllungsdefekte dar (Abb. 85). Hat der Wurm Kontrastmittel aufgenommen, imponiert er nach 24 h als röntgendichter bandförmiger Kontrastmittelschatten.

5 Malassimilationssyndrome
(s. auch Abschn. 2.3)

5.1 Allgemeines

5.1.1 Definition

Unter dem Oberbegriff „Malassimilation" werden die Funktionsstörungen „Maldigestion" und „Malabsorption" zusammengefaßt.

Unter *Maldigestion* versteht man eine Störung der Verdauungsfunktion, bei der durch eine angeborene oder erworbene Erkrankung die Aktivität pankreatischer Verdauungsenzyme, die Gallensäurenkonzentration oder die Aktivitäten digestiver Dünndarmmukosaenzyme erniedrigt sind oder fehlen [18].

Malabsorption ist eine Störung der Resorption (angelsächsisch: Absorption) digestiver Nahrungsprodukte, die durch eine Störung der Membrantransportvorgänge in der Dünndarmschleimhaut ohne morphologische Veränderungen (=primäre Malabsorption), durch eine Verminderung des Resorptionsepithels bei gleichzeitigen morphologischen Ver-

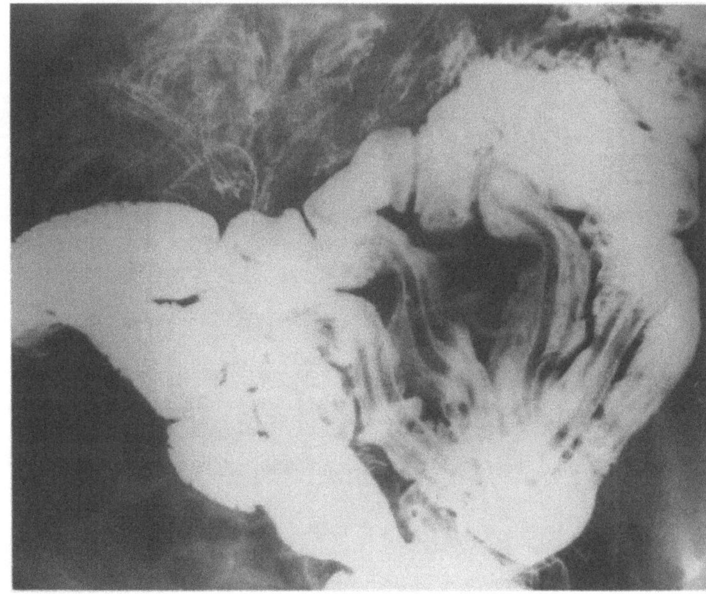

Abb. 85. MDP bei Askariasis des Dünndarms: Langgestreckte bandförmige Füllungsdefekte in den Darmschlingen des linken Mittelbauches kennzeichnen die Askariden selbst, schmale Kontrastmittelstreifen in den Darmschlingen des rechten Oberbauches das in den Würmern inkorporierte Kontrastmittel in der Spätphase

änderungen der Mukosa (= sekundäre Malabsorption) oder durch eine intestinale Lymphabflußbehinderung bedingt ist [17, 18, 19, 87].

5.1.2 Ätiologie

Störungen der Digestion und Resorption kommen bei zahlreichen Erkrankungen (Tabelle 8) in Betracht.

Die folgenden Krankheitsbilder stellen eine radiologisch-relevante Auswahl aus der Vielzahl von Erkrankungen mit Malabsorption dar. Für die anderen ursächlichen Dünndarmerkrankungen mit anatomischen Veränderungen (Divertikel, blinde Schlingen, Kurzdarmsyndrom, Fisteln, Strikturen), mit lokalen bzw. diffusen Schleimhautläsionen oder Funktionsstörungen sei auf die speziellen Kapitel verwiesen.

5.2 Glutenenteropathie (Sprue)

5.2.1 Allgemeines

Synonyma: Zöliakie, Herter-Heubnersche Erkrankung, idiopathische Steatorrhöe.
Ätiologie: Der Erkrankung liegt eine lebenslange Unverträglichkeit des Klebereiweißes Gluten zugrunde, das in den Getreidesorten Weizen, Gerste, Hafer und Roggen enthalten ist.
Inzidenz: Die Erkrankung tritt **familiär und geographisch gehäuft** auf: in Westirland kommt eine Erkrankung auf 300, in Westeuropa auf 2000–3000 Einwohner [90].
Klinik: Charakteristisch sind voluminöse, faulig riechende Fettstühle. An extraintestinalen Symptomen bestimmen Störungen des Elektrolyt- und Wasser

haushaltes, Eiweißmangelödeme, Haut- und Schleimhautblutungen (Vitamin-K-Mangel), Anämie (Eisenbzw. Folsäuremangel) und die sekundäre Osteomalazie das Krankheitsbild.

5.2.2 Röntgenbefunde

Das vermehrte Darmsekret führt zur Verdünnung der instillierten Barium-Suspension und zur reflektorischen Hyperperistaltik (Durchfall!). Gleichzeitig sind die Darmschlingen dilatiert, eine für das Malabsorptions-Syndrom typische Kombination.

Das sog. Spruemuster bei der MDP [38] mit Flokkulation und Segmentation der Bariumsuspension ist ein Artefakt des vermehrten Sekretgehaltes.

Nur das Enteroklysma mit ausreichender und rascher Kontrastmittelapplikation erlaubt einen adäquaten Schleimhautbeschlag und eine morphologische Schleimhautanalyse. In der Hälfte der Patienten zeigt die Sprue ein typisches Bild: ein Faltenverlust führt im Duodenum und Jejunum zu glatten Randkonturen (schlauchähnlicher Aspekt, Moulagezeichen) (Abb. 86a). Zirkuläre Spasmen verleihen dem Jejunum ein haustrenartiges Aussehen (Kolonisation) (Abb. 87a). Die Ileumschlingen sind dilatiert und zeigen eine kompensatorische Vermehrung der Kerckring-Falten (Jejunisation): charakteristische **Kolonisation** des Jejunum und **Jejunisation** des Ileum (Abb. 86b, 87b).

In $^{1}/_{4}$ der Fälle findet sich ein weniger charakteristisches Bild: Die Darmschlingen sind dilatiert, die Transitzeit ist auf 5 min verkürzt. Das KM wird stark verdünnt (Hypersekretion und gestörte Wasserresorption), die Schleimhaut zeigt ein durch Eiweiß

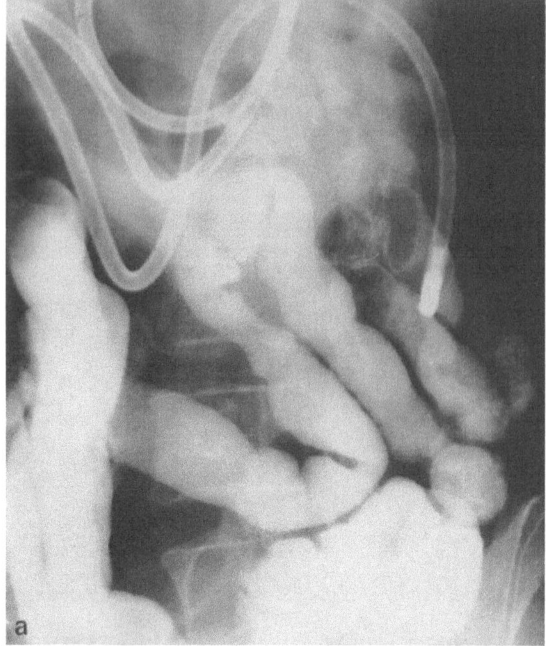

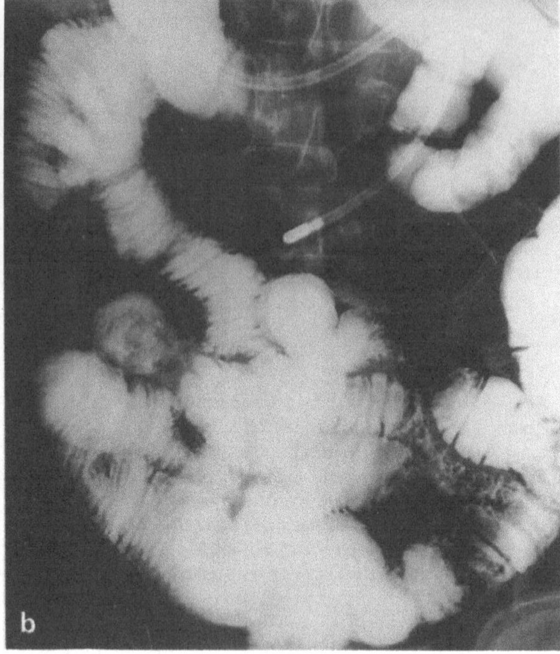

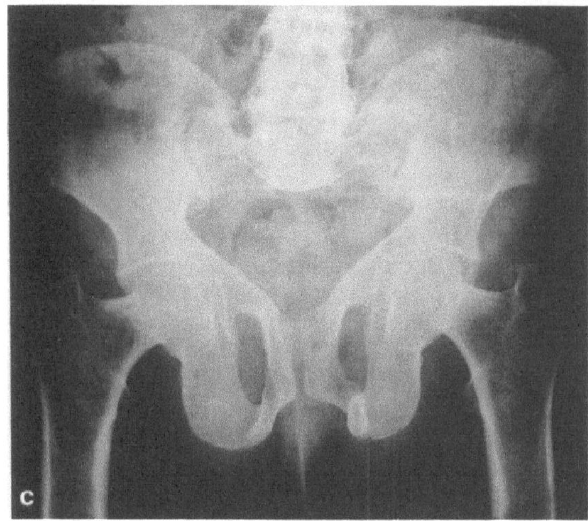

Abb. 86a–c. DDK bei Malabsorptionssyndrom: **a** Verlust der Kerckringschen Falten im Jejunum: Moulagezeichen, Kolonisation des Jejunum, **b** Verstärkung des Faltenreliefs im Ileum: Jejunisation des Ileum. **c** Osteomalazische Verformung des Beckens

5.2.3 Komplikationen

Zu den *Komplikationen der Sprue* gehören Ulzerationen, die bei Therapieresistenz auf glutenfreie Diät auftreten. Blutungen und Perforationen können letale Folgen haben, wenn nicht rechtzeitig segmental reseziert wird.

5.2.4 Koinzidenz von gastrointestinalen Malignomen

Diese ist nach einer Krankheitsdauer von über 8 Jahren in bis zu 15% der Spruefälle beschrieben [61]. Überwiegend handelt es sich um Dünndarmlymphome, aber auch um Ösophagus-Magen- und Duodenalkarzinome [90]. An einen Tumor bei Sprue sollte man denken bei Therapieresistenz auf glutenfreie Kost und bei erneuten Beschwerden nach Remission. Für die Frühdiagnose intestinaler maligner Veränderungen auf dem Boden der Sprue sind der DDK und die Computertomographie die Methoden der Wahl (Abb. 90).

mangel bedingtes Ödem (enteraler Eiweißverlust) (Abb. 88). Sind Dilatation und Passagebeschleunigung weniger ausgeprägt, kann die Sprue von der *Dermatitis herpetiformis* nur durch die enggestellten Schlingen bei dieser Erkrankung unterschieden werden.

Der *Stellenwert des DDK* besteht darin, daß er bei klinischen Verlaufskontrollen unter glutenfreier Diät Rückbildung von Dilatation, Hypersekretion und Schleimhautödem des Erstbefundes exakt beurteilen kann.

Die Diagnosesicherung allerdings erfolgt durch den Nachweis der partiellen oder totalen Zottenatrophie mittels Dünndarmsaugbiopsie (Abb. 89).

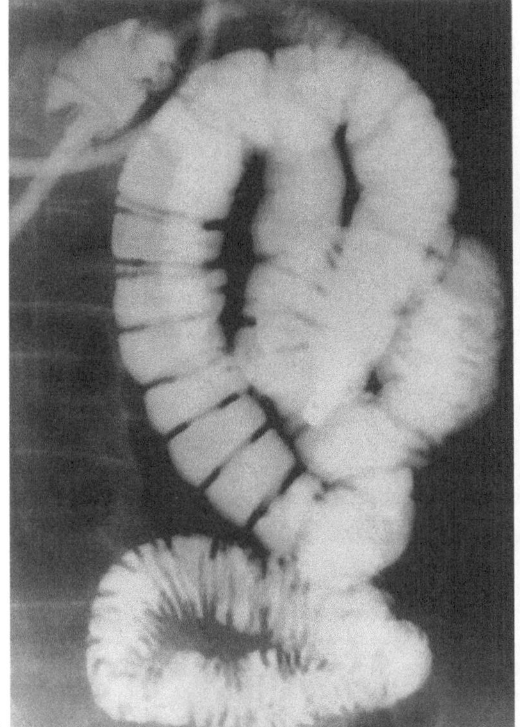

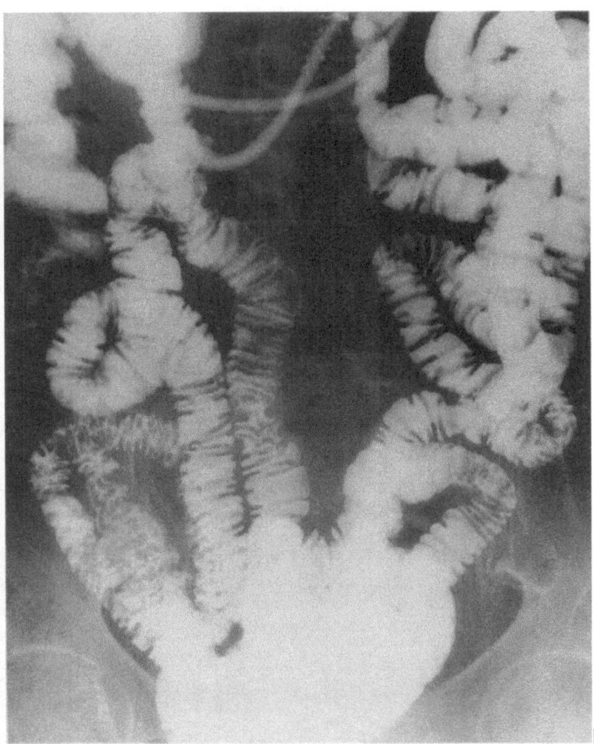

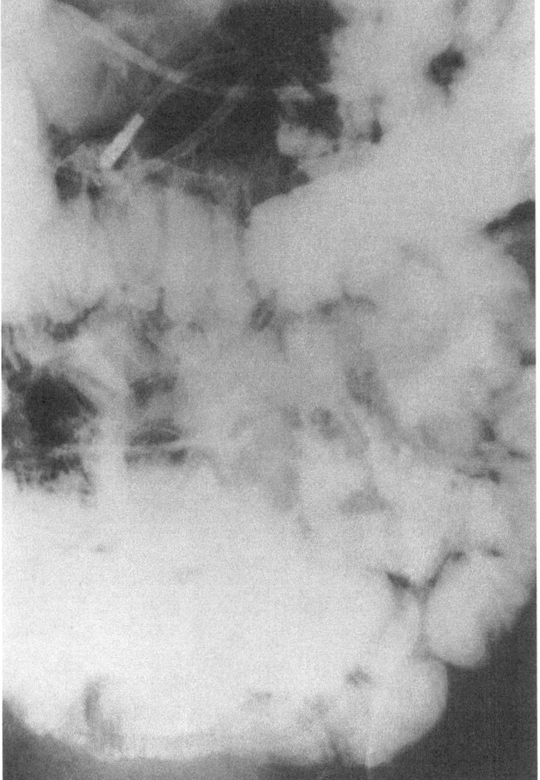

△
Abb. 87 a, b. DDK bei Malabsorptionssyndrom: **a** Zirkuläre Spasmen im faltenlosen Jejunum (Kolonisation), **b** mit Verstärkung des Faltenreliefs im Ileum (Jejunisation)

Abb. 88. DDK bei Kollagensprue: Darmatonie, Verdünnung und unregelmäßige Verteilung des Kontrastmittels entsprechen dem therapieresistenten Malabsorptionsmuster

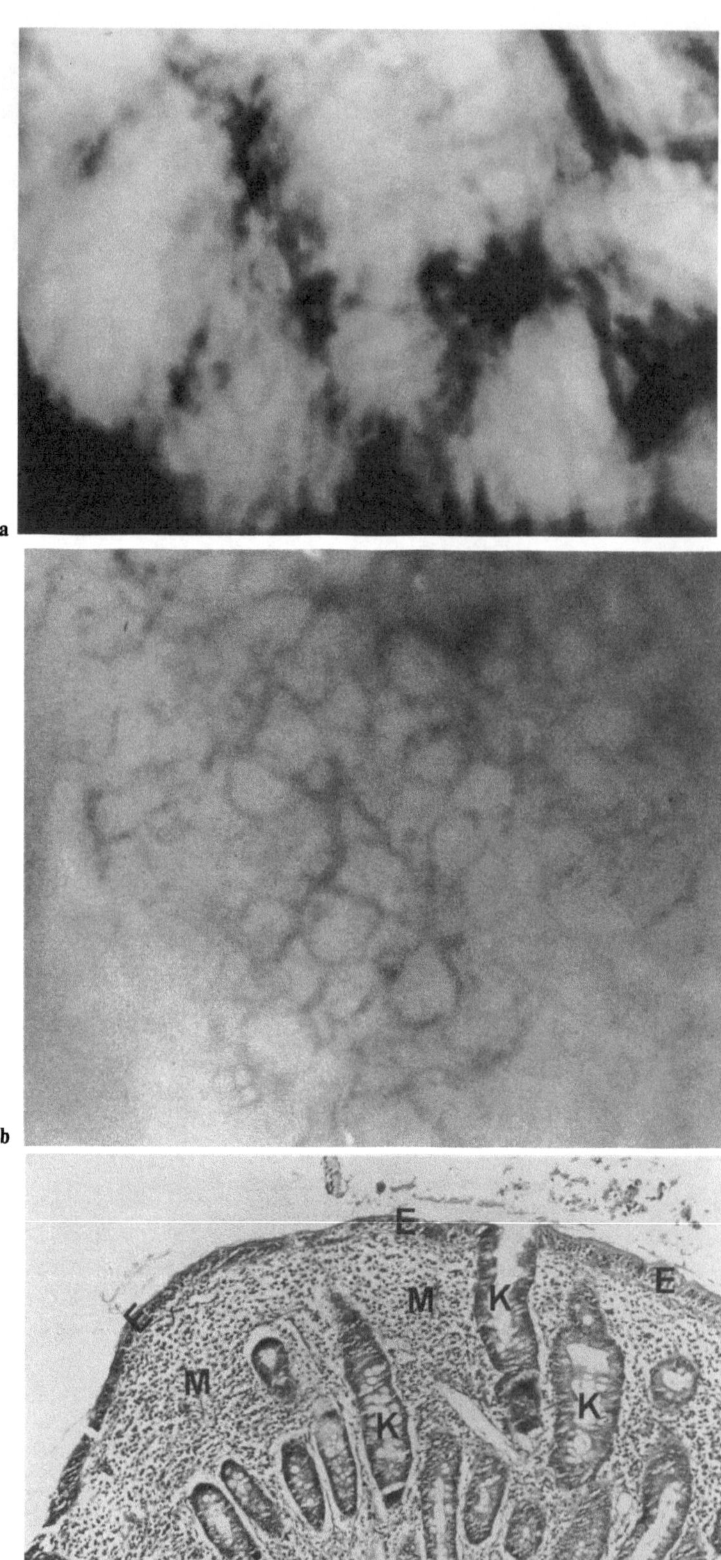
a
b
E
L
M
M
K
K
K
E
c

Abb. 89 a–c. DDK bei Glutenenteropathie: **a** Vergrößerungsaufnahme mit Faltenverlust, Zottenatrophie und geschummerter Schleimhaut. **b** Entsprechendes lupenmikroskopisches Bild der sog. flat mucosa: honigwabenartige Oberfläche. Die polygonalen Felder entsprechen den zirkumvillösen Säumen der zugrunde gegangenen Zotten. **c** Histologisches Bild der totalen Zottenatrophie. Kolonisation des zottenlosen Oberflächenepithels (*E*). Lymphoplasmozelluläre Entzündung der Lamina propria mucosae (*M*) und Elongation der Lieberkühnschen Krypten (*K*). (Histologisches Bild: PD Dr. P. Stömmer, Pathologisches Institut der Universität Erlangen-Nürnberg)

◁——————————————————

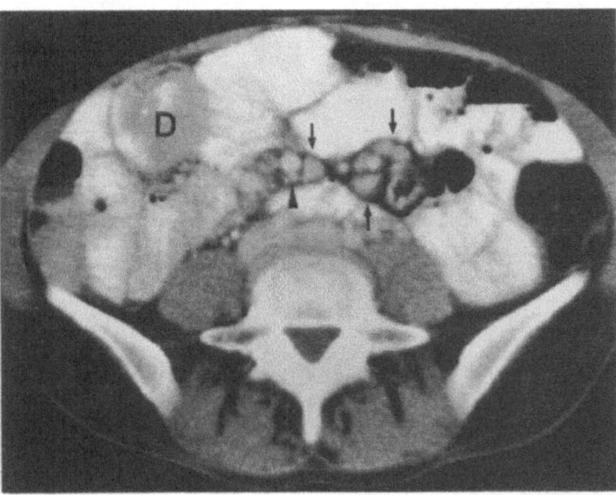

Abb. 90. CT des Abdomens bei mesenterialen Lymphomen im Rahmen einer Glutenenteropathie. Mit 2%igem Gastrografin hell kontrastiert die dilatierten, atonischen und inkomplett gefüllten Darmschlingen (*D*). Im Mesenterium kontrastieren sich die Mesenterialgefäße nach Kontrastmittel hell (▲) und heben sich so von den nicht kontrastierten Lymphomen (↑) ab

5.3 Morbus Whipple (intestinale Lipodystrophie)

5.3.1 Allgemeines

Inzidenz: Die seltene Erkrankung wurde erstmals 1907 von Whipple beschrieben und ist nosologisch dem sekundären Malabsorptionssyndrom zuzuordnen. Mischke konnte 1974 aus der Weltliteratur 238 Fälle zusammenstellen [69].

Alters- und Geschlechtsverteilung: Männer werden 5–8mal häufiger befallen als Frauen. Die Erkrankung tritt vorwiegend zwischen dem 30. und 60. Lebensjahr auf.

Ätiologie und Pathogenese: Die Infektion mit grampositiven Bakterien (Koryne-Bakterien, L-Formen hämolytischer Streptokokken wie Streptococcus dysgalactiae) gilt als gesichert.

Symptomatologie: Neben der Dünndarmschleimhaut können prinzipiell alle Organe befallen werden. Das Beschwerdebild ist entsprechend breit. An intestinalen Symptomen finden sich abdominelle Schmerzen und Steatorrhöen mit Malabsorptionssyndrom. Unter Langzeittherapie mit Antibiotika (z.B. Bactrim) bilden sich die Symptome zurück.

5.3.2 Pathomorphologie

Vier Arten von Veränderungen sind für den Morbus Whipple charakteristisch:

1. Vergrößerte mesenteriale Lymphknoten mit lipogranulomatöser Reaktion.
2. Zeichen von Chylusstauung mit dilatierten Lymphgefäßen, vor allem intestinal und mesenterial.
3. Polyserositis chronica fibrosa und chronische veruköse Endokarditis (Aorten- und Mitralklappe).
4. Die verdickten Kerckringschen Falten im Duodenum und Jejunum sind überdeckt von disseminierten, weißlich-gelblichen Knötchen von 2–3 mm Durchmesser. Diese Knötchen entsprechen verbreiterten Villi und gestauten fettgefüllten Lymphgefäßen.

Histologisch imponiert die diffuse Durchsetzung der Lamina propria mucosae mit schaumigen Makrophagen, die angefüllt sind mit PAS-positivem („periodic acid Schiff") Material. Inmitten der Makrophagen sitzen die Bakterienkonglomerate (Abb. 91 c).

5.3.3 Röntgenmorphologie

Die *Röntgenmorphologie* ist gekennzeichnet durch:

- geringe Passagebeschleunigung,
- mäßiggradige Dilatation der Jejunalschlingen,
- geschwollene Jejunalfalten mit
- kleinknotigen Füllungsdefekten, verursacht durch geschwollene Zotten und gestaute Lymphgefäße (Abb. 91),
- Verdünnung und Ausflockung des Kontrastmittels,
- Impressionen der Darmwand durch mesenteriale Lymphknotenschwellungen.

5.3.4 Differentialdiagnose

Die klinische Trias Diarrhöe, Gewichtsabnahme und Kräfteverfall läßt differentialdiagnostisch in erster Linie an ein Malignom im Magen-Darm-Trakt, an eine chronisch entzündliche Darmaffektion und an ein Malabsorptionssyndrom denken. Röntgenologisch sind Malignome des Magen-Darm-Traktes und ein Morbus Crohn leicht auszuschließen. Zu denken ist an die Yersiniose (kleinknotige Füllungsdefekte) und die Purpura Schoenlein-Henoch.

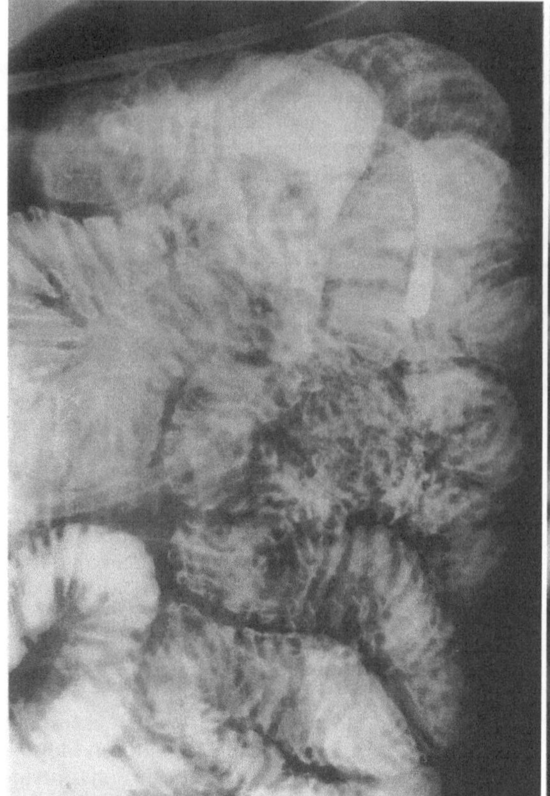

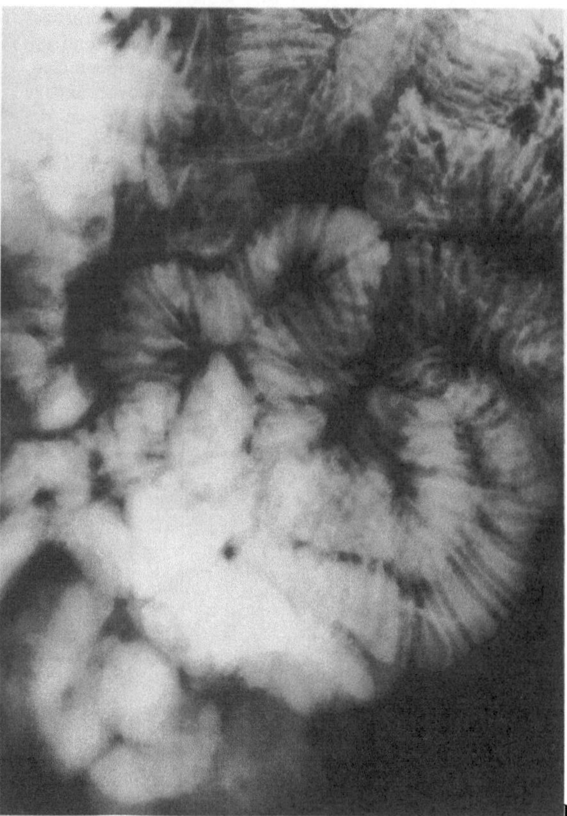

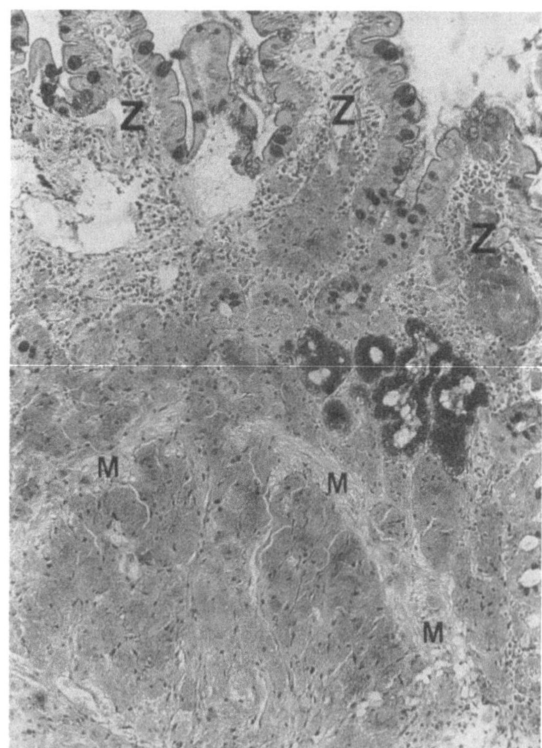

Abb. 91 a–c. DDK bei Morbus Whipple. Superinfektion mit Lamblien. Im Jejunum (**a**) Faltenverbreiterung und kleinknotige Füllungsdefekte, deren Substrat einmal die geschwollenen, lipidüberladenen Schleimhautzotten, aber auch eine lymphfollikuläre Hyperplasie bei Lambliasis sein kann. Im Ileum (**b**) lediglich verbreiterte Falten. (**c**) Histologisches Bild der Ileumschleimhaut bei Morbus Whipple (PD Dr. P. STÖMMER, Pathologisches Institut der Universität Erlangen-Nürnberg). Die Schleimhautzotten (*Z*) sind erhalten. Mukosa und Submukosa, getrennt durch das helle Band der Muscularis mucosae (*M*) sind dicht infiltriert von PAS positiven Makrophagen

Von der Sprue unterscheidet sich der „Whipple" im DDK dadurch, daß das Schleimhautfaltenrelief entweder unauffällig ist (Abb. 92) oder die Jejunumfalten im Gegensatz zur Sprue verbreitert erscheinen und knotige Füllungsdefekte zeigen.

Die *Diagnosesicherung* erfolgt durch Biopsien aus dem Duodenum und Jejenum und den Nachweis der pathognomonischen PAS-positiven Makrophagen.

5.3.5 Prognose

Bei gestellter Diagnose ist der Morbus Whipple durch die Antibiotikatherapie von einer unheilbaren Krankheit mit rasch progressivem letalem Verlauf zu einem zumindest temporär heilbaren Leiden geworden.

5.4 Autoimmunopathien

5.4.1 Allgemeines

Zu ihnen gehören systemische Erkrankungen des Bindegewebes. Der Altersgipfel liegt bei 20–40 Jahren. Mit Ausnahme der Panarteriitis nodosa sind Frauen bevorzugt. Der Verdauungstrakt ist in 50% betroffen, die Häufigkeit des Dünndarmbefalles wechselt [50].

5.4.2 Progressive systemische Sklerose (PSS)

Klinik: Sie manifestiert sich vorwiegend im Bereich der Haut (Sklerodermie), des Gastrointestinaltraktes, des Herzens, der Lungen, der Nieren, der Leber und der Gelenke. Die Ätiologie ist unbekannt. An gastrointestinalen Symptomen stehen Schluckstörungen (Ösophagusbeteiligung), Krämpfe, Völlegefühl und Flatulenz, Obstipation im Wechsel mit Diarrhöen und Zeichen der Malabsorption im Vordergrund.

Pathologisch-anatomisch besteht eine allgemeine Sklerose der Haut, der inneren Organe und vor allem der Intima der kleinen Arterien und Arteriolen, auch der des Dünndarmes: Das führt zur lokalen Ischämie, zur ischämischen Nekrose.

Histologisch finden sich am Darm Muskelatrophie, Kollagenansammlungen in der Lamina propria mucosae und der Submukosa mit bindegewebigem Ersatz der Muskularis.

Röntgenmorphologisch bedingt die Ischämie zunächst eine lokale Hyperperistaltik. Bei progredienter Erkrankung mit Muskelatrophie überwiegt jedoch die Hypoperistaltik und die Dilatation, langstreckig oder segmental (charakteristische Sakkulation), besonders des Duodenum und des Jejunum (Abb. 93).

Differentialdiagnostisch lassen die jejunalen Dilatationen und Sackulationen auch an den chronischen Alkoholismus mit Wernicke-Syndrom (Enzephalopathie) denken.

5.4.3 Systemischer Lupus erythematodes (SLE)

Klinik: Er ist eine Systemerkrankung auf dem Boden einer immunkomplexinduzierten Vaskulitis [50], auch der Mesenterialarterien. Gastrointestinale Symptome (25–40%) bestehen in Anorexie, Erbrechen, Dysphagien, Diarrhöen, Darmhämorrhagien und ulzerativen Kolitiden.

Pathologisch-anatomisch liegt eine Arteriitis, auch der Viszeralarterien vor.

Röntgenologisch resultiert bei geringer Gefäßmanifestation nur eine Hypermotilität auf dem Boden einer Ischämie. Bei ausgeprägter Ateriitis sind Veränderungen des distalen Ileum schwierig oder überhaupt nicht vom Morbus Crohn zu unterscheiden. Bei Muskelatrophie der Darmwand kommt es, wie bei der progressiven systemischen Sklerose, zur

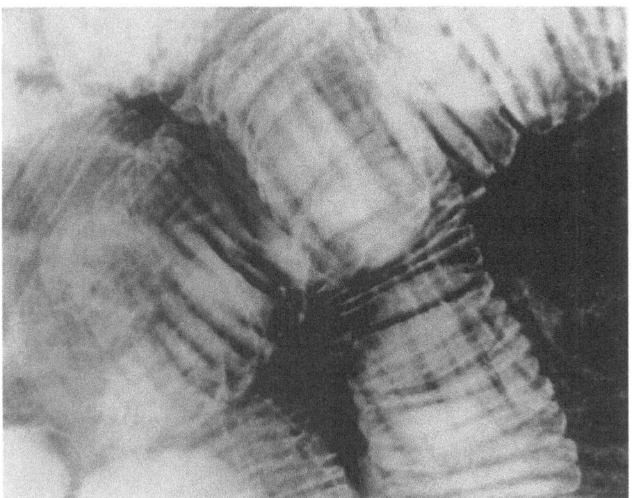

Abb. 92. DDK bei Morbus Whipple, Vergrößerungsaufnahme. Nach Auswaschen des Darmes verschwinden die Artefakte (Kontrastmittelausfällung und Kontrastmittelverdünnung). Im Gegensatz zur Sprue (vgl. Abb. 89a) imponiert ein unauffälliges Schleimhautfaltenrelief

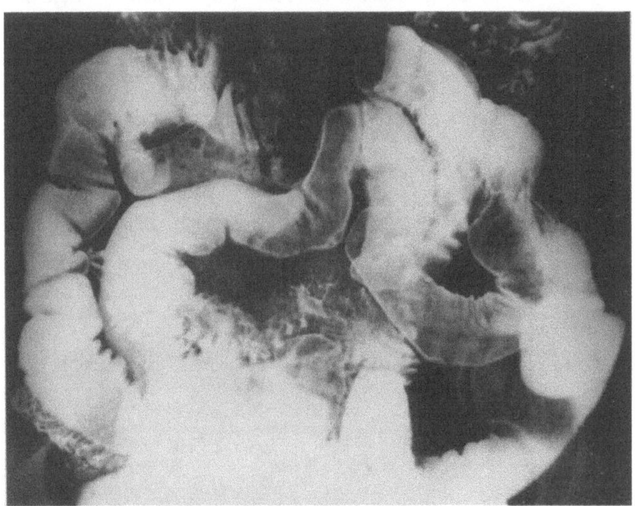

Abb. 93. MDP bei Sklerodermie. Hypoperistaltik, Dilatation der Schlingen und Faltenverlust im mittleren Dünndarm kennzeichnen die progrediente Erkrankung mit Atrophie der Muskularis

Darmatonie mit Dilatation, besonders des Duodenum, mit Kompressionssyndrom durch die A. mesenterica superior.

Sonographisch wird eine zirkuläre Wandverdikkung mit deutlicher Echoarmut nachweisbar, die vor allem an das Bild des Morbus Crohn oder der ischämischen Enteritis erinnert.

5.4.4 Panarteriitis nodosa

Sie ist, wie der SLE, eine entzündliche Wandinfiltration der mittleren und kleinen Arterien unklarer Ätiologie. Der Dünndarm ist in der Hälfte der Fälle betroffen, bevorzugt das distale Jejunum und das Ileum (bei der Sklerodermie das proximale Jejunum!).

Die *Röntgensymptomatik* ähnelt denen der Gefäßverschlüsse: Ein Befall der mittleren Gefäße führt zur Mesenterialarterienthrombose mit intestinalem Infarkt, der der kleinen Gefäße zu Ödem, Ulzeration, Blutung und manchmal Perforation.

Differentialdiagnostisch kommt der Morbus Crohn in Frage.

5.5 Enterales Eiweißverlustsyndrom

Das Eiweißverlustsyndrom oder die exsudative Enteropathie ist ein polyätiologisches Krankheitsbild, das durch eine erhöhte Ausscheidung von Plasmaeiweiß in den Verdauungskanal gekennzeichnet ist [61, 99].

Ursächlich kommen Erkrankungen des intestinalen Lymphgefäßsystems (angeborene und erworbene Lymphangiektasie, enterale Chylusfisteln), Erkrankungen des Gastrointestinaltraktes mit Eiweißverlust (Glutenenteropathie, Morbus Whipple, chronische Enteritis, Amyloidose, Parasitosen, allergische Enteropathien, Strahlenenteritis, Dünndarmdivertikulose, Mesenterialgefäßverschluß, Blind-loop-Syndrom) und extraintestinale Erkrankungen (Kardiomyopathien, Nephropathien, Thyreotoxikosen) in Frage.

Leitsymptome sind Ödeme, Polyserositis und allgemeine Dystrophie.

Das Röntgenbild wird einerseits von den ursächlichen Erkrankungen des Dünndarms mit Eiweißverlust und zum anderen von den Folgen des enteralen Eiweißverlustes geprägt: Verbreiterte Schleimhautfalten sind Ausdruck des ursächlichen Lymph- und des konsekutiven Eiweißmangelödems. Beide führen zur Lumendilatation, zur Wandverdickung mit Distanzierung der Schlingen (Abb. 44). Kleinknotige Füllungsdefekte (Kompressionsaufnahmen) sind Ausdruck orthograd getroffener ektatischer Lymphgefäße oder einer sekundären lymphonodulären Hyperplasie bei Immundefektsyndrom (Abb. 94).

Die *röntgenologische Differentialdiagnose* umfaßt die ursächlichen Dünndarmveränderungen mit Eiweißverlust, Eiweißmangelödeme der Schleimhaut extraintestinaler Ursache (z.B. bei Nephrose und Leberzirrhose) sowie kardiale Stauungsödeme der Darmwand. Bei letzteren zeigen sich *sonographisch*

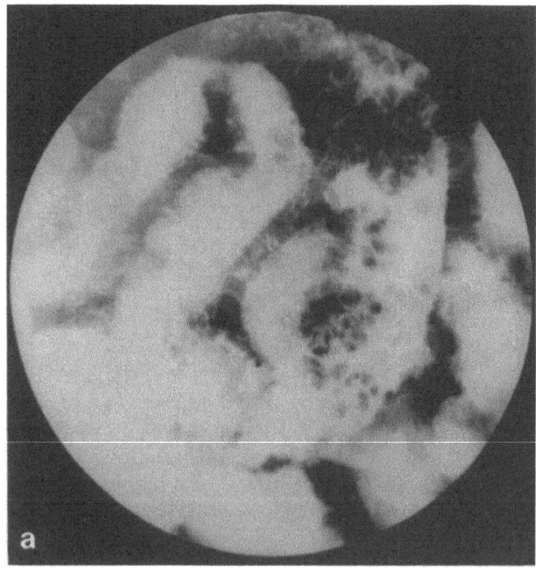

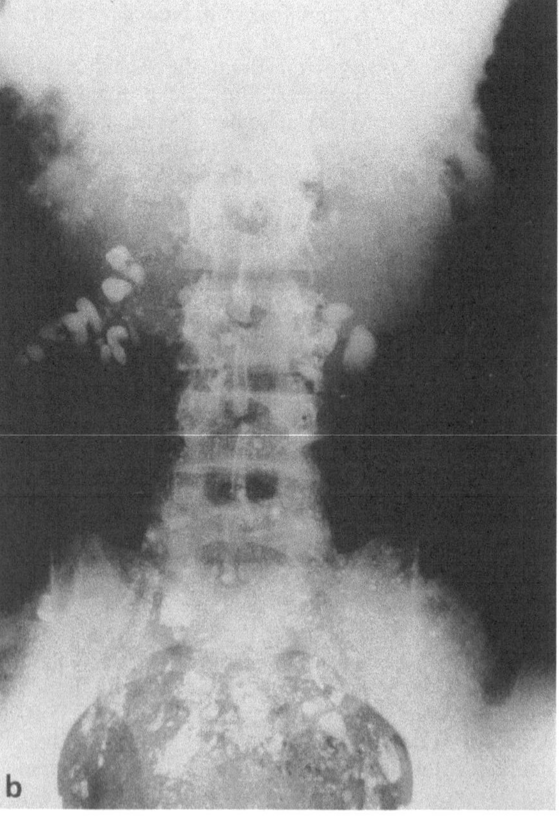

Abb. 94a, b. Malabsorptionssyndrom bei angeborener intestinaler Lymphangiektasie mit exsudativer Enteropathie; **a** im DDK massives Wandödem mit kleinfollikulären Füllungsdefekten (ektatische intramurale Lymphgefäße); **b** bei der Beinlymphographie retrograde Füllung der ektatischen mesenterialen Lymphgefäße durch Flußumkehr der Lymphe aus dem Retroperitoneum ins Mesenterium bei enteralem Eiweißverlust („lymphatisches Steal-Syndrom")

meist mehrere Darmschlingen mit auffallend echoarmer Wand bei gleichmäßiger gering- bis mittelgradiger Wandverdickung. Wie bei der Peritonealkarzinomatose kann ein Aszites vorliegen. Zusätzlich jedoch sind die V. cava inferior, die Leber- und die Nierenvenen gestaut (Abb. 95).

Stellenwert der Methoden: Der Eiweißverlust selbst wird durch den Gordon-Test festgestellt. Der DDK jedoch deckt die morphologischen Ursachen des Eiweißverlustes auf.

Die Lymphographie kann eine evtl. Lymphfistel z.B. beim postoperativen Chylothorax und eine intestinale Lymphangiektasie nachweisen (Abb. 94b).

Sonographie und Computertonographie decken die Ätiologie der erworbenen intestinalen Lymphabflußstörungen (entzündlich, tumorös) auf.

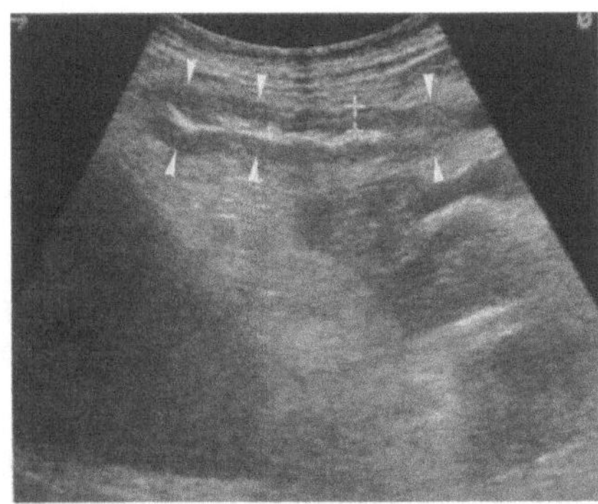

Abb. 95. Sonogramm des Abdomens: Dünndarmschlinge (▶) mit Wandödem bei dekompensierter Rechtsherzinsuffizienz. Wanddicke ventral 7 mm

5.6 Immundefektsyndrom (IDS) und intestinale noduläre lymphatische Hyperplasie (INLH)

5.6.1 Allgemeines

Bei einer Vielzahl von zellulären und humoralen Defektimmunopathien bestehen gastrointestinale Symptome [50]. Von Bedeutung, insbesondere für den Radiologen, ist ein Immundefektsyndrom (IDS) im Erwachsenenalter, das mit einer Hypogammaglobulinämie, einer möglichen partiellen oder globalen T-Zell-Insuffizienz und daraus resultierenden rezidivierenden pyogenen Infekten einhergeht.

Als mögliche Ursache für die Hypogammaglobulinämie wird eine Hyperreaktivität von Thymussuppressorzellen diskutiert.

1966 hat HERMANS [45] erstmals ausführlich über die möglichen Zusammenhänge zwischen IDS und intestinaler nodulärer lymphatischer Hyperplasie (INLH) der Darmschleimhaut bei 9 Erwachsenen mit rezidivierenden Nasennebenhöhlen- und bronchopulmonalen Infekten und einem chronischen sprueähnlichen Syndrom berichtet.

Bei 60% der Patienten mit IDS fallen Diarrhöen, ein Malabsorptionssyndrom infolge Schleimhautschädigung bis zur Schleimhautatrophie und eine Dünndarminfektion mit Giardia lambliasis auf [2, 46].

Bei 19% dieser Patienten mit IDS und gastrointestinalen Symptomen wiederum besteht eine INLH des Dünndarms. Sie wird als vergeblicher lokaler Kompensationsversuch des defekten Immunsystems aufgefaßt [2, 45, 62].

Bei 60–100% der Patienten mit INLH wird eine Lamblieninfektion gefunden. Die pathogenetische Bedeutung dieser ungewöhnlich häufigen Lamblienbesiedlung des Darmes für die Lymphfollikelschwellung ist nicht geklärt: Einerseits führt die Sanierung der Lambliasis nicht notgedrungen zur Rückbildung der INLH, andererseits ist eine Gardiasis nicht regelmäßig mit einer INLH kombiniert. Bei Patienten mit INLH treten auch gastrointestinale maligne Tumoren gehäuft auf [46].

Die Hypogammaglobulinämie kann beim IDS durch den enteralen Eiweißverlust im Rahmen der Malabsorption verstärkt werden.

5.6.2 Enterale Röntgenzeichen beim IDS

1. Schleimhautschwellung des Dünndarms bis hin zur Atrophie als Ursache für das Malabsorptionssyndrom.
2. Ausflockung und Verdünnung des Kontrastmittels durch vermehrtes Darmsekret bei Malabsorption.
3. Ein irritiertes Schleimhautmuster des proximalen Jejunum bei Lamblieninfektion [49], auch mit kleinknotigen Füllungsdefekten durch die reaktive Lymphfollikelvergrößerung der Lamina propria mucosae.
4. Disseminiert kleinknotige Füllungsdefekte von 2–5 mm Durchmesser ohne Schleimhautdestruktion gelten als typischer Ausdruck der INLH (Abb. 49). Sie beginnen im Bulbus duodeni, sind im Jejunum noch flacher und erstrecken sich, zunehmend erhabener, bis ins Ileum. Seltener werden sie auch im Kolon beobachtet.

5.6.3 Röntgenologische Differentialdiagnose der INLH

Die kleinknotigen Füllungsdefekte sind zwar typisch, aber nicht pathognomonisch für die INLH. Differentialdiagnostisch kommen in Frage:

1. Eine Mitreaktion der Peyerschen Plaques des Dünndarms bei Masern, Röteln, Scharlach und Diphtherie, besonders im Kindesalter.
2. Die enterale Yersiniose des terminalen Ileum.
3. Eine lymphatische Systemerkrankung.

4. Die lymphatische Hyperplasie des terminalen Ileum bei unspezifischen Enteritiden, beim frühen Morbus Crohn und bei Parasitosen.
5. In seltenen Fällen die Darmtuberkulose, die Mastozytose und die Mukoviszidose.

5.6.4 Stellenwert des DDK

Der DDK ist die Methode der Wahl, die kleinknotigen Füllungsdefekte nachzuweisen. HODGSON [49] hat auf die Bedeutung der Doppelkontrastmethode hingewiesen, da die kleinnodulären Füllungsdefekte durch größere Mengen Bariumsulfatsuspension überdeckt werden können.

Von therapeutischer Bedeutung ist es, die Befunde der INLH als möglichen Hinweis auf eine Hypogammaglobulinämie im Rahmen eines IDS einzuordnen.

5.7 Amyloidose

Klinisch unterscheiden wir die primäre Amyloidose (Immundefekt der Plasmazellen) von der sekundären Amyloidose (bei chronischen Entzündungen, auch des Darmes, z.B. beim Morbus Crohn und der Kolitis, beim multiplen Myelom und beim Lymphom). Das Beschwerdebild ist gekennzeichnet von Bauchkrämpfen, Durchfällen, Meteorismus, intestinaler Pseudoobstruktion und einem Malabsorptionssyndrom.

Pathologisch-anatomisch finden sich Amyloideinlagerungen in allen Wandschichten, lokal oder diffus, bis zu submukösen Knoten mit Lumeneinengung. Die Darmwand ist verdickt, die Mukosa atrophiert.

Im *DDK* ist die Motilität unterschiedlich gestört: wir finden Hypermotilität mit Diarrhöen bei Meteorismus und Hypomotilität bei Pseudoobstruktion. Morphologisch sind die Kerckringschen Falten atrophiert (glatter faltenloser Darm) oder durch Amyloideinlagerungen deutlich verbreitert, wobei auch randständige Füllungsdefekte mit Wandverdickung imponieren (Abb. 96). Verdickte Falten lassen **differentialdiagnostisch** an das Lymphom, die Faltenatrophie an die Refluxileitis oder an den Morbus Crohn in Remission denken.

Sonographisch finden sich, abhängig vom Befallsmuster, umschriebene tumorähnliche bis ausgedehnte zirkuläre echoarme Wandverdickungen. Typisch ist die träge Peristaltik (Abb. 77). Differentialdiagnostisch könnte der disseminierte Befall z.B. mit dem Stauungsödem der Darmwand verwechselt werden [108].

5.8 Zollinger-Ellison-Syndrom

Klinik: Die Symptomentrias „gastrale Hypersekretion", „rezidivierende therapierefraktäre Gastroduodenalulcera" und „nicht Insulin produzierender Pankreastumor" wurden erstmals 1955 von ZOLLINGER u. ELLISON [111] als Krankheitsbild beschrieben.

Zu dem Leitsymptom des seitdem definierten Zollinger-Ellison-Syndroms gehört auch eine Steatorrhö.

Pathologisch anatomisch liegen dem Krankheitsbild endokrin aktive gastrinproduzierende Pankreastumoren, die sog. Gastrinome zugrunde. Sie treten in 15–20% der Fälle extrapankreatisch auf [53]. Gegenwärtig werden in der Bundesrepublik Deutschland pro Jahr etwa 30 funktionell aktive endokrine Pankreastumoren diagnostiziert [24].

Der Verdacht auf das Vorliegen eines Zollinger-Ellison-Syndroms wird erhärtet durch den Nachweis einer gastralen Hypersekretion, den radioimmunologischen Nachweis einer Nüchternhypergastrinämie trotz Hyperchlorhydrie und durch die Sicherung der Hypergastrinämie im Provokationstest.

Die *Lokalisation der* meist gut vaskularisierten *Tumoren* erfolgt kombiniert durch Ultraschall, selektive Pankreasangiographie, durch Computertomographie nach Sekretinstimulation und schließlich durch die transhepatische Pfortadersondierung mit selektiver Blutentnahme aus den venösen Abflußgebieten des Pankreas [15].

Im *DDK* finden sich folgende Veränderungen:

- Vergröberte und verdickte Schleimhautfalten mit peptischen Ulzera im Magen, Duodenum und Jejunum.
- Dilatation der Pars descendens duodeni mit haustrenartigem Aspekt.
- Dilatation der Dünndarmschlingen mit ungewöhnlich starker Ausflockung und Verdünnung des Kontrastmittels infolge der vermehrten Sekretproduktion ins Darmlumen.

5.9 Eosinophile Gastroenteritis

Ätiologie und Pathogenese: Eine eosinophile Gastroenteritis entwickelt sich bei Patienten mit Allergien vom anaphylaktischen Typ, wie etwa bei Milch- und bei Nahrungsmittelallergien. Beide manifestieren sich vorwiegend in den ersten Lebensjahren. Nahrungsmittelinduzierte Allergien werden jedoch auch zunehmend im Erwachsenenalter gefunden, wobei in typischer Weise erkrankte Patienten zusätzlich allergische Reaktionen gegen Umweltallergene wie Hausstaub, Hausstaubmilbe oder Schimmelpilzantigen aufzeigen [50].

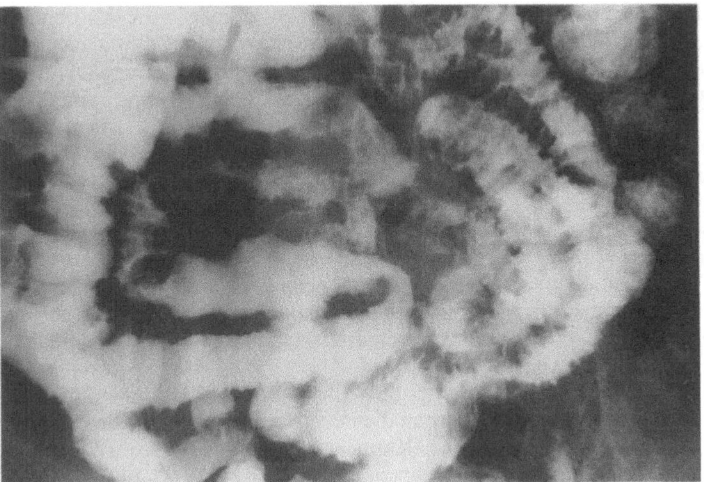

Abb. 96a, b. DDK bei Amyloidose des Dünndarms. **a** Im Jejunum durch Amyloideinlagerung deutlich verbreiterte Falten mit wandständigen Füllungsdefekten. Im Ileum Falten verstrichen mit glatter Oberfläche. **b** In der CT wird die Wandverdickung mit Lumeneinengung besonders deutlich

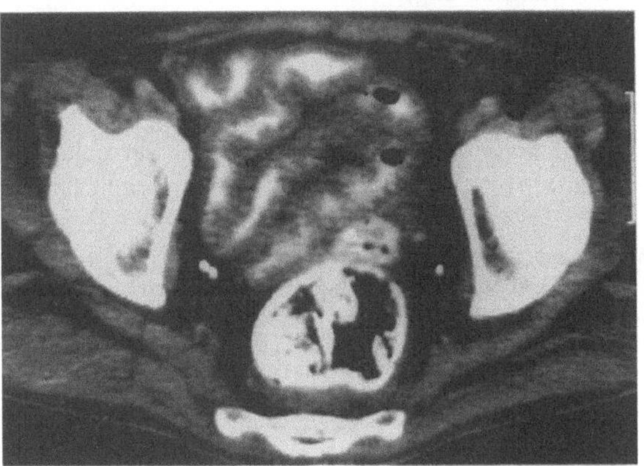

Die häufigsten Speisen, die zu einer Nahrungsmittelallergie führen sind, neben Milchantigenen, Früchte, tierische und pflanzliche Eiweiße, Nüsse und Mehle.

Die *Inzidenz* von Nahrungsmittelallergien schwankt erheblich. Bei Patienten mit einem Asthma bronchiale oder einer atopischen Dermatitis werden sie in 3–40% der Fälle angegeben [50].

Klinik: Nahrungsmittelallergien gehen nicht nur mit gastrointestinalen Symptomen (abdominellen Koliken, Diarrhöen und Malabsorption, enteralem Eiweißverlust, gastrointestinaler Blutung) einher, sondern in der Regel mit systemisch-allergischen Reaktionen im Sinne von urtikariellen Hautreaktionen, perioralen Hauteffloreszenzen, asthmoide Beschwerden, Kopfschmerzen und einer Bluteosinophilie.

Die *Therapie* der Milch- und anderer Nahrungsmittelallergien besteht in einer Allergenkarenz.

Pathologisch-anatomisch sind das Magenantrum und das Jejunum, seltener das Duodenum und das Ileum befallen. Es besteht eine intensive eosinophile Infiltration aller Darmschichten, besonders der Mukosa und der Lamina propria der Submukosa.

Röntgenologisch führen die eosinophilen Infiltrate im DDK zur Verdickung der Schleimhautfalten mit Lumeneinengung und zu polypösen intraluminalen Füllungsdefekten. Nur dort, wo sie die Muskelschicht zerstören, kann das Lumen dilatiert sein. Verdickte Darmwand und mesenteriales Ödem führen zur Distanzierung benachbarter Jejunumschlingen.

Die *Differentialdiagnose* umfaßt beim seltenen Auftreten von Ulzerationen und Fisteln das Lymphosarkom des Jejunum und den Morbus Crohn des Jejunum oder einen blanden Morbus Whipple. Beim Morbus Whipple jedoch sind die Jejunumschlingen eher dilatiert als eingeengt und es fehlt die Distanzierung der Schlingen.

6 Durchblutungsstörungen des Dünndarms

Sie können arteriell, venös und durch intramurale Hämatome bedingt sein. Prinzipiell hängen die Ischämiefolgen von Grad, Sitz und Zeitdauer einer Stenose bzw. eines Verschlusses, von der Wirksamkeit des Kollateralkreislaufes und von der Herzleistung des Patienten ab.

6.1 Akute intestinale Ischämie

6.1.1 Mesenterialinfarkt

Ursachen sind in 75% ein akuter Mesenterialarterienverschluß (in 41% thrombotisch, in 31% embolisch) [6, 105], in 7–18% eine Mesenterialvenenthrombose [6, 102, 105], in 8% eine angiospastische Mesenterialinsuffizienz (non occlusive Ischämie), die reflektorisch bei Herzinsuffizienz oder hypovolämischem Schock auftritt [6, 105].

Klinisch gehen die Zeichen eines akuten Abdomen in der Frühphase rasch in einen paralytischen Ileus über. Die Mortalitätsrate des akuten Mesenterialarterienverschlusses liegt bei 90% [1, 105].

Nur die Operation innerhalb der ersten 6 h (ischämische Toleranzzeit des Dünndarms) verhindert die irreversible ischämische Darmwandschädigung.

Bei der *Frühdiagnose* ist die selektive *Mesenterialangiographie* therapieweisend: sie diagnostiziert und lokalisiert den organischen Arterienverschluß (Abb. 97) und grenzt ihn von der angiospastischen Mesenterialinsuffizienz (verlangsamter Kontrastmittelfluß durch stark verengte Mesenterialarterien ohne Gefäßabbruch) ab (Abb. 98).

Differentialdiagnostisch ist bei der angiospastischen Mesenterialinsuffizienz an die Polyarteriitis nodosa zu denken (arterielle Kaliberschwankungen durch multiple fusiforme Aneurysmen ohne Zirkulationsverlangsamung).

6.1.2 Segmentale Ischämie

Sie wird *verursacht durch* Stenosen oder Verschlüsse der peripheren Mesenterialarterien und -venen bzw.

Abb. 97a, b. Superiore Mesenterikographie. **a** Arterielle Embolie des 3. Jejunalastes (▲). **b** Embolischer Verschluß eines ilealen Astes (→)

die kombinierte arteriovenöse Zirkulationsstörung, durch mechanische Obstruktionen des Dünndarms, durch medikamentöse Vasokonstriktionen (z.B. bei Ergotaminmedikation), durch Stauung bei Rechtsherzinsuffizienz und bei portaler Hypertension.

Die *Klinik* reicht von Symptomlosigkeit bei umschriebenen Vaskulitiden, abdominellen Beschwerden und Obstipation bis zu blutigen Diarrhöen. Das Jejunum reagiert empfindlicher als das Ileum.

Die *Arteriographie* spielt bei der Klärung segmentaler Ischämien eine untergeordnete Rolle.

Dagegen manifestiert sich die Pathomorphologie des progredienten hämorrhagischen Infarktes in der *Röntgenmorphologie des DDK* [90]: Die passagere Ischämie führt zum reversiblen Faltenödem (Abb. 99) im Ileum bis zum Verstreichen der Falten (starres Rohr). Resorbierbare Wandhämatome bedingen submuköse Füllungsdefekte (sog. thumb prints). Die Ischämie über 3 h verursacht Schleimhautnekrosen, die folgenlos ausheilen oder zur Schleimhautatrophie mit Faltenverlust führen. Eine Ischämie über 6 h schädigt die Muskelschicht und führt zunächst zur umschriebenen Dilatation, später zu Nekrosen, Ulzerationen und glatt konturierten Sanduhrstenosen. Die Darmwand wird steifer und dicker, wodurch es zur lokalen Hypomotilität und zur Distanzierung der Schlingen kommt. Es bilden sich Wandphlegmonen mit intramuraler Gasansammlung. Mesenteriale Schrumpfung führt zu antimesenterialen Pseudodi-

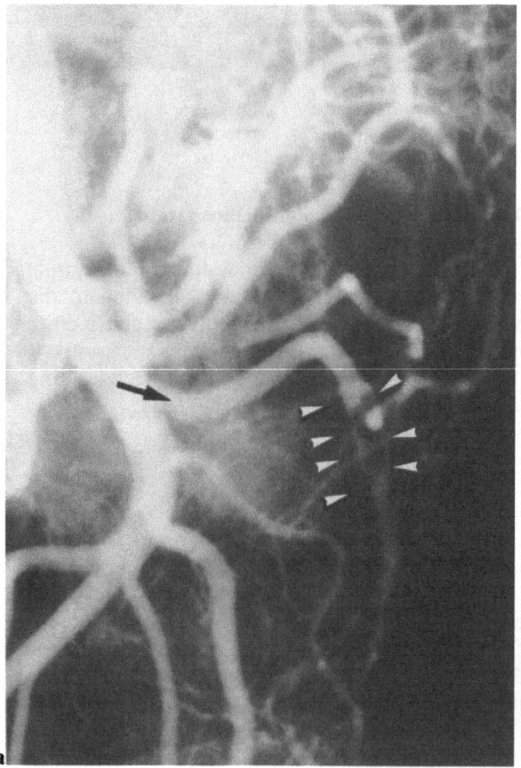

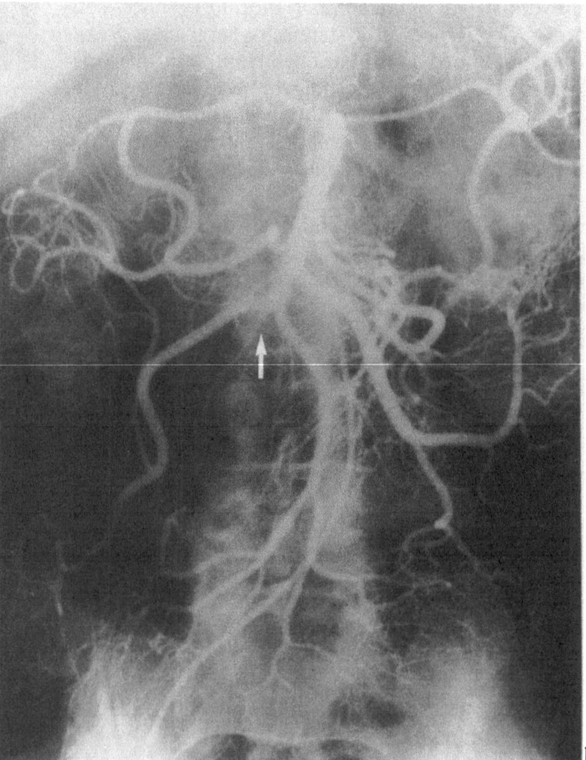

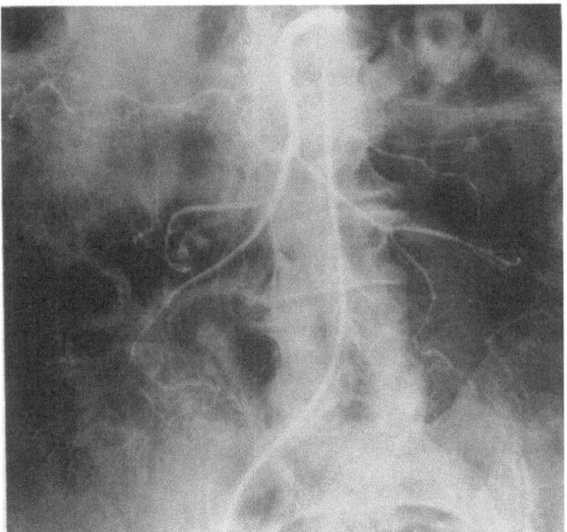

Abb. 98. Superiore Mesenterikographie bei akutem Abdomen: fadendünne periphere Gefäßlumina ohne Gefäßabbrüche: intraoperativ non occlusive Ischämie mit Gangrän des gesamten Dünndarms

vertikeln. Eine Ischämie über 8 h verursacht eine totale Wandnekrose mit Perforation und Luftembolie in die Mesenterialvenen und Pfortader.

Differentialdiagnostisch kommen intramurale Hämatome anderer Genese in Frage, z.B. bei Antikoagolantientherapie (Abb. 100), hämorrhagischer Diathese oder stumpfem Bauchtrauma (Abb. 101). Ulzerationen lassen an den Morbus Crohn und Stenosen an ein Karzinom denken.

Im Sonogramm fällt bei der ischämischen Enteritis die typische Echoarmut der deutlich verbreiterten Wand auf (Abb. 76, 100c). Ähnlich wie beim Morbus Crohn finden sich Lumeneinengung, fehlende Peristaltik, Wandstarre und Haustrenverlust [108]. Intramurale Hämatome imponieren als erhebliche echoarme zirkuläre Wandverdickung unterschiedlicher Ausdehnung [9]. Die Peristaltik fehlt. Gegebenenfalls läßt sich das Hämatom auch im Bereich des Mesenterium nachweisen (Abb. 100c).

6.2 Chronische Mesenterialinsuffizienz

Die Angina abdominalis geht mit postprandialem Abdominalschmerz auch nach minimaler Nahrungsaufnahme einher. Typisch sind Gefäßgeräusche im mittleren und unteren Abdomen.

Ursache ist in über 90% eine arteriosklerotische Abgangsstenose der A. mesenterica superior, seltener ihre fibromuskuläre Hyperplasie, die abdominelle Koarktation, die Polyarteriitis nodosa und andere Vaskulitiden (Abb. 103) sowie der tumorbedingte Gefäßverschluß (Pankreaskarzinom). Der chronische

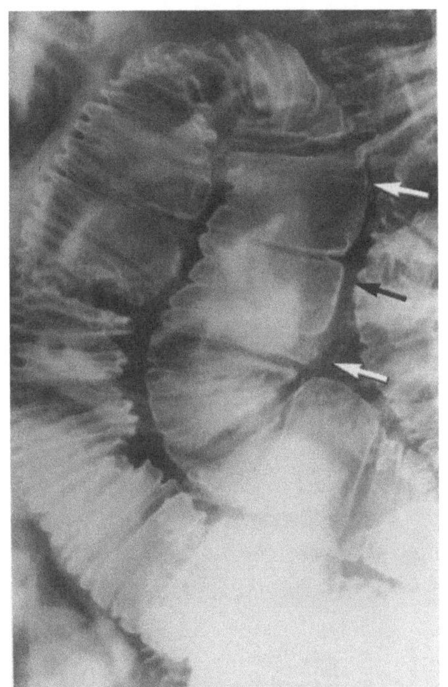

a

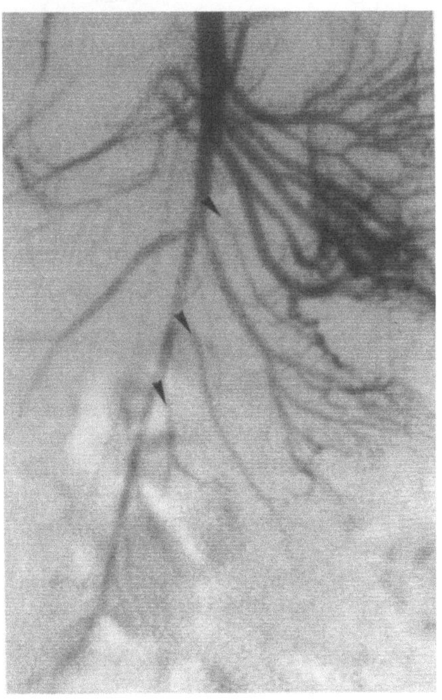

b

Abb. 99a, b. Myeloproliferatives Syndrom, Zustand nach Milzexstirpation wegen Milzvenenthrombose. Jetzt Pfortaderthrombose, heftigste abdominelle Beschwerden mit Zeichen der mesenterialen Ischämie. DDK **a**: Faltenverlust (→) im mittleren Ileum. DSA der A. mes.sup. **b** kräftige Jejunalarterien. Lumeneinengung der 1., 3. und 4. Ilealarterie in ganzer Länge mit Rarefizierung des peripheren Kapillarnetzes (▲)

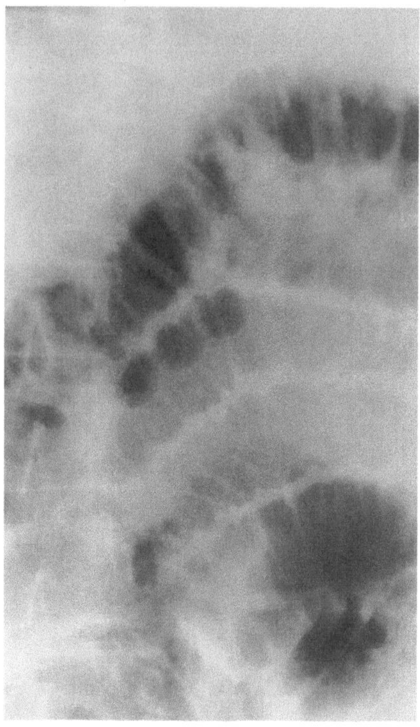

a

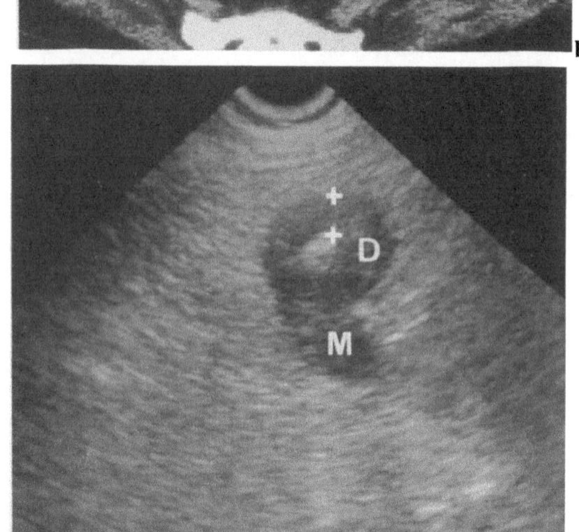

b

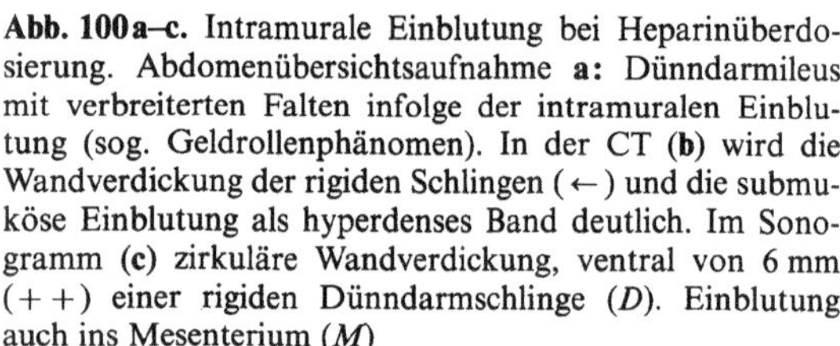

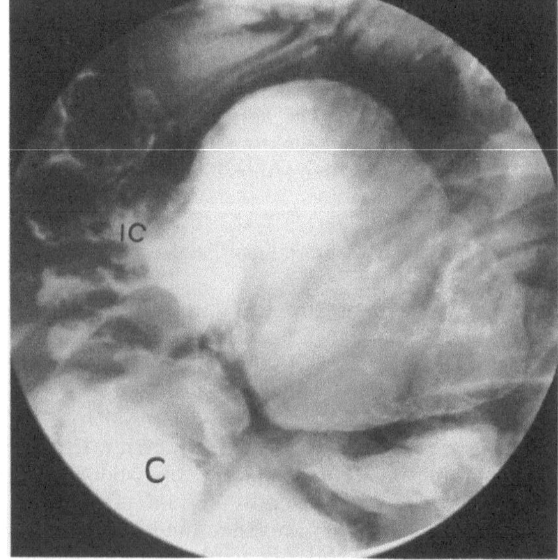

c

Abb. 100a–c. Intramurale Einblutung bei Heparinüberdosierung. Abdomenübersichtsaufnahme **a:** Dünndarmileus mit verbreiterten Falten infolge der intramuralen Einblutung (sog. Geldrollenphänomen). In der CT (**b**) wird die Wandverdickung der rigiden Schlingen (←) und die submuköse Einblutung als hyperdenses Band deutlich. Im Sonogramm (**c**) zirkuläre Wandverdickung, ventral von 6 mm (+ +) einer rigiden Dünndarmschlinge (*D*). Einblutung auch ins Mesenterium (*M*)

Mesenterialarterienverschluß wird in der Regel nur dann symptomatisch, wenn zusätzlich der Truncus coeliacus und/oder die A. mesenterica inferior verschlossen sind und somit eine Kollateralversorgung ausbleibt (Abb. 102). Die *Diagnosesicherung* erfolgt durch die Etagenaortographie in 2 Ebenen mit Darstellung der viszeralen Abgänge.

Therapie der Wahl ist der chirurgische Eingriff (Thrombendarteriektomie, Bypass-Operation).

Abb. 101. DDK bei Zustand nach stumpfem Bauchtrauma durch eine Anhängerkupplung. In der Vergrößerungsaufnahme des terminalen Ileum spindelige Dilatation mit Faltenverlust: Ausdruck der Wandfibrose nach posttraumatischem Wandhämatom. Ileozäkalinsuffizienz mit retrograder Pendelperistaltik aus dem Zäkum (*C*) durch die Ileozäkalklappe (*IC*)

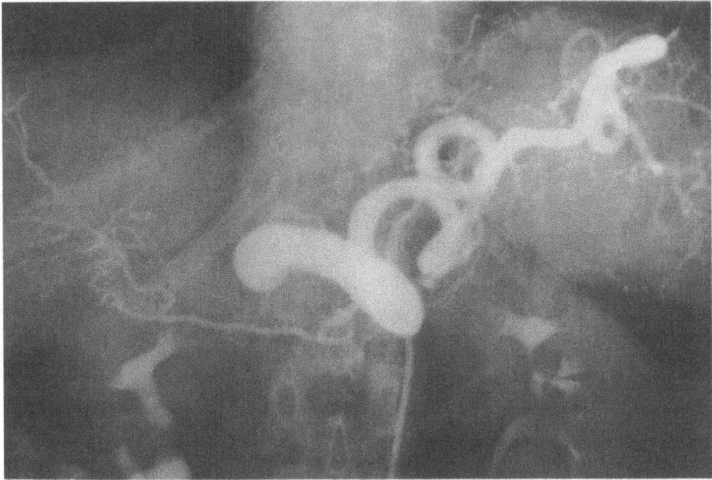

Abb. 102. Zöliakographie bei Angina abdominalis. Langstreckiges Aneurysma der A. hepatica communis mit peripherem Verschluß. Reduzierte arterielle Versorgung der Leber aus einem rudimentären Ast, der aus dem Aneurysma entspringt. Die Vena portae war frei durchgängig

7 Intestinalblutung, Angiodysplasie

7.1 Klinik

Akute Blutungen aus dem unteren GI-Trakt sind, verglichen mit den häufigen Blutungen im oberen GI-Trakt, selten. Das klinische Bild umfaßt die okkulte Sickerblutung mit Blutungsanämie und die manifeste rektale Blutung bis zum hämorrhagischen Schock. In etwa $^1/_3$ der Fälle von akuter rektaler Blutung sitzt die Blutungsquelle im Dünndarm [13]. Häufigste Blutungsquellen im Dünndarm sind blutende Primärtumoren (z.B. Leiomyom) und Angiodysplasien (Abb. 104–107).

7.2 Angiodysplasie

7.2.1 Allgemeines

Definition: Der Begriff Angiodysplasie ist eine Sammelbezeichnung für eine Reihe von primären und sekundären sowohl venösen als auch kapillären und arteriellen Gefäßmißbildungen [37].

Die *pathologisch-anatomische* Klassifikation [34] ist in Tabelle 12 zusammengefaßt.

Inzidenz und Lokalisation: Angiodysplasien kommen gehäuft bei älteren Patienten, bei allgemeiner Arteriosklerose und bei Aortenstenose vor. Sie sind bevorzugt im unteren Ileum, ileozäkal und im Colon ascendens lokalisiert.

Tabelle 12. Pathologisch-anatomische Klassifikation der Angiodysplasien. (Nach FRÜHMORGEN u. STOLTE [34])

1. Hämangiome
- Kapilläres oder kavernöses Haemangiom
- Angiolipom
- Angiofibrom
- Hämangiomatose

2. Arterio-venöse Shunts
- av-Fistel
- av-Aneurysma
- av-Angiom

3. Angiektasien
- Teleangiektasie
- Phlebektasie
- Arterielle Ektasie

7.2.2 Angiographie

Diagnostisch ist die *selektive Mesenterikographie* die Methode der Wahl.

Verläßliche *angiographische Kriterien* sind:
- die frühe venöse Drainage (early-draining-vein);
- ein arterielles Gefäßknäuel, welches bis in die venöse Phase persistiert (capillary stain, capillary tuft);
- eine sich langsam entleerende, bis in die Parenchymphase persistierende dilatierte Vene (Abb. 104).

Kleine, zumeist submukös lokalisierte Ektasien können selbst am Operations- und Obduktionspräparat (Abb. 105) übersehen werden, da sie kollabieren. *Intraoperativ* ist der angiographische Befund für die gezielte Gewebeentnahme zur histologischen Untersuchung entscheidend.

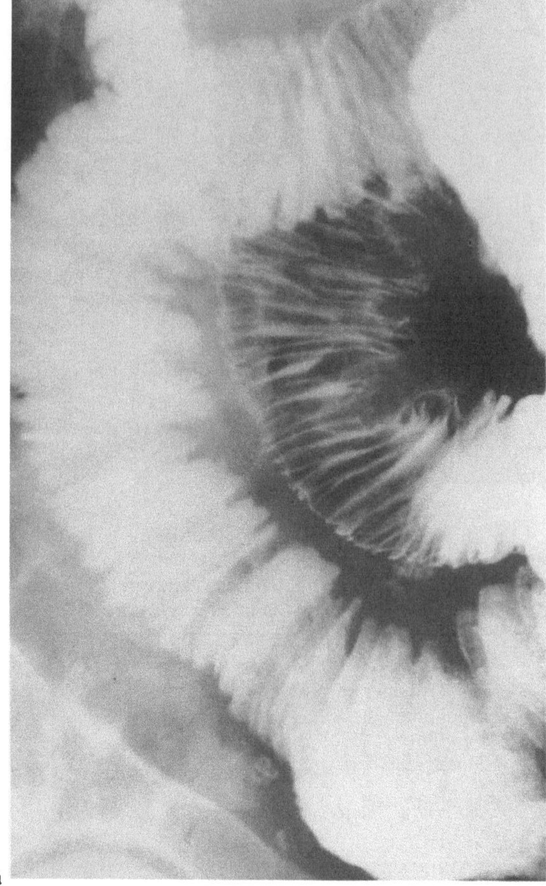

a

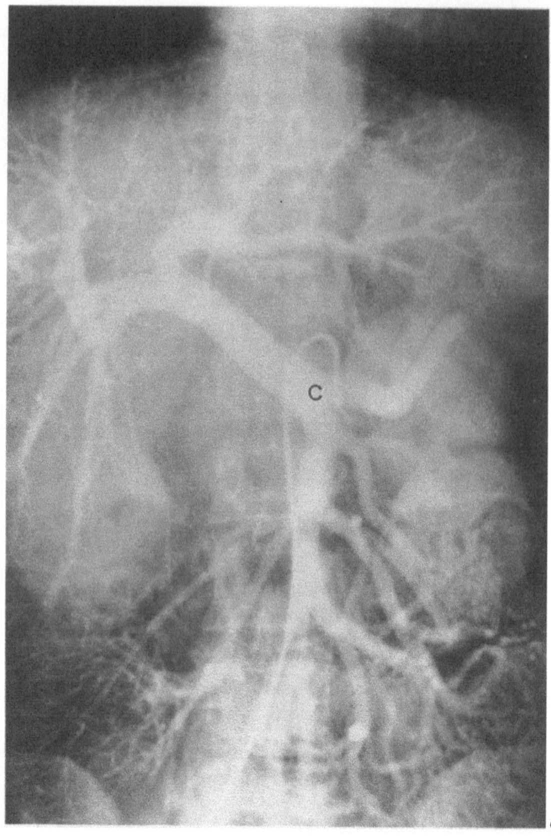

c

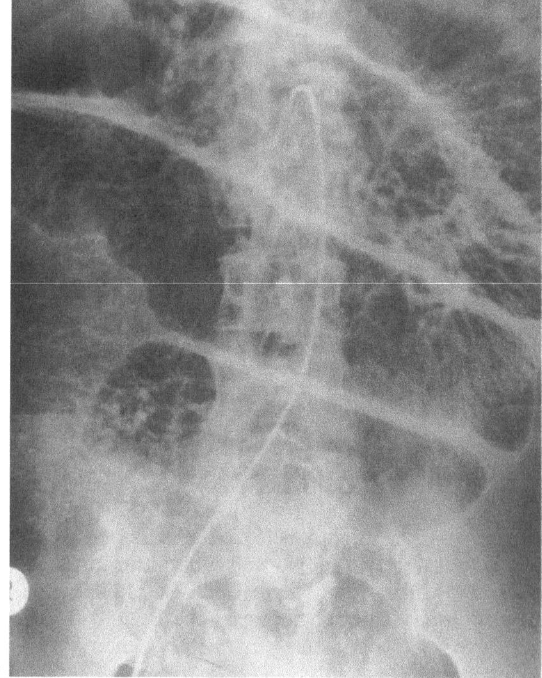

b

Abb. 103a–c. Zustand nach Radio-Phosphor-Therapie bei
Polycythämia vera. Rezidivierende Subileuszustände. In der
präoperativen MDP (**a**) dilatierte atonische Ileumschlingen
mit ischämischem Faltenödem. Als Ursache der chronischen
Mesenterialinsuffizienz zeigt sich bei der superioren Mesenterikographie (**b**) eine weitgehende Pfortader- und Mesenterialvenenthrombose. **c** Zum Vergleich ein Normalbefund bei
einer indirekten Mesenkriesportographie. *C* = Confluens

Die *postoperative Präparateangiographie* mit einem Bariumsulfat-Gelatinegemisch erlaubt nach For-
mol-Entfaltungsfixation des Darmes infolge der Aus-
härtung des Kontrastmittelgemisches am Resektat
eine gezielte mikroangiographische Suche. Der *Kontrastmittelaustritt* in das Lumen während der Angiographie gilt als Beweis der Arterienblutung. Er gelingt
nur bei der selektiven Mesenterikographie bei einem
Blutaustritt von mindestens 0,5–1,3 ml/min.

Differentialdiagnostisch ist im Jejunum vor allem
an ein blutendes Leiomyom (Abb. 106) und im distalen Ileum, besonders bei jüngeren Patienten, an ein
blutendes Meckel-Divertikel zu denken (Abb. 13).
Nuklearmedizinische Methoden siehe Kap. Fuchs,
Abschn. 1.5.10.

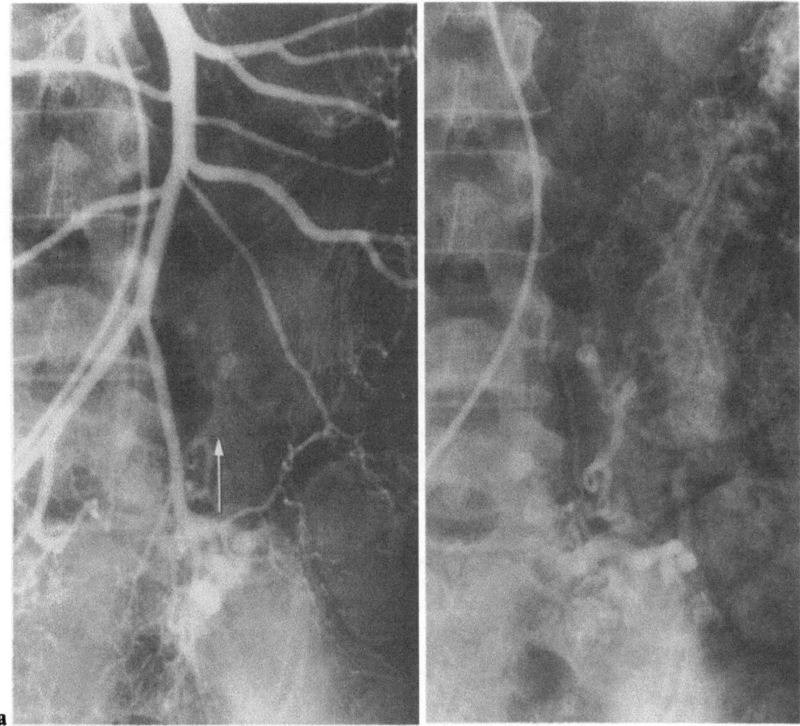

Abb. 104a, b. Superiore Mesenterikographie bei Angiodysplasie des distalen Ileum. In der arteriellen Phase (a) arterielle Gefäßknäuel mit frühabführender Vene (←). In der Parenchymphase (b) persistierende dilatierte Venen

8 Folgezustände nach Operation und Entzündung

8.1 Dünndarmileus

Ursachen einer Passagestörung sind am häufigsten postoperative Adhäsionen und Briden, in zweiter Linie inkarzerierte Hernien, selten Gallensteine, Fremdkörper, Invagination, Volvulus sowie Kompression und Infiltration des Darmes, z.B. bei Peritonealkarzinose.

Die *Symptomatik* reicht von Meteorismus, krampfartigen Schmerzen, Stuhl- und Windverhaltungen mit Miserere bis zur Peritonitis.

Bei entsprechender Klinik ist die *Notfalloperation* ohne weiterführende bildgebende Diagnostik indiziert.

Die *Abdomenübersicht* zeigt in der Regel, (nicht immer!) den Ileus und den Ort, nicht aber die Ursache der Obstruktion.

Auch das *Sonogramm* hilft bei der Klärung der Ileusursache nicht weiter. Es läßt lediglich die dilatierten, flüssigkeits- und stuhlgefüllten Schlingen abgrenzen. Am Anfang findet sich eine lebhafte Peristaltik [59] oder eine gerichtete Schaukelperistaltik. Die Darmwand und die Kerckringschen Falten sind unauffällig (Abb. 108).

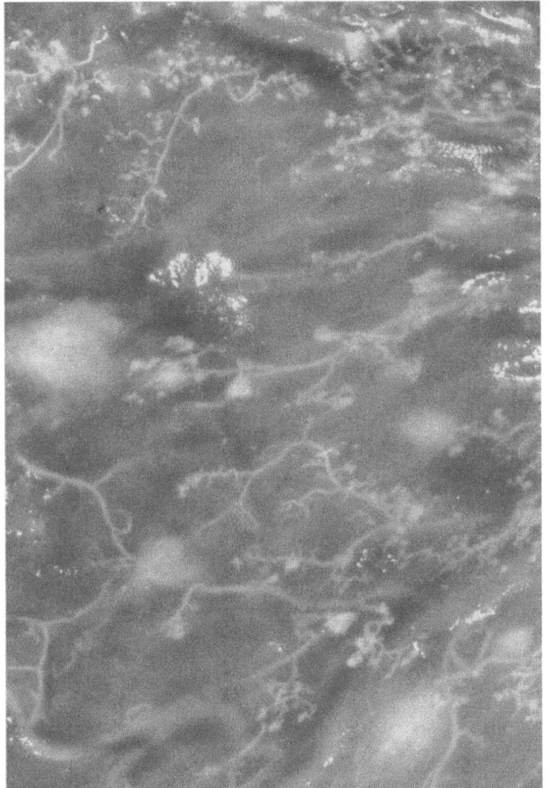

Abb. 105. Sektionspräparat mit beetartigen submukösen Angiodysplasien

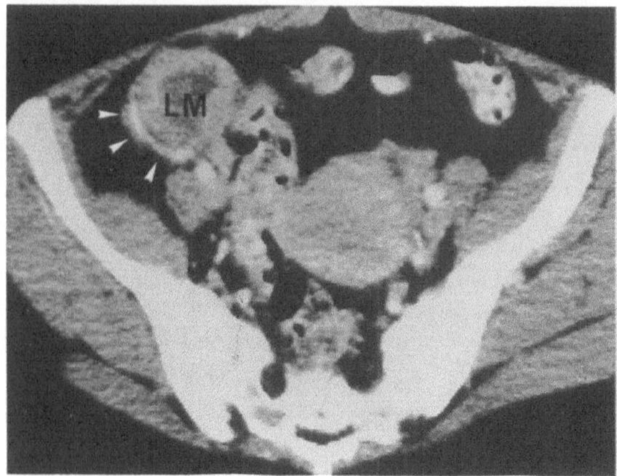

a

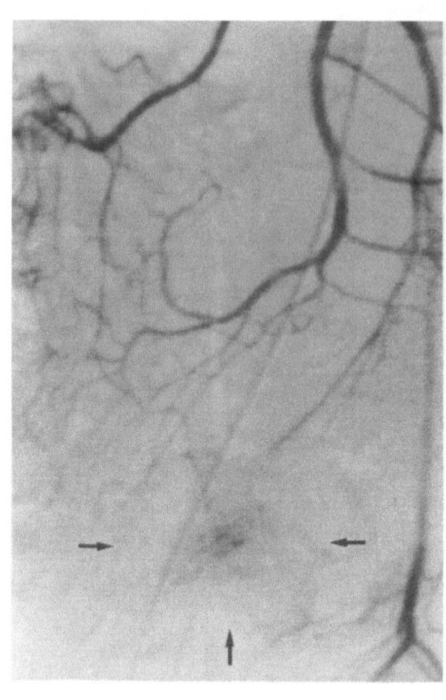

b

Abb. 106a, b. Blutendes Leiomyom des Ileum (*LM*). In der Serio-CT (**a**) 4 cm große kugelige Raumforderung im rechten Unterbauch. Kräftige randständige Kontrastmittelraffung mit hypovaskularisiertem nekrotischen Zentrum. Der primär extraluminal liegende Tumor stenosiert das peroral kontrastierte Darmlumen spaltförmig (◄). Die DSA der A. mes. superior (**b**) zeigt in der spätarteriellen Phase einen flächigen Kontrastmittelaustritt aus einer distalen Ilialarterie (←). Histologisch vorwiegend extraluminales Leiomyom des Dünndarms mit Perforation in die Darmlichtung

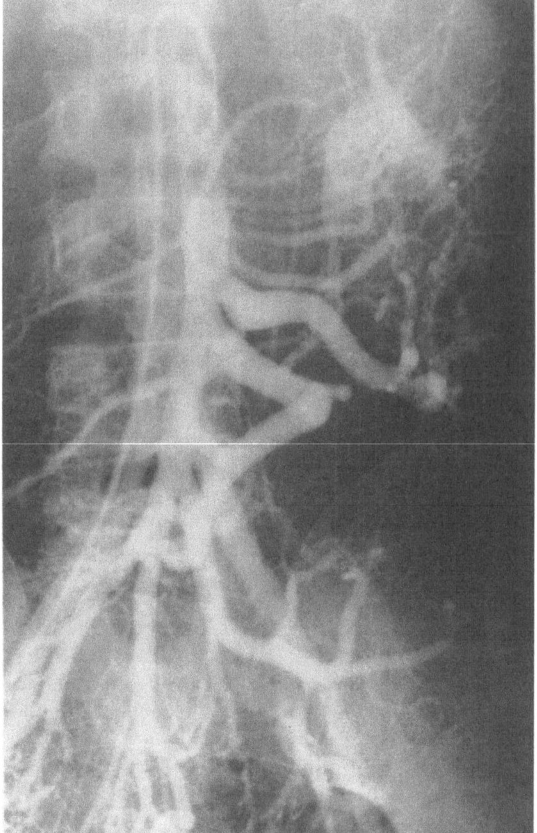

◁ **Abb. 107.** Superiore Mesenterikographie wegen chronisch-rezidivierender peranaler Blutungen. Normallumige Jejunalarterien. Ektasie der ilealen Arterien. Kein Nachweis angiomatöser Formationen oder von AV-Shunts. Die Aufbereitung des Operationspräparates zeigte eine Hämangiomatose des Ileum mit Thrombosierung der Hämangiome. Sie waren auch im Angiogramm des Operationspräparates nicht nachweisbar

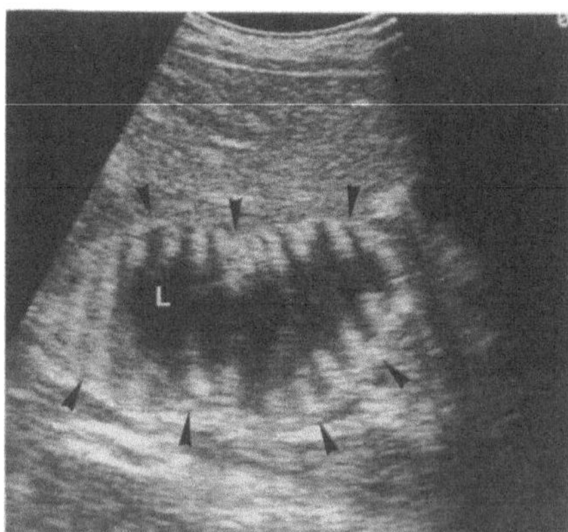

Abb. 108. Sonogramm des Abdomen bei paralytischem Ileus: dilatiertes flüssigkeitsgefülltes Lumen (*L*) einer Dünndarmschlinge mit regelrechten Kerckringschen Falten (▶)

Der sog. *Gastrografinschluck* (wasserlösliches Kontrastmittel oral verabreicht) wird häufig eingesetzt, hat aber nur begrenzte diagnostische Aussagekraft. Er klärt, ob die Passage ins Zäkum möglich ist und in welcher Zeit sie erfolgt. Er erlaubt jedoch keine Aussage über Grad und Art der Stenose. Als Vorteil wird die peristaltikanregende Wirkung des hygroskopischen, ionischen Kontrastmittels Gastrografin angesehen.

Perorale Bariumsulfatsuspensionen sind kontraindiziert.

8.2 Stenosen

Bei Stenosen mit chronisch-rezidivierenden Subileuszuständen, z.B. beim postoperativen Verwachsungsbauch oder bei entzündlichen Stenosen, wie beim Morbus Crohn, ist der Versuch einer konservativen Therapie gerechtfertigt und oftmals erfolgreich.

Kontraindiziert ist die Applikation eines wasserlöslichen ionischen Kontrastmittels (z.B. Peritrast oder Gastrografin) als Enteroklysma. Das stark hyperosmolare Kontrastmittel führt im Bereich der prästenotisch dilatierten Darmschlingen zur starken Flüssigkeitsabsonderung ins Darmlumen. Das zirkulierende Plasmavolumen kann bis zu 30% reduziert und die Darmdurchblutung durch die Dehnung sekundär gestört werden. Es kommt zu „wachsenden Schlingen", die eine Operation nötig machen können.

Neuerdings wird bei Stenosen mit Subileuszuständen der Einsatz *nichtionischer Kontrastmittel* (z.B. Solutrast-Gastro) als Enteroklysma diskutiert. Der hygroskopische Effekt ist bei diesen Kontrastmitteln deutlich geringer.

Mit dem *Bariumsulfat-Enteroklysma* läßt sich die Obstruktion hinsichtlich Lokalisation, Grad und Ausdehnung meist bestimmen. Auch die Ätiologie kann vielfach geklärt werden. Die Peristaltik im Dünndarm proximal der Stenose ist erhalten und nimmt dann stufenweise ab, je näher man der Obstruktion kommt. Poststenotisch ist der Darm kollabiert und hypermotil (Abb. 41, 42).

Differentialdiagnostisch ist beim Vorliegen einer prästenotischen Dilatation eine medikamentös induzierte oder paralytische Weitstellung der Schlingen auszuschließen, wenn das Jejunum am Anfang der Untersuchung Peristaltik zeigt.

8.3 Dünndarmadhäsionen

Sie führen postoperativ oder nach Entzündung (Appendizitis) auch ohne Stenosen zu periodischen kolikartigen und/oder stechenden Schmerzen. Auslösende Ursachen sind oft opulente Mahlzeiten mit passagerer segmentaler Hypoxie und dadurch bedingter Hypermotilität mit Spasmen.

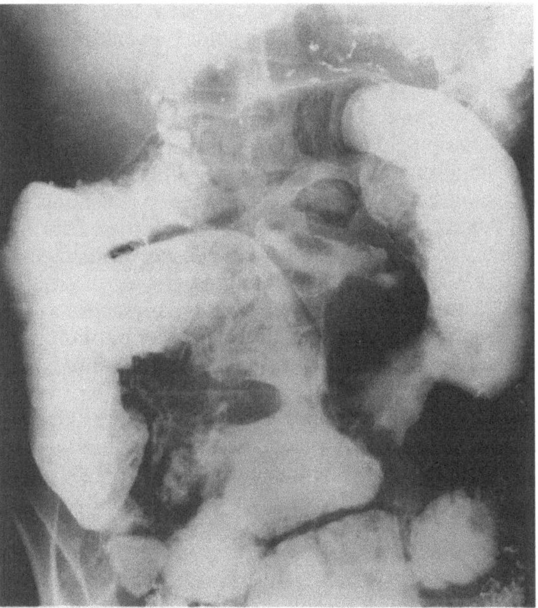

Abb. 109. MDP bei Verwachsungsbauch. Zustand nach multiplen Bauchoperationen, zuletzt wegen rezidivierenden Subileuszuständen bei postoperativer Bridenbildung. Jetzt erneut multisegmentale Stenosen mit prästenotischer Dilatation

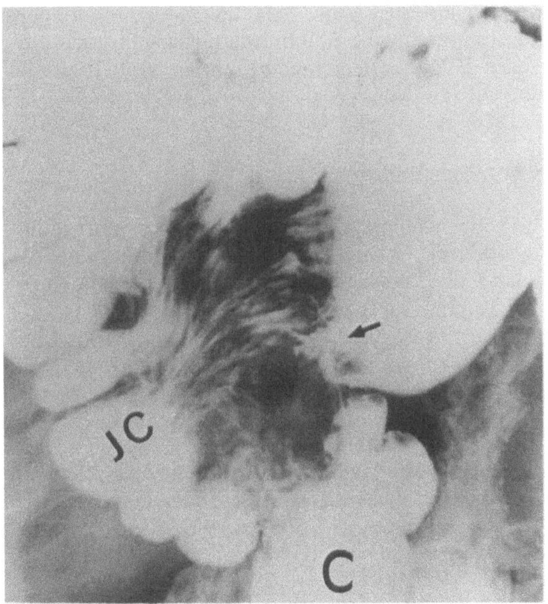

Abb. 110. Zustand nach stumpfem Bauchtrauma mit Notfalloperation vor 12 Jahren. Die Kompressionsaufnahme bei der MDP zeigt eine Stenose des terminalen Ileum mit prästenotischer Dilatation (←). Adhäsionen zwischen den dilatierten Ileumschlingen und der Ileozäkalregion (*IC*). Zäkumpol (*C*) divertikelartig abgeschnürt

In der *Abdomenübersicht* verraten sich fibröse Stränge oft schon durch konstante Lumenkompression.

Bei der KM-Passage zeigen Aufnahmen mit dosierter Kompression charakteristische Veränderungen: fixierte Schlingenkonglomerate mit umschriebenen Stenosen und prästenotischer Dilatation (Verwachsungsbauch) (Abb. 109), gröbere Verziehungen und Aussackungen sowie kleinere dornartige Zähnelungen der Darmkontur bei lokalen Verwachsungen (Abb. 110), bandförmige Füllungsdefekte durch fibröse Stränge, deformierte, in der Längsachse verlaufende Schleimhautfalten, lokale Hypermotilität im Bereich der Verwachsungen (segmentale Ischämie).

Differentialdiagnostisch ist bei erheblichen Verwachsungen die Peritonealkarzinose und die sklerosierende Peritonitis (nach Medikation mit dem β-Blocker Praktolol) zu diskutieren.

8.4 Volvulus

Bei unerklärlichen kolikartigen Beschwerden mit röntgenologisch nachgewiesener Lageanomalie des Dünndarms sollte immer an den Volvulus gedacht werden.

Im *DDK imponiert* eine Obstruktion mit prästenotischer Dilatation. Im Bereich der Torsion finden sich konzentrische oder spiralige, zum Zentrum hin kleiner werdende Schleimhautringe.

Charakteristische diesbezügliche Bilder können in der *CT* auftreten (Abb. 111). Im *Sonogramm* finden sich tumorähnliche Raumforderungen mit gestauten Venen [110]. *Differentialdiagnostisch* sind Tumoren und entzündliche Konglomerate abzugrenzen.

8.5 Invaginationen

Sie können symptomlos sein und werden dann zufällig entdeckt. Häufigste Lokalisation beim Erwachsenen ist die Ileozäkalregion. Ursachen sind Polypen und Tumoren der Schleimhaut.

Im *DDK* ist die Invagination durch die Trias Füllungsdefekt mit doppelkonturierter Darmwand und zentralem KM-Streifen gekennzeichnet. Auch die *CT* liefert typische Befunde (Abb. 111).

Im *Sonogramm* imponieren erhebliche „Wandverdickungen" mit mehrfacher konzentrischer Schichtung (Abb. 112), evtl. ausgeprägte ödematöse Schwellung des Invaginates [9, 30, 110].

8.6 Blindsacksyndrom (Blind-loop-Syndrom)

Hierbei kommt es zur Stase von Darminhalt mit bakteriellem Überwuchs. Folge ist eine Vitamin-B$_{12}$-Hypovitaminose (Vitamin-B$_{12}$-Verbrauch durch Bakterien) mit Anämie und eine Maldigestion von Fett

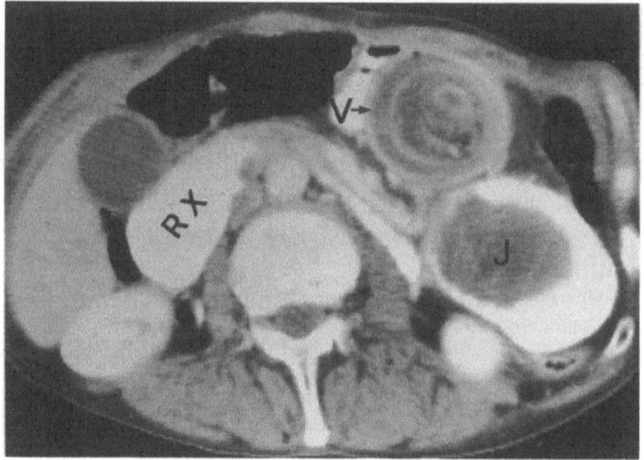

Abb. 111. CT des Abdomen bei Dünndarmileus. Zustand nach Magenresektion mit Anlegen einer Rouxschen Y-Anastomose (*RX*). Die Schnittebene der Abbildung liegt in Höhe der Einmündung der Roux-Anastomose. Volvolus (*V*) der Jejunumschlinge oral der Roux-Anastomose. Das Lumen der torquierten Darmschlingen stellt sich nach peroraler Kontrastierung in Form konzentrischer, nach zentral enger werdender Kontrastringe dar. Zwischen den Lumina die verdickte ödematos geschwollene Darmwand. Invaginat (*I*) der torquierten Schlinge in Höhe der Roux-Anastomose: typischer portioähnlicher Aspekt

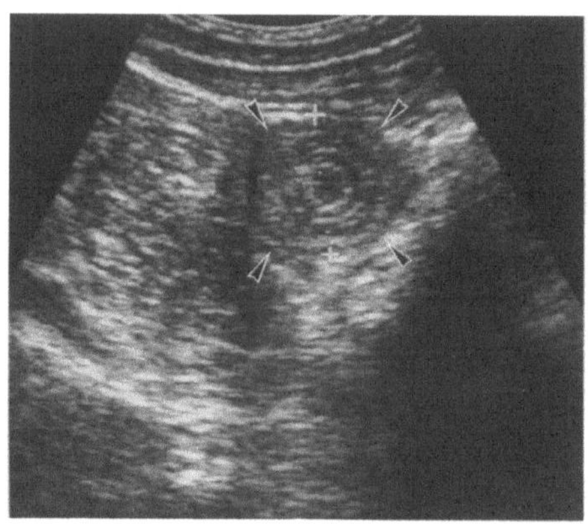

Abb. 112. Sonogramm des Abdomen: Invagination des Dünndarmes: konzentrische Schichtung der betroffenen Darmschlingen (▲)

(Gallensäuremangel durch bakterielle Dekonjugation konjugierter Gallensäuren) mit Steatorrhöen.

Als *Ursache* für die Stase kommen in Frage: am häufigsten postoperative Zustände mit Blindsäcken (zuführende Schlingen beim B-II-Magen, Gastrojejunostomien, laterolaterale Dünndarmanastomosen) (Abb. 113), weiterhin Dünndarmdivertikulosen (Abb. 12), prästenotische Dilatationen (Abb. 41, 42), enteroenterale Fisteln, lokale oder generelle Motilitätsstörungen des Dünndarms.

Der *DDK* ist die Methode der Wahl um die morphologischen oder funktionellen Ursachen der Stase aufzudecken.

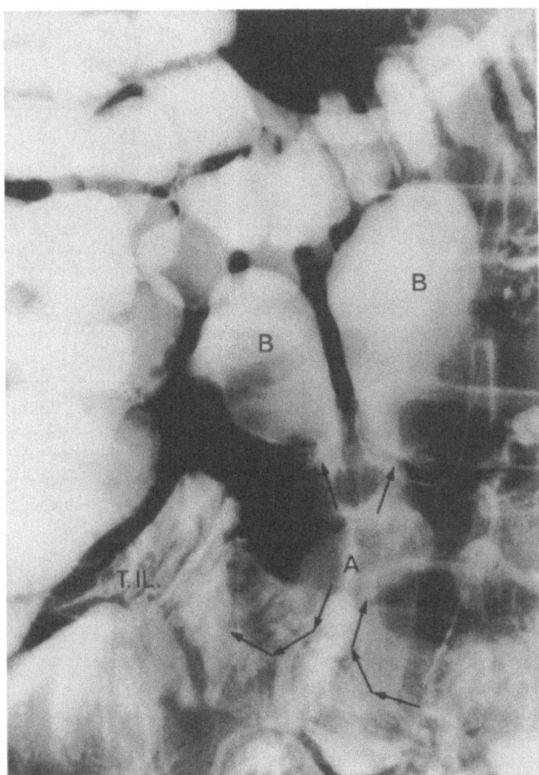

Abb. 113. DDK bei Blind-loop-Syndrom. Zwei hasenohrenartige Blindsäcke (*B*) bei Seit-zu-Seit-Anastomose des Ileum (*A*). *T.IL* = terminales Ileum

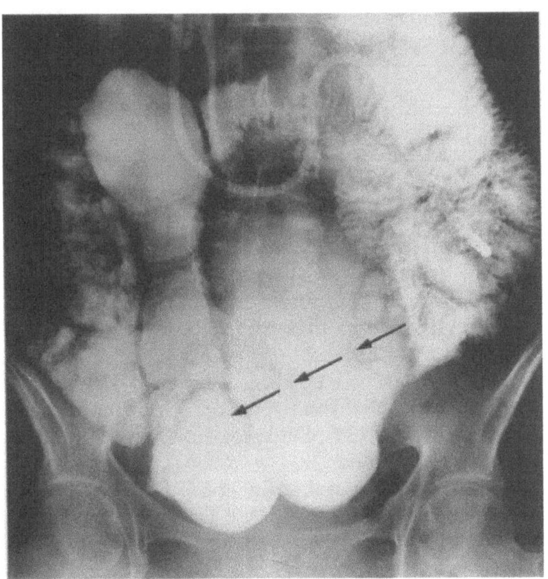

8.7 Kurzdarmsyndrom (Short-bowel-Syndrom)

Klinisch kommt es nach ausgedehnten Darmresektionen durch Reduktion der Absorptionsfläche zur Malabsorption. Beim Erwachsenen sind mindestens 60 cm Dünndarm zum Überleben erforderlich. Bei erhaltener Ileozäkalklappe führt die Resektion von über 70%, bei fehlender Ileozäkalklappe bereits von 25% des Dünndarms zur Mangelernährung.

Ursachen sind ausgedehnte Darmresektionen, iatrogene (z.B. nach Noblescher Operation) (Abb. 114) oder postentzündliche enterale Fisteln oder der gastroileale Bypass zur Gewichtsreduktion.

Der *DDK* kann den verbliebenen Restdarm meist darstellen (Abb. 115).

9 Dünndarmtumoren

9.1 Allgemeines

Dünndarmtumoren lassen sich einteilen in primäre (benigne, maligne, Karzinoide, tumor like lesions) und sekundäre (Metastasen, mesenteriale bzw. retroperitoneale Tumoren mit Dünndarmbeteiligung, z.B. Lymphome).

Häufigkeitsangaben über Dünndarmtumoren schwanken erheblich, abhängig vom Untersuchungskollektiv (Sektions- bzw. Operationsstatistiken) [16, 47, 64]. Ihr Anteil an allen Tumoren des Gastrointestinaltraktes wird mit 0,095–6% [4, 10, 28, 55], in Operationstatistiken mit 0,73% [10], im Autopsiematerial mit bis zu 20% (davon $^1/_5$ maligne) [90] angegeben. Dünndarmtumoren machen 1,5–6% aller radiologisch diagnostizierten Tumoren des Gastrointestinaltraktes aus [64]. Von den benignen Tumoren (häufig asymptomatisch) werden nur $^1/_3$ durch Operation, $^2/_3$ erst durch Autopsie aufgedeckt. Bei den malignen Tumoren (häufiger symptomatisch) ist das Verhältnis umgekehrt [64].

Die *Trefferquote* läßt sich bei intensiver Untersuchung mittels DDK von 40 auf 90% erhöhen [10, 64].

Klinisch haben $^2/_3$ aller Tumorpatienten unspezifische Symptome bis hin zu Blutungen (50%) und Obstruktionen (30%).

◁————————————————

Abb. 114. DDK nach Noble-Operation: Bei rezidivierendem Volvulus wurde der gesamte Dünndarm quer zu seiner Gekrösewurzel in Schlingen (Darmduplikaturen) gelegt und in dieser Lage aneinandergeheftet. Im Bereich der enteroenteralen Fixationsnähte kam es zu disseminierten Fisteln, so daß das Kontrastmittel quer durch diese Darmplatte im Kurzschluß vom linken Oberbauch in den rechten Mittel-Unterbauch fließt (→): funktionelles Kurzdarmsyndrom. Intraoperativ konnten die Dünndarmschlingen quer zur Längsrichtung sondiert werden. Eine operative Revision war nicht möglich

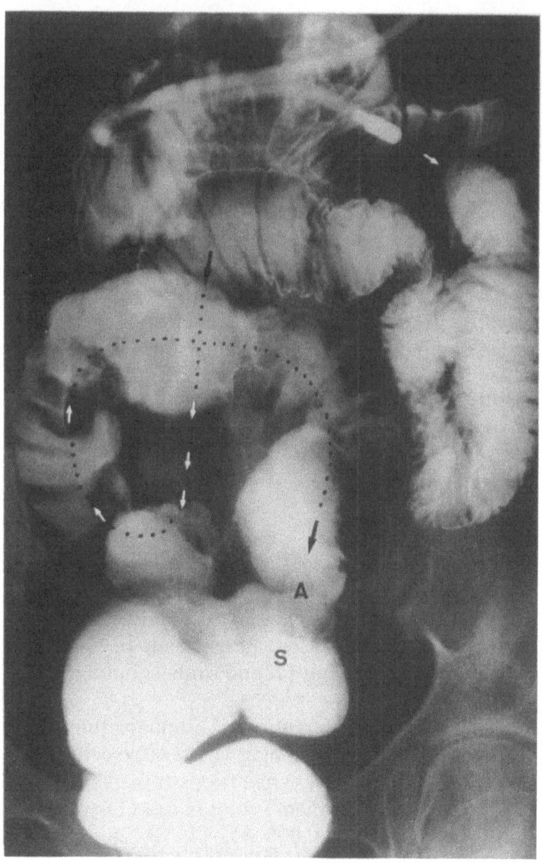

Abb. 115. DDK bei Kurzdarmsyndrom. Zustand nach Appendektomie, rezidivierendem Bridenileus und 14maliger Operation. Jetzt Kurzdarmsyndrom mit 40 cm verbliebenem Dünndarm und Jejunosigmoidostomie (*A*). *S* = Sigma

Tabelle 13a. Topographische Verteilung von Dünndarmtumoren; Operationsstatistik. (Mod. nach Kümmerle u. Grönninger [55].) Operations-Sektionsstatistik. (Mod. nach Carlson u. Good [16])

Histologie	An-zahl	Duo-denum (%)	Je-junum (%)	Ileum (%)
Benigne Tumoren [55]	1621	18	26	56
Benigne Tumoren [16]	326	21	39	40
Maligne Tumoren [16]	175	29	43	28
Karzinoide [16]	152	27	6.6	91

Tabelle 13b. Topographische Verteilung benigner Dünndarmtumoren; Operations-Sektionsstatistik. (Mod. nach Carlson u. Good [16])

Histologie	Anzahl (100%)	Duodenum (%)	Jejunum (%)	Ileum (%)
Leiomyome	119	21	48	31
Adenome	67	21	36	43
Lipome	53	32	17	51
Hämangiome	43	2	56	42
Andere	46	24	30	46
Summe	328	21	39	40

Tabelle 13c. Topographische Verteilung von Malignomen des Dünndarms; Operations-Sektionsstatistik. (Mod. nach Carlson u. Good [16])

Histologie	Anzahl (100%)	Duodenum (%)	Jejunum (%)	Ileum (%)
Adenokarzinom	85	48	44	8
Maligne Lymphome	55	2	47	51
Leiomyosarkome	35	26	34	40
Summe	175	29	43	28
Karzinoide	152	3	7	90

Topographische Verteilung: Die Hälfte aller Dünndarmtumoren wird im Ileum, die übrigen zu gleichen Teilen im Duodenum und Jejunum gefunden [4, 10, 28, 78]. Das Verhältnis von malignen zu benignen Dünndarmtumoren wird mit 1,8:1 [10] angegeben.

Die topographische Verteilung benigner und maligner Dünndarmtumoren ist in Tabelle 13, aufgeschlüsselt nach der Histologie in Tabelle 13b und 13c, wiedergegeben.

9.2 Allgemeine Tumorzeichen im DDK und ihre Differentialdiagnose

Wir unterscheiden *5 Grundmuster* [90]:
Knotiger Füllungsdefekt; Zerstörung des Schleimhautfaltenreliefs; Stenosen; Pellotierung, Verlagerung oder Kompression; Distanzierung von Schlingen

9.2.1 Knotiger Füllungsdefekt

1. solitär beim polypösen Adenom, frühen Karzinoid, Lymphom und bei Metastasen (Abb. 117, 118);
2. solitär mit zentraler Ulzeration beim Leiomyom, Lymphom, Neurinom und bei Melanommetastasen (Abb. 51, 124), Differentialdiagnose: entzündliches Granulom;
3. disseminiert kleinknotig bei Polyposen und Lymphomen (Abb. 122), Differentialdiagnose: lymphfollikuläre Hyperplasie (Abb. 49), Brunnerome des Duodenum (Abb. 27).

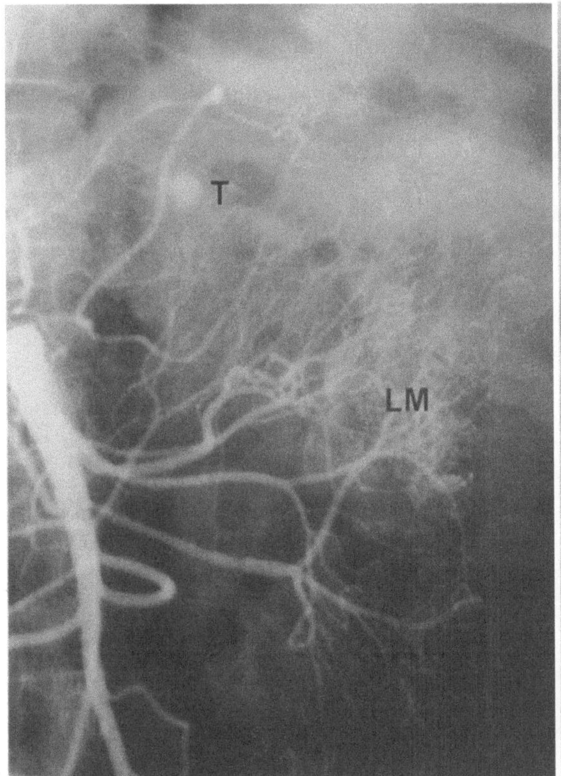

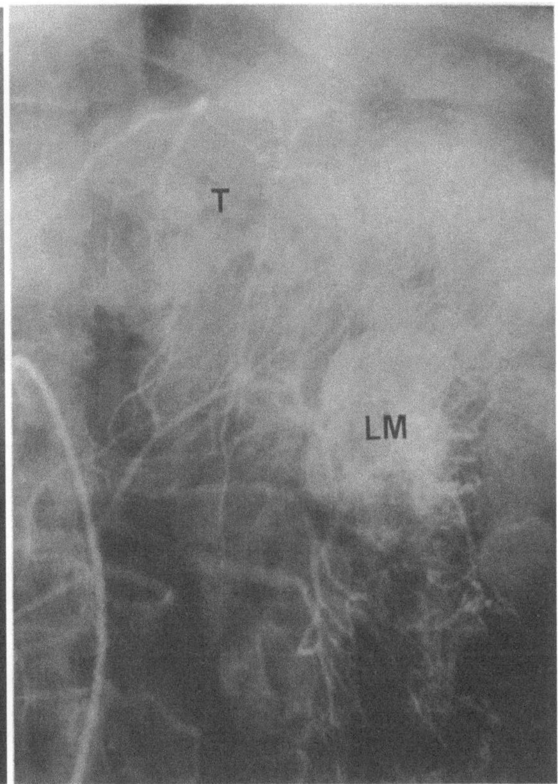

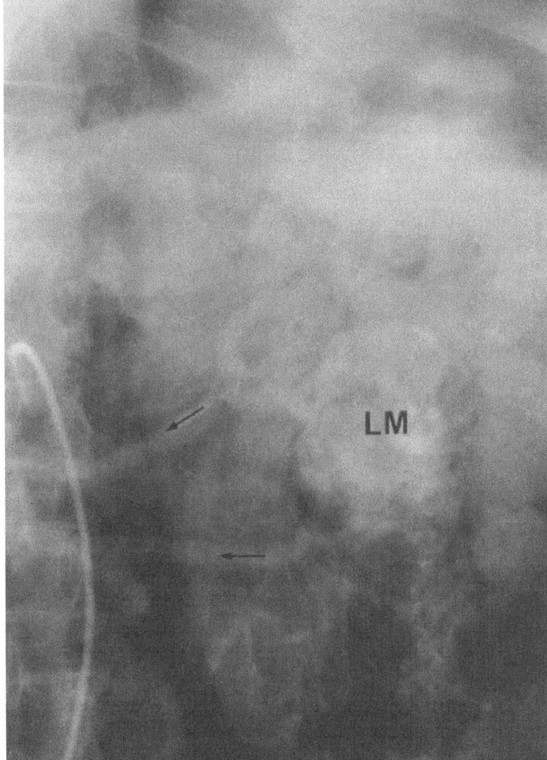

Abb. 116a–c. Präoperative superiore Mesenterikographie wegen peranaler Blutung. In der früharteriellen Phase (**a**) stellt sich eine erbsgroße Teleangiektasie (*T*) in der Pars ascendens duodeni, unmittelbar vor der Flexura duodenojejunalis kontrastdicht dar. Beginnende Kontrastierung eines 3 mal 5 cm großen exulzerierenden Leiomyoms (*LM*) des Jejunum, 10 cm aboral des Treitzschen Bandes. In der kapillären Phase (**b**) verblaßt die Teleangiektasie, die Kontrastierung des Leiomyoms nimmt zu. In der venösen Phase (**c**) ist die Teleangiektasie nicht mehr abgrenzbar, das Leiomyom zeigt eine maximale Kontrastaufladung mit charakteristischen frühabführenden Venen (←)

9.2.2 Zerstörung des Schleimhautfaltenreliefs

1. lokal gestreckte Schleimhautfalten bei submukösen mesenchymalen Tumoren, z.B. beim Leiomyom, Differentialdiagnose: Wandhämatom;
2. lokale Invagination bei benignen Tumoren, vor allem im Jejunum, aber auch bei Metastasen (Abb. 130);
3. nur Schleimhautvergröberung bei disseminierten Lymphomen (Abb. 121), Differentialdiagnose: Morbus Crohn, unspezifische Entzündung;
4. glatte faltenlose Schleimhaut bei Lymphom, Differentialdiagnose: Laxantienabusus, Crohn in Remission (Abb. 62, 68), Ischämie (Abb. 101), Amyloidose;
5. Ulzerationen bei Lymphom, Differentialdiagnose: Morbus Crohn.

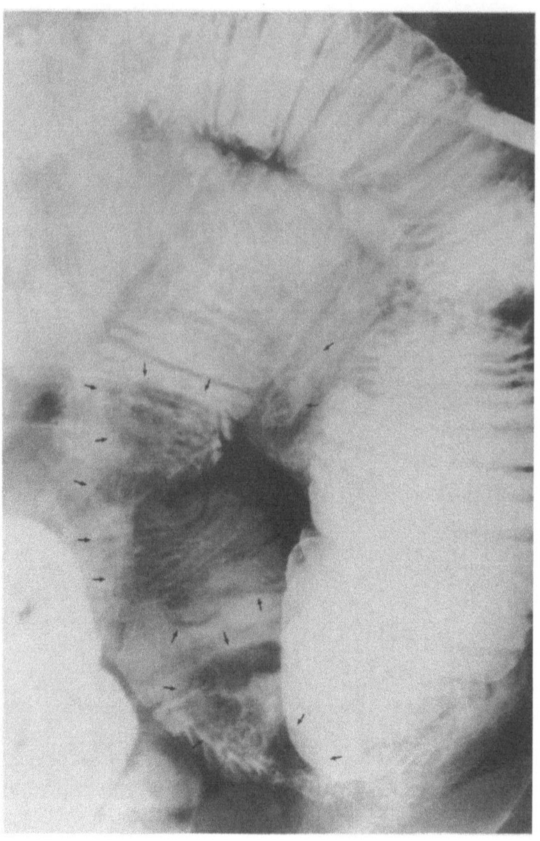

Abb. 117. DDK: Multiple bis kirschgroße Füllungsdefekte bei Peutz-Jeghers-Polypose (→)

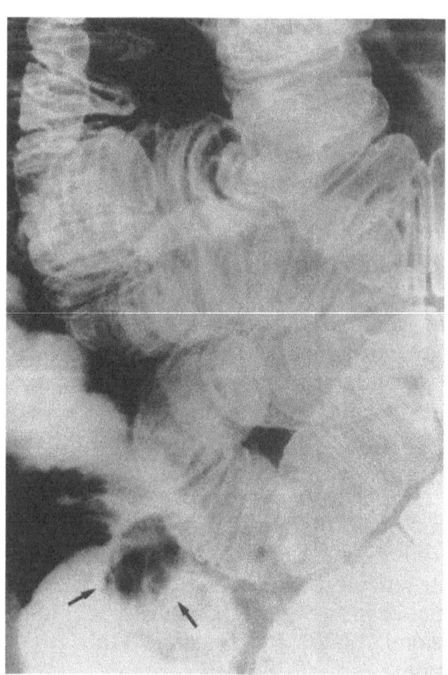

Abb. 118. Karzinoid des terminalen Ileum ohne Lebermetastasen: umschriebener Füllungsdefekt im DDK (→)

9.2.3 Stenosen

Bei Adenokarzinom (Abb. 128) und Lymphom (Abb. 125). Differentialdiagnose: Morbus Crohn, Fibrose.

9.2.4 Pelottierung, Verlagerung oder Kompression

Bei mesenterialen bzw. retroperitonealen Lymphomen (Abb. 126) und bei der Peritonealkarzinose.

9.2.5 Distanzierung von Schlingen

Bei extraluminalem Tumorwachstum mit Mesenterialinfiltration, z.B. beim Karzinoid (Abb. 119, 120) oder Lymphom. Differentialdiagnose: Morbus Crohn.

Die einzelnen Tumorzeichen sind nur im Einzelfall charakteristisch, sie können isoliert oder kombiniert auftreten.

9.3 Allgemeine Tumorzeichen in der Mesenterikographie [106]

Zu ihnen zählen:

1. Gefäßneubildungen (Korkenzieherarterien),
2. vermehrte Kontrastierung des Tumors,
3. Kontur- und Kaliberunregelmäßigkeiten,
4. Gefäßverlagerung, -Stenose und -Verschluß,
5. Infiltration benachbarter Strukturen,
6. Weitstellung zuführender Arterien,
7. frühe oder verstärkte venöse Drainage (early draining vein).

Adenome, Lipome, Fibrome und maligne Tumoren, mit Ausnahme des Leiomyosarkoms, sind gering vaskularisiert und entziehen sich dem angiographischen Nachweis.

Hämangiome, Angiodysplasien, Leiomyome bzw. Leiomyosarkome und das *fortgeschrittene Karzinoid* dagegen lassen sich **bevorzugt oder ausschließlich** mit der Angiographie diagnostizieren.

9.4 Benigne Dünndarmtumoren

Die häufigsten sind Leiomyome und Adenome, gefolgt von Lipomen, vaskulären Tumoren (Angiodysplasien und Hämangiomen), Fibromen und Polyposen. Häufigkeit und topographische Verteilung siehe Tabelle 13.

9.4.1 Leiomyome

Sie sind hauptsächlich im Jejunum lokalisiert und führen häufig zur gastrointestinalen Blutung. Im

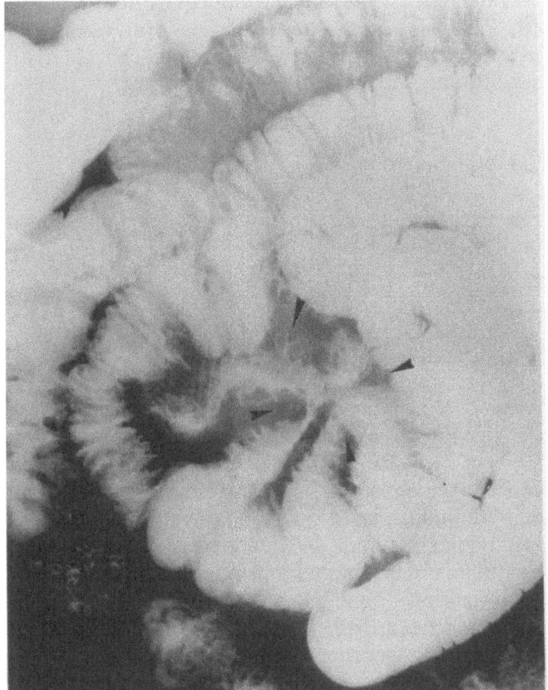

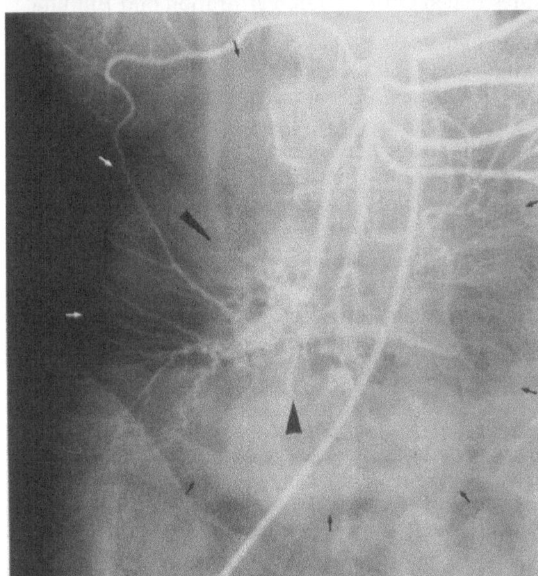

Abb. 119. a DDK: fortgeschrittenes Karzinoid des Ileum mit mesenterialer Infiltration und sternförmiger Raffung der Darmschlingen, sog. ancle sign (▶). **b** Entsprechendes Mesenterikogramm: sternförmige Anordnung der Vasa recta im Tumorzentrum (▶) infolge mesenterialer Schrumpfung (Radspeichenstruktur). Geringe Kontrastierung des Tumors selbst (→)

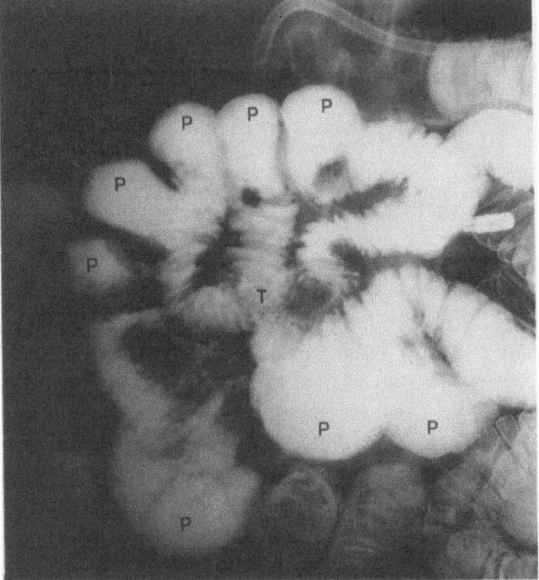

Abb. 120a, b. Metastasierendes Karzinoid. **a** DDK: Typische sternförmige Raffung der Darmschlingen ins Tumorzentrum (*T*) mit pseudodivertikelartiger Abschnürung (*P*) der Schlingen. **b** Das CT zeigt deutlich das Tumorzentrum (*T*) und die sternförmige, auf die Darmschlingen (*D*) zulaufende mesenteriale Infiltration

DDK sind sie wegen ihres meist extraluminalen Wachstums schwer faßbar. Bei intramuralem Wachstum imponieren sie durch eine Streckung der Schleimhautfalten oder als flache Füllungsdefekte mit zentraler Ulzeration. Die Diagnose wird angiographisch gesichert. Die Mesenterikographie zeigt großkalibrige zuführende Arterien, kräftige Tumorkontrastierung, frühzeitige und/oder verstärkte venöse Drainage (Abb. 106, 116). Differentialdiagnose: Angiodysplasie, Hämangiom.

9.4.2 Adenome und gastrointestinale Polyposen

Hierher gehören familiäre Polypose, Gardner-Syndrom, Peutz-Jeghers-Syndrom, Cronkhite-Canada-Syndrom. Sie sind im DDK als solitäre oder multiple Füllungsdefekte erkennbar [81] (Abb. 117).

9.4.3 Lipome

Sie finden sich gehäuft im Ileozäkalbereich und erscheinen als glatt begrenzte, durch ihre weiche Konsitenz oft formvariable Füllungsdefekte. Sie können zur Invagination und Obstruktion führen.

9.4.4 Fibrome

Aufgrund ihres extraluminalen Wachstums entgehen sie meist dem Nachweis im DDK.

9.4.5 Hämangiome

Sie finden sich vorwiegend im Jejunum und führen oft zu profusen gastrointestinalen Blutungen. Die Diagnose wird mit der selektiven Mesenterikographie gestellt: Gelegentlich zeigt sich eine direkte Tumorkontrastierung. Beweisend ist die frühvenöse Drainage (early draining vein).

Differentialdiagnose: Leiomyom bzw. Leiomyosarkom, Angiodysplasie (Abb. 106, 116).

9.5 Dünndarmkarzinoid

Karzinoide sind Tumoren der enterochromaffinen Zellen (sog. Apudome) in den Lieberkühnschen Krypten. Sie treten solitär oder multipel (25%) auf. Im Verdauungstrakt sind in der *Häufigkeit* der Reihenfolge Appendix (45%), terminales Ileum (33%), Rektum, übriges Kolon, Magen und Duodenum betroffen. Karzinoide der Appendix *metastasieren* so gut wie nie, die des Kolon dagegen in 66% und des Ileum in 53%. Bei einem Tumordurchmesser unter 1 cm kommt es in etwa 2%, von 1–2 cm in etwa 50% und über 2 cm in 85% der Fälle zur Metastasierung [10]. Die *Prognose* bei Karzinoiden des Ileum ist günstig (Überlebensrate auch bei Metastasierung bis 23 Jahre), bei denen des Bronchialsystems und des Pankreas jedoch ausgesprochen schlecht.

Die *klinische Symptomatik* ist geprägt durch die Produktion von Kininen, Histamin, Katecholaminen, Prostaglandinen, Insulin, ACTH und anderen Peptiden, vor allem aber von Serotonin (5-Hydroxy-Tryptamin) [100].

Die *Diagnose* wird durch die Bestimmung von 5-Hydroxy-Indol-Essigsäure im 24-h-Urin gestellt.

Im *DDK* ist der kleine tumoröse Füllungsdefekt ein Zufallsbefund (Abb. 118). Die *Mesenterikographie* zeigt bei fortgeschrittenen Stadien charakteristische Bilder (Abb. 119, 120).

9.6 Maligne Tumoren

Die wichtigsten sind Adenokarzinome, Lymphome, und Leiomyosarkome. Die Häufigkeitsverteilung geht aus den Tabellen 13 und 14 hervor.

9.6.1 Dünndarmlymphome

Klinik: Wir unterscheiden die selteneren primären ($^1/_3$ der Fälle) von den sekundären Lymphomen [21, 80]. Das **primäre** gastrointestinale Lymphom befällt den Magen in 50–80%, das Kolon in 2–60% und den Dünndarm in 15–50%, in abnehmender Häufigkeit Ileum, Jejunum und Duodenum [92]. Die Ausbreitung ist meist multisegmental. Betroffen sind alle Altersgruppen ohne Geschlechtsbevorzugung. Eine erhöhte Inzidenz ist bei Glutenenteropathie und beim Immundefektsyndrom bekannt. Die klinischen Beschwerden sind uncharakteristisch und reichen bis zur intestinalen Obstruktion, Perforation und Blutung.

Die *Röntgensymptomatologie im DDK* ist sehr bunt [90]:
1. Bei **diffuser Infiltration** der Submukosa und Mukosa kommt es zu ausgedehnter Schleimhautschwellung ohne oder mit Zeichen der Wandinfiltration (Abb. 121). Trotz langstreckigen oder totalen Befalles können radiologische Veränderungen auch noch ganz fehlen.
2. **Intramurale Läsionen** können disseminiert als lymphonoduläre Hyperplasie (Abb. 49, 122), als polypoide Füllungsdefekte (Abb. 50) oder lumenobstruierende Tumoren (Abb. 123) imponieren.

Tabelle 14. Histologische Verteilung maligner Dünndarmtumoren; Operations-Sektionsstatistik. (Mod. nach CARLSON u. GOOD [16].) Operationsstatistik. (Mod. nach KÜMMERLE u. GRÖNNINGER [55] und ENCKE u. HOSSFELD [28])

Autor	Anzahl (100%)	Adeno-karzinom (%)	Mal. Lymphom (%)	Leiomyosarkom (%)	Karzinoid (%)
CARLSON u. GOOD [16]	327	26	17	11	46
CARLSON u. GOOD [16]	175	49	31	20	–
KÜMMERLE u. GRÖNNINGER [55]	1062	44	–	33	23
ENCKE u. HOSSFELD [28]	–	50	1	25	20–25

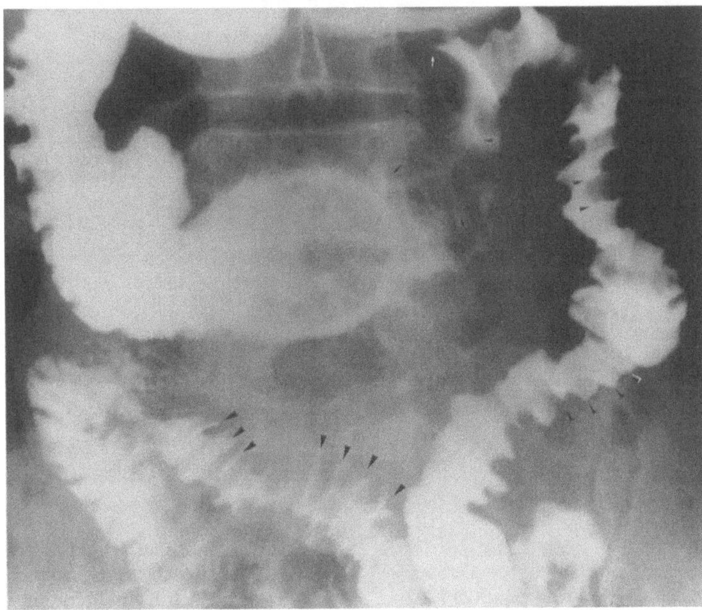

Abb. 121. NHL des Dünndarms, lowgrade, immunoplastisch. Im DDK 6 cm große Raumforderung in der Pars asc. duodeni (→), über die sich die Sonde nicht vorschieben läßt. Extremes Lymphödem des Jejunum mit bis auf 10 mm verbreiterten Falten (▶)

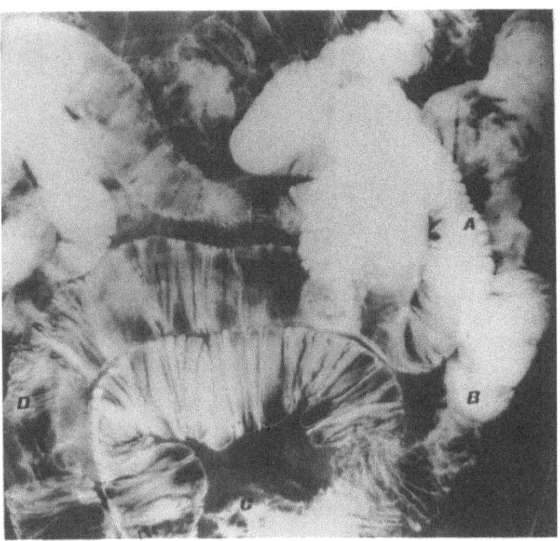

Abb. 123. Morbus Hodgkin des Dünndarms: im DDK zwei Stenosen im Jejunum (*A, B*) und zwei Stenosen im Ileum (*C, D*)

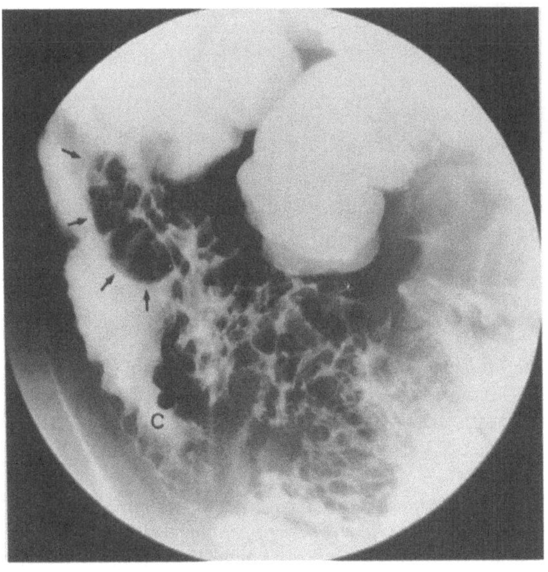

Abb. 122. Ileozäkales malignes Lymphom: Das terminale Ileum ist von mittel- bis grobknotigen Füllungsdefekten übersät. Die Ileozäkalklappe (→) ist geschwollen, das Caecum (*C*) ist stenosiert und zeigt submuköse bogige Füllungsdefekte

3. Bei **oberflächlicher Ulzeration** der Knoten resultiert die typische Kokarde (sog. target sign, Abb. 124), die multifokal typisch fürs Lymphom ist, solitär aber auch an das Leiomyom, die Melanommetastase und das Neurinom denken läßt (Abb. 51). Tiefe Ulzerationen verursachen Perforationen und Fistelbildungen (Abb. 125).
4. Ausgedehntes **extraluminales Wachstum** mit Mesenterialinfiltration führt zur Lumenkompression und zur Distanzierung der Schlingen (Abb. 126).

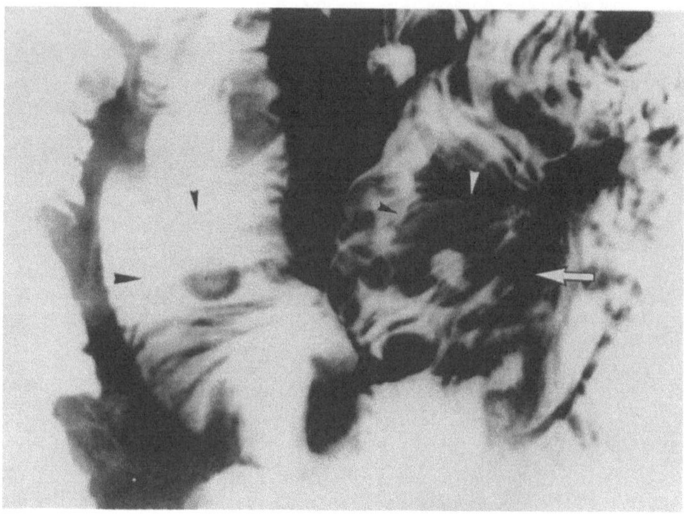

△

Abb. 124. NHL (Burkitt-Typ) des Dünndarms. Im DDK multisegmentale Stenosen mit prästenotischer Dilatation. Umschriebene Füllungsdefekte (*Pfeile*) mit zentraler Ulzeration (sog. target sign)

Abb. 125. Pleomorphes Lymphosarkom des distalen Ileum. Im DDK langstreckige Stenose mit bizarren Wanddestruktionen und spikaeartigen Ulzerationen

▽

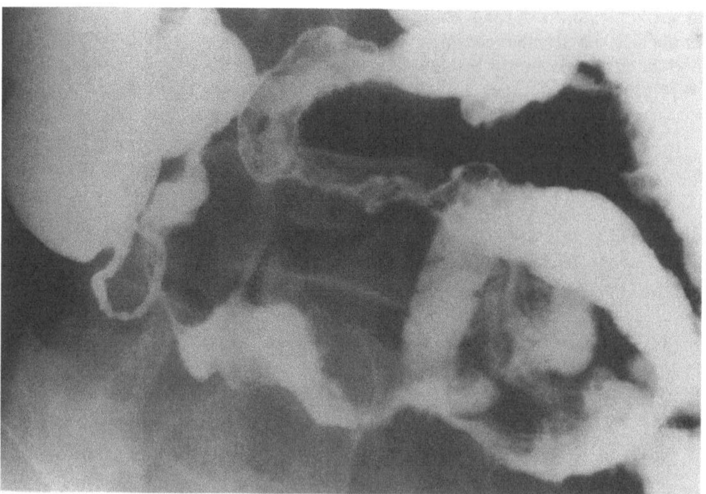

Differentialdiagnostisch kommen in Frage:

1. Beim Faltenödem ohne Wandinfiltration ein Lymphödem anderer Genese oder ein Eiweißmangelödem.
2. Bei einer Schleimhautvergröberung ohne Wandverdickung und intakter Motilität, auch mit multiplen kleinen Ulcera, die mäßige Ischämie (Anamnese, Klinik, Verlauf!).
3. Bei ulzerösen Veränderungen und Knoten, besonders im Jejunum, der Morbus Crohn (Pflastersteinrelief).
4. Bei ausgedehnter Oberflächeninfiltration mit verstrichenen Falten, versteiften engen Schlingen und fehlenden Kontraktionen der Morbus Crohn und die Ischämie.

5. Bei Schleimhautatrophie im oberen Dünndarm die Zöliakie.

Methodischer Stellenwert: Der *DDK* kann zwar nicht die Artdiagnose Lymphom stellen, läßt jedoch Ausdehnung und Ausmaß der Veränderungen beurteilen und ist bei Verlaufskontrollen unverzichtbar.

Die *Computertomographie* und in Zukunft vielleicht auch die *Kernspintomographie* lassen zwischen primärem und sekundärem gastrointestinalen Befall differenzieren und beim primären Lymphom die extraenterale Tumorausdehnung beurteilen.

Die *Lymphographie* dient nur bei unklarem Befund im Computertomogramm der Differenzierung

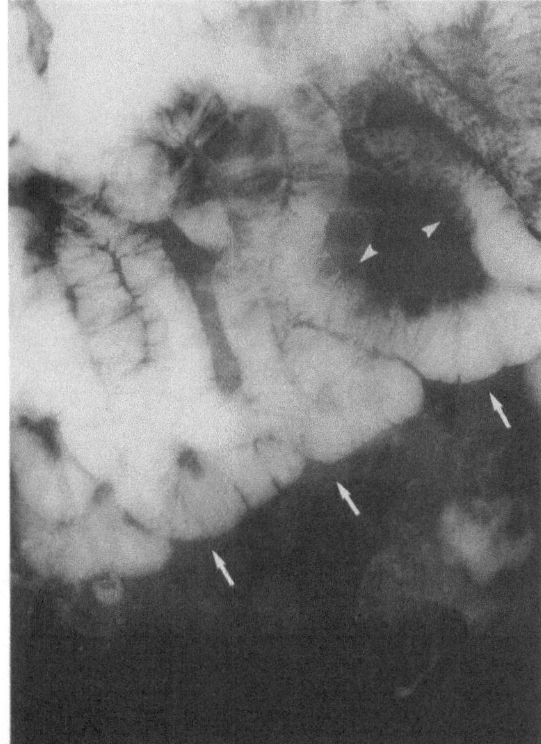

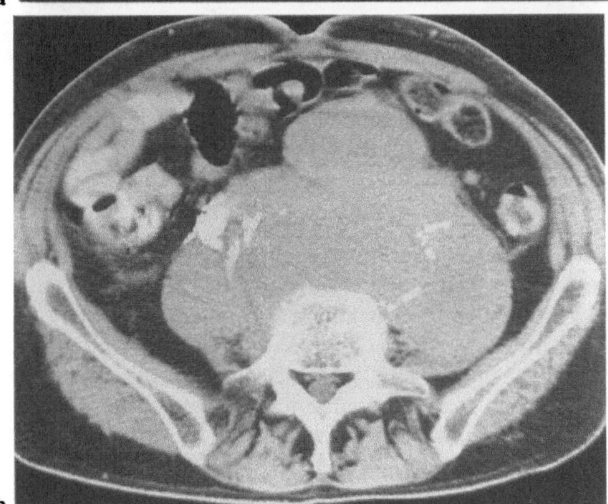

Abb. 126a, b. NHL des Dünndarms: **a** Im DDK Distanzierung und Pelottierung der Schlingen (Eisberg-Phänomen, ▶) mit Verdrängung der Darmschlingen aus dem Unterbauch (→). **b** In der CT riesige retroperitoneale Lymphknotentumoren als Ursache der Dünndarmverdrängung

primäres oder sekundäres Lymphom. Bei der Analyse der intraluminalen Veränderungen hilft sie nicht weiter.

Die *Sonographie* bietet sich als Screening-Methode an. Sie zeigt ein variables Bild: Neben kürzeren und längeren gleichmäßigen Wandverdickungen finden sich langstreckige unregelmäßige, ferner eine um-

schriebene wulstige Verbreiterung der Darmwand und tumorartige Raumforderungen, in denen das stenosierte Lumen als exzentrisch gelegenes Reflexband abgrenzbar ist (Abb. 127). Auch das Echomuster kann homogen oder inhomogen, echoarm oder mäßig echodicht sein. Differentialdiagnostisch muß im Sonogramm bei der tumorösen Form in erster Linie das Leiomyosarkom, das Karzinom und evtl. auch das Karzinoid abgegrenzt werden. Kolontumoren sind als umschriebene **tumoröse Verbreiterung** der Darmwand nicht morphologisch (zirkulär verdickte Wand mit exzentrisch stenosiertem Lumen), meist jedoch topographisch durch Darstellung der Nachbarsegmente abzugrenzen [9, 108]. Ist die Raumforderung nicht eindeutig dem Darmtrakt zuzuordnen, muß an Netzmetastasen oder retroperitoneale Tumoren (Sarkom, Lymphom) gedacht werden.

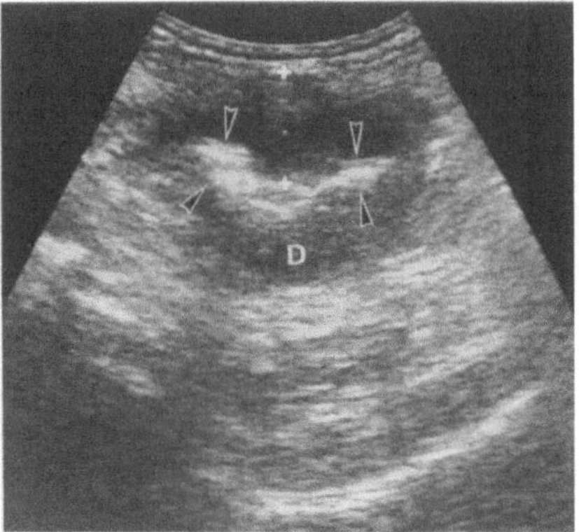

Abb. 127. Sonogramm des oberen Jejunum: Lymphominfiltration mit unregelmäßiger Verdickung der Darmwand (*D*), ventral bis zu 19 mm (+ +). Das zentrale Reflexband (▶) entspricht dem Lumen

9.6.2 Adenokarzinome

Sie machen 40–50% der primären Dünndarmmalignome aus [10] und sind zu 75–92% im Duodenum und Jejunum lokalisiert [16, 78]. Männer sind häufiger betroffen als Frauen. Die 5-Jahres-Überlebensrate liegt postoperativ bei 20%.

Die *klinischen Symptome* erinnern an das atypische peptische Ulkus oder sind von einer Tumorstenose geprägt.

Im *DDK* finden sich unregelmäßig begrenzte, ringförmige Stenosen, manchmal polyzyklisch begrenzte Füllungsdefekte oder Lumeneinengungen (Abb. 128). Gelegentlich bestehen große Zerfallshöhlen, aus denen es diffus blutet (Abb. 27, 129).

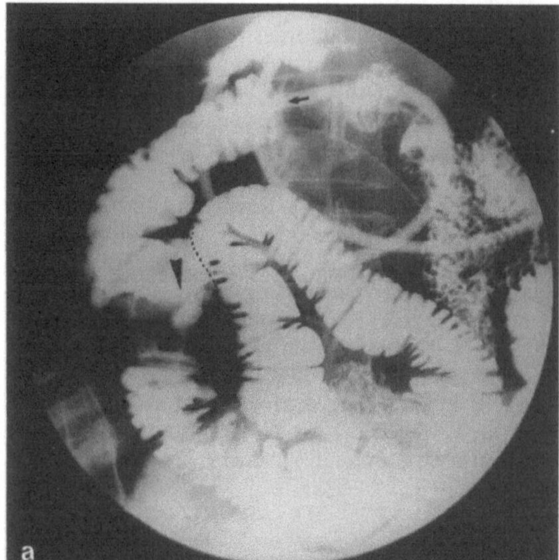

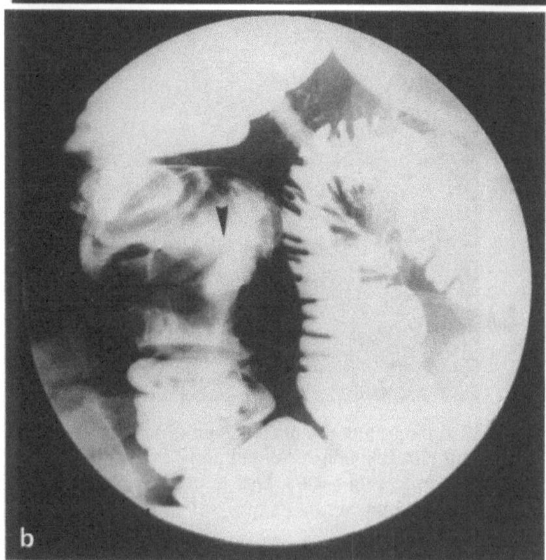

Abb. 128a, b. Karzinom des Jejunum. Im DDK umschriebene Stenose mit polygonal konfigurierter zentraler Ulzeration (▶). **a** Übersichts-, **b** Ausschnittsbild

9.6.3 Leiomyosarkome

Sie wachsen langsam, extraluminal und bleiben im Anfangsstadium asymptomatisch. Deswegen wird die Diagnose oft erst bei blutenden oder palpablen Tumoren gestellt. Postoperativ beträgt die 5-Jahres-Überlebensrate 50%.

Im *DDK* zeigt der submukös wachsende Tumor lediglich im Frühstadium gestreckte, parallel verlaufende Schleimhautfalten. Im Spätstadium führt das intraluminale Wachstum zur Schleimhautinfiltration mit zentraler Ulzeration mit Blutungen.

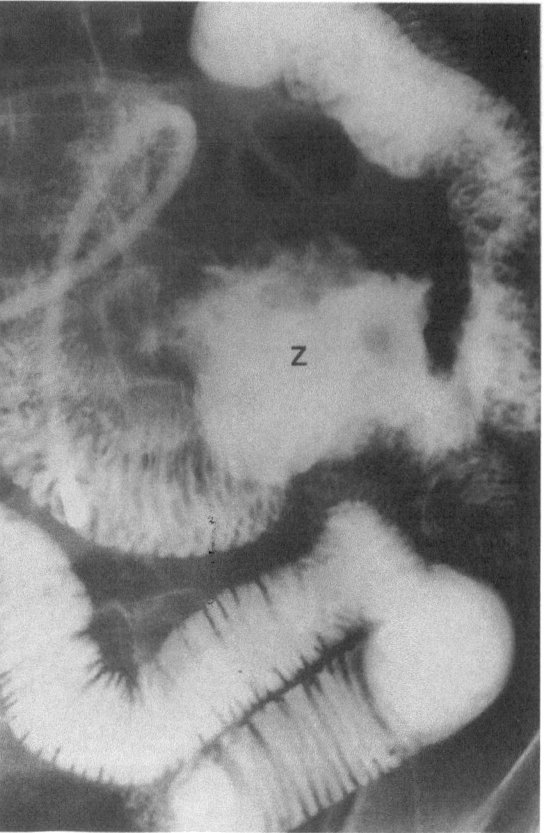

Abb. 129. DDK bei exulzerierendem Karzinom des Jejunum. In der ersten Jejunalschlinge füllt sich eine große Tumorzerfallshöhle (*Z*)

Angiographisch findet sich schon im Frühstadium ein reich vaskularisierter und dadurch sicher vom Lymphom differenzierbarer Tumor (Abb. 116).

Das *Sonogramm* zeigt, abhängig vom Stadium, eine umschriebene exzentrische Wandverdickung oder einen zirkulär wachsenden, ausgedehnten wulstigen Tumor mit exzentrisch stenosiertem Lumen [108]. Differentialdiagnostisch müssen im Frühstadium das Leiomyom und die bindegewebig abgekapselte Fettgewebsnekrose des Mesenterium, im fortgeschrittenen Stadium das Lymphom (Abb. 127) und das Karzinom abgegrenzt werden. Sie lassen sich angiographisch leicht differenzieren.

9.6.4 Metastasen

20% aller diagnostizierten (benignen und malignen) Dünndarmtumoren sind Metastasen. In der Hälfte der Fälle ist der Primärtumor ein Melanom, gefolgt von Karzinomen der Bronchien, Ovarien, des Pankreas, des Magens und der Mamma. Die meisten Metastasen bleiben asymptomatisch, da sie vom Mesen-

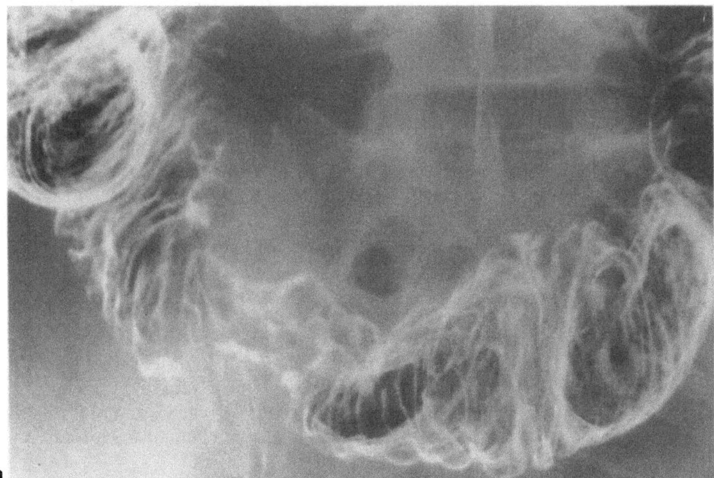

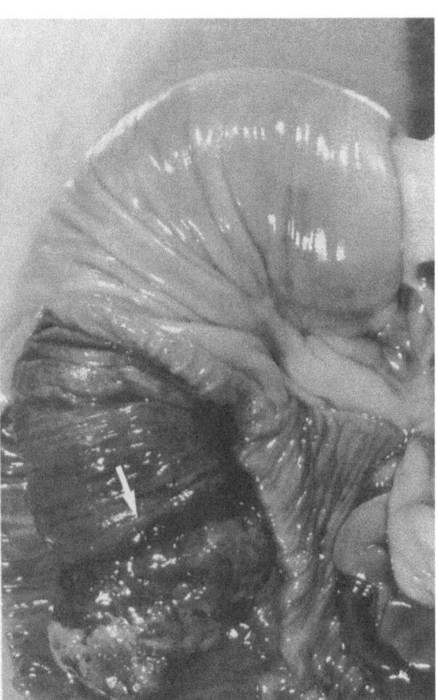

Abb. 130. a DDK bei metastasierendem Melanom. Im prä-terminalen Ileum 8 cm lange Stenose mit Wandinfiltration, submukösem Füllungsdefekt an der antimesenterialen Seite und doppelbogiger Impression der mesenterialen Seite bei breiter mesenterialer Infiltration. **b** Sektionspräparat einer exulzerierenden Melanommetastase (↑) mit lokaler Invagination

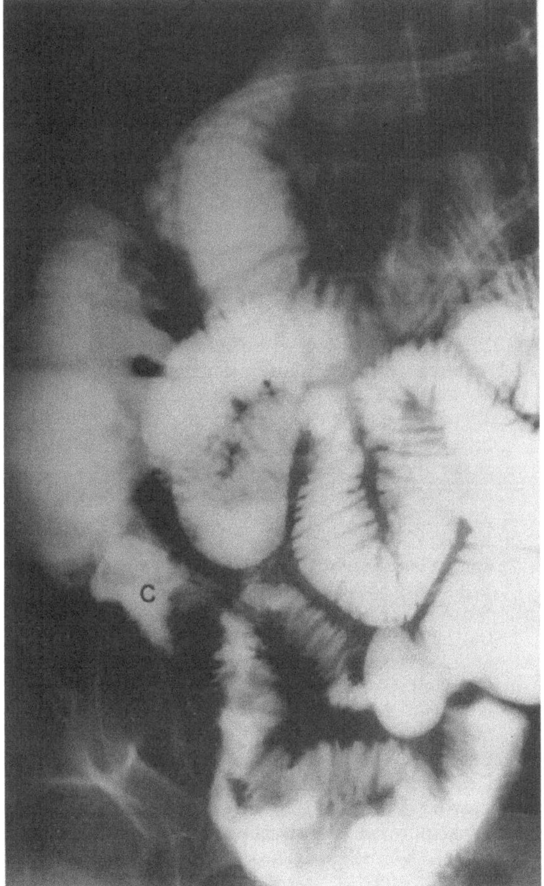

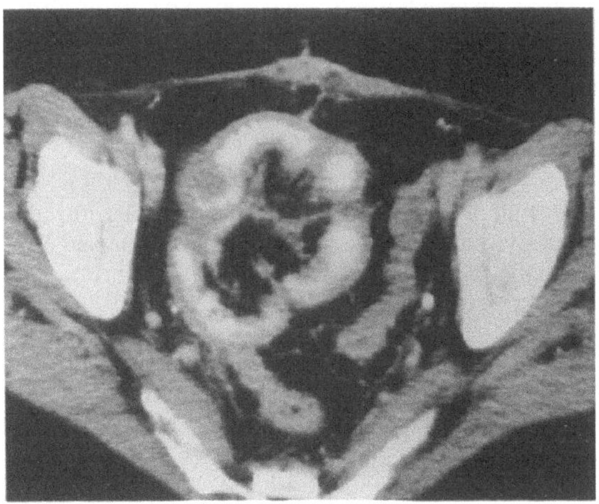

Abb. 131a, b. Zustand nach Operation eines Krukenberg-Tumors (Magenkarzinom mit Metastasierung ins Ovar). Im DDK (**a**) Rezidiv mit Peritonealkarzinose und Ummauerung des distalen Ileum sowie des Zäkum (*C*). In der CT des Beckens (**b**) mesenteriale Infiltration mit ringförmiger Raffung und Wandverdickung der Ileumschlingen

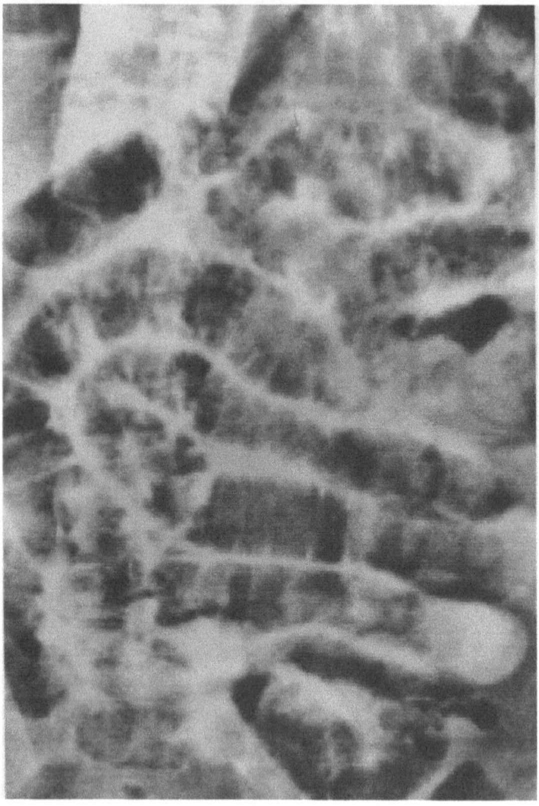

Abb. 132. CT des Abdomen, Vergrößerungsaufnahme des sagittalen Übersichtsbildes (sog. Topogramm). Peritonealkarzinose mit Aszites bei Zervixkarzinom. Meteorismus des gesamten Dünndarms mit wandinfiltrierten, distanzierten Schlingen und deutlichem Faltenödem

terium auf die Darmwand übergreifen oder antimesenterial vom subserösen Gefäßnetz nach intramural wachsen. Die *Melanommetastase* (Abb. 130) imponiert als submuköser Füllungsdefekt an der antimesenterialen Seite, häufig mit zentraler Ulzeration [39]. Differentialdiagnostisch sind das Leiomyom bzw. Leiomyosarkom, das noduläre Lymphom und die Metastase eines Kaposisarkoms auszuschließen.

9.6.5 Peritonealkarzinosen

Sie führen zur Verdickung und Verkürzung des Mesenteriums, zur Distanzierung, Fixation und Verkürzung der Darmschlingen mit Vermehrung der Kerckring-Falten (Abb. 131a, 132).

Im *Computertomogramm* lassen sich nach peroraler Kontrastierung nicht nur die alterierten Darmschlingen, sondern vor allem auch die mesenteriale Infiltration direkt darstellen (Abb. 131b).

Sonographisch fällt die echoarme Wand der betroffenen Darmschlingen auf. Die Wanddicke ist oft

nicht oder leichtgradig verbreitert und kann von Fall zu Fall sehr unterschiedlich sein (Abb. 78). Im fortgeschrittenen Stadium sind die tumorös verbackenen Darmschlingen nachweisbar. Gelegentlich finden sich starre, in Aszites schwimmende Schlingen, deren Wand sich gegenüber dem echoarmen bis echofreien Aszites relativ echodicht abhebt (Abb. 79).

Literatur

1. Aakhus T (1966) The value of angiography in superior mesenteric artery embolism. Brit J Radiol 39:928
2. Ament ME, Ochs HD (1973) Structure and function of the gastrointestinal tract in primary immunodeficiency syndromes: a study of 39 patients. Medicine 52:227
3. Antes G, Eggemann F (1986) Dünndarmradiologie – Einführung und Atlas. Springer, Heidelberg New York Tokyo
4. Baer U, Bauknecht KJ, Konradt J (1981) Primäre Dünndarmtumoren. Münch Med Wochenschr 123:1297–1301
5. Bargon G (1964) Angeborene Membranstenosen im Duodenum beim Erwachsenen mit infraduodenaler (intraluminärer) Pseudodivertikelbildung. Fortschr Röntgenstr 100:319–327
6. Beyer D, Köster R (1985) Bildgebende Diagnostik akuter intestinaler Durchblutungsstörungen. Springer, Berlin Heidelberg New York Tokyo
7. Bilbao MK, Frische LH, Dotter CT, Rösch J (1967) Hypotonic duodenography. Radiology 89:438–441
8. Blum AL, Peter B, Krejs GJ (1975) Pathogenesis and aetiology of ulcer disease. Part II: Duodenal ulcer. Acta Hepatogastroenterol 22:123–128
9. Bluth EI (1983) Ultrasound evaluation of small bowel abnormalities. Am J Gastroenterol 78:788–793
10. Böttger Th, Schröder D, Ungeheuer E (1986) Zeitbomben: primäre Dünndarmtumoren. Diagnostik 19: 20–24
11. Brand EJ, Sivak MV jr, Sullivan BH jr (1979) Aortoduodenal fistula. Endoscopic diagnosis. Dig Dis Sci 24:940–944
12. Bret P et al. (1980) Comment radiographier l'intestine grêle en 1980. J Radiol 61(12):753–758
13. Briley JR CL A et al. (1980) Acute gastrointestinal hemorrhage of small bowel origin. Radiology 136:317–319
14. Brookes VS, Waterhouse JAH, Powell DJ (1968) Malignant lesions of the small intestine: a ten-year survey. Brit J Surg 55:405
15. Burchardt FJ (1979) Localization of gastrinomas by transhepatic portal catheterization and gastrin assay. Gastroenterology 77:444
16. Carlson HC, Good CA (1973) Neoplasmas of the small bowel. In: Margulis HR, Burhenne HJ (eds) Alimentary tract roentgenology, vol II. Mosby, Saint Louis
17. Caspary WF (1982) Das Malabsorptionssyndrom. Deutsches Ärzteblatt 20:37–47
18. Caspary WF (1984) Maldigestions- und Malabsorptionssyndrome im Erwachsenenalter. In: Demling L (Hrsg) Klinische Gastroenterology, Bd I, 2. Aufl. Thieme, Stuttgart New York, S 495–514

19. Classen M, Kurtz W (1984) Enterale Absorption. In: Demling L (Hrsg) Klinische Gastroenterology, Bd I. Thieme, Stuttgart New York

20. Cremer M, Engelholm L, Govaerts JG (1974) Duodenale Tumoren. Literaturübersicht illustriert durch eigene Kasuistik. Inn Med 3:175–187

21. Dawson IMP, Cornes JS, Morson BC (1961) Primary malignant lymphoid tumors of the intestinal tract. Brit J Surg 49:80

22. Desaga JF (1987) Röntgenologischer Nachweis pathologischer Veränderungen der Dünndarmschleimhaut. Fortschr Röntgenstr 146(6):689–694

23. Demling L, Domschke W (1984) Peptisches Ulcus. In: Demling L (Hrsg) Klinische Gastroenterologie, Bd I, 2. Aufl. Thieme, Stuttgart New York

24. Domschke W, Domschke S (1984) Endokrin aktive Pancreastumoren. In: Demling L (Hrsg) Klinische Gastroenterologie, Bd I, 2. Aufl. Thieme, Stuttgart New York, S 510

25. Ekberg O (1977) Double contrast examination of the small bowel. Gastrointest Radiol 1:349–353

26. Ekberg O (1977) Crohn's disease of the small bowel examined by double contrast technique: A comparison with oral technique. Gastrointest Radiol 1:355–359

27. Ekberg O, Ekholm S (1980) Radiology in primary small bowel adenocarcinoma. Gastrointest Radiol 5:49–53

28. Encke A, Hossfeld DK (1985) Bösartige Tumoren des Dünndarms. Dtsch Ärztebl 48:3601–3604

29. Fanucci A, Cerro P, Fraracci L, Jetto F (1984) Small bowel length measured by radiography. Gastrointest Radiol 9:349–351

30. Fleischer AC, Muhletaler CA, James AE (1980) Detection of bowel lesions during abdominal and pelvic sonography. JAMA 244:2096–2099

31. Frik W (1968) Anomalien der Lage und der Form des Dünndarms. In: Strnad F (red von) Röntgendiagnostik des Digestionstraktes und des Abdomen. Springer, Berlin Heidelberg New York (Handbuch der medizinischen Radiologie, Bd XI/2, S 109–128

32. Frimberger E, Kühner W, Eggemann R, Ottenjann R (1983) Koloskopischer Dünndarmeinlauf. Dtsch Med Wochenschr 108:1546–1548

33. Frühmorgen P, Matek W (1981) Erkrankungen des Dünndarms aus der Sicht des Internisten. Radiologe 21:357–365

34. Frühmorgen P, Rödl W, Stolte M (1980) Vaskuläre Dickdarmerkrankungen – Angiodysplasie. Der kranke Dickdarm. VI. Hamburger Medizinisches Symposium, 12. und 13. Dezember 1980

35. Fuchs HF, Geiter B, Trüber E (1979) Prinzipien des Dünndarmeinlaufes nach Sellink. Proktologie 3:20

36. Gebel M (1983) Sonographie des Magen-Darm-Traktes. Verdauungskrankheiten 1:5–14

37. Gentry RW, Dockerty MB, Clagett OT (1949) Vascular malformations and vascular tumors of the gastrointestinal tract. Int Abstr Surg 88:281–333

38. Golden R (1959) Radiologic examination of the small intestine, 2nd edn. Lippincott, Philadelphia

39. Goldstein HM, Beydoun MT, Dodd GD (1977) Radiologic spectrum of melanoma metastatic to the gastrointestinal tract. Am J Roentgenol 129:605

40. Graudins J (1969) Über Strahlenspätschäden am Dünndarm. Langenbecks Arch Klin Chir 324:120–130

41. Greenberger NJ, Isselbacher KJ (1986) Resorptionsstörungen. In: Harrison TR (Hrsg) Prinzipien der Inneren Medizin, Bd 2. Deutsche Ausgabe. Schwabe, Basel Stuttgart

42. Herlinger H (1978) A modified technique for the double contrast small bowel enema. Gastrointest Radiol 3:201–207

43. Herlinger H (1979) Small bowel. In: Laufer I (ed) Double contrast gastrointestinal radiology. Saunders, Philadelphia London Toronto

44. Herlinger H (1982) The small bowel enema and the diagnosis of Crohn's disease. Radiol Clin North Am 20(4):721–742

45. Hermans PE et al. (1969) Dysgammaglobulinemia associated with nodular lymphoid hyperplasia of the small intestine. Am J Med 40:78

46. Hermans PL et al. (1975) Idiopathic late onset immunoglobulin deficiency. Amer J Med 61:221

47. Heuck F (1973) Röntgendiagnostik der Dünndarmtumoren. In: Frommhold W, Gerhardt P (Hrsg) Klinisch radiologisches Seminar, Bd 2. Thieme, Stuttgart New York, S 78–94

48. Hippéli R, Grehn S (1978) Untersuchungen zur Intensivdiagnostik des Dünndarms mit der Sondenmethode. Fortschr Röntgenstr 129(6):713–723

49. Hodgson JR (1967) Roentgenologic features of lymphoid hyperplasia of the small intestine associated with dysgammaglobulinemia. Radiology 88:883

50. Kalden JR (1984) Immunologische Probleme des Magen-Darm-Traktes. In: Demling L (Hrsg) Klinische Gastroenterologie, Bd II, 2. Aufl. Thieme, Stuttgart New York, S 630–639

51. Kamieth H (1970) Das intraluminale Duodenaldivertikel und Probleme seiner Röntgendiagnostik. Radiologe 10:333–336

52. Kelvin Fr M et al. (1982) The peroral pneumocolon: its role in evaluating the terminal ileum. Am J Roentgenol 139:115–121

53. Klöppel G (1981) Endokrines Pancreas and Diabetes mellitus. In: Seifert G (red von) Pathologie der endokrinen Organe. Springer, Berlin Heidelberg New York (Spezielle pathologische Anatomie, Bd 14, S 648)

54. Knapp W (1980) Enterale Yersiniose. Dtsch Ärztebl 77:167

55. Kümmerle F, Grönninger J (1984) Dünndarmtumoren. In: Demling L (Hrsg) Klinische Gastroenterologie, Bd I, 2. Aufl. Thieme, Stuttgart New York, S 655–667

56. Lassrich MA, Prévôt R (1983) Röntgendiagnostik des Verdauungstrakts bei Kindern und Erwachsenen, 2. Aufl. Thieme, Stuttgart New York

57. Lembke B, Caspary WF (1983) Atemanalytische Funktionstests. In: Caspary WF (Hrsg) Dünndarm. Springer, Berlin Heidelberg New York (Handbuch der inneren Medizin, 5. neubearb u erw Aufl, Bd 3/3A, S 786)

58. Lessells AM, Martin DF (1982) Heterotopic gastric mucosa in the duodenum. I. Clin Pathol 35:591–595 (1982)

59. Lutz H, Meudt R (1981) Ultraschallfibel. Springer, Berlin Heidelberg New York

60. Lux G, Stolte M (1984) Duodenitis. In: Demling L (Hrsg) Klinische Gastroenterologie, Bd I, 2. Aufl. Thieme, Stuttgart New York

61. Lux G, Matek W, Riemann J-F, Rösch W (1986) Chekkliste Gastroenterologie. Thieme, Stuttgart New York

62. Maas D, Wenz W (1981) Intestinale noduläre lymphatische Hyperplasie (INLH) bei Hypogammaglobulinämie. Radiologe 21:386–390

63. Maglinte, Dean DT et al. (1987) Small bowel radiography. How, when and why? Radiology 163:297–305
64. Margulis AR, Burhenne HJ (eds) (1973) Alimentary tract roentgenology, vol 2. Mosby, St Louis
65. Marshak RH, Lindner AE (1976) Radiology of the small intestine. Saunders, Philadelphia
66. Mason GR et al. (1970) The radiological findings in radiation induced enteritis and colitis. Clin Radiol 21:232–247
67. McGuigan JE (1986) Die peptische Ulkuskrankheit. In: Harison TR (Hrsg) Prinzipien der Inneren Medizin, Bd 2. Deutsche Ausgabe. Schwabe, Basel/Stuttgart
68. Miller EM, Moss AA, Kressel HY (1979) Duodenal involvement with Crohn's disease: A spectrum of radiographic abnormality. Amer J Gastroent 71:107
69. Mischke LW (1974) Whipple's disease. Etiopathogenesis, treatment, diagnosis and clinical course. Acta hepato-gastroenterol 21:307
70. Morson BC (1977) Rectal and colonic biopsy in inflammatory bowel disease. Amer J Gastroenterol 67:417
71. Morson BC, Sobin LH (1976) Histological typing of intestinal tumours. Internation histological classification of tumours No 15. WHO, Geneva
72. Pernkopf E (Hrsg), Ferner H (1980) Atlas der topografischen und angewandten Anatomie des Menschen, Bd 2, Urban & Schwarzenberg, Wien Baltimore
73. Pesquera GS (1929) A method for the direkt vizualization of lesions in the small intestine. Am J Roentgenol 22:254–257
74. Pichotka J (1985) Stoffwechsel der Organismen. In: Keidel WD (Hrsg) Kurzgefaßtes Lehrbuch der Physiologie. Thieme, Stuttgart New York
75. Possel HM (1985) Erste klinische Ergebnisse über den Einsatz des Dünndarm-Kontrasteinlaufes. Inaugural Dissertation, Erlangen
76. Prévot R (1983) Dünndarm. In: Lassrich MA, Prévot R (Hrsg) Röntgendiagnostik des Verdauungstraktes bei Erwachsenen und Kindern. Thieme, Stuttgart New York, S 498
77. Pringot J (1972) Pathology of the small bowel. Röntgenological comparison of in vivo and in vitro findings. Medicamundi 17:97–106
78. Reiter J, Kaufmann W, Saeger HD (1981) Primäre Duodenaltumoren. Chirurg 52:457–461
79. Remmele W (Hrsg) (1984) Duodenum. In: Pathologie, Bd 2. Springer, Berlin Heidelberg New York Tokyo, S 229–249
80. Riemann JF, Hörder U, Rödl W (1983) Gastrointestinale Manifestation maligner Systemerkrankungen. Fortschr Med 101(8):315–319
81. Rödl W (1979) Das Gardner-Syndrom – drei eigene Betrachtungen mit unterschiedlichen Organmanifestationen. Fortschr Röntgenstr 130(5):558–563
82. Rödl W, Nebel G (1984) Die Kernspintomographie des Abdomens. In: Demling L (Hrsg) Klinische Gastroenterologie, Bd I, 2. Aufl. Thieme, Stuttgart New York
83. Rödl W, Lutz H, Oppelt A (1983 b) Nuclear magnetic resonance imaging in abdominal and pelvic disease – initial, clinical, experience in comparison with computed tomography und ultrasonography. Hepatogastroenterology 30:37–41
84. Rödl W et al. (1986) Die Wertigkeit des Dünndarm-Doppelkontrasteinlaufes im klinischen Einsatz. Radiologe 26:55–65
85. Salomonowitz E, Wittich G, Czembirek H (1983) Ergebnisse der Doppelkontrastuntersuchung des Dünndarms. Radiologe 23:289–294
86. Schmidt HG, Hofmann-Preiß K, Lux G, Lederer PC, Heyder N (1987) Zur Diagnostik von Duodenalwandzysten. Fortschr Röntgenstrahlen 146(2):232–234
87. Schreier K (1984) Maldigestions- und Malabsorptionssyndrome aus pädiatrischer Sicht. In: Demling L (Hrsg) Klinische Gastroenterologie, Bd I, 2. Aufl. Thieme, Stuttgart New York, S. 472–493
88. Seitz K, Reuß J (1986) Sonographische Fisteldarstellung bei Morbus Crohn. Ultraschall 7:281–283
89. Seldinger SI (1953) Catheter replacement of the needle in percutaneous arteriography: a new technique. Acta Radiol 39:368
90. Sellink JL, Müller RE (1982) Radiology of the small bowel. Modern enteroclysis, technique and atlas. Martinus Nijhoff, The Hague
91. Sellink JL, Rosenbusch G (1981) Moderne Untersuchungstechnik des Dünndarms oder die zehn Gebote des Enteroklysmas. Radiologe 21:366–376
92. Sherlock P (1980) The gastrointestinal manifestations and complications of malignant lymphoma. Schweiz Med Wochenschr 110:1031–1037
93. Sieber K (1986) Die Trefferquote des Dünndarm-Doppelkontrasteinlaufes – Einfluß von Indikation und klinischer Diagnose. Inaug Diss Erlangen
94. Sonnenberg A, J et al. (1982) Detection of Crohn's disease by ultrasound. Gastroenterology 83:430–434
95. Stadler HW, Rödl W (1982) Computertomographie des Gastrointestinaltraktes. CT-Sonographie 2:161–166
96. Stolte M, Lux G (1983) Duodenum und Papilla Vateri: Tumoren und tumorähnliche Läsionen – ein klinisch-pathologisches Gespräch. Leber Magen Darm 13:227–241
97. Stolte M, Zink W, Schaffner O (1983) Duodenalwandzysten und Erkrankungen der Bauchspeicheldrüse. Leber Magen Darm 13:140–149
98. Strecker E-P (1978) Duodenum. In: Teschendorf W, Wenz W (Hrsg) Röntgenologische Differentialdiagnostik, Bd 2. Erkrankungen der Bauchorgane. Thieme, Stuttgart
99. Strohmeyer G (1984) Exsudative Gastroenteropathie mit Eiweißverlust. In: Demling L (Hrsg) Klinische Gastroenterologie, Bd I, 2. Aufl. Thieme, Stuttgart New York, S 515–523
100. Swobodnik W, Wechsler IG, Ditschuneit H (1983) Sonographische Diagnose eines malignen Dünndarmkarzinoids – Ein Fallbericht. Ultraschall 4:47–48
101. Thorstad BL, Keller FS (1987) Fistula from the Superior Mesenteric Artery to Duodenum: A rare Cause of Death from Pancreatic Carcinoma. Gastrointest Radiol 12:200–202
102. Tomchik FS, Wittenberg J, Ottinger LW (1970) The roentgenographic spectrum of bowel infarction. Radiology 96:249
103. Trüber E, Fuchs HF (1983) Optimierte Dünndarmdiagnostik als Enteroklysma. Diagnostik 16:20–25
104. Tytgat GNJ (1984) Morbus Crohn. In: Demling L (Hrsg) Klinische Gastroenterologie, Bd I, 2. Aufl. Thieme, Stuttgart New York, S 600
105. Vögeli E (1974) Die Angiographie bei Dünndarm- und Dickdarmerkrankungen. Thieme, Stuttgart
106. Wenz W (1973) Angiographie der Dünndarmerkrankungen. In: Frommhold W, Gerhard P (Hrsg) Klinisch-radiologisches Seminar, Bd II: Erkrankungen des Dünndarms. Thieme, Stuttgart

107. Williams ED, Siebenmann RE, Sobin LH (1980) Histological typing of endocrine tumours. International histological classification of tumours. No 23, WHO, Geneva
108. Worlicek H (1988) Kann die Sonographie einen Beitrag zur Diagnostik von entzündlichen und tumorösen Erkrankungen des Magen-Darm-Traktes leisten? In: Gebel M, Majewski A, Brunkhorst R (Hrsg) Sonographie in der Gastroenterologie. Springer, Berlin Heidelberg New York London Paris Tokyo, S 57–66
109. Worlicek H, Lutz H (1986) Ultraschallbefunde des Darmtraktes. In: Otto R, Schnaars P (Hrsg) Ultraschalldiagnostik 85. Thieme, Stuttgart New York, S 457–458
110. Worlicek H, Lutz H, Heyder N, Matek W (1987) Ultrasound findings in Crohn's disease and ulcerative colitis: a prospective study. J Clin Ultrasound 15:153–163
111. Zollinger RM, Ellison EH (1955) Primary peptic ulcerations of the jejunum associated with islel cell tumors of the pancreas. Ann Surg 142:709

Kolon

H.-F. Fuchs

INHALT

Methoden der radiologischen Diagnostik

H.-F. Fuchs

Unter Mitarbeit von
A. Hellstern, D. Rübesam und Ch. Nitz

1 Grundlagen

1.1 Anatomie

Die Länge des Kolons beträgt 90–150 cm, die des Dünndarms 230–370 cm. Der Durchmesser des Dickdarms verringert sich vom Zäkum mit ca. 8 cm zum Sigmoideum auf ca. 3 cm [55] (Abb. 1 a–d).

Das *Zäkum* ist mit der von ihm ausgehenden Appendix meist intraperitoneal gelegen. Die Ausbildung seines Mesenteriums bedingt entweder ein Caecum fixum, mobile oder liberum. Gelegentlich ist es nach medial abgewinkelt, liegt bei sehr kurzem oder fehlendem Colon ascendens vor der Flexura hepatica (Zäkumhochstand) oder sinkt (häufiger) tief in das kleine Becken, so daß es im Röntgenbild über der Symphyse zu liegen scheint (Abb. 2, 3, 4).

Der typischen Lage der *Appendix* (processus vermiformis) in der Fossa iliaca dextra (Appendix mobilis, pendulans) steht fast doppelt so häufig eine retrozäkale (meist Appendix fixa) gegenüber. Gelegentlich ist die Appendix als Inhalt einer Hernia inguinalis, femoralis oder scrotalis zu finden (Abb. 5–7).

Am Übergang des Zäkums zum Colon ascendens springt die Valvula ileocaecalis lippenförmig (labium cranialis et caudalis) von mediodorsal in das Darmlumen vor.

Die *Ileozäkalklappe* verhält sich wie ein Sphinkter, der den Rückfluß von Fäzes in das terminale Ileum verhindert. Unter den unphysiologischen Gegeben-

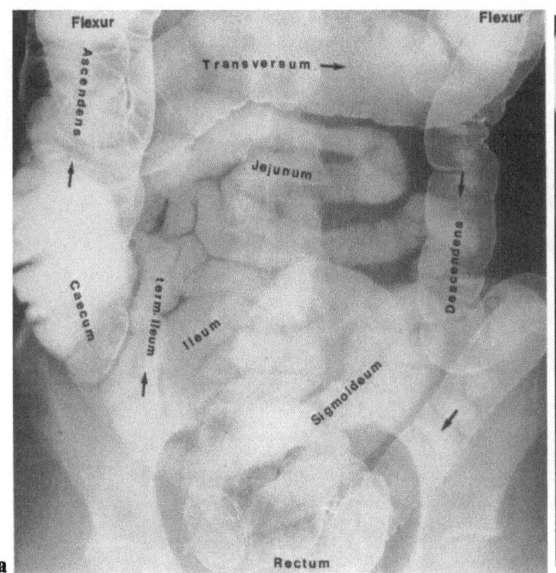

Abb. 1a. Topographie des Dünn- und Dickdarms. Transparenzeffekt durch stark verdünntes KM. Aufnahme im Liegen

Abb. 1d. Durchmesser der Darmabschnitte. Gute Darstellung von Valvula (*gebogene Pfeile*), Appendix (*offene Pfeile*) und terminalem Ileum (*kurze Pfeile*)

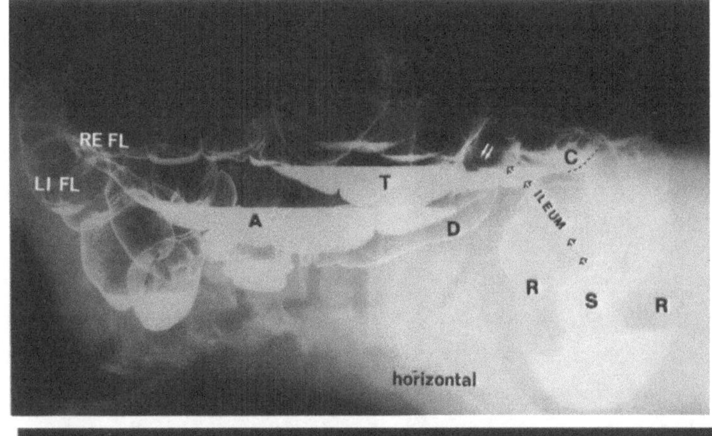

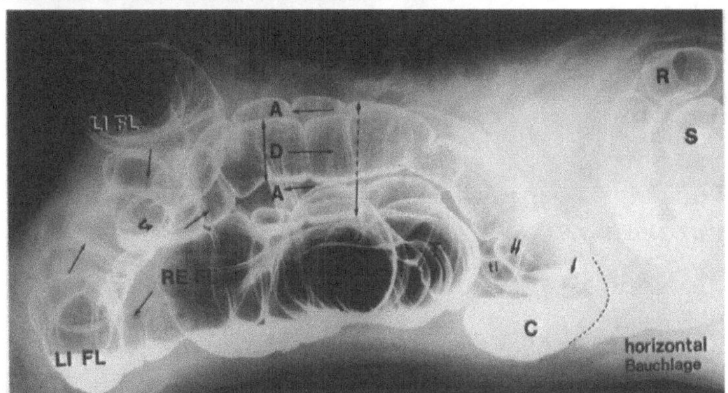

Abb. 1b, c. Topographie des Dickdarms. Aufnahmen in Rücken- (b) und Bauch-Lage (c) bei horizontalem Strahlengang. *A* Ascendens, *D* Descendens, *R* Rectum, *S*, Sigma, *T* Transversum

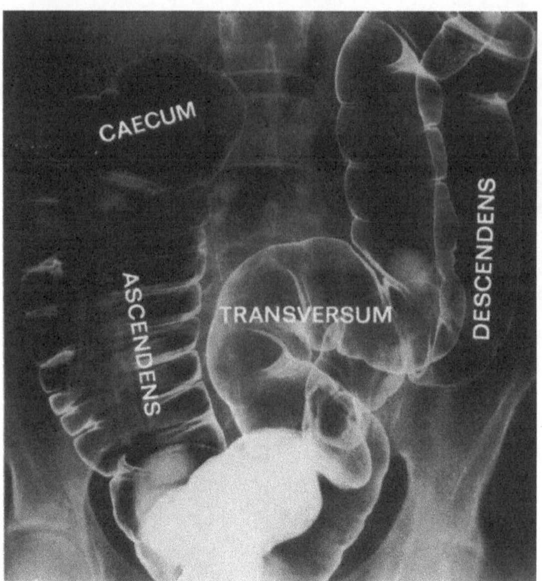

Abb. 2. Zäkumhochstand

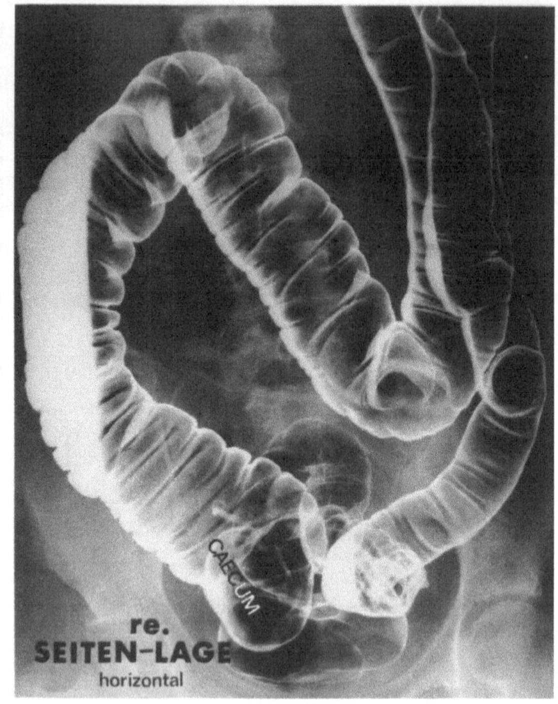

Abb. 4. Zäkumtiefstand

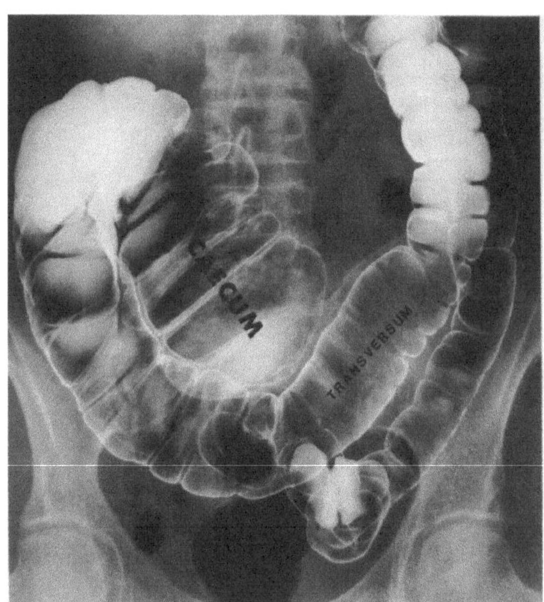

Abb. 3. Zäkumhochstand und Mediallage

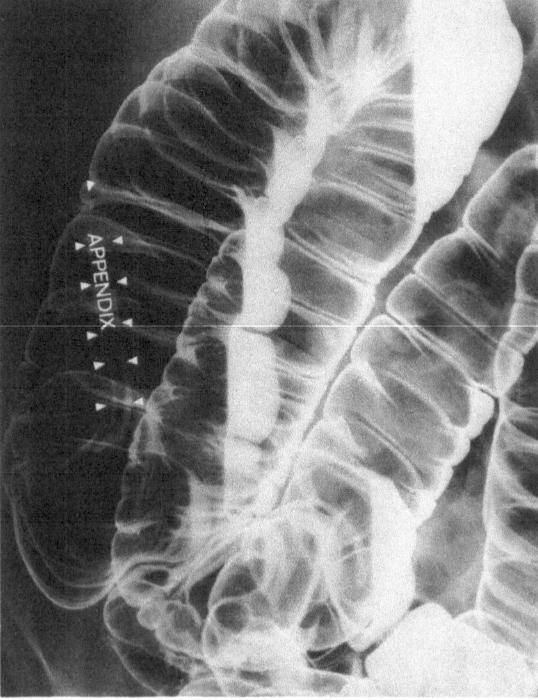

Abb. 5. Appendix fixa-retrocaecale

heiten eines Kontrasteinlaufes kann Kontrastmittel aus dem Zäkum in das terminale Ileum übertreten. Dies oder die fehlende Kontrastierung ist – ohne zusätzliche pathologische Veränderungen – ohne klinische Bedeutung.

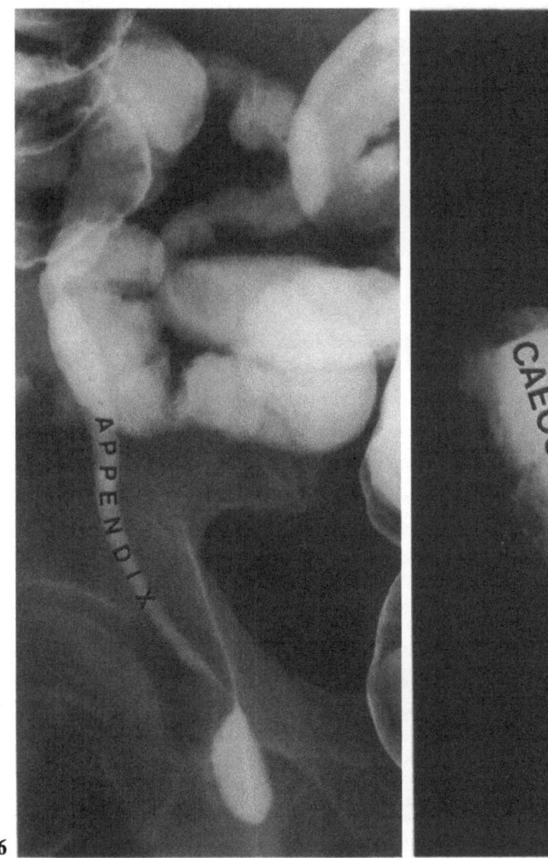

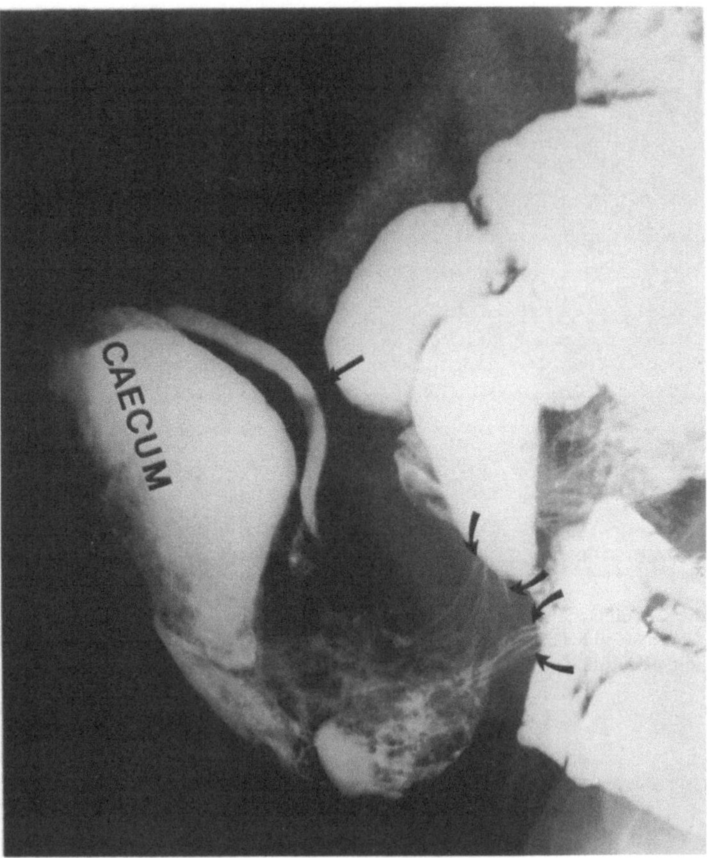

6

7

Abb. 6. Appendix mit kolbig aufgetriebener Spitze (Rückstau?) in einer Inguinalhernie

Abb. 7. Appendix in einer Bauchwandhernie („Bruchpforte": *gebogene Pfeile*). (Hernia laminae albae-subumbilicale)

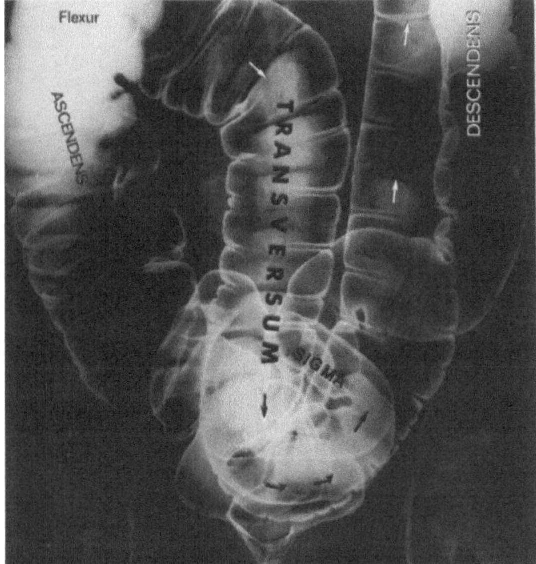

Abb. 8. In das kleine Becken „durchhängendes" Transversum

Das unterschiedlich lange *Colon ascendens* liegt retroperitoneal. Die an der Unterfläche des rechten Leberlappens und vor der Fettkapsel der rechten Niere gelegene *Flexura coli dextra* (hepatica) ist relativ fixiert (pars fixa).

Das intraperitoneal gelegene *Colon transversum* ist das längste und mobilste Segment. Bei schlanken Patienten mit schlaffen Bauchdecken kann es bogen- und/oder girlandenförmig ins kleine Becken „durchhängen". In Rückenlage liegt es am weitesten ventral und weist deshalb im Doppelkontrast keine oder nur geringfügige Kontrastmittelseen auf (Abb. 8, 9a–c, 10).

Die *Flexura coli sinistra* (lienalis) ist im linken Hypochondrium an der Unterseite des Zwerchfells durch das Ligamentum phrenicocolicum fixiert. Sie liegt höher als die Flexura hepatica und bildet oft spitzwinkelige, große Schleifen. Hieraus resultiert eine Art „Gasfalle" („splenic flexure syndrome") [191] (Abb. 11a–c).

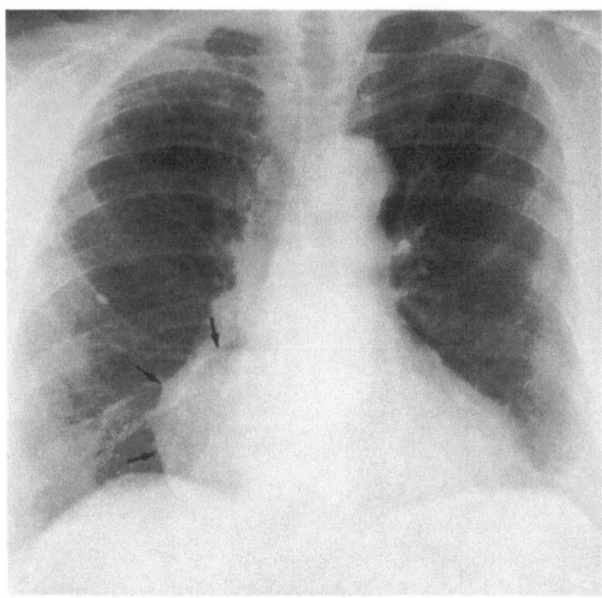
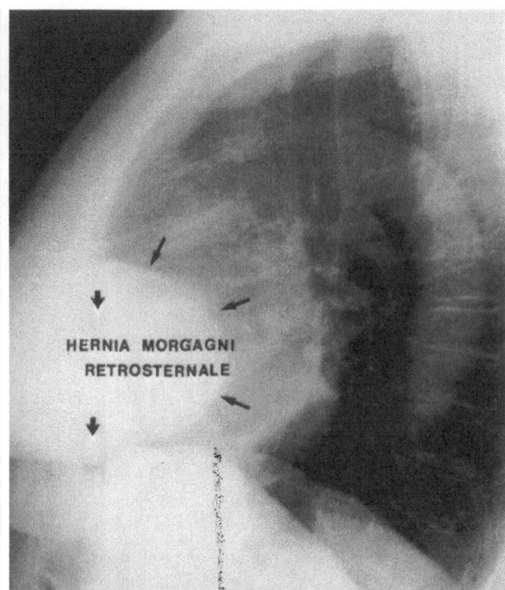

a   b

Abb. 9. a Rechtsseitige retrosternale Hernie (Morgagni).
Thorax a.p. **b** Thorax seitlich. **c** KM-gefülltes Transversum
in der Hernie

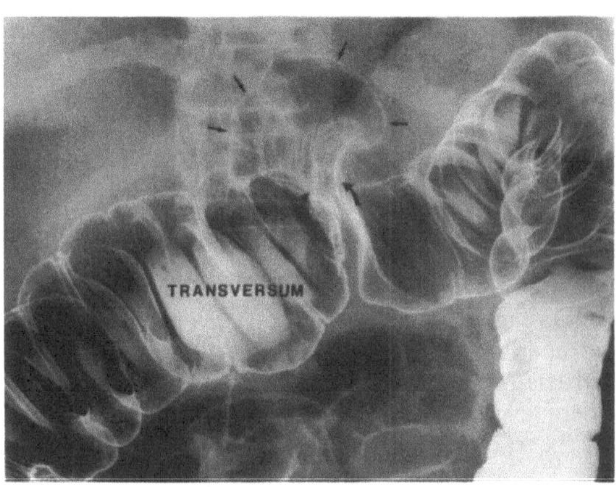
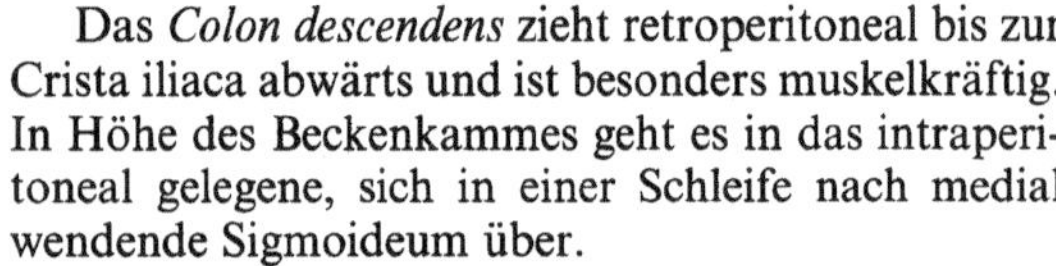

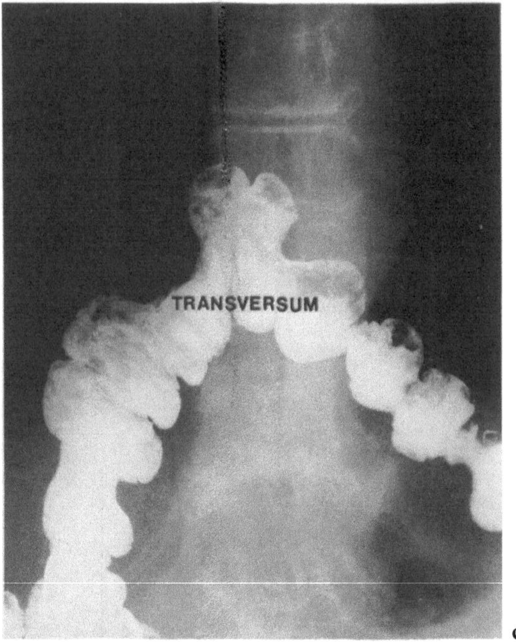

c

Abb. 10. Hernia lineae albae-supraumbilicale („Bruchpforte": *gebogene Pfeile*)

Das *Colon descendens* zieht retroperitoneal bis zur
Crista iliaca abwärts und ist besonders muskelkräftig.
In Höhe des Beckenkammes geht es in das intraperitoneal gelegene, sich in einer Schleife nach medial
wendende Sigmoideum über.

Das *Sigmoideum* ist besonders mobil und lageva-
riabel. Als Sigma elongatum kann es die Mittellinie
nach rechts überschreiten und bis unter die Flexura
hepatica ziehen. Seine häufig engen Schlingen, die
in verschiedenen Ebenen liegen, sowie evtl. Überlagerungen durch kontrastmittelgefüllte Ileumschlingen,

verlangen sowohl bei der Untersuchung als auch bei
der Bildanalyse besondere Aufmerksamkeit (Abb.
12–14).

In Höhe der peritonealen Umschlagfalte (etwa
2.–3. Sakralwirbel) mündet das Sigmoideum beim
Eintritt in den Beckenboden in das Rektum.

Diese Übergangszone liegt in engem Kontakt zur
Excavatio rectro-vesicalis (des Mannes) bzw. Excavatio recto-uterina (der Frau) – dem *Cavum Douglasi*.
In dieser Tasche sich bildende Abszesse (Douglasab-
szesse) können in den Peritonealraum, die Spatia pa-

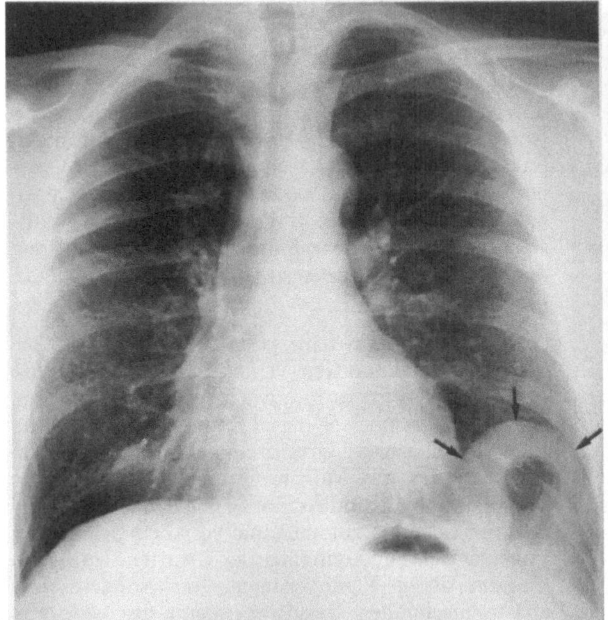

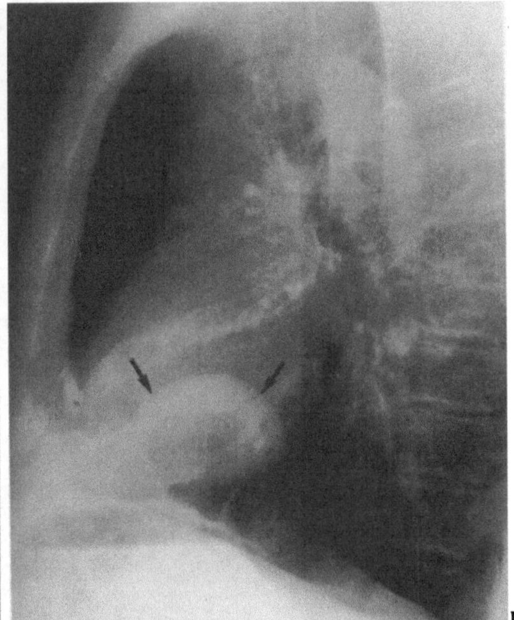

Abb. 11. a Linksseitige parasternale Hernie (Larrey). Thorax p.a. **b** Thorax seitlich; **c** linke Flexur in der Hernie

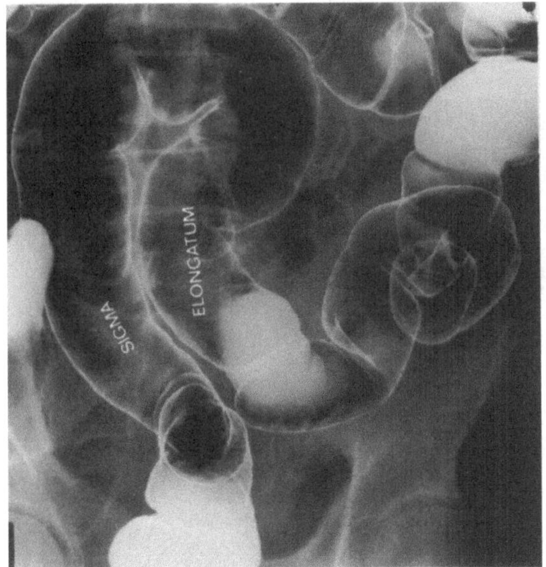

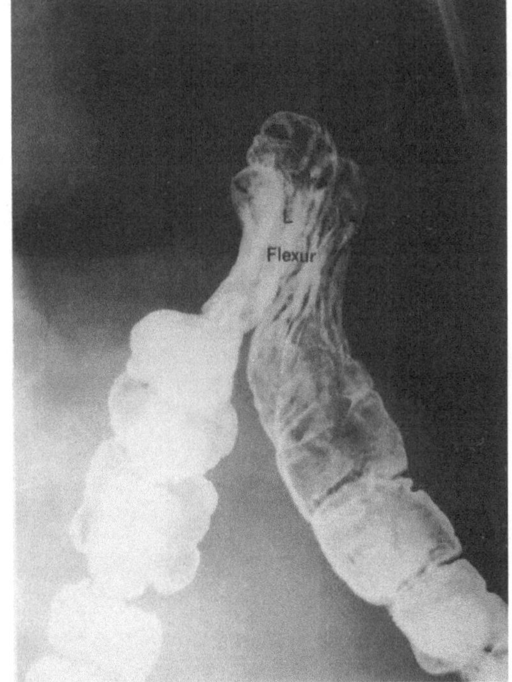

Abb. 12. Sigma elongatum (in weitem Bogen nach rechtskranial ziehend)

ravesicalia oder pararectalia durchbrechen und sich dort als phlegmonöse Entzündungen im lockeren Bindegewebe ausbreiten.

Wo das Peritoneum der Beckenwand anliegt besteht die Möglichkeit der Hernienbildung (Herniae pelvinae), wie z.B. in Höhe des Foramen ischiaticum (Hernia ischiatica), des Canalis obturatorius (Hernia obturatoria) oder am Beckenboden (Hernia perinealis).

Das 13–15 cm lange *Rektum* verläuft nicht gerade, wie der Name vermuten läßt, sondern beschreibt einen nach dorsal gerichteten, dem Os sacrum parallel verlaufenden Bogen (etwa in Höhe des Promontoriums beginnend).

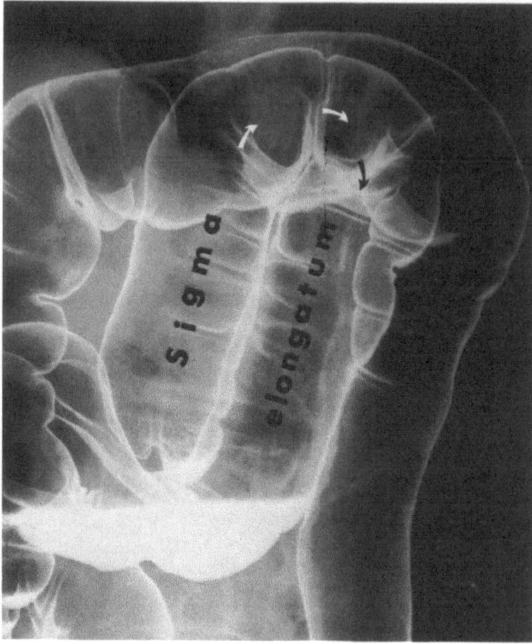

Abb. 13. Sigma elongatum bis unter die linke Flexur ziehend

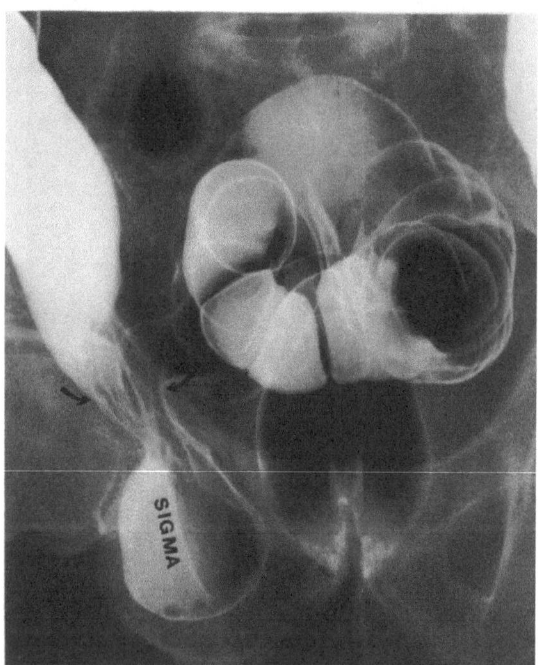

Abb. 14. Sigmaanteile in einer Leistenhernie

Den Hauptteil des Rektums bildet die Pars (intra-)pelvina, während die 4–5 cm lange Pars analis das Endstück darstellt. Die vor dem Sakrum liegende Strecke (der Pars pelvina) wird als Pars sacralis und

das dem Beckenboden und dem Steißbein anliegende Mittelstück wegen seiner Form und guten Dehnbarkeit als Pars ampullaris (Ampulle) bezeichnet.

Das spindelförmige Lumen der Ampulle wird durch drei unterschiedlich prominente Falten (Plicae transversales – valves of Houston), meist eine an der linken und zwei an der rechten Seite, eingekerbt. An der Außenseite entspricht dies den mehr oder weniger ausgeprägten Incisurae transversales. Die am weitesten analwärts gelegene Falte (etwa in der Höhe der Synchondrosis sacrococcygica) ist als Kohlrauschsche Falte bekannt.

Das *retrorektale Spatium* ist etwa 1 cm breit. Bei chronisch entzündlichen Veränderungen des Rektosigmoideums wird es in etwa dem Maße breiter, in dem der Durchmesser des Rektums schmäler wird. Eine Verbreiterung des retrorektalen Raumes ist auch bei Abszessen (z.B. Morbus Crohn, Senkungsabszessen bei Spondylitis tuberculosa), bei in die Umgebung infiltrierenden Karzinomen und vor allem bei Rezidiven von Rektumkarzinomen zu erwarten. Im Frühstadium dieser Veränderungen (insbesondere von anastomosennahen Rezidiven) kann der endoskopisch-bioptische Befund negativ bleiben, weshalb sonographischen und computertomographischen Untersuchungen eine besondere Bedeutung zukommt (Abb. 15).

Die *Pars analis* ist innerhalb des Canalis anorectalis fest von der Muskulatur des Beckenbodens um-

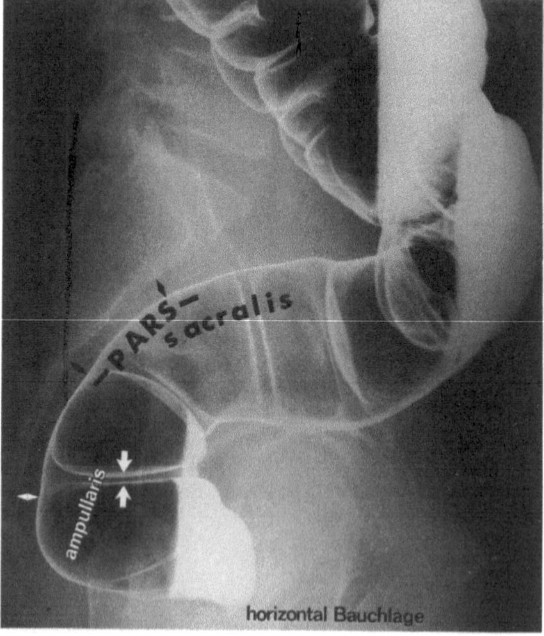

Abb. 15. Rektum: Bauchlage, horizontaler Strahlengang. Kohlrauschsche Falte: *kurze Pfeile;* retrorektales Sputium: *Doppelpfeile*)

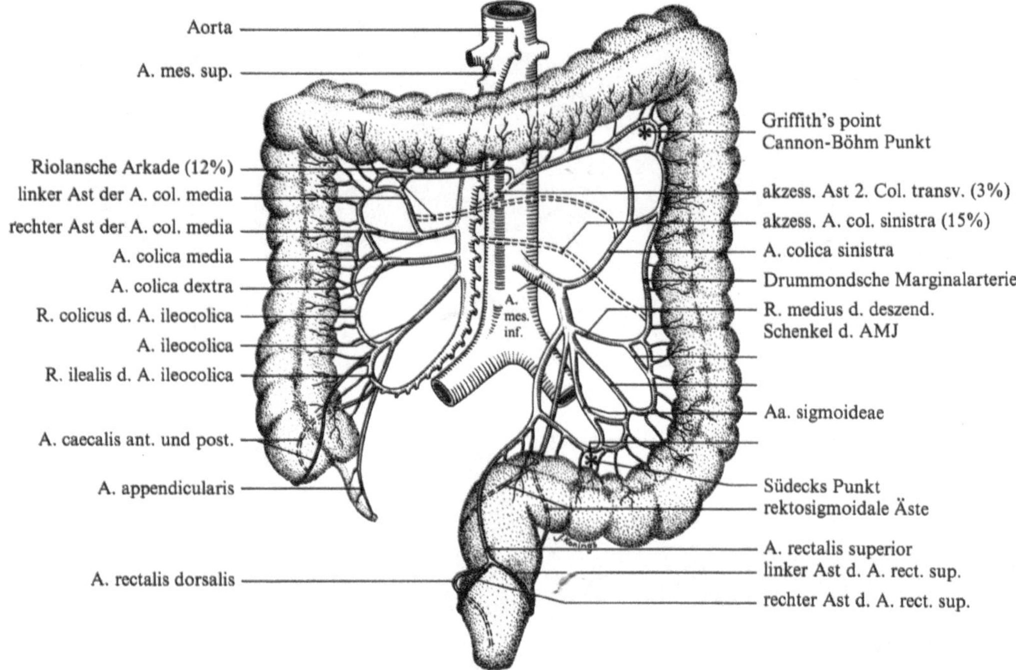

Abb. 16. Gefäßversorgung des Kolons und Rektums. (Aus REEDERS et al. [284])

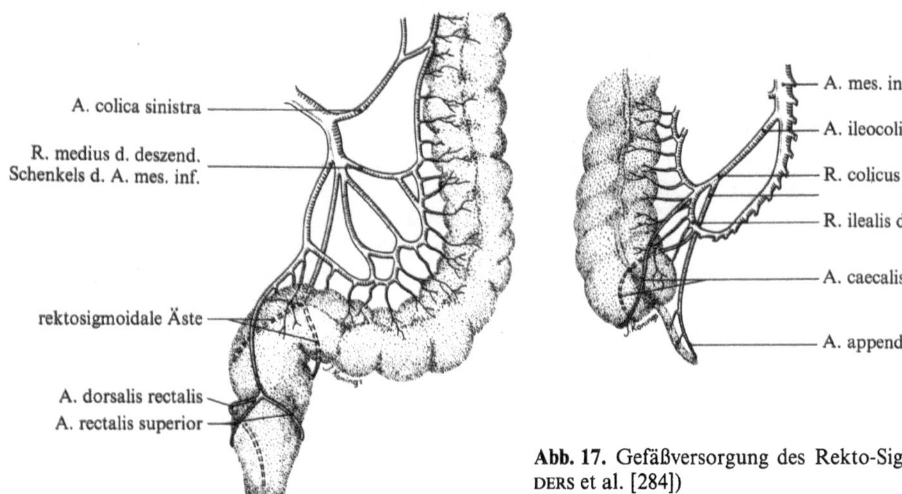

Abb. 17. Gefäßversorgung des Rekto-Sigmoids. (Aus REEDERS et al. [284])

schlossen. Ihre Schleimhaut ist durch Längsfalten (Columnae anales Morgagnii) gekräuselt. Deren distaler Abschluß (Valvula analis oder Analpapille) bildet die Linea dentata. Hier geht die Schleimhaut des Rektums in das Pflasterepithel des 2–3 cm langen Analkanals über [85, 122].

Die *Gefäßversorgung* erfolgt für die proximalen zwei Drittel des Kolons über die A. mesenterica superior und deren Äste (Abb. 16–18): A. ileocolica, A. colica dextra und A. colica media. Das distale Drittel einschließlich des Rektums wird durch die A. mesenterica inferior und deren Äste versorgt. Vor Erreichen der Darmwand sind die Aa. mesenterica superior und inferior durch Marginalarterien (Drummondsche Arkade) verbunden. Eine weitere Anastomose bildet die A. colica sinistra mit den Ästen der A. colica media (central anastomosing artery) (Abb. 19–22).

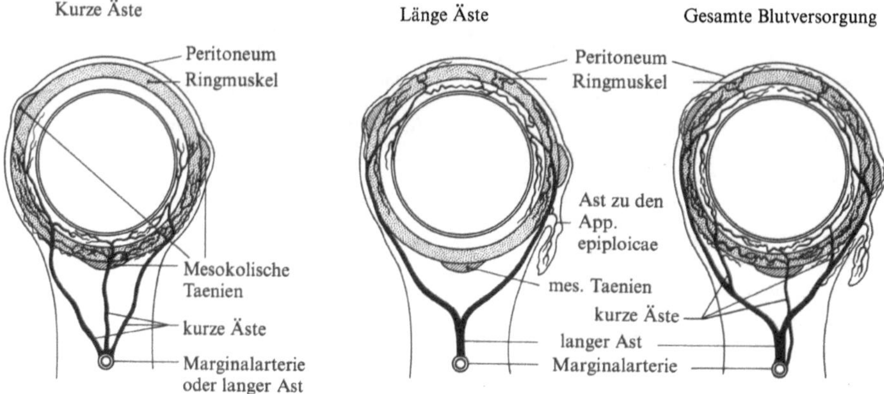

Abb. 18. Terminalarterien des Kolons. (Aus Reeders et al. [284])

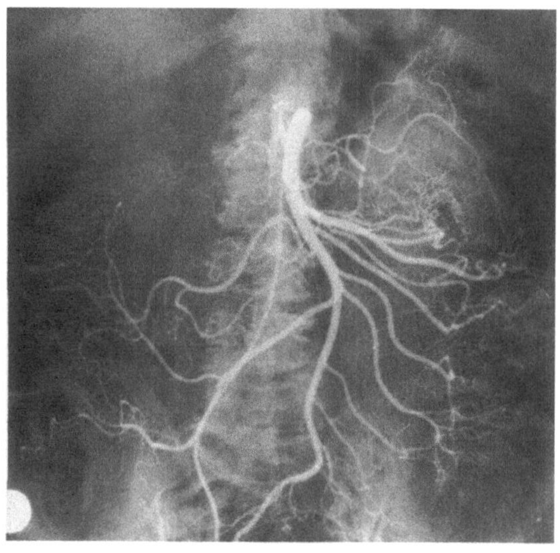

Abb. 19. Normales Mesenterikogramm (A. mesenterica superior): 50 ml Solutrast 370, Flow 8 ml/s – kapilläre Phase

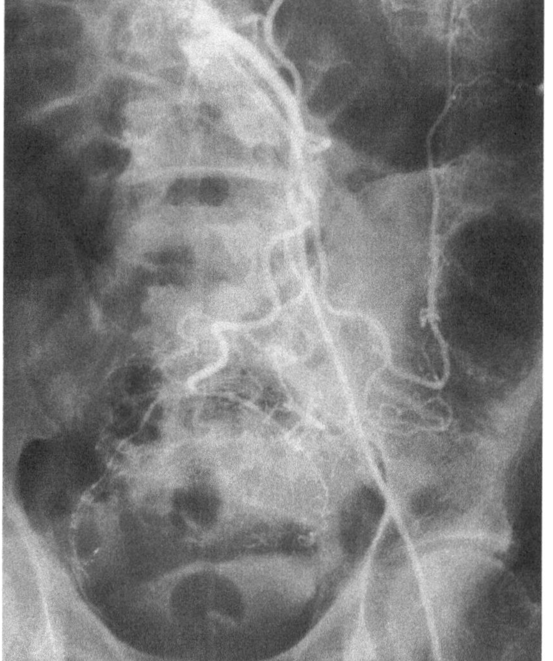

Abb. 20. Normales Mesenterikogramm. (A. mesenterica inferior)

Die *Venen und Lymphgefäße* folgen den mesenterialen Arterien in die Mesenterialwurzel. Die mesenterialen Venen besitzen keine Klappen, so daß sich eine portale Druckerhöhung bis zur Darmwand hin auswirken kann (Abb. 22).

Der Lymphabfluß aus dem kolo-rektalen Gebiet erfolgt über paraaortale Lymphknoten, Leber, Milz, Nebennieren und Lunge; entsprechend finden sich dort die Metastasen kolo-rektaler Tumoren. Vom Orifizium ani aus besteht ein Lymphabfluß hin zu den inguinalen Lymphknoten, deren Vergrößerung demzufolge auch an Analtumore denken lassen sollte.

Die *nervale Versorgung* geschieht durch das autonome Nervensystem, das in enger Beziehung zu dem in der Submukosa gelegenen Meissnerschen Plexus

und dem in der Muskelschicht der Darmwand gelegenen Auerbachschen Plexus steht [203].

Makroskopisch ist die Außenseite des Kolons (mit Ausnahme des Rektums) durch drei in Längsrichtung verlaufende 0,6–1,0 cm breite, bandförmige Längsmuskelzüge gekennzeichnet: *Taenia mesocolica, omentalis und libera* sowie durch die zwischen den Incisurae semilunares gelegenen Haustren und die Appendices epiploicae. Die Taenien (taeniae coli) „entspringen" an der Mündung der Appendix in das Zäkum und „verschmelzen" am Rektum.

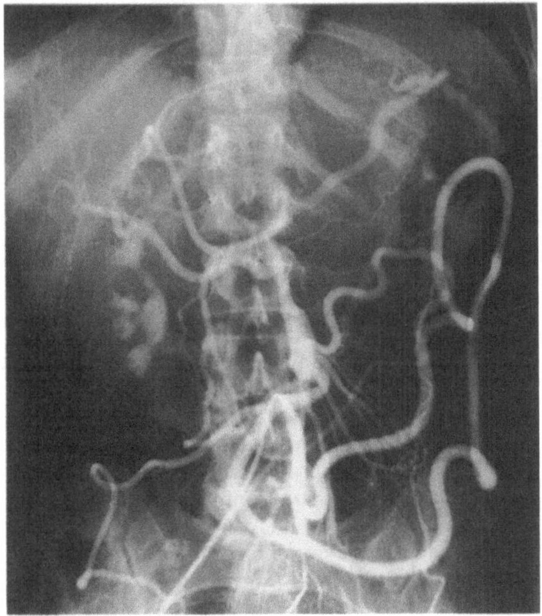

Abb. 21. Anastomose zwischen A. colica sinistra und A. colica media (Riolansche Anastomose, arch of Riolan, central anastomosing artery) bei Verschluß der A. mesenterica inferior

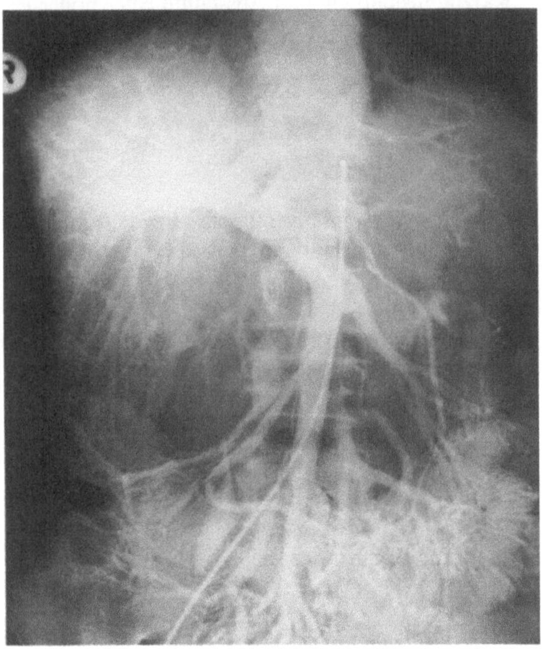

Abb. 22. Indirekte Mesenterikoportographie (Pharmakoangiographie mit Eupaverin); spätportale Phase

Größe und Lokalisation der *Haustren* werden durch die Kontraktion der drei Taenien und der mit ihnen verbundenen zirkulären Muskelschicht bestimmt. Die den (äußeren) Incisurae semilunares (Haustrenbuchten) entsprechenden (inneren) Plicae semilunares springen je nach Kontraktionszustand der Ringmuskulatur mehr oder weniger in das Darmlumen vor und nehmen entsprechend der Dreiteilung des Darmlumens durch die Taenien nur ein Drittel des Gesamtumfanges des Darmlumens ein.

Während die Haustrierung der proximalen Kolonhälfte permanent bleibt, so daß die Haustren sog. Landmarken bilden können, sind die der distalen Hälfte in stärkerem Maße variabel („Fließen der Haustren") und weniger ausgeprägt.

Beim Kontrasteinlauf (mit Spasmolytikum) flachen die Haustren der distalen Kolonhälfte mehr oder weniger stark ab oder können gänzlich fehlen [123, 124].

Mikroskopisch setzt sich die Darmwand aus Serosa, Muskularis, Submukosa und Mukosa zusammen. Die in der Mukosa und Submukosa gelegenen solitären Lymphfollikel und interepithelialen Lymphozyten (vorwiegend T-Zellen) sind wichtige Bestandteile des intestinalen Immunsystems.

Die *Mukosa* besitzt keine Zotten. Sie besteht aus einem einschichtigen Zylinderepithel und regelmäßig parallel angeordneten Lieberkühnschen Krypten. Letztere entsprechen u.a. tubulären Drüsen (Glandulae intestinales), die in das lockere Bindegewebe der Lamina propria mucosae und muscularis mucosae eingebettet sind. Zum Darmlumen hin wird die Mukosa durch das Oberflächenepithel und zur Submukosa durch die Lamina muscularis mucosae abgegrenzt.

Das Oberflächenepithel besteht aus Saumzellen und wenigen Becherzellen; die Lieberkühnschen Krypten aus Saumzellen, Becherzellen, enterochromaffinen und undifferenzierten Zellen. Die Zellerneuerung geht von den Krypten aus und benötigt im Kolon 32–96 h, im Rektum 96–192 h.

Saumzellen und Becherzellen besitzen einen Bürstensaum ($2\pm0,5\ \mu m$ hoch), der die Oberfläche der Darmwand auf 636–1613 cm² vergrößert [70, 163].

1.2 Physiologie

Die wichtigsten Funktionen des Dickdarms sind Aufnahme, Durchmischung, Transport und Entleerung der Nahrungsbestandteile; Absorption von Flüssigkeit und Elektrolyten; Sekretion von Flüssigkeit, Schleim, Bikarbonat und Kalium. Dabei bestehen die Hauptaufgaben der Schleimhaut in Resorption, Sekretion und immunologischer Kontaktaufnahme; die der Muskulatur in Motilität bzw. Transport der Nahrungsbestandteile.

Für die Höhe und Effizienz der Absorption von Wasser, Elektrolyten und wasserlöslichen Substanzen nimmt das Na^+-Ion eine zentrale Stellung ein.

Etwa *150 ml Wasser* werden im Stuhl ausgeschieden. Unter physiologischen Bedingungen gelangen pro 24 h 500–1500 ml einer plasmaisotonen, elektrolythaltigen Flüssigkeit aus dem Ileum in das Kolon. Das Kolon absorbiert täglich ca. 1350 ml Wasser, 200 nmol Natrium, 150 nmol Chlorid und sezerniert 4–8 nmol Kalium. Die Funktionsreserve erlaubt unter optimalen Bedingungen eine tägliche Absorption von ca. 5 l Wasser und mehr als 800 nmol Natrium. Die Absorptionskapazität nimmt von proximal nach distal ab.

Gallensäuren werden vom Kolon mittels nichtionischer Diffusion absorbiert. Dieser Mechanismus ist bei „Ausfall" des distalen Dünndarms wichtig für die Erhaltung des Gallensäurenpools. Täglich gelangen 5–20% dieses Pools in das Kolon. Nur 300–600 mg der Gallensäuren werden im Stuhl ausgeschieden. Die Mukosa ist nach Dekonjugation und Dehydroxylierung der Gallensäuren für diese stärker permeabel. Werden konjugierte Gallensäuren im distalen Dünndarm nicht normal absorbiert (z.B. nach Resektion oder bei Crohn-Erkrankung) können sie durch Darmbakterien hydrolisiert und metabolisiert werden. Eine durch Gallensäuren verursachte Diarrhö wird als *choleretische Enteropathie* bezeichnet.

Während die Dünndarmpassage in wenigen Stunden erfolgt, erfordert die *Dickdarmpassage* je nach Ernährungsgewohnheiten 1–3 Tage. Die lange Verweildauer der eingedickten Nahrungsreste bedingt eine lange Kontaktzeit des Darminhaltes mit der Mukosa. Dies wird als einer der Gründe für die zunehmende Inzidenz der Kolonkarzinome angeführt. Die tägliche Stuhlmenge von ca. 100–200 g enthält bis zu 70% Wasser. Weniger als drei Stuhlentleerungen pro Woche werden als Obstipation bezeichnet.

Die *motorische Aktivität* des Kolons weist regionäre Unterschiede auf, die durch die retroperitoneale Fixierung des Colon ascendens und descendens einerseits und die Mobilität des intraperitonealen Colon transversum und Sigmoideum andererseits mitbedingt werden.

Vorwiegend in der rechten Kolonhälfte finden sich retrograde Peristaltik und ringförmige Kontraktionen, die zu Misch- und Knetbewegungen führen: *Pendelperistaltik* („to-and-fro"motion); in der linken Kolonhälfte dominieren dagegen über weite Strecken starke Ringkontraktionen: *propulsive Massenbewegungen*, die nur wenige Male am Tage auftreten. Die myoelektrische Aktivität des Kolons kann durch eine Vielzahl von Substanzen beeinfluß werden, wie z.B. Nahrungsaufnahme, Serumelektrolyte, Hormone (Gastrin, Glukagon, Cholecystokinin, Neurotransmitter und viele Medikamente). Daneben beeinflussen Angst, Streß, Emotionen, Reisen und viele andere Stimuli (wie z.B. auch abnorme Darmflora) die Darmfunktion. Klinisch erhebliche Störungen können auch nach Laparotomien durch Adhäsionen zwischen der Serosa des Darmes und dem Peritoneum hervorgerufen werden [25, 82].

1.3 Röntgenuntersuchung: Indikationen, Risikofaktoren, Kontraindikationen, Komplikationen, Vorsichtsmaßnahmen

1.3.1 Indikationen

Die Röntgenuntersuchung dient dem Nachweis oder Ausschluß einer organischen Kolonerkrankung, einer Lage- bzw. Rotationsanomalie und/oder funktionellen Störungen. Hinweise hierfür bilden:

- Änderung der Stuhlgewohnheiten;
- positiver Haemoccult-Test;
- Abgang von Blut, Schleim und eitrigem Sekret;
- Abdominalschmerzen, schmerzhafter Stuhldrang, Tenesmen;
- Änderung der Stuhlform (z.B. Bleistiftstühle);
- unerklärliche Gewichtsabnahme;
- pulmonale Rundherde und/oder festgestellte Lebermetastasen bei unbekanntem Primärtumor; erhöhtes CEA bei Verlaufskontrollen.
- sonographisch und/oder computertomographisch festgestellte Wandverdickung des Kolons – Verdrängung – extrakolische Massen – Abszedierungen;
- andernorts im GI-Trakt nachgewiesener Morbus Crohn, Tuberkulose;
- vor Hämorrhoidaloperationen und tiefsitzenden Karzinomstenosen zum Ausschluß einer höher gelegenen Blutungsquelle bzw. eines Zweitkarzinoms;
- Risikogruppen.

1.3.2 Risikofaktoren

Zu den sog. *Risikogruppen* (höhere Inzidenz kolorektaler Karzinome als die Allgemeinbevölkerung) zählen:

- familiäre Polypose,
- familiäre Häufung kolorektaler Karzinome,
- operiertes kolorektales Karzinom (Rezidiv, Zweitkarzinom),
- Colitis ulcerosa totalis und Colitis Crohn (insbesondere nach 10–15jährigem Verlauf),
- Frauen mit Genital-/Mammakarzinomen (meta- oder synchrone Tumoren),
- genetische Disposition,
- faserarme Ernährung.

1.3.3 Kontraindikationen

Zu den *absoluten* Kontraindikationen zählen:

- freie Perforation und/oder diffuse Peritonitis,
- toxisches Megakolon,
- betagte Patienten in schlechtem Allgemeinzustand (bei Fehlen therapeutischer Konsequenzen),
- fragliche oder bekannte Schwangerschaft.

Als *relative* Kontraindikationen gelten:
- kardiale und respiratorische Insuffizienz,
- akuter Schub einer Colitis ulcerosa,
- stenosierende Divertikulitis,
- Unmöglichkeit der Reinigung des Kolons,
- fehlende Kooperation des Patienten,
- frühes postoperatives Stadium und Zustand nach Biopsie und Polypektomie (s.S. 258) [112].

1.3.4 Komplikationen

Unter Beachtung der Indikationen, Risikofaktoren und Vorsichtsmaßnahmen ist der Kontrasteinlauf eine *risikoarme Untersuchung*. Der intrakolische Druck der Doppelkontrastuntersuchung entspricht dem der Monokontrastuntersuchung (Prallfüllung) [79, 349].

Über die Komplikationsrate des Kontrasteinlaufes liegen unterschiedliche Angaben vor. Nach GELFAND [129] beträgt *die Perforationsrate 0,008–0,04%. Im Vergleich hierzu liegt die Perforationsrate für die diagnostische Koloskopie bei 0,14–0,79%* [4, 196].

Die *Perforation* ist der gravierendste Zwischenfall. Es kommt zum Bariumsulfataustritt intra-retro-extraperitoneal, intramural, submukös und intravasal. Drei Gründe stehen im Vordergrund:

1. Verletzung des Rektums durch das Darmrohr.
2. Ruptur des Rektums durch Überblähung des Ballons.
3. Ruptur durch hydrostatischen Druck im Bereich von „Schwachstellen".

„Schwachstellen" des Darmes werden durch Karzinome (und deren Rezidive), Metastasen, Entzündungen, Ischämie, Biopsie und Polypektomie, Divertikelkrankheit und deren Komplikationen, Anastomosen nach Operationen und Anus praeter gebildet.

Bei fast allen mitgeteilten Perforationen wurde ein Ballonkatheter benutzt. Soweit er nicht selbst Ursache einer Rektumruptur wird, kann bei seiner Verwendung der intrakolische Druck so weit ansteigen, daß an „Schwachstellen" Einrisse möglich sind [42, 196].

Die *Letalität* nach Perforationen liegt bei 25–80% [129, 366]. Sie steht in Abhängigkeit vom Ort der Ruptur, dem Alter des Patienten, der Grunderkrankung und dem Zeitpunkt der chirurgischen Intervention.

Die *Folgen* sind: Barium-Stuhl-Peritonitis, Schock-Symptomatik, Hypovolämie, lokale Fremdkörperreaktion, Striktur, Ureterobstruktion, Bariumgranulom, perirektale Entzündung, Abszeß, Ulzerationen.

Die *Diagnose* ist bei intraperitonealem Bariumsulfataustritt durch den radiologischen Aspekt, die plötzlich einsetzenden Schmerzen und die Schocksymptomatik zu stellen. Schmerzen und hypo-

volämischer Kollaps können aber auch erst nach Stunden (bis 24 h) einsetzen. Der Bariumsulfataustritt kann gering sein und verdeckt liegen, so daß die Diagnose nicht sofort zu stellen ist.

Geringe extraperitoneale Bariummengen können symptomlos bleiben.

Die *Therapie* besteht in sofortigem Volumenersatz und umgehender chirurgischer Überwachung/Intervention.

Als *seltene Komplikationen* sind zu nennen:
1. Ruptur des Scheidengewölbes (bei falscher Plazierung eines Ballonkatheters in die Scheide: Bariumsulfat-Lufttübertritt in die Venen; Vaginalblutung).
2. Bariumsulfatübertritt in das venöse System: Nachweis von Kontrastmittel im Kapillarbett von Lunge und/oder Leber.
3. Gas im Pfortadersystem: bleibt in der Regel ohne Morbidität.
4. Wasserintoxikation: Bei Retention bzw. unvollständig entleerten Reinigungseinläufen und Kontrastmittelsuspensionen resultieren Störungen des Wasser- und Elektrolythaushaltes.
5. Transitorische EKG-Veränderungen: Arrhythmien, Reizleitungsstörungen, ST-Senkungen, Myokardinfarkt.
6. Kontamination mit pathogenen Keimen.
7. Retroperitoneales Emphysem.
8. Eindickung von Bariumsulfat: z.B. proximal einer Obstruktion.
9. Bakteriämie.

Die Komplikationen bei *wasserlöslichen Kontrastmitteln* sind vorwiegend durch ihre Hyperosmolarität bedingt (etwa das Sechsfache der normalen Serumosmolarität) und der potentiellen Präzipitation unter den Bedingungen der Obstruktion oder Stase. Vorsicht ist deshalb geboten bei Hypovolämie und dehydrierten (vor allem sehr jungen und alten) Patienten.

Die Hyperosmolarität kann eine rapide Distension eines obstruierten Darmes bedingen und damit die Gefahr der Perforation erhöhen. Eine längere Stase oder Obstruktion kann zu einer stärkeren Irritation der Mukosa führen, die mit schweren Darmblutungen, Präzipitation des Kontrastmittels oder direkten toxischen Effekten durch deren Ingredienzien verbunden ist [4, 196].

1.3.5 Vorsichtsmaßnahmen

Die Verantwortung für die Untersuchung trägt prinzipiell der Untersucher und nicht der überweisende Arzt. Dies verpflichtet den Untersucher zur Kontrolle der Indikation und zum Abschätzen der Konsequenzen. Bisherige Untersuchungsergebnisse, klinischer Befund, Alter, Grunderkrankung und Risikofaktoren sind gegenüber der Notwendigkeit der Untersuchung abzuwägen. Darüber hinaus ist unbedingt erforderlich:

1. Vor der Untersuchung Rekto- evtl. Sigmoidoskopie oder *zumindest* digitale Exploration des Rektums ggf. des Anus praeter.
2. Grundsätzlicher *Verzicht auf Ballonkatheter.* Einführen des Katheters durch den Untersucher selbst oder unter seiner Aufsicht in Linksseitenlage des Patienten.
3. *Sicherheitsabstand nach Biopsie von 14 Tagen und nach Polypektomie von mindestens 3 Wochen.* Über das notwendige Intervall nach Biopsien und Polypektomien bestehen unterschiedliche Ansichten [37, 112].
   Nach unseren Erfahrungen sind die Angaben über Höhe und Tiefe der Biopsien (sowohl vom Arzt als auch vom Patienten) unzuverlässig. Es scheint deshalb zweckmäßig, generell *nach Biopsien eine Latenzzeit von 2 Wochen und nach Polypektomien von mindenstens 3 Wochen einzuhalten.* Mit der angeblichen Dringlichkeit des Röntgenbefundes darf keine vermeidbare Gefährdung des Patienten erkauft werden.
4. Sowohl bei KM als auch bei Luftinsufflation kurze, intermittierende Durchleuchtungskontrolle. Keine forcierten Kontrastmittelgaben bei Passagehindernis, keine abrupte Druckerhöhung bei Luftinsufflation. Bei Schmerzangaben des Patienten Untersuchung unterbrechen.
5. Irrigator je nach Konsistenz der Kontrastmittel-Suspension nicht über 80–150 cm Tischhöhe plazieren.
6. Langsame Buscopan-Injektion; auf Kontraindikationen achten (Glaukom, koronare Herzerkrankung, hypotone Kreislaufregulation, schwere Zerebralsklerose, Prostatahypertrophie mit Restharnbildung). Patient darauf aufmerksam machen, daß er eine Stunde nach Buscopan-Injektion nicht straßenverkehrstüchtig ist.
   Kontraindikationen für Glukagon: Diabetes mellitus mit nicht beherrschbaren Blutzuckerwerten, allergische Diathese, Phäochromozytom, Insulinom.
7. Bei Perforationsverdacht Einlauf sofort abbrechen; venösen Zugang anlegen; Kreislaufüberwachung; Befunddokumentation; stationäre Einweisung.
8. Nach der Untersuchung Patient anweisen, größere Flüssigkeitsmengen zu sich zu nehmen (evtl. mit 10 mg Metoclopramid) [4, 196].

Die häufig gewünschte Kombination von Rektosigmoidoskopie und Kolonkontrasteinlauf am gleichen Tag ist zwar möglich, wird aber oft die Qualität des Kontrasteinlaufes beeinträchtigen (schlechter, inhomogener Beschlag) und dem Patienten stärkere, subjektive Beschwerden bereiten. Deshalb sollte die Kombination dem ambulanten Bereich vorbehalten bleiben bzw. nur ausnahmsweise durchgeführt werden.

1.4 Vorbereitung zur Röntgenuntersuchung des Kolons

Die Notwendigkeit eines völlig sauberen Kolons wird beim Doppelkontrastverfahren besonders evident. Bei der radiologischen Erst-Untersuchung im Monokontrast werden 15–25% aller Malignome des Dickdarms übersehen, davon 75% allein deshalb, weil sie durch Stuhlreste maskiert oder als Stuhlreste fehlgedeutet werden. Das Übersehen einer malignen Läsion im frühen Stadium kann eine Lebensverkürzung von 15–20 Jahren zur Folge haben, während die Frühresektion (oder Polypektomie) meist Heilung bedeutet. *Sich mit einer Art „Stuhlfotografie" zu begnügen, ist verantwortungslos* [125].

Alle Vorbereitungsmodelle haben zum Ziel, konstant effektiv, leicht praktikabel, belästigungsarm, gefahrlos, zeitsparend und kostengünstig zu sein. Genügende Sorgfalt vorausgesetzt, *ist es möglich, ca. 95% der Patienten gut vorzubereiten.* Röntgenabteilungen, die den Reinigungseinlauf durch geschultes Personal selbst durchführen, erzielen besonders gute Ergebnisse. Dieses Vorgehen ist aus personellen und räumlichen Gründen nur selten möglich. Um so wichtiger erscheint die enge Zusammenarbeit von Patient, Pflegepersonal und überweisendem Arzt mit dem Untersucher. Weitaus wichtiger als das Abführmittel bzw. dessen Kombination (Magnesiumsulfat, Magnesiumzitrat, Rizinusöl, X-Prep etc.) ist die konsequente Durchführung der Vorbereitung und die Überzeugung des Patienten und Pflegepersonals von der Notwendigkeit des Verfahrens.

Alle Vorbereitungsschemata stützen sich auf 4 Grundelemente, die je nach Erfahrung des Untersuchers und der Grunderkrankung des Patienten verschieden betont werden.

1.4.1 *Diät* (1–3 Tage vor der Untersuchung)

Reduktion der Nahrung bis gänzlicher Verzicht; statt dessen Trinken klarer Flüssigkeiten. Nicht bewährt hat sich die sog. (teure) Astronautenkost, da festhaftende Rückstände an der Darmwand zurückbleiben (Tabelle 1).

1.4.2 *Abführmittel* (1–2 Tage vor der Untersuchung)

Ihre Wirkungsweise beruht auf Verkürzung der Passagezeit, Überforderung der resorptiven Kolonkapazität (Überlaufdiarrhö), osmotischer Flüssigkeitsretention im Darmlumen und Hemmung der Flüssigkeitsresorption bzw. Induktion einer Nettosekretion. Es kommen im wesentlichen Substanzen zum Einsatz, die fälschlicherweise als Kontaktlaxantien bezeichnet werden. Sie entfalten ihre Wirkung über eine Zunahme des Flüssigkeitsgehaltes im Darm sowohl durch Absorptionshemmung als auch durch Auslösung einer Nettosekretion ins Darmlumen.

Häufig werden diese Präparate mit salinischen Abführmitteln kombiniert. Schwer absorbierbare Kationen und Anionen wie Magnesium, Sulfat, Zitrat, Phosphat, Tartrat verbleiben als osmotisch wirksame Substanzen im Darmlumen und binden Wasser. Nach neueren Hinweisen scheinen osmotische Laxantien ihre Wirkung auch über eine Beeinflussung gastrointestinaler Hormone zu entfalten (Cholecystokinin: Motilitätssteigerung; vasoaktiv intestinal peptid – VIP –: Nettosekretion (s. Tabelle 2, 3) [38, 51].

Tabelle 1. Diätetische Vorbereitung

	Erlaubt	**Nicht erlaubt**
2 Tage vor der Untersuchung „leichte, schlackenarme Kost" (Frühstück, Mittag-/Abendessen)	2–3 Liter Flüssigkeit trinken!!! Kaffee ohne Milch, Tee, Zwieback, Weißbrot, Butter, Konfitüre, klare Suppen, gekochter Fisch	Gemüse, Obst, Salate, Vollkornprodukte, Käse, Fleisch
1 Tag vor der Untersuchung „flüssige Kost"	2–3 Liter Flüssigkeit trinken!!! Kaffee ohne Milch, Tee, klare Säfte, fettfreie Suppen (ohne Einlagen). Zum Frühstück 2–3 Scheiben Zwieback mit Konfitüre	Feste Nahrung, Milch
Untersuchungstag	2–3 Tassen Tee. Nur dringend erforderliche Medikamente	Nicht essen, nicht rauchen

Tabelle 2. Absorptionshemmende und sekretionssteigernde Laxantien

Arzneistoff	Zubereitung	Metabolismus	Wirkort	Dosierung	Wirkungseintritt	Bemerkungen
Rizinusöl	Rizinusöl (DAB)	Hydrolytische Freisetzung der Rizinolsäure	Dünndarm	Erwachsene 15–60 ml	2–4 h	
Diphenol. Lax. Phenolphthalein	Darmol	Resorption des freien Diphenols im Dünndarm	Dickdarm	0,1–0,2 g	8–12 h	Stuhl- und Urinverfärbung; bei Mißbrauch hämorrhagische Enteritis; Überempfindlichkeitsreaktion
Bisacodyl	Dulcolax	Resorption des hydrolytisch freigesetzten Diphenols; biliäre Sekretion des Konjugats; bakterielle Dekonjugation im Dickdarm	Dickdarm	0,005–0,01 g	Drg. 8–12 h Supp. ca. 0,5 h	Milde Proktitis nach rektaler Appl.; Magenunverträglichkeit bei vorzeitiger Freisetzung (keine Einnahme mit Milch oder Antazida)
Na-Picosulfat	Laxoberal	Schwefelsäureester des Bisacodyls; unwesentliche Resorption im Dünndarm, somit kein enterohepatischer Kreislauf	Dickdarm	0,01 g	8–12 h	
Anthrachinon-Derivate pflanzliche Extrakte aus: Folia sennae Rhizoma Rhei Cortex Frangulae Cascara Sagrada u.a.	z.B. Cascara-Salax X-Prep	Bakterielle Spaltung der Anthrachinon-Glykoside im Dickdarm	Dickdarm	0,15–0,3 g (bezogen auf 1,8-Dihydroxyanthrachinon)	6–12 h	Melanosis Coli bei Mißbrauch; Albuminurie und Hämaturie

Tabelle 3. Salinische Laxantien

Substanz	Wirkungsort	Therapie-Dosis	Wirkungs-eintritt	Bemerkungen
Na-Sulfat (Glaubersalz)	Dünn-/Dickdarm	10–20 g	2–4 h	Cave Herzinsuffizienz
Mg-Sulfat	Dünn-/Dickdarm	10–20 g	2–4 h	Bitterer Geschmack, Übelkeit, Erbrechen, Resorptionsrate 20%, cave eingeschränkte Nierenfunktion; Mg-Narkose bei Kindern
Mg-Citrat	Dünn-/Dickdarm	10–20 g	2–4 h	Wohlschmeckend
Mg-Hydroxid	Dünn-/Dickdarm	15–30 ml	2–4 h	

1.4.3 Flüssigkeitszufuhr
(1–2 Tage vor und am Untersuchungstag)

Die Zufuhr ausreichender Flüssigkeitsmengen (2–3 l/ die) ist die unabdingbare Voraussetzung für eine effektive Wirkung der Laxantien. Auf diese Weise kann einem Flüssigkeitsverlust des Organismus, der Gefahr von Elektrolytentgleisung und thromboembolischen Komplikationen begegnet werden. Wird die Resorptionskapazität des Dickdarmes von ca. 5 l/24 h durch ein großes Flüssigkeitsangebot in kurzem Zeitraum überschritten, resultiert eine „Überlaufdiarrhö". Dieses laxierende Prinzip wurde zur Vorbereitung von Röntgenuntersuchungen, Koloskopien und vor Darmoperationen eingesetzt. Der Patient trinkt 4–6 l dieser Lösungen in ca. 4 h – soweit er dazu in der Lage ist.

Die geringsten Gewichtsveränderungen ergeben sich während der Vorbereitung mit „Golytely-Lösung":

NaCl	1,46 g
KCl	0,75 g
NaHCO$_3$	1,68 g
Na$_2$SO$_4$	5,68 g
PEG (400)	40,59 g
Aqua dest. ad	1000 ml

Wegen des schlechten Geschmackes soll die Lösung gekühlt verabreicht werden. Durch die Gabe von Metoclopramid (10–20 mg) vor dem Trinken lassen sich unerwünschte Wirkungen wie Spannungsgefühl, Übelkeit und Erbrechen mindern [32, 72].

1.4.4 Reinigungseinläufe (am Vorabend und am Morgen des Untersuchungstages)

Bei zahlreichen, vor allem obstipierten Patienten bleiben Reinigungseinläufe ein unverzichtbarer Bestandteil der Vorbereitung. Auf die richtige Durchführung ist unbedingt zu achten [240]. *Schriftliche Instruktionen,* die leicht verständlich für Patienten und Pflegepersonal sind, werden durch aufklärende Gespräche ergänzt.

1.4.5 Unerwünschte Wirkungen der Vorbereitung

Nebenwirkungen der Vorbereitung (in ca. 24%) bestehen in: Übelkeit, Erbrechen, Kopfschmerzen, Leibschmerzen, Schwächegefühl, hypotone Kreislaufreaktionen und Minderung der Arbeitsfähigkeit. Reichliche Flüssigkeitszufuhr und bei Bedarf 10–20 mg Metoclopramid mindern die unerwünschten Wirkungen ebenso wie sie die Entleerungen fördern [51].

Erfahrungsgemäß werden Hinweise für Diätformen „frei" interpretiert. Wir empfehlen deshalb am Tage vor der Untersuchung mit Ausnahme eines „leichten" Frühstückes auf jede Nahrungsaufnahme zu verzichten und statt dessen ausschließlich klare Flüssigkeiten (2,5–3,5 l/die) zu trinken.

1.4.6 Aufklärungspflicht

Rechtzeitig, d.h. mindestens einen Tag vor der Untersuchung, muß der Patient über die möglichen Komplikationen der Untersuchung informiert werden. Vielfache Vordrucke, die der Patient zum Beweis der Kenntnisnahme zu unterschreiben hat, sind zwar zweckmäßig, machen aber das Aufklärungsgespräch nicht überflüssig. Die Risikoaufklärung wird bestimmt von: der Art, Schwere und Häufigkeit der Komplikation, der Indikation zur Untersuchung, der endgültigen Heilungschance und der Einsichtsfähigkeit des Patienten. Auch über die Möglichkeiten von Alternativ-Komplementär-Methoden ist der Patient aufzuklären sowie über die Folgen der Ablehnung der Untersuchung.
(Schema 1)

1.5 Radiologische Untersuchungsmethoden des Kolons

1.5.1 Doppelkontrastmethode (zweiphasig)

Eine *Abdomenübersichtsaufnahme* vor der Untersuchung ist nur ausnahmsweise angezeigt, z.B. bei aku-

Schema 1 a. Vorbereitung zum Kolon-Doppelkontrast

Merkblatt für den Patienten

Abteilung für Allgemeine Röntgendiagnostik I
Zentrum der Radiologie der
Johann-Wolfgang-Goethe-Universität, Frankfurt am Main

2 Tage vor der Untersuchung	*Leichte, schlackenarme Kost*
Erlaubt sind: (Frühstück, Mittag- und Abendessen)	Kaffee oder Tee (ohne Milch), Zwieback, Weißbrot, Quark, Joghurt, Butter, Konfitüre, klare Suppen, Fisch (gekocht), Püree, Götterspeise
	Möglichst viel trinken!!! 2 bis 3 Liter pro Tag
Verboten sind:	Gemüse, Obst, Salate, Vollkornprodukte, Reis, Fleisch
1 Tag vor der Untersuchung	*Nur klare Flüssigkeiten*
Vor dem Frühstück: (*vor* 8.00 Uhr)	*10–20 g Magnesiumcitrat* (oder 10 bis 20 g Magnesiumsulfat) – gelöst in 200 ml Wasser und *2 Tabletten Cascara* (Bisacodyl)
Frückstück:	Kaffee oder Tee (ohne Milch), 2 bis 3 Scheiben Zwieback mit Konfitüre
	Möglichst viel trinken!!! 2 bis 3 Liter pro Tag
Jede Stunde: (von 9.00 bis 22.00 Uhr)	1 Glas Wasser (ca. 200 ml) oder Kaffee, Tee (ohne Milch), klare Säfte, fettfreie Suppen (ohne Einlagen), Fleischbrühe, Mineralwasser
Zwischen 14.00 und 15.00 Uhr:	*10 bis 20 g Magnesiumcitrat* (oder 10 bis 20 g Magnesiumsulfat) und *2 Tabletten Cascara*
Untersuchungstag:	*Nicht essen, nicht rauchen*
Erlaubt sind: (*vor* 8.00 Uhr)	1 bis 3 Tassen Kaffee oder Tee (ohne Milch), Mineralwasser
30 Minuten vor der Untersuchung:	1 bis 2 Klysma einführen; vor Entleerung möglichst 15 bis 20 min warten
	Medikamente nur auf besondere Anordnung des behandelnden Arztes einnehmen!

tem Schub einer Colitis ulcerosa, Verdacht auf toxisches Megakolon, – akutes Abdomen, – Perforation [11].

1 b. Wichtig

1. Der Dickdarm *muß* für diese Untersuchung völlig sauber sein. Es liegt in Ihrem eigenen Interesse, die Vorbereitung streng einzuhalten. Stuhlreste sind die häufigste Ursache für falsche Beurteilungen der Untersuchung.

„Die gute Vorbereitung ist eine lebensrettende Maßnahme."

2. Bei starkem Durchfall und/oder Darmblutungen, Diabetes, schweren Nieren- und/oder Herzerkrankungen sowie bei chronischer Verstopfung ist Rücksprache mit dem behandelnden Arzt notwendig.

3. Unbedingt erforderliche Medikamente mit dem behandelnden Arzt absprechen (z.B. Diabetiker!).

4. Am Tag *vor* der Untersuchung *müssen* 3 bis 4 Liter klare Flüssigkeiten getrunken werden: stündlich ca. 200 ml! Nur so können die eingenommenen Abführmittel ihre volle Wirkung entfalten. Bei Nieren-/Herzerkrankungen: Rücksprache mit dem behandelnden Arzt.

5. Während der Vorbereitung können gelegentlich Kopfschmerzen, Leibschmerzen, Schwächegefühl, Übelkeit und Erbrechen auftreten. Bei sehr starken Beschwerden (sehr selten!) und anderen Nebenerscheinungen ist der behandelnde Arzt zu verständigen.

6. Am Tage der Untersuchung müssen Sie mit 1–2 Stunden Aufenthalt im Röntgeninstitut rechnen.

Die Untersuchung selbst wird mit einer kurzen Anamnese und der Information des Patienten über den Untersuchungsablauf eingeleitet. Hat keine Rektosigmoidoskopie 1–2 Tage vorher stattgefunden, ist die digitale Exploration des Rektums unerläßlich.

Beim Einführen des Darmrohres (Einmalkatheter) in Linksseitenlage ist auf den nach dorsal gerichteten, konkavbogigen Verlauf der Ampulle und eine nicht zu hohe Lage der Katheterspitze (nicht über 8 cm) zu achten [71].

Die auf *25–30°* angewärmte, *luftblasenfreie Kontrastmittelsuspension* (60–90 w/v) wird in Bauch- und leichter Kopftieflage, unter intermittierender Durchleuchtung, bei eng eingeblendetem Sichtfeld, instilliert. Tiefes Ein- und Ausatmen oder „Hecheln" hilft den anfänglichen Entleerungsdrang überwinden und fördert das Vordringen des Kontrastmittels. In gleichem Sinne dienen den anatomischen Gegebenheiten angepaßte Lageänderungen: Linksseitenlage, Bauchlage, Rechtsseitenlage, Rückenlage. Erreicht das Kontrastmittel die rechte Flexur, wird der Einlauf beendet, das Darmrohr entfernt und der Patient zur Toilette geschickt. Die Entleerung auf dem Röntgentisch ist nur ausnahmsweise bei Schwerkranken und stark bewegungsbehinderten Patienten erforderlich.

Nach der Rückkehr des Patienten von der Toilette werden 1–3 ml Hyoscinbutylamid (Buscopan) langsam i.v. injiziert. Bei Kontraindikationen (s.S. 258) ist Glukagon (1,0 mg i.v.) zu verwenden.

Wirkungsdauer für Buscopan: 15–20 min
Wirkungsdauer für Glukagon: 10–30 min

Das Spasmolytikum dient der Verhinderung spastischer Kontraktionen, Minderung der Belästigung des Patienten und der optimalen Dehnung der Darmwand. Hierdurch wird die Aussage entscheidend verbessert. Funktionelle Störungen sind bei der dem Doppelkontrast vorausgehenden Prallfüllung (bis zur rechten Flexur) festzustellen oder in einem „second look" nach Abklingen der Buscopan-Wirkung [125].

Die *Luftinsufflation* (über das erneut eingelegte Darmrohr) geschieht wiederum unter Durchleuchtungskontrolle. Sind Rektum und Sigmoideum gut luftgedehnt, empfehlen sich die ersten Aufnahmen (1–3 des Aufnahmeschemas), da bei weiterer Luftgabe, wenn auch nur gelegentlich, zuviel KM in das terminale Ileum gelangen kann. Ist das gesamte Kolon ausreichend luftgedehnt, wird das Darmrohr entfernt und der Patient gebeten, sich zur Erzielung eines optimalen KM-Beschlages, mehrmals um die eigene Achse zu drehen.

Die Insufflation von CO_2 statt Luft scheint Vorteile zu bieten: raschere Resorption als Luft, kürzere

Distension des Kolons, weniger Beschwerde des Patienten.

Das *Aufnahmeschema* (Tabelle 4) verhindert planloses Herumsuchen, reduziert die Durchleuchtungszeit, verkürzt die Gesamtuntersuchungszeit und garantiert ein hohes Maß an Treffsicherheit. Es trägt der Tatsache Rechnung, daß ca. 80% der Malignome und Polypen in der distalen Hälfte des Kolons liegen. Dem noch Unerfahrenen ist es eine wertvolle Anleitung, dem Erfahrenen hilft es, alle Abschnitte gleichmäßig zu berücksichtigen.

Zielaufnahmen (unter Durchleuchtung) schlecht frei zu projizierender Regionen und verdächtiger Läsionen ergänzen das Standardprogramm [11, 107, 201] (Abb. 23, 24a–f).

Die Darstellung der *terminalen Ileumschlinge* ist kein integraler Bestandteil des Doppelkontrastverfahrens. Im Gegenteil ist ihre stärkere Kontrastierung wegen der Gefahr störender Überlagerungen des Sigmoideums zu vermeiden. Hinweise auf eine pathologische Dünndarmveränderung geben Anlaß zur gezielten Untersuchung mittels Enteroklysma (Abb. 25a, b).

Die Anzahl der Aufnahmen, ihre Reihenfolge und Größe hängen wesentlich von der jeweiligen anatomischen Situation, der Erfahrung des Untersuchers und

Tabelle 4. Aufnahmeschema

Abb.		Format	Patienten-position	Darzustellende Region
26	1	24/30 cm	Halbrechte (linksposteriore) Seitenlage	Rektumsigma-schlingen
27	2	24/30 cm (alternativ: 35/35, 42/35)	Bauch-/leichte Kopftieflage	Rektumsigma-schlingen gesamtes Kolon
28	3	24/30 cm	Halblinke (rechtsposteriore) Seitenlage	Rektumsigma-schlingen
29a, b	4	35/42 cm oder 35/35 cm	Stehend	Gesamtes Kolon
30	5	24/30 cm oder 100 mm	Stehend, leichte Rechtsdrehung	Linke Flexur
31	6	24/30 cm oder 100 mm	Stehend, leichte Linksdrehung	Rechte Flexur
32	7	35/42 cm oder 35/35 cm	Rückenlage	gesamtes Kolon evtl.) ohne Flexuren)
33	8	35/42 cm	Rechte Seitenlage horizontaler Strahlengang	Gesamtes Kolon
34	9	35/42 cm	Linke Seitenlage horizontaler Strahlengang	Gesamtes Kolon
35	10	24/30 cm	Bauchlage horizontaler Strahlengang	Rektum-Übergang-Sigma

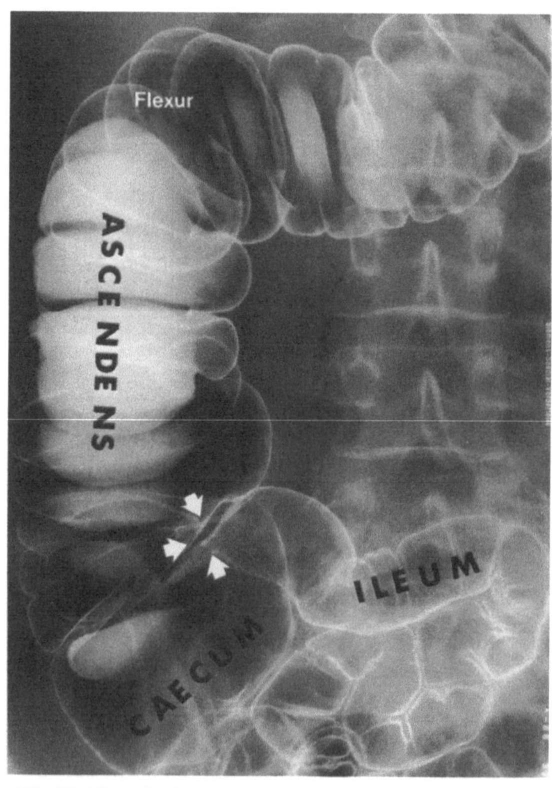

Abb. 23. Zielaufnahme unter Durchleuchtung: Ileozäkalregion (Pfeile: Ileozäkalklappe)

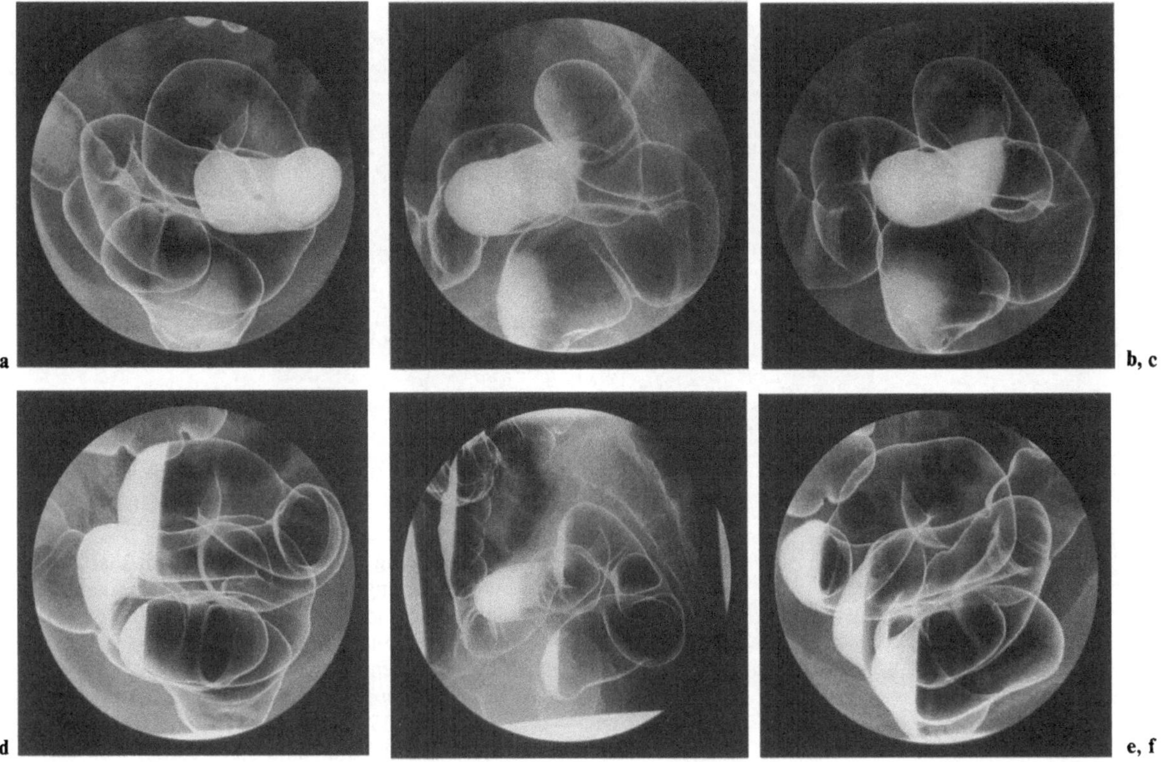

Abb. 24a–f. Zielaufnahmen [6] unter Durchleuchtung mittels 100-mm-Kamera. Bei stark gewundenem Verlauf des Sigma sind Zielaufnahmen notwendig

△

Abb. 25. a Dünndarm-Doppelkontrast (Enteroklysma nach Sellink: Normalbefund). **b** Die terminale Ileumschlinge sollte grundsätzlich in verschiedenen Füllungszuständen erfaßt werden. (Normalbefund)

▽

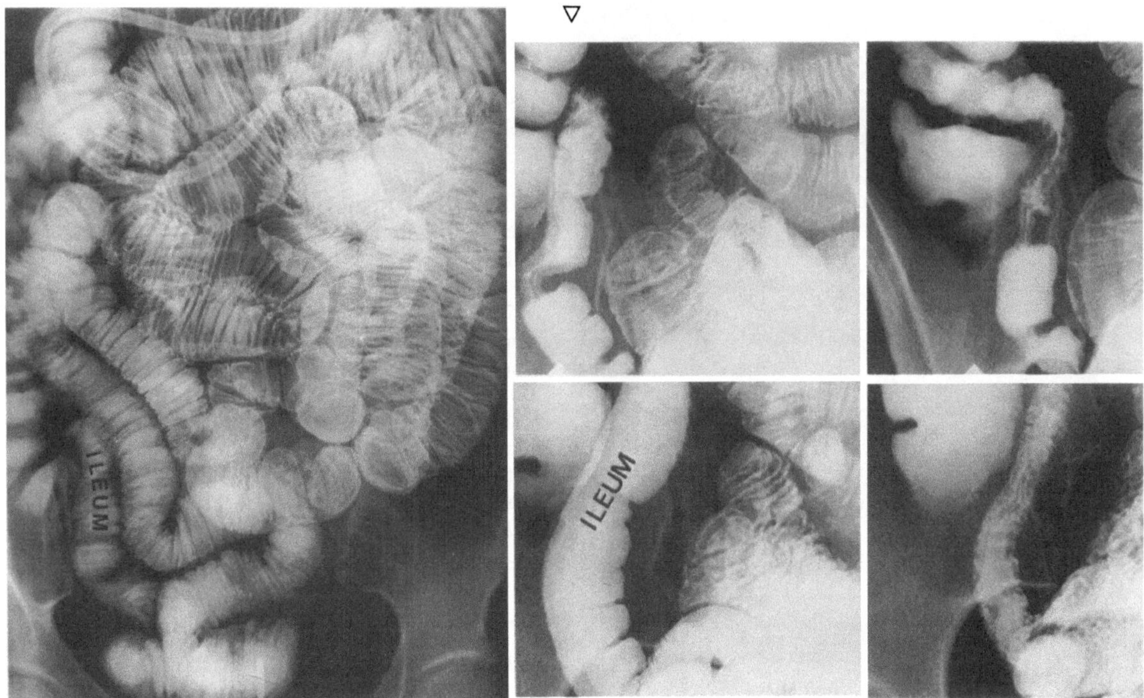

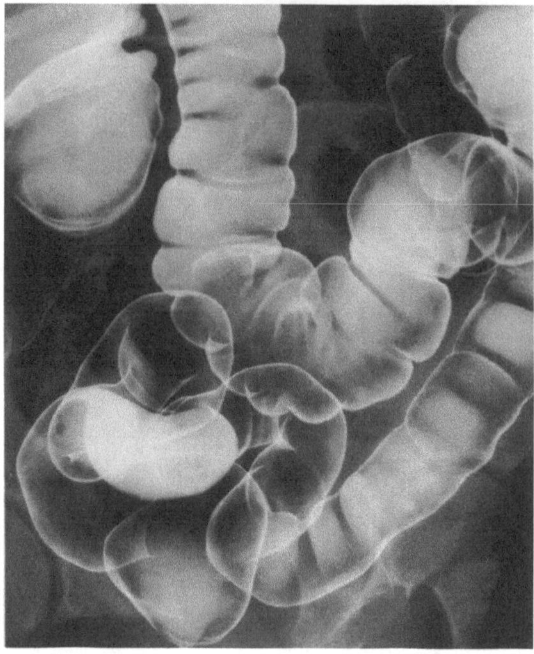

Abb. 26. Halbrechte (links-posteriore) Seitenlage (stärkere Drehung)

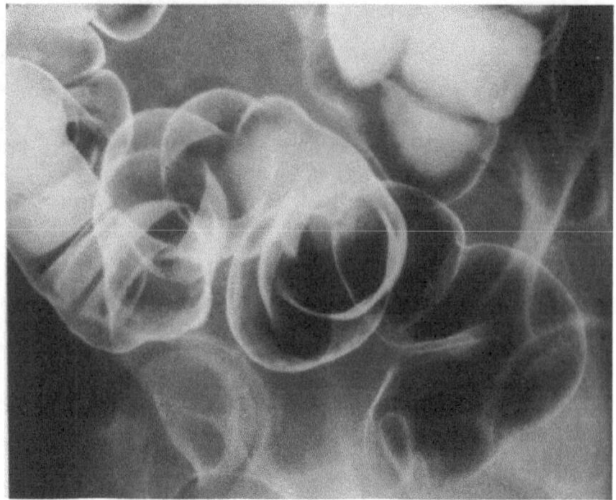

Abb. 28. Halblinke (rechts-posteriore) Seitenlage

der zur Verfügung stehenden technischen Ausrüstung ab. Die Erfahrung lehrt, daß eine **Mindestzahl von Aufnahmen nicht unterschritten** werden darf. Alle Abschnitte des Kolons müssen überlagerungsfrei – möglichst in zwei Ebenen – dargestellt werden.

Spezialaufnahmen nach Chassard-Lapiné und Aufnahmen mit 35° fußwärts gerichteter Röhre (Rektum-Sigma-Darstellung) sind meist entbehrlich.

1.5.1.1 Aufnahmedaten

Durchleuchtungsspannung:	80 kV
Aufnahmespannung:	100–130 kV
Fokusgröße:	1 mm × 1 mm

hochverstärkende Folien (seltene Erden)
Belichtungs- und Einblendungsautomatik

Raster:	Pb 8/40 (Pb 12/40)

Direkt-(Kassetten-)Aufnahmen und Indirekt-(Kamera-)Aufnahmen – wahlweise (Formate s. Tabelle 4).

1.5.1.2 Strahlenbelastung. Die Durchleuchtungszeit und Gesamtdosis sind von Gewicht, Durchmesser und Beweglichkeit des Patienten, seiner Kooperationsbereitschaft, der Erfahrung des Untersuchers und dem Vorliegen eines pathologischen Befundes abhängig. Unter den oben genannten Aufnahmedaten beträgt das Flächendosisprodukt (alle Aufnahmen einschließlich der Durchleuchtungszeit von 2,5–5,0 Min) 15–90 Gy × cm^2;
die Gonadendosis

> bei Frauen: 0,3–5 mGy;
> bei Männern: 0,1–1,0 mGy.

Die Verwendung von Kamera (Indirektaufnahme), Bandspeicher, Hartstrahltechnik, Kompression der Aufnahmeregion, Buckytisch-Aufnah-

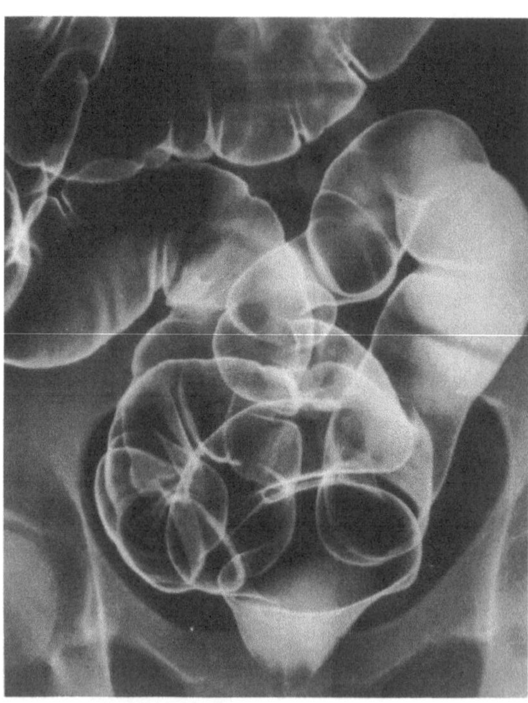

Abb. 27. Bauchlage, leichte Kopftieflage

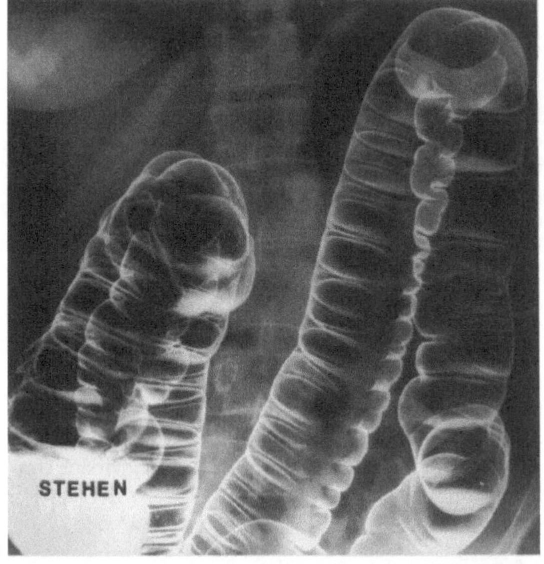

a

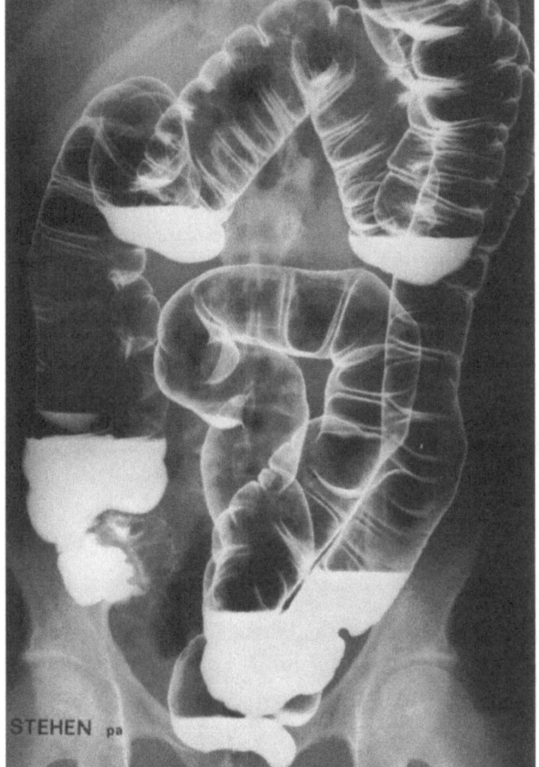

b

Abb. 29. a Aufnahme im Stehen: Zielaufnahme: Gerät 70–80° hochgerichtet. **b** Aufnahmen im Stehen am Rasterwandgerät

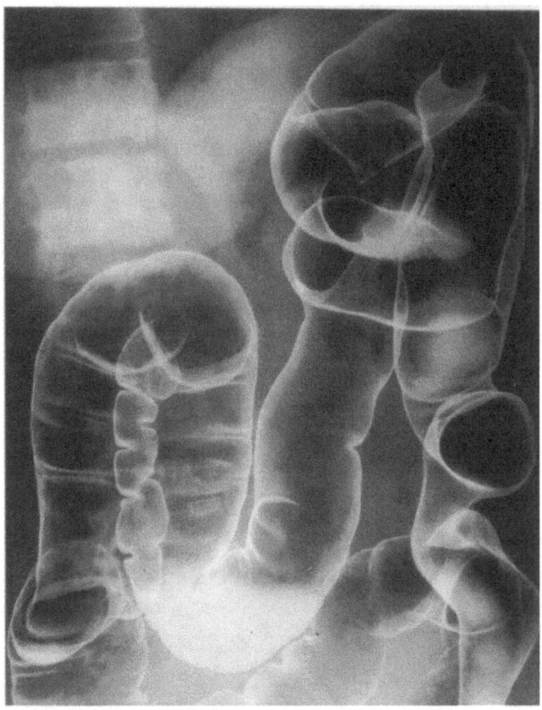

Abb. 30. Stehend, leichte Rechtsdrehung

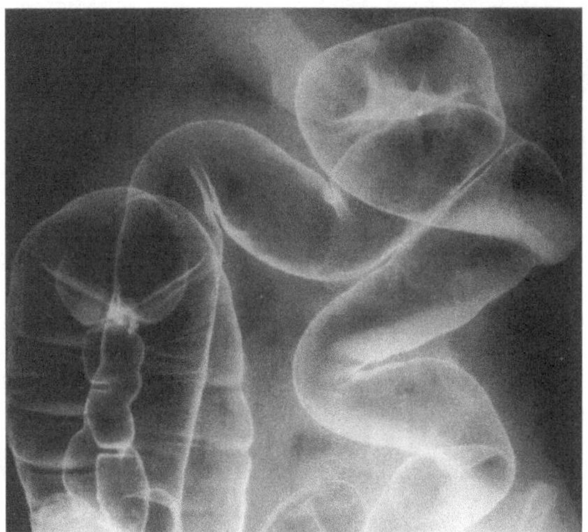

Abb. 31. Stehend, leichte Linksdrehung

men, Pb-8/40-Raster (anstatt Pb-12/40-Raster), höchstverstärkenden Folien, Belichtungs- und Einblendungsautomatik und Gonadenschutz (beim Mann) reduzieren die Strahlenbelastung erheblich [6, 164, 169].

1.5.2 Doppelkontrast (einphasig)

Das Kontrastmittel wird bis zur Mitte Deszendens oder der linken Flexur eingebracht, überschüssiges Kontrastmittel durch das Darmrohr abgelassen und mittels Luftinsufflation – unter mehrmaligem Umlagern des Patienten – die Kontrastmittelsäule bis zum Zäkum vorgetrieben. Die Aufnahmen erfolgen abschnittsweise bei bestmöglicher Freiprojizierung und Luftdehnung.

Dieses Vorgehen wird von manchen Untersuchern vorgezogen. Es benötigt weniger Kontrastmittel und läßt Überlagerungen leichter vermeiden. Es ist aber schwieriger zu erlernen und erfordert mehr Geschicklichkeit und Erfahrung des Untersuchers. Oft ist es mit einer längeren Untersuchungs- und Durchleuchtungszeit verbunden. Die erzielbaren Ergebnisse sind aber für die ein- und zweiphasige Doppelkontrasttechnik gleich gut [11, 71].

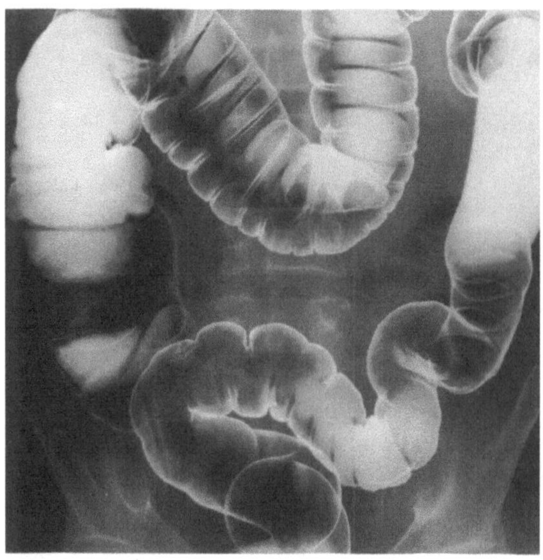

Abb. 32. Aufnahme in Rückenlage des Patienten

Abb. 33. Rechte Seitenlage, horizontaler Strahlengang

1.5.3 Leeraufnahmen des Abdomens und „Air Enema"

Die Aufnahmen in Rückenlage a.p. und in linker Seitenlage des Patienten bei horizontalem Strahlengang sind angezeigt bei Verdacht auf Perforation, toxischem Megakolon (oder manifester Perforation bzw. manifestem toxischen Megakolon) und akutem Schub der Colitis ulcerosa. Die Aussage bei letzterem steht in Abhängigkeit von der Gasfüllung des Kolons. Diese ist bei entzündlichen Darmerkrankungen häufig stärker ausgeprägt, kann aber gelegentlich völlig fehlen. In diesen Fällen läßt sich die Aussage durch vorsichtige rektale Luftinsufflation (600–800 ml) verbessern. Das gasgefüllte Kolon erlaubt die Beurteilung der Innenkontur des Darmes, der Haustrierung und des Kalibers. Damit ist eine Aussage über die Ausdehnung und Schwere der Kolitis in grobem Umfang möglich [11].

1.5.4 „Instant Enema" (Notfalleinlauf)

Der Instant Enema ist eine Modifikation des Doppelkontrastverfahrens, mit Verzicht auf die Vorbereitung und meist auf die vollständige Darstellung des Kolons. Das Verfahren dient insbesondere der Beurteilung der Colitis ulcerosa während eines akuten Schubs. Ist die Art der Kolitis unbekannt oder unsicher, sollte das normale Doppelkontrastverfahren eingesetzt werden. Der Notfalleinlauf ist wenig gebräuchlich; ihm ist unseres Erachtens der Versuch eines Doppelkontrastes oder einer partiellen Koloskopie vorzuziehen [11].

1.5.5 Einlauf mit wasserlöslichem Kontrastmittel

Ein Kontrastmittel-Einlauf mit wasserlöslichem Kontrastmittel (Gastrografin 1:3, Hypaque 20–30%) ist

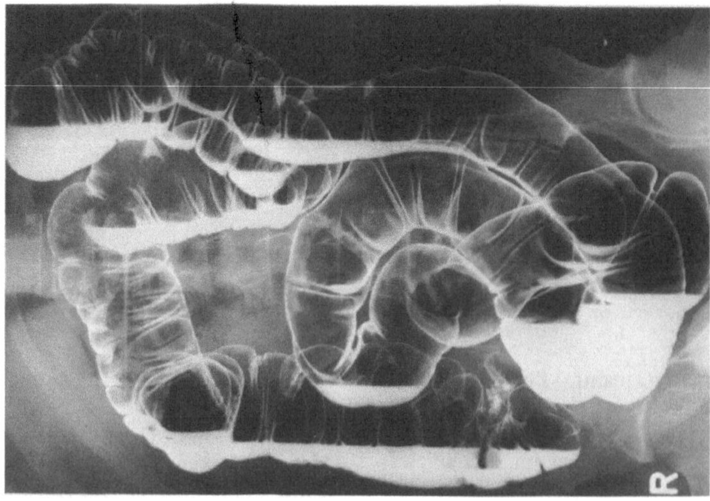

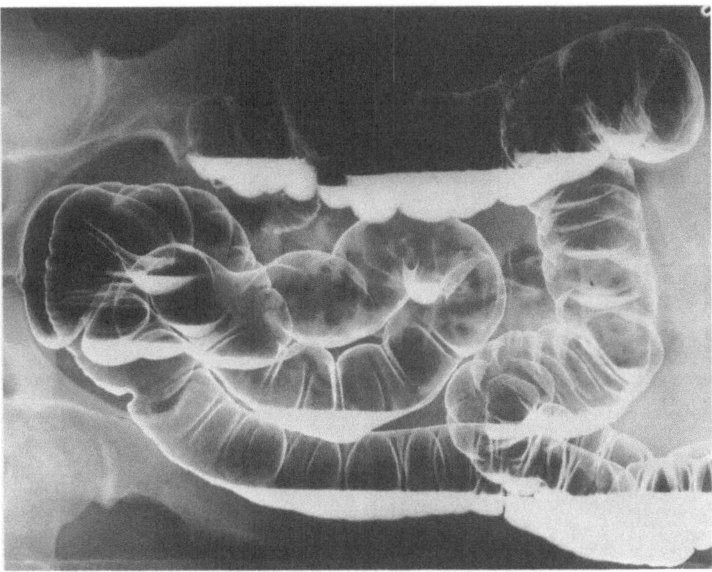

Abb. 34. Linke Seitenlage, horizontaler Strahlengang

indiziert bei Verdacht auf Perforation, **im frühen Stadium (den ersten 14 Tagen) nach Darmoperation**, im
Stadium „nahe der Obstruktion" und Intussuszeption. Es handelt sich um eine Notfalluntersuchung
mit meist stark eingeschränkter Aussage [11, 71].

1.5.6 Perorales Rechtsseiten-Pneumokolon

Das perorale Rechtsseiten-Pneumokolon hat im wesentlichen die gleiche Aufgabe wie die orale Kontrastmittelapplikation: Darstellung des Ileozäkalbereiches
und der terminalen Ileumschlingen. Es ist indiziert
bei inadäquatem Doppelkontrast des proximalen Kolons (z.B. durch Stuhl-/Flüssigkeitsreste) oder bei tief
im kleinen Becken liegenden terminalen Ileumschlingen, die sich der dosierten Kompression entziehen.

Sind nach oraler Kontrastmittelapplikation die
terminalen Ileumschlingen sowie die Ileozäkalregion
mit Kontrastmittel gefüllt, erfolgt eine rektale Luftinsufflation. Die Dehnung des Rektum-Sigmoideum-
sigmoids mit Luft führt zu einer Anhebung der terminalen Ileumschlingen, wodurch diese besser kompri-
mierbar und beurteilbar werden. Nach unseren Erfahrungen ist die Dünndarmuntersuchung nach SEL-
LINK (Enteroklysma) in der Regel aussagefähiger [11].

1.5.6.1 Defäkographie (Defecography, Evacuation,
Proctography). Das Rektum wird mit einer dicken
Bariumsulfat-Suspension gefüllt – bei weiblichen Patienten die Vagina durch einen mit Kontrastmittel ge-
tränkten Tampon markiert. Die anschließende Entleerung (auf einem Spezialsitz; im DL-Gerät) kann

dann mittels Seitenaufnahmen statisch und dyna-
misch aufgezeichnet werden.

Die Untersuchungsmethode wird bisher nur an
wenigen Kliniken und Praxen durchgeführt, gewinnt
aber an Bedeutung. Sie ist in der Lage Störungen
der anorektalen Funktion aufzudecken, wie z.B. Rek-
tozele, Anal-Rektum-Prolaps, Analinkontinenz, spastisches Beckenbodensyndrom, mechanische Rektal-
obstipation, Intussuszeption der Rektalschleimhaut
[12, 15].

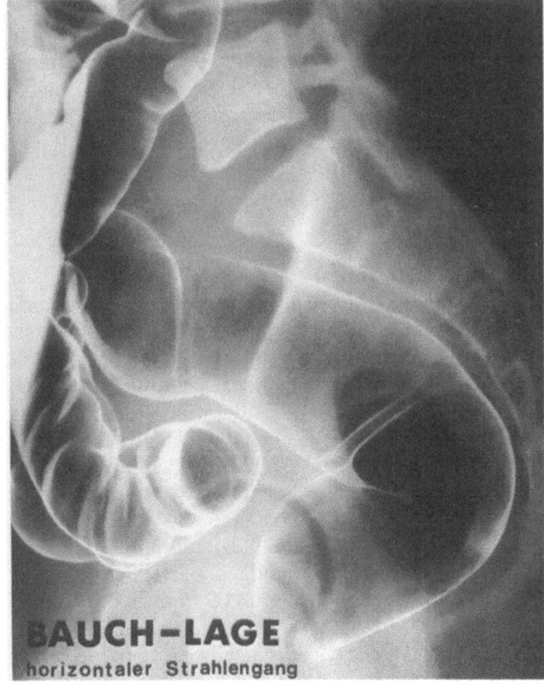

Abb. 35. Bauchlage, horizontaler Strahlengang

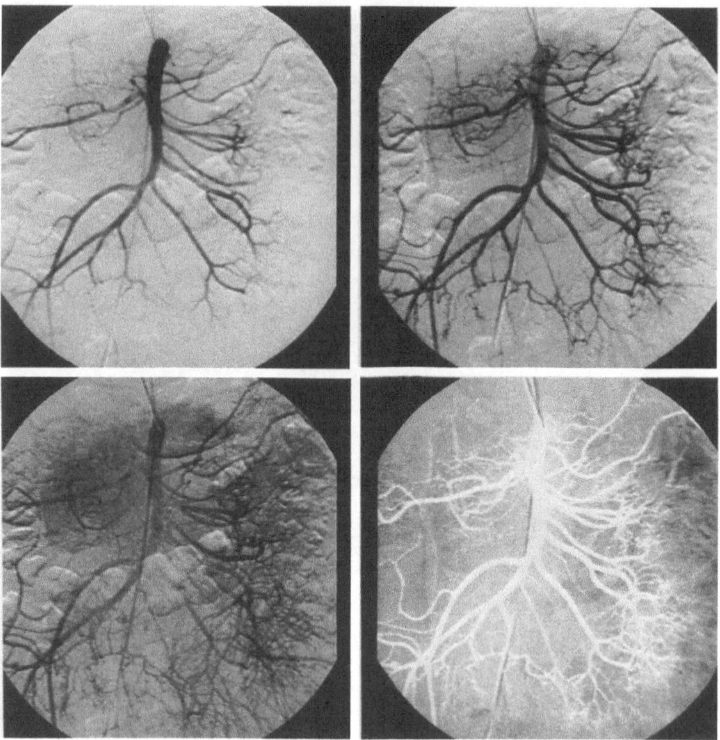

1.5.7 Arteriographie

Die Indikationen für eine *Angiographie* (auch als digitale Subtraktionsangiographie – DSA) bestehen in der Lokalisation (gegebenenfalls auch Therapie) einer Blutungsquelle, der Diagnostik ischämischer Enterokolitiden und (seltener) der präoperativen Darstellung der Gefäßversorgung [7, 76] (Abb. 36). (Siehe auch Abschn. 2.11.10.)

1.5.8 Ultraschall

Die Ultraschalluntersuchung ist nicht die Methode der Wahl zur Erfassung krankhafter Darmprozesse. Zwar gelingt der primäre Nachweis von Veränderungen in ca. 35–50%, eine Differenzierung jedoch, ob entzündlich oder tumorös, ist nur approximativ möglich. Die anatomische Zuordnung einer nachgewiesenen Veränderung ist unsicher. Die Erkennbarkeit sog. „Kokardenphänomene" – dem sonographischen Korrelat verdickter Darmwände – ist außerdem lageabhängig. Neue Geräte und Schallköpfe (mit 5 und 7 MHz) erlauben dem Geübten die Darmwandverdickung bei Morbus Crohn und Peridivertikulitis, Fistelgängen und Abszessen besser darzustellen als früher möglich. Dadurch kann teilweise eine Überwachung bekannter Crohn-Veränderungen auch durch Ultraschall erfolgen.

Abb. 36. Digitale Subtraktionsangiographie (DSA): Selektive Angiographie der A. mesenterica superior (intraarterielle Injektion)

Linke Flexur und distales Sigma sowie Rektum sind fast nie zu beurteilen. Ein Screening, d.h. der sonographische Ausschluß entzündlicher oder tumoröser Veränderungen, ist nicht möglich. Ähnlich wie die Computertomographie kann der Ultraschall jedoch eingesetzt werden, um Metastasen, Abszesse, Darmschlingenkonglomerate oder ein Übergreifen eines Darmprozesses auf Nachbarregionen nachzuweisen. Feinnadelpunktionen unter Ultraschallkontrolle verhelfen oft zu einer raschen Artdiagnose [94, 156] (Abb. 37–41).

1.5.9 Computertomographie (CT)

Die CT hat große Bedeutung für das therapeutische Procedere bei kolorektalen Tumoren (prä- und postoperativ), dem Nachweis von Rezidiven, Lokal- und Fernmetastasen sowie Komplikationen (postoperativ, entzündliche Dickdarmerkrankungen). Sie erlaubt die Feststellung der exakten extracolischen Ausdehnung eines Malignoms. Durch Sonographie, Computertomographie, Angiographie und Radionukliduntersuchungen ist **bereits vor einer Operation oder Radiatio ein Staging möglich** [10, 66, 109, 202].

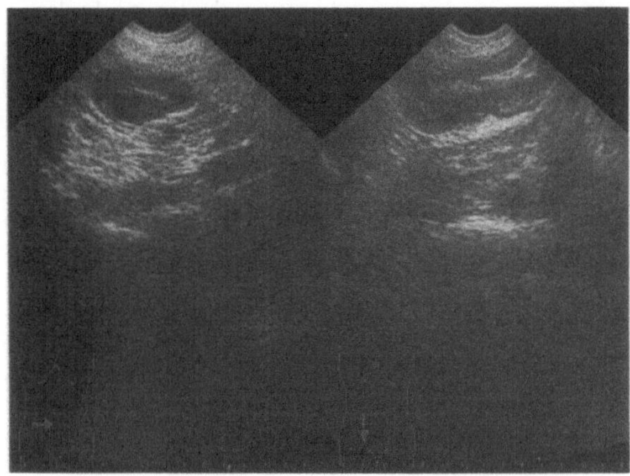

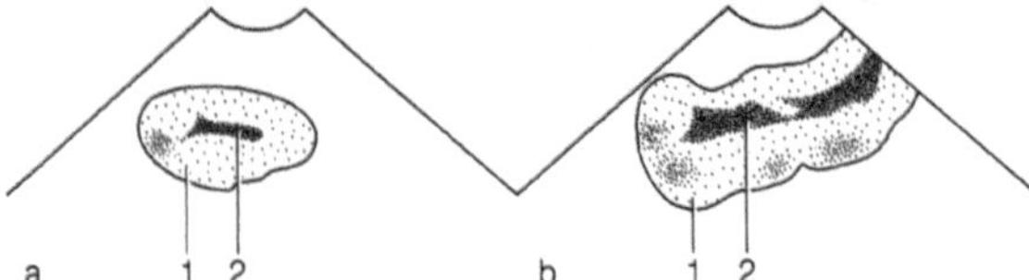

Abb. 37 a, b. Tumor des Colon ascendens. **a** Querschnitt, **b** Längsschnitt (3,5 MHz Sektorschallkopf). *1* Tumor, *2* Darmlumen (Stuhl, Luft)

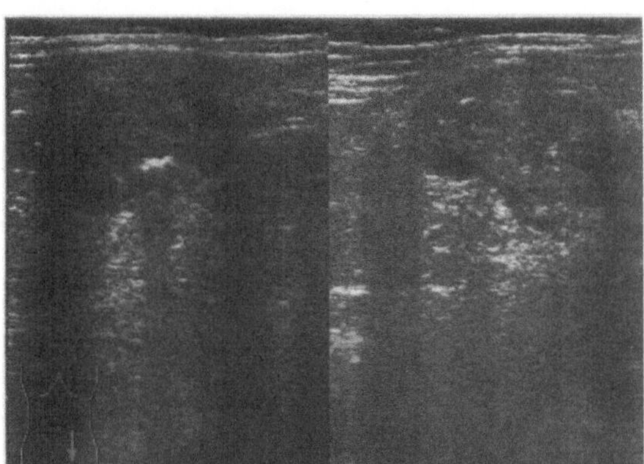

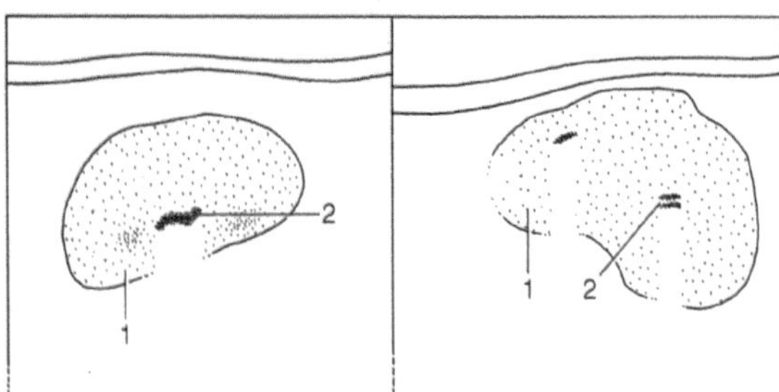

Abb. 38. Sigmakarzinom (2 Querschnitte, 5 MHz Linearschallkopf). *1* Tumor, *2* Darminhalt (Luft) im exzentrischen Lumen mit Schallschatten

Abb. 40. Kolitis im Sigmabereich (3,5 MHz Linearschallkopf). *1* langstreckige, gleichmäßige Darmwandverbreiterung (8 mm), *2* Darmlumen (Luft, Stuhl)

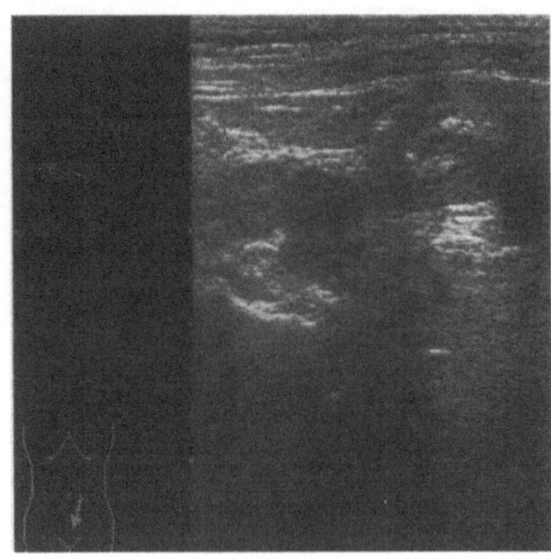

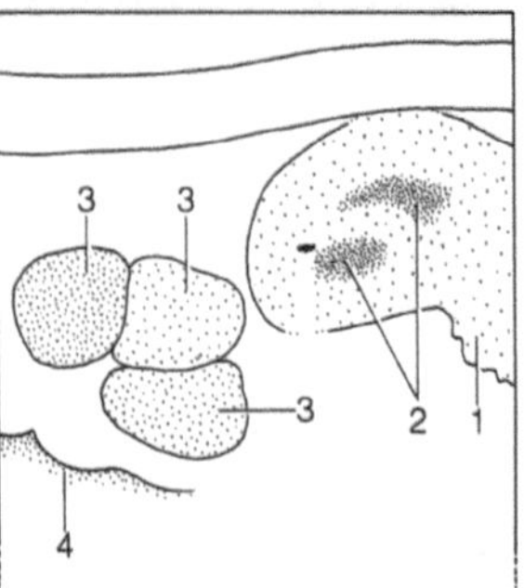

Abb. 39. Melanommetastase des Sigma (5 MHz Linearschallkopf). *1* verdickte Darmwand mit Metastase, *2* Darminhalt (mit Schallschatten), *3* vergrößerte Lymphknoten, *4* Wirbelsäule

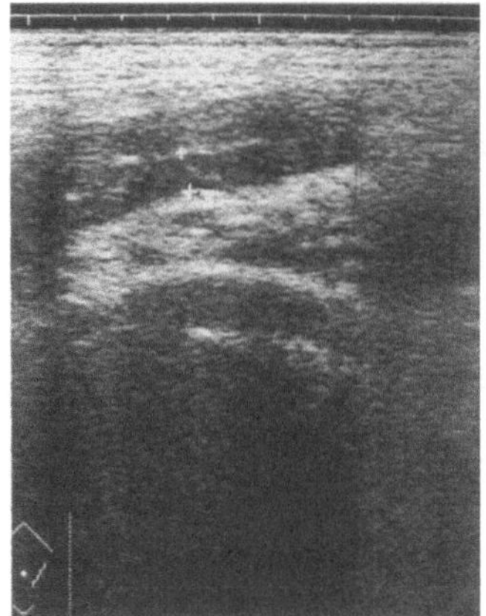

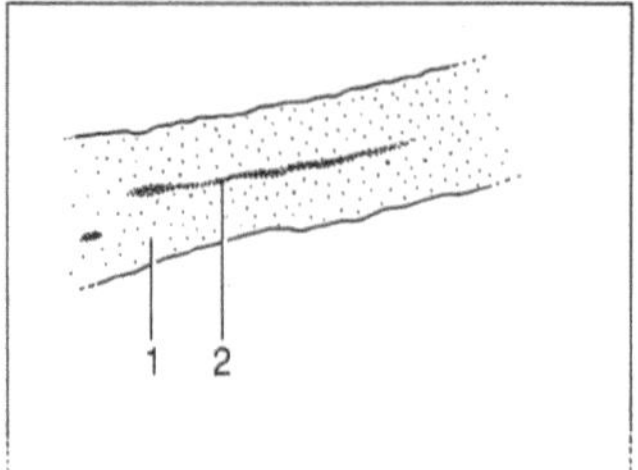

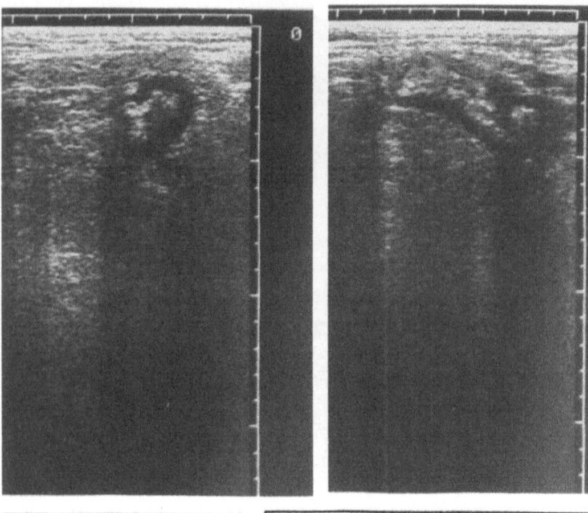

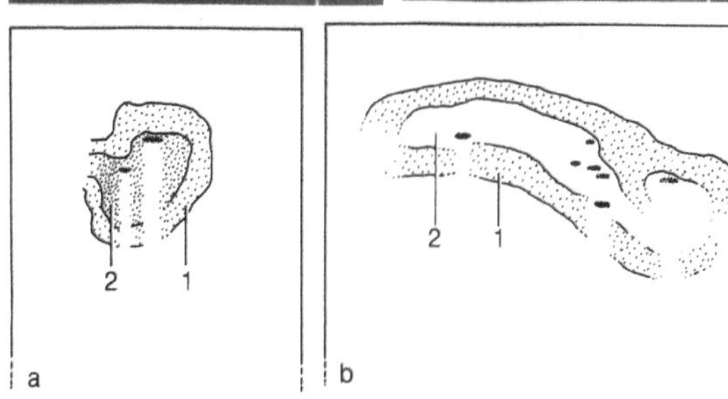

Abb. 41a, b. Sigmadivertikulitis (Quer- **a**, Längsschnitt **b**; 3,5 MHz Linearschallkopf). *1* Echoarme, nahezu gleichmäßige Darmwandverdickung; *2* Darminhalt (Stuhl, Luft)

Wie die Sonographie ermöglicht die CT eine gezielte *Feinnadelbiopsie.* Bei tiefliegenden, kleinen Läsionen und adipösen Patienten hat die CT-gezielte-Feinnadelbiopsie gegenüber der bei der Sonographie Vorteile.

Sowohl die Entzündung als auch der Tumor verursachen eine im CT nachweisbare *Wandverdickung* (normal 3–5 mm; mehr als 10 mm sind sicher pathologisch). Die Abgrenzung des Darmes und der Darmwand gelingt durch das Trinkenlassen von 400–600 ml einer 1–3%igen Gastrografin-Lösung[1] 60–120 min vor der Untersuchung und/oder unmittelbar der Untersuchung vorausgehenden Luftinsufflation oder Wasserinstillation des Rektums.

Nach der Operation kolorektaler Tumore sollte eine *Basis-CT frühestens nach 6–8 Wochen* erfolgen, da vorher Verwechselungen mit Obliterationen durch Ödem oder Blutungen gegenüber einem Resttumor oder Rezidiv möglich sind. Danach folgen *Kontrollen erstmals nach 3 Monaten, später jährlich.*

Rezidive führen zur Infiltration des umgebenden Bindegewebes, von Samenbläschen, Prostata, Harnblase, Uterus, Ovar, Beckenmuskeln und Beckenknochen. Rektumkarzinome haben in 60% lokale Rezidive; 92% davon liegen im Bereich der Kolostomie. Das Problem des Rezidivs des Rektumkarzinoms

---

[1] Auch verdünnte Bariumsulfat-Lösung möglich.

liegt in der vorwiegend extraluminalen Ausbreitung. Postoperative Veränderungen erschweren die Differenzierung. Vielleicht werden rektale Sonographie und NMI dieses Problem mindern helfen.

Postoperative Fieberschübe, Schmerzen und verzögerte Genesung sind Hinweise auf *Abszesse.* Neben Leberabszessen spielen supra-infrahepatisch gelegene sowie perityphlitische und retroperitoneale Abszesse postoperativ eine Rolle.

Metastasen in der Leber stammen vorwiegend von Karzinomen des Kolons, der Bronchien, der Mammae oder von Melanomen. In der Regel sind sie ab einer Größe von 1–2 cm im CT als rundlich-ovale, gut abgrenzbare, singuläre oder multiple, hypodense Areale erkennbar. Seltene isodense und/oder kleinere als 1–2 cm große Metastasen benötigen zum Nachweis eine Kontrastmittelapplikation. Dies trifft auch für die Fälle zu, in denen eine diffuse Lebererkrankung (z.B. Fettleber) zu einer Dichteminderung geführt hat, so daß Metastasen entweder isodens oder hypodens erscheinen (Abb. 42a–c; 43, 44; 45a, b).

1.5.10 Nuklearmedizinisch-funktionsszintigraphische Verfahren

Im Vordergrund szintigraphischer Untersuchungsmethoden des GI-Traktes stehen der Nachweis von Funktionsstörungen (z.B. gastroösophageale Transitstörungen und gastroösophagealer-duodenogastraler Reflux), von Blutungsquellen (z.B. säuresezernierendes Gewebe extragastral in einem Meckelschen Divertikel) sowie von entzündlichen und tumorösen Prozessen.

1.5.10.1 Funktionsstörungen des oberen Gastrointestinaltraktes. Der szintigraphische Nachweis bezieht sich in erster Linie auf Entleerungsstörungen des Magens und den Nahrungstransit in der Speiseröhre. Indikationen für die Magenfunktionsszintigraphie sind Symptome der mechanischen Obstruktion, diabetische oder postoperative Gastroparese, Kollagenkrankheiten, Amyloidosen, Erkrankungen des autonomen Nervensystems, idiopathische Nausea und Erbrechen sowie Dumping-Syndrom [33].

Das Radionuklid muß fest an ein Nahrungsmittel gekoppelt werden und die Bindung während der Untersuchungsdauer stabil bleiben. Flüssige Nahrung wird hauptsächlich mit ^{99m}Tc-DTPA markiert, feste Nahrung mit ^{99m}Tc-Kolloid. Verabreicht werden breiige oder getrennt flüssige und feste Standardmahlzeiten (300 g) [210]. Die Magenentleerung wird postprandial szintigraphisch (Großfeld-Gamma-Kamera-Sequenz-Aufnahmen) über 15–240 Min. verfolgt und mittels einer Abnahme der radioaktiven Zählrate in Zeitaktivitätskurven funktionell erfaßt.

Für halbfeste Nahrung beträgt die Halbwertszeit normal ca. 60 Min., für flüssige ca. 12 Min.

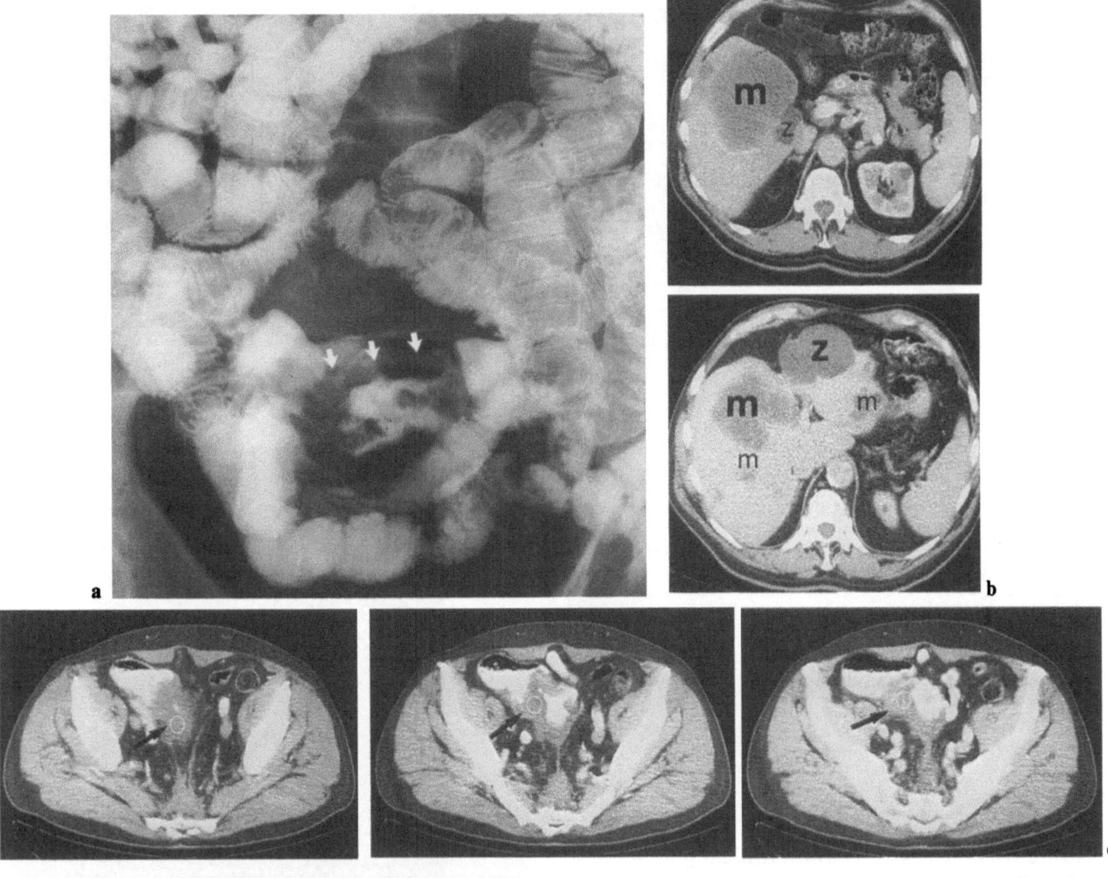

Abb. 42. a Enteroklysma nach SELLINK: stenosierender, maligner Prozeß im mittleren Ileum: Rezidivkarzinom nach Resektion eines Rektumkarzinoms. b CT-Oberbauch: Lebermetastasen (*m*) und Zysten (*z*). c CT-Unterbauch: vom präsakralen Narbengewebe ziehen strangartige Verbindungen zum bizarr geformten Ileum-Tumor. (**a**, **b**, **c** = gleicher Patient)

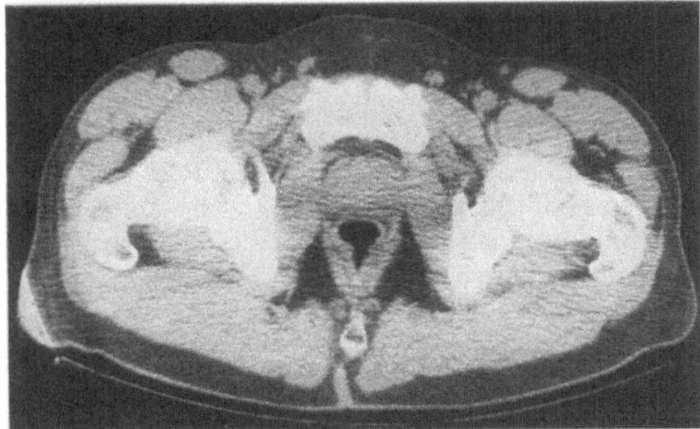

Abb. 43. Kleines Adenokarzinom am Übergang Rektum/ Sigma: keine Infiltrationen der Umgebung

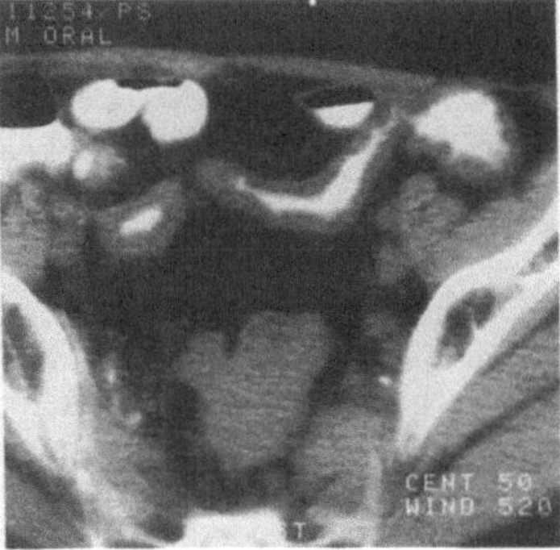

Abb. 44. Langstreckige, unregelmäßig begrenzte Lumeneinengung und Wandverdickung des Sigma bei Ileocolitis Crohn

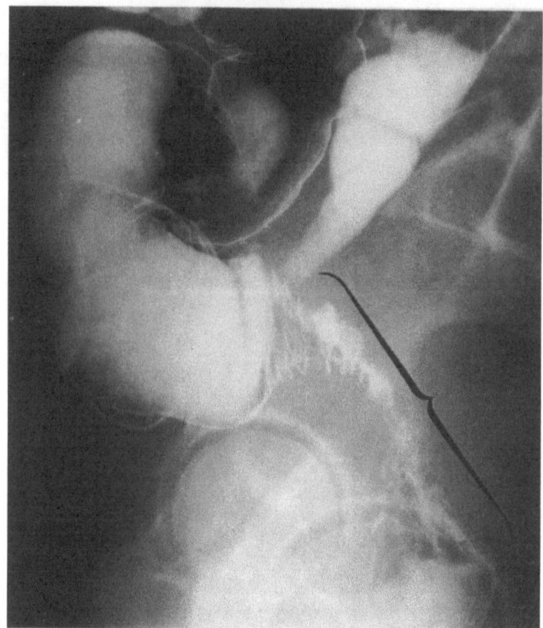

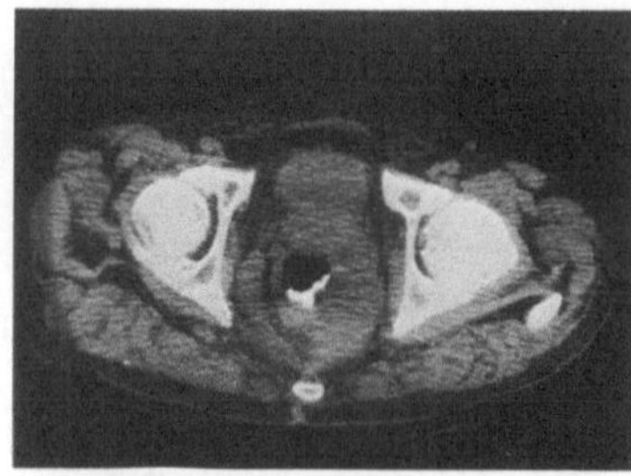

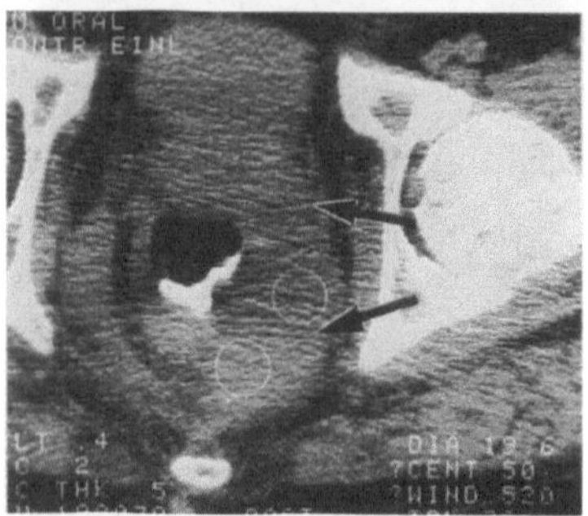

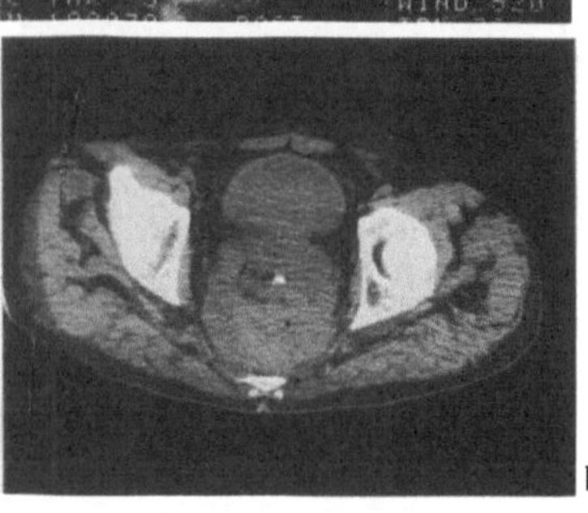

b

Abb. 45. a Stenosierendes Rektumkarzinom. **b** CT: starke
Wandverdickung des Rektums und Infiltrierung in die Umgebung

*1.5.10.2 Szintigraphischer Nachweis ektopischer Ma-
genschleimhaut.* Der szintigraphische Nachweis extragastral säureproduzierenden Gewebes ist oft zur Lokalisation eines Meckelschen Divertikels hilfreich.
Das ^{99m}Tc-Pertechnetat (^{99m}Tc04)-Anion wird selektiv in schleimproduzierenden Becherzellen der Magenschleimhaut angereichert und in das Lumen bzw.
die mit ektopischer Magenschleimhaut versehenen
Meckelschen Divertikel sezerniert [171].

57% aller Meckelschen Divertikel und 90% der
blutenden enthalten ektopische Magenschleimhaut
[93]. Bei der nichtinvasiven Methode wird nach intravenöser Applikation von ^{99m}Tc04 eine abdominelle
Sequenzszintigraphie bis 60 min p.i. durchgeführt.
Magen und ektopische Magenschleimhaut zeigen ein
konkordantes biokinetisches Verhalten gegenüber
^{99m}Tc04 (rasche Frühanreicherung, Zunahme der
Aktivitätsintensität im Spätszintigramm). Das konkordante biokinetische Verhalten von Magenschleim-
hautaktivität und ektopischem Aktivitätsfokus erleichtert die Differenzierung gegenüber Gefäßanomalien, die u.U. auch fokale Traceranreicherungen, aber
eine Abnahme der Aktivitätsintensität im Spätszintigramm zeigen.

Die Lokalisation einer durch ektopische Magenschleimhaut bedingten Blutungsquelle weist mit dieser Methode eine Sensitivität von 85% und eine Spezifität von 95% auf.

*1.5.10.3 Blutungsquellennachweis, sog. Blutpoolszinti-
graphie.* Sie kommt zum Einsatz bei okkulten, weder
endoskopisch, röntgenologisch, angiographisch noch
computertomographisch nachweisbaren Blutungsquellen.

Zwei szintigraphische Verfahren werden angewandt:
^{99m}Tc-Schwefelkolloid reichert sich nach i.v. Applikation physiologisch durch Phagozytose im retikuloen-
dothelialen System von Leber, Milz und Knochen-
mark an und tritt bei intestinalen Blutungen als Ex-
travasat aus.

Bei jeder Rezirkulation wird die erste Aktivitäts-
fraktion durch weitere Extravasationen verstärt, so
daß die Blutungsquellenaktivität zunimmt, die Hin-
tergrundsaktivität dagegen zur gleichen Zeit expo-
nentiell durch die Traceraufnahme im RES abnimmt.
Daraus ergibt sich eine kontrastreiche Darstellung
der Blutungsquelle im Bereich des Unterbauches,
während im Oberbauch (Leber – Milz) Überlagerungen stören.

Diese Methode eignet sich aufgrund der sehr
schnellen Kolloid-Clearance ($t\frac{1}{2} = 2$ min) aus dem Ge-
fäßbereich durch das RES nur zum Nachweis akuter,
nicht aber für intermittierende Darmblutungen [62,
208].

Erythrozyten können in vitro oder einfacher in vivo mit ^{99m}Tc-*Pertechnetat markiert* werden. Auch intermittierende Blutungen können in 85% der Fälle nachgewiesen werden, z.T. jedoch erst im Spätszintigramm (bis zu 24 Std. p.i.) [298, 335, 389].

Dem Blutungsquellennachweis durch Endoskopie und Angiographie sind aufgrund einer zu geringen Blutungsmenge bzw. durch das blutungsfreie Intervall Grenzen gesetzt [62, 209]. Die szintigraphischen Methoden werden dagegen bei einer sehr geringen Blutmenge positiv und zeichnen sich durch eine Sensitivität von 80% und Spezifität von 90% aus.

Sind die Voruntersuchungen durch Röntgen, Endoskopie, Angiographie und Computertomographie negativ, beträgt die szintigraphische Trefferquote noch 50%.

1.5.10.4 Entzündliche Darmerkrankungen. Zwei unterschiedlich sensitive In-vivo-Entzündungsmarker sind anwendbar.

^{111}*In-Oxin-Leukozyten.* Als neue, effektive und spezifische Nachweismethode von akuten pyogenen Entzündungen wird von einigen Autoren die Szintigraphie mit ^{111}In-Leukozyten beschrieben [172]. Hier hängt der Entzündungsnachweis von der Migrationsrate der zirkulierenden Leukozyten zum Infektionsherd ab, so daß dieses Verfahren vorwiegend bei akuten, weniger bei chronischen Prozessen zum Einsatz kommt.

Der Morbus Crohn ist gekennzeichnet durch einen leukozytären Frühkontrast mit konsekutivem

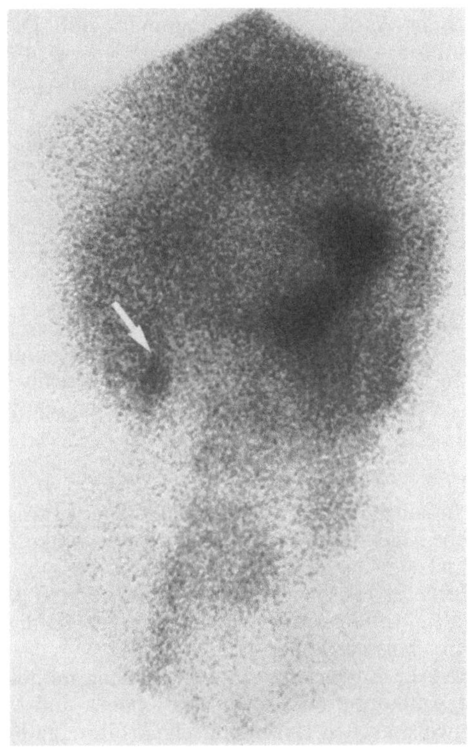

Abb. 47. Ventrales Analogfrühszintigramm (5 min) mit synchronem Aktivitätszuwachs im Magen und rechten Oberbauch. Operativ bestätigt wurde ein blutendes Duodenaldivertikel (*Pfeil*)

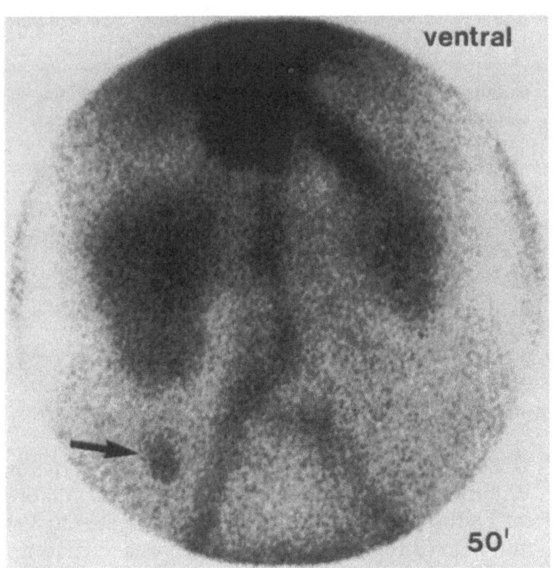

Abb. 46. Ventrales Gammakamera-Analogszintigramm mit Darstellung eines blutenden Meckelschen Divertikels (*weißer Pfeil*) durch fokale Aktivitätsanreicherung

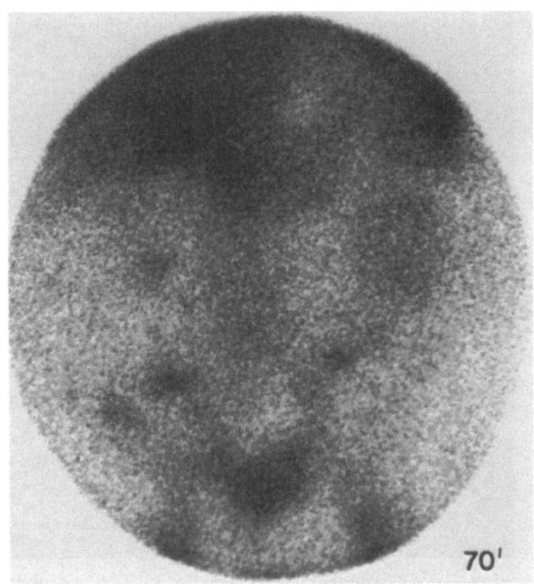

Abb. 48. Ventrale Blut-Pool-Spätszintigraphie (70 min) mit ^{99m}Tc04 in vivo markierten Erythrozyten. Darstellung mehrerer Blutungsquellen in Form multipler Aktivitätsfoci bei profuser intermittierender Dünndarmblutung

Aktivitäts-Washout. Fehlt eine granulozytäre Darminfiltration – wie beim Colon irritabile – wird eine ^{111}In-Granulozytenanreicherung im intestinalen Szintigramm vermißt.

^{67}*Ga-Citrat.* Zur Differenzierung einer medikamentös-konservativ behandelbaren exazerbierten, diffusen Darmentzündung von einem okkulten intraabdominellen Abszeß, der eine chirurgische Intervention erfordert, hat sich die ^{67}Ga-Citrat-Szintigraphie als hoch sensitiv (>80%) erwiesen [75, 135].

Wegen der Möglichkeit einer unspezifischen Anreicherung im Abdominalbereich (ungereinigter Darm, Narbengewebe und Tumoren) empfiehlt sich die Kombination mit der Computertomographie [173].

1.5.10.5 ^{131}*J* ^{111}*In-markierte monoklonale Antikörper.* In zunehmenden Maße werden immunszintigraphische Methoden bei malignen Darmerkrankungen eingesetzt.

Frühere Versuche mit durch Jod markierten polyklonalen Antikörpern haben zu keinen befriedigenden Ergebnissen geführt.

Erst die Entwicklung und Herstellung monoklonaler Antikörper mittels der von KÖHLER und MILSTEIN entwickelten Hybridomtechnik führte zu einer ausreichend spezifischen Tumordarstellung [66, 323].

Planare Regionalszintigramme werden nach 3–7 Tagen p.i. durchgeführt, wobei die diagnostische Qualität der Spätszintigramme durch Abfall der Hintergrundaktivität steigt. Untersuchungen mittels

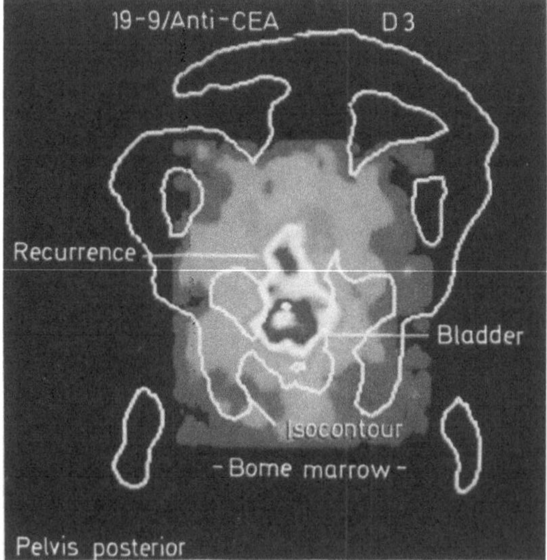

Abb. 49. Immunszintigraphische Darstellung des Rezidivs eines Rektumkarzinoms bei stark erhöhtem CEA (288 ng/ml, normal: <3). Im CT fand sich eine nicht konklusiv interpretierbare weichteildichte Raumforderung im Bereich der Rektumloge bei Z.n. Rektumamputation 3 Jahre zuvor

SPEKT (single photon emission computer tomography) können nach 2–5 Tagen erfolgen.

Nach den ersten Ergebnissen [13, 33] zeigt die Radioimmunszintigraphie kolorektaler Karzinome eine hohe diagnostische Sensitivität und Spezifität bei der Suche nach Primärtumoren und dem Nachweis von lokalen Tumorrezidiven und extrahepatischen Metastasen (retroperitoneal, Becken), wo bewährten diagnostischen Methoden, wie Sonographie und Computertomographie, Grenzen gesetzt sind (Abb. 46–49, Tabelle 5).

Tabelle 5. Nuklearmedizinische Verfahren

Organ	Indikation	Radionuklid
Öso-phagus	Transitstörungen (Sklerodermie, Achalasie, Spasmen) gastroösophagealer Reflux	^{99m}Tc-Kolloid Wasser-Gemisch
Magen	Organische und funktionelle Magenentleerungsstörungen säuresezernierendes Gewebe (z.B. Meckelsches Divertikel)	^{99m}Tc-Kolloid oder ^{99m}Tc DTPA Standardmahlzeit ^{99m}Tc-Pertechnetat
Dünn-darm	In vitro Diagnostik (Lipid-, Eisen-, Kalzium, Vitamin-B_{12}-Resorption Eiweißverlust	
Dünn- und Dickdarm	Blutungsquellennachweis	^{99m}-Pertechnetat oder (^{99m}Tc-Kolloid)
Entzün-dungen	Abszeßlokalisation und -ausdehnung, Kolitis, Divertikulitis	^{111}In-Leukozyten oder (^{67}Ga-Citrat)
Tumor	Lokalisation, Ausdehnung, Progredienz, Rezidivdiagnose	^{131}J- oder ^{111}In-markierte monoklonale Antikörper oder (^{67}Ga-Citrat)

1.5.11 Kernspintomographie (MRI) [2] *und magnetische Resonanzspektroskopie (MRS)*

Über die endgültige Stellung der MRI und MRS im Rahmen der Diagnostik entzündlicher und tumoröser Darmerkrankungen lassen sich bis heute nur Vermutungen anstellen und erste Tendenzen aufzeigen.

---

[2] MRI = Magnetic Resonance Imaging oder MRT = Magnetic Resonance Tomography oder MR scan

Die *Vorteile* von MRI liegen generell in:
1. der beliebigen Wahl der Schichtebene,
2. dem besseren Gewebskontrast gegenüber CT,
3. dem größeren Objektumfang,
4. der fehlenden Belastung durch ionisierende Strahlen,
5. dem nichtinvasiven Vorgehen,
6. der Spektroskopie.

Diese Vorteile wurden in den letzten Jahren durch die zunehmende Verwendung paramagnetischer Substanzen als Kontrastmittel (z.B. Gadolinium-DTPA), schnellere Sequenzen und Beherrschung störender Bewegungsartefakte erweitert.

Die *Nachteile* bestehen in:
1. ökonomischen Gesichtspunkten (kostspielige Untersuchungsmethode),
2. langen Untersuchungszeiten,
3. der fehlenden Signalgebung von kompakten Knochen und von Gas,
4. der Möglichkeit einer Klaustrophobie,
5. der stärkeren Anfälligkeit der Untersuchungsserie durch Bewegungsartefakte,
6. der schlechteren Versorgung von Schwerstkranken während der Untersuchung,
7. den Kontraindikationen:
   - Patienten mit Schrittmachern,
   - zerebralen Aneurysma-Clips,
   - ferromagnetischen Fremdkörpern (implantierten Elektroden).

Die relative Kontraindikation liegt bei:
- Mittelohrprothesen und
- chirurgisch implantierten Prothesen.

Nach Meinung verschiedener Autoren ist die MRI in der Diagnostik von Lebererkrankungen (insbesondere von Metastasen, hepatozellulären Karzinomen, Hämangiomen, fokaler nodulärer Hyperplasie) anderen Methoden wie CT und Sonographie überlegen. Es besteht kein Zweifel, daß die MRI im Bereich der männlichen und weiblichen Genitalorgane und Harnblase hervorragende Informationen zu liefern vermag und ihr beim Staging von Malignomen der Beckenorgane und der Frage nach Rezidiven beim Rektumkarzinom eine große Rolle zukommt. In der Abgrenzung gesundes/narbiges/tumoröses Gewebe im Beckenbereich scheint sie anderen Methoden überlegen zu sein [109, 117, 202] (Abb. 50a–c, 51).

1.6 Aussagewert der Röntgenuntersuchung des Kolons im Doppelkontrast

Eine gute Doppelkontrastuntersuchung macht radiologische und/oder endoskopische Zweituntersuchungen in großer Mehrheit überflüssig. Nur in 7–15% wird nach *primärer Röntgenuntersuchung* im Doppelkontrast eine komplementäre *Koloskopie* erforderlich. Hierbei überwiegen durch die Röntgenuntersu-

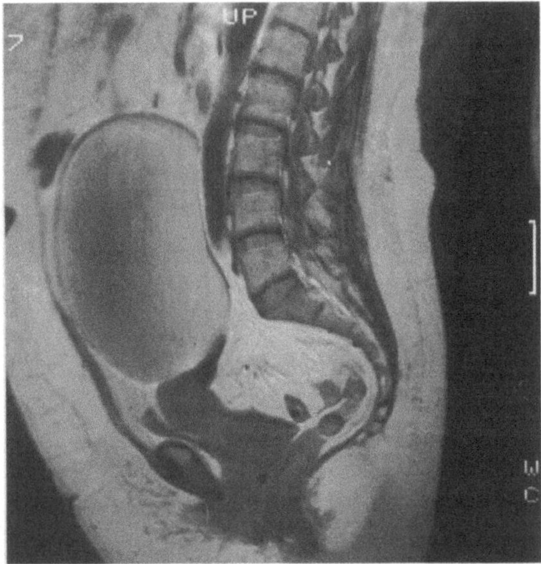
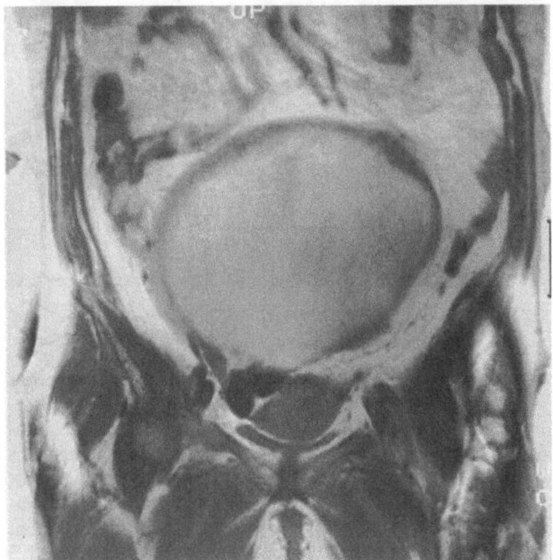

Abb. 50. Histologische Diagnose: muzinöses Zystadenom vom Borderlinetyp des linken Ovars. Über dem Uterus gelegene, flüssigkeitsäquivalente, glatt begrenzte, homogene, ovaläre Raumforderung von 18 × 16 × 8 cm Durchmesser. Die übrigen Beckenorgane zeigen keine pathologischen Veränderungen

chung nicht geklärte Blutungen, Läsionen und notwendige Polypektomien [99, 107, 119, 140].

Nach KELVIN et al. [100] ist die Mehrzahl *falsch negativer Befunde* auf „perceptiv errors" zurückzuführen, denen in der Häufigkeit technische Fehler und solche der Interpretation folgen. Das Phänomen der „perceptiv errors" betrifft alle mit dem Auge urteilenden Ärzte in gleicher Weise:

„Erblicken ist nicht gleich wahrnehmen" [138]

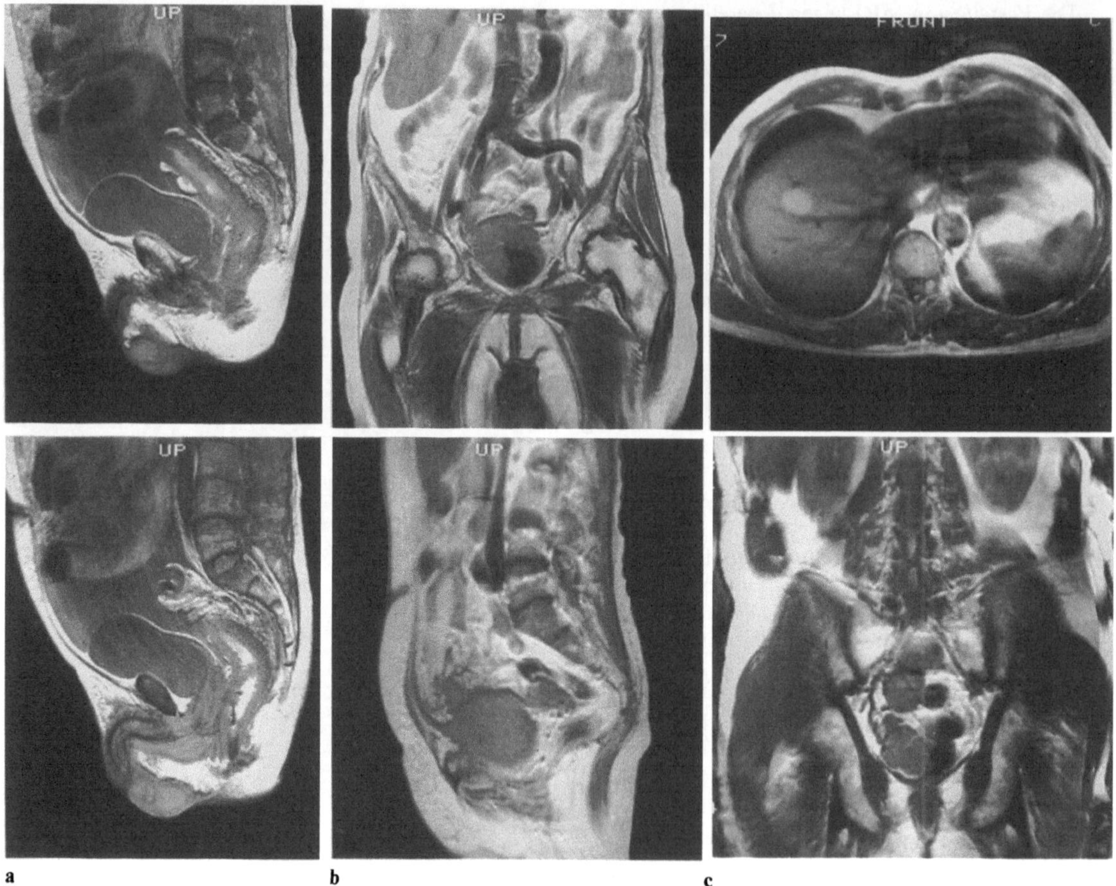

a b c

Abb. 50. a Histologische Diagnose: Siegelringkarzinom des Rektums. Intraoperative *komplette metastatische Infiltration des Rektum und Sigma bei Siegelringkarzinom des Magens.* In den sagittalen Schnitten bei Füllung des Rektums mit Gadolinium Darstellung der auf etwa 1 cm zirkulär verdickten Rektum-/Sigmawand, jedoch kein Nachweis der Infiltration in die Umgebung. Oberhalb der Blase erkennt man im T 1 Bild gegenüber dem Fett, relativ signalarm im T 2 gewichteten Mischbild dagegen, deutlich signalintensiv Aszites (der Patient hatte etwa 16 l Aszites), davon gut abgegrenzt und ohne pathologische Veränderung die Blase und die Prostata. **b.** Wandinfiltrierendes Blasenkarzinom. Rechts lateral mit Übergreifen auf das Blasendach und geringfügig auch auf die linke Seite, etwa 2,5 cm große Raumforderung. Im T 1 gewichteten Bild ist der Tumor signalarm, im T 2 gewichteten Mischbild deutlich signalintensiver, hell. Kein Nachweis iliacaler oder inguinaler Lymphknotenvergrößerungen. Im sagittalen Schnitt wird der Tumor nur angeschnitten, man erkennt hier ventral zur Bauchwand den Urachus (mit Verdacht auf Infiltration des Urachus). **c.** Rezidiv eines malignen fibrösen Histiozytoms präsakral. Die koronaren Schnitte des Beckens zeigen rechts lateral des Rektums 2 polyzyklisch begrenzte Tumorknoten von jeweils ca. 4 cm Durchmesser. In der T 1 betonten Sequenz (TR 0,8, TE 30) stellt sich der Tumor gegenüber dem stark signalintensiven Fettgewebe nur schwach signalgebend dar, in dem T 2 betonten Mischbild (TR 0,8, TE 70) deutliche Zunahme der Signalintensität der Tumorknoten (was als Hinweis der Malignität gewertet werden muß). Computertomographisch waren nekrotisch zerfallende Lebermetastasen gesichert. Das T 1 betonte Bild zeigt einen etwa 2 cm großen Prozeß im rechten Leberlappen, der sich gegenüber der Leber deutlich signalintensiv abhebt, was für eine Einblutung spricht. Im T2 betonten Mischbild stellt er sich gegenüber der dunklen Leber stark signalgebend dar.

Im Nachweis *maligner und benigner Tumoren* des Kolons (und Rektums) besteht eine Treffsicherheit von rund 80% für die konventionelle Untersuchung (Monokontrast) und 85–98% für das Doppelkontrastverfahren [69, 107, 119, 186].

Der Nachweis von *Adenomen* steht in Abhängigkeit ihrer Größe (nur ausnahmsweise auch ihrer Lokalisation) und beträgt im Monokontrast 59–86%, im Doppelkontrast dagegen 78–98% [63, 107, 119, 141].

Das Malignitätsrisiko liegt für Adenome

kleiner als	0,5 mm	bei 0,5– 1,0%
kleiner als	10 mm	bei 0,2– 2,4%
zwischen	10–20 mm	bei 3,9–10 %
größer als	20 mm	bei 10,5–52 %

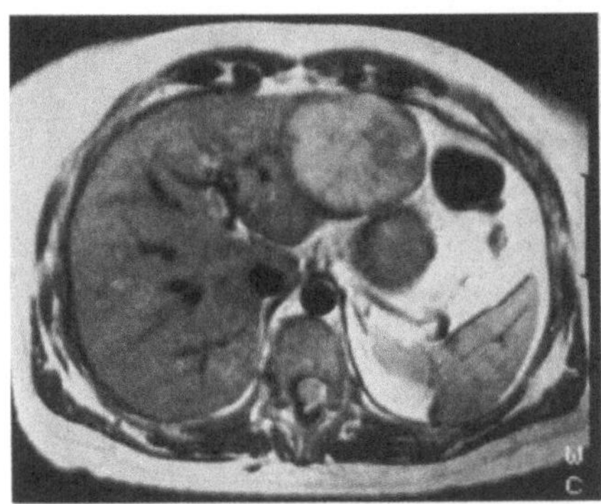

Abb. 51. T 2 betontes Mischbild der Leber (axialer Schnitt). Im linken Leberlappen 6 × 5 cm große Läsion, die sich gegenüber der Leber signalintensiv abhebt. Die radiäre Struktur spricht für die fokale noduläre Hyperplasie (später histologisch gesichert). (Die Aufnahmen (Abb. 50, 51) verdanken wir Frau Dr. med. K. HOFMANN-PREISS, Leiterin der Röntgenabteilung der Chirurgischen Klinik mit Poliklinik der Universität Erlangen-Nürnberg und Herrn Prof. Dr. med. W. RÖDL, Leiter der Röntgenabteilung der Medizinischen Klinik mit Poliklinik der Universität Erlangen-Nürnberg)

Etwa 75% der radiologisch und endoskopisch entdeckten Adenome sind kleiner als 10 mm. Berücksichtigt man eine Tumor-Verdopplungszeit von 5–10 Jahren sind radiologisch nahezu alle „relevanten" Adenome rechtzeitig zu erfassen [68, 89].

In der Diagnose *entzündlicher Darmerkrankungen* zeigen radiologische Befunde bei Anwendung des Doppelkontrastes in 80–95% eine Übereinstimmung mit endoskopisch-bioptischen Ergebnissen; beim Monokontrast dagegen nur in 60–70%. Im Gegensatz zum Monokontrast lassen sich im Doppelkontrast selbst diskrete Frühveränderungen feststellen und die Ausdehnung der Erkrankung wesentlich exakter bestimmen [11, 108].

Zusammenfassend ist festzustellen, daß jede Untersuchungsmethode Grenzen der Aussagebreite und Sicherheit aufweist. Diese sind durch die Methode selbst und das Individuum (Patient, Untersucher) bedingt. **Es gibt keine 100%ige Treffsicherheit.**

Die unvermeidbare Irrtumsrate liegt bei 3–7% [71, 100]

Bei gleicher Vorinformation und Qualifikation der Untersucher zeigen Radiologie und Endoskopie in der Diagnostik der Dickdarmerkrankungen eine gleich geringe Irrtumsrate. Die Methoden lassen sich aber nicht beliebig austauschen und/oder ersetzen. Das Beharren auf einer Untersuchungsmethode ist zu Lasten des Patienten mit Einbußen der Aussagebreite und Sicherheit verbunden.

In der Regel ist die Primäruntersuchung eine Rektoskopie oder Rektosigmoidoskopie. **Die Indikation zur totalen Koloskopie stellt sich nach einer Röntgen-**

untersuchung im Doppelkontrast. Durch die radiologische Vorinformation wird eine notwendige Koloskopie in kürzerer Zeit durchführbar und ihr diagnostisches Ergebnis sicherer. Dies vermindert die Belästigung und Gefährdung des Patienten, läßt Biopsien und Polypektomien gezielter einsetzen, sichert die richtige topographische Zuordnung der Läsionen und spart sowohl Kosten als auch Zeit [140, 186].

Die Röntgenuntersuchung erlaubt einen Überblick über das gesamte Kolon und seine Umgebung, ohne Vernachlässigung kleiner Details. Die Bilddokumentation gewährleistet Vergleiche mit Untersuchungen an anderer Stelle, Verlaufskontrollen, Beurteilung durch Dritte und die Einschätzung des Könnens des Untersuchers. Im Vergleich mit komplementären Methoden (Endoskopie, Sonographie, Computertomographie, Angiographie) liegt ein wesentlicher Kontroll- und Sicherheitsfaktor.

Entzündliche Darmerkrankungen

H.-F. FUCHS

Unter Mitarbeit von A. HELLSTERN

2 Idiopathische (unspezifische), chronisch-entzündliche Darmerkrankungen (ICD): Colitis Crohn, Colitis ulcerosa und nicht klassifizierbare Kolitis

2.1 Einführung

Unter den entzündlichen Darmerkrankungen liegen die ICD mit etwa 90% an der Spitze und sind von besonderer klinischer und sozialmedizinischer Bedeutung. Sie weisen viele Gemeinsamkeiten auf:

epidemiologische, klinische, biochemische, immunologische, radiologische und endoskopische. Darüber hinaus bestehen Analogien bezüglich der unbekannten Ätiologie und Pathogenese, dem Fehlen pathognomonischer Kriterien, den lokalen Komplikationen, den extraintestinalen Begleiterkrankungen, der erhöhten Karzinomgefährdung und der schwierigen therapeutischen Beeinflussung.

Trotz dieser engen Verknüpfung werden zwei Erkrankungen unterschieden: *Colitis Crohn und Colitis ulcerosa.* Beide Erkrankungen kommen beim gleichen Patienten weder synchron noch metachron vor.

Bei 5–10% der Kolektomiepräparate ist weder makroskopisch noch histologisch eine Zuordnung zu einer der Erkrankungen möglich: *nicht klassifizierbare Kolitis* [52, 114, 129].

Diese Undifferenzierbarkeit besteht für das vom entzündlichen Prozeß gleichmäßig und vollständig betroffene Kolon, insbesondere dann, wenn eine Mit-

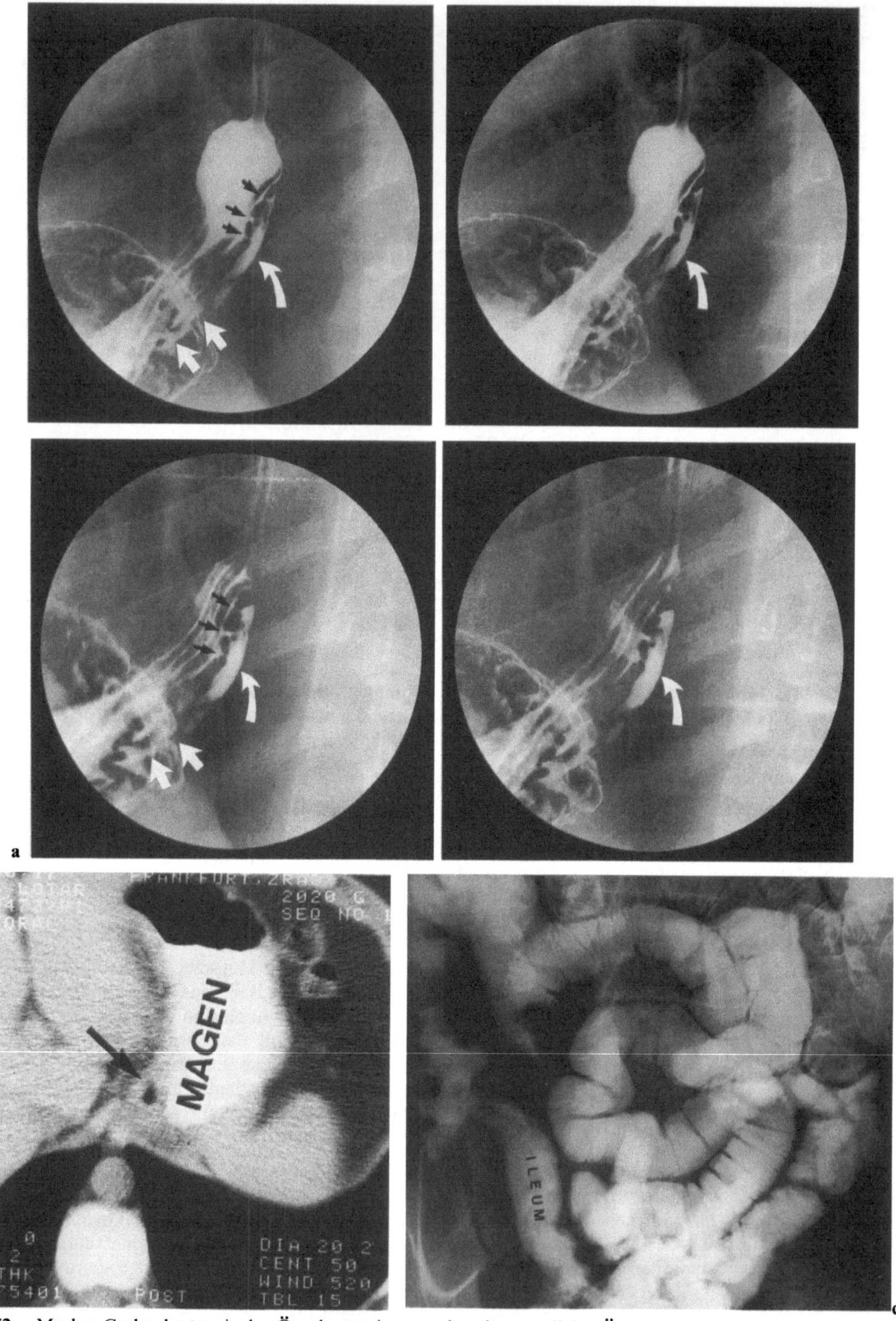

Abb. 52. a Morbus Crohn des terminalen Ösophagus: intramuraler Fistelgang (*gebogener Pfeil*), der durch dünne „Brückenpfeiler" (*kleine Pfeile*) mit dem Ösophaguslumen verbunden ist (100-mm-Kamera-Serie: 2 Bilder/sec). Intragastrale Mündung der Fistel (*große Pfeile*). **b** CT des Oberbauches: verdickte Ösophaguswand – kurz vor der Kardia. **c** Enteroklysma des Dünndarms: terminale Ileumschlinge durch entzündliches Ödem relieflos; vor der Valvula einige noduläre Veränderungen

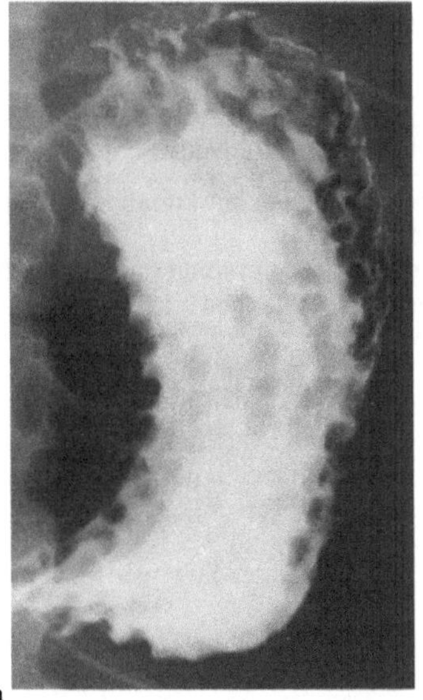

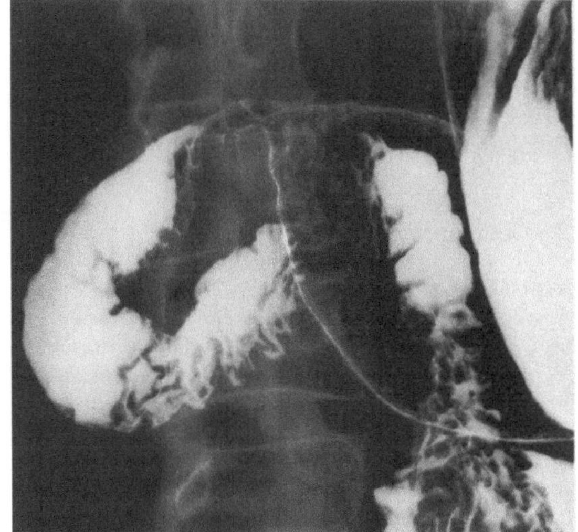

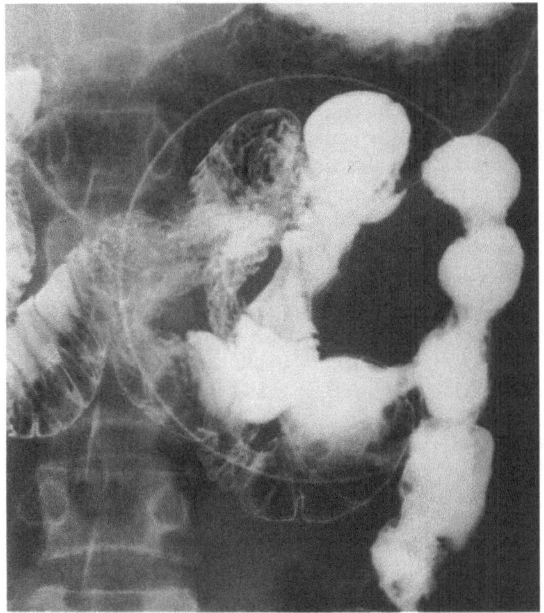

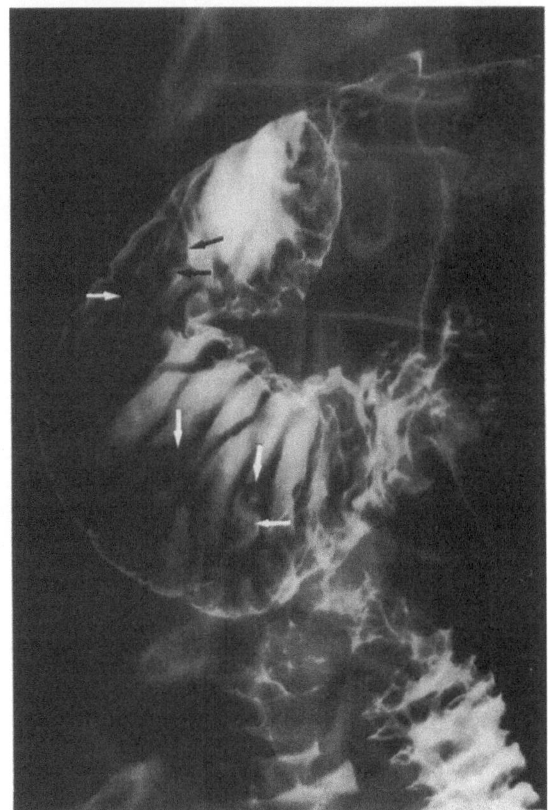

Abb. 53. a Kleine polypöse Veränderungen des Magens: histologisch Morbus Crohn. **b** Kurze Strikturen, noduläre Veränderungen, „verwaschenes" Relief (entzündliches Ödem) des oberen Jejunum

Abb. 54. a Magenausgangsstenose (Striktur) bei Crohn des Duodenums. **b** *Pfeile:* aphthoide Läsionen

beteiligung des Ileums fehlt und/oder schwere Schübe mit und ohne toxischem Megakolon bestehen. Vergleiche mit früheren und späteren Untersuchungen (nach Abklingen des akuten Schubes) ermöglichen trotzdem häufig eine Zuordnung. Nach unseren Erfahrungen (bei etwa 700 Patienten mit Colitis Crohn und ebenso vielen mit Colitis ulcerosa) ist die radiologische Zuordnung zu einer der beiden Erkrankungen nur in 3–5% schwierig oder unmöglich.

Mit großer Wahrscheinlichkeit handelt es sich bei nicht klassifizierbaren *Kolitiden nicht* um eine eigenständige Form der ICD [52].

Die ICD befallen in unterschiedlicher Intensität und Ausdehnung das Kolon segmental oder total. Im übrigen Gastrointestinaltrakt (GI-Trakt), insbesondere dem terminalen Ileum, sind oft verschieden große Bezirke „mitbeteiligt". Daraus leitet sich die Notwendigkeit ab, *die Exploration des Kolons durch die des Dünndarms regelmäßig und bei Verdacht auf Morbus Crohn durch die des Ösophagus und Magens zu ergänzen* (Abb. 52a–c; 53a, b; 54a, b).

2.2 Definitionen

2.2.1 Colitis Crohn

Die *Colitis Crohn* ist eine unspezifische, chronische, die gesamte Darmwand betreffende (*transmurale!*) Entzündung. Sie verläuft in Schüben (Remission und Exazerbation), die in der Regel weniger ausgeprägt sind als bei der Colitis ulcerosa. Häufig ist die Erkrankung mit lokalen und/oder systemischen Komplikationen verbunden.

Alle Abschnitte des GI-Traktes (Mund bis Anus!) können befallen sein. Ob auch Manifestationen an anderen Organen (extraintestinal) möglich sind, oder ob es sich dabei um systemische Komplikationen bzw. Begleiterkrankungen handelt, ist ungeklärt.

Bevorzugte Lokalisation: Ileum und Kolon.

Das Rektum bleibt bei bis zu 50% der Patienten ausgespart; das terminale Ileum ist in 50–70% mitbeteiligt.

Der *Lokalisationshäufigkeit* nach steht die Ileokolitis mit 40% an der Spitze, gefolgt von der Ileitis terminalis mit ca. 30%, der Colitis Crohn mit ca. 25% und anderen selteneren Lokalisationen im GI-Trakt [52, 114, 166].

2.2.2 Colitis ulcerosa

Die *Colitis ulcerosa* ist eine unspezifische, chronische, vorwiegend die Mukosa und Submukosa betreffende (*muköse!*) Entzündung. Nur bei der seltenen fulminanten Form sind alle Schichten der Darmwand betroffen. Sie verläuft in Schüben (Remission und Exazerbation), die in 86% Remissionsphasen von Wochen bis Jahren aufweisen. Die Erkrankung ist häufig mit lokalen und/oder systemischen Komplikationen verbunden.

Befallen ist in der Regel *nur das Kolon.*

Bevorzugte Lokalisation: distales Kolon.

Lokalisationshäufigkeit [52]:

Proctitis ulcerosa	20–28%
Proctosigmoiditis	14–20%
Linksseitenkolitis	15–25%
subtotale Kolitis	11–15%
totale Kolitis	20–26%
Ileokolitis	5–10%

2.3 Epidemiologie

Epidemiologische Untersuchungen an großen Kollektiven über ausreichend lange Zeiträume fehlen. Nach MENDELOFF [233] sind folgende Schlüsse zulässig.

1. Männer und Frauen sind annähernd gleich häufig betroffen.
2. Die Erkrankungen kommen häufiger in den westlichen als in den östlichen Ländern vor. Innerhalb der Population der westlichen Länder werden sie häufiger in Nordeuropa und England oder den nördlichen Teilen Osteuropas gesehen. Hiermit kommen ethnische Beziehungen zum Ausdruck.
3. Die Erkrankungen sind häufiger bei städtischer als bei ländlicher Bevölkerung.
4. Die Erkrankungen sind wesentlich häufiger innerhalb der weißen als der farbigen Rassen anzutreffen.
5. In Europa und Nordamerika lebende Juden erkranken häufiger als Nichtjuden. Der Inzidenz bei Juden in Israel ist dagegen niedriger.
6. Die Erkrankungen treten familiär gehäuft auf.

Es scheint keine Population zu geben, in der nur eine der Erkrankungen eine besonders hohe Inzidenz aufweist; besteht eine höhere Erkrankungsempfänglichkeit, dann für beide Erkrankungen.

Die Colitis ulcerosa wurde früher etwa zweimal häufiger diagnostiziert als die Enterocolitis Crohn. In den letzten 20 Jahren nahm die Inzidenz der Enterocolitis Crohn zu und die der Colitis ulcerosa ab [120, 128].

In den westlichen Ländern liegen

	Inzidenz [3]	Prävalenz [4]
für Morbus Crohn	2–4	20–40
für Colitis ulcerosa	3–6	40–80
[221, 245]		

Die *Geschlechtsverteilung* wird für Männer und Frauen gleich angegeben. Im eigenen Krankengut, wie in dem vieler anderer Autoren, überwiegen Frauen bei Enterocolitis Crohn und Männer bei Colitis ulcerosa.

Betroffen können *alle Altersgruppen* sein. Der Morbiditätsgipfel liegt jedoch in der Adoleszenz und der ersten Hälfte des dritten Jahrzehntes. Ein zweiter Gipfel wird zwischen dem 55. und 60. Lebensjahr angenommen [142].

Gesicherte Angaben über die *Letalität* fehlen.

---

[3] Inzidenz: Jährliche Neuerkrankungen bezogen auf 100000 Einwohner.

[4] Prävalenz: Personen, die zu einem bestimmten Zeitpunkt einer Population von 100000 an der Krankheit leiden.

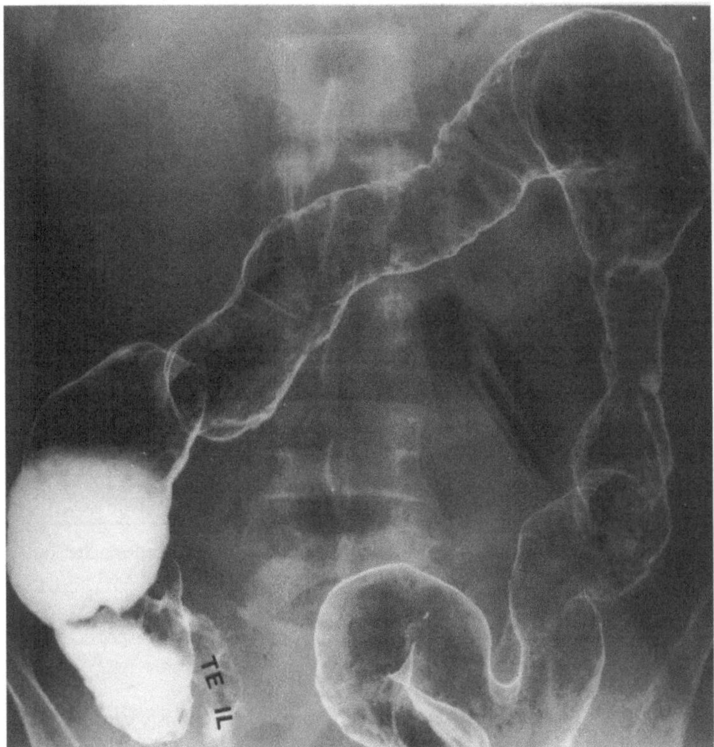

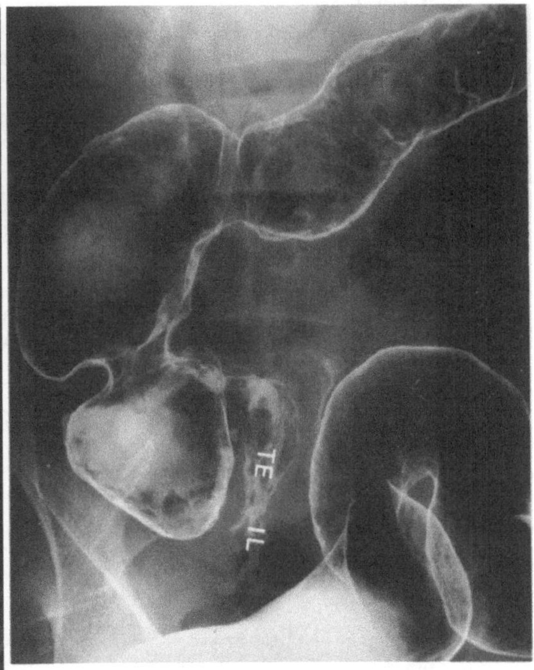

Abb. 55. a Ileocolitis Crohn: Haustrenverlust, Dehnbarkeitsminderung, ungleichmäßiger Befall des Kolons; streckenweise kleine Pseudopolypen. **b** Terminale Ileumschlinge „mit"-befallen

2.4 Ätiologie und Pathogenese

Ätiologie und Pathogenese sind ungeklärt. Als potentielle exogene und endogene Faktoren werden diskutiert:

1. genetische Disposition (familiäre Häufung in 15–20%)
2. infektiöse Ursachen (Bakerien, Viren, Pilze),
3. vaskuläre Faktoren,
4. diätetische Faktoren (chemisch-toxische Substanzen, Zucker),
5. neurogene Faktoren,
6. neurovaskuläre Faktoren,
7. immunologische Faktoren (möglicherweise nur Epiphänomene der chronischen Entzündungsreaktion),
   – Abnormalitäten der Lymphozytenfunktion,
8. andere Faktoren [52, 114].

2.5 Pathologische Anatomie

Wie an anderen Organen führen auch am Dickdarm unterschiedliche Noxen zu gleichen Gewebsreaktionen.

Selbst epitheloidzellige Granulome sind für Morbus Crohn nur eine krankheitstypische, nicht aber pathognomonische Gewebsreaktion. Entscheidend ist die Kombination mehrerer feingeweblicher Veränderungen. Am resezierten Kolonpräparat ist es in 90–95% möglich, eine Zuordnung zu einer der beiden Erkrankungen zu treffen.

Für die Diagnose *Colitis ulcerosa* ist wegen des regelhaften Befalles des Rektums die Rektoskopie mit Biopsien häufig ausreichend. Zusammen mit der Klinik und den Laborparametern gelingt die Diagnose in über 90%. Es besteht die Ansicht, daß in wiederholten Rektumbiopsien alle Stadien der Colitis ulcerosa, die Schwere und der therapeutische Erfolg erkennbar werden. Selbst präkanzeröse Veränderungen seien auf diese Weise zu eruieren. Trotzdem kann ein negatives histologisches Ergebnis (der rektalen Mukosa) nicht immer repräsentativ für alle Kolonabschnitte herangezogen werden (Tabelle 6, 7).

Die häufige Aussparung des Rektums und der diskontinuierliche, fleckförmige Befall bei *Colitis Crohn* relativieren das rektoskopisch-bioptische Ergebnis, soweit nicht mehrere feingewebliche Merkmale und epitheloidzellige Granulome nachgewiesen werden. Der Granulomnachweis aus befallenen Kolonarealen gelingt statistisch gesehen bei mindestens 6 zangenbioptisch gewonnenen Biopsiepartikeln nur in ca. 20% [11, 31, 44, 143] (Tabelle 7 und 8).

Tabelle 6. Makroskopisch

	Colitis Crohn	Colitis ulcerosa
Ausbreitung	Diskontinuierlich, segmental, fokal, analwärts	Kontinuierlich, diffus, zirkulär analwärts
Übergang des befallenen zum gesunden Segment	Meist abrupt	Meist fließend
Darmwand	Unregelmäßig verdickt und verhärtet	Meist normal, selten gering verdickt
Perikolisches Gewebe, Mesenterium	Sklerolipomatöse Veränderungen, Serositis, Adhäsionen, Lymphknotenvergrößerungen	Nur bei toxischem Megacolon mitbeteiligt
Rektumbeteiligung	bis 50%	bis 100%
Analläsionen	ca. 75%	bis zu 25%
Beteiligung des terminalen Ileum	ca. 70%	bis zu 10%
Haustren-Minderung-Verlust	Häufig bis regelhaft Asymmetrie, narbenartige Veränderungen, Pseudosakkulationen	Häufig
Dehnbarkeitsminderung bis Verlust, Darmverkürzung	Häufig	Nicht so häufig
Mukosa	Normal, gering ödematös-granulär, fleckförmige Rötung	Hyperämie, Ödem, Granulierung leicht vulnerabel
Aphtöse Mukosaläsionen	Häufig	Selten
Ulzerationen	Aphthoid (von normaler Mukosa umgeben), longitudinal und transversal, sogenannte Kragenknopf-Ulzera, (strickleiterartig) angeordnet, tief, fissurähnlich, unterminierend, Pflastersteinrelief	Regellos angeordnet, oft flächenförmig, konfluierend unterminierend, keine Fissuren, kein Pflastersteinrelief

Tabelle 6 (Fortsetzung)

Kragenknopf-Ulzera	Nicht so häufig	Häufig
Fistelbildungen (enterokutane, enterovaginale, intestinale, enterovesikale)	Häufig	Selten
Lymphfollikelhyperplasie	Häufig	Selten

Tabelle 7. Mikroskopisch

	Colitis Crohn	Colitis ulcerosa
Ausbreitung	Transmurale Entzündung	Entzündung der Mukosa und Submukosa
Ödem der Mukosa und Submukosa	Gering ausgeprägt	Stark ausgeprägt
Vaskularisation	Selten verstärkt	Intensiv verstärkt
Fokale lymphoide Hyperplasie	Verstärkt in der Mukosa, Submukosa, Serosa und perikolischem Gewebe	Seltener verstärkt in Mukosa und Submukosa
Kryptenabszesse	Sehr selten	Sehr häufig
Becherzellenverlust	Gering bis fehlend	Immer
Mukussekretion	Gering vermindert	Stark vermindert
Paneth-Zell-Metaplasie	Selten	Sehr häufig
Epitheloidzellige Granulome	60–70% in Darmwand und Lymphknoten	Fehlen
Entzündliche Gefäßveränderungen	Häufig	Selten
Obliterierende Lymphangitis	Häufig	Selten
Präkanzeröse Epitheldysplasien	Fraglich	Kommen vor
Fibrose	Ausgeprägt, vorwiegend der Submukosa	Gering ausgeprägt

Tabelle 8. Symptomatik

	Enterocolitis Crohn	Colitis ulcerosa
Diarrhö	Breiig-schleimig, selten schmerzhaft	Episodenhaft im Verlauf des Tages und der Nacht
Leibschmerzen	Diffus oder mehr im rechten Unterbauch, evtl. tastbare Resistenz, gelegentlich Nausea	Dumpf, nicht lokalisierbar, bis quälend, krampfartig, oft im linken Unterbauch
Blutabgang	Gering oder fehlend	Oft Initialsymptom
Fieberschübe	Subfebril, selten hoch	Fehlt
Anale und perianale Läsionen	Häufig	Seltener
Gewichtsverlust	Oft (60%) (Anämie, Anorexie, Abmagerung)	Oft (30%)
Wachstumshemmung, allgemeiner Entwicklungsrückstand	Oft	Selten

2.6 Klinik

Es gibt kein pathognomonisches klinisches Kriterium. Die Symptome stehen in Abhängigkeit von der Ausdehnung, Lokalisation und Schwere der Erkrankung sowie dem Vorhandensein und/oder systemischer Komplikationen. Die unspezifischen Initialsymptome verursachen häufig ein längeres Intervall zwischen ihrem Auftreten und der endgültigen Diagnose und sind darüber hinaus Anlaß für eine Vielzahl von Fehldiagnosen, wie z.B. Appendizitis, Adnexitis, Colon irritabile, Divertikelkrankheit, Yersiniose, Pankreatitis, Sprue, Ileus des Dünndarms, Malignome, infektiöse Darmerkrankungen, rheumatoide Arthritis u.a. [44, 126] (Tabelle 8).

2.7 Therapie und Prognose

Die Therapie wird von der Aktivität der Erkrankung, der Lokalisation, der Ausdehnung und den Komplikationen bestimmt.

Zur Induktion einer Remission werden Kortikosteroide und Salazosulfapyridin (SASP) eingesetzt. Letzteres hat den Hauptanwendungsbereich bei Colitis Crohn, während es beim „Dünndarm-Crohn" wegen der fehlenden Abspaltung der 5-Aminosalizylsäure (Wirksubstanz) unwirksam ist. Neuerdings sind Präparate auf dem Markt, die allein die Wirksubstanz enthalten.

Tabelle 9. Wichtige Kriterien der Colitis Crohn und Colitis ulcerosa

	Colitis Crohn	Colitis ulcerosa
Ätiologie und Pathogenese	Unbekannt	Unbekannt
Inzidenz	2–4	3–6
Altersverteilung	2.–6. Dekade	3.–6. Dekade
Geschlechtsverteilung	Mehr Frauen	Mehr Männer
Lokalisation	Mund bis Anus; bevorzugt: Ileozäkalregion	Rektum – Kolon
Befallmuster	Segmental, fokal, asymmetrisch, von proximal nach distal abnehmend	Diffus, kontinuierlich, symmetrisch, von proximal nach distal zunehmend
Entzündung	Transmural	Mukös
Rektumbefall	20–50%	95–100%
Ileumbefall	50–70%	5–10%
Granulome	50–70%	Fehlen
Verlauf	Phasenhaft in Schüben, oft chronisch-kontinuierlich	Phasenhaft in Schüben, selten chronisch kontinuierlich
Fulminate Formen	Sehr selten	5– 8%
toxisches Megakolon	bis 5% (?)	5–10%
Therapie	Kortikosteroide-Salazosulfapyridine Immunsuppressiva	Kortikosteroide-Salazosulfapyridine Immunsuppressiva
Notwendigkeit einer Operation nach 20 Jahren Krankheitsverlauf	ca. 80%	5–15%
Rezidivrate nach Operation innerhalb von 10 Jahren	50–60%	Gering

Selbst in der symptomfreien Remissionsphase können nur etwa 40% der Patienten die Kortikosteroide ganz absetzen. Bei der Mehrzahl tritt nach Unterschreiten einer Schwellendosis eine Verschlechterung des klinischen Befundes ein.

Diätformen werden unterschiedlich beurteilt. Im allgemeinen gelten sie als Adjuvans einer medikamentösen Therapie. Stark unterschiedliche Ergebnisse werden auch bei der Sondenernährung (Jejunalsonde) erzielt.

Immunsuppressiva werden ebenfalls kontrovers beurteilt. Der mögliche steroidsparende Effekt muß gegen die potentiell unerwünschten Wirkungen abgewogen werden.

Die Stellung von *Metronidazol* im Therapieschema ist noch umstritten. Es scheint bei Colitis Crohn wirksam zu sein.

Die Indikation zur *chirurgischen Intervention* ist in Anbetracht der hohen Rezidivrate bei Enterocolitis Crohn streng zu stellen. Sie ist vorwiegend zur Behandlung ernster Komplikationen wie Ileus, Perforation, Fistelbildung mit Abszessen, unbeherrschbare Blutung und toxischem Megakolon erforderlich. Eine relative Indikation bilden Stenosen (z.B. in Verbindung mit Wachstumshemmung), die Absicht der „Wundflächenverkleinerung" und fehlende Erfolge einer über längere Zeit durchgeführten konservativen Therapie [11, 114, 132, 175].

Bezüglich der *Prognose* ist festzustellen: Unter konsequenter Therapie zeigen die Erkrankungen mehrheitlich eine Stabilität und Abnahme der Progressivität. Bei über 90% der Colitis-ulcerosa-Patienten kann eine Remission der Erstmanifestation durch konservative Therapie erreicht werden.

Während die Prognose für beide Erkrankungen quoad vitam als gut zu bezeichnen ist, muß sie quoad sanationem als schlecht angesehen werden [221, 310].

In der Tabelle 9 werden die vorausgegangenen „Gemeinsamkeiten" der ICD zusammengefaßt.

2.8 Diagnostik

Die Diagnostik stützt sich auf Anamnese, Klinik, laborchemische Parameter, Radiologie und Endoskopie. Sonographie, Angiographie, Computertomographie und nuklearmedizinische Untersuchungen bleiben besonderen Fragestellungen (z.B. Komplikationen) vorbehalten.

Das klinische Bild korreliert nur selten mit der Schwere und Ausdehnung der morphologischen Veränderungen. Vor allem Patienten mit Enterocolitis Crohn sind häufig in einem guten Allgemein- und Ernährungszustand (sie sehen oft wesentlich jünger aus!), die im krassen Gegensatz zur Schwere der Erkrankung stehen.

Sich bei der primären Diagnosestellung *allein* auf die Endoskopie zu beschränken, ist fehlerhaft, da sie kein Gesamtbild der morphologischen Veränderungen des GI-Traktes erlaubt. Sie vermag weder die Schwere, das topographische Ausmaß bzw. Befallmuster der Erkrankung noch die Einschätzung durch den Untersucher ausreichend zu dokumentieren [11, 107].

Tabelle 10a–c. Röntgensymptomatik, Übersicht über die verschiedenen Stadien

Pathologisch-anatomisches Substrat	Röntgensymptome	Colitis Crohn	Colitis ulcerosa
(a) Frühstadium			
Entzündlich-ödematöse Schleimhaut (düsterrot, vermehrte Gefäßzeichnung, vermehrt vulnerabel), feine Erosionen, Kryptenabzesse. Alterationen des Tonus der glatten Muskulatur	Transparenzverlust, amorphe Textur, betonte, verdickte Konturen, Schummerung, Granulierung, Tüpfelung, Aspect granite, Samtrand, Fließpapierrand, Spikulae, Verminderung der Dehnbarkeit, Alteration der Peristaltik der Haustrierung	+	+ + +
Noduläre Lymphfollikelhyperplasie	1–3 mm große, „sagokornartige", rundliche Aufhellungen (Erhabenheiten) oder Einsenkungen (Umbilikationen): aspect mammelonne	+ +	(+)
Aphthoide, varioloforme Ulzera von einem entzündlich-ödematösen schmalen Randwall umgeben	Rundlich-ovale, oberflächliche Nischen von einem schmalen Aufhellungssaum (Halo) umgeben. – in gesunder Schleimhaut	+ + +	(+)
Inselförmig angeordnete, aphthoide Ulzera, Lymphfollikelhyperplasien und narbenartige Veränderungen: skip lesions	Rundlich-ovale, flache, wie ausgestanzt erscheinende Ulzera mit einem schmalen Aufhellungssaum: gruppenförmig angeordnet; häufig mit 1–3 mm großen, rundlichen Erhabenheiten und umschriebenen, narbenartigen Veränderungen bzw. Konturunregelmäßigkeiten. – inmitten gesunder Schleimhaut	+ + +	(+)
Alterationen des Tonus der glatten Muskulatur. Narbenartige Formationen	Abflachung und Asymmetrien der Haustren, Erweiterung der normal 2–4 mm großen Haustrenbuchten, Begradigungen (streckenweise), narbenartige Einziehungen (streifenförmig), geringe Pseudosakkulationen	+ +	+ +
Kontraktionen der Längsmuskelschicht, der Tunica muscularis propria: lineae innominatae	Die normal 1–2 mm breiten, parallel verlaufenden Querstreifen werden prominent, unregelmäßig und etwas verbreitert-abgeflacht	(+)	(+)

Tabelle 10 (Fortsetzung)

b) Aktives Stadium

Ulzerationen verschiedener Form, Größe und Tiefe – beschränkt auf Mukosa und Submukosa	Kontinuierlich, symmetrisch, flächenförmig verteilte, meist flache Nischen, die zur Konfluenz neigen und in entzündlich veränderter Schleimhaut liegen. Unregelmäßige Zähnelung der Kontur.	(+)	+ + +
Ulzerationen – oft bis zur Muskularis einschneidend, fissurartig (Ausgangspunkt von Fisteln und Abszessen)	Diskontinuierlich, asymmetrisch, gruppenförmig verteilte, tiefere Nischen, meist von intakter Schleimhaut umgeben. Streckenweise Konturveränderungen. Innere Fisteln, entzündliche Tumore, Abszesse	+ + +	(+)
Durchbruch von Ulzera durch die Submukosa und Ausbreitung des entzündlichen Prozesses entlang der Muskelschicht.	Kragenknopf-(T-förmige)Ulzera	+	+
Zusammenfließen des entzündlichen Prozesses entlang der Muskelschicht	Intramurale Fisteln, Doppelkonturen	+	(+)
Polsterartig ödematöse Schleimhaut von tiefen Furchen und/oder fissurartigen Ulzera durchzogen.	Transversale Kontrastmittelstreifen	+	((+))
Polsterartiges Schleimhautödem durchbrochen von longitudinalen und transversalen Furchen/Ulzerationen	Pflastersteinrelief (häufiger am Dünndarm)	+	((+))
Exzentrisch angeordnete Läsionen, Ödemsklerose, fibroplastische Gewebsreaktion, Spasmen und Hyperplasie der Muscularis propria	Pseudosakkulationen (Pseudodivertikulose)	+ +	(+)
Unterminierende Ulzerationen und entzündliche Schleimhautpolster	Pseudopolyposis	+ + +	+ + +
Sessile Läsionen mit granulärer Mukosa	Entzündliche Polypen	+ + +	+ + +
Mukosazipfel und Brücken	Postentzündliche Polypen	+ + +	+ + +
c) Atrophisches Stadium Zurücktreten oder völliges Verschwinden der Ulzerationen Regeneration des Epithels durch Bindegewebe	Normale Transparenz, glatte Konturen	+ + + +	+ + +
Hypertrophie der Muskelschicht der Darmwand; geringe oder fehlende Fibrose	Verengung und Verkürzung des Darmes mit Haustrenverlust: schlauchartiges, röhrenförmiges, glatt konturiertes Kolon	(+)	+ + +
Fibrose und Fibrosklerose; geringe Hypertrophie der Muskelschicht der Darmwand Pseudosakkulationen	Verengung und Verkürzung des röhrenförmigen Kolons, das häufig einzelne Pseudosakkulationen aufweist und Omega-förmig gebogen sein kann	+ + +	(+)

2.9 Röntgensymptomatik

Mehrheitlich wird ein Früh- (ödematöses) Stadium, ein florides (aktives) Stadium und ein Spät- (fibröses, atrophisches) Stadium unterschieden. Diese Einteilung beruht auf histologischen Kriterien und berücksichtigt didaktische Gesichtspunkte. In der Praxis erscheint sie oft willkürlich, da die Stadien fließende Übergänge aufweisen und – vor allem bei Colitis Crohn – nebeneinander bestehen können (Zusammenfassung der Röntgensymptomatik s. Tabelle 10a–c).

2.9.1 Frühstadium

Bei *Colitis ulcerosa* wird das Frühstadium durch eine ödematöse Schwellung der Schleimhaut mit starker Vaskularisation und Vulnerabilität, polymorph-kerniger Zellinfiltration und Kryptenabszessen geprägt: **muköse Entzündung**.

Bei *Colitis Crohn* stehen Ödeme der Mukosa und Submukosa, endolymphatische, lymphangiektatische Veränderungen, Hyperplasien der Lymphfollikel und der Payerschen Plaques sowie aphthoide Mukosaläsionen im Vordergrund: **transmurale Entzündung**.

Als Ausdruck der *entzündlich-ödematösen Schleimhaut* resultiert eine geringe „Felderung" der

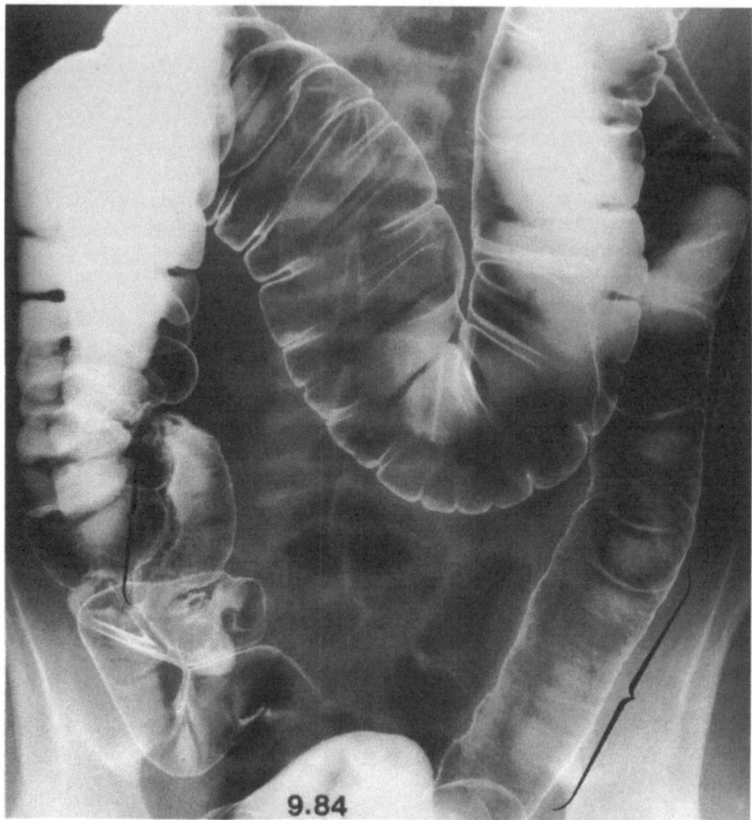

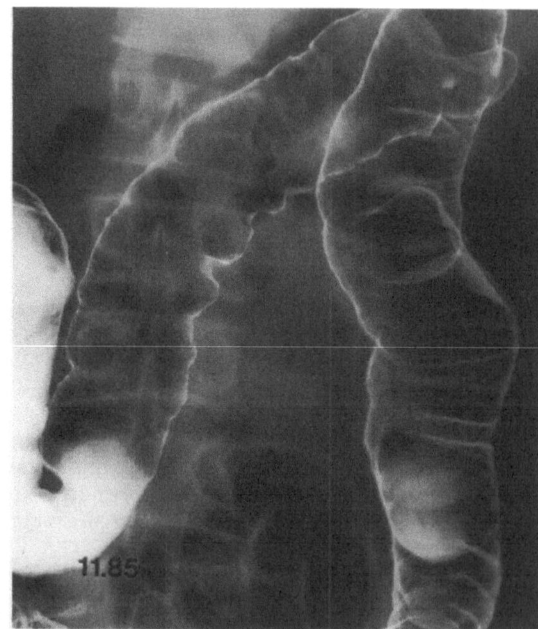

Abb. 56. a Ileocolitis Crohn: Diskrete Veränderungen der terminalen Ileumschlinge: kleine, unregelmäßige Erhabenheiten, z.T. unscharfe Konturen, verstrichene Falten. Deszendens: Haustrenminderung bis Haustrenverlust, geringe Dehnbarkeitsminderung, Verlust der glasklaren Transparenz zu Gunsten einer leichten Schummerung und Unschärfe der Konturen. **b** *13 Monate* später hat sich der Prozeß auch auf das Transversum ausgedehnt

„glasklare" Transparenz geht zugunsten einer mehr amorphen Textur (bzw. eines chagrinierten, marmorierten Schleimhautreliefs) verloren [11, 74, 97] (Abb. 56a, b; 57–59).

Feinste Erosionen und Kryptenabszesse verursachen eine *„Schummerung" oder Granulierung* bis hin zur feinen Tüpfelung: *„als sei Puderzucker gestreut."* Hierbei wird die zunächst nur betonte, aber noch glatte Kontur etwas unscharf – wie ein Samtrand – oder in stärkerem Maße wie ein Fließpapierrand. Zu diesen Konturunschärfen führen auch die durch Kryptenabszesse bedingten *Spiculae*, die zu 1–2 mm großen, dornförmigen „Konturausziehungen" führen (Abb. 60–65).

Allein durch entzündlich-ödematöse Schleimhaut verursachte Röntgenzeichen wurden früher ausschließlich der Colitis ulcerosa zugeordnet. Sie sollen sich aber auch bei Colitis Crohn finden.

Dem „aspect mammelonné" liegt eine *noduläre Lymphfollikelhyperplasie* zugrunde, die bei rund 13% der Patienten radiologisch nachweisbar ist. Die Dichte der solitären Lymphfollikel nimmt vom Zäkum zum Rektum hin ab. Hyperplasien solitärer Lymphfollikel werden bei verschiedenen Immunmangelsyndromen und entzündlichen Darmerkrankungen beobachtet.

Oberfläche. Diese führt im Doppelkontrast zu einer Transparenzminderung (en face) und zur Betonung bzw. Verdickung der Wandkonturen. Die normal

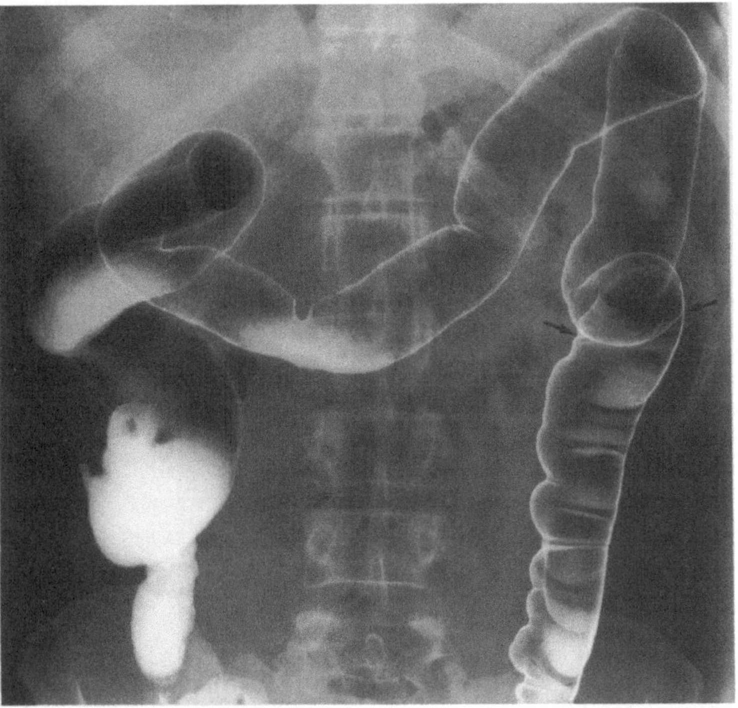

Abb. 57. Ileocolitis Crohn: „Rechtsseiten-Kolitis". Abrupter Übergang des befallenen Segmentes zum „normalen" Deszendens (*Pfeile*). Schummerung, feinste Konturunschärfe. Zäkum eingerollt, geschrumpft

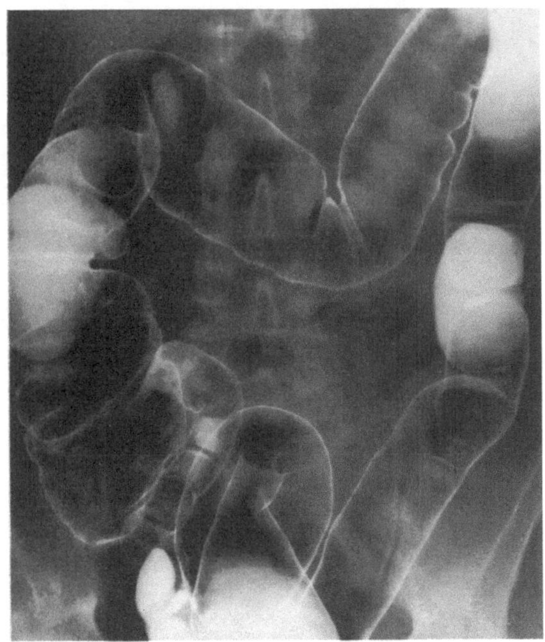

Abb. 58. Colitis ulcerosa: gesamtes Kolon gleichmäßig verändert: Schummerung, samtartige Konturunschärfe und Betonung der Konturen. Haustrenminderung

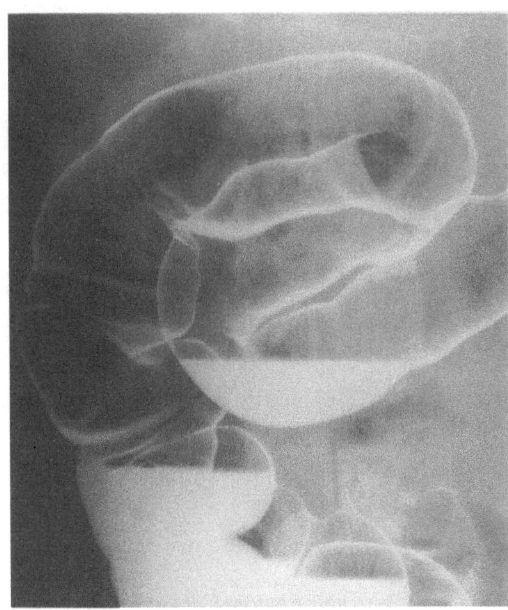

Abb. 59. Colitis ulcerosa (rechte Flexur): gesamtes Kolon gleichmäßig betroffen. Schummerung, samtartige Konturunschärfe

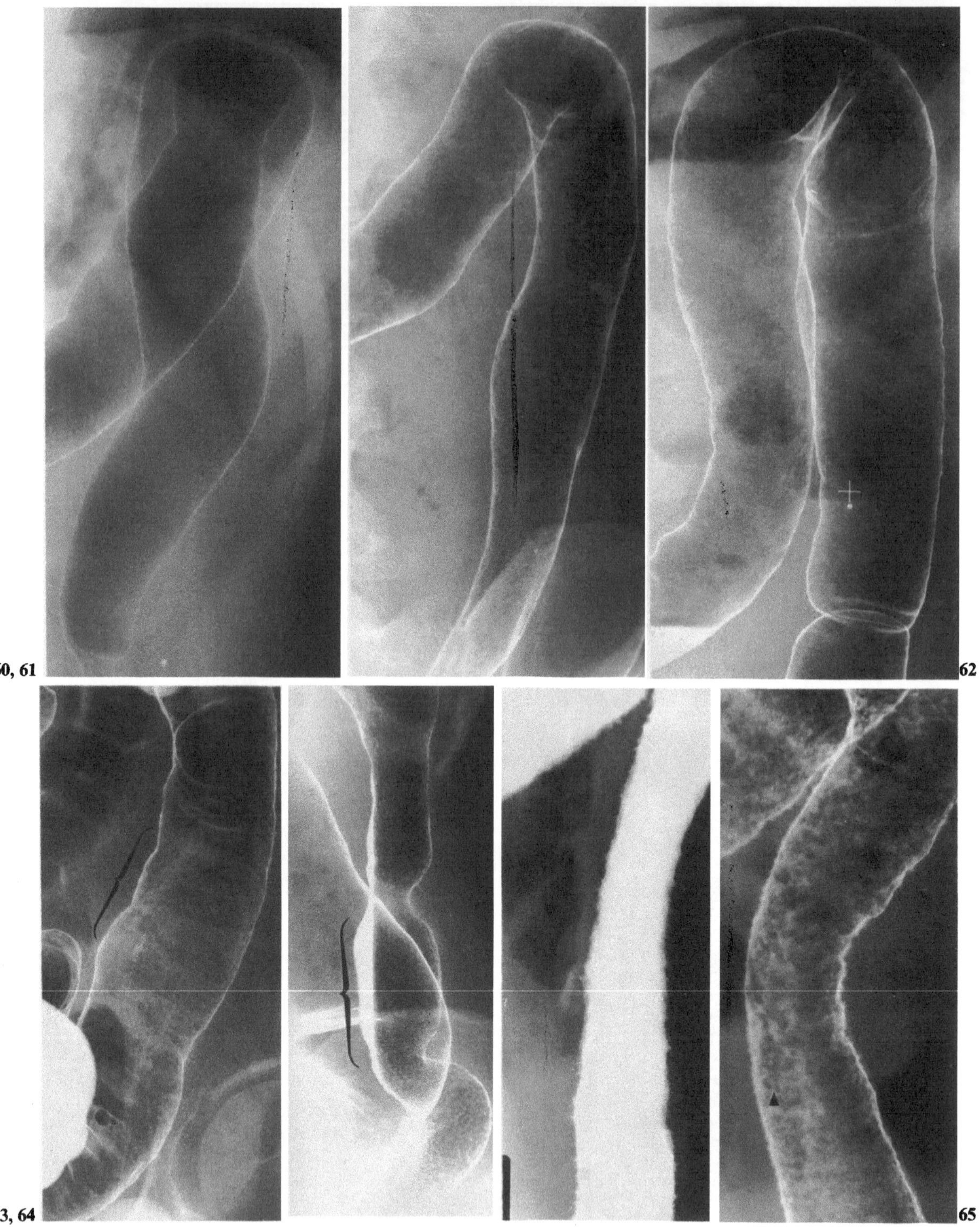

60, 61   **62**

63, 64   **65**

Abb. 60–65. Verschieden ausgeprägte Granulierung bei Colitis ulcerosa. Spiculae (im Bereich der Klammer) (Abb. 63, 64). „Fließpapierrand", grobgranulär bis feinnoduläre Reliefveränderungen (Abb. 65)

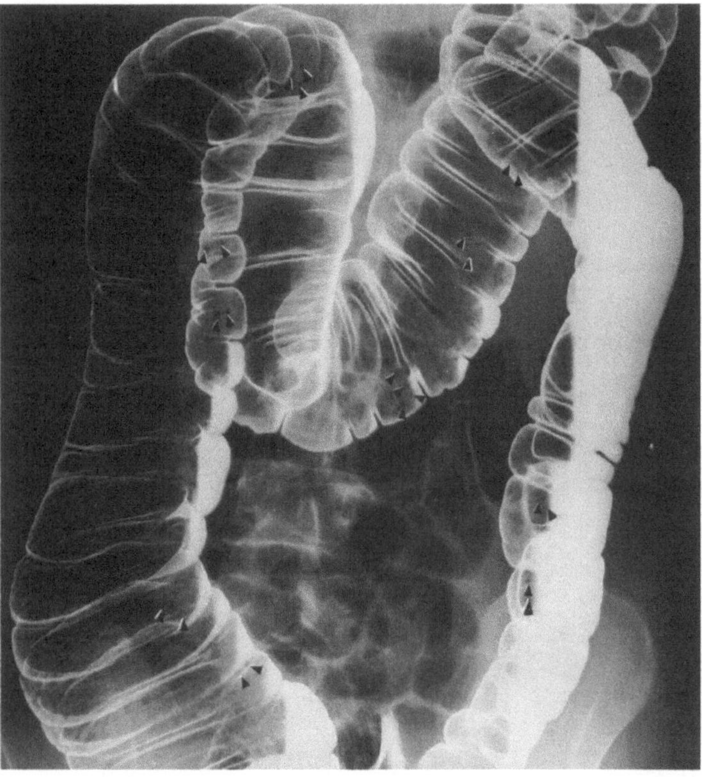

Abb. 66. Sagokornartige KM-Aussparungen über das ganze Kolon verteilt.

Im Doppelkontrast bedingen sie 1–3 mm große, rundliche, „sagokornartige" Kontrastaufhellungen oder sog. Umbilikationen: Das Bild gleicht der „Oberfläche einer Apfelsinenschale" [36, 97, 101] (Abb. 66, 67).

Zu den bekannten Frühsymptomen zählen *aphthoide Ulzera* (pinpoint lesions, well-defined punched-out craters). Es sind 1–4 mm große Mukosanekrosen, die häufig über Lymphfollikelaggregaten oder geringen entzündlichen Veränderungen der Submukosa liegen. Im Doppelkontrast erscheinen sie als rundliche, ovale, flache Nischen, die von einem sich gegen die gesunde Mukosa absetzenden Aufhellungssaum (Halo) umgeben sind. Letzterer wird durch Ödem und entzündliche Veränderungen der Mukosa und Submukosa bedingt.

Größere Nischen dieser Art werden als varioloform oder münzenartig bezeichnet [108, 149].

Es wird sowohl eine Regression als auch ein Übergang in fissurähnliche, plaqueartige, flächenhafte und tiefe Ulzerationen beobachtet.

Aphthoide Ulzera können regellos verstreut oder gruppenförmig angeordnet in kleineren oder größeren Abschnitten des Kolons vorkommen. Mehrheitlich befinden sie sich in der Nähe bzw. am Rande eines stärker pathologisch veränderten Segmentes.

Sie zeigen die wahre Ausdehnung des entzündlichen Prozesses an und sind sowohl bei Erstmanifestationen im Dünn- und Dickdarm als auch bei Rezidiven und Exazerbationen zu beobachten. Zwar werden sie am häufigsten bei Enterocolitis Crohn nachgewiesen (42–72%), gelegentlich aber auch bei:

- Colitis ulcerosa,
- ischämischer Kolitis,
- Amöbiasis,
- Yersiniose,
- Behçetscher Erkrankung,
- Tuberkulose,
- Salmonellose,
- Shigellose (Abb. 68–70).

Als *skip lesions* bezeichnet man 1–5 cm große, gruppenförmig angeordnete Läsionen, die in der Regel aus aphthoiden Ulzera, Lymphfollikelhyperplasien und narbenartigen Formationen bzw. umschriebenen Konturveränderungen bestehen. Gelegentlich werden sie „tumor-like" lesions genannt, da durch umschriebene Wandeinziehungen und noduläre Erhabenheiten der Eindruck eines kleinen, infiltrierenden Tumors entstehen kann [108].

Skip lesions können singulär oder multipel vorkommen und Einzel- oder Begleitsymptom auch fortgeschrittener Stadien sein. Da sie wie einzelne aphthoide Läsionen in intakter Schleimhaut „schwimmen", könnte man sie als *„inselförmige Läsionen"* charakterisieren. Sie werden zwar am häufigsten bei

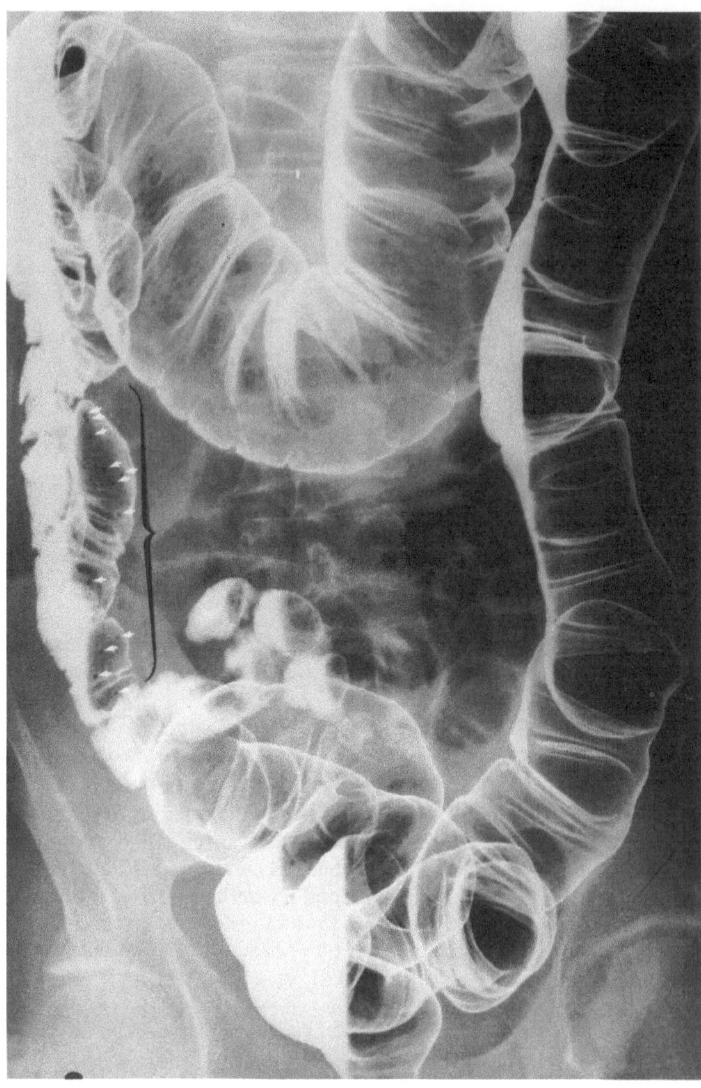

Abb. 67. Ebenfalls über das gesamte Kolon verstreute, kleine, rundliche KM-Aufhellungen; bevorzugt in der rechten Kolonhälfte und im terminalen Ileum: „Apfelsinenschalen-Oberfläche"

Colitis Crohn, in seltenen Fällen aber auch bei Colitis ulcerosa gefunden (Abb. 71 a, b; 72; 73 a–c).

Als diskretes Frühsymptom finden wir gelegentlich *narbenartige Veränderungen* von 5–30 mm Länge. Sie können eine Einzelmanifestation darstellen oder Begleitsymptom anderer Läsionen bilden. En face finden sich im Doppelkontrast längliche, gerade oder leicht bogenförmige, 5–30 mm lange, relativ scharf begrenzte „Aufhellungsstreifen", die in das Niveau der Oberfläche eingesunken erscheinen. Einzelne, kleinere „Falten" ziehen auf diese Längsstreifen ra-

diär oder fächerförmig zu, so daß sie langen, linearen Ulzera ähneln. In ihrer Nähe finden sich gelegentlich noduläre Lymphfollikelhyperplasien oder aphthoide Ulzera. Bisher haben wir diese narbenartigen Veränderungen ausschließlich bei Colitis Crohn entdeckt. Sie sind unseres Erachtens Ausdruck der transmuralen Entzündung und werden durch fissurartige

———————————————————————▷

Abb. 68–70. Ileocolitis Crohn: aphthoide Läsionen verschiedener Größe und Form: flache oberflächliche Ulzera, die von einem Schwellungshof (Halo) umgeben sind (linke Flexur)

Abb. 69. Münzenartige-varioloforme Läsionen (linke Flexur)

Abb. 70. Übersichtsaufnahmen und Detailvergrößerung mittels 100-mm-Kamera

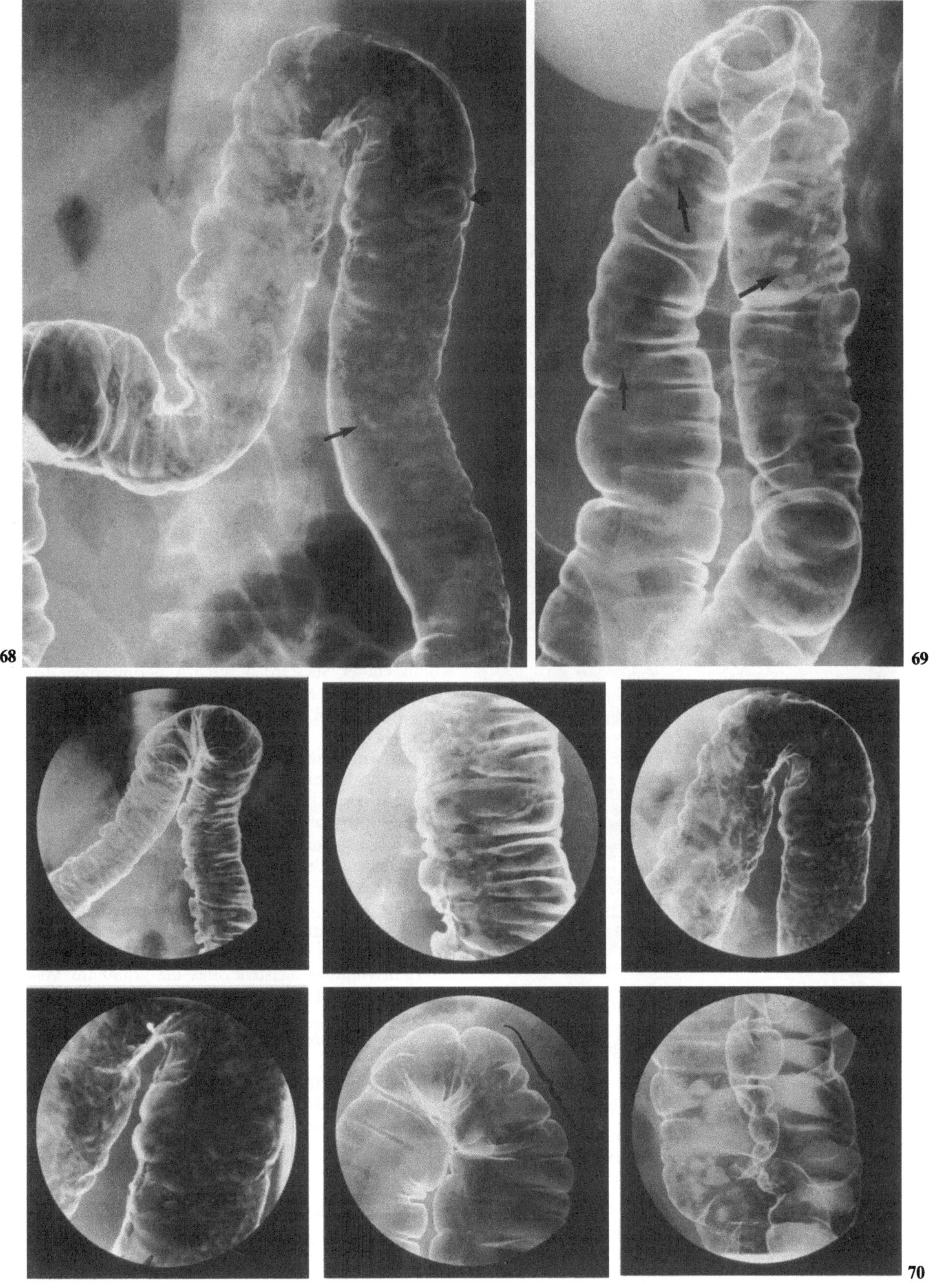

68

69

70

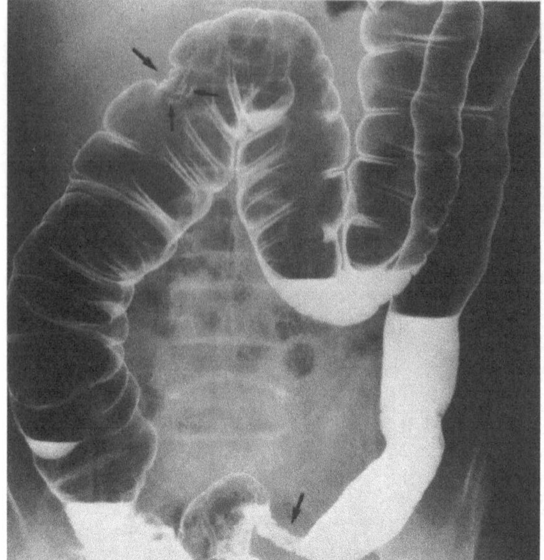

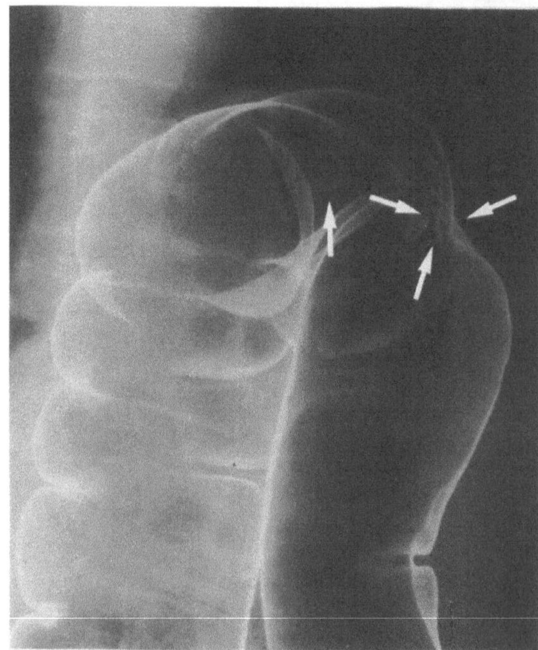

Abb. 71a, b. Ileocolitis Crohn: skip lesion an der rechten
(**a**) und der linken (**b**) Flexur: gruppenförmig angeordnete
kleine, noduläre Veränderungen und „narbenartige" Einziehung der Kontur (als Ausdruck der transmuralen Entzündung). Segmentärer Befall des Sigma mit Striktur und Pseudopolypen. (Sigma)

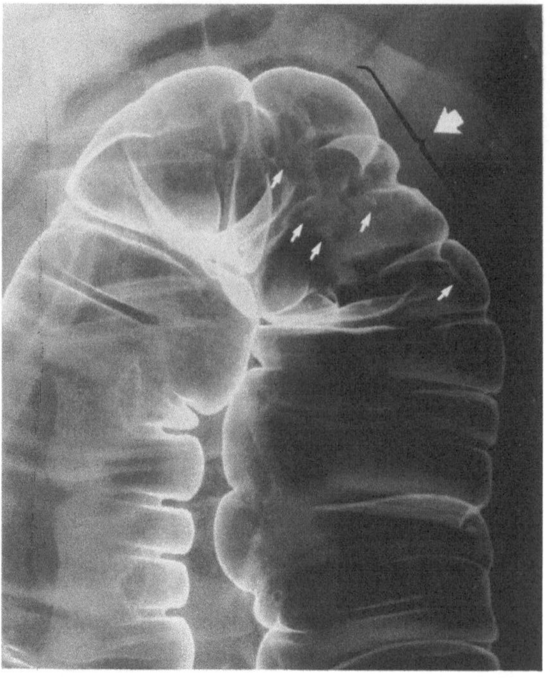

Abb. 72. Colitis Crohn: skip lesion. Insel mit klein-nodulä-
ren Erhabenheiten und aphthoiden Läsionen sowie Konturveränderungen an der linken Flexur – von normaler
Schleimhaut umflossen

Einziehung der Mukosa bzw. longitudinale spaltar-
tige Ulzera bzw. deren Narben hervorgerufen, und
liegen in sonst intakter Schleimhaut [22, 108]
(Abb. 74, 75).

Gleichzeitig mit den bisher erwähnten Frühsymptomen gehen *Veränderungen der Konfiguration* des
Kolons einher. Sie werden durch Änderungen des Tonus der glatten Muskulatur der Darmwand verursacht und gelten sowohl als Zeichen des Frühstadiums als auch – in verstärktem Maße – des aktiven
und fibrösen Stadiums.

Neben Abflachung und Asymmetrien der Haustren resultieren begradigte oder leicht konkavbogig
geformte Darmwandkonturen. Die abschnittsweise
Verminderung der Dehnbarkeit der Darmwand bedingt auch eine Veränderung der Peristaltik.

Die Änderung der Haustrierung und des Tonus
allein als Frühsymptome zu werten ist unmöglich.
Bartram [11] betont allerdings, daß die Erweiterung
der Haustreneinschnitte mit Verlust der Parallelität
ein Frühsymptom darstelle, das die granuläre Mukosa begleite und früher festzustellen sei als Veränderungen en face im Doppelkontrastbild.

Sogenannte *lineae innominatae* entstehen durch
Kontraktionen der Längsmuskelschicht, der Tunica
muscularis propria, und sind Ausdruck einer intakten
Schleimhaut. Radiologisch stellen sie sich als 1–2 mm
breite, parallel verlaufende, zur Darmkontur senkrecht stehende Kontrastmittelrillen dar. Im Profil bedingen sie feinste, regelmäßig angeordnete Spiculae.
Ihre Darstellung steht im Zusammenhang mit dem
Dehnungsgrad der Darmwand, der Untersuchungstechnik, der Vorbereitung, der Belichtungszeit und
dem verwendeten Kontrastmittel (Abb. 118). Als

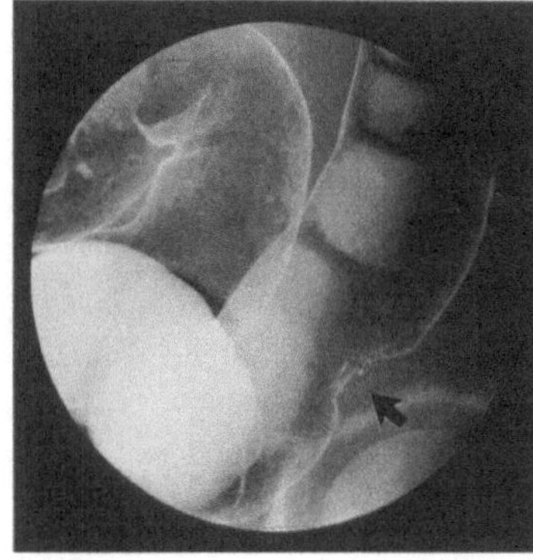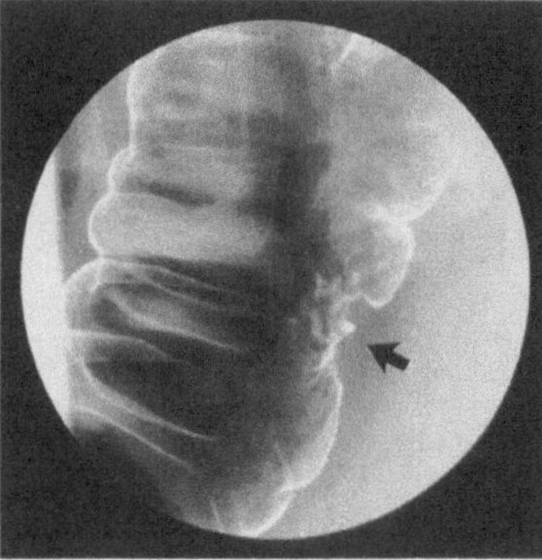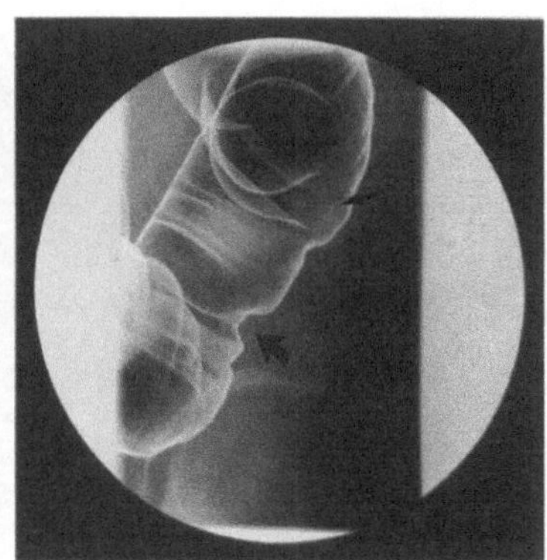

a   b, c

Abb. 73a–c. Colitis Crohn (100-mm-Kamera). Drei verschiedene Patienten mit kleinen „tumor-like" lesions: die
transmurale Entzündung verursacht eine Wandeinziehung.
Diese Einzelläsionen gehen den inselförmigen voraus. *Kleiner Pfeil* (**c**) weist auf eine 1–2 mm große aphthoide Läsion
hin

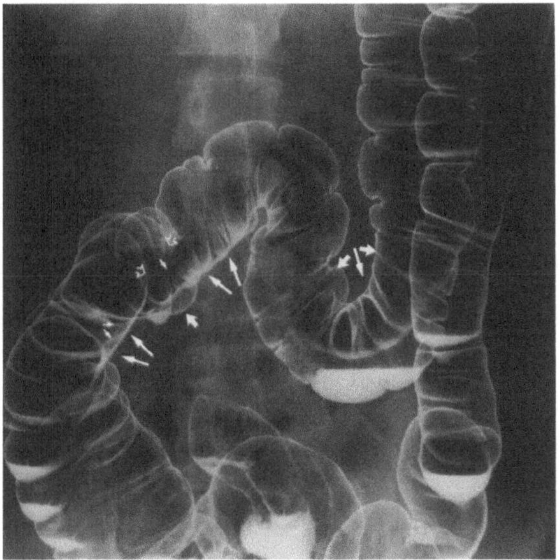

Abb. 74. „Narbenartige Veränderungen": Colitis Crohn.
Umschriebene kurzstreckige Begradigung der Kontur (*lange
Pfeile*), kleine aphthoide Läsionen (*kleine Pfeile*), Pseudo-
sakkulation (*dicker kurzer Pfeil*), Faltenstern (*durchbrochene
Pfeile*)

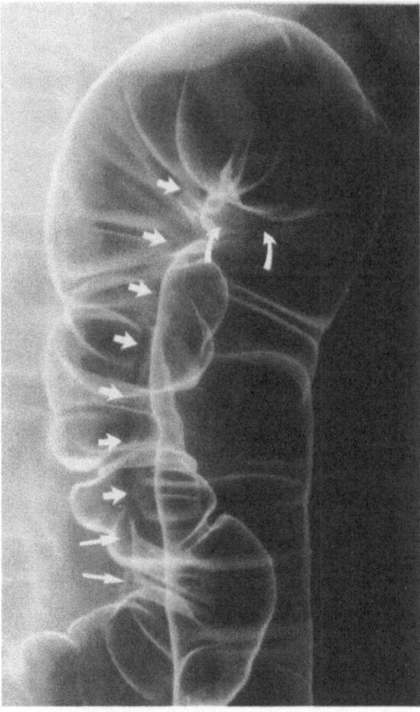

Abb. 75. „Narbenartige Veränderungen": Colitis Crohn
Aufhellungsstreifen (*kurze Pfeile*), kleine noduläre Erhabenheiten (*gebogene Pfeile*)

Folge eines Mukosaödems erfahren sie eine gewisse
Prominenz und Unregelmäßigkeit und verstreichen
schließlich völlig [162].

2.9.2 Aktives Stadium

Morphologisch stehen verschiedenartige Ulzerationen, zunehmende zelluläre Infiltration, fortschreitende Ödemsklerose und fibroplastische Gewebsreaktion, muskuläre Hypertrophie, Pseudopolypen und
Fistelbildungen im Vordergrund.

Die *Ulzera bei Colitis Crohn* gehen in der Regel
von aphthoiden Läsionen und schmalen, fissurähnlichen „Spalten" aus. Letztere sind nicht auf die Mukosa beschränkt, sondern können bis in die Muskularis einschneiden. Sie werden so Ausgangspunkt von
Fisteln sowie submukösen und intramuralen Abszessen.

Nach MORSON [127] ist dieses „fissuring" ein typisches Zeichen des Morbus Crohn, das bei Colitis ulcerosa fehlt.

Anfänglich sind die Ulzera diskontinuierlich und
asymmetrisch über verschieden lange Segmente ver-

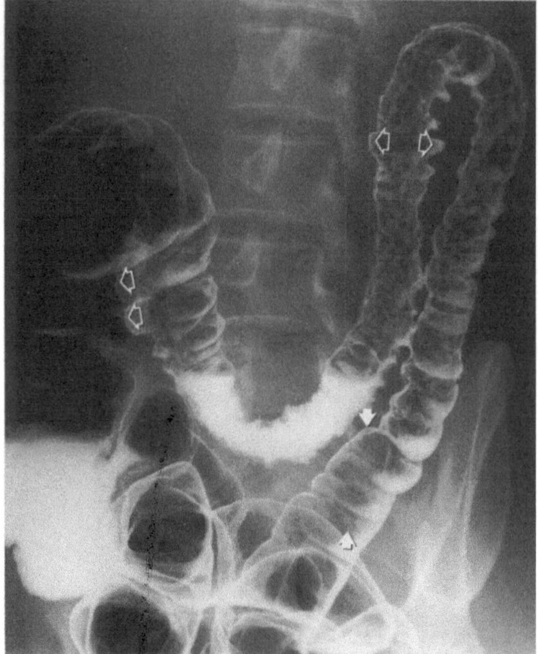

Abb. 76. Ileocolitis Crohn. Zusammenfließen aphthoider
und varioloformer Läsionen (*kurze Pfeile*) zu bizarr geformten Ulzerationen; angedeutetes Pflastersteinrelief; noduläre
Erhabenheiten; Pseudosakkulationen (*durchbrochene Pfeile*);
stark inhomogener Befall: „buntes Bild". Abrupter Übergang zum „gesunden" Segment

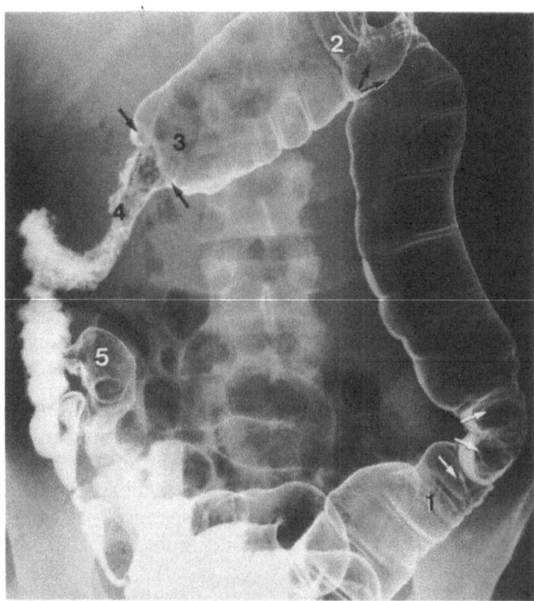

Abb. 77. Ileocolitis Crohn. Segmentärer, inselförmiger Befall (*1, 2*); abrupter Übergang zu normaler Schleimhaut (*3*);
Stenose mit Ulzerationen und Pseudopolypen (*4*); terminales Ileum (*5*); „Buntes Bild"

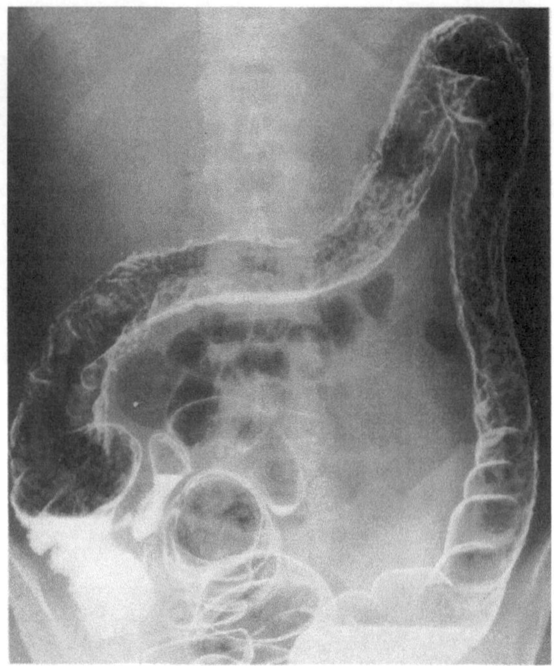

Abb. 78. Ileocolitis Crohn. Haustrenverlust, Dehnbarkeitsminderung, longitudinale und transversale Ulzera, Pflastersteinrelief. Sigma und Rektum frei

streut und werden von intakter Schleimhaut umgeben. Gelegentlich liegen sie gruppenförmig angeordnet und bilden „Inseln", die in intakter Schleimhaut
„schwimmen" (Abb. 76; 77; 78).

In fortgeschrittenen Stadien können die Ulzera
auch bei Colitis Crohn zusammenfließen und die gesamte Zirkumferenz der Darmwand befallen.

Der Übergang zum nicht betroffenen Segment ist
meist *abrupt* – bei Colitis ulcerosa dagegen *fließend*
(Abb. 79, 80).

Die *Ulzera bei Colitis ulcerosa* bleiben in der Regel
auf die Mukosa beschränkt und dringen nur gelegentlich zur Submukosa vor. Sie sind zunächst weniger
als 3 mm tief, unregelmäßig konfiguriert und neigen
zur Konfluenz. Im Gegensatz zu denen der Colitis
Crohn sind sie kontinuierlich und symmetrisch über
den betroffenen Abschnitt verteilt und liegen stets in
entzündlich veränderter Mukosa.

Zusammen mit der entzündlich-ödematösen
Schleimhaut „verdämmern" die flachen Ulzerationen
zum gesunden Segment hin (Abb. 81–83).

Bei *beiden Erkrankungen* können die Ulzera die
Submukosa durchbrechen und die Muskelschicht erreichen. Parallel zu der Muskelschicht breitet sich
dann der entzündliche Prozeß aus, so daß *T- oder
kragenknopfförmige Ulzera* resultieren („collar but-
ton", „flask-shaped" ulcers) (Abb. 84a, b).

T- oder kragenförmige Ulzera werden auch bei
Tbc, Shigellose, ischämischer Kolitis und Amöbiasis
beobachtet.

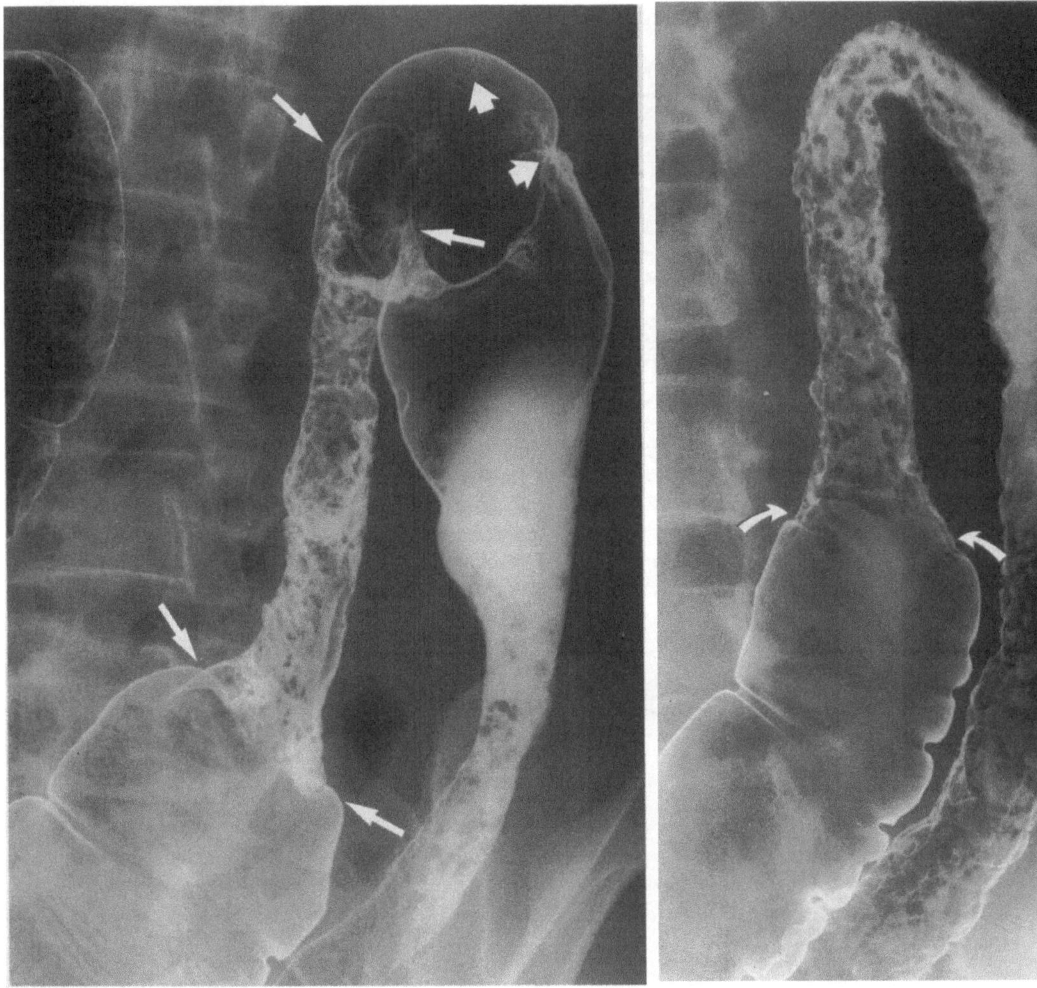

79   80

Abb. 79, 80. Colitis Crohn. Abrupter Übergang des betroffenen Segmentes zu weniger befallenen oder normalen Segmenten. Die betroffenen Segmente können sehr unterschiedliche Längen aufweisen: wenige Zentimeter bis zwei Drittel des Kolons

Fließen diese T-förmigen Ulzera zusammen, bilden sich *intramurale Fisteln*. Radiologisch verursachen sie dadurch eine *Doppelkontur* (double tracking), die bis zu 30 cm lang sein kann. Sie wird durch eine dünne, submuköse Bariumschiene gekennzeichnet, die mit einzelnen, brückenpfeilerartigen Gliedern mit dem Kolonlumen in Verbindung steht [107] (Abb. 85).

Die submuköse Bariumschiene der Colitis Crohn und ulcerosa ähnelt dem Bild der subserösen Fistel bei Peridivertikulitis.

WELIN u. WELIN [201] haben auf *transversale Kontrastmittelstreifen* aufmerksam gemacht, die für Colitis Crohn pathognomonisch seien. Nach BARTRAM [11] kommen diese Querstreifen auch bei Colitis

tuberculosa vor. Sie werden durch eine polsterartig ödematös veränderte Schleimhaut bedingt, die von tiefen Furchen bzw. fissurähnlichen Ulzerationen durchzogen wird. So entstehen 1–3 mm breite, über 1 cm lange und, wenn Haustrenreste vorhanden sind, bogenförmige Querstreifen. Im Profil bedingen sie kleine, V-förmige Einziehungen (Abb. 86).

Bei ca. 25% der Patienten mit Enterocolitis Crohn ist ein sog. **Pflastersteinrelief** festzustellen (häufiger im Dünndarm als im Kolon). Verursacht wird es durch das polsterartige Ödem der Mukosa und Submukosa, das von longitudinalen und transversalen tiefen Furchen und/oder fissurartigen Ulzera durchzogen wird: wie mit dem Rechen gezogen bzw. strickleiterartig angeordnet. Auch fibrotische Stränge, die zur Traktion der darüber liegenden Mukosa und dazwischen zu einer Art kompensatorischem Schleimhautpolster führen, sollen ein pflastersteinähnliches Relief bilden.

Das Pflastersteinrelief ist eine Gewebsreaktion, die für Enterocolitis Crohn charakteristisch und nur

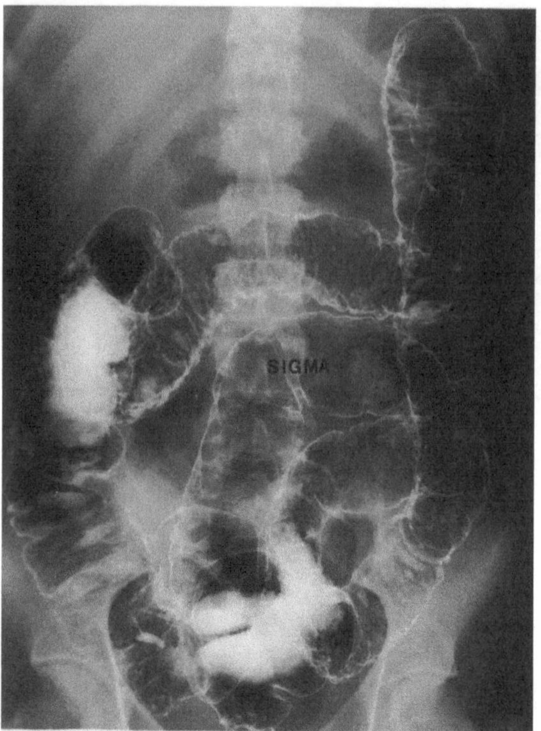

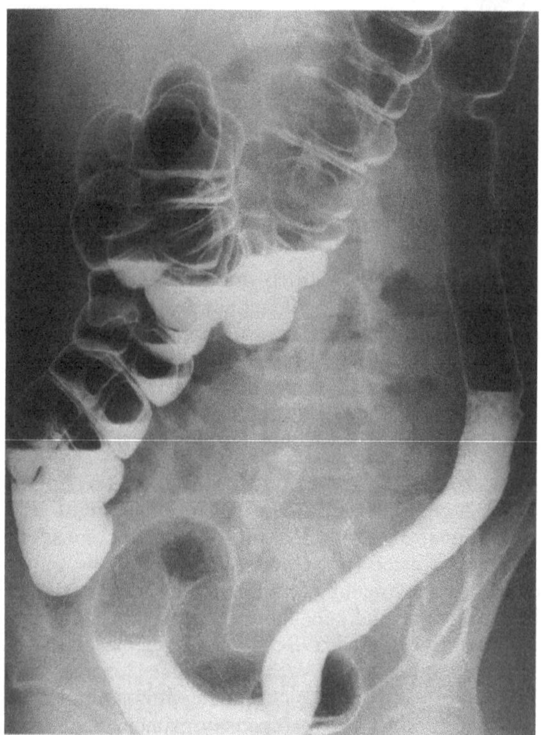

Abb. 82. Colitis ulcerosa („Linksseitenkolitis"). Feinste Ulzerationen (bei frischem Schub), geringe Konturunschärfe, Haustrenverlust, Dehnbarkeitsminderung: gleichmäßiger Befall

Abb. 81. Colitis ulcerosa. Über das gesamte Kolon verstreut kleine Ulzerationen und aphthoide Läsionen: gleichmäßiger Befall: „eintöniges Bild". (Die Aufnahme verdanken wir der freundlichen Genehmigung von Herrn Prof. Dr. B. SWART, Neuss)

ausnahmsweise bei Colitis ulcerosa gefunden wird [74] (Abb. 87a, b).

Für Enterocolitis Crohn ebenfalls charakteristisch gelten sog. *Pseudosakkulationen oder Pseudodivertikulosen.* Den exzentrisch angeordneten Läsionen mit Ödemsklerose, fibroblastischer Gewebsreaktion, Spasmen und Hyperplasie der Muscularis propria einer Darmseite, steht auf der gebenüberliegenden Seite eine vollkommen erhaltene oder kaum beeinträchtigte Elastizität der Darmwand gegenüber. Dies führt auf der antimesenterialen, nicht betroffenen Seite zu divertikelartigen, girlandenförmigen Ausbuchtungen. Die betroffene Seite ist dagegen in der Regel durch eine Abflachung der Haustren, eine Begradigung oder leichte Einziehung der Konturen gekennzeichnet. Pseudosakkulationen sind sowohl am Kolon als auch am Dünndarm zu beobachten und erstrecken sich auf verschieden lange Abschnitte [74] (Abb. 88, 89).

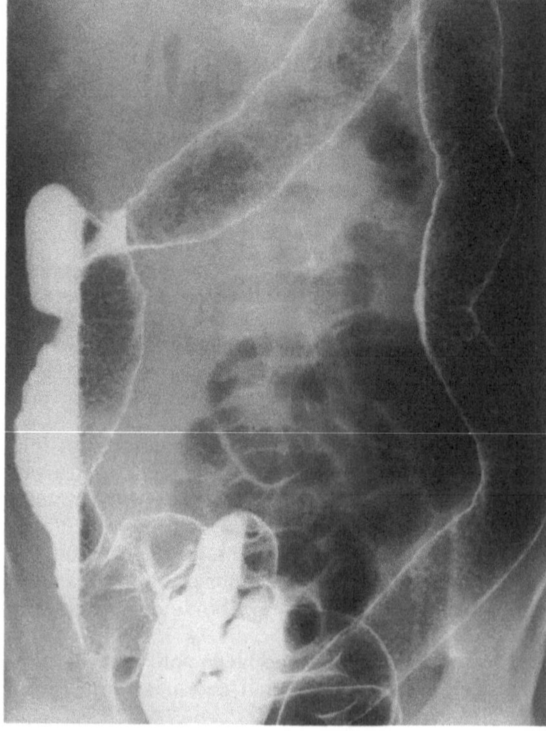

Abb. 83. Colitis ulcerosa (totalis). Kleine Ulzerationen disseminiert im gesamten Kolon, gleichmäßiger Befall. (Aufnahmen in Rechtsseitenlage und horizontalem Strahlengang)

Abb. 84. Ileocolitis Crohn. Segmentärer, inselförmiger Befall mit Ulzera verschiedener Größe. Im Deszendens kragenknopfartige Ulzera, die zur Unterminierung der Mukosa neigen und so intramurale Fistelgänge bilden können (*große Pfeile*). Verstreut in der sonst normalen Mukosa liegen aphthoide Läsionen (*durchbrochene* und *kurze Pfeile*). „Buntes Bild"

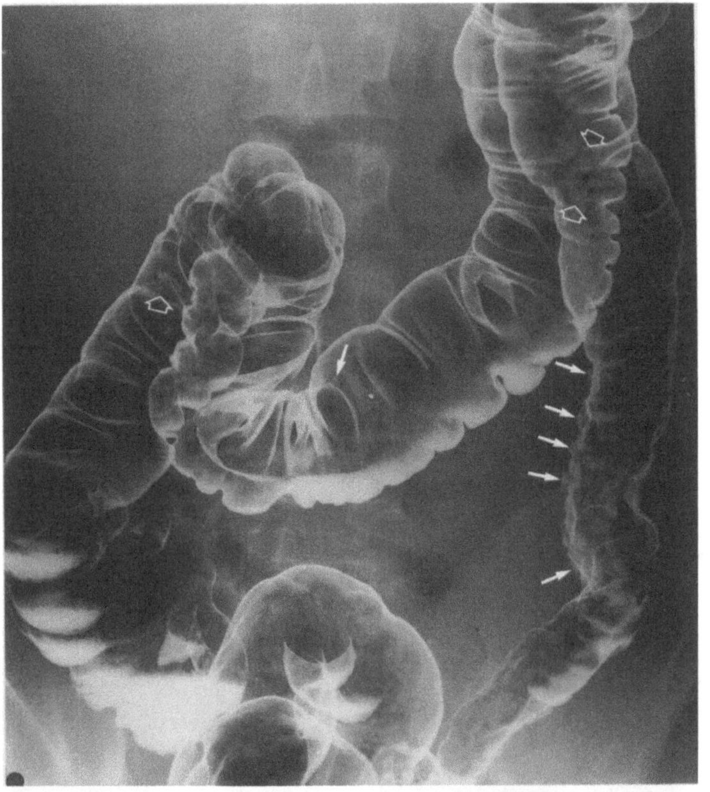

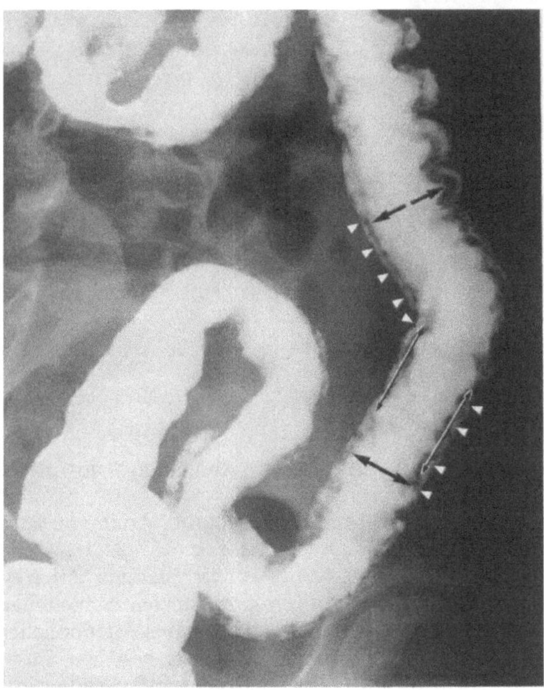

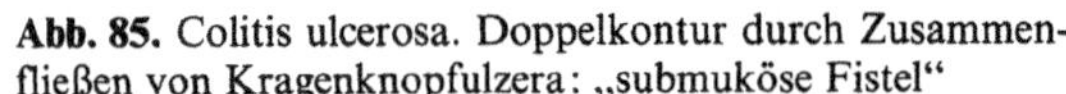

Abb. 85. Colitis ulcerosa. Doppelkontur durch Zusammenfließen von Kragenknopfulzera: „submuköse Fistel"

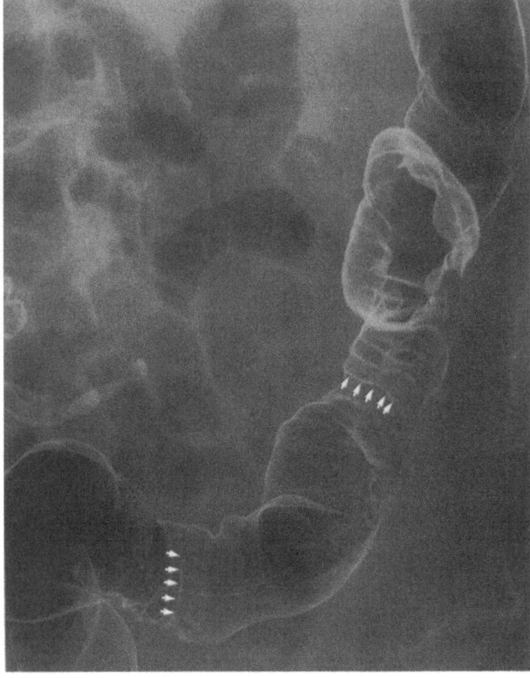

Abb. 86. Colitis Crohn. Transversale KM-Streifen (*kurze Pfeile*) im Deszendens und Sigma. Segmentärer Befall. „Buntes Bild"

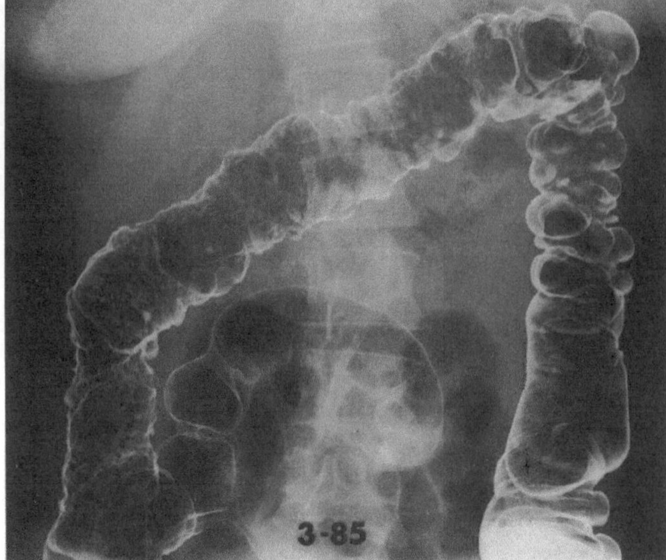

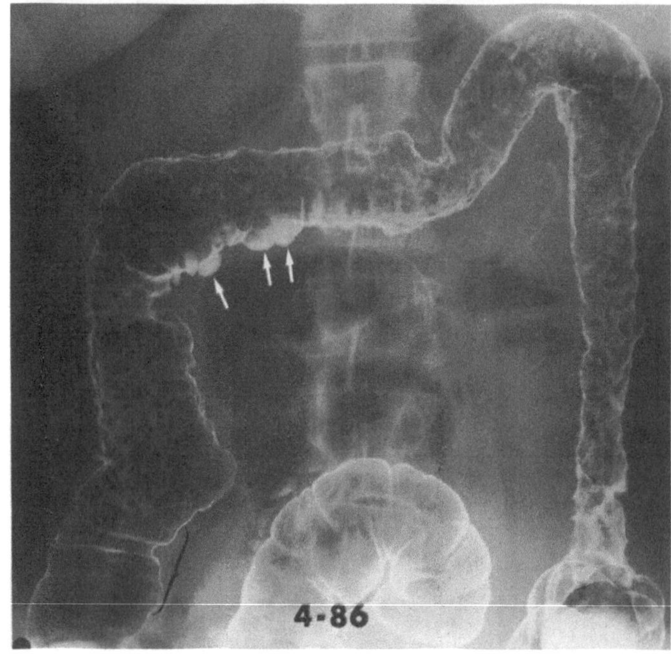

Abb. 87a, b. Colitis Crohn.
Pflastersteinrelief: longitudinale und transversale Ulzerationen, die tief in die polsterartig geschwollene Schleimhaut einschneiden. Pseudosakkulationen (*Pfeile*). Abrupter Übergang zum weniger betroffenen Segment (*Klammer*). **a** 3/85: An der linken Flexur überwiegen Pseudosakkulationen und aphthoide Läsionen. **b** 4/86: Deutliche *Befundverschlechterung* – siehe insbesondere linke Flexur!

Pseudopolypen werden meist unter der Rubrik „lokale Komplikationen" aufgeführt. Zu Komplikationen führen sie aber extrem selten, und zwar nur dann, wenn sie als Riesenpseudopolypen oder eng gruppenförmig angeordnet zu Obstruktionen führen. Sie sind eine typische Läsion sowohl des aktiven als auch des fibrösen Stadiums. Man könnte sie als ein Bindeglied des floriden zum atrophischen Stadium ansehen.

Der Ausdruck Polyp ist irreführend, da wir eine über die Mukosaebene erhabene Läsion erwarten. Pseudopolypen werden aber meist durch Reste der mehr oder weniger entzündlich veränderten Mukosa gebildet bei gleichzeitiger „Absenkung" der ulzerös zerstörten Schleimhaut.

BARTRAM [11] unterscheidet drei Arten von Pseudopolypen bei ICD:

a) *Pseudopolypen*, die im aktiven Stadium durch die Absenkung der ulzerös zerstörten Schleimhaut entstanden sind und aus ödematös-entzündlichen, polsterartigen Schleimhautresten bestehen. Zu ihnen sind auch die Mukosainseln zu zählen, die bei toxischem Megakolon zu beobachten sind.

b) *Entzündliche Polypen*, die sich oft im inaktiven Stadium finden, wobei die Darmkonturen bereits wieder glatt erscheinen. Als Folge früherer Exazerbationen bleibt ein gefäßreiches, polypös wucherndes Granulationsgewebe zurück, weshalb auch von Granulationgewebspolypen gesprochen wird. Sie überragen nach Abklingen des entzündlichen Prozesses die re-epithelialisierte, wieder glatte Schleimhaut als permanente „Narben". In der Mehrzahl sind sie sessil und nicht immer von Adenomen und vor allem Epitheldysplasien zu unterscheiden.

c) Postentzündliche Polypen finden sich vorwiegend bei Colitis ulcerosa (10–20%) und hier vor allem in der linken Kolonhälfte, wobei das Rektum ausgespart bleibt. Durch unterminierende Ulzerationen, die in das Lumen durchbrechen, werden Teile der Mukosa abgelöst. Diese sind dann nur noch durch kleine Stiele mit der übrigen Mukosa verbunden. Diese zipfel-/brückenartigen, postentzündlichen Polypen entsprechen regeneratorischen Epithelwucherungen mit mehr oder weniger starken Zellinfiltrationen und bilden eigenartige, filiforme „Anhängsel".

In der Regel sind alle Formen der Pseudopolyposis radiologisch gut von Adenomen, Malignomen und Polyposissyndromen zu unterscheiden (Abb. 90–92).

Alterationen der Kolonkonfiguration sind vorwiegend Ausdruck des aktiven und fibrösen Stadiums. Sie stehen in Abhängigkeit der entzündlichen Wandinfiltrationen, fibroplastischer Gewebsreaktion und der Tiefe der Ulzerationen. Damit verbunden ist stets eine Änderung des Tonus der glatten Muskulatur der Darmwand.

Die Alterationen der Kolonkonfiguration beschränken sich nicht auf die ICD allein, sondern sind bei allen entzündlichen Darmerkrankungen sowie solchen zu erwarten, die den Tonus der glatten Muskulatur verändern bzw. mit einer diffusen Wandinfiltrierung einhergehen, wie z.B. Sklerodermie, Amyloidose, Dermatomyositis, Laxantienabusus u.a.

Zu den Alterationen der Kolonkonfiguration zählen:

a) *Erweiterung des postrektalen Raumes.* In Höhe des 4. Sakralwirbels beträgt die Breite des postrektalen Raumes ca. 1 cm. Bei Colitis ulcerosa verhalten sich die Weite des postrektalen Raumes und die des Rektums gegensinnig. Die Proktitis verursacht eine Erweiterung des postrektalen Raumes und eine Lumenminderung des Rektums. Es besteht aber keine Korrelation mit der Schwere und Ausdehnung der Erkrankung.

Ist der postrektale Raum weiter als 1,5 cm, die Kohlrauschsche Falte verdickt oder völlig verstrichen, ist eine Proktitis wahrscheinlich [19] (Abb. 93–95).

b) Während eine Verengung des Darmlumens im aktiven Stadium regelmäßig nachzuweisen ist, besteht eine *Verkürzung des gesamten Kolons oder einzelner Segmente* vorwiegend im fibrösen Stadium. Die Verengung des Lumens ist bei Colitis

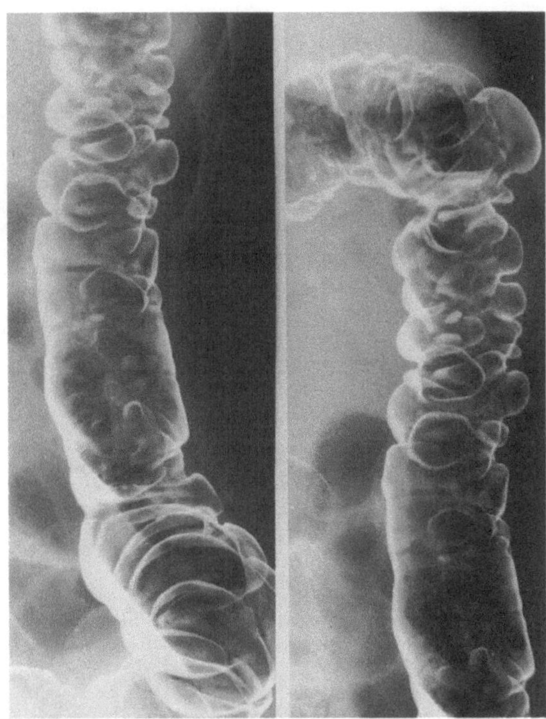

Abb. 88. *Colitis Crohn.* Pseudosakkulationen, apthoide Läsionen, segmentärer Befall („buntes Bild"). (Gleicher Patient wie Abb. 87)

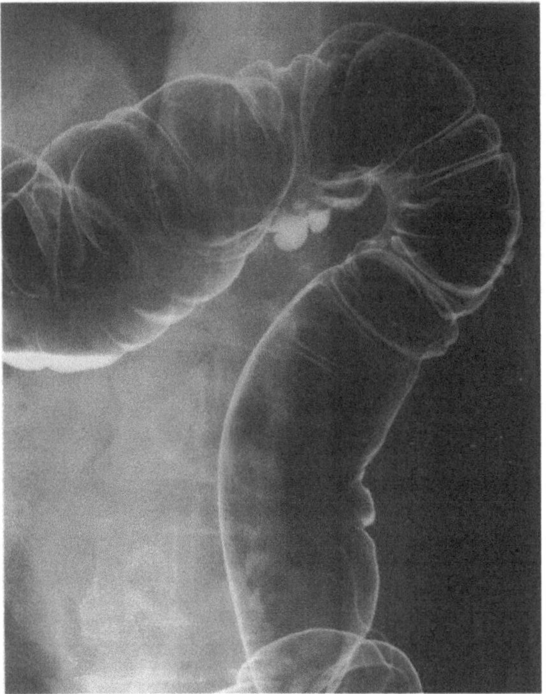

Abb. 89. Colitis Crohn. Pseudosakkulationen und narbige „Einziehungen" bzw. Begradigungen der Kontur an der linken Flexur und dem Deszendenz

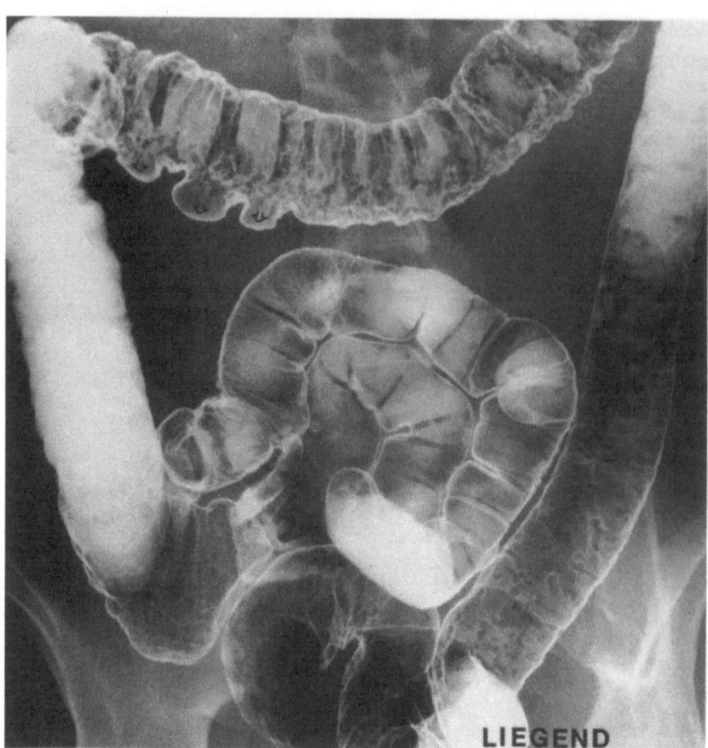

Abb. 90. Ileocolitis Crohn. Pseudopolyposis, Pseudosakkulationen (*durchbrochene Pfeile*)

Crohn in der Regel unregelmäßig ausgeprägt und meist auf einzelne Segmente beschränkt, während sie bei Colitis ulcerosa weitere Strecken erfaßt und gleichförmiger erscheint [203, 385] (Abb. 96).

c) Auf die *Alterationen der Haustren* wurde bereits bei den Frühsymptomen hingewiesen. Im aktiven Stadium der Kolitis sind große Abschnitte oder das gesamte Kolon haustrenarm bis haustrenlos. Die Konturen des verengten Kolons sind in Abhängigkeit der Ulzerationen in mehr oder weniger starkem Maße unregelmäßig gezähnelt und bizarr. Die Dehnbarkeit der Darmwand kann völlig aufgehoben sein. Schließlich resultiert ein starres, mehr oder weniger verengtes „Rohr" (oder schlauchartige Formationen) mit unregelmäßig gezähnelten, bizarren Konturen [11].

Die *Refluxileitis* kann die Colitis ulcerosa totalis begleiten. Mit großer Wahrscheinlichkeit handelt es sich nicht um eine primäre Entzündung des Ileums, sondern um einen Mitbefall. Die Pathogenese ist unklar.

Die Inzidenz wird auf 10% geschätzt. Meist sind nicht mehr als 5–25 cm des terminalen Ileums durch entzündliche Mukosa und vereinzelte, kleine, oberflächliche Ulzera verändert. Die Ileozäkalklappe erscheint rigide und klaffend. Der betroffene Ileumabschnitt wirkt dilatiert und in seiner peristaltischen Umformung mehr oder weniger eingeschränkt.

Die sog. Refluxileitis ist in der Mehrheit weder klinisch, therapeutisch noch prognostisch von Bedeutung (Abb. 97).

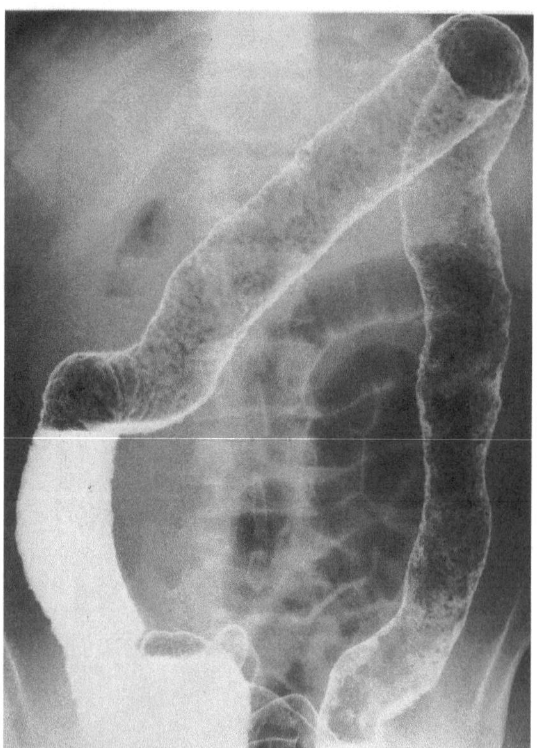

Abb. 91. Ileocolitis Crohn. Pseudopolyposis (entzündliche Polypen) des Kolons mit Ausnahme des Rektums und distalen Sigmas

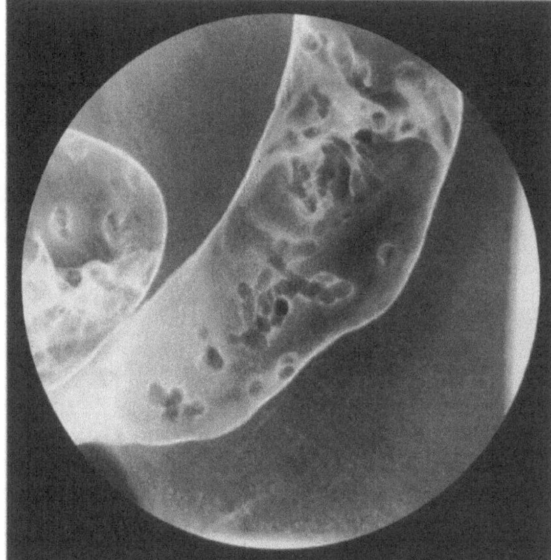

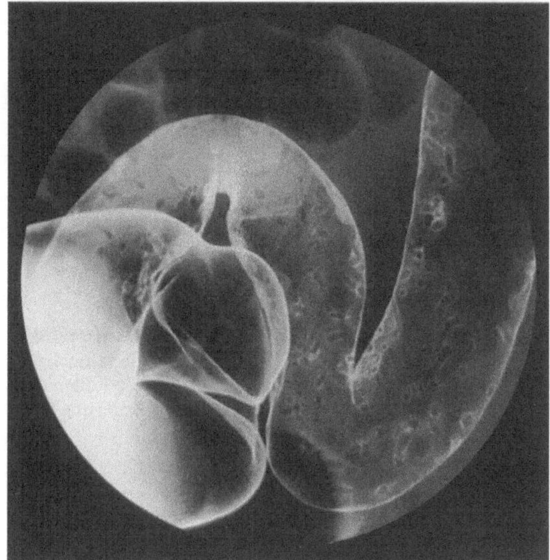

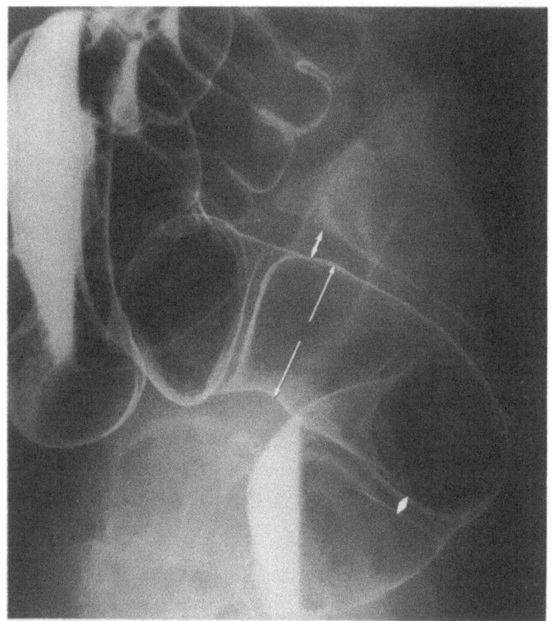

Abb. 93. Colitis ulcerosa. Angedeutet Schummerung und ganz gering unscharfe Konturen. Kohlrauschsche Falte geringfügig verbreitert

Abb. 92. Ileocolitis Crohn. Pseudopolyposis (postentzündliche Polypen!)

2.9.3 Stadium der Fibrose

Das Abheilen der Ulzerationen hat eine Rückbildung von Konturunregelmäßigkeiten und – in geringem Maße – auch der Lumeneinengung zur Folge. Das Kolon kann im Doppelkontrastbild wieder eine nahezu normale Transparenz und Kontur erlangen. Im regenerierten Epithel finden sich häufig noch Reste entzündlich veränderter Mukosa und Submukosa sowie Pseudopolypen.

Die re-epithelialisierte Schleimhaut der Colitis ulcerosa wirkt radiologisch und endoskopisch normal. Dadurch kann der **falsche Eindruck** einer Aussparung

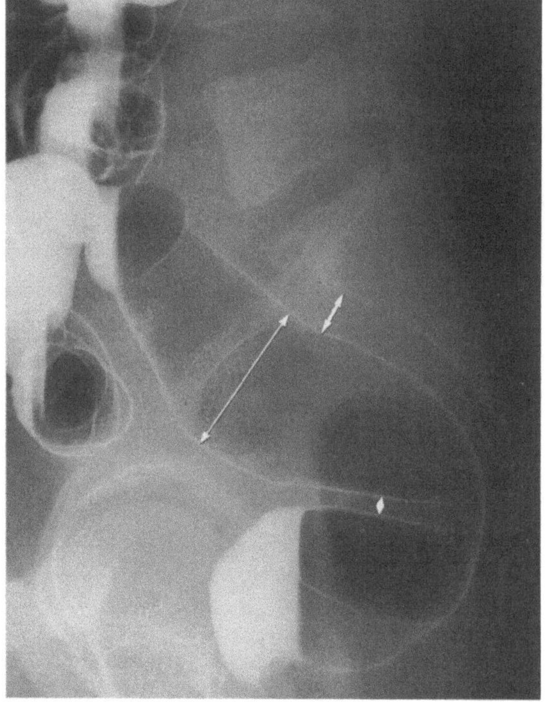

Abb. 94. Colitis ulcerosa. Deutliche Schummerung, samtartige Konturunschärfe, postrektaler Raum verbreitert, Kohlrauschsche Falte gering verbreitert

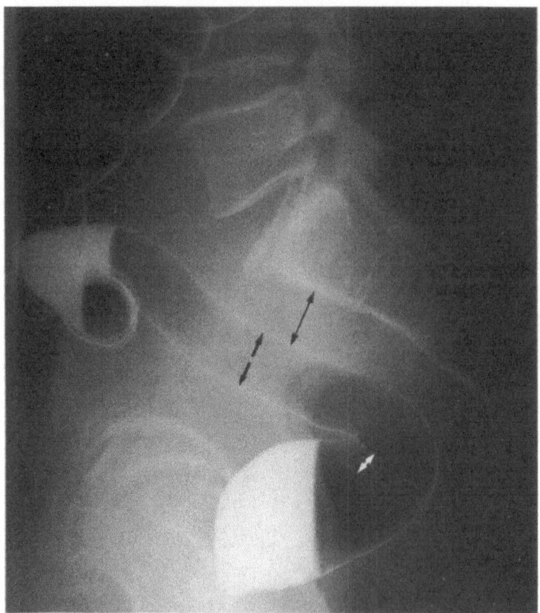

Abb. 95. Colitis ulcerosa. Nur ganz geringe Schummerung, Konturen fast scharf, postrektaler Raum deutlich verbreitert, Kohlrauschsche Falte fast verstrichen

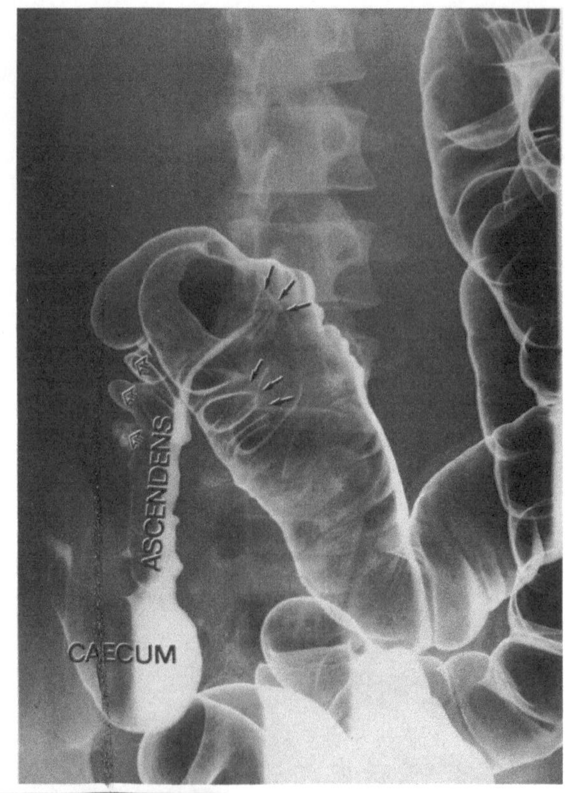

△
Abb. 96. Ileocolitis Crohn. Schrumpfung und Verengung von Zäkum und Ascendens. Retrozäkale Lage der Appendix fixa, terminales Ileum stenosiert. An der rechten Flexur Faltenstern durch „narbige Veränderung"

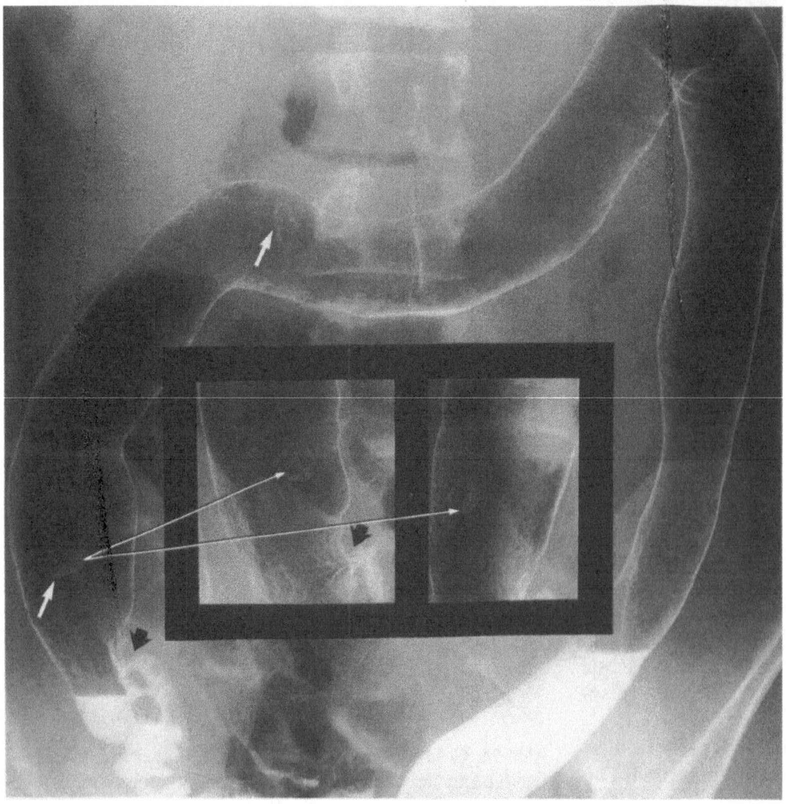

Abb. 97. Colitis ulcerosa. Haustrenloser „Schlauch". Die geringe Schummerung und Unschärfe der Konturen weist auf einen frischen Schub hin (feinste Ulzerationen), sog. Refluxileitis (*kurze Pfeile*), zwei Adenome (*lange Pfeile*)

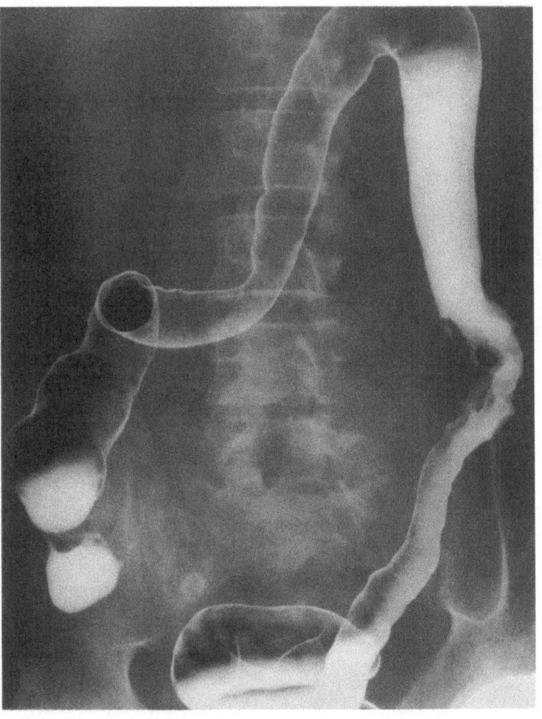

Abb. 98. Colitis ulcerosa (totalis). Haustrenloser stark verengter „Schlauch", geschrumpftes Zäkum. Im mittleren
Descendens Segment mit kurzen Fistelgängen und kleinen
Pseudopolypen (für Colitis ulcerosa atypisch). (Histologisch: Colitis ulcerosa)

des Rektums oder einer segmentalen Kolitis bzw. **einer abgeheilten („ausgebrannten") Kolitis** entstehen.

Der Ausdruck „ausgebrannte Kolitis" – vorwiegend bei Colitis ulcerosa – drängt sich beim Nachweis
eines völlig glatten, starren Kolonrohres auf. Das darf
aber nicht darüber hinwegtäuschen, daß histologisch
stets eine abnorme Schleimhaut nachzuweisen ist. Bei
Exazerbationen kann sich das einförmige Bild rasch
ändern (Abb. 98; 99; 100).

Verengung, Verkürzung und Haustrenverlust sind
bei Colitis ulcerosa nicht durch Fibrose, die meist
geringfügig bleibt oder gänzlich fehlt, sondern vorwiegend *durch Hypertrophie der Muskelschicht* der
Darmwand verursacht *und deshalb reversibel.*

Bei Colitis Crohn dagegen überwiegen Fibrose
und Fibrosklerose.

Vielfach resultiert im Stadium der Fibrose ein
glattes, schlauchartiges, röhrenförmiges Kolon, dessen Flexuren tiefgezogen und abgeflacht sind. Durch
Schrumpfung des Mesenterialansatzes, Verlust der
Dehnbarkeit und Längsachsenverkürzung kann die
sog. *Omegaform* entstehen (Abb. 101, 102).

Bei Colitis Crohn bleiben selbst in diesem Stadium
meist noch einzelne Segmente unterschiedlich weit,
so daß eine Pseudosakkulation resultiert [11, 107].

Grenzen der radiologischen Diagnostik

Von technischen Unzulänglichkeiten abgesehen, ist
gelegentlich weder radiologisch noch endoskopisch-
makroskopisch eine Kolitis nachzuweisen. Dies beruht auf den vorgenannten Gründen einer scheinbar

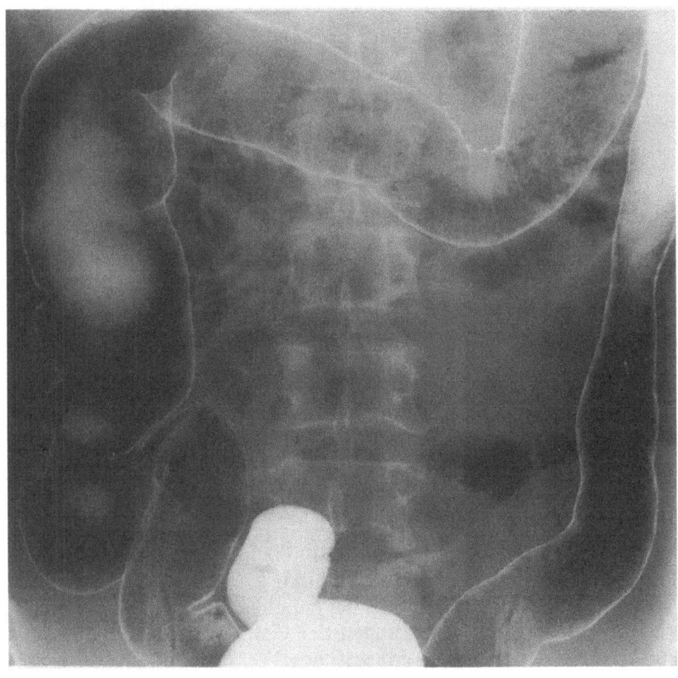

Abb. 99. Colitis ulcerosa (totalis).
Haustrenloser „Schlauch", frischer Schub
mit feinsten Ulzerationen, die eine
Schummerung und samtartige
Konturunschärfe verursachen. „Klaffende"
Ileozäkalklappe. (Refluxileitis?)

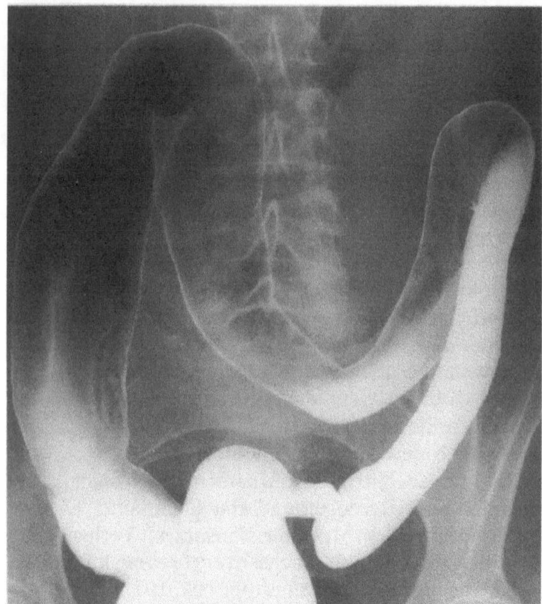

Abb. 100. Colitis ulcerosa. „Haustrenloser Schlauch"

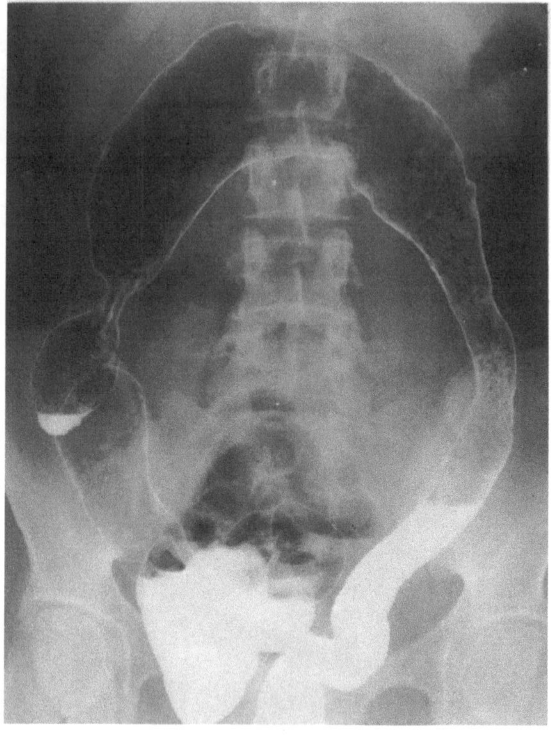

Abb. 102. Ileocolitis Crohn. Fibröses Stadium; sog. Omegaform

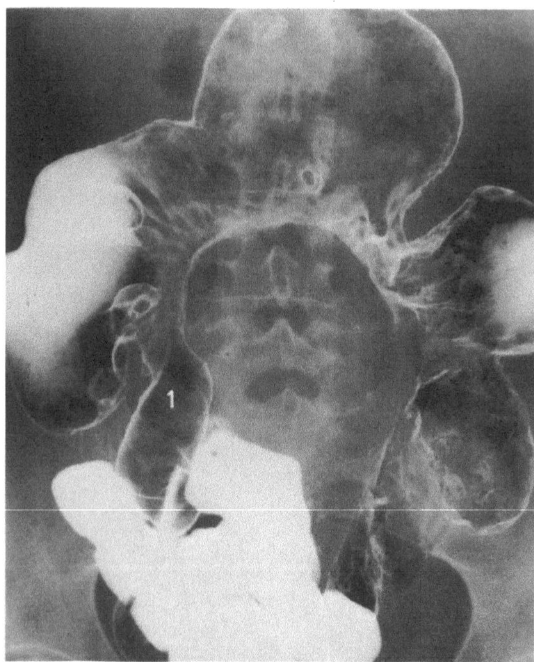

Abb. 101. Ileocolitis Crohn. Extreme Schrumpfung an der Mesenterialseite, bedingt die sog. Omegaform

intakten – nur histologisch als entzündlich verändert erkennbaren – Mukosa und Submukosa. Radiologisch sind Frühveränderungen, die lediglich aus „geröteten Zonen" und Alterationen der Gefäßstrukturen bestehen, nicht zu erkennen. Diese Veränderungen sind allerdings bei jeglicher Art von Entzündung zu erwarten. Eine gewisse Einschränkung der radiologischen Diagnostik betrifft vor allem die „direkte Form" der Colitis ulcerosa beschränkt auf Proktitis und Proktosigmoiditis, nicht jedoch die Colitis Crohn.

Sind Sigmoidoskopie und Rektumbiopsien normal, schließt ein zusätzlicher Doppelkontrasteinlauf eine Kolitis weitgehend aus. Es verbleibt nur eine verschwindend kleine Gruppe von Patienten mit minimalen Läsionen bei Aussparung des Rektums. Eine Koloskopie ist nur in den Fällen angezeigt, in denen Anamnese und Laborparameter auf eine Kolitis dringend hinweisen [11] (Tabelle 10a–c).

2.10 Lokale Komplikationen

Beide Erkrankungen weisen eine Vielzahl gleichartiger lokaler Komplikationen auf, wenn auch in unterschiedlicher Häufigkeit. Vielfach bestimmen sie die klinische Symptomatik, das therapeutische Vorgehen und die Langzeitprognose. Durch neue Techniken wie Sonographie und Computertomographie sind manche von ihnen sicherer zu diagnostizieren.

Die Angaben über die Häufigkeit der lokalen Komplikationen differieren je nach Beobachtungszeit und Krankengut. Während man früher z.B. ein er-

Tabelle 11. Lokale Komplikationen der Colitis Crohn und Colitis ulcerosa. In Anlehnung an MÜLLER-WIELAND [247]

	Colitis Crohn	Colitis ulcerosa
Toxisches Megakolon	2–3%	2–10%
Kolitiskarzinom	Gering er- höhtes Risiko	Deutlich er- höhtes Risiko
Strikturen	Häufig	6,3%
Innere Fisteln	Häufig	Ungewöhnlich
Intraabdominale Abszesse	Häufig	Selten
Anorektale Läsionen	bis 80%	bis 20%
– perianale Abszesse	20–25%	2–4%
– Analfisteln	häufig	4,2%
Freie Perforation	Sehr unge- wöhnlich	3,3%
Obstruktion	Selten	Selten
Rezidive	Häufig	Selten
Massive Blutung	In Ausnahmen	3,4%

höhtes Karzinomrisiko und ein toxisches Megakolon ausschließlich mit Colitis ulcerosa in Verbindung brachte, gilt heute als gesichert, daß diese Komplikationen, wenn auch seltener, ebenfalls die Colitis Crohn begleiten [11, 130].

Die wichtigsten lokalen Komplikationen sind in der Tabelle 11 zusammengefaßt.

2.10.1 Toxisches Megakolon

Das toxische Megakolon[5] ist eine schwere Komplikation der totalen Kolitis mit akut fulminantem Verlauf. Zwar kann das gesamte Kolon betroffen sein, in der Regel sind es aber nur die intraperitoneal gelegenen Abschnitte: Transversum und Sigmoideum. Häufig ist das toxische Megakolon Indikation für Notoperationen, die mit einer Mortalitätsrate von ca. 30% belastet sind.

Am häufigsten wird das toxische Megakolon bei Colitis ulcerosa beobachtet, selten auch bei Colitis Crohn, ischämischer Kolitis, pseudomembranöser Kolitis, Amöbenruhr, Shigellenruhr, Typhus abdominalis und Cholera. Die *Inzidenz* beträgt 2–13% [19].

Ätiologie und Pathogenese sind ungeklärt. Diskutiert werden neurogene, zirkulatorische und metabolische Prozesse neben schwerer transmuraler Entzündung. Ausgelöst wird es wahrscheinlich durch Ulzerationen, die die Muskelschicht durchsetzen und durchbrechen.

Bisher gibt es keinen gesicherten Hinweis darauf, daß ein Kontrasteinlauf während eines akuten

---

[5] Siehe hierzu auch das Kap. SWART, BEYER u. KÖSTER in diesem Band [182].

Schubes einer Colitis ulcerosa ein toxisches Megakolon auslösen kann.

Pathologisch-anatomisch besteht eine dünn ausgespannte, extrem leicht vulnerable Darmwand. Die Mukosa ist durch tiefe Ulzerationen weitgehend zerstört. Es bleiben nur wenige, verschieden große Mukosainseln zurück. Es besteht eine Degeneration der Ganglienzellen des Plexus myentericus und eine intensive Gefäßdilatation. Die äußere Oberfläche des Kolon zeigt eine ausgeprägte Serositis, das Omentum ist ödematös entzündet. Die Konsistenz der dünnen Darmwand gleicht einem „*nassen Fließpapier*". Aus diesem Grund hat jegliche Manipulation endoskopischer oder radiologischer Art zu unterbleiben. Angezeigt sind **allein Abdomenübersichtsaufnahmen**.

Ein toxisches Megakolon kann zwar bereits bei der ersten Attacke auftreten, häufiger jedoch anläßlich eines akuten Schubes im Verlauf der Erkrankung. Innerhalb weniger Stunden kann sich das Bild einer Toxämie entwickeln mit: aufgetriebenem Leib, reduzierten bis aufgehobenen Darmgeräuschen, abdomineller Abwehrspannung, Fieber, Somnolenz, Tachykardie, Leukozytose und peranaler Blutung.

Die *Diagnostik* wird vom klinischen Bild und den Abdomenübersichtsaufnahmen (ap und in Linksseitenlage bei horizontalem Strahlengang) getragen. Diese „Leeraufnahmen" lassen das Ausmaß und die drohende Perforation erkennen.

In Verbindung mit entsprechenden klinischen Kriterien ist eine Dilatation des Transversums über 5,5 cm verdächtig. **Die Dilatation allein ist aber keinesfalls das entscheidende Kriterium**, da sie bei vielen Erkrankungen vorkommt (siehe Kap. SWART, BEYER u. KÖSTER in diesem Band) [182].

Im gasgeblähten, dilatierten Kolonabschnitt sind oft unregelmäßig begrenzte, verschieden große Mukosainseln abgrenzbar.

Die *Haustrierung* ist immer völlig verschwunden. **Eine normale Haustrierung schließt ein toxisches Megakolon aus.** Die Darmwand ist zwar stark verdünnt, wirkt aber radiologisch durch das subseröse Ödem unregelmäßig verdickt.

Ein *radioluzider Streifen* parallel zur Darmwand weist auf Gas in der Darmwand hin und damit auf die drohende Perforation. Diese Aufhellungslinie kann durch eine perikolische Fettlinie vorgetäuscht werden. Am wichtigsten sind neben Anamnese und klinischem Bild, *kleine, konkavbogige Impressionen* der Darmwand, sog. *thumbprintings*. Diese sind *in Verbindung mit Dilatation und Mukosainseln beweisend*. Die Umkehr der konvexbogigen Kontur der Darmwand in kleinere, konkavbogige Impressionen wird durch Nekrosen in der Mukosa und Blutungen in der Darmwand verursacht.

Häufig finden sich langgezogene Flüssigkeitsspiegel im Kolon und eine extreme Gasansammlung im Dünndarm. Freie Luft unter dem Zwerchfell, in der Morrison pouch oder über der Leber (bei Aufnahmen in linker Seitenlage und horizontalem Strahlengang)

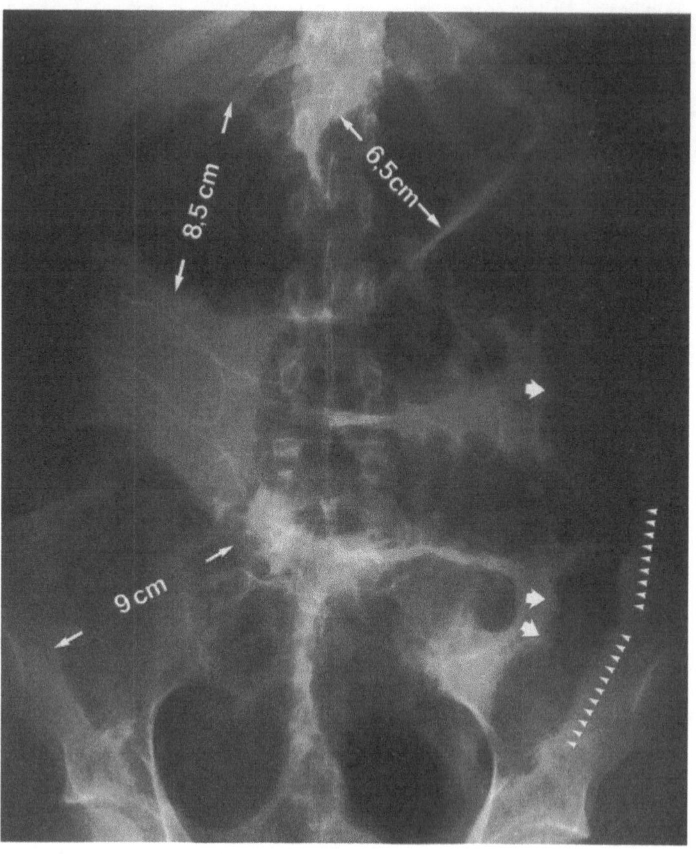

Abb. 103. Ileocolitis Crohn. Toxisches Megakolon. Dilatation des gasgeblähten Abschnittes, thumbprintings (*kurze Pfeile*) im Sigma elongatum, stark ödematös verdickte Wand (*kleine Pfeile*)

weist auf die Perforation hin. Differentialdiagnostisch sind intestinale Pseudoobstruktion, ischämische Kolitis, Obstruktion und Volvulus zu berücksichtigen [18, 82, 182] (Abb. 103, 104).

2.10.2 Kolitiskarzinom

Die globale Inzidenz **des Kolitiskarzinom** beträgt 3–5%. Nicht jeder Kolitiskranke unterliegt dem gleichen Karzinomrisiko. Es hängt vielmehr von der Dauer der Erkrankung, der Ausdehnung und Schwere, dem Zeitpunkt der Erstmanifestation und dem Vorhandensein von Dysplasien der Mukosa ab. Während der ersten 10 Jahre der Erkrankung besteht gegenüber einer vergleichbaren Bevölkerungsgruppe kein oder fast kein erhöhtes Karzinomrisiko. Es steigt aber nach 10–20jähriger Erkrankung auf das ca. 20fache und nach 20 Jahren auf das ca. 30fache an. Das kumulative Karzinomrisiko nach 20jähriger Erkrankung wird auf ca. 12% geschätzt.

Patienen mit Colitis totalis und chronisch-kontinuierlicher Verlaufsform scheinen mehr gefährdet zu sein als solche mit Befall der distalen Hälfte und rezidivierenden Schüben [130].

Dem Nachweis präkanzeröser *Epitheldysplasien* kommt wegen der Frage der prophylaktischen Kolektomie eine besondere Bedeutung zu. Dysplasien werden als ungeordnetes Zellwachstum definiert, das auf eine neoplastische Transformation hinweist. Im nicht entzündlich veränderten Kolon sind sie mit Adenomen assoziiert, bei Kolitis entstehen sie innerhalb der entzündlich veränderten Mukosa. Histologisch sind sie als gering, mittel- oder schwergradig einzuteilen. In der Regel weisen schwergradige Dysplasien eine Koinzidenz mit Karzinomen auf, d.h. nur sie sind als präkanzeröse Epithelläsionen anzusehen [11].

Morphologisch-makroskopisch bedingen Dysplasien plaqueartige Indurationen, beetartige-villöse Proliferationen und adenomatöse Formationen. In Resektionspräparaten von Kolitiskarzinomen überwiegen Zonen mit nodulären Formationen und infil-

---

Abb. 104a, b. Shigella Colitis. Toxisches Megakolon. **a** Dilatation von Ascendens und Transversum, einschließlich linker Flexur. Kragenknopfartige Ulzera und thumbprintings des Deszendens. **b** Starke Dilatation, thumbprintings, unregelmäßig verdickte Wand (*kurze Pfeile*)

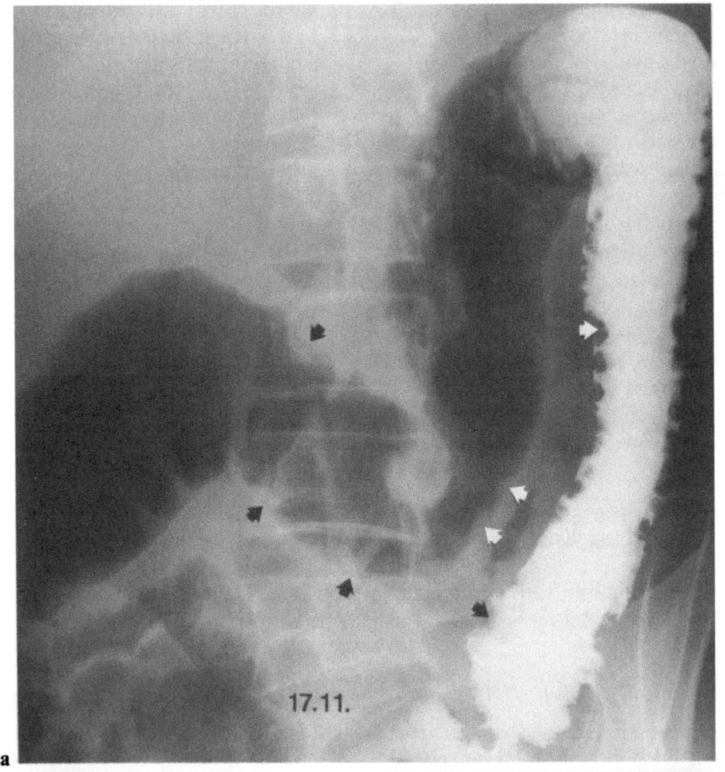

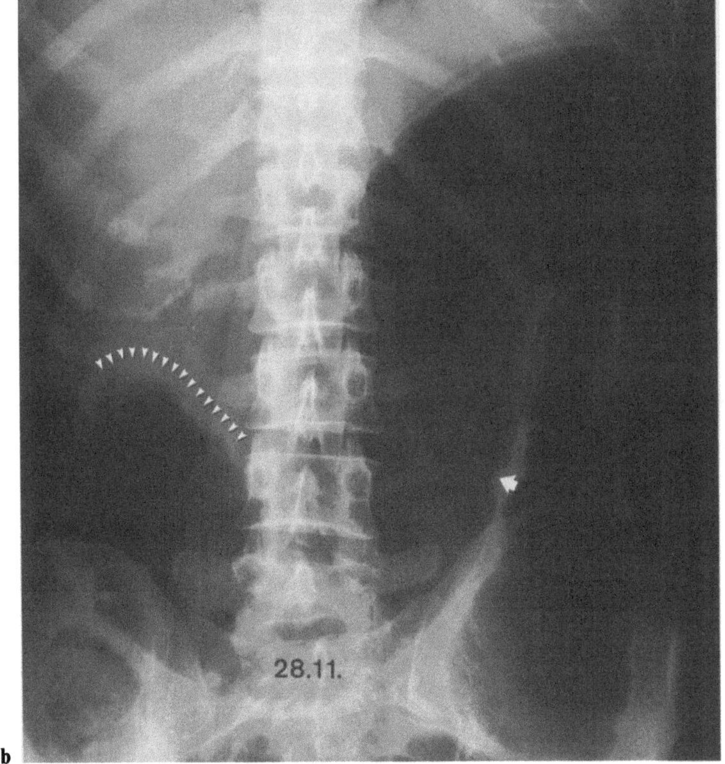

trativen Plaques. Stets sind makroskopisch erkennbare Läsionen vorhanden [11].

Bei Rektosigmoidoskopien sind bioptisch 60–80%
der Dysplasien nachzuweisen. Im DK finden sie sich
entweder **als leicht erhabene, noduläre Formationen,
die schlecht abgrenzbar sind, als Adenome oder als plaqueartige Indurationen mit fokalen Deformationen der
Darmwand** [11, 129].

Dysplasien in einer völlig glatten Mukosa, ohne
makroskopische Veränderungen sind zwar radiologisch nicht zu erkennen, sind aber erfahrungsgemäß
klinisch auch nicht relevant. Nach BARTRAM [11] ist
deshalb durchaus **eine radiologische Überwachung der
Risikopatienten möglich, die alternierend mit der Koloskopie durchgeführt werden sollte.** Nur wenn radiologisch fokale Läsionen nachgewiesen werden, ist zusätzlich auch eine Koloskopie mit Biopsien erforderlich.

Kolitiskarzinome weisen gegenüber den kolorektalen Karzinomen der nicht an Kolitis Erkrankten
Besonderheiten auf [11]:
a) Sie imponieren häufiger als infiltrative Indurationen oder als anuläre, unregelmäßig begrenzte Lumeneinengungen.

Abb. 105. Colitis ulcerosa (totalis). Zweifaches Karzinom
durch unregelmäßig begrenzte Strikturen gekennzeichnet
(*Pfeile*)

b) Sie neigen zu multitoper Entwicklung.
c) In der Regel sind es Adenokarzinome von hohem
   Malignitätsgrad. Sie neigen zu frühzeitiger
   lymphogener und hämatogener Metastasierung.
   Es treten überdurchschnittlich häufig Gallertkar-
   zinome auf.
d) Die bevorzugte Lokalisation ist die linke Kolonhälfte (einschließlich Transversum) und das Rektum. Nur sehr selten werden sie innerhalb einer
   Backwash-Ileitis gefunden (Abb. 105).

Das Karzinomrisiko bei *Colitis Crohn* ist zwar gegenüber früheren Ansichten ebenfalls erhöht, aber in
erheblich geringerem Maße. Anastomosierte Ileumschlingen, Fistelabgänge, das terminale Ileum und die
proximale Kolonhälfte scheinen bevorzugt zu werden
[29, 115].

2.10.3 Strikturen

Strikturen werden als konstante Lumenminderungen
von zwei Drittel und mehr definiert. Sie lassen sich
nicht durch Spasmolytika beseitigen. So definiert sind
sie in Resektionspräparaten in bis zu 12% bei ICD
zu finden.

Die „typische" *Striktur bei Colitis ulcerosa* betrifft
das Rektosigmoid, ist spindelförmig und kann bis zu
30 cm lang sein. In etwa 10% bestehen multiple Strikturen (Abb. 106).

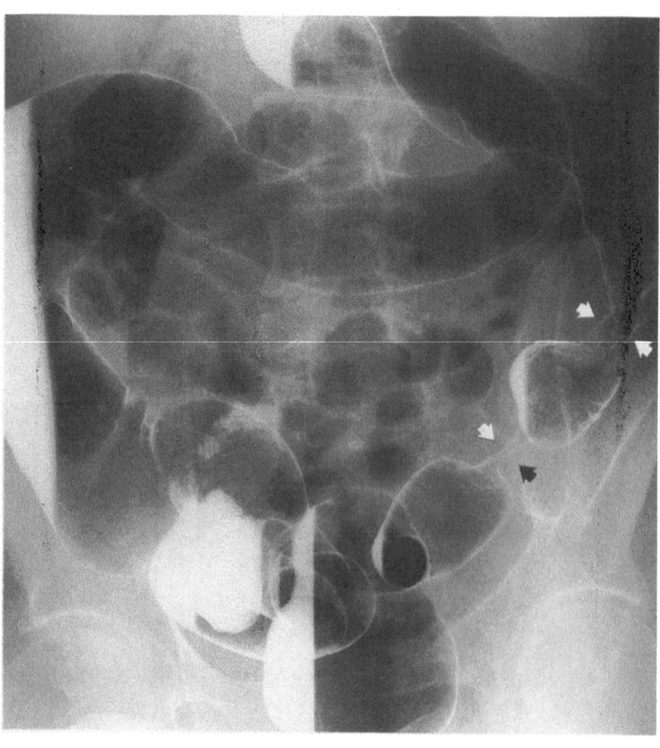

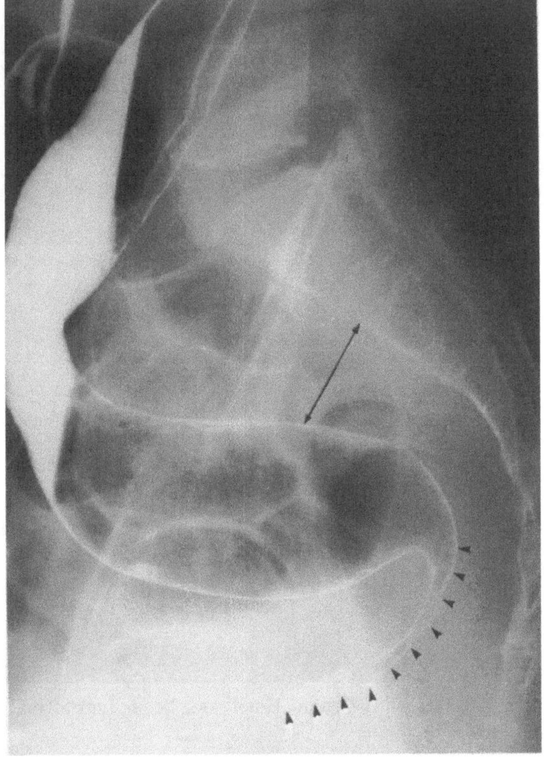

Abb. 106. Colitis ulcerosa (totalis). „Typische" langstreckige Striktur des Rektums, Schummerung, stark verbreiterter postrektaler Raum

Verdächtig auf ein Karzinom sind Strikturen,
a) wenn sie schulterartige (konvexbogige) Enden aufweisen;
b) wenn eine Irregularität der Mukosa innerhalb der Striktur vorliegt, so daß eine mehr oder weniger starke Asymmetrie resultiert;
c) wenn sie in der proximalen Kolonhälfte auftreten, selbst wenn sie benigne erscheinen (da diese Lokalisation für benigne Strikturen selten ist) [11].

Die Strikturen der Colitis ulcerosa sind nicht durch Fibrose verursacht, sondern durch eine lokalisierte Verdickung (Hypertrophie) der Muscularis mucosae. Eine solche Striktur ist deshalb prinzipiell reversibel, obgleich dies selten beobachtet wird.

Die *Strikturen bei Colitis Crohn* sind durch Fibrose innerhalb der Darmwand bedingt. Ihre Inzidenz liegt im Dünndarm bei 20% und im Kolon bei 8%. Entzündliche Veränderungen und Ulzerationen führen auch zu einer Änderung des Tonus der Muscularis mucosae, welche ebenfalls eine Verengung des Lumens verursachen kann.

Im Kolon sind die Strikturen mehrheitlich kurzstreckig und solitär. Das strikturierte Segment ist oft abgewinkelt und mit Ulzerationen an der antimesen-

terialen Seite besetzt, von Pseudodivertikeln begleitet und bezüglich der Form anulär, tubulär und häufig asymmetrisch. Im Gegensatz zu den Strikturen des Dünndarmes bei Morbus Crohn, die wesentlich häufiger und langstreckiger sind (hose pipe strictures), führen die am Kolon nur selten zu klinisch relevanten Obstruktionen [11, 130] (Abb. 107, 108).

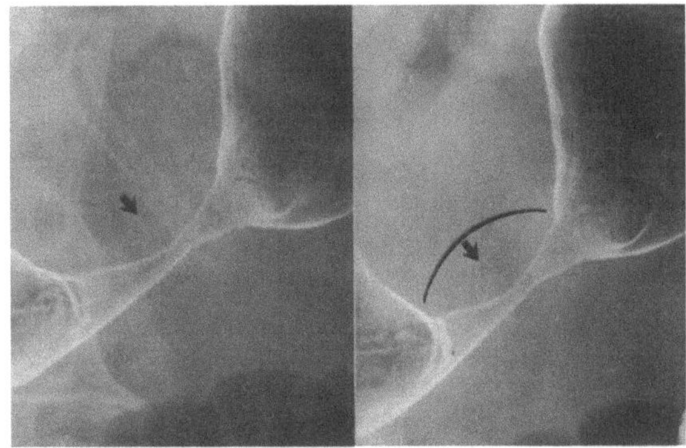

Abb. 107. Ileocolitis Crohn. Glattbegrenzte Striktur im Transversum

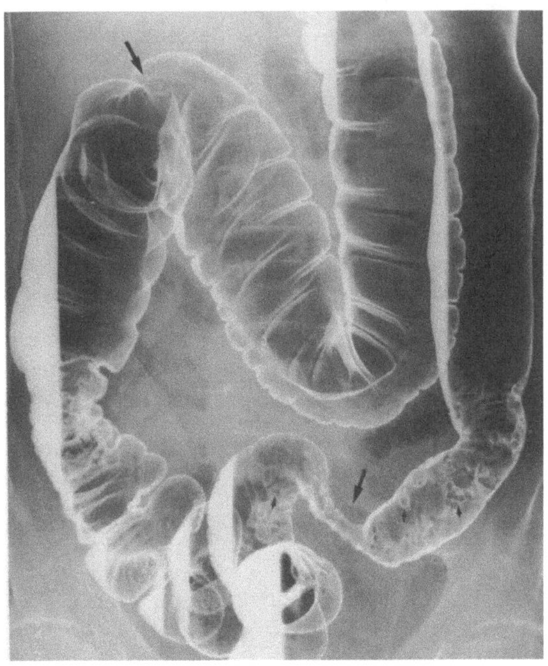

Abb. 108. Ileocolitis Crohn. Striktur im Sigma (*großer Pfeil*), postentzündliche Polypen (*kleine Pfeile*), skip lesion (*großer Pfeil*) an der rechten Flexur

2.10.4 Fisteln

Fisteln entstehen durch transmurale Entzündung und tiefe, fissurartige Ulzerationen, die zur Perforation in benachbartes Gewebe führen. Die Inzidenz spontaner innerer Fisteln beträgt bei Colitis Crohn 6–33% und steht in Abhängigkeit von der Schwere der Erkrankung und der Länge des befallenen Segmentes. Häufigster Ausgangspunkt sind der Ileozäkalbereich und das Sigma.

Bei Collitis ulcerosa sind innere und äußere Fisteln sehr selten. Nicht alle Fisteln sind radiologisch nachzuweisen.

Ileokolische Fisteln betreffen zumeist das Sigmoideum, wobei dieses nur in einem kleinen Bereich pathologisch verändert sein kann. In Unkenntnis der Diagnose des Ileumbefundes, kann dies zu differentialdiagnostischen Schwierigkeiten bei der Abgrenzung gegenüber Karzinomen führen [2] (Abb. 109; 110; 111).

Spontane äußere Fisteln sind weniger häufig. Sie gehen in der Mehrzahl von den terminalen Ileumschlingen aus. Die meisten Fisteln zur vorderen Bauchwand sind sekundär im Anschluß an eine Laparotomie (Fehldiagnose: Appendizitis!) anzutreffen. Die externen Fisteln werden durch Instillation eines wasserlöslichen Kontrastmittels über eine dünne Knopfsonde oder einen dünnen, weichen Katheder dargestellt (Abb. 112, 113).

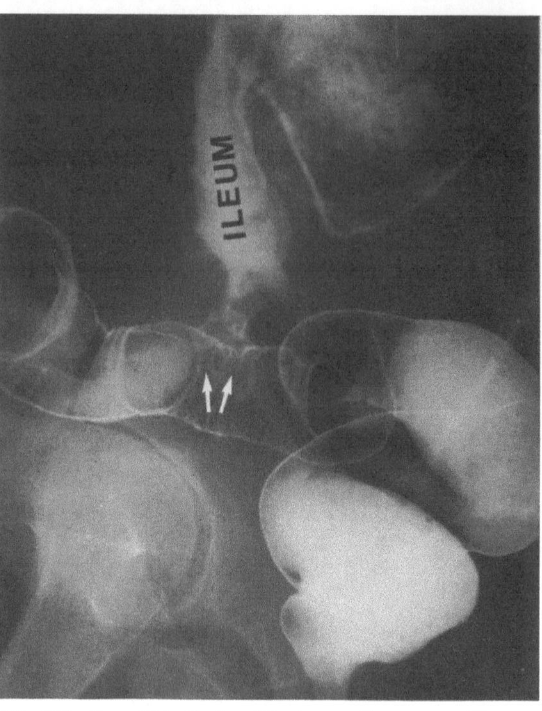

Abb. 110. Ileocolitis Crohn. Fistel vom Ileum zum Sigma. Skip lesion im Sigma

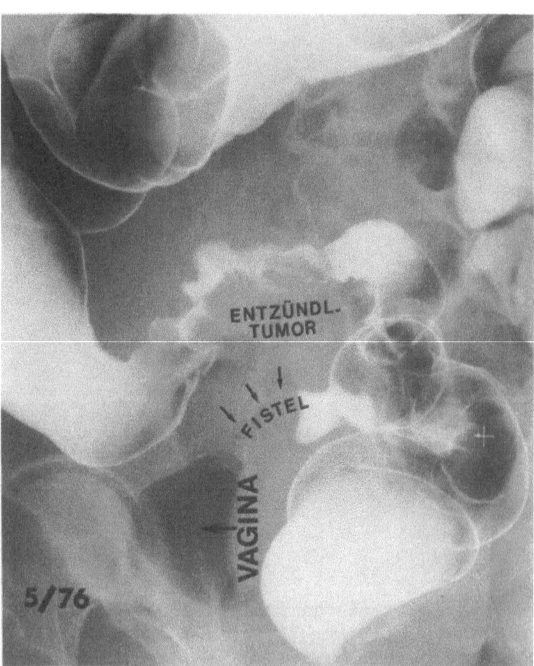

Abb. 109. Ileocolitis Crohn. Fistel vom Ileum zum Sigma und Sigma zur Vagina. Entzündlicher Tumor, der zu einer tumorartigen Stenose des Sigma führt

2.10.5 Intraabdominale Abszesse

Sie stellen eine relativ häufige Komplikation der Colitis Crohn dar und entstehen in 9–29% spontan. Wie bei postoperativen Abszessen beherrschen Fieber, Leibschmerzen, evtl. ein palpabler Tumor und eine allgemeine Verschlechterung des Krankheitsverlaufes das klinische Bild.

Der Abszeß kann zu Fisteln führen oder durch sie entstanden sein. Er kann in die Peritonealhöhle rupturieren und so zu einer generalisierten Peritonitis führen. Bricht der Abszeß retroperitoneal in die Psoasloge ein, kann dies Kontrakturen bzw. eine Schonstellung des Beines verursachen.

Neben Abszessen im unmittelbaren Bereich der befallenen Dünn- und Dickdarmsegmente sind solche, fern des eigentlichen entzündlichen Geschehens, entlang der bekannten anatomisch vorgeprägten Bahnen häufig: Psoas, subphrenisch, intrahepatisch, Morrison-pouch, Douglas-Raum.

Radiologisch sind Abszesse durch eine Separation von Darmschlingen, bogige Impressionseffekte sowie Verlagerungen und Adhäsionen von Darmschlingen nachweisbar. Sicherer sind sie sonographisch als rundlich ovale, reflexfreie Formationen mit Randwall erkennbar. Bei differentialdiagnostischen Schwierigkeiten sind CT oder Ultraschall-gesteuerte Feinnadelbiopsie einzusetzen [109, 130] (Abb. 114; 115a, b; 116a, b).

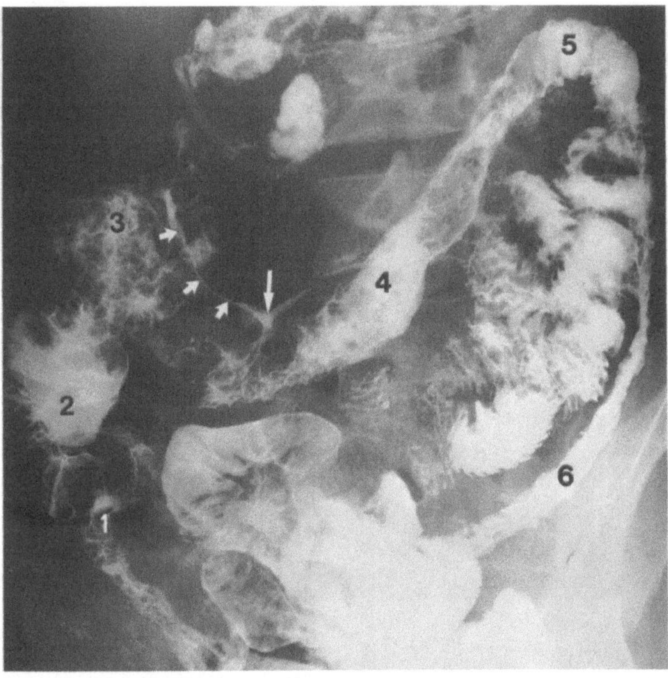

Abb. 111. Ileocolitis Crohn. Intramurale Fistel am Transversum und der rechten Flexur, von der kleine Fistelgänge ausgehen. *1* Ileum, *2* Caecum, *3* rechte Flexur, *4* Transversum, *5* linke Flexur, *6* Descendens

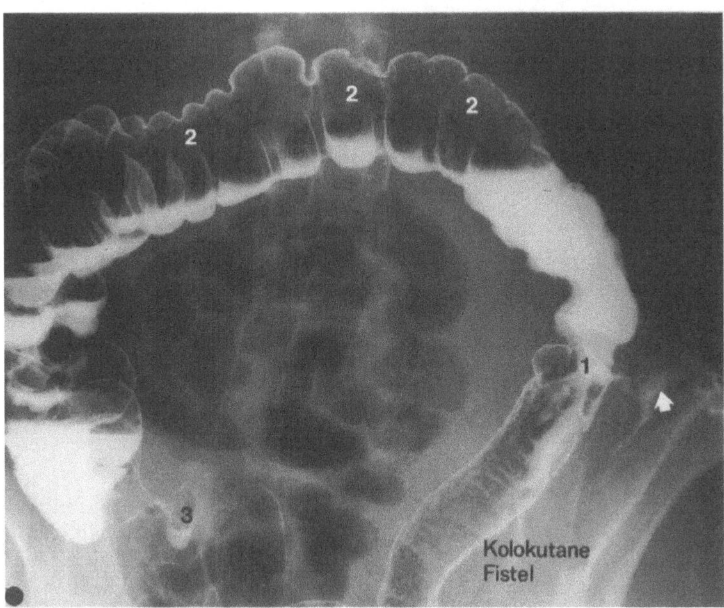

Abb. 112. Ileocolitis Crohn. Kolokutane Fistel von einer Anastomose ausgehend (nach Teilresektion des Deszendenz) (*1*), aphthoide Läsionen (*2*), terminales Ileum (*3*)

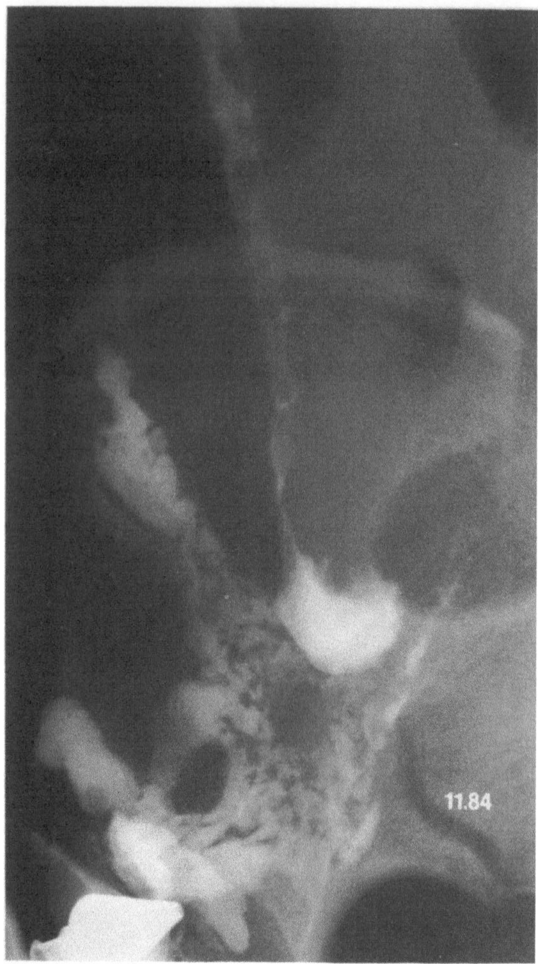

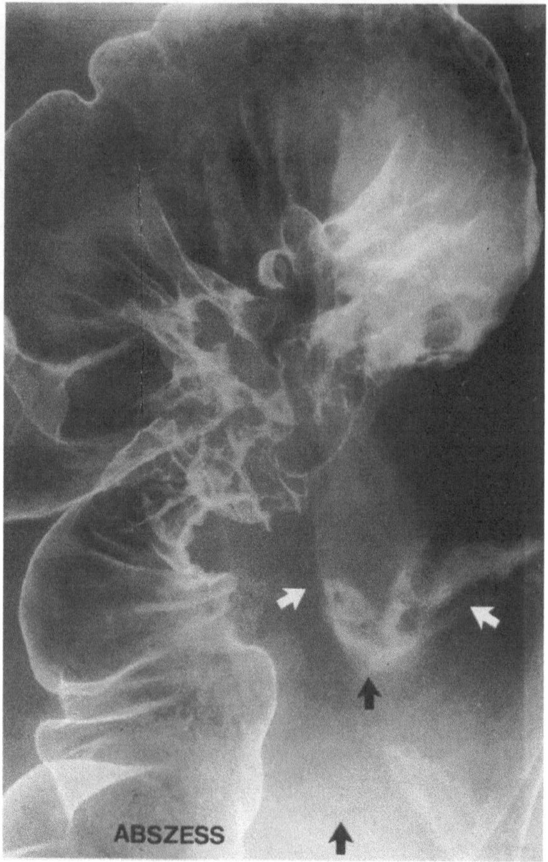

Abb. 114. Ileocolitis Crohn. Innere Fisteln: kolo-kolisch an der linken Flexur, davon ausgehender Abszeß

Abb. 113. Ileocolitis Crohn. Kolokutane Fistel. In der Umgebung des Zäkum großer „Fistelbau". Fisteldarstellung durch Knopfsonde

2.10.7 Perforation

Die freie Perforation mit Nachweis von Luft im Peritonealraum und diffuser Peritonitis ist eine äußerst seltene Komplikation. Am häufigsten scheint das terminale Ileum der Ausgangspunkt zu sein.

In den meisten Fällen bleibt die Perforation gedeckt und klinisch stumm. Die transmurale Entzündung der Colitis Crohn (mit Beteiligung der Serosa und des Mesenteriums) stehen der freien Perforation in der Regel entgegen.

2.10.6 Chronische Analerkrankung

Die chronische Analerkrankung in Form ausgedehnter Abszesse, Analfisteln, Ulzerationen, Nekrosen, Pigmentveränderungen und Verhärtungen wird bevorzugt bei Colitis Crohn beobachtet. Die Analregion kann nach mehrmaligen chirurgischen Eingriffen einem „Schlachtfeld" gleichen.

Alle Analläsionen haben gemeinsam:
a) eine schlechte therapeutische Beeinflußbarkeit,
b) das oft lange Bestehen vor der eigentlichen
   Darmerkrankung und
c) das Vordringen (Fisteln, Abszesse) oft weit nach
   kranial im perirektalen Gewebe (Abb. 117).

2.10.8 Obstruktion

Strikturbedingte Obstruktionen des Dickdarms sind äußerst selten; etwas häufiger dagegen im Dünndarm, wo sie zu intermittierenden Ileusbildern führen können. Begünstigend wirken schwere morphologische Veränderungen evtl. kompliziert durch Fisteln, Abszesse und postoperative Adhäsionen. Auch bestimmte Speisen, wie z.B. faserreiche Kost, Erdnüsse, Kirschen etc., sollen die Obstruktion begünstigen.

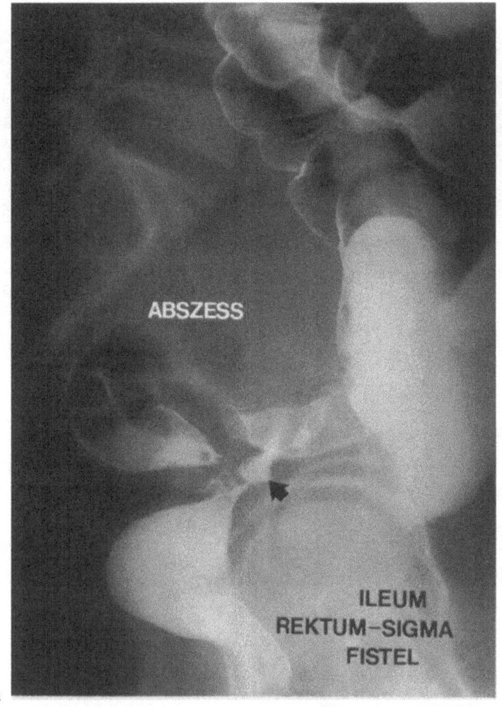

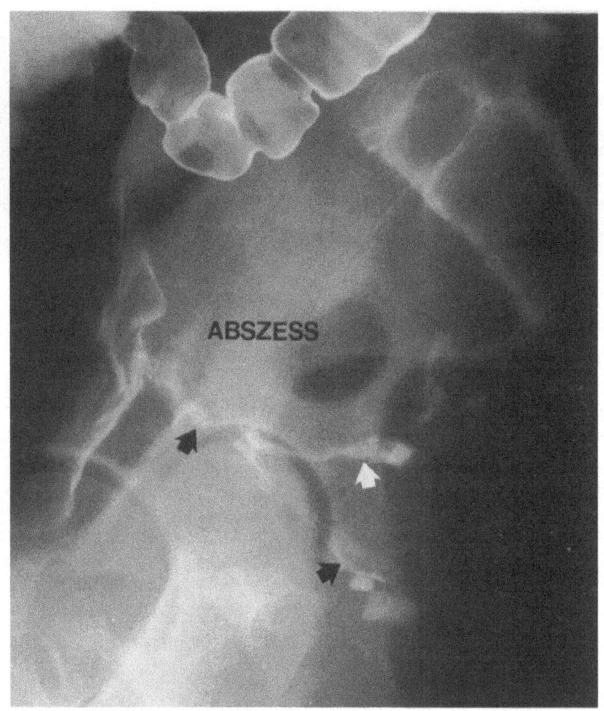

Abb. 115a, b. Ileocolitis Crohn. Fistel vom Ileum zum Rektum und Sigma. Großer Abszeß postrektal

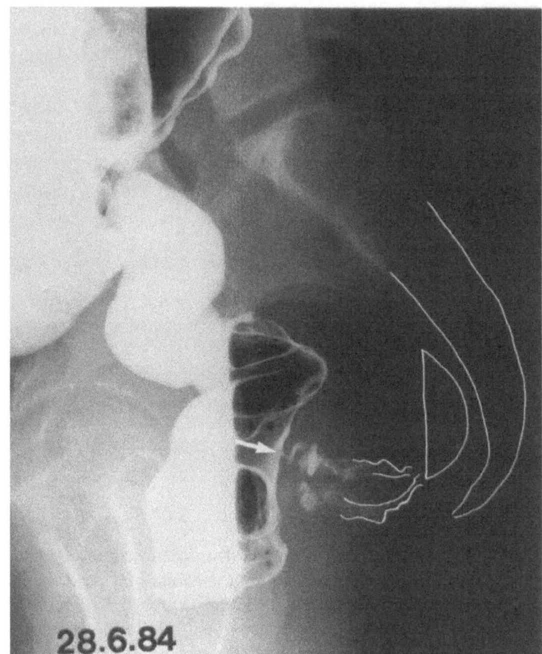

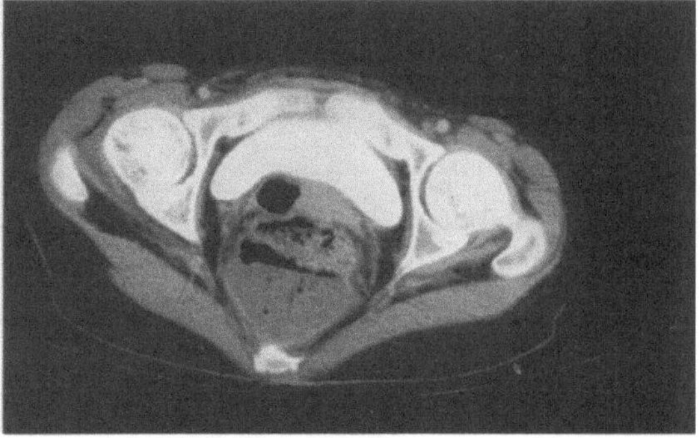

Leeraufnahmen in Rückenlage a.p. und in Seitenlage bei horizontalem Strahlengang lassen mehrheitlich die klinisch vermutete Diagnose bestätigen. In Zweifelsfällen sind Sonographie, CT und KM-Einlauf (evtl. auch nur Luftinsufflation) angezeigt. Entscheidend ist aber letztendlich das klinische Bild.

2.10.9 Rezidivhäufigkeit

Die Rezidivhäufigkeit ist ein Charakteristikum der Colitis Crohn.

Sie steht in Korrelation zur Nachbeobachtungszeit, dem Alter des Patienten zum Zeitpunkt der Ope-

Abb. 116a, b. Ileocolitis Crohn. **a** großer postrektaler Abszeß; **b** CT: großer präsakral gelegener Abszeß (mit kleinen Lufteinschlüssen)

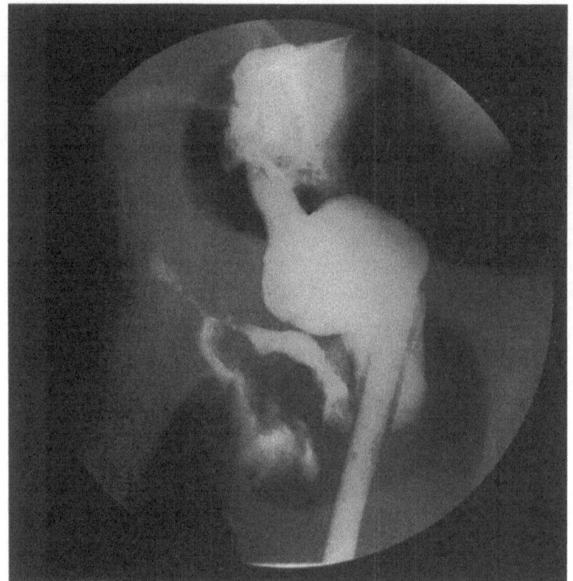

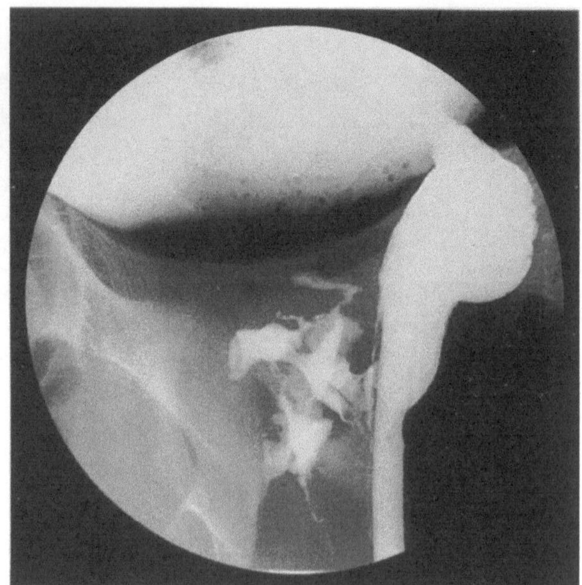

Abb. 117. Ileocolitis Crohn. Vom Rektum ausgehende Fisteln, perirektal weit nach kranial ziehend; paraanale Fistelöffnung

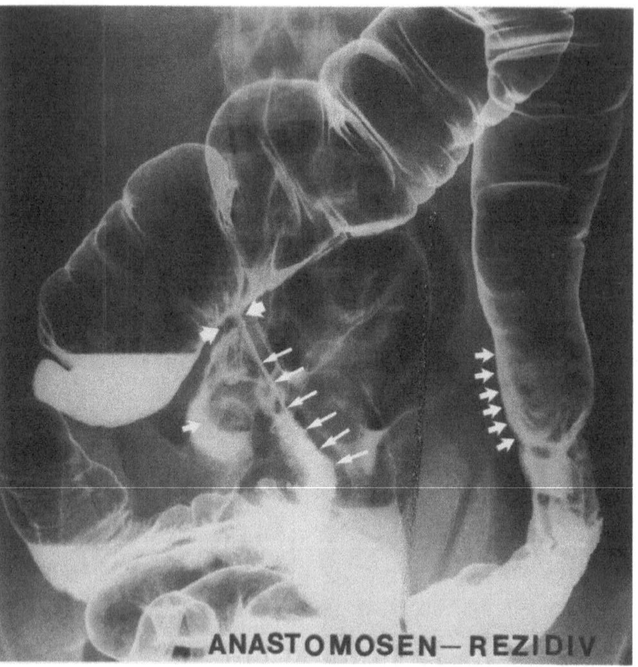

Abb. 118. Ileocolitis Crohn. Ileotransversotomie. Rezidiv der anastomosierten Ileumschlinge (*schmale Pfeile*), kleiner Blindsack des anastomosierten Ileums (*kurzer Pfeil*) bei Seit-zu-Seit-Anastomose (*kurze, dicke Pfeile*). Im Descendens lineae innominatae, die eine ganz fein gezähnelte Kontur verursachen: Kontraktion des Muscularis (*kleine Pfeile*)

ration, der Lokalisation und Ausdehnung der Erkrankung, dem Vorhandensein von Komplikationen und der Art der Operation. Bei genügend langer Nachbeobachtungszeit kommt es in etwa 85% der operierten Patienten (mit Enterocolitis Crohn!) zu Rezidiven. Ein Intervall von 1–2 Jahren, aber auch von 5–10 Jahren, bei relativer Beschwerdefreiheit, ist nicht selten.

In der Mehrzahl der Fälle entsteht das Rezidiv in der Nähe der Anastomose und gleicht in seiner morphologischen Erscheinung der ursprünglichen Erkrankung.

Da Anastomosen gelegentlich von Darmschlingen überlagert werden oder mit ihrer Umgebung in stärkerem Maße verwachsen sind, kann der Nachweis von Frühsymptomen eines Rezidives radiologisch sehr schwierig sein [130] (Abb. 118–120).

2.10.10 Massive Blutung

Die *okkulte oder massive Blutung* bei ICD gibt Anlaß auf die Problematik der Blutungen aus dem Gastrointestinaltrakt hinzuweisen [177, 193, 195].

2.10.10.1 Blutungen aus dem Gastrointestinaltrakt. Zur Lokalisation einer Blutungsquelle im GI-Trakt konkurriert die selektive Angiographie mit der Endoskopie und der Radionuklidszintigraphie. Der Kontrasteinlauf ist bei akuten, massiven Blutungen weniger aussagekräftig. Treffsicherheit und Einsatzfolge der Methoden stehen in Abhängigkeit der Blutungsstärke, Ursache, Lokalisation, dem Allgemeinzustand des Patienten und den örtlichen Gegebenheiten.

Zum Verständnis einige Grundbegriffe:
1. *Hämatemesis*
Bluterbrechen, z.B. bei Ösophagusvarizen.
2. *Meläna*
Blut im Stuhl (Teerstuhl), z.B. bei Gastroduodenalulkus. Teerstuhl ist möglich, wenn bei einer verlorenen Blutmenge von 80–100 ml/24 h die intestinale Verweildauer im Darm mehr als 8 h beträgt. Entscheidend für die Schwarzfärbung des Stuhles ist der bakterielle Abbau des Hämoglobins zu verschiedenen Porphyrinen und nicht die Lokalisation im oberen oder unteren Gastrointestinaltrakt. Deshalb ist **stets die Untersuchung des oberen und unteren GI-Traktes notwendig**. Eine Meläna wird auch bei wismut- und eisenhaltigen Medikamenten sowie bei stenosierenden Dickdarmprozessen beobachtet.

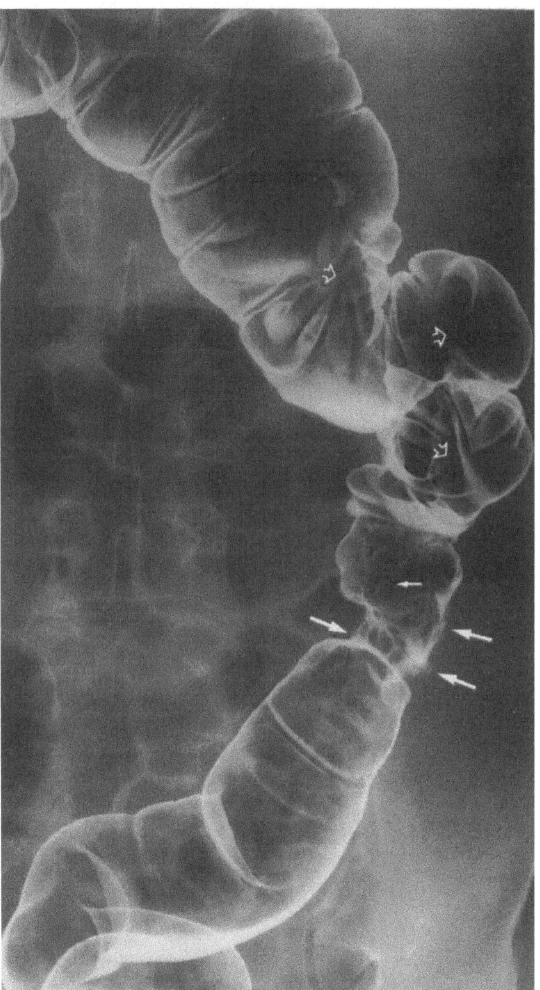

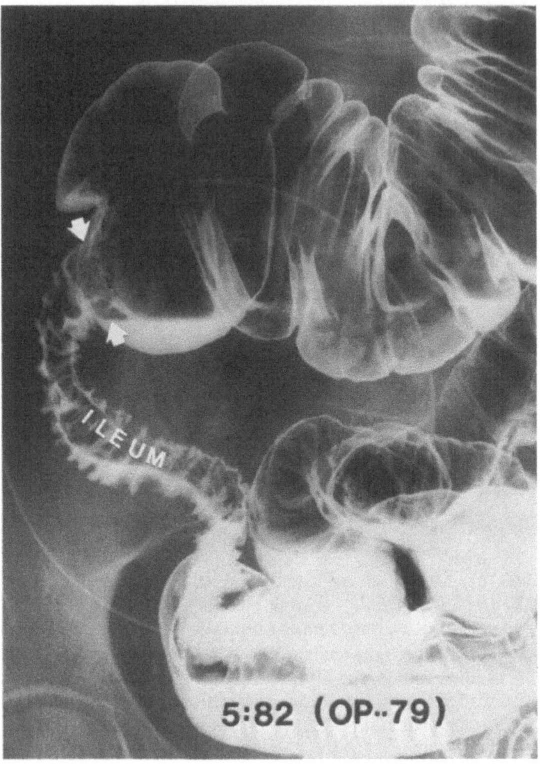

Abb. 119. Ileocolitis Crohn. Ileotransversotomie, End-zu-End-Anastomose (*Pfeile*). Langstreckiges Rezidiv der anastomosierten Ileumschlinge, die ein grobes Pflastersteinrelief aufweist. Distanzierung gegenüber nicht betroffenen Schlingen

Abb. 120. Ileocolitis Crohn. Zustand nach Teilresektion des Deszendens (wegen Fisteln und Abszeß). Rezidiv an der Anastomose (*Pfeile*). Aphthoide Läsion (*kleiner Pfeil*); narbenartige Formationen (*durchbrochene Pfeile*)

3. *Hämatochezie*
   Akute peranale Blutung, z.B. Divertikelblutung.
   Mit dem Stuhl abgesetztes Blut = Defäkationsblu-
   tung; ohne Stuhlbeimengungen = Intervallblu-
   tung.
4. *Hämaskos*
   Blut in der freien Bauchhöhle, z.B. nach Ulkusperforation, Trauma.
5. *Okkulte Blutung*
   20–80 ml/24 h. Blutungsquelle kann überall im gesamten GI-Trakt liegen.
6. *Akute, massive Blutung*
   Mehr als 1500 ml Blutverlust bzw. Minderung der
   zirkulierenden Blutmenge um 25% innerhalb von
   Minuten bis Stunden; in der Regel transfusionsbe-
   dürftig.

Blutungsursachen: entzündlich, mechanisch, vaskulär, neoplastisch, Gerinnungsstörung, systemisch,
durch Anomalie bedingt. Verschiedene Ursachen finden sich gehäuft in bestimmten Altersgruppen (Tabelle 12).

Tabelle 12. Altersabhängigkeit der Blutungsursachen [332]

Säuglinge/ Kinder	Jugendliche	Erwachsene bis 60 Jahre	Erwachsene über 60 Jahre
Meckelsches Divertikel	Meckelsches Divertikel	Divertikel- krankheit	Angio- dysplasie
Polypen	Entzündliche Darmerkran- kung	Entzündliche Darmerkran- kung	Divertikel- krankheit des Kolons
Colitis ulcerosa	Polypen	Polypen	Malignome
Dupli- kationen		Malignome, kongenitale, arteriovenöse Malformatio- nen	Polypen

Weniger häufig und nicht spezifisch für eine Al-
tersgruppe sind: infektiöse Diarrhö (Amöbiasis, Shigellose), ischämische Kolitis, medikamentös bedingte,
zäkale Ulzerationen (z.B. Vincristin), Traumata,
Fremdkörper, vaskuläre Läsionen, vaskuläre Tumoren, Varizen, Koagulopathien [175].
   Bei *schweren peranalen Blutungen* stehen ursächlich Angiodysplasien, Divertikel, Polypen, Karzinome, Hämorrhoiden und entzündliche Erkrankungen im Vordergrund.
   Bei Divertikelblutung muß eine Blutungsrate von
mindestens 0,5 ml/min vorliegen, um angiographisch
den extravasalen Kontrastmittelaustritt nachweisen
zu können. Mittels Radionukliduntersuchungen ist
dies bereits bei 0,05–0,1 ml pro Min. möglich.
(Abb. 121, 122a, b, 123, 124).

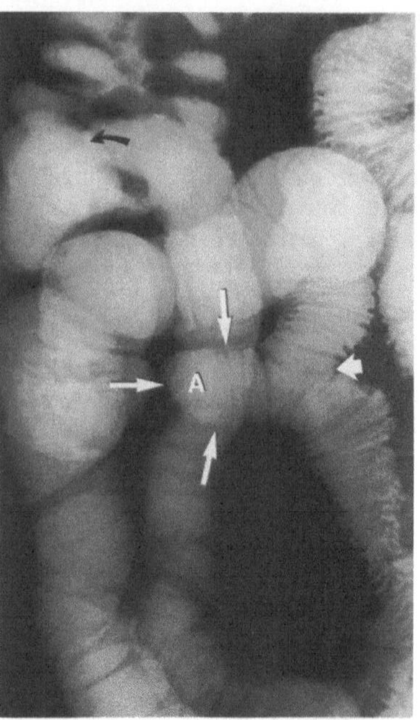
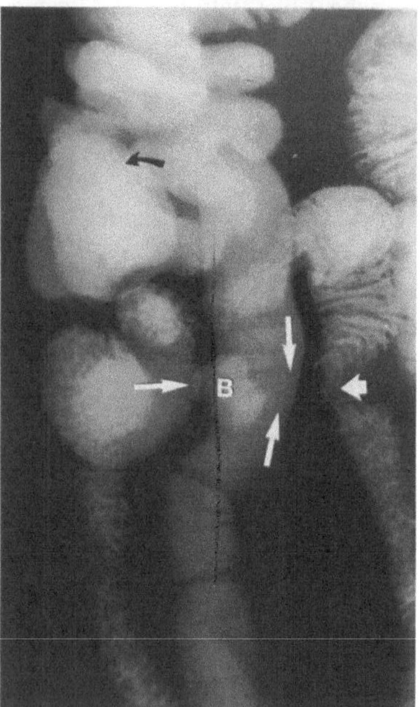

Abb. 121. Meckelsches Divertikel. Enteroklysma nach Sellink. *Gebogene Pfeile* – prävalvuläres Ileum; *lange Pfeile*
– Divertikel. Rest des Ductus omphaloentericus, der häufig
ektopische Magengewebe enthält. Als echtes Divertikel enthält es alle Anteile der Dünndarmwand und zeigt dementsprechend eine konkordante peristaltische Umformung. *A*
und *B* – Divertikelkuppel

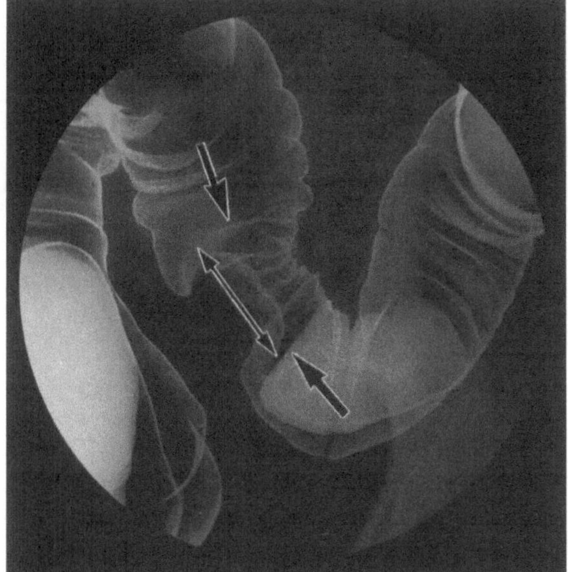

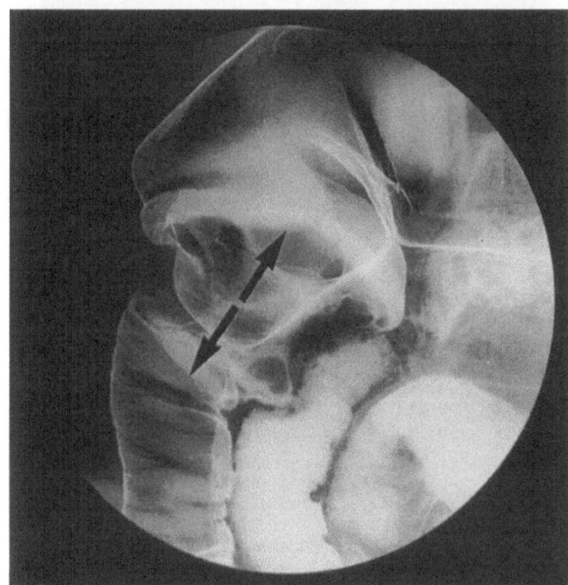

Abb. 122a, b. Blutungsquelle: Dickdarmkarzinome. **a** Sigmakarzinom. kurzstreckige Stenose (Karzinomstraße) mit schulterartiger Begrenzung gegenüber dem normalen Darm. **b** Rezidivkarzinom an der Anastomose (End-zu-End). Ileum/rechte Flexur; schulterartige Begrenzung

Gastrointestinale Blutung
Initialmaßnahmen (Abb. 125; 126 a, b):

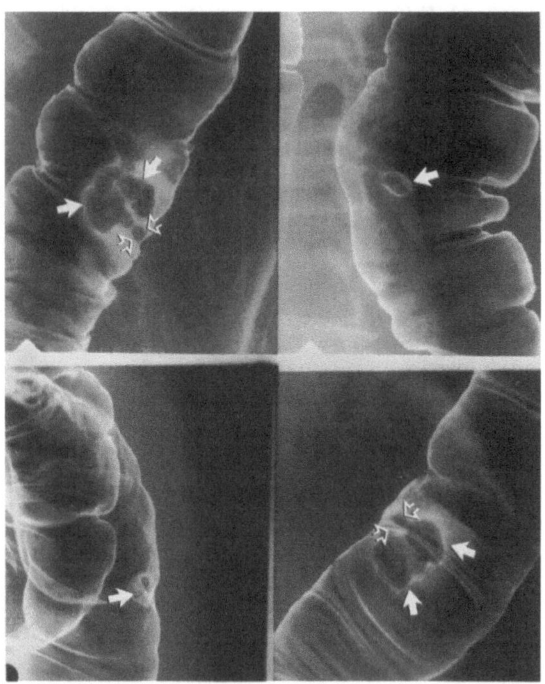

Abb. 123. Blutungsquelle: Adenome; größeres mit kurzem Stiel (*durchbrochene Pfeile*)

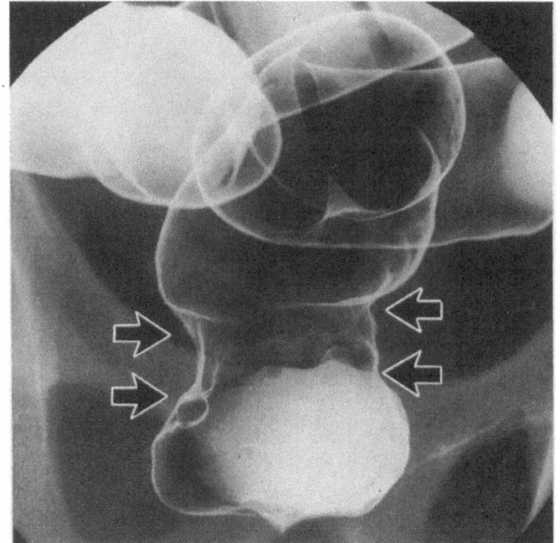

Abb. 124. Blutungsquelle: Hämorrhoiden. Hier Zustand nach Operation. Bandförmige Engstellung mit flachen Erhabenheiten

– Klinische Inspektion	Schock ja oder nein
– Schock:	Schocktherapie mit Volumenersatz, ggf. nur Adrenalin, übliche erste Hilfsmaßnahmen.
– kein Schock:	Prüfung von Puls, Blutdruck, Hämatokrit, Hämoglobin und Gerinnung.
– Kurzanamnese (Tabelle 13, 14)	

Tabelle 13. Differentialdiagnostische Hinweise bei Blutungen des GI-Traktes

Obere GI-Blutung	
Blut im Magensaftaspirat	
Harnstoff erhöht (bei normalem Serumkreatinin)	

Hämatemesis (Blutung proximal des Treitzschen Bandes)

Meläna (Blutung proximal der Ileozäkalklappe)

Erbrechen	Mallory-Weiss-Syndrom
Äthylismus	Ösophagusvarizen, Magenvarizen
OP, Trauma, Verbrennung	Streßulkus
Dyspepsie	Ulkus
Medikamente	Erosion, Ulkus
Teleangiektasie	Morbus Osler (Blue-rubber-bleb-nevus-Syndrom)
Pigmentflecken	Peutz-Jeghers-Syndrom

Untere GI-Blutung
Hämatochezie (Blutung distal der Ileozäkalklappe)

Veränderte Stuhlgewohnheit	Tumor
Auslandsaufenthalt	Amöbenkolitis

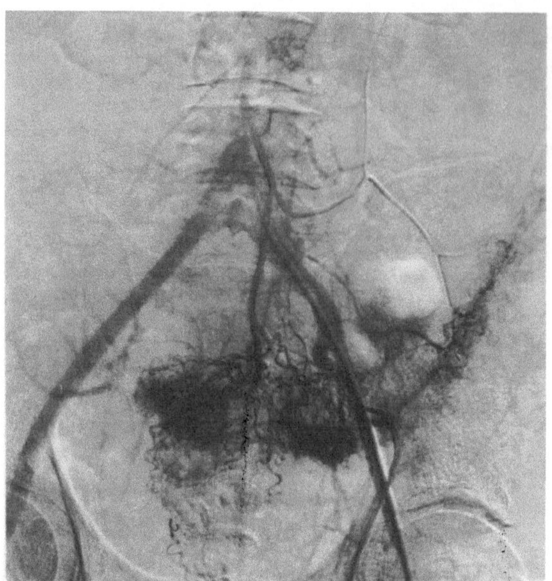

a

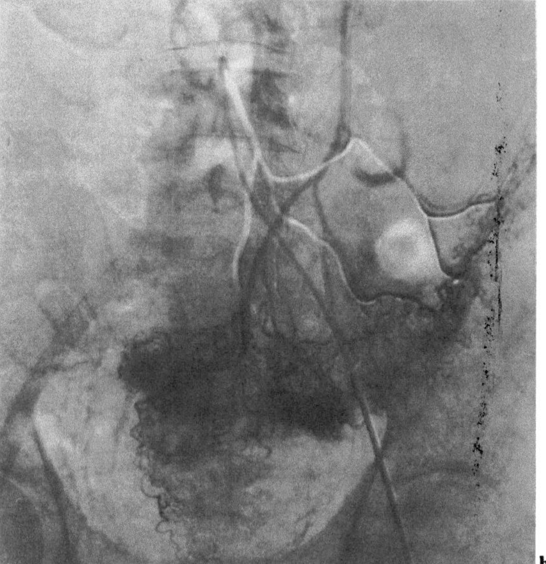

b

Abb. 126a, b. Blutung ins Sigma: Angiodysplasie. **a** Selektive Angiographie der A. mesenterica inferior. Beetartige pathologische Gefäße im Subtraktionsbild (frühaterielle Phase). **b** Kräftige „frühdrainierende Vene" in der parenchymatösen Phase. (Die Aufnahmen verdanken wir der freundlichen Genehmigung von Herrn Prof. Dr. Rödl, Erlangen)

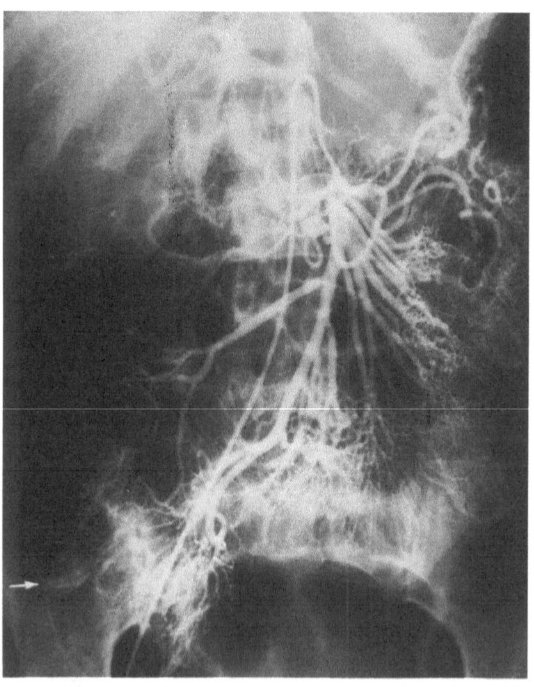

Abb. 125. Ileocolitis Crohn. Blutung im Zäkum. Selektive Angiographie der A. mesenterica superior. KM-Austritt ins Zäkumlumen (*Pfeil*). (Die Aufnahme verdanken wir der freundlichen Genehmigung von Herrn Prof. Dr. W. Rödl, Erlangen)

2.11 Systemische Komplikationen

Als systemische Komplikationen werden krankhafte Veränderungen außerhalb des Kolons bezeichnet, bei denen eine pathogenetische Beziehung zur Erkrankung des Dickdarms angenommen wird. Sie müssen bei den ICD-Kranken häufiger vorkommen als in der übrigen Bevölkerung. Läßt sich dies nicht beweisen, spricht man von Begleiterkrankungen, die pathogenetisch in einer Wechselbeziehung zur entzündlichen Dickdarmerkrankung stehen können. Es ist nicht immer möglich, systemische Komplikationen von zufällig gleichzeitig mit den ICD auftretenden Erkrankungen abzugrenzen.

Tabelle 14. Diagnostisches Procedere bei Blutungen des GI-Traktes

Hinweise auf obere GI-Blutung

Aktiv	*Sistiert*
Ösophagogastro-duodenoskopie	Ösophagogastro-duodenoskopie
Selektive Angiographie	Doppelkontrast Magen Doppelkontrast Dünndarm ^{99m}Tc-Pertechnetat-Scan (Fadenprobe)

Hinweise auf untere GI-Blutung

Aktiv	*Sistiert*
Sigmoidoskopie ^{99m}Tc-Kolloid ^{99m}Tc-Eigenerytrozyten (s. Abschn. 1.6.10.3) Selektive Angiographie	Kolon-KE/Koloskopie Selektive Angiographie

Tabelle 15. Kolitische Begleiterkrankungen. (Nach FAHRLÄNDER [93])

1. „Kolitische Begleiterkrankungen"

Enge Beziehung zur Aktivität der Grunderkrankung		Gelenke (nicht deformierende Arthritis)
Relativ selten bei Dünndarmerkrankungen	Haut	Erythema nodosum Pyoderma gangraenosum
	Auge	Uveitis Episkleritis
		Autoimmunhämolytische Anämie

2. Unspezifische Begleitkrankheiten

Ohne enge Beziehung zur Aktivität der Grundkrankheit	Lebererkrankungen
	Primär sklerosierende Cholangitis Arterielle, venöse Thrombosen Amyloidose Peptische Ulzera

3. Metabolische Folgen der Dünndarmresektion

	Diarrhö Malabsorption Cholelithiasis Nephrolithiasis

Abb. 127a, b. Ileocolitis Crohn. **a** Ausgedehnter Befall des gesamten Ileums mit kurzstreckigen Strikturen. **b** Ankylosierende Spondylitis (Bechterewsche Krankheit). Sog. Bambusstab der LWS; Ankylose der Ileosakralfugen

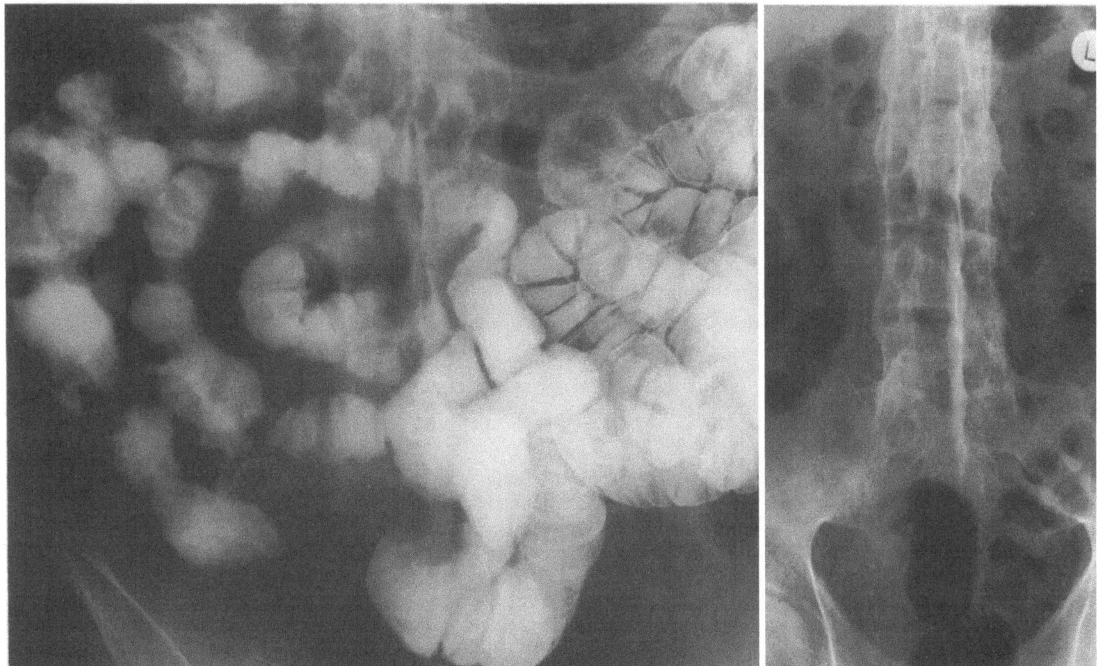

Colitis Crohn und Colitis ulcerosa haben die gleichen systemischen Komplikationen, die jedoch in der Regel die Prognose der Kolitis nicht beeinflussen.

Die Auffassung, daß den entzündlichen Dickdarmerkrankungen ein pathogenetisches Geschehen zugrunde liegt, das auch in anderen Organen zur Manifestation kommen kann (extraintestinale Manifestation der ICD) ist bis heute Hypothese, scheint aber für Morbus Crohn eher zuzutreffen als für andere Kolitiden [131] (Abb. 127a, b, Tabelle 15).

2.12 Differentialdiagnose der ICD

Im Vordergrund steht die Unterscheidung der Colitis Crohn gegenüber Colitis ulcerosa. In der Tabelle 16 werden hierzu alle Parameter – nach klinischen und radiologischen Merkmalen getrennt – aufgeführt, woraus eine „Kurzfassung" des bisher Gesagten resultiert [11, 102, 129] (Tabelle 16).

Daneben kommt eine Vielzahl von Darmerkrankungen von unterschiedlicher Häufigkeit und Bedeutung in Betracht. Teilweise gelangen diese nur selten zur Röntgenuntersuchung, da der Erregernachweis im Stuhl und eine Rektoskopie mit Biopsien genügend diagnostische Sicherheit geben. Ein anderer Teil dieser Darmerkrankungen wird in Mitteleuropa zwar nur selten angetroffen, muß aber auf Grund des ständig wachsenden Tourismus erwähnt werden. Auch diese Erkrankungen werden tabellarisch aufgeführt (Tabelle 17) [58, 102, 157] (Abb. 128–134a, b).

Tabelle 16. Differentialdiagnose: Colitis Crohn gegenüber Colitis ulcerosa. (In Anlehnung an Müller-Wieland [246])

Klinische Merkmale	Colitis Crohn	Colitis ulcerosa
Krankheitsbeginn	Schleichend	Schleichend
Durchfälle	Breiig-schleimig	Episodenhaft
Abdominelle Schmerzen	Schwergradig	Leichtgradig
– Diffuse Leibschmerzen	Häufiger	Seltener
– Tenesmen	Seltener	Häufiger
– Linksseitiger Unterbauchschmerz	Seltener	Häufiger
Analläsionen	Häufig (destruierende Veränderungen)	Selten (Rötung, kleine Fissuren)
– Indolente anale Infektionen	Häufig	Selten
– Perirektale Abszesse und Fisteln	Häufig	Selten

Tabelle 16. (Fortsetzung)

Klinische Merkmale	Colitis Crohn	Colitis ulcerosa
Gewichtsverlust	Häufig (60%)	Oft (30%)
Anämie, okkulte Blutungen	Häufig	Oft
Massive rektale Blutung	Sehr selten	Oft
Diskrepanz zwischen Röntgenbefund und Allgemeinbefinden	Häufig (Patienten sehen oft jünger aus)	Selten
Chronisch intermittierende Verlaufsformen	Oft	Sehr häufig
Chronisch kontinuierliche Verlaufsformen	Häufig	Selten
Fulminante Verlaufsformen	Sehr selten	Selten (bis 10%)
Toxisches Megakolon	Sehr selten	Selten (bis 5%)
Ansprechbarkeit auf Steroide	Keine (gut nur im Dünndarm)	Gut
Ansprechbarkeit auf Salizylate	Mäßig	Gut
Definitive Heilung durch chirurgischen Eingriff	Selten	Gut
Intervall zwischen Beginn und chirurgischem Eingriff	Kürzer	Länger
Radikale Operation erforderlich	Häufiger	Seltener
Lokalisation	Vorwiegend Ileozäkalregion und Kolon	Vorwiegend Rektosigmoid und Kolon
Ausdehnung	Mund bis Anus; oft Dünndarmbeteiligung; von proximal nach distal fortschreitend	Kolon; selten terminales Ileum; von distal nach proximal fortschreitend
Befallmuster	Fokal-segmental – asymmetrisch	Diffus-kontinuierlich – symmetrisch
Übergang zu nicht befallenden Segmenten	Meist abrupt	Meist fließend
Entzündung	Transmurale Entzündung. Mitbeteiligung der Serosa und regionaler Lymphknoten	Vorwiegend muköse Entzündung

Tabelle 16. (Fortsetzung)

Radiologische Merkmale	Colitis Crohn	Colitis ulcerosa
Aphthoide Läsionen	Häufig – meist in normaler Schleimhaut	Sehr selten – in entzündlicher Schleimhaut
Skip lesions	Häufig	Sehr selten
Lymphfollikelhyperplasie	Oft	Selten
Pflastersteinrelief	Oft	Sehr selten
Ulzerationen	Tief einschneidend fissurartig T-förmig unterminierend	Oberflächlich unregelmäßig zusammenfließend unterminierend
Rektumbefall	Seltener	Regelhaft
Beteiligung des terminalen Ileum	Häufig (bis 80%)	Seltener (bis 10%)
Strikturen	Häufig (auch im Dünndarm) asymmetrisch	Seltener meist symmetrisch
Fisteln	Innere Fisteln – häufig äußere Fisteln – oft	Sehr selten
Pseudopolypen	Häufig	Häufig
Analläsionen	Sehr häufig	Sehr selten
Abdominale Abszesse	Oft	Sehr selten
Konglomerattumoren	Gelegentlich	Sehr selten
Pseudosakkulationen	Häufig	Sehr selten
Haustrenminderung – Verlust	Häufig, oft nur kurzstreckig	Häufig – meist langstreckig
Dehnbarkeitsminderung	Oft umschriebene Bezirke, asymmetrisch	längere Segmente, symmetrisch
Längsachsenverkürzung	Oft – nur kurzstreckig	Häufiger – langstreckig
Unregelmäßige Zähnelung der Kontur	oft kurzstreckig, asymmetrisch	Langstreckig, segmentär, symmetrisch

3 Nicht-idiopathische entzündliche Darmerkrankungen

3.1 Divertikelkrankheit des Kolons

Der Ausdruck Divertikelkrankheit (diverticular disease) oder Divertikelerkrankung des Kolons gilt so-

Tabelle 17. Differentialdiagnose der ICD. (Nach BARTRAM [19])

Ähnlich Colitis ulcerosa (granuläre Mukosa, oberflächliche Ulzera in Kontinuität)	Ähnlich Colitis Crohn (diskrete, tiefe Ulzera, asymmetrische Ulzerationen, Fibrose)	Entzündliche Polyposis (sessile, filiforme Polypen)	Toxisches Megakolon (Dilatation, Ulzerationen)
Infektiöse Kolitis	Tuberkulose	Colitis ulcerosa	Colitis ulcerosa
Amöbiasis	Ischämische Kolitis	Colitis Crohn	Colitis Crohn
Proctitis gonorrh.	Behçetsche Erkrankung	Schistosomiasis	Ischämie
Carthartic colon	Yersinia		Amöbiasis
Kollagene Kolitis	Herpetische Kolitis		Salmonellose
Kolitis bei Zöliakie	Amöbiasis		
Fabry's disease	Idiopathische Ulzerationen Neoplasmen Lymphogranulosa venerum		

wohl für symptomlose als auch klinisch manifeste Stadien, da fließende Übergänge zwischen klinisch stummen und manifesten Stadien die Regel sind, die weder klinisch, laborchemisch noch radiologisch und/ oder endoskopisch-bioptisch zu erfassen sind [59].

3.1.1 Definition

Man unterscheidet drei Divertikelformen:
a) *Pseudodivertikel.* Synonyma: Schleimhautprolapse, Mukosahernien, Diverticula spuria, Grasersche Divertikel, falsche Divertikel, (Pulsionsdivertikel). An den die Muskelschicht der Darmwand durchziehenden Ausstülpungen ist nur die Mukosa (einschließlich Muscularis mucosae) beteiligt. Sie sind erworben, vorwiegend beim älteren Patienten aufzufinden und meist multipel auftretend. Pseudodivertikel sind die weitaus **häufigste Divertikelform**. Gebräuchlich ist es nur von Divertikeln zu sprechen weshalb im folgenden Divertikel anstelle von Pseudodivertikel steht.

Unter den Divertikeln sind *extramurale* (oder komplette) Divertikel wesentlich häufiger als *intramurale* (oder inkomplette). Letztere sollen eine

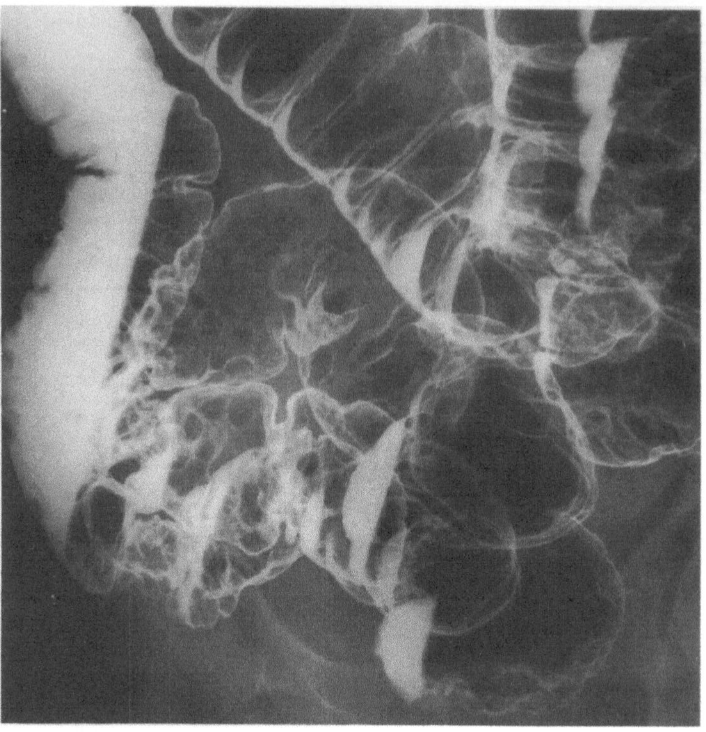

Abb. 128. Non-Hodgkin-Lymphom des Kolons. Alle Kolonabschnitte sind übersät mit flachen, glatt begrenzten,
rundlichen Erhabenheiten. (Aufnahme in Rechtsseitenlage
und horizontalem Strahlengang)

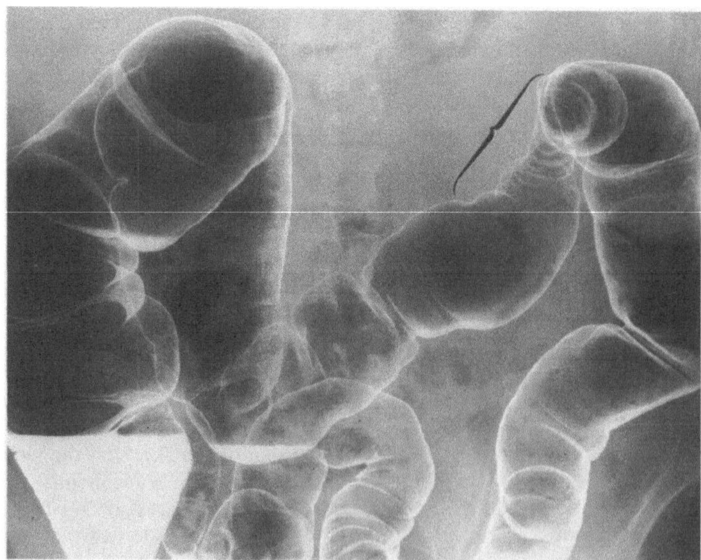

Abb. 129. Infiltration des Transversums durch ein übergrei-
fendes Pankreaskarzinom

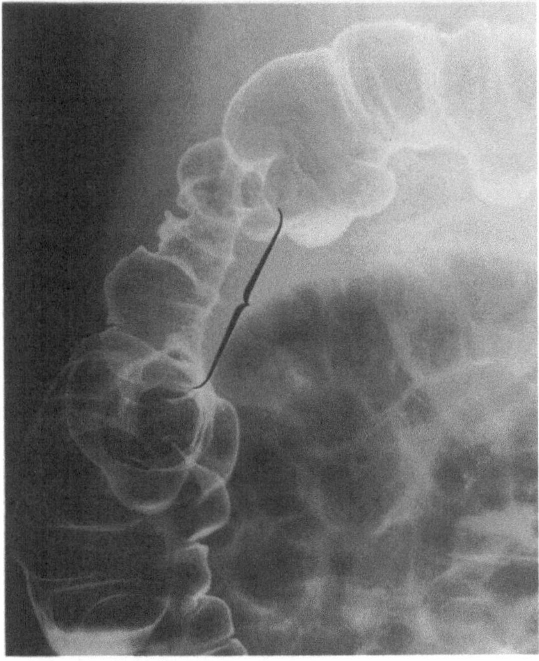

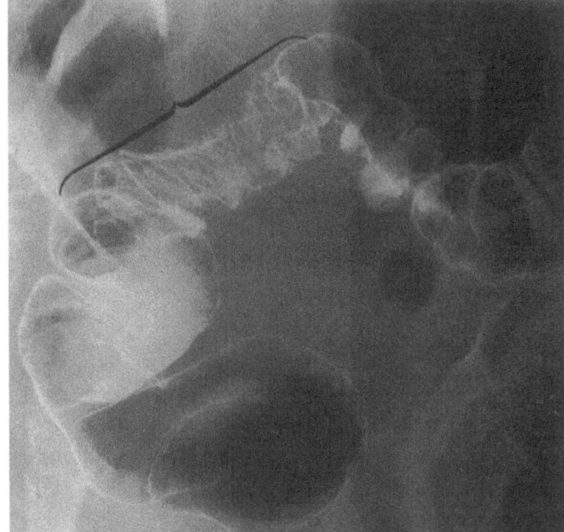

Abb. 132. Infiltration des Überganges Rektum – Sigma bei
Ovarialkarzinom. Die Aufnahme verdanken wir der freundlichen Genehmigung von Herrn Prof. Dr. B. SWART, Neuss

Abb. 130. Infiltration der rechten Flexur durch die Metastasen eines Mammakarzinoms

Schrittmacherfunktion bei der Entstehung einer
Peridivertikulitis ausüben (Abb. 135a–d).
Temporäre Divertikel sind radiologisch bei segmentalen Kontraktionen und/oder erhöhtem intraluminären Druck zu beobachten. Bei Erschlaffung der Muskulatur verschwinden sie wieder:
„regressive" Divertikel [59].
Das *prädivertikuläre Stadium* (die Prädivertiku-
lose) wird durch funktionelle und morphologische
Veränderungen der Darmwand gekennzeichnet,
die vor und während der Ausbildung von Divertikeln nachweisbar sind – aber auch stets die Divertikelkrankheit des Kolons begleiten. Ob es berech-
tigt ist, ein solches prädivertikuläres Stadium von
der eigentlichen Divertikelkrankheit zu trennen,
ist umstritten. Vielfach wird dieses Stadium auch
dem irritablen Kolonsyndrom bzw. einer „Mini-
malform" der Divertikelkrankheit gleichgesetzt
(Abb. 136, 137).

b) *Echte Divertikel* (Diverticula vera) sind Ausstülpungen der Darmwand, an denen alle Wandschichten beteiligt sind. Sie sind in der Regel kongenital, solitär und von rudimentären Doppelbil-
dungen nicht zu unterscheiden. Im Gegensatz zu
Pseudodivertikeln sind sie sehr selten (Abb. 138,
139).

c) *Traktionsdivertikel* werden als Folge entzündlicher
Nachbarschaftserkrankungen, wie z.B. tuberkulöser Lympknoten, angesehen. Sie kommen vorwiegend im Bereich des Colon ascendens vor und sind
noch seltener als echte Divertikel [105, 215].

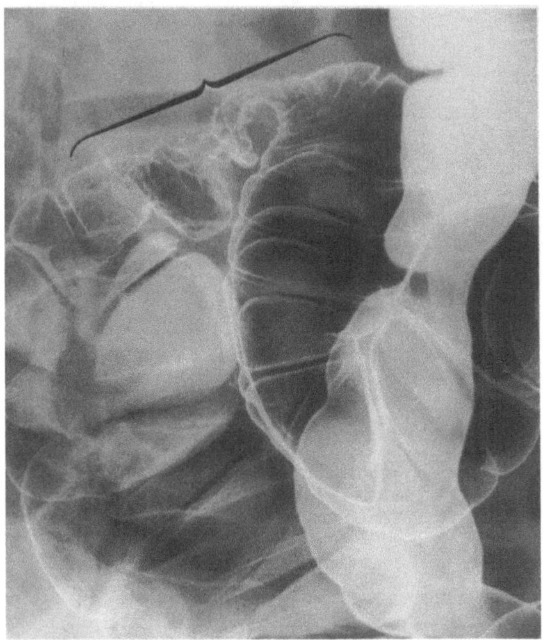

Abb. 131. Perikolische Entzündung der rechten Flexur bei
Gallenblasenempyem

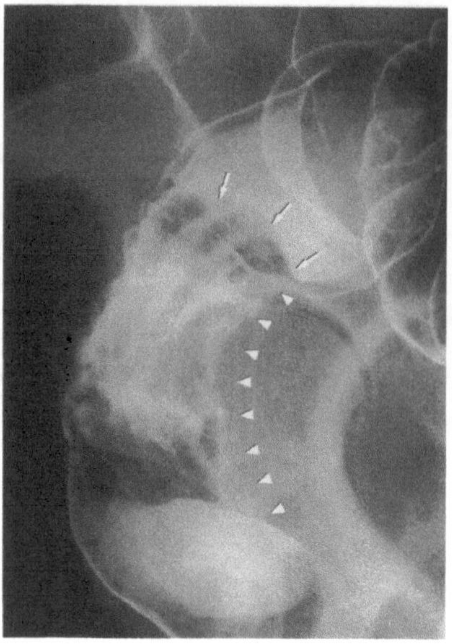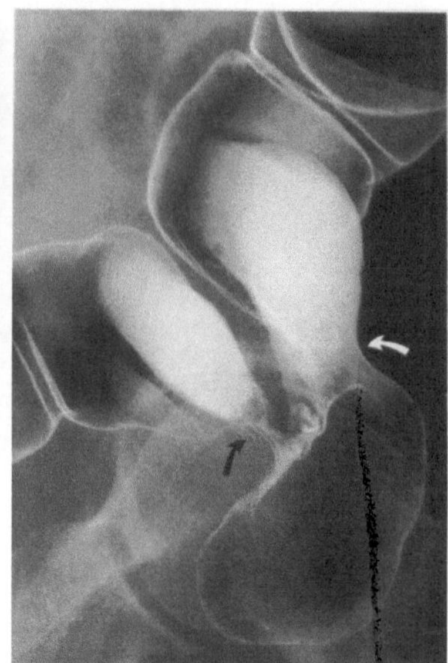

Abb. 133. Plasmozytominfiltration des Rektums. Nebenbefund: Sigmaschleife in einer Leistenhernie

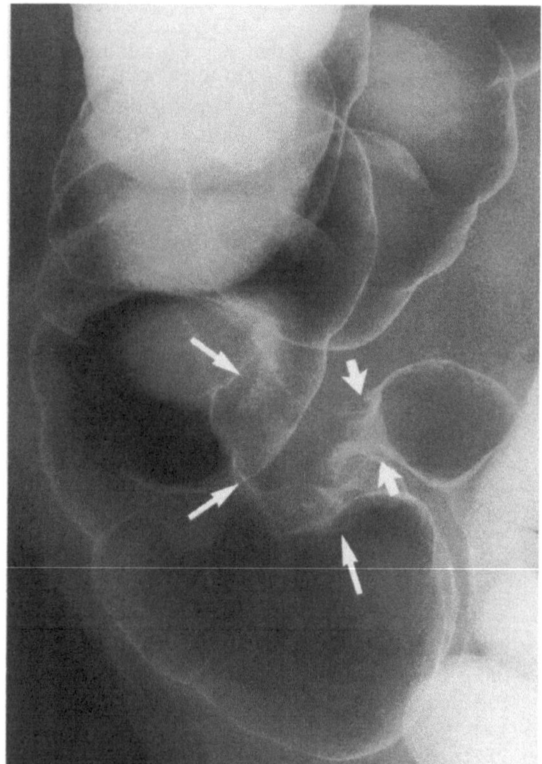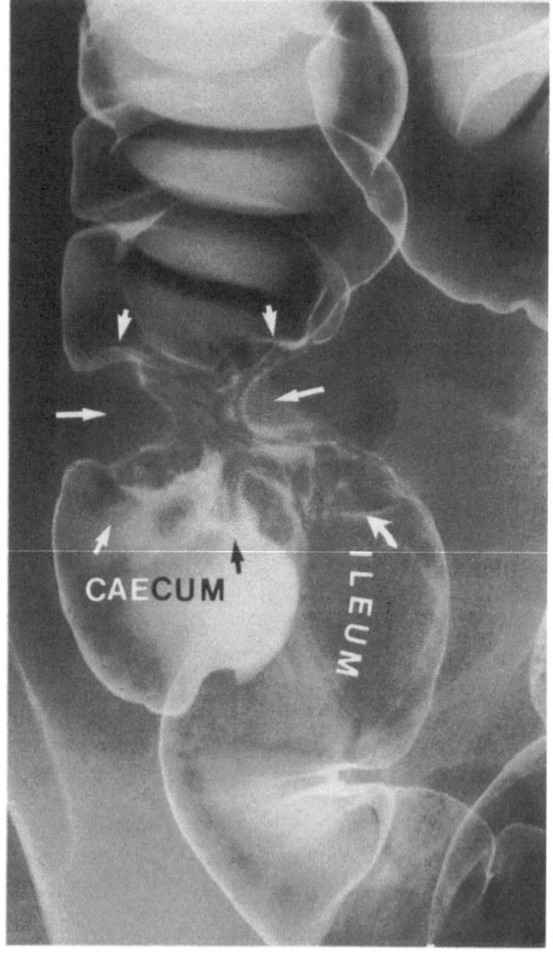

Abb. 134. a Valvulakarzinom: starre Stenose des Valvulabereiches mit Übergreifen auf das terminale Ileum. Klappenzerstörung. **b** Symmetrische Striktur bei Ileocolitis Crohn: Die schulterartige Begrenzung läßt an einen Tumor denken

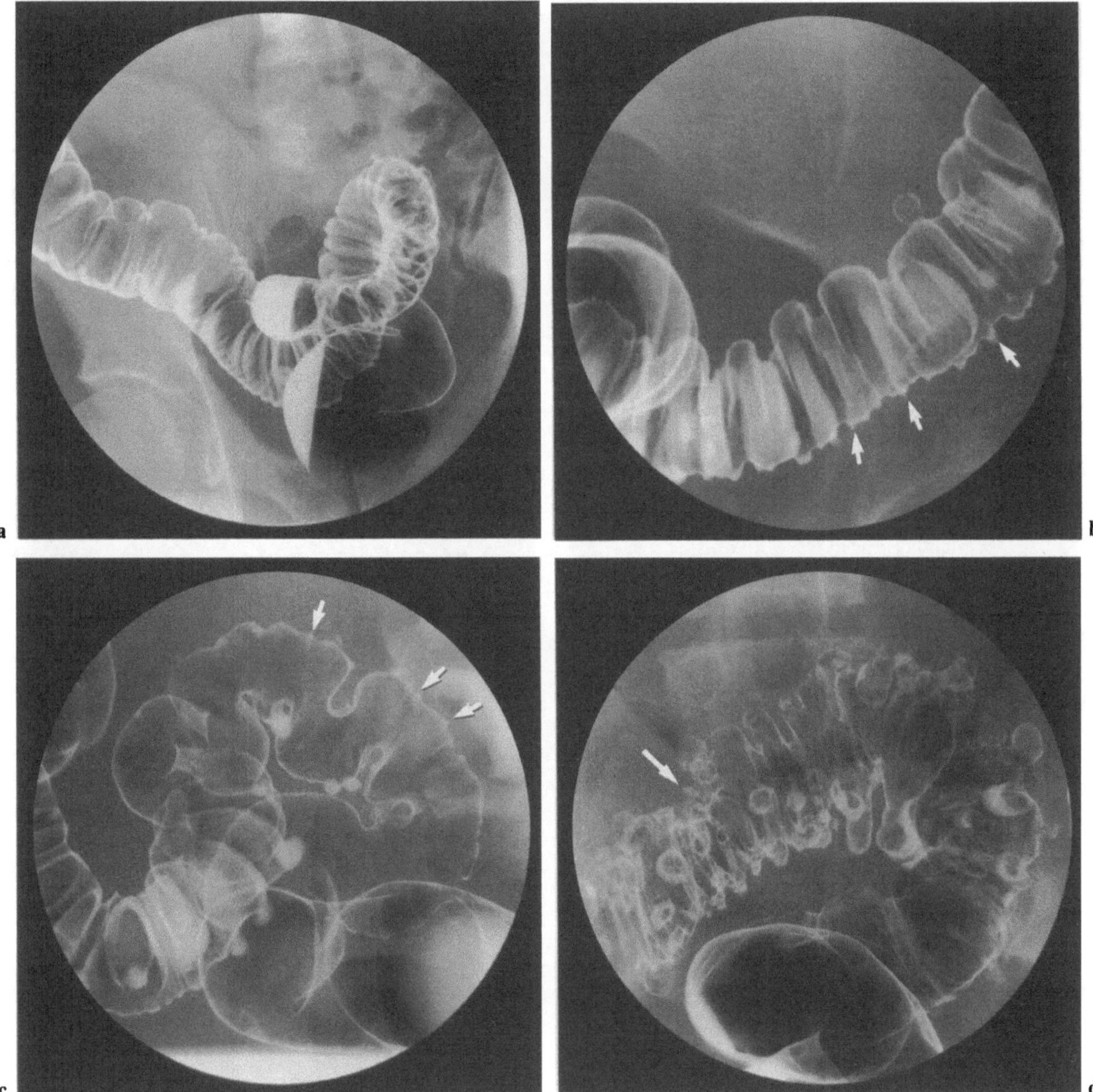

Abb. 135a–d. Pseudodivertikel verschiedener Größen und Formen. **a** „Spiralfederartige" Veränderungen des Sigma – distal einige Divertikel. **b** Verstärkte, asymmetrische Haustrierung, einzelne, extramurale Divertikel; viele intramurale Divertikel (*kurze Pfeile*). **c** Extramurale und intramurale (*kurze Pfeile*) Divertikel. **d** Starke „ziehharmonikaartige" Auffaltung mit vielen extramuralen Divertikeln. Flache Einsenkung (*Pfeil*) durch perikolische Entzündung

3.1.2 Pathologische Anatomie

Die Ausstülpungen der Mukosa (einschließlich der Muscularis mucosae) durchziehen die Muskelschicht der Darmwand bis in das perikolische Fettgewebe. Die Durchtrittsstellen der die Mukosa versorgenden, großen Blutgefäße (Vasa recta) sind Schwachstellen, die den Schleimhautprolaps (vor allem beim älteren Patienten) begünstigen.

Meist finden sich zwei Reihen von Divertikeln, paarweise, strickleiterartig an jeder Seite der Darmwand zwischen der mesenterialen und antimesenterialen Taenie. In etwa 50% besteht eine dritte Reihe mit sehr kleinen Divertikeln zwischen den antimesenterialen Taenien. Nach MORSON [127] bilden letztere vielleicht die Erklärung für das von Radiologen beschriebene prädivertikuläre Stadium, seien aber in Wirklichkeit Ausdruck eines bereits fortgeschrittenen Stadiums. In 30–70% sind die Taenien verdickt, verkürzt und manchmal von knorpelharter Konsistenz. Die longitudinale Muskelschicht ist vorwiegend durch eine Hyperplasie und weniger durch eine Hypertrophie verdickt. Die ebenfalls verdickte zirku-

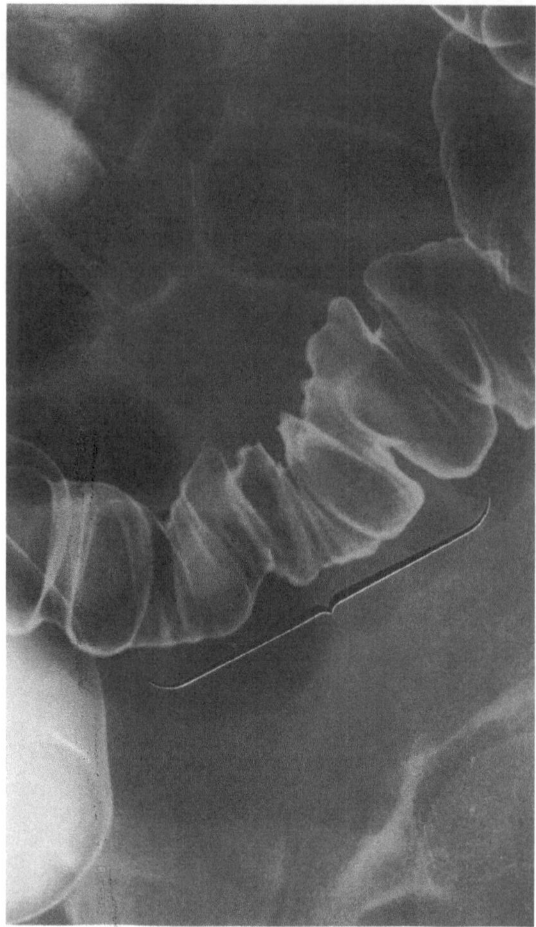

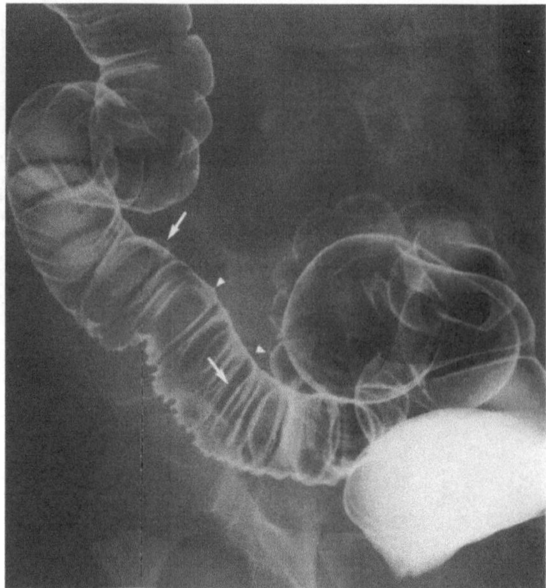

Abb. 137. Prädivertikuläres Stadium. Verstärkte, unregelmäßige, asymmetrische Haustrierung, geringe Auffaltung, einzelne intra- und extramurale Divertikel

Abb. 136. Prädivertikuläres Stadium. Verstärkte, unregelmäßige Haustrierung, einzelne intramurale Divertikel (*Klammer*) und geringe Auffaltung

läre Muskulatur bedingt das stark gefurchte ziehharmonikaartige Bild des betroffenen Segmentes. Gelegentlich erscheint die Mukosa „thrown up into folds".

Die prolabierte Schleimhaut unterscheidet sich weder funktionell noch morphologisch von der normalen, nicht prolabierten. Die Kuppel der Divertikel besitzt nur eine dünne Schicht longitudinaler Muskelfasern, was ihre leichte Vulnerabilität erklärt.

Die *Größe* der rundlich-ovalen, bocksbeutelförmigen, kolben- oder kragenknopfartigen Divertikel beträgt mehrheitlich 2–10 mm. Riesendivertikel bis zu 27 cm Durchmesser sind beschrieben [59].

3.1.3 Lokalisation

Alle Abschnitte des GI-Traktes weisen Prädilektionsstellen für Divertikel auf. Am Dickdarm sind dies das mittlere und proximale Sigma, meist unter Mitbe-

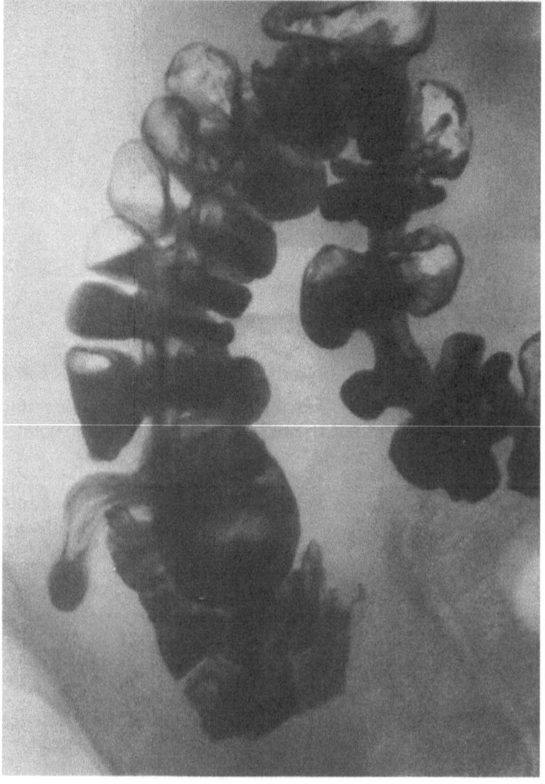

Abb. 138. Echtes Divertikel (enthält alle Wandanteile) am Zäkum

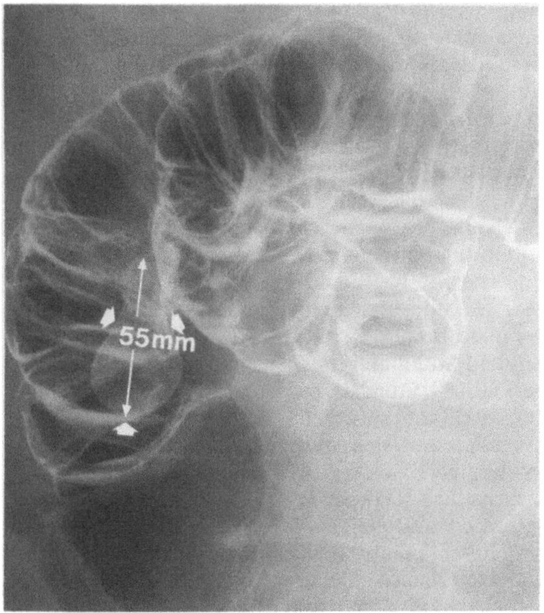

Abb. 139. Inneres Divertikel (Synonyma: Kolonduplikatur, enterogene Zyste, Reduplikation). Endoskopisch: prall-elastische, beutelförmige Formation mit normaler Schleimhaut. Die Aufnahme verdanken wir der freundlichen Genehmigung von Herrn Dr. B. GEITER, Karlsruhe

teiligung des distalen Deszendens. Diese Prädilektionsstellen sind in 80–90% mitbetroffen, in 40–60% ausschließlich (oder vorwiegend) befallen. Das Rektum bleibt in der Regel ausgespart. In 5–15% besteht eine generalisierte Divertikulose. In 9–15% sind Divertikel des Kolons mit solchen in anderen Teilen des GI-Traktes vergesellschaftet. Divertikel der rechten

Kolonhälfte finden sich fast immer zusammen mit solchen an den genannten Prädilektionsstellen [59] (Abb. 140).

Die seltenen echten Divertikel bevorzugen die Ileozäkalgegend und das Colon ascendens.

3.1.4 Häufigkeit

Die Divertikelkrankheit des Kolons ist eine Erkrankung des 20. Jahrhunderts. In Europa, Nordamerika und Australien ist sie – vom Hämorrhoidalleiden abgesehen – die häufigste pathologische Darmveränderung. In den Entwicklungsländern ist sie dagegen, soweit diese nicht westliche Ernährungsformen übernommen haben, eine Rarität.

In den westlichen Industriestaaten ist die Prävalenz der Kolondivertikulose seit 1910 von 5 auf 50% (in Autopsien) gestiegen. In der Bundesrepublik Deutschland sollen 2–2,5 Millionen Menschen Divertikelträger sein, d.h. ca. 5% der Bevölkerung.

Die *globale Inzidenz,* bei Männern und Frauen etwa gleich hoch, beträgt 1–8%. Sie steigt bei über 50jährigen auf ca. 15%, bei über 60jährigen auf etwa 25% an und soll bei 70–90jährigen 40–60% betragen [59].

3.1.5 Ätiologie und Pathogenese

Ursache und Entstehung der Divertikelkrankheit sind bis heute *nicht geklärt.* Sehr wahrscheinlich handelt es sich um einen Faktorenkomplex. Eine wichtige Rolle scheint hierbei die ballastarme (faserarme) Er-

Abb. 140. Seltene Divertikellokalisation: Appendixdivertikel

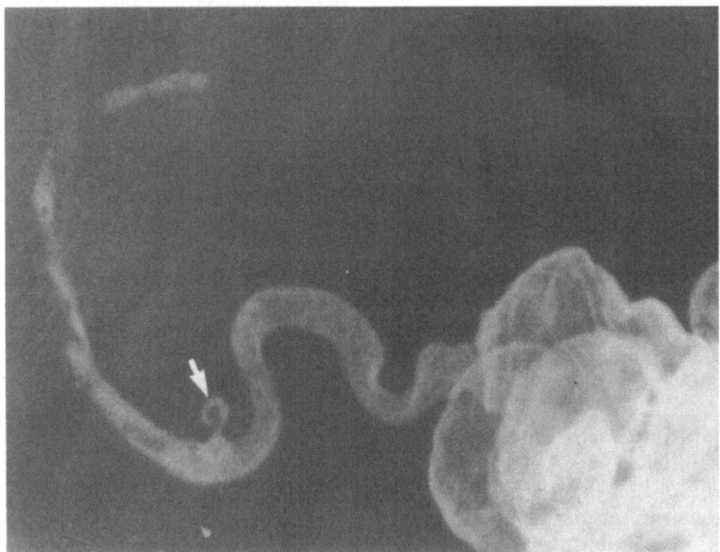

nährung zu spielen, während „konstitutionelle Bindegewebsschwäche", aufrechte Haltung, Bewegungsarmut und Übergewicht einen zwar fördernden, aber nicht entscheidenden Faktor bilden.

Es werden verschiedene Theorien diskutiert, von denen bisher keine unwidersprochen blieb.

Schlackenarme Ernährung wird weitgehend resorbiert, es bleiben nur geringe Rückstände. Dies hat harte Stühle, eine verlängerte Transitzeit und starke segmentale Kontraktionen des Sigma mit abnorm hohen intraluminären Drucken zur Folge. Die Ringmuskulatur bündelt sich und erhält Dehiszenzen. Die Mukosa wird durch den hohen Innendruck in diese Dehiszenzen vorgetrieben.

Schlackenreiche Kost oder der Zusatz von Weizenkleie können die Beschwerden bei Divertikelerkrankung in einem hohen Prozentsatz (bis zu 90%) lindern oder beseitigen [147].

Andere Autoren [59, 151] stellen eine *Motilitätsstörung* und/oder eine *Muskelverdickung* der Darmwand, verbunden mit Atrophie und Turgorverlust des perivasalen Gewebes im Alter in den Vordergrund. Raguse hält die myogen gestörte Längsmuskelfunktion und die sie begleitende, durch Längsverkürzung des Segmentes bedingte, globale Muskelverdickung für entscheidend [155].

Becker [14] weist auf die Hypertrophie der Längsmuskulatur, die Verkürzung des Muskelschlauches des Darmes und das dadurch bedingte „Zuviel" an Schleimhaut und deren Auffaltung hin. Die „Aufrichtung" der Gefäßdurchtrittsstellen lasse sich durch die Verkürzung des Darmes durch Längskontraktur erklären. Diese Vorgänge setzen eine Verschiebemöglichkeit der Schleimhaut gegenüber dem Muskelschlauch voraus, ohne die es keine Divertikulose gäbe. Die fehlende Verschiebemöglichkeit bei Colitis Crohn und Colitis ulcerosa (durch narbige Verfestigung des submukösen Schiebebereiches) verhindern eine Prolapsneigung der Schleimhaut.

3.1.6 Symptomatik

Die Symptome der Divertikelkrankheit sind von Ausdehnung, Lokalisation und Komplikationen abhängig. **50–85% der „Divertikelträger" bleiben symptomlos.** Komplikationslose Divertikulosen haben ein uncharakteristisches, klinisches Bild, das dem des Colon irritabile weitgehend entspricht und im Gegensatz zu anderen organischen Erkrankungen nur intermittierende Beschwerden verursacht. Deshalb wird nur bei etwa einem Fünftel der Patienten mit klinisch manifester Divertikulose anfänglich die richtige Verdachtsdiagnose gestellt [59, 110].

Sowohl bei komplikationsfreier Divertikulose als auch bei Peridivertikulitis stehen *Abdominalschmerzen und Stuhlunregelmäßigkeiten* im Vordergrund. Die Schmerzen scheinen vom Grad der Dehnung proximal einer partiellen Obstruktion, den Motilitätsstö-

rungen sowie dem mehr oder weniger stark erhöhten, segmentalen Innendruck ausgelöst zu werden. Sie äußern sich als kontinuierliches, dumpfes Spannungsgefühl bis hin zu krampf-kolikartigen Schmerzen, die vorwiegend im linken Mittel- und Unterbauch lokalisiert sind und gelegentlich in den linken Oberbauch ausstrahlen. Häufige Begleiterscheinungen sind Unbehagen, Völlegefühl, Meteorismus, Flatulenz und Übelkeit.

Obstipation und/oder alternierende Obstipation und Diarrhö begleiten häufig die Abdominalschmerzen. Okkulte und geringe makroskopisch sichtbare peranale Blutungen sind häufig. Abdominalschmerzen und Stuhlunregelmäßigkeiten treten in der Regel periodisch (Stunden bis Tage anhaltend), seltener chronisch-kontinuierlich auf. Der Übergang von der klinisch manifesten Divertikulose zur *Peridivertikulitis* (weniger korrekt als Divertikulitis bezeichnet) ist mehrheitlich fließend. Die oft tagelang anhaltenden, episodisch auftretenden Schmerzen bei Peridivertikulitis, lokalisieren sich ebenfalls in den linken Mittel- und Unterbauch. Sie sind krampf-kolikartig, stechend bis bohrend und strahlen oft in den Rücken aus. Neben Obstipation und Diarrhö im Wechsel, sind häufige Entleerungen kleiner Stuhlmengen (Pollakischezie) mit Tenesmen charakteristisch. Manchmal ist im linken Unterbauch eine druckschmerzhafte, walzenartige Resistenz zu tasten, die dem verdickten, betroffenen Deszendens-Sigma-Segment entspricht.

Begleiterscheinungen der Peridivertikulitis: Beeinträchtigung des Allgemeinbefindens, Meteorismus, Nausea, Inappetenz, zystitische Beschwerden, erhöhte Blutsenkungsreaktion, Linksverschiebung des weißen Blutbildes mit und ohne Leukozytose sowie peranale Blutungen.

Die akut auftretende Peridivertikulitis wird treffend als „linksseitige Appendizitis" bezeichnet. Sie geht häufig mit lokaler Peritonitis und Subileus- oder Ileussymptomatik einher.

3.1.7 Diagnostik

- Anamnese und klinischer Befund.
- Laborparameter.
- Rektale-digitale Austastung und Rektoskopie.
- Doppelkontrasteinlauf.
- Abdomenübersicht im Liegen ap und in linker Seitenlage bei horizontalem Strahlengang (bei Verdacht auf Perforation und Obstruktion).
- Sonographie und Computertomographie (vor allem zum Nachweis von Komplikationen).
- Koloskopie (zum Nachweis begleitender Läsionen und Blutungsquellen).
- Selektive Angiographie (bei Blutungen).
- Szintigraphie (bei Blutungen).
- Orale KM-Gabe und Einlauf mit wasserlöslichem KM (zum Nachweis partieller und kompletter Ob-

struktionen sowie bei stark schmerzhafter Diverti-
kulitis-Attacken).
– i.v.-Urogramm (Abflußhindernis).

Dickdarmdivertikel lassen sich mittels oraler Kontrastmittelgabe oder konventionellem Kontrasteinlauf (Prallfüllung- und Entleerungsbild) nachweisen.
Nur um die Vermutungsdiagnose Divertikulose zu bestätigen, wäre die Doppelkontrastmethode nicht notwendig. Sie ist aber unentbehrlich, um zusätzliche Läsionen, wie z.B. Polypen und Karzinome, auszuschließen. Da es sich um eine Erkrankung des fortgeschrittenen Alters handelt, ist mit einem höheren Prozentsatz begleitender Läsionen zu rechnen. Sich bei peranalen Blutungen mit dem Nachweis von Divertikeln
zu begnügen ist fehlerhaft.

Nach den Erfahrungen der meisten Autoren (wie
auch den eigenen) wird durch den Doppelkontrast
keine Komplikation ausgelöst. Die Befürchtung, man
könne durch diese Untersuchung ernste Komplikationen wie Perforation und/oder Massenblutung provozieren ist gegenstandslos, solange die Untersuchung
vorsichtig „unter Sicht des Auges" und unter Beachtung der Schmerzreaktionen des Patienten durchgeführt wird.

Die *Koloskopie* dient nicht dem Nachweis der Divertikelkrankheit und ihrer Komplikationen, sondern
dem Ausschluß begleitender Läsionen. Sie ist eine
Komplementäruntersuchung nach vorausgegangenem
Doppelkontrast.

Nur etwa die Hälfte der radiologisch nachzuwei-
senden Divertikel sind endoskopisch zu sehen. Bei
der Peridivertikulitis sind endoskopisch außer der Lumenminderung gelegentlich entzündlich veränderte
Divertikeleingänge zu erkennen. Die Differenzierung
peri-divertikulitisbedingter Stenosen gegenüber Karzinomen ist endoskopisch ebenso oft nicht möglich,
wie die Beurteilung proximal einer Stenose gelegener
Abschnitte [59, 110].

Trotz dieser Einschränkungen empfehlen wir beim
radiologischem Nachweis zahlreicher Divertikel, verbunden mit Längsverkürzung und Auffaltung des
Segmentes eine komplementäre Rekto-Sigmoidosko-
pie, da zusätzlich vorhandene Polypen und kleine
Karzinome im „Wald der Divertikel" oft maskiert
werden (Abb. 141).

3.1.8 Röntgensymptomatik

Das nicht allgemein akzeptierte *prädivertikuläre Stadium* ist radiologisch durch die Symptome des im folgenden besprochenen irritablen Kolonsyndroms charakterisiert, weshalb an dieser Stelle nicht näher darauf eingegangen wird. Häufig sind zusätzlich bereits
einige kleine intramurale und/oder extramurale Divertikel vorhanden. Eine Divertikelkrankheit kann,
muß sich aber nicht daraus entwickeln [59, 107].

Das Stadium der *Divertikulose* wird mehrheitlich
von 2–10 mm großen Divertikeln geprägt. Hypermo-

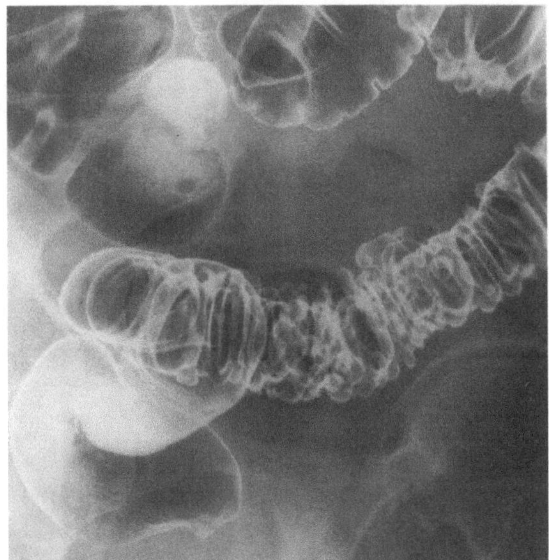

Abb. 141. Im „Wald der Divertikel" sind evtl. vorhandene
Adenome und/oder kleine Malignome radiologisch nicht genügend sicher festzustellen. Hier bei komplementärer Sigmoidoskopie: kein Adenom-Malignomhinweis

tilität und erhöhter Tonus sowie Muskelverdickung
der Darmwand sind zwar häufig, aber nicht regelmäßig erkennbar. Eine klinische Symptomatik fehlt meistens.

Die große Mehrheit der Divertikel ist radiologisch
nachweisbar und gegenüber anderen Läsionen sicher
abzugrenzen. Die „Monotonie" des Röntgenbildes
der Divertikulose, darf aber nicht darüber hinwegtäuschen, daß sich dahinter Adenome und Malignome
verbergen können.

Der radiologische Aspekt des Divertikels ist von
seiner Form, der Lage an der Darmwand, der Position des Patienten, dem Aufnahmewinkel und dem
Füllungs- bzw. Benetzungsgrad mit Kontrastmittel
abhängig. Sieht man von langstieligen, flottierenden
Adenomen ab, könnte man Divertikel als das Spiegel-
bild der Polypen bezeichnen: Die Divertikel überragen die durch den Kontrastmittelbeschlag der Mukosa gebildete Kontur nach außen; die Polypen ragen
in das Darmlumen hinein. Divertikel sind somit immer dann zweifelsfrei zu differenzieren, wenn es gelingt, sie über die Darmkontur hinaus zu projizieren.

En face ist die Differenzierung gegenüber Polypen
oft schwieriger. Es resultieren verschieden breite,
scharf begrenzte Ringformationen (die Breite des
Ringes hängt vom Divertikelhals ab) und mehr oder
weniger dicht mit Kontrastmittel benetzte Scheiben.
Je nach Abbildungswinkel und Lage an der Darmwand sind selbst polypenähnliche „Hutformen" möglich. Die Außenkontur des Divertikels ist scharf begrenzt, die des Polypen unscharf – so die Regel.

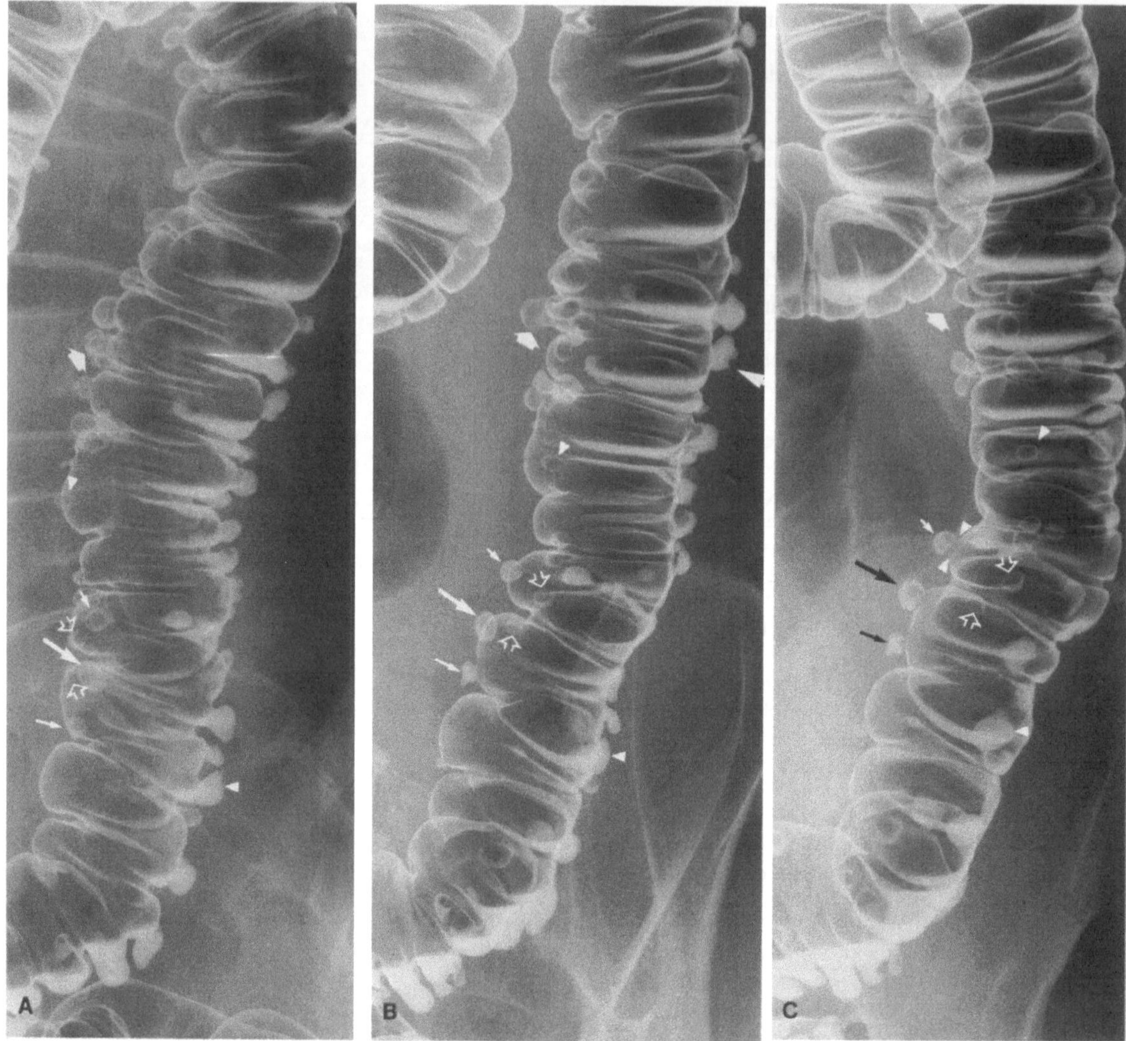

Abb. 142. Aufnahmen in mehreren Ebenen zur besseren Differenzierung gegenüber Adenomen. Die verschiedenen *Pfeile* zeigen jeweils gleiche Divertikel

Hierdurch ist nicht immer eine Differenzierung möglich. Es ist deshalb erforderlich, die mit Divertikeln besetzten Segmente in mehreren Ebenen und bei verschiedenen Positionen des Patienten darzustellen, um an der variablen Kontrastmittel- bzw. Luftfüllung und der scharfen Außenkontur den Divertikelnachweis zu erbringen [107] (Abb. 142).

Muskelkontraktionen des Darmes und/oder Stuhleinschlüsse sowie Fäkoliten und entzündliche Veränderungen des Divertikelhalses können die Darstellung der Divertikel teilweise oder vollständig verhindern.

Hypermotilität, erhöhter Tonus und Muskelverdickung der Darmwand führen zu der meist asymmetrischen, ziehharmonikaartigen Auffaltung *mit Verkürzung der Längsachse* [151].

Die Einschnürungen können dabei so ausgeprägt sein, daß sich allein hierdurch divertikelartige Formationen bilden, vor allem am Sigma und/oder Deszendenz.

Wie erwähnt, tragen diese Veränderungen zur Maskierung von Adenomen und kleinen Karzinomen bei. Spasmolytika und Glukagon können dies reduzieren, aber nicht in jedem Falle ausschließen (Abb. 143).

Auf eine Syntopie von Divertikeln und hyperplastischen – seltener adenomatösen – Polypen wurde vielfach hingewiesen [59, 110] (Abb. 144–146).

Bei inkompletten, intramural gelegenen Divertikeln greift die Entzündung direkt auf die Muskelschicht über, weshalb dieser Divertikelform eine „Schrittmacherfunktion" zukommt. Der entzündliche Prozeß weitet sich dann entlang der Muskelschicht aus. Er durchdringt schließlich auch die Serosa, woraus die das Darmrohr ummantelnde *Perikolitis* resultiert.

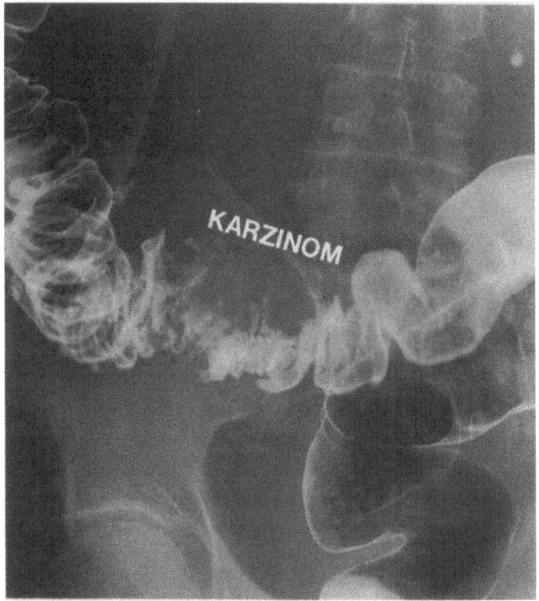

Abb. 143. Divertikulose und Karzinom. Ziehharmonikaartige Auffaltung; schlecht abgrenzbare Karzinominfiltration

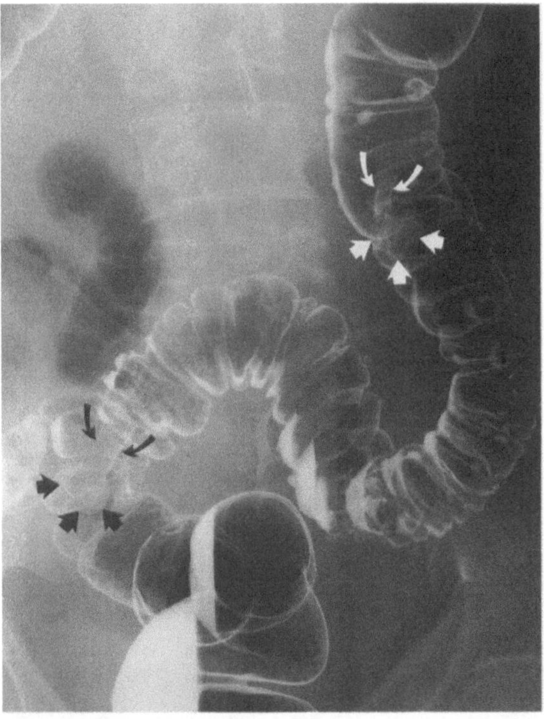

Abb. 145. Divertikelkrankheit des Kolons. Zwei große, gestielte Adenome, die endoskopisch abgetragen werden konnten (benigne)

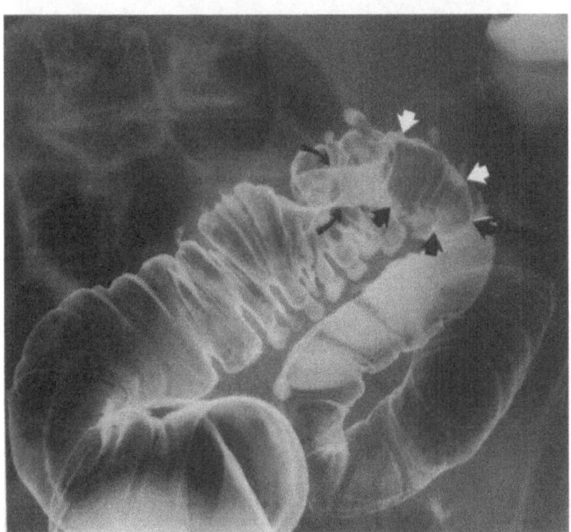

Abb. 144. Divertikelkrankheit des Kolons. Großes, gestieltes Adenom, das ein Vordringen des Endoskops verhinderte und beim KE zunächst einen KM-Stop verursachte. OP: gutartiges, gestieltes Adenom

3.1.9 Komplikationen

Die Komplikationsrate der Divertikelkrankheit wird mit 5–50% sehr unterschiedlich angegeben [59].

Einigkeit besteht über die Bedeutung der Peridivertikulitis als „Initialzündung" für Komplikationen wie Stenosierung, Fistelbildung, Abszedierung, Perforation und – weit seltener – Massenblutung.

Ob die Peridivertikulitis als Komplikation oder Stadium der Divertikelkrankheit anzusehen ist, wird nicht zuletzt wegen der sehr verschiedenen klinischen Symptomatik und des fließenden Überganges von Divertikulose zu Peridivertikulitis diskrepant beurteilt.

Das gleichzeitige Bestehen eines *Sigmakarzinoms* verbunden mit Divertikelkrankheit wird in 6–32% beobachtet. Trotzdem wird eine Prädisposition zur Karzinomentwicklung auf dem Boden der Divertikelkrankheit verneint (Abb. 147, 148).

3.1.9.1 Peridivertikulitis. Eine myogen gestörte Längsmuskelfunktion und sie begleitende, durch Längsverkürzung bedingte, globale Muskelverdikkung führen zu Divertikelhalseinengung, Kotstau, und in der Folge – zunächst lokal – zu Entzündungsprozessen, Drucknekrosen, Mikroperforationen und Durchwanderung des entzündlichen Prozesses durch die Divertikelwand. Aus der myostatischen wird eine entzündlich-sklerotische Kontraktur: die Peridivertikulitis [80, 151].

Der Radiologie wird ebenso wie der Endoskopie in der Diagnose „Peridivertikulitis" eine geringe Rolle zugestanden. Sie bestehe nur darin, andere Ursachen für die Beschwerden des Patienten auszuschließen. Diese Ansicht ist unzutreffend.

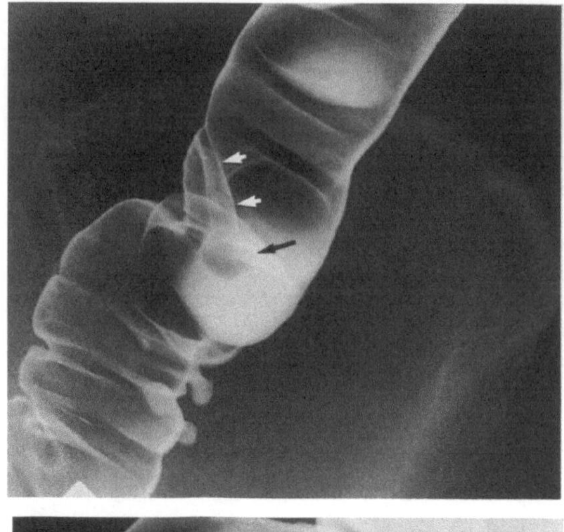

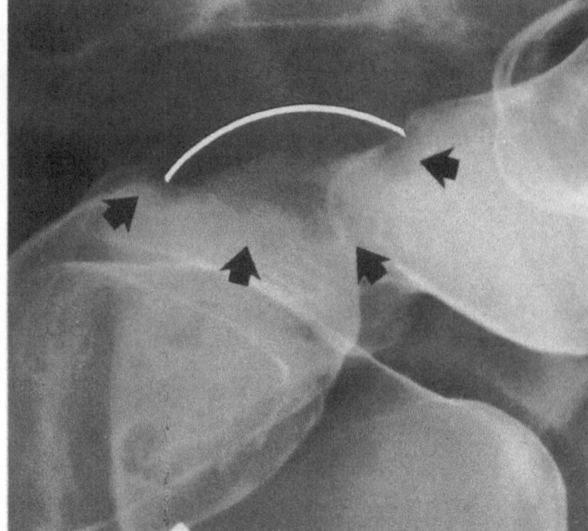

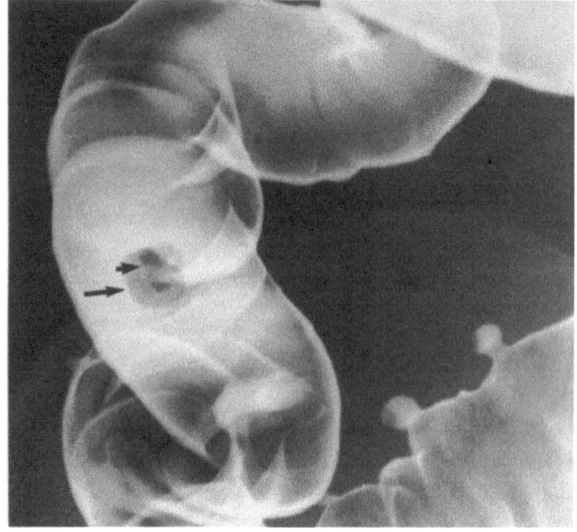

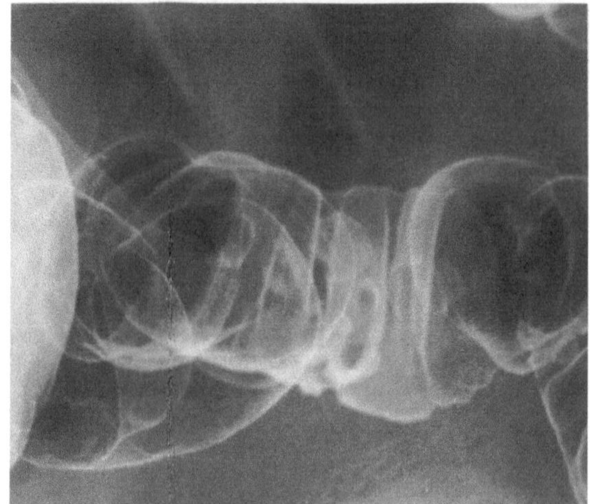

Abb. 146. Divertikelkrankheit des Kolons. Gestielter Polyp am Übergang vom Descendens zum Sigma: Beachte den Formenwandel des Polypen bei Positionsänderung des Patienten

Abb. 147. Divertikelkrankheit des Kolons. Stenosierender Prozeß am Übergang Rektum zum Sigma: metastasierendes Adenokarzinom

Bei der akuten Peridivertikulitis und Perikolitis zwingt die schon zu Beginn der Untersuchung „sehr unangenehme" Instillation des Kontrastmittels, das verlangsamte Vordringen der Kontrastmittelsäule, schließlich die Unüberwindbarkeit einer asymmetrischen, tubulären Stenose, neben den unerträglich werdenden Schmerzen zum Abbruch der Untersuchung. Dies ist so charakteristisch, daß es weder den Nachweis von Divertikeln – die dabei oft fehlen oder nur in geringer Zahl und unvollkommen darzustellen sind – noch der Darstellung des proximalen Anteils der Stenose bedarf (Abb. 149).

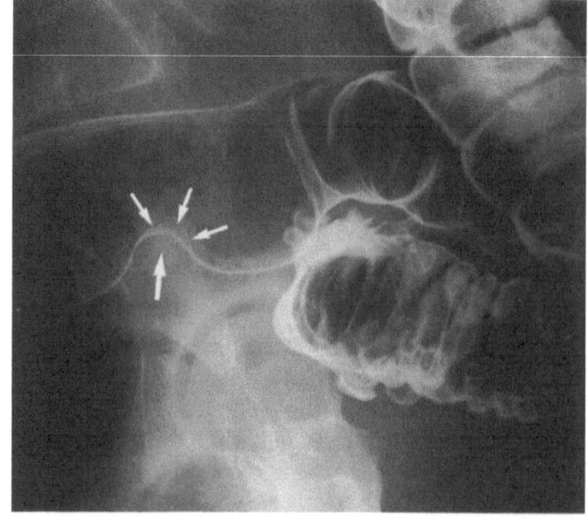

Abb. 148. Divertikelkrankheit des Kolons. Flache Erhabenheit mit bogiger Einziehung an der Basis: Adenokarzinom (endoskopisch übersehen)

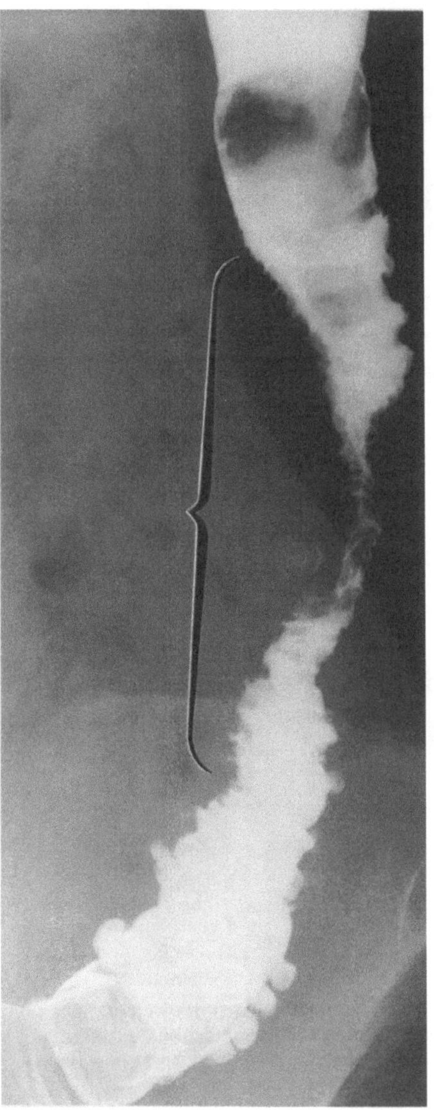

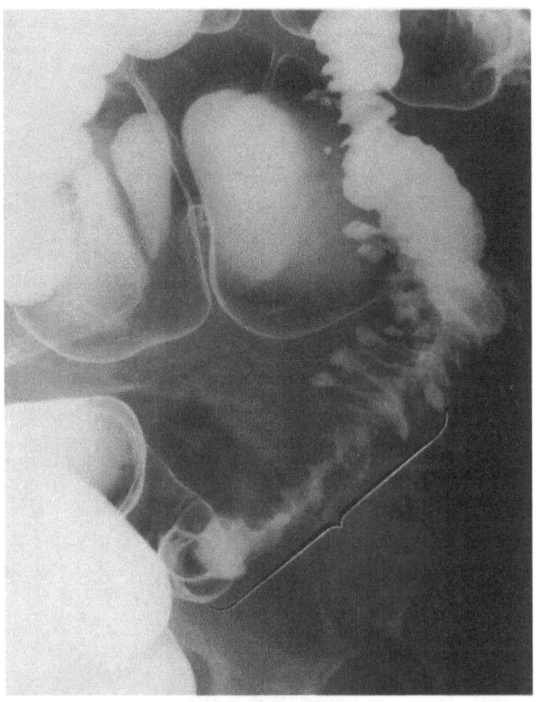

Abb. 150. Divertikelkrankheit des Kolons. Akute Peridivertikulitis (operativ bestätigt). Langstreckige, stark unregelmäßig begrenzte Stenose von ca. 15 cm Länge im distalen Deszendenz

eine weitgehende Schmerzfreiheit erzielt werden (Abb. 152).

3.1.9.2 Stenosierungen mit Ileumssymptomatik gehören zum Bild der akuten Peridivertikulitis. Im Gefolge rezidivierender Peridivertikulitiden können aber auch entzündlich-infiltrierende, fibrosierende Prozesse in der Darmwand, in mesenterialen und/oder pelvinen Fettkörper entstehen und so stenosierende Pseudotumoren bilden (Divertikulitistumor, Sigmoiditis fibroplastica, Pericolitis callosa etc.). In den entzündlich-ummauernden Prozeß können Dünndarm und harnableitende Wege miteinbezogen werden.

In der Regel entwickeln sich diese Stenosen schleichend, ohne dramatische klinische Symptomatik. Oft führt erst ein akuter, entzündlicher Schub mit stärkerem Schleimhautödem zum subtotalen oder totalen Darmverschluß [80].

3.1.9.3 Fistelbildungen. Bei etwa jedem fünften Patienten mit Peridivertikulitis ist mit Fistelbildungen zu rechnen: kolovesikale, kolovaginale, kolouterine, koloenterale und kolokutane Fisteln (in der Reihenfolge der Häufigkeit) [80].

Bei alten Patienten ist die Peridivertikulitis die häufigste Ursache für innere Fisteln; beim jungen Patienten dagegen der Morbus Crohn. Äußere Fisteln entstehen wie bei Morbus Crohn meist im Gefolge eines chirurgischen Eingriffes.

Abb. 149. Akute Peridivertikulitis mit ca. 12 cm langer, spindelförmiger Stenose und Pelottierung (durch entzündlichen Tumor). (Operativ bestätigt)

Von dieser seltenen Form gibt es alle Übergänge zu mehr oder weniger ausgeprägter Längsachsenverkürzung mit bizarren, asymmetrischen Stenosen. Gemeinsam ist diesen Stadien die fehlende Beeinflussung durch Spasmolytika und Glukagon (Abb. 150, 151).

Im nicht *akuten Stadium der Peridivertikulitis* sind zwar radiologisch ähnliche Veränderungen festzustellen, jedoch fehlen die anfänglichen, später unerträglich werdenden Schmerzen, die die Kontrastmittelpassage verzögern und die Darstellung der proximalen Abschnitte der Stenose verhindern. In der Regel kann auch durch Spasmolytika und Glukagon eine gewisse Dehnbarkeit der stenosierten Segmente und

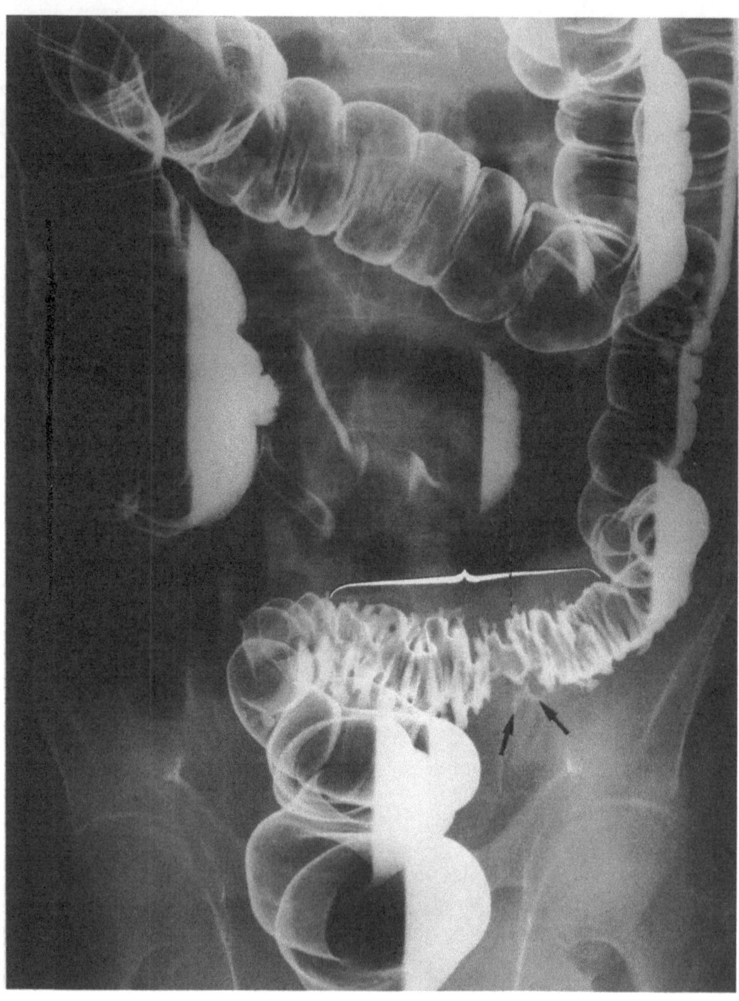

Abb. 151. Divertikelkrankheit des Kolons. Subakute Peridivertikulitis. Starke zieharmonikaartige Auffaltung, Verkürzung der Längsachse, kurzstreckige Stenose, von der kleine, gegabelte Fistelgänge ausgehen

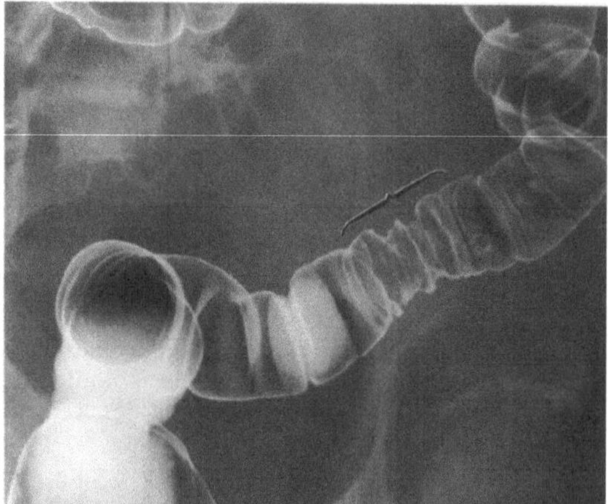

Abb. 152. Divertikelkrankheit des Kolons. Gering ausgeprägte chronische Peridivertikulitis. Kurzstreckige Engstellung und Haustrenunregelmäßigkeiten

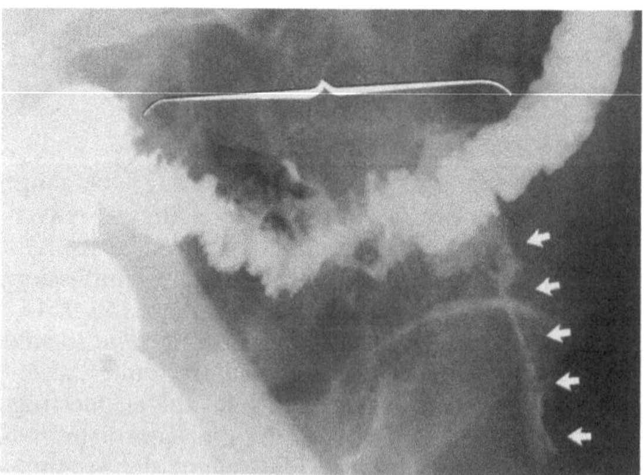

Abb. 153. Divertikelkrankheit des Kolons. Subakute Form der Peridivertikulitis mit langem Fistelgang zur Leiste (*Pfeile*)

Eine Besonderheit bilden bis zu 10 cm lange (selten auch längere), *intramurale oder perikolische Fisteln,* wie sie ebenfalls bei Morbus Crohn beobachtet werden (intramural oder submukös).

Nur ein Teil der Fistelgänge ist radiologisch darzustellen. Pneumaturie und Fäkalurie bilden wichtige, klinische Hinweise. Radiologisch ist neben „Kontrastmittelstraßen" außerhalb des Darmlumens, besonders auf atypische Luftansammlung perikolisch bzw. im Beckenbereich zu achten (Abb. 153).

3.1.9.4 Abszedierungen. Lokale und metastatische Abszesse werden in ca. 18% beobachtet. Sie können von Fistelgängen ausgehen oder aber umgekehrt: Abszesse führen zu Fistelgängen. Der perikolische Abszeß kann radiologisch völlig unbemerkt bleiben oder durch Pelotteneffekte bzw. Verdrängungen am Kolon und Dünndarm vermutet werden. Die Verdachtsdiagnose ist sonographisch und computertomographisch in der Mehrzahl der lokalen und metastatischen Abszedierungen zu bestätigen.

3.1.9.5 Perforation. Die freie Perforation in die Bauchhöhle mit generalisierter Peritonitis ist eine Rarität. Gefährdet sind Patienten unter Kortikosteroidbehandlung. Auch die sog. Durchwanderungsperitonitis (ohne Nachweis einer Perforationsöffnung) ist sehr selten.

In der Regel bleiben die Perforationen gedeckt und verlaufen klinisch stumm oder mit Symptomen der lokalen Peritonitis.

3.1.9.6 Divertikelblutung. Bei 10–30% der Patienten mit Divertikelkrankheit kommt es zu **peranalen Mikro- und/oder Makroblutungen.** In 3–5% handelt es sich um Massenblutungen, die einer klinischen Behandlung bedürfen. Beim älteren Menschen galten bisher Divertikel als häufigste Ursache schwerer rektaler Blutungen. Neuerdings werden hierfür Angiodysplasien angeschuldigt. Die Blutungen treten oft aus scheinbar völliger Gesundheit heraus auf. Gefährdet sind vor allem alle Patienten mit Hypertonie und Arteriosklerose, kardiovaskulären Erkrankungen und unter Antikoagulatientherapie.

Amerikanischen Untersuchungen zufolge liegen blutende Divertikel zu zwei Dritteln proximal der linken Flexur, stammen vielfach aus einzelnen, größeren Divertikeln und mehrheitlich fehlen Entzündungszeichen. Die Blutung kann einziges und/oder Initialsymptom sein. Mikroskopische Studien zeigen, daß die Blutungsquelle durch eine kleine Ruptur des über der Divertikelkuppel ausgespannten Gefäßes entsteht. **80% der akuten Blutungen kommen unter konservativer Therapie zum Stehen.**

Die Möglichkeit weiterer Blutungen innerhalb von Tagen, Wochen, Monaten oder Jahren im Anschluß an eine erste Blutung, wird auf 20–25% geschätzt [59, 80].

3.1.10 Therapie

Die große Mehrheit der Patienten mit Divertikelkrankheit kann konservativ mit schlacken- und faserreicher Kost, evtl. mit Zusatz von Quellmitteln, behandelt werden. Ergänzend können Anticholinergika (gegen spastische Beschwerden) und Glukagon (hemmender Einfluß auf die Darmmotilität) zur Schmerzlinderung eingesetzt werden. Bei starken Schmerzen wird Pethidin-Hydrochlorid empfohlen, das den Druck im Sigma erniedrigt.

Bei nicht stenosierender Divertikulitis ist ein Versuch mit Paromomycinsulfat (Humatin) und Azulfidin-Gaben angezeigt.

Die akute Divertikulitis und sich daraus entwickelnde Komplikationen bedürfen in der Mehrheit der chirurgischen Intervention. Möglichst frühzeitig, spätestens aber nach der zweiten Attacke einer Divertikulitis, sollte die Resektion angestrebt werden. Da trotz Frühresektion 5–30% der Patienten nicht beschwerdefrei werden, wird von verschiedenen Autoren zusätzlich eine Myotomie der Längs-, nicht aber der Ringmuskulatur empfohlen. Durch so erzielte Verlängerung des kontrakten Darmes werde eine Aufhebung der vermehrten Haustrierung und eine Druckentlastung erzielt [59, 147, 155].

3.2 Irritables Kolonsyndrom (IKS)

Inwieweit das IKS als ein Vorstadium und/oder Wegbereiter der Divertikelkrankheit des Kolons anzusehen ist, bleibt unklar. Mehrheitlich gleicht der Beschwerdekomplex des IKS dem des sog. prädivertikulären Stadiums bzw. der komplikationslosen Divertikulose. Beobachtungen, denen zufolge mehr oder weniger gesetzmäßig dem IKS eine Divertikelkrankheit folgt, stehen solchen entgegen, bei denen dies unterbleibt.

Unter den ungewöhnlich zahlreichen Synonyma der IKS lassen einige, wie z.B. membranöse Kolitis, muköse Kolitis und adaptive Kolitis, fälschlicherweise an eine entzündliche Darmerkrankung denken. Andere wiederum stellen Hauptsymptome in den Vordergrund, wie z.B. spastisches Kolonsyndrom oder funktionelle Diarrhö.

Mehr deskriptiv und heute gebräuchlich sind die Bezeichnungen: irritables Kolon oder Kolonsyndrom, Reizkolon, Reizdarmsyndrom. Die unterschiedlichen Synonyma sind Hinweise für die Schwierigkeit, das Krankheitsbild abzugrenzen und einzuordnen [3, 53, 134, 170].

3.2.1 Definition

Verschiedenartige abdominelle Schmerzen und Funktionsstörungen, die vom Dickdarm ausgehen, und denen kein morphologisch faßbares Substrat zugrunde liegt. Ob auch – in seltenen Fällen – der Dünndarm mitbeteiligt oder Ausgangspunkt ist, bleibt umstritten.

Der Symptomenkomplex variiert sowohl von Patient zu Patient als auch beim gleichen Patienten. Die intermittierend auftretenden und über Stunden, Tage und Wochen bis Jahre anhaltenden Beschwerden schwanken in ihrer Intensität stark und beeinträchtigen das Wohlbefinden des Patienten oft erheblich [65, 95].

3.2.2 Alters-/Geschlechtsverteilung, Häufigkeit

Betroffen können alle Altersstufen sein; bevorzugt wird das „frühe" Erwachsenenalter". Im Krankengut einer gastroenterologischen Sprechstunde beträgt die Inzidenz bis zu 30%. In der Normalbevölkerung sollen bei 20% gelegentlich Beschwerden im Sinne eines IKS auftreten [65].

3.2.3 Ätiologie und Pathogenese

Ätiologie und Pathogenese sind unbekannt. Diskutiert werden konstitutionelle und psychische Faktoren, Nahrungsmittelintoleranzen, Reaktionen auf organische Leiden; Nachwirkungen infektiöser Kolitiden, verabreichter Antibiotika, Sulfonamide und Laxantien.

Häufig liegt eine Hypermotilität bzw. Hyperaktivität des Kolons vor, die mit einer Erniedrigung der Schmerzreizschwelle für Dehnung verbunden ist [150, 361].

Nach Fahrländer [53] handelt es sich nicht um ein Leiden sui generis. „Vielmehr sind die Beschwerden Folge eines psychischen Spannungszustandes oder eine ätiologisch unklare, aber wahrscheinlich psychogene Reaktion auf eine bestehende oder durchgemachte organische Krankheit. Körpersprache ist nichts anderes als ein averbaler Kommunikationsversuch von höherem Wahrheitsgehalt als die verbale Sprache, die Mimik und die Gestik, mit denen man mogeln kann. Körpersprache lügt nie, sie weist auch dann auf eine psychische oder organische Gleichgewichtsstörung hin, wenn es der Patient nicht wahrhaben will".

3.2.4 Symptomatik

Die Mehrheit der Patienten (80–90%) klagt über intermittierende, in Intensität und Charakter variierende, im Abdomen wandernde, über Stunden, Tage, Wochen oder Jahre anhaltende Schmerzen.

Diese werden entweder als „Unbehagen im Abdomen", Gefühl des geblähten, aufgetriebenen Leibes, häufigen Stuhldranges und schmerzhaften Völlegefühls (trotz häufiger Stuhlentleerung) empfunden –

oder als „stechend-kribbelnd-brennende" bis krampfartige, kolikähnliche Schmerzen, die gelegentlich in den Rücken, den Thorax, den linken Arm oder den linken Oberschenkel ausstrahlen [53, 65].

Ausgangspunkt der Schmerzen sind die linke Kolonhälfte bzw. der Mittel- und linke Unterbauch sowie beide Flexuren („Syndrom der rechten und linken Kolonflexur").

Häufig stehen die Beschwerden im Zusammenhang mit Nahrungsaufnahme, Stuhlentleerung und vor allem psychischen Belastungen. Stuhlentleerungen können die Schmerzen auslösen oder mindern. Die Schmerzen treten unmittelbar nach dem Essen oder 20–30 min später auf [170].

Meist überwiegen die Symptome der *spastischen Obstipation*[6] („spastisches Kolonsyndrom"), welche gekennzeichnet sind durch: Zusammenhang der Schmerzen mit der Defäkation, Gefühl der unvollständigen Entleerung („fehlende Erleichterung"), Schleim im Stuhl, aufgetriebenen Leib, hartnäckige Obstipation (schafkotartiger, bleistiftförmiger Stuhl), Abführmittelabusus, tastbare, schmerzhafte, walzenförmige Resistenz im linken Unterbauch (ähnlich der Peridivertikulitis).

Im Gegensatz zu Patienten mit organischen Erkrankungen, die über eines, höchstens drei dieser Symptome berichten, klagen solche mit IKS über drei, vier oder alle Symptome [170].

Bei einer weit kleineren Gruppe von Patienten mit IKS (ca. 10%) überwiegen intermittierende Durchfallattacken, die durch dünnere Stühle, häufig mit Schleimbeimengungen – aber kein Blut – charakterisiert sind. Schmerzen fehlen dabei oder sind nur gering. Noch seltener ist eine Gruppe von Patienten, bei der Stuhlunregelmäßigkeiten in Form abwechselnder Obstipation (schafkotartig, bleistiftdünn) mit manchmal explosionsartigen Diarrhöen abwechseln.

Trotz der Vielfalt des Beschwerdekomplexes bleibt die Symptomentrias: chronische Bauchschmerzen, Stuhlunregelmäßigkeiten und Blähungen richtungweisend.

3.2.5 Begleiterscheinungen

Häufige *Begleiterscheinungen* sind Aufstoßen, Erbrechen, Sodbrennen, Übelkeit, Völlegefühl, Dyspepsie, Dysphagie, Globusgefühl und/oder extraintestinale vegetative Beschwerden wie Kopfschmerzen, Schlafstörungen, Schwindelgefühl, Schwitzen, Frösteln, Herzklopfen, stechende Thoraxschmerzen, Dysurie (Reizblase), Appetitstörungen, Dysmenorrhö, Mü-

---

[6] Obstipation: verlängerte Transitzeit im Dickdarm. Es werden weniger als dreimal wöchentlich harte Stühle abgesetzt. Durchfall: verkürzte Transitzeit. Die Stühle werden häufiger als dreimal täglich, oft mit imperativem Drang, abgesetzt. Das Stuhlvolumen übersteigt 200 ml in 24 h [94].

digkeit, Abgeschlagenheit, Leistungsminderung. Oft werden die Begleiterscheinungen von depressiven Verstimmungszuständen, Angstgefühlen und Karzinophobie begleitet [53, 65].

3.2.6 Diagnose

Die Diagnose ist das Ergebnis einer Ausschlußdiagnostik und stützt sich auf Anamnese, klinischen Befund und normale Rektosigmoidoskopie (von einer leichten Rötung und einem geringen Schleimhautödem abgesehen). **Bei einer „typischen" Anamnese mit wechselnden Beschwerden über Jahre, Fehlen von Gewichtsverlust und okkultem Blut im Stuhl, ist eine weitere Untersuchung in der Regel nicht erforderlich.** Nur bei älteren Patienten ist man aus Sicherheitsgründen geneigt, diesen Grundsatz zu durchbrechen [94].

Die Bedeutung des Kontrasteinlaufes wird gering eingeschätzt, soweit er nicht dem Nachweis bzw. Ausschluß einer organischen Erkrankung dient. Aber gerade hiermit sind Funktionsstörungen besonders gut zu dokumentieren.

Abb. 154. Irritables Kolonsyndrom. Engstellung des Kolons, „Dyshaustrierung", vereinzelte Divertikel (Sigma)

Früheren Autoren zufolge [zit. bei 183] sind folgende Röntgenkriterien zu finden:
- Engstellung des Kolons im Bereich von Colondeszendens-Sigmoideum mit Darstellung einer ausgeprägten „typischen" Längsfältelung im gesamten oder partiellen Kolon.
- Dyshaustrierung: flache, kleinbogige und unregelmäßig angeordnete Haustren bzw. Haustreolae.
- Gelegentlich so starker Kontraktionszustand, daß die Instillation des Kontrastmittels bis zum Zäkum erschwert oder unmöglich ist.
- Manchmal Dilatation des ursprünglich enggestellten Segmentes, während die übrigen normal weit bleiben.
- Wiederholte große Kontraktionen, die im Querkolon einsetzen und bis zum Sigma zu verfolgen sind.
- Oft starker Reflux in die terminalen Ileumschlingen.

Diese *Funktionsstörungen* sind vor allem zu beobachten, wenn eine konventionelle Untersuchung (Prallfüllung und nachfolgende Reliefdarstellung) ohne jegliche pharmakologische Beeinflussung stattfindet. Die Doppelkontrastmethode in Hypotonie kann diese Kriterien teilweise oder gänzlich maskieren. Die zweiphasige Doppelkontrastmethode (der vor der Luftinsufflation und Spasmolytikagabe eine Prallfüllung bis zur rechten Flexur vorausgeht) vermeidet

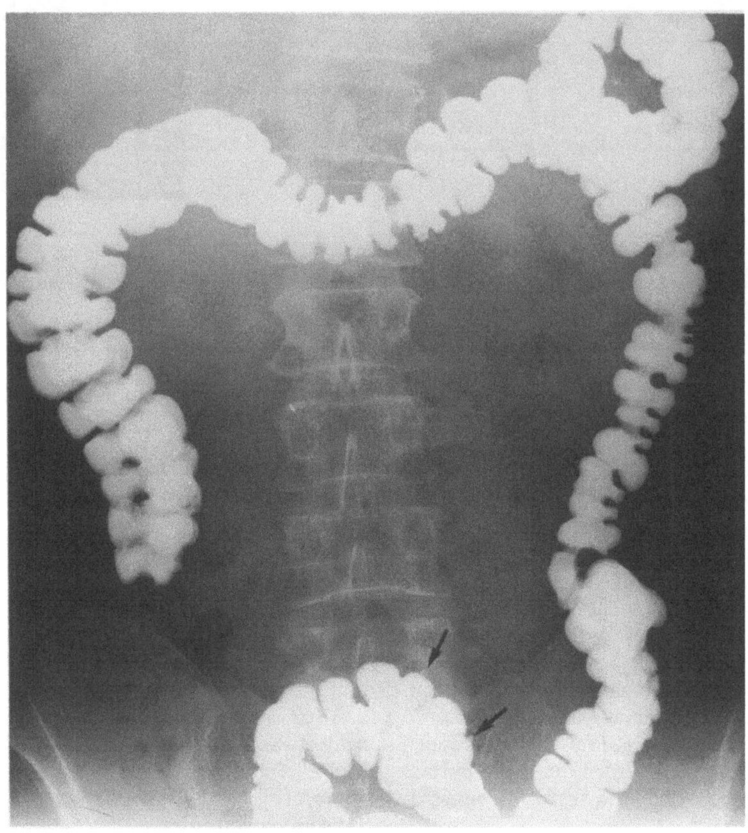

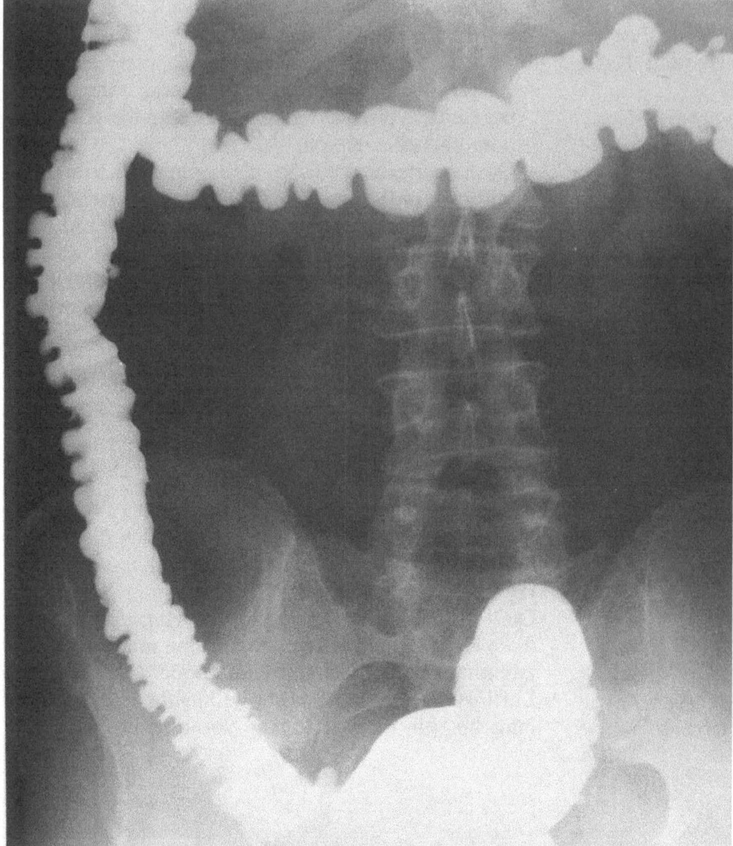

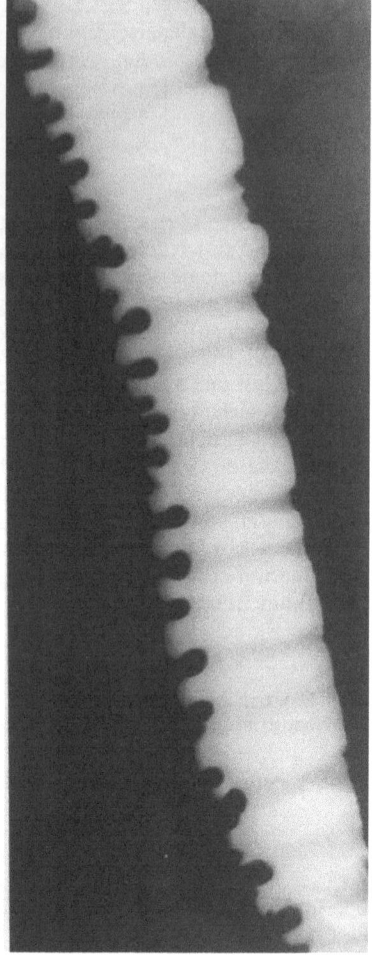

Abb. 155. Irritables Kolonsyndrom. Engstellung des Kolons, „Dyshaustrierung", vereinzelte Divertikel, Schmerzen beim Kontrasteinlauf. (Bauchlage)

diese „Nachteile". Selbstverständlich dürfen dem Kontrastmittel keine Pharmaka beigefügt sein (wie früher vielfach üblich) und die Vorbereitung muß als „irritierender Faktor" berücksichtigt werden (Abb. 154–156).

Allein die Dehnung des Rektums (gelegentlich auch des Rektums und Sigmas) genügt häufig, um die für den Patienten charakteristischen Beschwerden auszulösen. Oft ist eine so erhebliche Kontraktion der distalen Kolonhälfte – zumindest des Deszendens und Sigmas – vorhanden, daß die notwendige „Prallfüllung" bis zur rechten Flexur nur unter Schmerzen und stark verzögert erzielt wird. Nur ausnahmsweise sind die Kontraktionen aber so stark, daß die Untersuchung erst nach Gabe eines Spasmolytikums vervollständigt werden kann.

Während der Untersuchung variieren die Kontraktionen in ihrer Intensität und Ausdehnung ebenso wie der Grad der Beschwerden. Phasenweise können die Kontraktionen abgelöst werden durch ein normal weites Kolon oder leicht dilatierte Segmente bei völliger Schmerzfreiheit.

Abb. 156. Irritables Kolonsyndrom. Engstellung des Kolons, sägezahnartige, asymmetrische Haustrierung des Deszendens (Bauchlage)

In Prallfüllung imponieren neben den großen Kontraktionen, vor allem im Transversum und Deszendens, zahlreiche, „tief einschnürende" Haustren und im Sigma eine der Divertikelkrankheit ähnliche, ziehharmonikaartige Fältelung bzw. Haustreolae-Bildung [187].

Nur selten bleibt die Neigung zu frühzeitig einsetzenden, schmerzhaften Kontraktionen, selbst nach Injektion eines Spasmolytikums, bis zum Ende der Untersuchung erhalten.

Die der Luftinsufflation vorausgehende Defäkation ist oft ungewöhnlich rasch und vollständig, so daß für einen optimalen Kontrastmittelbeschlag erneut etwas Kontrastmittel verabreicht werden muß. Im Reliefbild überwiegen breite Längsfalten, die perlschnurartig von prallgefüllten, kleinen Segmenten unterbrochen werden.

Gelegentlich besteht ein in toto enggestelltes, rohrartiges Kolon, durch das Kontrastmittel „schießt" und rasch in die terminalen Ileumschlingen übertritt. Damit verbunden ist fast immer eine rasche und ungewöhnlich vollständige Entleerung.

In keinem Falle mußten wir – wie z.B. bei stenosierender Peridivertikulitis – die Untersuchung wegen unerträglicher Schmerzen vorzeitig abbrechen. Vielfach gelingt es allein durch gut angewärmte Kontrastmittelsuspensionen und besonders langsame Instillation die Beschwerden zu mindern oder gänzlich zu „unterlaufen".

3.2.7 Differentialdiagnose

Die Differentialdiagnose hat die gesamte Palette organischer Dickdarmerkrankungen zu berücksichtigen. Im Vordergrund stehen dabei die Divertikelkrankheit des Kolons und entzündliche Darmerkrankungen.

3.2.8 Therapie

Die Therapie ist symptomatisch. Am wichtigsten ist es, den Patienten über die „Harmlosigkeit" der Erkrankung zu informieren („kleine Psychotherapie"), *nicht nur um ihn zu beruhigen, sondern auch um unnötige Untersuchungen und Arztbesuche zu vermeiden.* Inwieweit damit seine Ängste, Depressionen und Reaktionen auf Streß gemindert oder abgebaut werden können, hängt nicht nur von der Überzeugungskraft des Arztes, sondern auch von der Allgemeinsituation des Patienten ab [53].

In der Regel kann man auf „unterstützende" Maßnahmen nicht verzichten. Diese bestehen vor allem in einer ballaststoffreichen Nahrung und mehr körperlicher Bewegung. Nahrungsmittelintoleranzen sind auszuschließen, Abführmittelabusus zu vermeiden. Als Pharmaka werden Anticholinergika, Spasmolytika, Mucilaginosa, Gallensäurederivate, Phytotherapeutika, Enzyme, Metoclopramid, Sedativa und Psychopharmaka eingesetzt [3, 65, 147].

3.3 Ischämische Kolitis

3.3.1 Definition

Als ischämische Kolitis bezeichnet man eine Erkrankung des Kolons, die durch Hypoxämie der Darmwand verursacht wird. Die Hypoxämie kann verschiedene Ursachen haben, wie z.B. organisch bedingte Reduzierung der Gefäßlumina, funktionelle Verminderung des Blutzeitvolumens (Flow) und des Perfusionsdruckes sowie periphere Dysregulation.

Das Ausmaß der hypoxämiebedingten Schädigung der Darmwand ist abhängig von [17, 154]:

1. Dem Grad der Lumenminderung des/der Gefäße oder dem Grad der funktionell bedingten Flow-Reduzierung.
2. Der Lokalisation der Durchblutungsdrosselung: arteriell, venös, proximal, peripher, singulär-multipel, diffus.
3. Der Zeitspanne in der die Hypoxämie entsteht; zusammen mit der Lokalisation ist sie verantwortlich für die Ausbildung eines funktionell ausreichenden Kollateralkreislaufes.
4. Der Dauer der Durchblutungsstörung.

Diese Faktoren bestimmen das Ausmaß der Darmwandschädigung und damit das klinische Bild. Das Spektrum reicht von einer passageren, fleckförmigen bis segmentale Anteile oder das gesamte Kolon betreffenden Schleimhautschädigung mit der Möglichkeit der Restitutio ad integrum über nicht transmurale (murale) Nekrosen mit Bildung von Narbengewebe und konsekutiven Stenosen bis hin zur transmuralen Infarzierung mit nachfolgender Gangrän und Durchwanderungsperitonitis.

3.3.2 Pathophysiologie

Den Splanchnikusgefäßen werden 22–28% des Herzminutenvolumens zugeleitet, d.h. 1250–1750 ml/min. Den Hauptanteil (ca. 12% des Schlagvolumens von 5–7 l/min) erhält die A. coeliaca und die A. mesenterica superior; verhältnismäßig wenig dagegen (ca. 1% des Schlagvolumens) die A. mesenterica inferior.

Die Flow-Rate, die dem Splanchnikus zufließt, ist – unter anderem – vom Funktionszustand des Darmabschnittes abhängig. Ein erhöhter Sauerstoffbedarf während der postprandialen Phase hat eine Flow-Steigerung bis zu 30% zur Folge. **Zwei Drittel des Flow beanspruchen Mukosa und Submukosa, die deshalb besonders empfindlich auf eine Minderdurchblutung reagieren** [17, 81, 154].

Die *ischämische Toleranzzeit* des Darmes beträgt in Abhängigkeit von Lokalisation und Ausmaß der Perfusionsreduzierung 4–12 h. Eine partielle oder vollständige Erholung des Darmes ist bis zu 6 h, ausnahmsweise bis zu 24 h möglich.

Die *Darmwandschädigung* durch Ischämie verläuft in drei zeitlich ineinander fließenden Phasen von morphologisch und klinisch unterschiedlicher Ausprägung.

Die Schädigung der auf Hypoxämie besonders sensibel reagierenden Mukosa vollzieht sich bereits in den ersten zwei Stunden. In dieser *Frühphase* verlieren die Mukosazellen ihre Schutzfunktion, Schleim und Sekret zu bilden. Dies hat Ulzerationen und Blutungen in der Mukosa zur Folge. Während die intakte Darmwand für Bakterien und deren Exo-/Endo-Toxine eine Barriere bildet, führt die hypoxämiebedingte Zellschädigung zu einer *Permeabilitätssteigerung*. Die „Durchwanderungsrate" von Bakterien und Toxinen durch die Darmwand wird dadurch gesteigert, außerdem durch massive Keimvermehrung sowie Endotoxinfreisetzung im Darmlumen.

Albuminverlust, Darmwandödem, verminderter Lymphabfluß bilden einen Circulus vitiosus, der den Sauerstofftransport behindert und die Gasresorption aus dem Darmlumen mindert.

In der *Intermediärphase* kommt es auch in der Submukosa und Muskularis zu Ödem und Hämorrhagien. Eine zunehmende Distention des Darmes führt zum Kontraktionsverlust und damit zum Erlöschen der Peristaltik. Die Zunahme von Flüssigkeit und Gas im Darlumen sowie das sich verstärkende Wandödem drosseln die bereits verminderte Darmwanddurchblutung zusätzlich.

Die *Spätphase* ist durch die hämorrhagische Infarzierung aller Wandschichten mit konsekutiver Infektion der Nekrosen (Gangrän), mit Durchwanderungsperitonitis und blutigem Transsudat im Peritonealraum gekennzeichnet [17].

3.3.2.1 Auswirkungen der Ischämie auf den Gesamtorganismus

- Hypovolämie: Volumenverlust bis zu 50% des Blutvolumens:
- Hämokonzentration mit initialem Anstieg von Hämoglobin und Hämatokrit – dagegen simultaner Abfall dieser Parameter bei Blutungen ins Darmlumen.
- Azidose (als Frühsymptom).
- Zunehmende Darmblähung mit intraabdomineller Druckerhöhung, Zwerchfellhochstand und Atembehinderung.
- Verminderte Sauerstoffversorgung auch der Nieren, des Hirns und des Herzmuskels.
- Irreversibler Schock und Tod durch Herz-Kreislauf-Versagen [154].

3.3.3 Ätiologie der ischämischen Kolitis [33]

3.3.3.1 Okklusive Faktoren

a) Arterielle Okklusion

Iatrogen: z.B. Unterbindung der A. mesenterica inferior bei Operation eines Aortenaneurysmas, abdominoaortale Angiographie, transkatheterale Embolisation.
Nicht iatrogen: z.B. Thrombose, Embolie, Kompression von Mesenterialarterien usw.

b) Venöse Okklusion

z.B. Pfortaderthrombose, Hyperkoagulopathien, Pankreatitis usw.

3.3.3.2 Nichtokklusive Faktoren

a) „*Low flow state*" *(Verminderung der Gesamtdurchblutung),* z.B. kongestive Myokardiopathie, Myokardinfarkt, Klappenfehler, medikamentös bedingte Vasokonstriktion usw.
b) Erkrankung der kleinen Gefäße (small vessel disease), z.B. Vaskulitis, systemischer Lupus erythematodes, Amyloidose, Strahlenvaskulitis usw.
c) sekundär durch Kolonobstruktion bedingte intraluminale Druckerhöhung, z.B. bei Karzinom, Divertikulitis, Aganglionose (Colite ischemique occlusive).

3.3.4 Non-okklusive Ischämie

Der sog. funktionelle Gefäßverschluß („Infarkt ohne Infarkt") nimmt eine Sonderstellung ein. Nach Ansicht vieler Autoren ist **eine Zunahme dieser Ischämieform** zu verzeichnen. Möglicherweise ist diese durch ein höheres Lebensalter und die sie begleitenden Grunderkrankungen zu erklären.

Die meisten Patienten leiden an einer kongestiven Kardiomyopathie, allgemeiner Arteriosklerose, Hypertonie und Diabetes mellitus. Durch eine verminderte Auswurfleistung des Herzens (Low-output-Syndrom) und zusätzliche Lumeneinengung der Darmgefäße ist die Sauerstoffzufuhr unzureichend.

Ursächlich in Betracht kommen außerdem: länger bestehende Hypotension im Splanchnikusgebiet, z.B. während eines Schocks, durch Sepsis, Blutung oder Verbrennung bedingt, Myokardinfarkt, Hämokonzentration mit erhöhter Blutviskosität, Nebenwirkung und Überdosierung verschiedener Medikamente, unter denen Digitalis und Saliuretika eine größere Bedeutung zukommt.

In etwa 80% bleibt die non-okklusive Ischämie auf das Versorgungsgebiet der A. mesenterica superior beschränkt [17, 154].

3.3.5 Inzidenz, Alters-/Geschlechtsverteilung

Über die Inzidenz der nicht gangränösen Darmischämien liegen keine gesicherten Zahlen vor. Unter den chronischen Kolitiden entfallen ca. 1–2% auf eine ischämische Kolitis. Nur 0,4% aller akuten Abdominalerkrankungen werden durch Mesenterialgefäßverschlüsse verursacht.

Männer und Frauen sind etwa gleich häufig betroffen. In manchen Statistiken überwiegen Männer geringfügig.

Betroffen kann jedes Alter sein, der **Krankheitsgipfel liegt jedoch im 7. Jahrzehnt.** Bei den nicht iatrogen bedingten Ischämien befinden sich über 90% der Patienten in der zweiten Lebenshälfte [81].

3.3.6 Lokalisation der ischämischen Kolitis

MEYERS [121] findet bei Patienten mit ischämischer Kolitis die Marginalarterie an der linken Flexur (Griffith's point) in 48% normal, in 9% gering entwickelt und in 43% fehlend. Eine Flow-Minderung in der mittleren oder linken A. colica kann deshalb leicht zu einer Ischämie nahe der linken Flexur führen.

In der von REEDERS et al. [154] aufgeführten Sammelstatistik und ihrem eigenen Krankengut finden sich folgende Lokalisationen:

	Sammelstatistik (1024 Pat.)	Krankengut (REEDERS et. al.) (199 Pat.)
	(%)	(%)
Deszendens	27	25
Sigmoid	23	22
Linke Flexur	23	15
Transversum	15	19
Aszendens, Zäkum	8	15
Rektum	4	4

Bezüglich der anatomischen Verteilung sind die linke Kolonhälfte in 62%, die rechte in 34%, das terminale Ileum in 15% und das gesamte Kolon, einschließlich des terminalen Ileums, in 7% betroffen.

3.3.7 Klinik

Das klinische Bild wird durch das eingangs erwähnte Ausmaß der hypoxiebedingten Schädigung des Darmes bestimmt; es wird mitgeprägt von Kapazität und Leistungsfähigkeit des Kollateralkreislaufes, sowie den metabolischen Bedürfnissen des betroffenen Darmabschnittes, dem Zustand der Gesamtzirkulation sowie der Qualität und Quantität der intestinalen Darmflora. Darüber hinaus sind Art und Umfang der Begleiterkrankungen von Bedeutung. Eine besondere Rolle spielen hierbei Diabetes mellitus, Arteriosklerose und andere Stoffwechselstörungen sowie kardiale Erkrankungen wie die arterielle Hypertonie, hypotensive Krisen, Herzrhythmusstörungen.

Nach klinischen Gesichtspunkten sind zu unterscheiden:
1. *Nicht-gangränöse ischämische Kolitis*
   - Transitorische (transient, muköse, reversible) Form: ein ausreichender Kollateralkreislauf führt innerhalb von 1–2 Wochen zu einer restitutio ad integrum.
   - Strikturierende (chronic non resolving, murale, irreversible) Form mit und ohne Stenosen, die sich innerhalb von 4 Wochen bis 3 Monaten bilden können. Die Stenosen entwickeln sich dabei

vorwiegend dort, wo Ulzerationen und die sich daraus bildenden fibrotischen Narben zirkulär angeordnet sind.
2. *Gangränöse (nekrotisierende) Kolitis*
   - Transmurale, nekrotisierende Form: meist bei über 60jährigen zu beobachten und bei Vorliegen von Begleiterkrankungen.
   - partiell nekrotisierende Form.
3. *Nicht-okklusive Darmischämie*
   - Sog. funktioneller Gefäßverschluß, angiospastische Mesenterialinsuffizienz oder „Infarkt ohne Infarkt" als Sonderform.

Die Ursachen für die hohe Letalitätsrate der akuten Darmischämie mit nachfolgender Infarzierung (70–93%) sind in einer unspezifischen Symptomatik zu suchen, einer fehlenden prämortalen Diagnosestellung, den Schwierigkeiten der intraoperativen Beurteilung der Ätiologie (ohne vorangegangene Angiographie) und Vitalität des Darmes und schließlich in den Risikofaktoren der meist älteren Patienten [17, 81, 154].

Bisher wurden gangränöse und nichtgangränöse Ischämie nicht scharf voneinander getrennt, da innerhalb der Formen viele Varianten und Kombinationen möglich sind.

Das klinische Bild der nekrotisierenden, gangränösen Formen wird im Kapitel SWART u. KÖSTER in diesem Band näher beschrieben.

3.3.7.1 Klinische Symptome (nicht-gangränöse Form). In der Reihenfolge der Häufigkeit sind zu nennen

- Abdominelle Schmerzen (ca. 70%): akut einsetzend, kolik-krampfartig, intermittierend, vielfach von Tenesmen begleitet und meist im linken Hypochondrium und der periumbilikalen Region lokalisiert. Die Schmerzen variieren in ihrer Ausprägung stark und können gelegentlich so gering sein, daß sie vom Patienten nicht beachtet werden.
- Diarrhö (ca. 60%), wobei das Absetzen eines sog. „Mukosaschlauches" für die nichtgangränöse Form ungewöhnlich ist.
- Rektalblutungen (ca. 60%): hellrot- oder dunkelrot-gefärbter Stuhl, evtl. mit Beimengung von Blutkoagula und Schleim.
- Übelkeit und/oder Erbrechen (ca. 20%).

Weder der Grad der Schmerzen, noch die Frequenz der Diarrhö, noch der Charakter der Rektalblutung geben Hinweise auf das klinische Stadium oder die Form der ischämischen Kolitis, **d.h. sehr starke Schmerzen können eine muköse, transitorische Form begleiten, während eine gangränöse, transmurale Form zunächst symptomlos bleibt.**

Abwehrspannung, Druckschmerz, aufgetriebener Leib, geringes Fieber und leichter Pulsanstieg können bei den nichtgangränösen Formen vorkommen. Diese Symptome sind uncharakteristisch und für die Diagnose ebensowenig hilfreich wie die Laborwerte: Leukozytose, BSG-Erhöhung, erhöhte Hämatokrit-/Hämoglobinwerte, metabolische Azidose, erhöhte Serumenzyme (Transaminasen, Amylase, Laktat-Dehydrogenase).

Bei der mukösen Form verschwinden in der Regel die Beschwerden nach 2–3 Tagen, und nach 1–2 Wochen ist die vollständige Heilung abgeschlossen.

Die kritische Zeit für die strikturierende Form liegt bei 6 Wochen nach Beginn der Ischämie. Hier können Hyperperistaltik und/oder Ileuszeichen auftreten [17, 154].

3.3.8 Diagnose

Die Diagnose stützt sich auf Anamnese, klinische Symptomatik (oft unspezifisch), Labordiagnostik (wenig hilfreich) und bildgebende Verfahren:

- Röntgen-Nativ-Diagnostik (sog. Leeraufnahmen);
- Real-Time-Sonographie, Dopplersonographie;
- Angiographie;
- Bariumeinlauf und Magen-Darm-Passage;
- Endoskopie,
- Computertomographie;
- Radionukliduntersuchungen.

Einsatz und Reihenfolge werden vom Allgemeinbefinden (der Belastbarkeit) des Patienten, der Dringlichkeit zum Handeln (Zeitaufwand für die Untersuchung), der Verfügbarkeit der Methode und nicht zuletzt von der Vertrautheit des Untersuchers mit dem Untersuchungsverfahren bestimmt.

Für Patienten, die „nur" über Leibschmerzen, Übelkeit und Diarrhö klagen, gelten andere Gesichtspunkte als für Schwerkranke mit akutem Abdomen, zunehmender Schocksymptomatik, heftigsten Abdominalschmerzen, Erbrechen und blutigen Durchfällen. Bei letzteren diktiert die Zeitnot das Vorgehen.

Da in diesem Band im Kapitel Swart, Beyer u. Köster hierauf eingegangen wird, andererseits aber gangränöse und nichtgangränöse Formen sich überschneiden, wird hier die Röntgensymptomatik der gangränösen Ischämie nur stichwortartig aufgeführt.

3.3.8.1 Röntgen-Nativ-Diagnostik. Aufnahmen in Rückenlage, Linksseitenlage (horizontaler Strahlengang) und nur ausnahmsweise im Stehen des Patienten. Hierbei sind zu beachten:

- „Gasarmes" oder „gasleeres Abdomen" (ca. 8%).
- Isolierte Dünndarmblähung (ca. 50%).
- Kombinierte Dünn- und Dickdarmblähung (ca. 24%).
- Darmwandverdickung (ca. 65%), Lumeneinengung, Distanzierung „thumbprints", „rigid-loop-sign".
- Intramurale und intravasale Gasansammlungen (ca. 15%).
- Freie Luft intraabdominell.

Mittels *Sonographie* sind Darmwandverdickung (Ödem, Blutung), Alterationen der Arteria und Vena mesenterica superior, freie intraabdominelle Flüssigkeit festzustellen und für die Differentialdiagnose wichtige Informationen über Leber, Gallenblase, Pankreas, Milz und Nieren zu erhalten.

Die Angiographie (einschließlich digitaler Subtraktionsangiographie) dient dem Nachweis und der Lokalisation eines okklusiven oder non-okklusiven Gefäßprozesses.

Embolien und Thrombosen werden als Kontrastmittelabbrüche oder von Kontrastmittel umflossene Füllungsdefekte dargestellt. Darüber hinaus gibt die Angiographie Auskunft über die Vaskularisation peripher einer partiellen oder totalen Okklusion, d.h. über die Restdurchblutung, die Suffizienz des Kollateralkreislaufes und das Ausmaß des von der Ischämie betroffenen Darmabschnittes. Von besonderer Bedeutung sind diese Informationen präoperativ, da sie das therapeutische Prozedere des Chirurgen bestimmen.

Computertomographie und *Endoskopie* kommen nur ausnahmsweise zum Einsatz.

Im Gegensatz zur gangränösen wird bei der nicht-gangränösen Form dem Arzt das Gesetz des Handelns nicht aufgezwungen. Der Allgemeinzustand des Patienten erlaubt den Einsatz von Bariumkontrasteinlauf, Magen-Darm-Passage und Koloskopie [11, 17, 154].

3.3.8.2 Röntgensymptomatik der nicht-gangränösen Ischämie. Auch hier spielt die *Röntgen-Nativ-Diagnostik* eine, wenn auch weniger entscheidende Rolle. Vor allem hilft sie, eine gangränöse Form auszuschließen, für die freie Luft im Abdomen, Gas in der Darmwand oder in portalen Gefäßen und Flüssigkeitsspiegel sprechen würden.

Daneben gibt sie Auskunft über Lumen- und Haustrenänderungen, Konturunregelmäßigkeiten, „thumbprints" und periphere Obstruktionen. Unter Beachtung der Prädilektionsstellen kann das Ausmaß des betroffenen Segments abgeschätzt werden.

Der *Bariumkontrasteinlauf* liefert mehrheitlich charakteristische Hinweise für eine ischämische Kolitis. Nur in einem kleinen Prozentsatz (ca. 8%) bleibt er „stumm". Die Untersuchung sollte frühzeitig, d.h. in den ersten 5 Tagen (nach Beginn dere Ischämie) eingesetzt und nach 2–6 Monaten zum Ausschluß einer strikturierenden (muralen) Form wiederholt werden.

Hierbei sind zu beobachten [154]:

- „Thumbprints" (ca. 60%).
- Spasmen (ca. 55%) und „transverse ridging" (ca. 40%).
- Haustrenverlust (ca. 40%).
- Intramurale Bariumstreifen (selten).
- Tubuläre Verengung und/oder Strikturen (ca. 20%).
- Sakkulationen (ca. 15%).

Thumbprints (Pseudotumoren, Pseudopolyposis, „Scalloping") werden an ihrer Basis etwa 10–30 mm große, halbkugelig-segmentförmige, daumendruckartige, randständige, lakunär-radioluzide Füllungsdefekte oder als „Impressionseffekte" imponierende Veränderungen genannt. Sie sind asymmetrisch angeordnet, meist zusammen mit Engstellungen des Darm-Segmentes verbunden und am häufigsten im Bereich der linken Flexur, des Kolondeszendens und des Sigmoideum zu finden.

Sie werden durch Hämorrhagien und Ödem in der Submukosa verursacht, treten temporär innerhalb 24–72 h auf, persistieren selten über Wochen und verschwinden nach Resorption von Ödem und Hämorrhagien vollständig. Sie variieren in Größe und Form und weisen ebenso wie die dazwischen gelegenen schmalen „Pfeiler" unscharfe Konturen auf. Im betroffenen Segment führen sie zu einer Umkehrung der normal **konvexbogigen** Haustren zu unregelmäßig angeordneten, verschieden großen *konkavbogigen* Konturen.

Durch die Luftinsufflation beim Doppelkontrast können sie weniger ausgeprägt erscheinen oder maskiert werden, dagegen nicht durch Spasmolytika. Hierdurch unterscheiden sie sich von ähnlichen Veränderungen der Colitis ulcerosa. In Verbindung mit mehr oder weniger starker Distension größerer Darmabschnitte sind sie auch ein wichtiges Kriterium des toxischen Megakolon [19, 33].

Haustrenverlust. Hämorrhagien und Ödem der Submukosa sowie (im späteren Stadium) Fibrosen führen zum Haustrenverlust.

Ulzerationen. Diese entstehen bereits in der Frühphase, sind zunächst oberflächlich, später auch tief, meist 1–5 mm groß, oft von einem Schwellungsring umgeben. Sie variieren in Zahl und Form: solitär, multipel, konfluierend, rundlich-unregelmäßig begrenzt, longitudinal. Am ausgeprägtesten sind sie 1–3 Wochen nach Ischämiebeginn. Sie können asymmetrisch oder symmetrisch über die Zirkumferenz des Darmrohres verteilt sein und führen so zu einem der Colitis ulcerosa oder Colitis Crohn ähnlichen Bild. Ein Pflastersteinrelief fehlt allerdings ebenso wie skip lesions.

Tiefe, Form und Zahl der Ulzerationen prägen die *Konturveränderungen*, die von einer geringen Unschärfe (samtartig, fließpapierrandartig), bis zu stark unregelmäßig gezähnelten, grobgezackten Konturen reichen. Meist finden sie sich zusammen mit Rigidität und Engstellung der betroffenen Segmente.

Spasmen weisen auf die Beteiligung der gegenüber Mukosa und Submukosa resistenteren Muskularis hin. Sie führen zu Rigidität und Engstellung des betroffenen Segmentes und können so ausgeprägt sein, daß sie die Kontrastmittelfüllung des betroffenen Abschnittes erschweren. Unter *„transverse ridging"* sind

0,5–1,5 cm breite, ringförmige, symmetrisch ausgebildete Engstellungen zu verstehen, die dem betroffenen Segment einen „perlschnurartigen" Aspekt verleihen.

Intramural gelegenes Barium. In seltenen Fällen erlaubt die Zerstörung der Mukosabarriere ein Eindringen des Bariums in tiefere Schichten. Dies führt zu kleinen, linearen Bariumstreifen, die intramural gelegen sind und bis zu einer Woche nach dem Einlauf nachweisbar bleiben können. In stärkerem Ausmaß ist diese Fistelform bei Colitis Crohn und Peridivertikulitis bekannt [81, 127].

Tubuläre Stenose und/oder Strikturen. Beim Abheilen der zirkulär angeordneten Ulzerationen können durch Fibrose und die Reorganisation der Mukosa und Submukosa innerhalb von 3 Wochen bis zu 12 Monaten nach Ischämiebeginn, glattbegrenzte, tubuläre Stenosen entstehen. Meist sind sie 8–10 cm lang, manchmal allerdings können sie auch die Hälfte des Kolons einnehmen. Sie sind verschieden stark ausgeprägt und mehrheitlich gegen die nicht betroffenen Abschnitte scharf abgegrenzt. Gelegentlich ist der Übergang zum normal weiten Darmabschnitt trichterförmig („funneling"). *Asymmetrisch ausgeprägte, unregelmäßig begrenzte Engstellungen mit irregulären Konturen, häufig mit Sakkulationen verbunden, werden als Strikturen bezeichnet.* Oft sind sie spindelförmig, manchmal bleistiftdünn und meist im Bereich der linken Flexur und/oder des Deszendens nachweisbar.

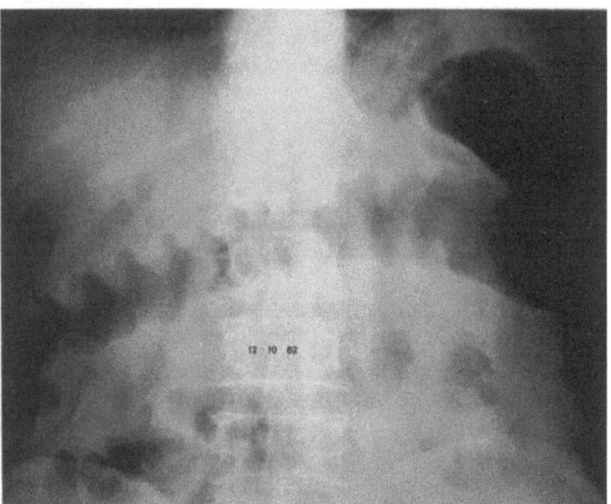

Abb. 157. Ischämische Kolitis. Frühstadium. Enggestelltes, rigides, scharf begrenztes Segment mit zahlreichen thumbprints. Sogenannte Umkehr der konvexbogigen in eine konkavbogige Kontur. (Abdomenübersichtsaufnahme)

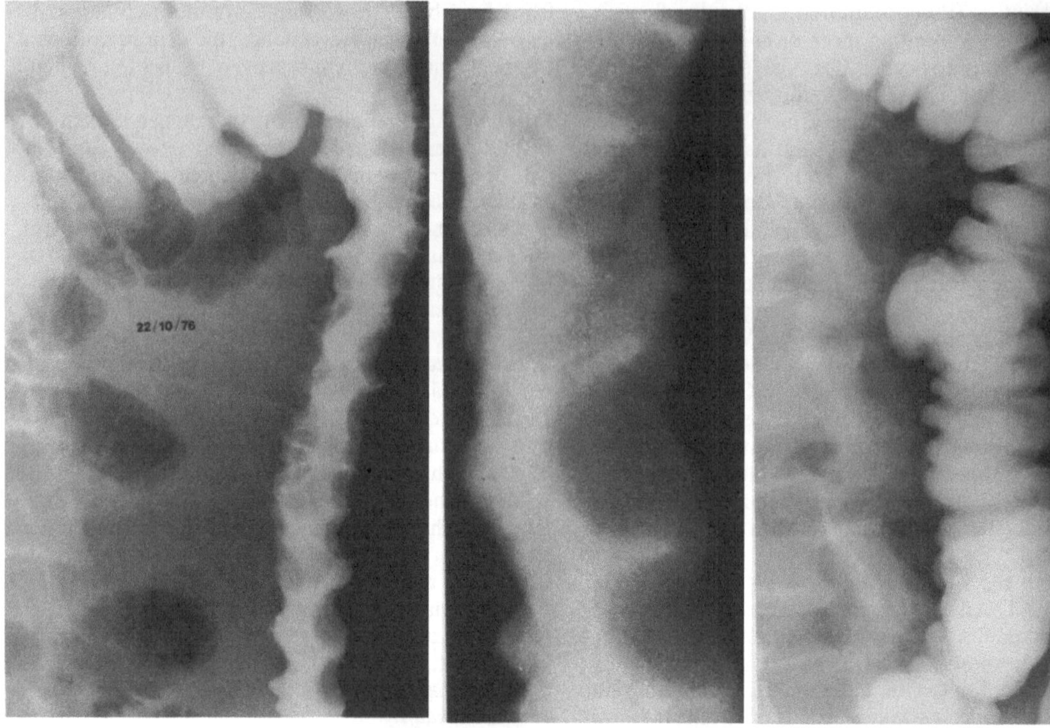

△
Abb. 158a–c. Ischämische Kolitis,
Frühstadium. Nicht-gangränöse,
transitorische Form. Descendens
enggestellt und rigide; ausgeprägte zahlreiche thumbprints mit
unscharfen Konturen. **b** Aus-
schnittsvergrößerung. **c** Nach
3 Wochen konservativer Therapie
restitutio ad integrum

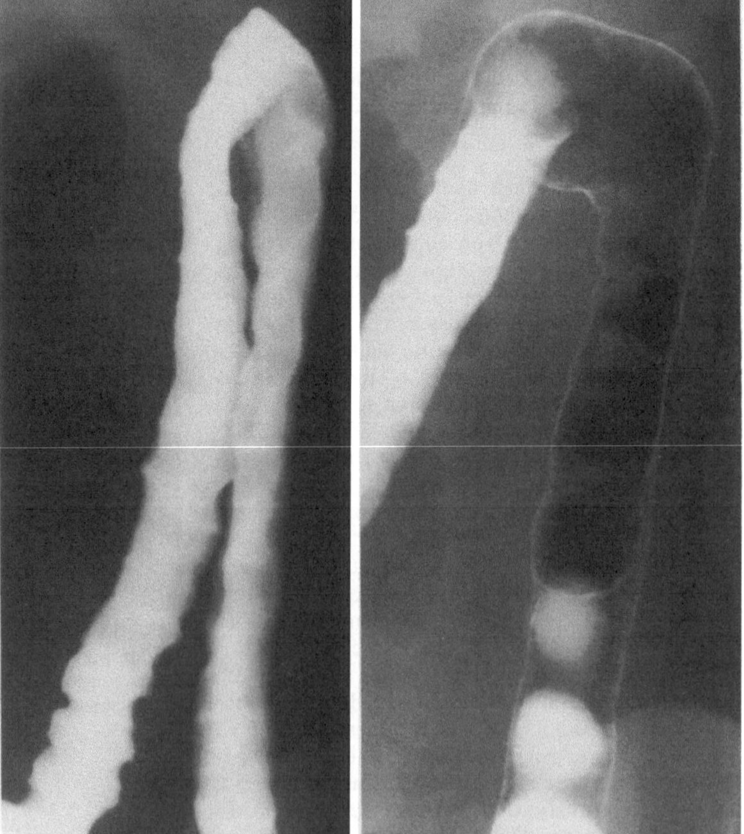

Abb. 159a, b. Ischämische Kolitis.
Nicht-gangränöse (strikturierende?) Form. **a** Langes, enggestelltes Segment, Rigidität, unscharfe Wandkontur, flache
thumbprints. **b** Nach Luftinsufflation werden die thumbprints
mehr oder weniger maskiert. Die
samtartige Unschärfe und leichte
Schummerung weisen auf das entzündliche Ödem der Mukosa hin

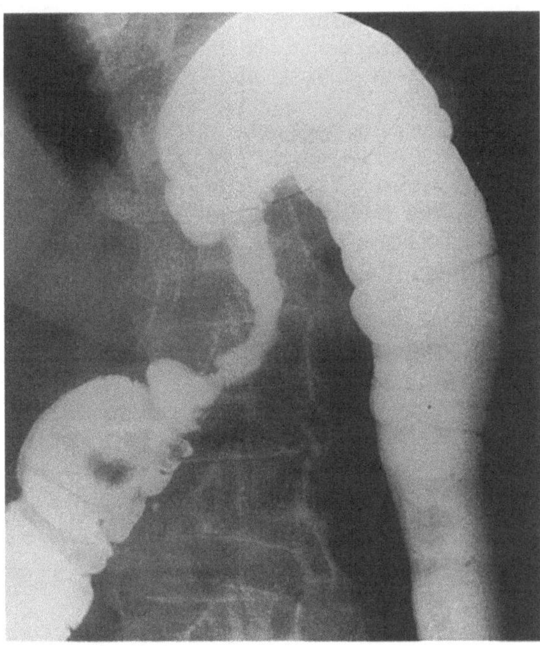

Abb. 160. Ischämische Kolitis. Nicht-gangränöse, strikturierende Form (zwei Monate nach dem akuten Beginn der Symptomatik). Glatt begrenzte, sich gegen die nicht betroffenen Abschnitte scharf absetzende, kurzstreckige Stenose des Transversum kurz vor der linken Flexur

Tubuläre Stenosen und Strikturen bei ischämischer Kolitis können mit solchen bei Colitis Crohn, bei stenosierender Peridivertikulitis und, wenn sie kurzstreckig sind, mit Malignomen verwechselt werden. Der abrupte oder trichterförmige Übergang zum normalen Darm, die Prädilektionsstellen, die Verteilung anderer Läsionen müssen neben Anamnese, klinischem Befund und Alter des Patienten differentialdiagnostisch beachtet werden.

In diesem Zusammenhang ist es wichtig daran zu denken, daß eine ischämische Kolitis auch eine Kolonobstruktion begleiten kann. Wahrscheinlich kommt es durch erhöhten intraluminaren Druck proximal der (Tumor-Divertikulitis-)Obstruktion zu einer Blut-Flow-Drosselung (sog. okklusive oder obstruktive Kolitis).

Sakkulationen (Pseudosakkulationen, Pseudodivertikel). Hierunter werden unregelmäßig angeordnete, verschieden stark ausgeprägte „Ausbuchtungen" verstanden, die an der antimesenterialen Seite, 1–3 Monate nach Ischämiebeginn, entstehen. Sie entsprechen den gleichen Veränderungen bei Colitis Crohn und sind dort in ihrem Entstehungsmechanismus näher beschrieben. Meist kommen sie zusammen mit anderen Symptomen, vor allem Stenosen und Strikturen, zur Darstellung.

a

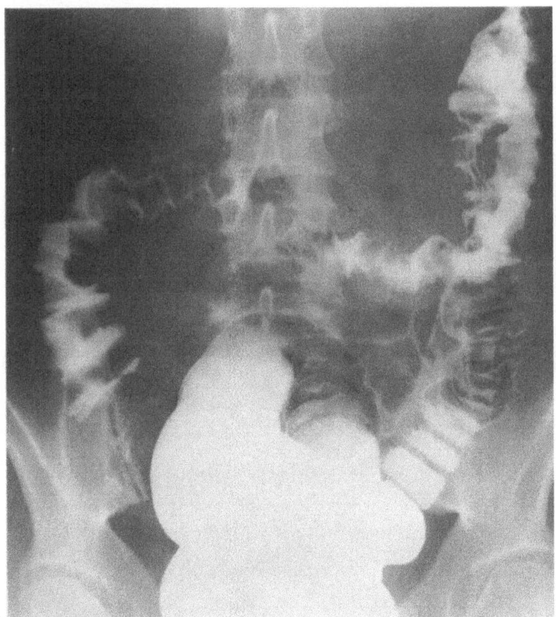

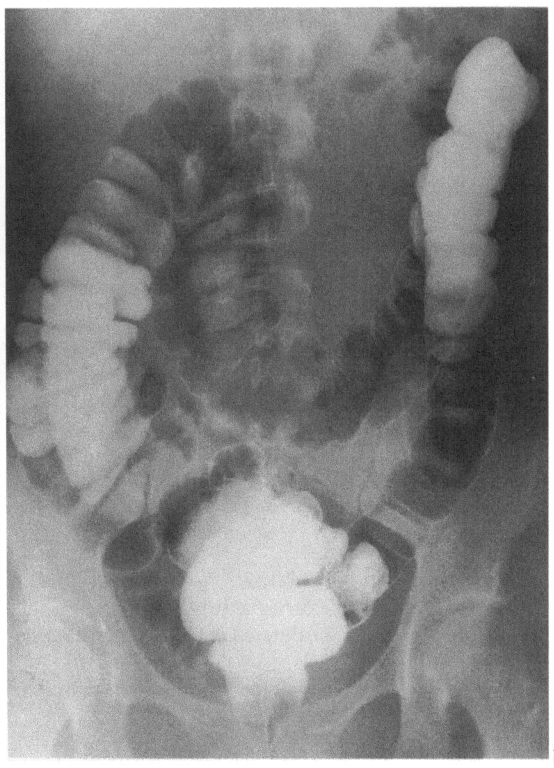

b

Abb. 161 a, b. Ischämische Kolitis (18 Jahre weiblich). Nicht-gangränöse (transient-evanescent) Form. Vom Zäkum bis zum Sigma mehr oder weniger ausgeprägte Engstellung, bizarre, unscharfe Konturen mit zahlreichen Pseudosakkulationen und großen thumbprints. **b** 3 Wochen nach konservativer Therapie restitutio ad integrum

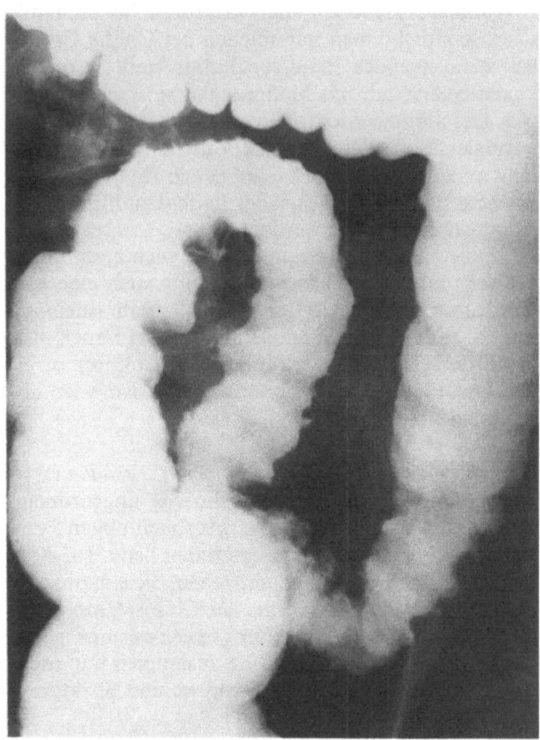

Abb. 162. Ischämische Kolitis. Akute, nicht-gangränöse Frühphase. Rigidität und Engstellung des Sigma, unscharfe, unregelmäßige Konturen mit teilweise feiner Zähnelung (durch Ulzerationen), „verwaschene" Oberflächenstruktur (Schleimhautödem) und bandförmigen Aufhellungsstreifen (transverse ridging)

Bariumeinlauf. Dieser gibt zahlreiche Hinweise für das Vorliegen einer ischämischen Kolitis. Die Diagnose ist zusammen mit Anamnese, klinischem Befund, Lokalisation, Befallmuster (segmental – fleckförmig – diffus), abruptem Übergang zu nicht veränderten Segmenten und dem Alter des Patienten zu stellen [11, 17] (Abb. 157; 158 a–c; 159 a, b; 160; 161 a, b; 162–164).

Angiographie. Die Bedeutung der Arteriographie im Rahmen der ischämischen Kolitis wird kontrovers beurteilt [284].
   Vorteile der Übersichts- und selektiven Arteriographien sind:

Die Beurteilung:
a) der peripheren Vaskularisation, vor allem im Bereich der linken Flexur (Griffith' point);
b) des Flow-Grades im Bereich der Drummondschen Marginalarterie;
c) des Vorliegens einer hypertrophen Riolanschen Arterie (Abb. 21);
d) des Nachweises lokalisierter und/oder generalisierter atheromatösen Veränderungen, Stenosen oder

Okklusionen nahe dem Ursprung der beiden Hauptarterien des Mesenteriums;
e) von Aortenaneurysmen und Kompressionen anderer Genese;
f) von Stagnation des Kontrastmittels in den kleinen Gefäßen der Darmwand und
g) der fehlenden Kontrastierung der intramuralen Gefäße in der Kapillarphase.
h) Möglichkeit der Infusion gefäßdilatierender Substanzen (z.B. Papaverin) über den Katheter: Langzeitinfusion von Vasodilatantien (bei non-okklusiven Formen).

Bei der *non-okklusiven Darmischämie* (angiospastische Mesenterialinsuffizienz, funktioneller Verschluß) sind **segmentäre, spindelförmige, perlschnurartige Vasokonstriktionen einiger Arterienäste, stark verzögerter Kontrastmittelfluß** durch diese Gefäße und kontrastmittelgefüllte Mesenterialvenen bei noch kontrastierten, kleinen Arterien festzustellen.

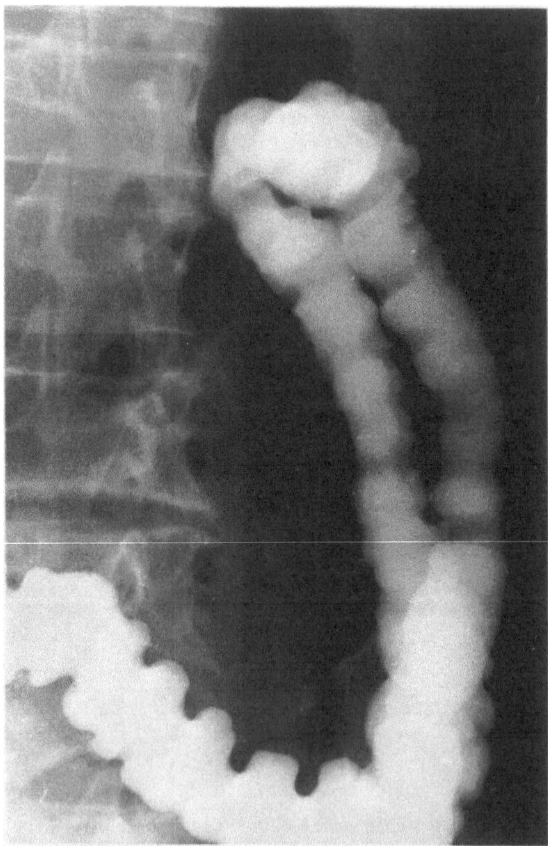

Abb. 163. Ischämische Kolitis. Nicht-gangränöse Form. Langes Segment im Bereich der linken Flexur mit Rigidität, leichter Engstellung, wenigen flachen thumbprints und zahlreichen, bandförmigen Einschnürungen: transverse ridging

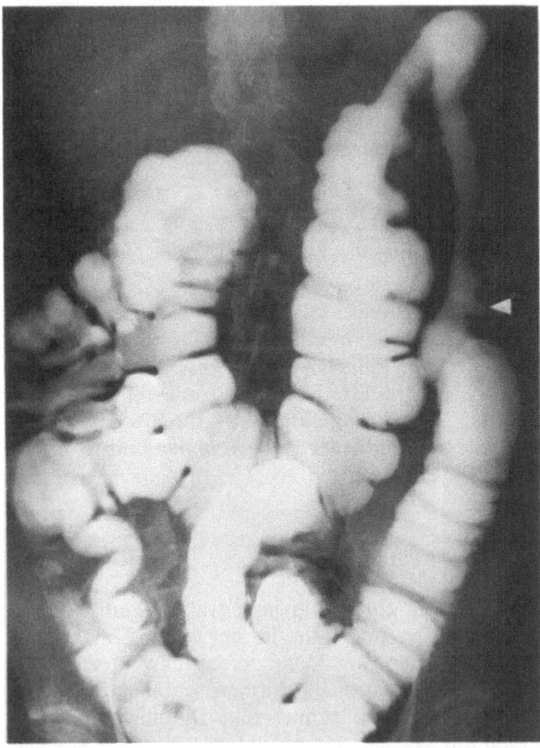

Abb. 164. Ischämische Kolitis. Nicht-gangränöse, strikturierende Form (drei Monate nach Symptomenbeginn). Rigidität und Engstellung eines langen Segmentes im Bereich der linken Flexur, das gegen die gesunde Umgebung scharf abgegrenzt erscheint. Die tubuläre Stenose weist glatte Konturen mit einigen kleinen Sakkulationen (*weißer Pfeil*) auf. (Die Aufnahmen, Abb. 157–164 verdanken wir der freundlichen Genehmigung von Herrn Prof. Dr. JWAJ REEDERS, Prof. Dr. G. ROSENBUSCH, Prof. Dr. GNJ TYTGAT, Prof. Dr. S. GRATAMA und des Verlages Martium Nijhoff Publishers.)

Als Gründe eines eingeschränkten Wertes der Angiographie werden angeführt [154]:

a) Es ist of schwierig eine Korrelation der klinischen Symptome mit den bei der Arteriographie festgestellten Gefäßokklusionen herzustellen. Der angiographische Nachweis einer Stenose oder Okklusion eines Mesenterialgefäßes ist nicht beweisend für eine ischämische Kolitis, da ein reiches kollaterales Netzwerk von Gefäßen eine Ischämie verhindern kann.

b) Eine Flow-Reduzierung, die zu einer ischämischen Kolitis führt, kann sich in kleinsten peripheren Gefäßen abspielen, so daß sie angiographisch nicht zu beurteilen ist. Eine negative Angiographie schließt eine ischämische Kolitis nicht aus.

c) Der diagnostische Wert der Angiographie ist somit zweifelhaft, während eine zusätzliche Gefährdung des schwerkranken Patienten in Kauf genommen werden muß.

d) Während des Frühstadiums der Ischämie zeigt sich gewöhnlich keine arterielle oder venöse Okklusion, dagegen eine paradoxe Hypervaskularisation der Darmwand. Diese ist bei jeder Ischämie Ausdruck oder mitverantwortlich für die rasche und intensive, entzündliche Reaktion und somit nicht spezifisch.

e) Die Angiographie kann zwar, wenn die Ischämie entsteht, einen reduzierten Blut-Flow zum Kolon zeigen, ist aber keine sensitive Methode eine nonokklusive Ischämie zu zeigen, wenn diese sich bereits etabliert hat.

Tabelle 18. Unterschiede in der Klinik zwischen ischämischer Kolitis, Colitis ulcerosa und Colitis Crohn. (Aus REEDERS et al. [284])

Klinik	Ischämische Kolitis	Colitis ulcerosa	Colitis Crohn
Alter	80% > 50 Jahre	20–30 Jahre	20–50 Jahre
Beginn	Akut	Schleichend, gelegentlich rapide	Schleichend
Diarrhö	Blutig	Blutig ± schleimig	Ohne Blutbeimengung
Rektale Blutung	Selten	ca. 95%	ca. 50%
Bauchschmerzen	Kolikartig	Keine Koliken	Kolikartig (50%)
Analläsionen	Keine	Akute Fissuren (25%) Abszeß (10%)	Chronische Fissuren (75%), Analfisteln, chronische Abszesse
Befallmuster des Kolons	Segmental, vorwiegend linke Seite (linke Flexur Col. desc., Sigmoid); scharfe Grenze zum nicht betroffenen Darm	Diffus; am häufigsten distales linksseitiges Kolon (Col. desc., Sigma	Segmental, eher rechts- als linksseitig (Col. asc., Caecum terminales Ileum)
Rektumbefall	4%	100%	50%
Kardiovaskuläre Erkrankungen vorausgehend	Häufig	Kein Zusammenhang	Kein Zusammenhang
Verlauf	Chronische, nicht abklingende Form	Exazerbation und Remission	Schleichend, kontinuierlich

Tabelle 19. Unterschiede in der Röntgensymptomatik zwischen ischämischer Kolitis, Colitis ulcerosa und Colitis Crohn. (Aus Reeders et al. [284])

Röntgen-symptomatik	Ischämische Kolitis	Colitis ulcerosa	Colitis Crohn
Kontrasteinlauf			
Segmentaler Befall	Üblicherweise	Ungewöhnlich	Üblicherweise, erkrankte Segmente wechseln mit normaler Mukosa
Befall der Segmente	Gesamte Zirkumferenz	Gesamte Zirkumferenz	Diskontinuierlich („skip lesion")
„Thumbprinting"	In der Frühphase	(Nur bei toxischem Megakolon)	(Nur bei toxischem Megakolon)
Transversale Falten („transverse ridging")	Häufig	Nein	Nein
Ulzeration	Serpiginös, diffus, oberflächlich, Pflastersteinrelief	Granulär, diffus, keine Fissuren	Tief, aphthoid, serpiginös, linear, Pflastersteinrelief Fissuren
Intramurale Fisteleinlagerung	+	−	+
Tubuläre Einengung/ Strikturen	+ Spätstadium	± Spätstadium	+
Sakkulation	+	−	±
Haustrenverlust	+ (Früh- + Spätstadium)	+ Frühstadium	± Unvollständiger Verlust
Entzündliche Polypen	nie	Oft, prominent und ausgedehnt	Selten prominent und ausgedehnt
Verkürzung des Kolons	Im akuten Stadium nicht, nur bei Strikturenbildung	+ Durch Muskelveränderung	+ Durch Fibrose

Endoskopie. Wenn Anamnese, klinische Symptomatik und radiologische Kriterien für eine ischämische Kolitis sprechen, ist eine Endoskopie – schon wegen der erhöhten Gefahr der Perforation, vor allem bei muraler und transmuraler Form – nur ausnahmsweise indiziert.

Sie erscheint nur dann angezeigt, wenn Zweifel an der Diagnose bestehen (z.B. bei kurzstreckigen, malignomverdächtigen Strikturen), bei notwendiger Abgrenzung gegenüber anderen entzündlichen Darmerkrankungen (Biopsie!) und der Suche nach unklaren Blutungsquellen. Der Wert der Biopsie bei ischämischer Kolitis wird wegen der geringen Tiefe und des Fehlens von spezifischen, histologischen Veränderungen in ulzerativen Phasen als begrenzt angesehen.

3.3.9 Differentialdiagnose

Divertikelkrankheit des Kolons – Colitis ulcerosa – Colitis Crohn – akute, infektiöse Dysenterie – Amöbiasis – Campylobacter-Colitis – pseudomembranöse Kolitis – tuberkulöse Kolitis – Strahlenkolitis – Karzinome – Poststrangulationsstrikturen – nekrotisierende Enterokolitis der Neugeborenen und toxisches Megakolon [67, 83].

3.3.10 Therapie

Transitorische Form. Nur bei etwa 5% kommt es zu Rezidiven, weshalb die konservative Behandlung ganz im Vordergrund steht, zu der im weiteren Sinne auch die interventionelle Katheterembolektomie und Thrombektomie zu rechnen sind. Die chirurgische Intervention ist angezeigt, wenn eine Progression in eine irreversible Form festzustellen ist bzw. wenn bei den strikturierenden Formen eine persistierende Blutung, Diarrhö und Obstruktionssymptome bestehen.

Über die *Differentialdiagnose* der ischämischen Kolitis gegenüber der Colitis ulcerosa und der Colitis Crohn geben die Tabellen 18–20 Auskunft [154].

Tabelle 20. Unterschiede in der Komplikationshäufigkeit zwischen ischämischer Kolitis, Colitis ulcerosa und Colitis Crohn. (Aus Reeders et al. [284])

Komplikationen	Ischämische Kolitis	Colitis ulcerosa	Colitis Crohn
Fisteln, Fistelsysteme	Nie	Selten	Häufig
Toxisches Megakolon	Gelegentlich	Häufig	Selten
Perforation	Häufig (während gangränöser Phase)	Ungewöhnlich	Selten
Maligne Entartung	Kein Zusammenhang	Gehäuft	Sehr selten

3.4 Radiogene Kolitis

Ähnlich den Zytostatika wirkt die Bestrahlung nicht nur auf malignes, sondern stets auch auf gesundes Gewebe. Dies führt zu unerwünschten Nebenwirkungen an Dünn- und Dickdarm.

Das der Bestrahlung ebenso wie der chirurgischen Intervention vorangehende Staging mittels Computertomographie, NMR und Sonographie erlaubt, gegenüber der Vor-Ära dieser Methoden, das Zielvolumen wesentlich genauer zu bestimmen. Durch Hochvolttherapie, mit Hilfe computergesteuerter Bestrahlungsplanung und Pendelbestrahlung ist es möglich, unter größtmöglicher Schonung der Haut eine höchstmögliche Tumordosis zu applizieren. Die unerwünschten Nebenwirkungen auf die innerhalb der Bestrahlungsfelder gelegenen Abschnitte des GI-Traktes können so zwar vermindert, aber nicht gänzlich vermieden werden.

Bei der Bestrahlung intraabdomineller, intrapelviner und retroperitonealer Malignome („gynäkologische", Rektum, Kolon, Harnblase, Prostata, Nieren) ist deshalb immer eine mehr oder weniger ausgeprägte Strahlenschädigung des „mitbestrahlten" Dünn- und Dickdarms in Kauf zu nehmen.

Man unterscheidet eine *akute Strahlenschädigung* (akute Phase, Frühreaktionen) von einer *späten Strahlenschädigung* (chronische Phase, Spätreaktionen), deren zeitliche Grenzen entweder ineinander übergehen oder aber Monate bis Jahrzehnte auseinander liegen.

3.4.1 Inzidenz

Mehr oder weniger ausgeprägte Frühreaktionen sind bei etwa der Hälfte der bestrahlten Patienten zu beobachten [46, 92]. Die Inzidenz der späten Strahlenschädigung wird mit 5–25% angegeben.

3.4.2 Häufigkeit und Intensität

Sowohl die *Häufigkeit als auch die Intensität* der Strahlenschädigung des GI-Traktes hängt von verschiedenen Faktoren ab:

1. Der Gesamtdosis.
2. Der Fraktionierung.
3. Der Energie.
4. Der Bestrahlungsform: Größe des/der Felder; Bestrahlungstechnik, Kombination perkutaner mit intrakavitärer Bestrahlung.
5. Der Tumorlokalisation.
6. Dem Alter, Geschlecht, Allgemeinzustand und der individuellen Gewebssensibilität.
7. Dem Vorhandensein sog. prädisponierender Faktoren.

3.4.2.1 Prädisponierende Faktoren spielen vor allem bei schweren Spätreaktionen eine größere Rolle. Hierzu zählen:

a) Frühere operative Eingriffe im Abdominal-Beckenbereich.
b) Bestehende oder abgelaufene entzündliche Prozesse im Bestrahlungsgebiet.
   Beide Faktoren können durch die Fixierung von Dünn- und Dickdarmschlingen die Strahlenschädigung begünstigen.
c) Arterielle Hypertonie, Diabetes mellitus, allgemeine Arteriosklerose und kardiovaskuläre Erkrankungen, die zu einer Minderdurchblutung des Splanchnikusgebietes führen können.
d) Begleitende oder frühere Therapie mit Zytostatika, wie z.B. Actinomycin, Adriamycin, Bleomycin, 5-Fluouracil, die per se zu unerwünschten Nebenwirkungen führen können und sich mit denen der Bestrahlung potenzieren.

3.4.3 Dosisabhängigkeit[7]

Der Begriff *„Toleranzdosis"* ist heute verlassen. Statt dessen bezieht man sich auf *Erfahrungswerte* („Nonstochastic Effects of Ionizing Radiation" [277]), nach denen bei einer Feldgröße von 100 cm^2 und einer Dosis von 45 Gy bei 1–5% der Patienten mit Ulzerationen und/oder Strikturen am Dünn- und/oder Dickdarm zu rechnen ist, bei einer Dosis von 65 Gy in 25–50% der Patienten.

3.4.4 Lokalisation

Am häufigsten sind radiogene Dünn-/Dickdarmschädigungen zu beobachten an: rektosigmoidalem Übergang, Rektum, Sigma, Deszendens, beiden Flexuren und terminalem Ileum. Bei der Bestrahlung para-aortaler Lymphknotengruppen werden auch Duodenum, Magen, Jejunum und Transversum in Mitleidenschaft gezogen.

---

[7] *Energiedosis:* SI-Einheit: 1 Gy (Gray) $\times$ 1 J·kg^{-1} = 100 rd = 0,1 krd; 1 rd (Rad = 0,01 Gy = 0,01 J·kg^{-1} = 100 erg·g−l); 1 rd = 10−2 J·kg−1 = 10 mGy; 100 rd = 1000 mGy = 1 Gy.
Aktivität: SI-Einheit: Becquerel (Bq): 1 Bq = 2,7 $\times$ 10–11 Ci; 1 Curie (Ci) = 37 GBq
Äquivalentdosis: SI-Einheit: Sievert (Sv) 1 Sv = 1 Joule/kg = 100 rem; alte Einheit: Rem (rem) 1 rem = 0,01 Sv.
Ionendosis: SI-Einheit: Coulomb/kg. 1 C/kg = 3876 R; alte Einheit Röntgen (R) 1 R = 2,58 $\times$ 10−4 C/kg

3.4.5 Pathologie der Strahlenschädigung

Die *akute* Strahlenschädigung tritt bereits innerhalb weniger Tage bis Wochen nach Bestrahlungsbeginn ein und ist in der Regel wenige Tage bis 8 Wochen nach Beendigung der Bestrahlung folgenlos abgeklungen.

Eines der strahlensensibelsten Gewebe ist das intestinale Epithel, und zwar vor allem dort, wo sich die Zellerneuerung der undifferenzierten Zellen vollzieht (innerhalb von 3–6 Tagen!): die Proliferationszone am Grunde der intestinalen Krypten. Die für die Regeneration der Darmschleimhaut wichtigen Zellen, verlieren zunächst die Fähigkeit der Teilung. Dies ist aber abhängig vom Zellzyklus. Da nicht alle Zellen im gleichen Stadium der Zellteilung getroffen werden, wird nur ein Teil des Proliferationspooles geschädigt.

Dies erklärt einerseits die rasche Regenerationsfähigkeit der Mukosa nach Beendigung der Bestrahlung und gibt andererseits die Möglichkeit, durch zeitliche Fraktionierung der Dosen, die Schädigung des Proliferationspooles (und damit das Ausmaß oberflächlicher Mukosaläsionen) gering zu halten [87, 136].

Radiogene Spätschäden manifestieren sich Monate bis Jahrzehnte (bis zu 30 Jahren) nach Beendigung der Bestrahlung. Über die Hälfte der Spätschäden manifestieren sich allerdings innerhalb von 1–2 Jahren.

Während die Frühreaktionen, vor allem durch die Schädigung des intestinalen Epithels geprägt sind, werden Spätschäden vorwiegend durch angiomesenchymale Läsionen der tieferen Wandschichten verursacht; die Schleimhaut wird erst sekundär in Mitleidenschaft gezogen.

In einer subakuten Phase, die 2–12 Monate nach der Bestrahlung beginnt, ist in der Regel die Mukosa abgeheilt. Während dieser Phase können aber schon die besonders strahlensensiblen Endothelzellen der kleinen submukösen Arteriolen mit Schwellung, Ablösung der Basalmembran, Proliferation und fibrinoider Degeneration reagieren.

Fibrinpfropfen führen zu Thrombosen, es entwickelt sich eine obliterierende Endarteriitis und Endophlebitis. Die obliterierenden Veränderungen bedingen eine progressive Ischämie, die zunächst kompensiert werden kann. Kommen aber die oben angeführten prädisponierenden Faktoren hinzu (arterielle Hypertonie, Diabetes mellitus, allgemeine Arteriosklerose usw.), wird die Sauerstoffversorgung des Splanchnikusgebietes insuffizient. Es resultiert eine ischämische Kolitis mit Ulzerationen und evtl. sich daraus entwickelnden Abszessen und Fisteln.

Parallel dieser Gefäßschädigung verläuft eine alle Wandschichten betreffende mesenchymale Schädigung: Bindegewebe und glatte Muskulatur erfahren eine hyaline Degeneration, die Submukosa wird verdickt und fibrotisch. Die Folge sind Stenosen und Strikturen [46].

3.4.6 Klinik der Strahlenreaktionen

Die ersten klinischen Symptome können bereits wenige Tage bis Wochen nach Bestrahlungsbeginn auftreten. Übelkeit und Erbrechen sind vermutlich zentralnervös bedingt und kommen auch ohne Schädigung des GI-Traktes vor. Die gastrointestinalen Symptome bestehen in dem Gefühl der ungenügenden Darmentleerung, der Neigung zu Diarrhö oder Obstipation, Tenesmen und gelegentlichen Blut- und/oder Schleimabgängen. Die Symptome sind (in Abhängigkeit der Lokalisation der Radiatio) durch Proktitis oder Rektosigmoiditis bedingt.

Endoskopisch erkennt man eine düsterrote, ödematöse (granulierte) Mukosa, vermehrte Vulnerabilität, Hämorrhagien und Ulzerationen.

Histologisch sind abnorme Epithelzellproliferationen, verminderte Mitoserate, verstärkte Leukozyteninfiltration der Lamina propria, Störungen des Kryptengefüges und häufig eosinophile Kryptenabszesse festzustellen.

Die Hauptsymptome der radiogenen Spätschäden bestehen in rektalen Blutungen, Diarrhö, krampfartigen abdominellen Schmerzen und in ca. 10% Obstipation.

Obstipation, „bleistiftdünne" Stühle, Subileus und intermittierende Ileussymptomatik weisen auf Strikturen und Obstruktionen hin. Eine zunehmende Anämie, langsamer Gewichtsverlust und Reduzierung des Allgemeinzustandes lassen eher an Tumorrezidive denken [46].

Endoskopisch wird das Bild von einer der ischämischen Kolitis ähnlichen Rektosigmoiditis geprägt: blasse, atrophische Mukosa mit rarefizierter Gefäßzeichnung; häufig Teleangiektasien, besenreiserartige Gefäßareale und Gefäßsprossungen. Bei stärkerer Schädigung außerdem: Hämorrhagien, Ulzerationen und Einengungen des Darmlumens.

Ein häufiger Befund ist das meist solitäre Ulkus an der Rektumvorderwand in einer Höhe von 4–8 cm (vom Analring proximalwärts), während die Strikturen in der Regel etwas höher, bei 8–12 cm liegen. Solitäre Rektumulzera haben allerdings ganz verschiedene Ursachen und werden, z.B. auch bei Tbc, Homosexuellen, parasitären Darmerkrankungen, verschiedenen Medikamenten u.a. beobachtet [92].

Histologisch sind die tiefgreifenden Veränderungen mittels Biopsien nur unvollkommen zu erfassen: herdförmige Schleimhautnekrosen, Kryptenabszesse, entzündliche Schleimhautinfiltrationen, hyaline Degenerationen der glatten Muskulatur und des Bindegewebes, verdickte Submukosa, Fibrose.

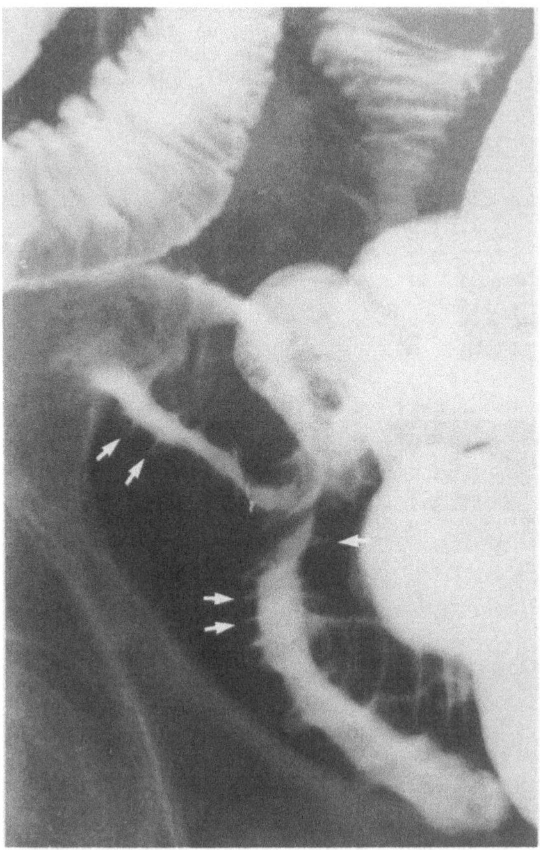

Abb. 165. Radiogene Ileitis. Frühreaktion. Lange Segmente des Ileums sind bleistiftdünn stenosiert und mit zahlreichen langen, fissurähnlichen Ulzerationen übersät. Distanzphänomen gegenüber den nicht betroffenen Ileumschlingen. 4 Wochen nach Absetzen der Radiatio restitutio ad integrum

3.4.7 Röntgensymptomatik

Die Röntgenkriterien der *akuten* Strahlenkolitis sind denen der sich auf Rektum und Sigmoideum beschränkenden Colitis ulcerosa ähnlich: Verlust der „glasklaren" homogenen Transparenz zugunsten einer „Schummerung" bis feintüpfeligen Granulierung; damit verbunden sind gering unscharfe („samtartige"), bei stärkeren Ulzerationen auch mehr oder weniger irreguläre, gezähnelte Konturen. Im Gegensatz zur Colitis ulcerosa findet sich aber kein fließender Übergang des betroffenen Segmentes zu normalen Arealen, sondern (ähnlich der Colitis Crohn) ein abrupter Übergang. **Die Läsionen halten sich sozusagen an das Bestrahlungsfeld.**

Werden Segmente proximal des Rektosigmoideums betroffen, so sind auch Veränderungen der Haustrierung, Peristaltik und Dehnbarkeit sowie gelegentlich schwere Spasmen festzustellen.

Radiogene Spätschäden manifestieren sich vor allem in tubulären, spindelförmigen, meist glatt begrenzten Strikturen verschiedener Länge und unterschiedlichen Ausmaßes. Sind die Strikturen gegenüber Abschnitten mit normalem Lumen scharf abgesetzt (was häufig der Fall ist), können „schulterartige" Begrenzungen entstehen, die stenosierenden Malignomen sehr ähnlich sind. Durch Ulzerationen werden die Strikturränder asymmetrisch und bizarrgezähnelt verändert.

Abb. 166. Radiogene Kolitis (100-mm-Kamera). Frühreaktion. Stark enggestelltes, unscharf und gezähnelt begrenztes Rektum mit zahlreichen Ulzerationen. Scharfe Abgrenzung gegenüber dem Analring und Sigma (dem Bestrahlungsfeld entsprechend)
▽

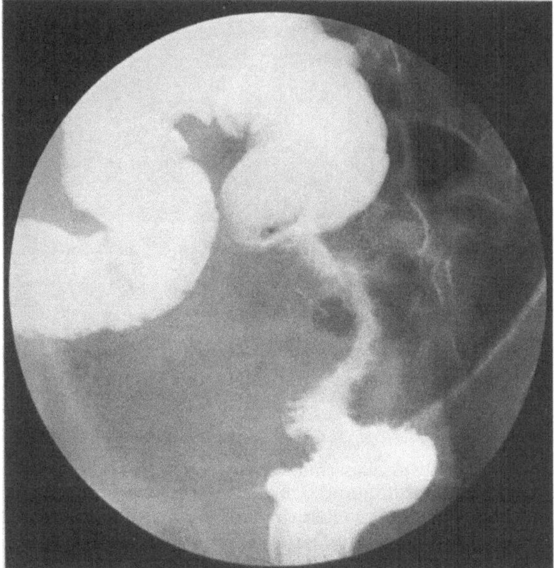

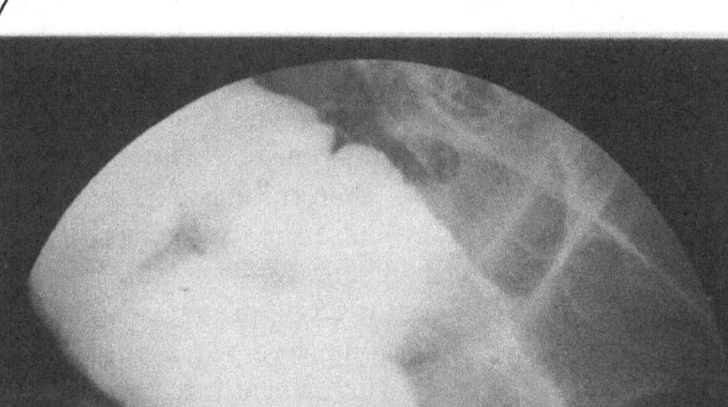

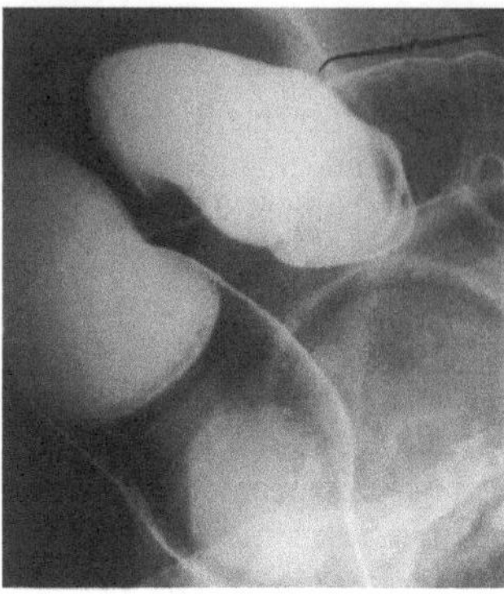 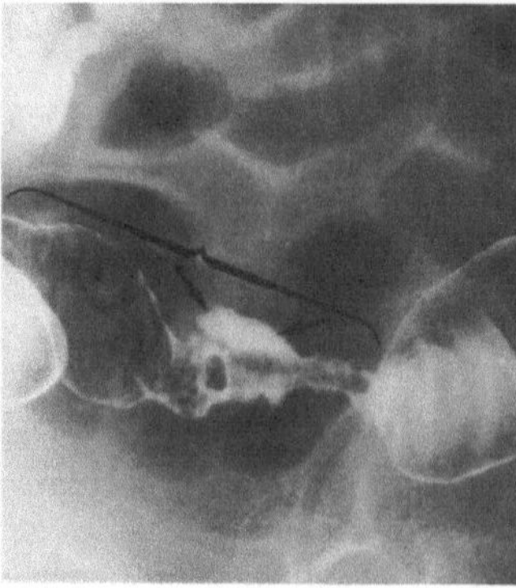

Abb. 167. Radiogene Kolitis. Subakute
Phase. Unscharf und unregelmäßig begrenzte, kurzstreckige Stenose mit Ulzerationen verschiedener Größe (große Ulkus-
Nische – *Klammern*)

Häufig verläuft das betroffene verengte Segment
gestreckt, wirkt starr; manchmal wie aus dem Becken
herausgehoben (mit der Umgebung verbacken). Am
häufigsten sind diese Veränderungen am rektosigmoidalen Übergang zu beobachten [46] (Abb. 165; 166;
167–171).

3.4.8 Komplikationen

Die *Komplikationen* der späten Strahlenschäden be-
stehen in massiven Blutungen, Abszessen (z.B. Dou-
glas-Abszeß), Fistelbildungen (z.B. ileorektovaginale
Fisteln), Stenosierungen mit Obstruktionen, Sepsis,
Gangrän, Peritonitis, Perforationen und erhöhtem
Karzinomrisiko.

3.4.9 Differentialdiagnose

Differentialdiagnostisch ist in erster Linie an ischämische Kolitis, Colitis ulcerosa, Colitis Crohn, aganglionäre Segmente bei Hirschsprungscher Erkrankung
und infektiöse Kolitiden zu denken.

Die exakte Anamnese, klinische Untersuchung
(Hautveränderungen im Bestrahlungsfeld) und der
Zusammenhang der Lokalisation der Alterationen
mit dem Bestrahlungsfeld sind wegweisend. Selektive
Arteriographie, Computertomographie, NMR,
Endoskopie und Sonographie sind vor allem für die
Abgrenzung gegenüber Tumorrezidiven und Zweit-
karzinomen hilfreich.

3.4.10 Therapie

Während der akuten Reaktion vermag allein schon
die Reduktion der Dosis und eine entsprechende
Fraktionierung die Symptome zu lindern. Unterstüt-
zend wirken Steroidretentionseinläufe (auch
Klysmen, Suppositorien), warme Sitzbäder, Stuhlre-
gelung und Strikturdehnungen.

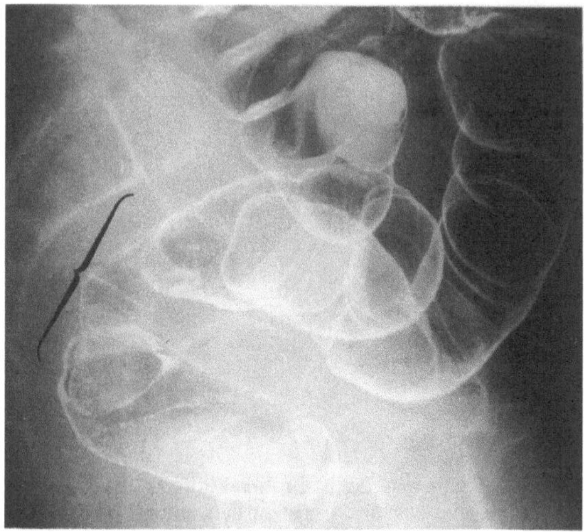

Abb. 168. Radiogene Kolitis. Subakute Phase. Kurze, unregelmäßig begrenzte Stenose mit longitudinalen Ulzera

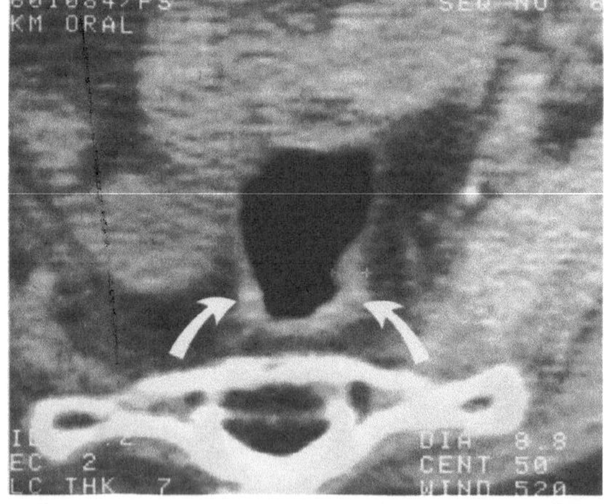

Abb. 169. CT (zur besseren Darstellung von Rektum und
Sigma – Luftinsufflation). Unregelmäßig stark ausgeprägte
Wandverdickung am Übergang des Rektums zum Sigma
an der Dorsalseite der Darmwand bei radiogener Kolitis
(3 Jahre nach Radiatio wegen Zervixkarzinom)

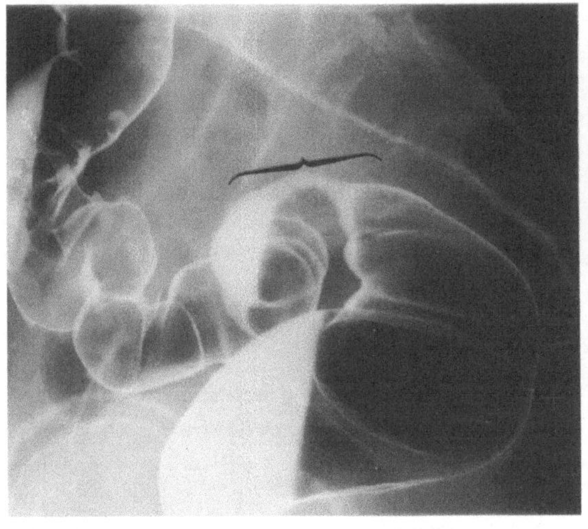
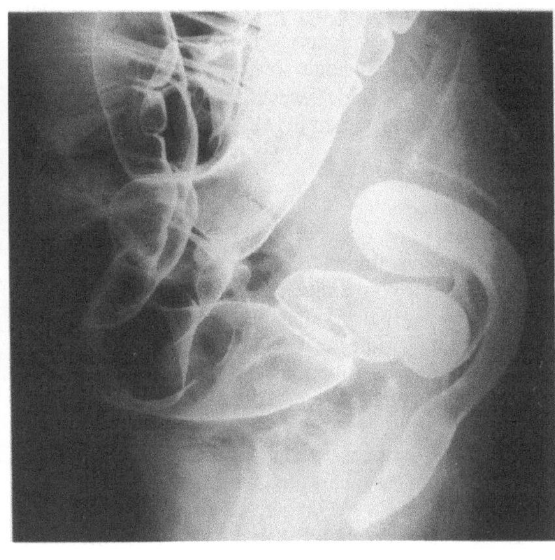

170

Abb. 170, 171. Radiogene Kolitis. Spätreaktion: tubuläre kurze (Abb. 170) und langstreckige (Abb. 171), glatt begrenzte Stenosen

171

An Medikamenten haben sich Antispasmolytika, Sedativa, lokale Analgetika, Azulfidine u.a. bewährt.

Bei massiven Blutungen sind Bluttransfusionen unentbehrlich. Nicht immer lassen sich chirurgische Interventionen umgehen. Die peri-operative Letalität wird in der Literatur mit 7–53% angegeben [167].

3.5 Pseudomembranöse Kolitis

Als pseudomembranöse Kolitis wird eine akut beginnende Entzündung des Dickdarms bezeichnet, die durch gelblich-grünliche Beläge auf der normalen oder hyperämisch-ödematösen Schleimhaut gekennzeichnet ist. Die der Mukosa mehr oder weniger fest anhaftenden Pseudomembranen (Plaques) bestehen aus Fibrin, Schleim, abgestoßenem Zellmaterial und Granulozyten [184].

3.5.1 Ätiologie und Pathogenese

Da die Erkrankung am häufigsten im Zusammenhang mit einer Antibiotikatherapie beobachtet wird, ist auch die Bezeichnung *Antibiotika-assoziierte- (induzierte) Kolitis* gebräuchlich.

Mit Ausnahme von Vancomycin (das zur Therapie eingesetzt wird) können nahezu alle Antibiotika bzw. antimikrobiellen Medikamente eine pseudomembranöse Kolitis auslösen. So z.B. Clindamycin (sog. Clindamycin-Colitis), Lincamycin, Tetracycline, Erythromycin, Chloramphenicol, Ampicillin, Aminoglykoside, Chephalosporine, Sulfonamide und andere [133].

Die Erkrankung wurde bereits vor der Antibiotika-Ära beschrieben und kann auch heute **ohne Antibiotika-Therapie** auftreten. Ätiologisch sind hierfür unterschiedliche Noxen bekannt, z.B. abdominelle Operationen (sog. postoperative Enterokolitis), intestinale Obstruktionen (vor allem durch Malignome), Intoxikationen mit Schwermetallen, Zytostatikatherapie, Hirschsprungsche Erkrankung, Shigellen- und Amöbenruhr, Urämie, Leukämie, septischer oder kardiovaskulärer Schock und schwere Allgemeinerkrankungen.

In den 60er Jahren vermutete man als Ursache ein Überwuchern der Darmflora mit Staphylococcus aureus (sog. Staphyloc. aureus-Colitis).

Seit der ersten Hälfte der 70er Jahre ist als gemeinsame Ursache der verschiedenen auslösenden Faktoren ein **Überwuchern der Dickdarmflora mit dem grampositiven, sporenbildenden Stäbchenbakterium Clostridium difficile nachgewiesen:** Clostridium-difficile-Colitis [137].

Die verschiedenen ätiologischen Faktoren führen zu einer „Biotop-Änderung" der Darmflora, die ein Überwuchern mit Clostridium difficile zur Folge haben. Das Bazillus difficile bildet zytopathogene Toxine (Toxin A und B), die die Mukosaläsionen verursachen.

Bei 2–3% gesunder Erwachsener bildet das Bakterium eine quantitativ unbedeutende Komponente der Darmflora. Eine höhere Rate von 10–20% findet sich bei Patienten, die eine antimikrobielle Therapie hinter sich haben [184].

3.5.2 Epidemiologie

Positive Kulturen mit Clostridium difficile von kontaminierten Bettschüsseln, Toilettensitzen, Händen des Pflegepersonals usw. weisen auf Übertragungsmöglichkeiten (Schmierinfektion) hin. Diese Ansicht wird durch Berichte über kleine, zeitlich und örtlich

begrenzte Häufungen der Erkrankung („clustering")
unterstützt. Eine wirksame Prophylaxe durch besonders sorgfältige Hygiene sowie räumliche Trennung
der Patienten scheint zweckmäßig, ist aber bisher
nicht schlüssig bewiesen [111].

3.5.3 Pathologie

Makroskopisch finden sich gelblich-weißlich-grün-
liche Plaques von einigen Millimetern bis zu 10–
20 cm auf normaler oder hyperämisch-ödematöser
Schleimhaut. Früheste Veränderungen bestehen in
punktförmigen Läsionen, über denen die nur wenigen
Millimeter großen Pseudomembranen pilzhutartig
geschichtet sind und so „vulkanartigen Eruptionen"
gleichen. In fortgeschrittenen Fällen fließen die Pseudomembranen zu mehreren Zentimeter großen Belägen zusammen.

Histologisch gesehen gehen die Pseudomembranen
von punktförmigen, oberflächlichen Ulzerationen
aus, die von einer polymorphkernigen Zellinfiltration
und einem eosinophilen Exsudat in der Lamina propria begleitet sind. Zwischen den Läsionen ist die
Schleimhaut intakt und das entzündliche Infiltrat generell auf die oberflächlichen Bezirke der Lamina
propria beschränkt.

Bei mehr fortgeschrittenen Fällen besteht ein erhöhter Zellgehalt der Tunica propria und oft ein
Ödem der Submukosa und der Muscularis mucosae
sowie Veränderungen an den Kryptenepithelien.

Ist die Erkrankung stark fortgeschritten, findet
sich eine komplette Nekrose der Mukosa mit extensi-
ver entzündlicher Infiltration der Lamina propria,
welche von dicken (zusammenfließenden) Pseudomembranen bedeckt wird. Werden die Membranen
abgestoßen, bleiben Erosionen und ausgedehnte Ulzerationen zurück, die bis in die Muscularis mucosae
und die tiefen Wandschichten dringen [127].

3.5.4 Lokalisation

Die Antibiotika-induzierte Erkrankung ist nach Ansicht der meisten Autoren auf das Kolon beschränkt.
Nur ausnahmsweise zeigt sich auch eine geringfügige
Mitbeteiligung des Dünndarms. Findet sich die Erkrankung aber gleichermaßen im Dünn- und Dickdarm oder sogar vorwiegend im Dünndarm, wird sie
in der Regel nicht durch Antibiotika ausgelöst. Gewöhnlich sind die Läsionen zu Beginn der Erkrankung fokal angeordnet und unregelmäßig über das
gesamte Kolon verstreut. Selten besteht eine segmentäre Anordnung; Rektum und Sigma bleiben häufig
ausgespart.

3.5.5 Inzidenz

Über die *Inzidenz* der nicht Antibiotika-induzierten
Kolitis gibt es keine gesicherten Zahlen. Da die Erkrankung in leichteren Fällen selbst limitierend verläuft, muß eine größere Dunkelziffer angenommen
werden. Bei mit Antibiotika behandelten Patienten
wird in 6–20% über Diarrhöen und bis zu 10% über
Kolitiden berichtet [133].

3.5.6 Klinik

Die klinischen Symptome bestehen (nach Tedesco
[184]) in:

Wäßriger Diarrhö	90–95%
Blutiger Diarrhö	5–10%
Krampfartigen abdominellen Schmerzen	80–90%
Fieber	80%
Leukozytose	80%
Druckschmerzhaftes Abdomen	10–20%

Am 4.–9. Tag nach Beginn der antibakteriellen
Therapie tritt bei der Mehrheit der Patienten eine
wäßrige Diarrhö auf, der Hämoccult-Test ist in etwa
10% positiv. Bei 25–40% der Patienten beginnen
Kolitis und Diarrhö erst 2–10 Wochen nach Beendigung der Antibiotikatherapie. Der Beginn der
Diarrhö korreliert nicht mit dem Vorhandensein oder
Fehlen einer Kolitis. Krampfartige Unterbauch-
schmerzen gehen der Diarrhö voraus oder begleiten
sie [111].

In der Literatur bestehen unterschiedliche Ansichten über eine sog. blande, Antibiotika-bedingte
Diarrhö „ohne Kolitis" und eine Diarrhö, die als
Hauptsymptom der Kolitis anzusehen ist. Da die
Pseudomembranen bei der zumeist durchgeführten
Rektosigmoidoskopie nicht immer zu sehen sind (da
höher gelegen), bleibt die Situation oft ungeklärt. In
jedem Falle scheint aber eine „quantitative und quali-
tative Änderung" der Darmflora zu resultieren.

Die Leukozytose beträgt 10 000–20 000/ml, kann
aber auch auf 40 000–60 000/ml steigen.

Fieber, Leukozytose und abdominelle Abwehrspannung (bei 10–20%) lassen an ein akutes Abdomen denken.

Manche Autoren [111, 133] unterscheiden *zwei Pa-
tientengruppen:*
1. Patienten mit wäßriger Diarrhö, bei denen die
Rektummukosa normal oder minimal ödematös
erscheint und die typischen Pseudomembranen
proximal des Rektosigmoideum liegen. Diese Patienten bekommen die Diarrhö während der Antibiotikatherapie. Wird diese sofort abgesetzt, limitiert sich die Krankheit selbst, die krampfartigen
Leibschmerzen und das Fieber klingen innerhalb
von 48–72 h ab, die Diarrhö verschwindet innerhalb von 4–14 Tagen.

Die endoskopisch festzustellenden Alterationen wie Mukosaödem und erhöhte Vulnerabilität können noch 2–4 Wochen nach Absetzen der Therapie nachweisbar bleiben.

2. Patienten mit massiven wäßrigen Stühlen (bis zu 30/die) und großen Blutungen innerhalb der ersten 24 h. Diese Patientengruppe hat bei der Endoskopie zwar ebenfalls eine unauffällige Rektum-Sigmaschleimhaut, aber gerötete, verstärkt vulnerable Segmente in der rechten Kolonhälfte, vor allem im Bereich der rechten Flexur.

Diarrhö und Kolitis entwickeln sich bei diesen Patienten Tage bis Wochen nach Beendigung der antibakteriellen Therapie bzw. dann, wenn die Therapie trotz der Diarrhö fortgesetzt wird.

Die Diarrhö ist dann unbeeinflußbar auf 2–4 Wochen verlängert und oft mit schwerem Flüssigkeitsverlust, Elektrolytstörungen, Albuminverlust, Hypotonie und hypovolämischem Schock sowie Ileus verbunden. In der Vor-Vancomycin-Ära war diese Patientengruppe mit einer besonders hohen Morbiditäts- und Mortalitätsrate belastet.

3.5.7 Röntgenkriterien

Werden bei der (üblicherweise durchgeführten) Rektosigmoidoskopie Pseudomembranen entdeckt, erübrigt sich eine komplementäre Röntgenuntersuchung. Ergeben sich hierbei allerdings keine oder zweifelhafte Befunde, ist die Doppelkontrastuntersuchung der Koloskopie vorzuziehen, da sie den Patienten weniger belästigt und gefährdet.

Im Frühstadium der Erkrankung bzw. bei wenig fortgeschrittenen Fällen sind die stippchenförmigen Pseudomembranen als noduläre „Erhabenheiten" bzw. kleine Kontrastmittelaussparungen nachweisbar. Bei größeren Belägen resultieren entsprechend große, unregelmäßig begrenzte Kontrastmittelaussparungen und durch diese bedingte irreguläre Konturen, daneben finden sich Haustrenminderung bis -verlust, Dehnbarkeitsminderung und Spasmen.

Das Mukosaödem wird ebenso wie bei Colitis ulcerosa und Colitis Crohn als „Schummerung" (en face) und gering unscharfe Kontur („samtartig" – im Profil) erkennbar.

Ulzerationen fehlen oft. Die unregelmäßige Verteilung der Läsionen über das gesamte Kolon, die Bevorzugung der rechten Kolonhälfte (bei der 2. Patientengruppe), lassen – ohne Kenntnis der Anamnese und Klinik – an eine Colitis Crohn denken.

Werden flächenhafte Pseudomembranen von Kontrastmittel „unterspült", können Doppelkonturen resultieren.

Bei CT-Untersuchungen wird vor allem die Verdickung der Darmwand (bis 2 cm und mehr) nachgewiesen. Sie bedingt auch eine gewisse Distanzierung von Sigma- bzw. Dünn-/Dickdarmschlingen.

Bei Verdacht auf ein toxisches Megakolon und/oder eine Perforation verbieten sich Doppelkontrastuntersuchung und Koloskopie. Die Methode der Wahl sind Leeraufnahmen des Abdomens, die – wie bereits erwähnt – zweckmäßigerweise in Rückenlage und linker Seitenlage (horizontaler Strahlengang) des Patienten anzufertigen sind. Hierbei sind dann eine mehr oder weniger ausgedehnte Distension des Kolons (oder einzelner Segmente), Haustrenverlust, Dehnbarkeitsminderung, verdickte Wand und „thumbprintings" festzustellen [189] (Abb. 172).

3.5.8 Diagnose

Sie stützt sich auf die „typische" Anamnese (antibakterielle Therapie, intestinale Obstruktionen, abdominelle Operationen usw.), die zeitliche Korrelation der klinischen Symptome mit den anamnestisch in Frage kommenden Ursachen sowie endoskopisch-radiologischen Befunden.

In der Regel genügt der Nachweis der typischen Pseudomembranen bei der Rektosigmoidoskopie. Die histologischen Ergebnisse der Biopsien sind nicht immer beweisend.

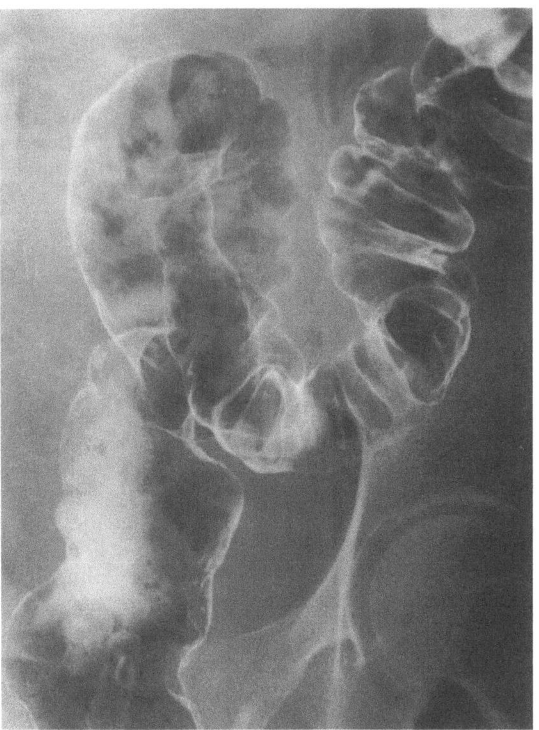

Abb. 172. Pseudomembranöse Kolitis. Stark inhomogenes KM. Beschlag mit kleinen, unregelmäßig begrenzten KM-Aussparungen; teilweise „samtartige" Konturen; ausgeprägte „Dyshaustrierung"

Beschränken sich die Pseudomembranen auf die rechte Kolonhälfte oder liegen sie proximal des Rektosigmoideums, führt die Rektosigmoidoskopie zu falsch negativen Ergebnissen und ist deshalb durch die Kolondoppelkontrastuntersuchung zu ergänzen.

Es scheint keine strenge Beziehung zwischen der Dosis, der Dauer der Therapie und der Verabreichungsart (oral oder parenteral) mit antibakteriellen Medikamenten und dem Beginn der Erkrankung während oder erst 4–6 Wochen nach Therapie zu bestehen.

3.5.9 Komplikationen

In der Vor-Vancomycin-Ära mußte häufiger mit starker Hypalbuminämie (evtl. mit Anasarka), schwerer Dehydration, toxischem Megakolon, schweren Elektrolytstörungen, Hypotonie, hypovolämischem irreversiblem Schock, Ileus, Kolonperforationen und einem fulminanten Verlauf der Erkrankung gerechnet werden.

Die früher hohe Komplikationsrate ist heute unter dem Einfluß der therapeutischen Möglichkeiten erheblich geringer.

3.5.10 Prognose

Bis etwa 1952 – bzw. vor der Antibiotika-Ära – galt die Erkrankung als katastrophale Komplikation, deren Mortalitätsrate bis zu 70% betrug [18, 250]. Im Zeitraum von der Erstbeschreibung 1893 bis etwa 1952 wurde die Erkrankung als „ulzerierende Enteritis" mit diphtherieartigen Belägen oder als „diphtheric enterocolitis" bezeichnet.

Unter den heutigen Kenntnissen um Ätiologie und therapeutische Möglichkeiten sollte die Mortalitätsrate selbst bei fortgeschrittenen Fällen unter 10% liegen [184].

3.5.11 Differentialdiagnose

Differentialdiagnostisch kommen alle chronich entzündlichen Dickdarmerkrankungen in Betracht, vor allem Colitis ulcerosa, Colitis Crohn, ischämische Kolitis, Diversionskolitis usw. Die sog. blande, Antibiotika-induzierte Diarrhö ohne Kolitis soll weniger ausgeprägt, ohne okkulten Blutverlust und ohne Entzündungszeichen verlaufen. Diese „Antibiotika-assoziierte Diarrhö" von der pseudomembranösen Kolitis in jedem Falle trennen zu können, dürfte unmöglich sein. Da es sich um eine selbstlimitierende Erkrankung handelt, ergeben sich aus der Differenzierung keine Konsequenzen [274].

3.5.12 Therapie

Erste Maßnahme der Behandlung ist der sofortige Abbruch der antibakteriellen Therapie. Soweit notwendig, ist eine Substitution von Flüssigkeit, Elektrolyten, Plasma und Blut durchzuführen. Die heute am häufigsten angewandte und erfolgreichste Therapie besteht in der Gabe von Vancomycin. Sie weist eine Erfolgsrate von 95–100% auf, kann aber nicht immer Rezidive (einmal, mehrmals) verhindern, mit denen in 15–20% zu rechnen ist.

Andere antibakterielle Medikamente wie Bacitracin und Metronidazol (gelegentlich auch Tetracycline) werden ebenfalls eingesetzt; außerdem Toxin-bindende Substanzen, wie z.B. Cholecystamin [133, 184].

3.6 Kolitiden bei Infektionskrankheiten (sog. infektiöse Kolitiden)

Viele Infektionskrankheiten neigen zu entzündlichen Prozessen des Dünn-/oder Dickdarms. Ursächlich kommen Bakterien, Protozoen, Helminthen und Viren in Frage. In Abhängigkeit des Erregers überwiegen mehr akute, subakute oder chronische Krankheitsverläufe und resultieren sehr unterschiedliche radiologische Bilder.

Im Gegensatz zu den nichtinfektiösen, idiopathischen Kolitiden **spielt die Röntgendiagnostik mehrheitlich eine untergeordnete Rolle**. Im Vordergrund der Diagnostik stehen histologische, bakteriologische, kulturelle und serologische Untersuchungen. Pathognomonische radiologische Kriterien für die eine oder andere der infektiösen Kolitiden gibt es nicht. Entscheidend ist der Erregernachweis. Es ist deshalb wichtig, an die Möglichkeit einer infektiösen Kolitis zu denken und entsprechende Untersuchungen einzuleiten.

3.6.1 Darmtuberkulose

Die Darmtuberkulose war bis zur ersten Hälfte unseres Jahrhunderts eine weltweit verbreitete, regional endemisch auftretende Erkrankung. Als „Folgeerkrankung" schwerer Lungentuberkulosen war sie wegen ihrer hohen Mortalität von über 60% gefürchtet [126].

Die konsequente Bekämpfung der Rindertuberkulose, die Pasteurisierung der Milch, veränderte Lebensbedingungen und hygienische Maßnahmen sowie bessere diagnostische Verfahren und effektive Chemotherapeutika führten in Europa und allen westlichen Ländern zu einem drastischen Rückgang der Erkrankung.

Wie bei der Lungentuberkulose haben wir heute vor allem bei Patienten aus Ländern mit niedrigem Lebensstandard und bei solchen in stark reduzierter Abwehrlage mit einer Darmtuberkulose zu rechnen.

Zu letzteren gehören Patienten mit „konsumierenden" Erkrankungen, mit Zytostatika- und/oder immunsuppressiver Therapie, Drogenabhängige mit und ohne acquired immune deficiency syndrome (AIDS).

Gegenüber früher besteht heute **in weniger als 50% gleichzeitig eine Lungentuberkulose,** so daß der negative Lungenbefund eine Colitis tuberculosa nicht ausschließt [77].

Der *Erreger* das Mycobakterium bovis findet sich vorwiegend bei primärer, d.h. alimentärer Form und M. tuberculosis bei sekundärer, d.h. bei bestehender Lungentuberkulose oder hämatogener Aussaat.

Die *Diagnose* stützt sich auf den Erregernachweis: aus Gewebeproben, Lymphknoten, Abstrichen, Magensaft, Urin, Stuhl, Liquor, Ergüssen und Eiter.

Erst in zweiter Linie folgen Anamnese, Klinik, Laborparameter, endoskopische und radiologische Kriterien. Sonographie, CT und NMR bleiben besonderen Fragestellungen, wie z.B. Komplikationen und Adenopathien, vorbehalten.

Prädilektionsstelle ist die Ileozäkalregion (80–90%). Bei über 1000 Autopsien von Lungentuberkulosen (1939) fanden sich in 70% intestinale Tuberkulosen [204]. Der Dünndarm allein war nur in 17,8% und das Kolon allein in 8,9% befallen. In der Reihenfolge der Häufigkeit: Ileum (98%!), Zäkum, Colon ascendens, Jejunum, Appendix, Colon transversum und Colon descendens.

Pathologisch anatomisch sind drei Formen zu unterscheiden [126]:

Ulzerative oder exsudative Form (ca. 60%): Die hyperämisch-ödematöse Mukosa zeigt oberflächliche Ulzerationen. Letztere sind in der Regel 3–6 mm lang, multipel, vertikal zur Darmachse ausgerichtet und oft gürtelförmig angeordnet. Gelegentlich sind sie auch von länglicher, sternförmiger oder undefinierbarer Form.

In der akuten Phase werden die Ulzerationen häufig von funktionellen Stenosen begleitet, in der chronischen dagegen mehr von serviettenringartigen, kurzen Strikturen.

Die häufig gürtelförmige Anordnung der Ulzera erklärt sich durch die Lage der submukösen lymphatischen Strukturen, von denen die Infektion ihren Ausgang nimmt. Vergrößerte regionale mesenteriale Lymphknoten begleiten in der Regel die exsudative Form.

Produktive oder hypertrophische Form (ca. 10%): Die fibroblastische Reaktion der Submukosa und Subserosa bedingt eine Verdickung – der Darmwand – gelegentlich bis zu 5 cm. Vergrößerte und meist miteinander verbackene regionale Lymphknoten, Befall des Mesenteriums sowie Adhäsionen verursachen derbe, zunächst verschiebliche, später fixierte Konglomerattumoren, röhrenförmige Strikturen und tumorartige Formationen. Letztere sind makroskopisch oft nicht von Neoplasmen zu unterscheiden.

Ulzerohypertrophische oder Mischform (ca. 30%): Exsudative und produktive Form mit destruktiven und reparativen Vorgängen bestehen nebeneinander. Neben entzündlichen Veränderungen wie Hyperämie, Ödem und Ulzerationen der Mukosa finden sich fibroblastisch bedingte Wandverdickungen, Stenosen, Fisteln, Abszesse und große Konglomerattumoren.

Histologisch sind epitheloidzellige Granulome kennzeichnend. Mit und ohne verkäsende Nekrose sind sie häufiger in den betroffenen regionalen Lymphknoten als in der Mukosa zu finden.

Die klinischen Befunde sind meist gering. In ca. 80% der Krankheitsfälle finden sich uncharakteristische Leibschmerzen, Meteorismus, Nausea, Gewichtsverlust, leichte Anämie und nur leicht erhöhte Temperaturen.

Die Schmerzen können sich auf den rechten unteren Quadranten des Abdomens beschränken, in dem bei ca. $^2/_3$ der Erkrankten ein schlecht abgrenzbarer, wenig druckempfindlicher Tumor palpabel ist.

Etwa ein Drittel der Patienten hat Diarrhö mit und ohne Tenesmen und/oder Blutbeimengungen; fast ebenso häufig ist eine Obstipation. Der Erregernachweis im Stuhl gelingt nur in etwa 30%.

Bei vorwiegend produktiver Form können intermittierende Ileuszustände das klinische Bild beherrschen. Ein schlechtes Ansprechen auf die Chemotherapie, hohes Fieber, stärkerer Gewichtsverlust, hohe BSG und zunehmende Reduzierung des Allgemeinzustandes lassen an Fisteln und Abszesse denken.

Komplikationen: Blutung, Perforation (beide sehr selten), segmentale Obstruktion mit Ileussymptomatik (häufiger am Dünndarm als am Kolon), schlecht heilende Fisteln und Abszesse, Malabsorption, Adhäsionen, Peritonitis, Appendizitis, Enterolithiasis, Senkungsabszesse und Befall von Leber, Milz und Skelett.

Differentialdiagnostisch sind vor allem Enterocolitis Crohn und Yersinia-Infektionen auszuschließen. Seltener kommen Sarkoidose, Ischämie, Malignom, Aktinomykose, Lues, u.a. in Betracht.

Die Darmtuberkulose hat mit der Enterokolitis Crohn viele Gemeinsamkeiten, wie z.B. den bevorzugten Befall der Ileozäkalregion, die Neigung zu Fistel-Abszeß-Stenosenbildungen, das „bunte" radiologische Bild und die Möglichkeit des Befalls jeder Region des GI-Traktes („Mund bis Anus").

Bleibt die Darmtuberkulose auf die Ileozäkalregion beschränkt, erscheint die Differenzierung gegenüber Enterocolitis Crohn leichter als bei segmentärer und diffuser Form.

Röntgendiagnostik

„Die Röntgensymptomatologie der Darmtuberkulose weist einen ähnlichen Formenreichtum auf wie die der Lungentuberkulose" [23].

Die initialen Röntgenzeichen der Darmtuberkulose der Ileozäkalregion bestehen nach BÖHM [42] in spasmenartigen Zuständen der Ileozäkalklappe, woraus ein fadenförmiger Durchtritt des Kontrastmittels und eine Dilatation des klappennahen Ileums resultiere. Das terminale Ileum, ca. 5 cm vor der Valvula, erhalte dabei oft die Form eines Vogelschnabels.

Die entzündliche Irritation des Darmes führt vor allem in der Frühphase der Infektion zu mehr oder weniger ausgeprägten Tonus- und Motilitätsstörungen der betroffenen Darmabschnitte. Diese äußern sich – segmentär – meist in einer Hypermotilität, seltener in Hypomotilität und mäßigem Aufstau des Kontrastmittels, in allgemein beschleunigter intestinaler Passage, spastischen Kontraktionen mit Hypersegmentation, rascher Präzipitation und Floculation des Kontrastmittels, Haustrenminderung bis Haustrenverlust und funktionellen Stenosen [23].

Die Tonus- und Motilitätsstörungen können allein bestehen, begleiten aber meist Lymphfollikelvergrößerungen („alarm nodules") und Ulzerationen.

FLEISCHNER [61] sieht in der Frühphase der Infektion am prävalvulären Ileum („Flexura ultima ilei") eine unregelmäßige Füllbarkeit und Wandbegrenzung, spastische Einziehungen, schließlich Wandstarre, Klaffen der Valvula, Verdickung der Klappenlippen und im weiteren Verlauf auch Ulzerationen.

Die charakteristischen Kriterien einer ulzerösen Tuberkulose des Ileozäkums bestehen nach TISELL [190] in:

a) Konstanter Verengung des terminalen Ileums, meist mit Schwellung der Klappenlippen.
b) Konstantem Füllungsdefekt des prävalvulären Ileums; dieses Zeichen kann sich auf das Zäkum fortsetzen.
c) Rigidität der prävalvulären Ileum- und Zäkumbegrenzung mit und ohne Fleischnersches Zeichen.
d) Rigidität des prävalvulären Ileums mit Konturdefekten.
e) Rigidität der Darmwand mit Verlust der Kontraktionsfähigkeit.

Diese Röntgenbefunde sind in Verbindung mit Ileumprozessen oder isoliert am Zäkum festzustellen, wo dann ebenfalls Füllungsdefekte mit lokaler Hypermotilität und/oder konstanter Lumenverengung – das klassische Stierlinphänomen – sowie Wandstarre und meist feingezähnelte Konturen nachzuweisen sind (zit. nach BÖHM [23]).

Das *Stierlinsche Zeichen* besteht in einer fehlenden Kontrastmittelfüllung des ulzerös veränderten Darmabschnittes, besonders im Bereich des Zäkums und Aszendenz: Der tuberkulös erkrankte Kolonabschnitt bleibt gleichsam ausgelöscht [180].

Als *Fleischnersches Zeichen* bezeichnet man ein weites Klaffen der Ileozäkalklappe mit Verengung des unmittelbar davor befindlichen Ileums und einen „breitbasigen" Füllungsdefekt, der durch die entzündlich veränderten, verdickten Klappenlippen bedingt wird: Symptom des konstanten Schattenflekkens.

Sowohl das Stierlinsche als auch das Fleischnersche Zeichen sind nicht pathognomonisch, sondern bei einer Reihe von entzündlichen und tumorösen Erkrankungen zu beobachten.

Zäkum und Colon ascendens können durch die starke Schrumpfungstendenz des erkrankten Gewebes bizarre Formen annehmen: beutelartige Abschnürung und/oder sanduhrglasartige Stenosierung, nach medial-kranial gerafft und sind gelegentlich überhaupt nicht mehr identifizierbar.

Diese Veränderungen entstehen vor allem durch die ausgeprägte Fibrosklerose im Spätstadium der Erkrankung.

Weniger häufig als die Ileozäkaltuberkulose ist eine *segmentale und diffuse Form*, die überall im Kolon vorkommen kann. Sie ist gekennzeichnet durch gruppenförmig angeordnete Läsionen von 3–7 cm Länge. Im Bereich dieser sog. skip lesions finden sich Haustrenminderung bis Haustrenverlust, verminderte Dehnbarkeit, geringe oder stärkere Lumeneinengungen, zunächst aphthoide Läsionen, später häufig gürtelförmig angeordnete, zusammenfließende, größere, unregelmäßig begrenzte Ulzerationen mit unterminierten Rändern [358, 379].

Im Gegensatz zur Colitis Crohn „schwimmen" diese inselförmigen Läsionen nicht in normaler Schleimhaut, sondern sind von entzündlich veränderter Mukosa umgeben. Ähnlich der Colitis Crohn ist dagegen der mehr oder weniger abrupte Übergang zu gesunden Abschnitten.

Durch sekundär narbige, hyperplastische und fibrosklerotische Veränderungen entstehen 5–20 cm lange, starre, *tubuläre Stenosen* mit glatten oder unregelmäßig ausgefransten Konturen. Innerhalb der Stenosen sind häufig noch Ulzerationen und entzündliche Polypen festzustellen. Gelegentlich lassen sich Fisteln abgrenzen, die von den Stenosen ausgehen. Am Übergang des stenotischen Bezirkes zum gesunden Abschnitt können „schulterartige" Begrenzungen an Tumorstenosen denken lassen (Abb. 173–176).

Die *Therapie* erfolgt wie bei der Lungentuberkulose in der Verabreichung von Tuberkulostatika, wie z.B. Isoniazid, Streptomycin, Rifampicin, Ethambutol.

Um eine Resistenz der Erreger zu vermeiden, müssen immer mindestens zwei wirkungsvolle Medikamente über einen genügend langen Zeitraum verabreicht werden. Scheint die Therapie zu versagen, muß ein Therapiewechsel mit neuen Chemotherapeutika stattfinden. Bei Komplikationen, wie z.B. Obstruktion sind chirurgische Eingriffe unumgänglich [77, 126, 178].

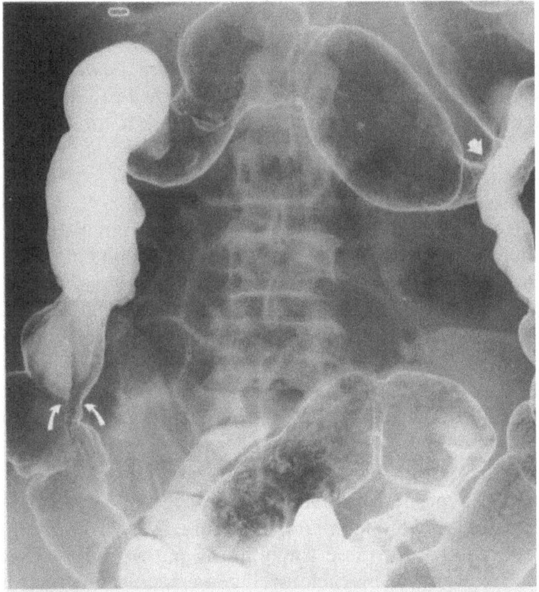

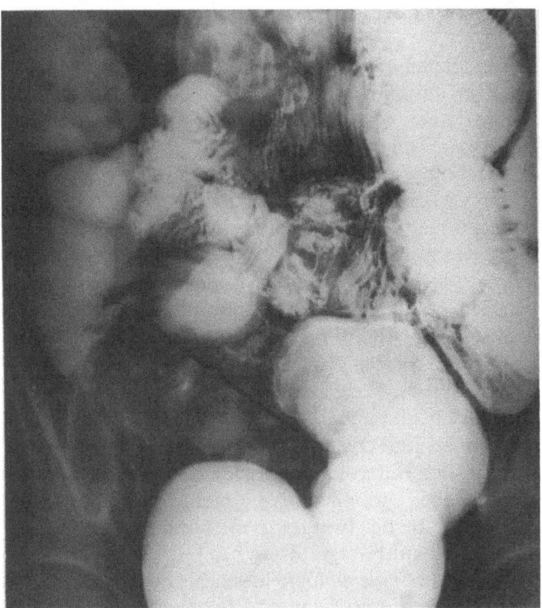

Abb. 173. Colitis tuberculosa. Ulzerohypertrophische, diffuse Form. Haustrenminderung bis Haustrenverlust, kurzstreckige, ringförmige und tubuläre Engstellungen, feinste Ulzerationen (*Pfeil*), geringe Pseudosakkulationen. Im Aszendens narbenartige Formation (*gebogene Pfeile*). (Die Aufnahmen verdanken wir der freundlichen Genehmigung von Herrn Dr. KITAGAWA/Kosei-ren Takaoka Hospital, Dept. of Radiology 5–10, Eiraku-cho, Takaoka-shi, Toyama-ken 933, Japan)

Abb. 175. Ileocolitis tuberculosa. Ulzerohypertrophische Form. Zäkumpol geschrumpft und am unteren Pol durch Konglomerattumor abgeflacht. Terminale Ileumschlingen miteinander verbacken und teilweise „ausgelöscht"

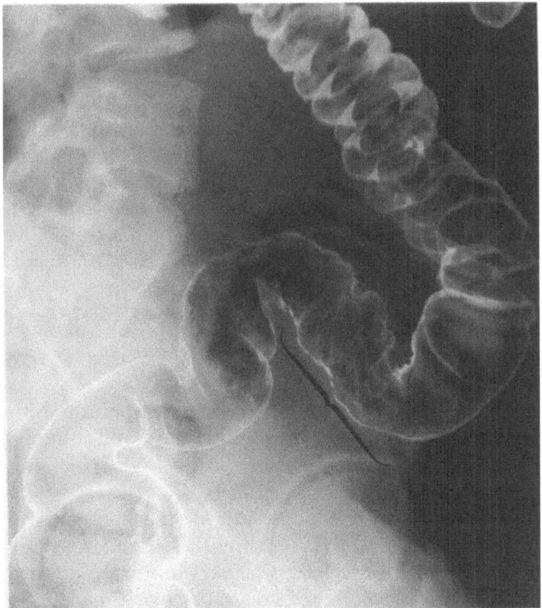

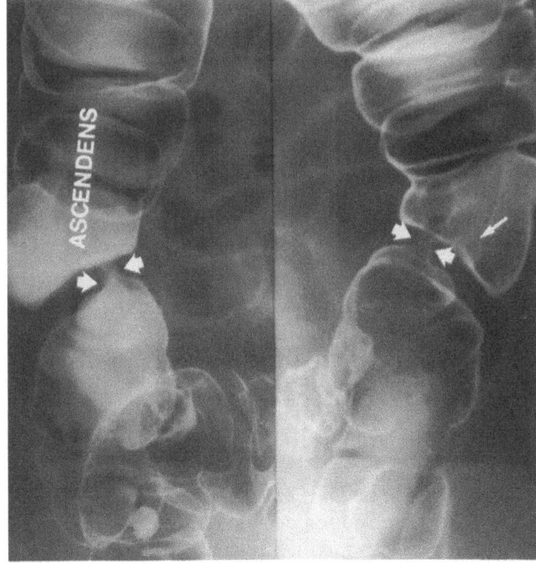

Abb. 174. Colitis tuberculosa (bei Patient mit AIDS). Ulzeröse, diffuse Form. Inhomogener KM-Beschlag im gestreckt verlaufenden rigiden Sigma, mit fissurähnlichen longitudinalen und transversalen Ulzerationen

Abb. 176. Colitis tuberculosa. Produktive Form. Kurzstreckige, glatt begrenzte, ringförmige Stenose (*dicke Pfeile*) im Aszendens. Unmittelbar aboral davon ca. 15 mm großes Adenom (*kleiner Pfeil*). Befund operativ bestätigt. (Die Aufnahmen verdanken wir der freundlichen Genehmigung von Herrn Dr. G. STURM, Erlangen)

3.6.2 Yersiniosen

In den letzten 15–20 Jahren häufen sich Berichte über Yersinia-Infektionen beim Menschen. Ob es sich dabei um einen echten Inzidenzanstieg oder die Folge besserer Nachweisverfahren der Erreger und/oder eine erhöhte Aufmerksamkeit gegenüber den klinischen Verlaufsformen handelt oder um eine Kombination dieser Faktoren bleibt ungewiß [1, 5].

Die klinische Symptomatik reicht von einer leichten, sich selbst limitierenden Enterokolitis bis zur lebensbedrohlichen (seltenen) Septikämie. Differentialdiagnostisch sind die Yersiniosen gegenüber einer klassischen akuten Appendizitis und/oder Enterokolitis häufig schwierig abzugrenzen.

Bei den humanpathogenen Erregern *Yersinia enterocolitica* und *Yersinia pseudotuberculosis* (aus der Familie der Enterobacteriaceae) handelt es sich um pleomorphe, gramnegative, nicht sporenbildende Stäbchen. Beide Erregerarten kommen im Darm warm- und kaltblütiger Tiere vor [103].

Über die *Epidemiologie* liegen bis heute keine gesicherten Erkenntnisse vor. Die Erreger kommen weltweit vor, weisen aber regional eine sehr unterschiedliche Häufigkeit auf. In Skandinavien, Belgien, Kanada und Japan scheinen Yersiniosen häufiger vorzukommen. Bevorzugt sind scheinbar klimatisch kältere Regionen. In den späten Herbstmonaten und den Wintermonaten wird ein Anstieg der Erkrankung registriert [38].

Die *Inzidenz* ist unbekannt. Die Erkrankung scheint kein Geschlecht zu bevorzugen. Die *Inkubationszeit* für Yersinia enterocolitica beträgt 3–10 Tage, für Yersinia pseudotuberculosis ist sie unbekannt (7–21 Tage?) [104].

Sicher ist, daß wilde und domestizierte Tiere das *Infektionsreservoir* darstellen. Die Infektion kann aber auch über kontaminiertes Wasser, Tierprodukte und andere Nahrungsmittel erfolgen. Endemien in Familien und Krankenhäusern machen eine Übertragung von Mensch zu Mensch (fäkal-oral) wahrscheinlich.

Die *Diagnose* stützt sich auf den Erregernachweis (kulturell). Die enterokolitische Infektion ist außerdem durch den Titeranstieg des Antikörperspiegels (Widal-Reaktion) festzustellen. Die serologische Diagnose ist bei den häufigsten Serotypen (03 und 09) am zuverlässigsten. Ein Titer von 1:40 bis 1:80 gilt als verdächtig, von 1:100 bis 1:160 als signifikant erhöht [103].

Pathologisch-anatomisch ist in ausgeprägten Fällen eine Unterscheidung der durch die Erregerart ausgelösten Infektion möglich. Nach VANTRAPPEN [194] lassen sich folgende Veränderungen an Darm und Lymphknoten feststellen:

a) Yersinia enterocolitica. An Kolon, Ileum und Appendix findet sich makroskopisch entweder eine unauffällige Mukosa oder aber diffuse Rötung mit Ödem und erhöhter Vulnerabilität der Schleimhaut, mit oder ohne aphthoiden Läsionen und/oder flachen Ulzera bis zu 20 mm Durchmesser. Die Ulzera bleiben meist auf Mukosa und Submukosa beschränkt, können aber auf die M. propria übergreifen. Sie sind gruppenförmig, segmentär oder verstreut im Kolon angeordnet.

Das Bild erinnert an eine Colitis ulcerosa!

Die mesenterialen Lymphknoten zeigen ein Kapselödem, die kortikale und parakortikale Pulpa eine Hyperplasie sowie Erweiterung der Sinus mit vermehrtem Zellgehalt. In der Rindenpulpa finden sich Herde mit einer sog. unreifen Sinushistiozytose und gelegentlich kleinen Histiozytenansammlungen.

b) Yersinia pseudotuberculosis. Am terminalem Ileum, Zäkum, Aszendens und Appendix finden sich makroskopisch eine verdickte, ödematöse Darmwand, hyperämische Serosa, vergrößerte Peyersche Plaques und Schleimhautgeschwüre. Mikroskopisch liegt eine transmurale Entzündung mit Schleimhautgeschwüren und epitheloidzelligen Granulomen in allen Wandschichten vor.

Das Bild erinnert an eine Enteritis Crohn!

Die mesenterialen Lymphknoten bieten das Bild der „retikulozytären abszedierenden Lymphadenitis" mit massiver Granulozyteninfiltration und Abszedierung.

Die *klinische Symptomatologie* ist vielgestaltig und uncharakteristisch. Aus ihr allein ist weder sicher auf eine Yersinia-Infektion noch auf die Erregerart zu schließen. Beide Erregerarten können unter identischen klinischen Bildern auftreten [104, 106].

Gelegentlich sind ein „grippaler Infekt", kolikartige Leibschmerzen, Fieber über mehrere Tage, Tonsillitis oder Pharyngitis die einzigen Symptome.

Häufiger verläuft die Infektion allerdings unter dem Bild einer akuten oder subakuten Enteritis oder Enterokolitis mit und ohne Fieber. Dies trifft vor allem für die Yersinia-enterocolitica-Infektionen zu, von denen die Hälfte bis zu zwei Dritteln eine leichte, sich selbstlimitierende *Gastroenteritis oder Enterokolitis* verursachen. Die Symptome bestehen in:

a) Leibschmerzen, meist kolikartig im rechten unteren Quadranten lokalisiert, seltener epigastrisch oder diffus.

b) Diarrhö, meist 1–2 Wochen, seltener mehrere Monate anhaltend; 3–10 Stühle/Tag, dünnbreiig, wäßrig, schleimig und in weniger als 10% mit Blutbeimengungen.

c) Fieber bis über 39° oder nur subfebrile Temperaturen wenige Tage bis mehrere Wochen lang.

d) Seltener sind Gewichtsverlust, Anorexie, Nausea, Vomitus, Kopfschmerzen, Abgeschlagenheit.

Meist bestehen Leibschmerzen und Diarrhö simultan, sie können aber auch isoliert vorkommen.

Bei den seltenen Diarrhöen, die monatelang andauern, wird man eine idiopathische entzündliche

Darmerkrankung vermuten. Manchmal verläuft die Enterokolitis schwer und ist mit intestinalen Ulzerationen und der Gefahr der Perforation und Peritonitis verbunden.

Eine *pseudoappendizitische Verlaufsform* tritt vorwiegend bei Yersinia pseudotuberculosa-Infektionen auf, wobei das männliche Geschlecht bevorzugt zu sein scheint. Die Appendix ist operativ meist frei von entzündlichen Veränderungen, dagegen werden eine mesenteriale Lymphadenitis und/oder eine terminale Ileitis, vergrößerte Lymphknoten und tumorartig verbackene Lymphknotenpakete nachgewiesen. Letztere können zu Invagination und Ileussymptomatik führen.

Die Patienten werden oft unter dem Verdacht eines akuten Abdomens oder einer akuten Appendizitis operiert. Der postoperative Verlauf ist in der Regel auch ohne Antibiotikatherapie komplikationslos [8, 106].

Bei beiden Erregerarten kann eine *Septikämie* auftreten, die mit einer Mortalität von etwa 50% belastet ist. Der Verlauf ist oft subakut und uncharakteristisch. Gefährdet sind vor allem abwehrgeschwächte Patienten (hohes Alter, Alkoholabusus, Leberzirrhose, Diabetes, aplastische Anämie, Leukämie, immunsuppressive Therapie, Darminfektionen mit anderen enteropathogenen Erregern).

Unter den schweren *Komplikationen* kommt der Septikämie und ihren Folgen eine besondere Bedeutung zu. Weitere Komplikationen sind Perforation, Peritonitis, Ileus, abdominale Abszesse, suppurative Arthritis, Hepatitis, Karditis, Meningitis, Ophthalmie, hämolytische Anämie, Osteomyelitis, Lungenabszesse und Thyreoiditis.

Bei beiden Erregerarten können *extraintestinale Manifestationen* die Verlaufsformen begleiten oder ihnen folgen:

Arthritiden mit und ohne Erythema nodosum und anderen Hauterscheinungen, wie z.B. erythematösmakulopapulöser Ausschlag, Erythema-multiforme-ähnliche Eruptionen oder Hautulzerationen.

Die Entzündung der großen und kleinen Gelenke geht mit Schwellung, Rötung, Schmerzen und Bewegungseinschränkung einher. Betroffen sind vor allem Knie-, Fuß-, Hand-, Zehen- und Fingergelenke, oft bilateral, jedoch selten symmetrisch.

In 80–90% gehen die Gelenkentzündungen abdominellen Beschwerden oder fieberhaften Diarrhöen voraus, seltener grippale Infekte, Pharyngitis und Tonsillitis.

Die arthritischen Erscheinungen dauern 1–6 Monate. Das bei 85–95% nachweisbare Histokompatibilitätsantigen HLA-B 27 weist auf eine genetische Disposition hin [8, 103, 168].

Röntgensymptomatik

Die Vielfalt pathologisch-anatomischer Veränderungen und klinischer Bilder läßt eine große Variationsbreite radiologischer Kriterien erwarten.

Nach EKBERG et al. [48] sind entsprechend den morphologischen Veränderungen während der Erkrankung, radiologisch drei Stadien zu unterscheiden:

Noduläres Stadium

In der etwa 3 Wochen dauernden Initialphase finden sich zahlreiche, rundliche, gleichgeformte, noduläre „Erhabenheiten". In den ersten 10–14 Tagen erreichen sie einen Durchmesser bis zu 1 cm. Ulzerationen fehlen.

Die Darmwand des terminalen Ileums ist ödematös verdickt. Daraus resultiert einerseits ein mehr oder weniger ausgeprägtes, Distanzphänomen gegenüber den übrigen Ileumschlingen und dem Zäkum und andererseits eine gewisse Rigidität. Diese wiederum bedingt eine Einschränkung der Lumenänderungen während der Peristaltik und eine geringe Verengung. Die Passage wird dadurch in der Regel nicht beeinträchtigt.

Vergrößerte regionale Lymphknoten führen zu Pelotteneffekten am terminalen Ileum und Zäkum.

Innerhalb von 2–3 Wochen werden die Noduli kleiner, die Darmwand erscheint weniger ödematös verdickt und die Lumenschwankungen während der Peristaltik werden deutlicher.

Diffus ödematöses Stadium

Während der 4.–5. Woche stehen verstrichene Mukosafalten, Wandödem und granuläre Oberfläche im Vordergrund, die extraintestinal bedingten Deformierungen erscheinen dagegen weniger ausgeprägt. Vereinzelte aphthoide Läsionen und flache, oberflächliche Ulzerationen sind gelegentlich festzustellen.

Stadium der Rückbildung

In der 5.–8. Woche nach Beginn der Symptome erscheinen die Kerckringschen Falten wieder, sind aber noch unregelmäßig und mehr oder weniger verdickt. Die diffus verteilten Noduli nehmen an Zahl und Größe ab. Eine geringe Verdickung der Darmwand (Ödem) ist oft noch vorhanden.

Die geschilderten Veränderungen liegen am häufigsten in den letzten 10–20 cm des Ileum und den angrenzenden Bezirken des Kolon, sie verschwinden in der Regel alle innerhalb von etwa 10 Wochen.

Besonders häufig werden kleine noduläre „Erhabenheiten" beobachtet, die durch eine Hyperplasie der Solitärfollikel bedingt sind, während größere der Hyperplasie der Peyerschen Plaques entsprechen. Ebenso wie diese „Erhabenheiten" sind die sie begleitenden Tonus-Motilitätsstörungen und verdickte, unregelmäßig Kerckringschen Falten, uncharakteristische Phänomene.

Nach neueren Beobachtungen [10, 193] lassen sich radiologisch bei über 40% der Fälle solitäre oder multiple aphthoide Läsionen und/oder oberflächliche Ulzerationen feststellen. Die meist nur wenige Millimeter großen Ulzera können gelegentlich zu mehreren Zentimeter langen, longitudinalen Ulzera zusammenfließen. Sowohl aphthoide Läsionen als auch Ulzera sind zwar vorwiegend in der terminalen Ileumschlinge, gelegentlich aber auch verstreut im gesamten Kolon nachweisbar. Bestehen dann noch Distanzphänomene und Pelotteneffekte, ist sie von der Ileocolitis Crohn kaum zu unterscheiden (Abb. 177, 178).

Therapie: Yersinia-Erreger sprechen auf eine Vielzahl von Antibiotika an. Wegen des meist milden, sich selbstlimitierenden Krankheitsverlaufes erscheint ihr Einsatz nur bei Komplikationen, insbesondere bei lebensbedrohlicher Septikämie gerechtfertigt.

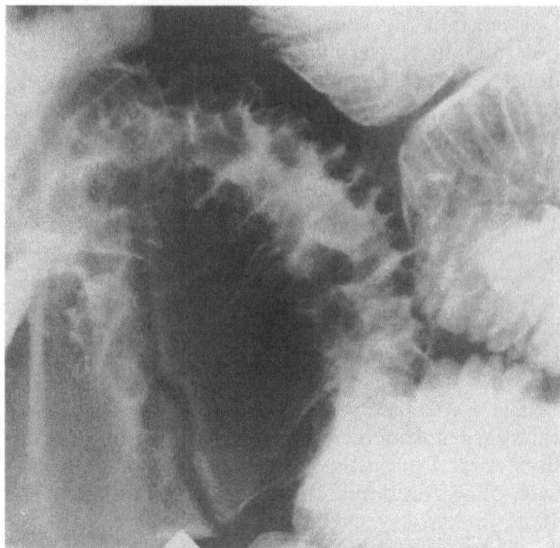

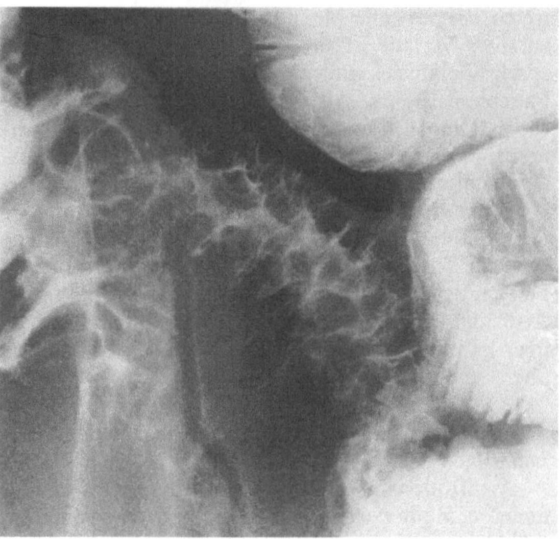

Abb. 178. Yersinia pseudotuberculosa-Infektion. Diffusödematöses Stadium. Unregelmäßig verbreiterte, verstrichene bizarre Falten, stark unregelmäßige Konturen, Rigidität (auf allen vier Zielaufnahmen wenig Änderung) sowie Ileozäkalklappenschwellung

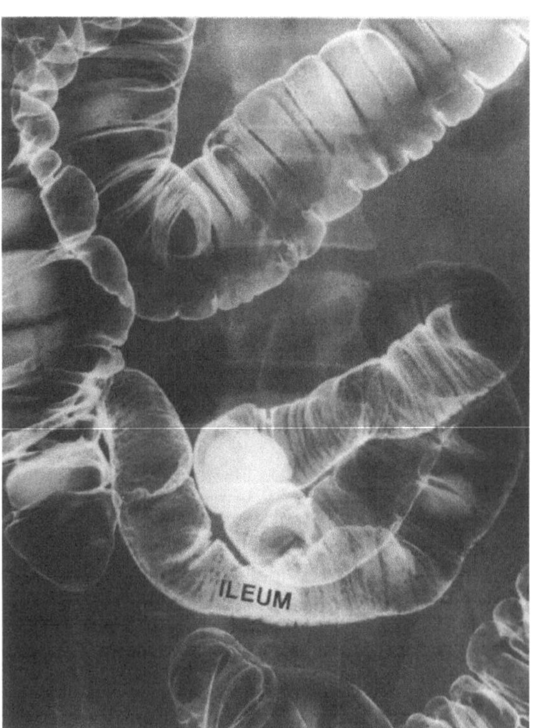

Abb. 177. Yersinia pseudotuberculosa-Infektion. Noduläres Stadium. Noduläre Lymphfollikelhyperplasie der terminalen Ileumschlinge und weniger ausgeprägt auch in weiten Abschnitten des Kolons

3.6.3 Entzündliche Dickdarmerkrankungen durch Bakterien

Außer Darmtuberkulose und Yersiniose wird eine Vielzahl intestinaler Infektionen durch Bakterien ausgelöst. Es würde den Rahmen der beabsichtigten Ausführungen sprengen, darauf näher einzugehen. Im folgenden werden deshalb die Erreger dieser Proktitiden, Proktokolitiden, Enterokolitiden und Gastroenteritiden nur tabellarisch aufgeführt. **Die Diagnose wird primär durch den Erregernachweis gestellt.** Die Röntgensymptomatik verfügt über keine pathognomonischen Kriterien, ähnelt vielmehr den besprochenen idiopathischen Kolitiden [126, 145, 146, 152, 153].

Die folgende Übersicht läßt die Reihenfolge der Häufigkeit – regional sehr unterschiedlich – unberücksichtigt und erhebt keinen Anspruch auf Vollständigkeit.

3.6.3.1 Salmonella typhy, S. cholera suis, S. enteriditis; S. paratyphy A, S. paratyphy B, S. paratyphy C: Typhus und Paratyphus
3.6.3.2 Shigella dysenteria (A), S. flexneri (B), S. boydii (C): Shigellosen (Bakterienruhr, Bazillenruhr)
3.6.3.3 Clostridium perfringens: Enteritis necroticans
3.6.3.4 Clostridium difficile: Antibiotika-assoziierte Kolitis
3.6.3.5 Neisseria gonorrhoeae: Gonorrhö
3.6.3.6 Trepanosoma pallidum: Lues
3.6.3.7 Campylobacter fetus, C. intestinalis, C. jejuni
3.6.3.8 Escherichia coli
3.6.3.9 Vibrio parahaemolyticus
3.6.3.10 Vibrio cholerae: Cholera
3.6.3.11 Staphylococcus aureus: klassische Nahrungsmittelvergiftung
3.6.3.12 Bacillus cereus
3.6.3.13 Pseudomonas aeruginosa (Abb. 179)

3.6.4 Intestinale Infektionen durch Mykosen (sehr selten, meist im Gefolge schwerer Grunderkrankungen)

3.6.4.1 Candida albicans
3.6.4.2 Rhizopus und Mucor
3.6.4.3 Histoplasma capsulatum
3.6.4.4 Blastomyces dermatidis
3.6.4.5 Actinomyces israeli: Aktinomykose

3.6.5 Intestinale Infektionen durch Helminthen (Nematoden, Trematoden, Zestoden)

3.6.5.1 Enterobius vermicularis: Madenwurm
3.6.5.2 Ascaris lumbricoides: Spulwurm
3.6.5.3 Trichuris trichiura
3.6.5.4 Strongyloides stercoralis, S. fuelleborni: Zwergfadenwurm
3.6.5.5 Ancylostoma duodenale, Necator americanus: Hackenwurm
3.6.5.6 Schistosoma mansoni, japonicum, haematobium: Bilharziose

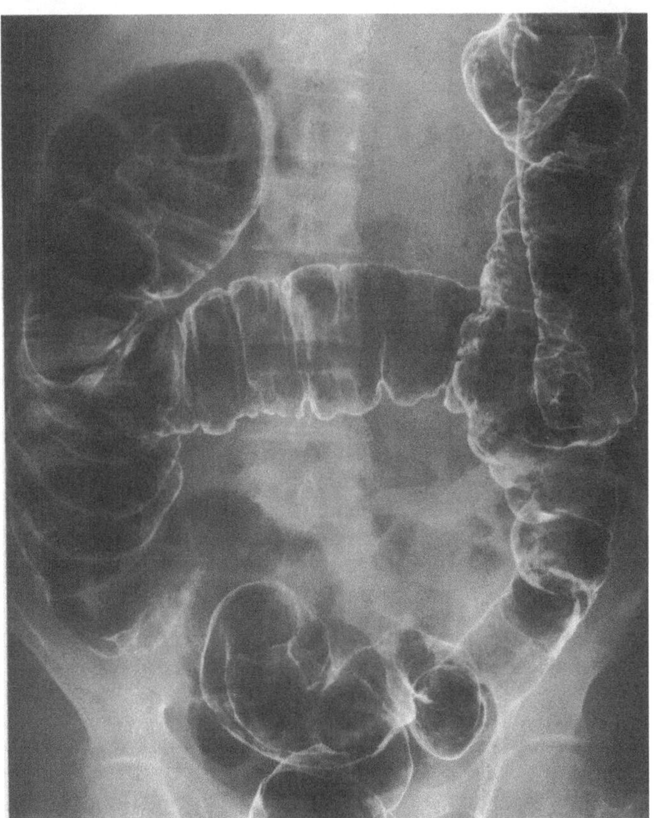

Abb. 179. Shigella-Kolitis. Inhomogener KM-Beschlag, abgeflachte, unregelmäßig angeordnete Haustren. Über allen Abschnitten verstreut aphthoide und varioloforme Läsionen. (Die Aufnahme verdanken wir der freundlichen Genehmigung von Herrn Prof. Dr. B. SWART, Neuss)

3.6.5.7   Diphyllobothrium latum: Fischbandwurm
3.6.5.9   Hemenolepsis nana: Zwergbandwurm
3.6.5.10 Faciolepsis buski
3.6.5.11 Heterophyes heterophyes

3.6.6 Intestinale Infektionen durch Protozoen (Flagellaten, Sporozoen, Ziliaten, Amöben)

3.6.6.1   Giardia lamblia (Lamblia intestinalis)
3.6.6.2   Isospora belli
3.6.6.3   Sarcocystis bovihominis, S. suihominis
3.6.6.4   Balantidium coli
3.6.6.5   Entamoeba histolytica
3.6.6.7   Trypanosoma cruzi (Chagas-Krankheit)

3.6.7 Intestinale Infektionen durch Viren

3.6.7.1   Norwalk-Virus
3.6.7.2   Rotaviren
3.6.7.3   Herpes-Viren
3.6.7.4   Zytomegalie-Viren
3.6.7.5   Echo-Viren
3.6.7.6   Coxsacki-Viren
3.6.7.7   Adeno-Viren
3.6.7.8   Corona-Viren
3.6.7.9   Calici-Viren
3.6.7.10 HIV (Human Immundeficiency Virus)

3.6.8 Intestinale Infektionen durch sexuell übertragbare Krankheiten

3.6.8.1   Neisseria gonorrhoeae: Gonorrhö
3.6.8.2   Chlamydia trachomatis: Lymphogranuloma venereum
3.6.8.3   Trepanosoma pallidum: Lues
3.6.8.4   Shigella sp.
3.6.8.5   Campylobacter sp.
3.6.8.6   Entamoeba histolytica
3.6.8.7   Giardia lamblia
3.6.8.8   Candida albicans
3.6.8.9   Herpes simplex Viren
3.6.8.10 Zytomegalie-Viren
3.6.8.11 Mycoplasma hominis
3.6.8.12 Taenia solium, Taenia saginata
3.6.8.13 Strongyloides stercoralis
3.6.8.14 HIV: AIDS (acquired immundeficiency syndrome)

Die besondere Bedeutung des Acquired Immun-Deficiency Syndrome (AIDS) liegt in [159]:
1. In den letzten Jahren ist ein lawinenartiger Anstieg der Erkrankung festzustellen (sowohl bei Risiko- als auch Nicht-Risikogruppen).
2. Die Dunkelziffer der unerkannten und nicht gemeldeten AIDS-Kranken ist sehr hoch einzuschätzen.
3. Es gibt keine kausale Therapie und/oder Schutzimpfung.

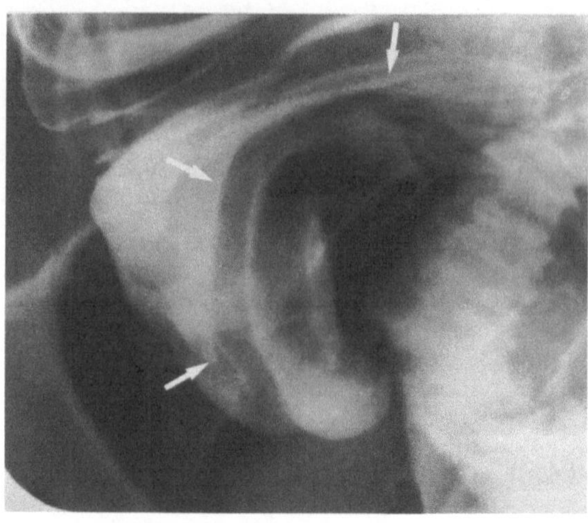

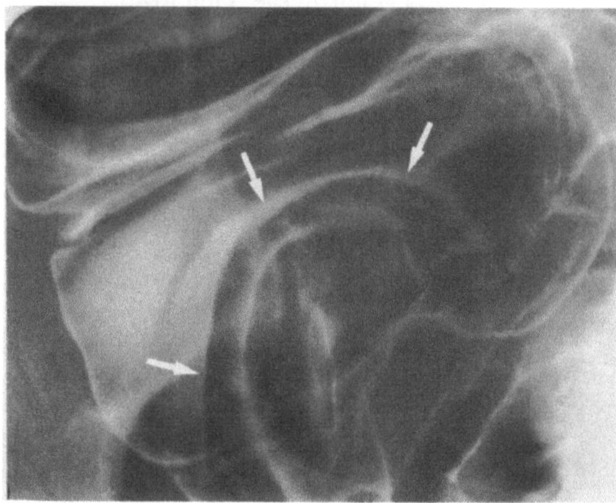

Abb. 180. Amöbenkolitis und Amöbenabszeß. Bogige Pelottierung und plumpe Falten des Zäkumpoles. (Die Aufnahme verdanken wir der freundlichen Genehmigung von Herrn Dr. G. Geiter, Karlsruhe)

4. Die Mortalitätsrate ist sehr hoch.
5. Eine prä- oder perinatale Übertragung von HIV von infizierten Müttern auf das Neugeborene ist möglich.
6. Es gibt eine Vielzahl sogenannter opportunistischer Krankheiten und/oder Tumore, die die Erkrankung begleiten.
7. Der GI-Trakt ist in einem hohen Prozentsatz der Erkrankten mitbetroffen.

Unter den häufigen *opportunistischen Infektionen* sind zu nennen [159]:
1. Pneumocystis carinii Pneumonie
2. Kaposi Sarkom
3. Malignes Lymphom
4. Burkitt-ähnlicher Tumor
5. Lymphogranulomatose
6. Toxoplasma gondii-Enzephalitis
7. HIV-Virus-Enzephalitis

8. Zytomegalie Virus-Infektionen
9. Epstein-Barr Virus-Pneumonien
10. Zoster/Varicellen-Virus-Infektionen
11. Herpes-Viren-Infektionen
12. Kryptosporidium-Infektionen
13. Septikämie unklarer Genese
14. Aspergillus- und Candida-Infektionen
15. Mycobacterium tuberculosis-Infektionen
16. Mycobacterium avium intracellulare-Infektionen
17. Darmparasiten-Infektionen

Ein Teil dieser opportunistischen Infektionen ist mitbestimmend für die *Röntgensymptomatik am Kolon*:
- Lokale, segmentale und diffuse Entzündungen
- Verdickte und unregelmäßige Mukosafalten
- Haustrenminderung und Haustrenverlust
- Rigidität und Spastizität
- Lumeneinengungen und segmentale Dilatationen
- Granulär-noduläre-polypöse Mukosaoberfläche
- Plaqueartige Läsionen
- Aphthoide Läsionen, oberflächliche Ulzerationen, tumorartige Formationen [64, 87, 118].

Danksagung: Mein besonderer Dank gilt Frau G. Klebe, die die umfangreichen Schreibarbeiten ausgeführt hat, sowie Herrn und Frau Dr. K. u. M. Reichel und Frau Dr. E. Rautschka, die sich um die Korrekturen verdient gemacht haben.

Literatur

1. Agner E, Eriksen M, Hollnagel H, Larsen H, Morck H, Schroll M (1981) Prevalence of raised yersinia enterocolitica antibody titre in unselected adult populations in Denmark during 12 years. Acta Med Scan 209:509–512
2. Alexander ES, Weinberg S, Clark RA, Belkin RD (1982) Fistulas and sinus tracts: radiographic evaluation, management and outcome. Gastrointest Radiol 7:135–140
3. Almy TP (1978) Irritable bowel syndrome. In: Sleisinger MH, Fordtran JS (eds) Gastrointestinal disease. Saunders, Philadelphia London Toronto, pp 1585–1597
4. Ansell G (1983) Komplikationen in der Röntgendiagnostik. Deutsche Übersetzung: Gertrud und Gerhard Gollmann. Enke, Stuttgart
5. Apestrand F (1986) Yersinia enterocolitica ileocolitis findings observed on barium examination. Radiologe 26:549–551
6. Ardan GM, Crooks HE (1983) Strahlenprobleme. In: Ansell G (Hrsg) Komplikationen in der Röntgendiagnostik. Deutsche Übersetzung von G. und G. Gollmann. Enke, Stuttgart, S 261–283
7. Ariyama J, Shimaguchi S, Suyama M, Shirakabe H (1986) Intraarterial digital subtraction angiography in the diagnosis and treatment of gastrointestinal disorders. Gastrointest Radiol 11:177–182
8. Baier R (1982) Diagnostik und Differentialdiagnostik der enteralen Yersiniose. Ärzt Lab 28:287–302
9. Balthazar EJ, Bryk D (1980) Segmental tuberculosis of the distal colon: radiographic features in 7 cases. Gastrointest Radiol 5:75–80
10. Balthazar EJ, Megibow AJ, Hulnik DH, Naidich DP (1988) Carcinoma of the colon: Detection and preoperative staging by CT. AJR 150:301–306
11. Bartram CI (1983) Radiology in inflammatory bowel disease. Marcell Dekker, Butterworths New York London
12. Bartram CI, Tumball GK, Lennard-Joes JE (1988) Evacuation Proctography: an investigation of rectal expulsion in 20 subjects without defecatory disturbance. Gastrointest Radiol 13:72–80
13. Baum RP, Maul FD, Klapdor R, Senekowitsch R (1985) Immunszintigraphie kolorektaler Tumoren mit 131-J-markierten monoklonalen Antikörpern (19-9/Anti CEA): Erste Ergebnisse. Nuc Compact 16:121–128
14. Becker V (1983) Divertikulose. Anatomische Aspekte. Radiologe 23:533–539
15. Bernier P, Stevenson GW, Shoroon P (1988) Defecography commode. Radiology 3:891–892
16. Best WR, Beckel JM, Singleton JW, Kern F (1976) Development of a Crohn's disease activity index. Gastroenterology 70:785–787
17. Beyer D, Köster R (1985) Bildgebende Diagnostik akuter intestinaler Durchblutungsstörungen (ein klinisch-radiologisches Konzept). Springer, Berlin Heidelberg New York Tokyo
18. Beyer D, Mödder U (1985) Diagnostik des akuten Abdomens mit bildgebenden Verfahren. Ein klinisch-radiologisches Konzept. Springer, Berlin Heidelberg New York Tokyo
19. Beyer D, Schütt H, Terwort H (1979) Der erweiterte Retrorektalraum – ein sicher pathologisches oder nur unspezifisches Zeichen einer Erkrankung im kleinen Becken? Radiologe 19:432–440
20. Bockemühl J (1982) Die enterale Yersiniose: Pathogenese, klinischer Verlauf, Epidemiologie und Diagnose. Immun Infekt 10:180
21. Bockus HL, Trappen G van (1961) Radiologic differences between ileocecal tuberculosis and Crohn's disease. II. Diagnosis of Crohn's disease. Amer J Dig Dis, NS, 6:604–621
22. Bodart P, Dive C, DeGroote J, Vantrappen G, Vandenbrouke J (1985) Le diagnostic radiologique de ileite de Crohn. Arch Mal Appar Dig 48:1672
23. Böhm F (1949) Probleme der Darmtuberkulose. Springer, Wien
24. Böhm F (1950) Die röntgenologischen Erscheinungsformen der abgeheilten, ehemals geschwürigen Darmtuberkulose. Fortschr Röntgenstr 72:675–686
25. Boland CB (1985) The colon. In: Smith LH jr, Thier SO (eds) Pathophysiology – the biological principles of disease. Saunders, Philadelphia London Toronto
26. Brodey PhA, Fertig S, Aron JM (1982) Campylobacter enterocolitis: radiographic features. AJR 139:1199–1201
27. Brombart MM (1980) Gastrointestinal radiology – a functional approach to radiological investigation and diagnosis. Thieme, Stuttgart
28. Brown L, Sampson HL (1937) Tuberculose intestinale. Lea & Febiger, Philadelphia
29. Butt JH, Konishi F, Morson BC, Lennard-Jones JE, Ritchie JK (1981) The frequency, appearance and clinical significance of macrosscopical changes associated

with dysplasia and carcinoma (MADC) complicating chronic ulcerative colitis (CUC) (Abstr). Gastroenterology 80:1119

30. Buttermann G (1985) Nuklearmedizinische Untersuchungsverfahren. In: Siewert JR, Blum AL (Hrsg) Interdisziplinäre Gastroenterologie. Springer, Berlin Heidelberg New York Tokyo, S 276–308

31. Cello JP (1983) Ulcerative colitis. In: Sleisinger MH, Fortran JS (eds) In: Gastrointestinal disease – pathophysiology, diagnosis, management, 3rd edn, vol 67. Saunders, Philadelphia London Toronto, p 1122

32. Chan ChH, Diner WC, Fontenot E, Davidson BD (1985) Randomized single-blind clinical trial of a rapid colonic cavage solution (Golytely) vs. standard preparation for barium enema and colonoscopy. Gastrointest Radiol 10:378

33. Chatal JR, Saccavini JC, Fumoleau P, Bardy A, Douillard JY (1982) Photoscanning localisation of human tumors, using radioiodinated monoclonal antibodies to colorectal carcinoma. J Nucl Med 23:8

34. Crohn BB (1967) Granulomatous diseases of the small and large bowel (a historial survey). Gastroenterology 52:767–772

35. Crohn BB, Ginzburg L, Oppenheimer GD (1932) Regional ileitis. A pathologic and clinical entity. JAMA 99:1323–1329

36. Crooks DJM, Brown WR (1980) The distribution of intestinal nodular lymphoid hyperplasia in immunoglobulin deficiency. Clin Radiol 31:701–706

37. Culp CE, Carlson HC (1984) Is here a safe interval between diagnostic invasive procedure and the barium enema study of the colorectum? Gastrointest Radiol 9:69

38. Curry GE Jr (1982) Laxative products. In: Penna RP, Smith DL, Laitin SC (eds) Handbook of nonprescription drugs, 7th edn. American Pharmaceutical Association, Washington, p 69

39. Demling L (1987) Oft zu spät erkannt: Colitis ulcerosa und Morbus Crohn. Dtsch Ärzteblatt 84:1722–1723

40. Deu E, Ortner R, Kratochvil P, Brandstätter G, Ratschek M (1986) Colitis tuberculosa – M. Crohn – Eine klinisch-radiologisch-endoskopische Aufgabe. Röntgen-B 39:313–315

41. Diner WC, Patel G, Texter EC jr et al. (1981) Intraluminal pressure measurement during barium enema: Full column vs. air contrast. AJR 137:217–221

42. Dodds WJ, Stewart ET, Nelson JA (1980) Rectal balloon catheters and the barium enema examination. Gastrointest Radiol 5:277–284

43. Dodds WJ, Foley WD, Lawson TL, Stewart ET, Taylor A (1985) Anatomy and imaging of the lesser peritoneal sac. AJR 144:567–575

44. Donaldson RM jr (1983) Crohn's disease. In: Sleisinger MH, Fordtran JS (eds) Gastrointestinal disease – pathophysiology, diagnosis, management, 3rd edn, vol 66. Saunders, Philadelphia London Toronto, pp 1088

45. Dornfield MW, Langmann MJS, Aktonson M, Balfour TW, Bell GD, Vellacoll KD, Amar SS, Knapp DR (1982) Outcome of endoscopy and barium radiography for acute upper gastrointestinal bleeding: controlled trial in 1037 patients. Br Med J 284:545–548

46. Earnest DL, Trier JS (1983) Radiation enteritis and colitis. In: Sleisinger MH, Fordtran JS (eds) Gastrointestinal diease, pathophysiology-diagnosis-management, 3rd edn. Saunders, Philadelphia London Toronto

47. Eisenberg RL (1983) Gastrointestinal radiology: A pattern approach. Lippincott, Philadelphia

48. Ekberg O, Sjöstrom B, Brahme F (1977) Radiologic findings in yersinia ileitis. Radiology 123:15–19

49. Ekberg O, Nordblom, Fork FTh, Bullmo A (1985) Hernigraphy of femoral, obturator and perineal hernias. Fortschr Röntgenstr 143:193–199

50. Ekberg O, Nylander G, Fork FT (1985) Defecography. Radiology 155:45–48

51. Ewe K, Georg KJ (1981) Laxantien: Wirkungsweise und Nebenwirkungen. Inn Med 8:248–262

52. Fahrländer H (1983) Ätiopathogenese und Klinik der chronisch-entzündlichen Darmkrankheiten. In: Ottenjann R, Fahrländer H (Hrsg) Entzündliche Erkrankungen des Dickdarms. Springer, Berlin Heidelberg New York Tokyo, (Interdisziplinäre Gastroenterologie, S 233–248)

53. Fahrländer H (1984) Colon irritabile. In: Demling L, Domschke S (Hrsg) Klinische Gastroenterologie, Bd I, 2. Aufl. Thieme, Stuttgart New York, S 757–761

54. Fank G, Fuchs HF (1978) Kolon. In: Teschendorf W, Wenz W (Hrsg) Röntgenologische Differentialdiagnostik, Bd II: Erkrankungen der Bauchorgane. Thieme, Stuttgart

55. Fanucci A, Cerro P, Fraraui L, Jetto F (1984) Small bowel length measured by radiography. Gastrointest Radiol 9:349–351

56. Feczko PJ, Bernstein MA, Halpert RD, Ackerman LV (1984) Small colonic polyps: a reapparaisal of their significance. Radiology 152:301–303

57. Federle MP (1988) A radiologist looks at AIDS: Imaging evaluation based on symptom complexes. Radiology 166:553–562

58. Fiedler V, Köster R (1984) Die inneren Hämorrhoiden – Röntgensymptomatik und differentialdiagnostische Abgrenzung zum Rektum- bzw. Analkarzinom. Radiologe 24:527–531

59. Filippini L (1982) Divertikelkrankheit des Dickdarms. In: Müller-Wieland K (Hrsg) Dickdarm. Springer, Berlin Heidelberg New York (Handbuch der inneren Medizin, 5. neubearb und erw Aufl, Bd 3/4, S 203–253)

60. Fischer AW (1923) Über eine neue röntgenologische Untersuchungsmethode des Dickdarms; Kombination von Kontrasteinlauf und Luftaufblähung. Klin Wochenschr 2:1595–1598

61. Fleischner FG (1928) Die Darmtuberkulose im Röntgenbild. Erg Med Strahlenforsch 3:359–423

62. Flickinger FW (1981) Location of lower gastrointestinal bleeding by Tc-99m-Sc Scan. J Nucl Med 22:38–39

63. Fork FT, Lindström C, Ekelund G (1983) Reliability of routine double-contrast examination of the large bowel in polyp detection: a prospective clinical study. Gastrointest Radiol 8:163–172

64. Frager DH, Frager JD, Brandt LJ, Wolf EL, Rand LG, Klein RS, Beneventano TC (1986) Gastrointestinal complications of AIDS: radiologic features. Radiology 158:597–603

65. Franken FH (1982) Irritables Kolon, Obstipation, Diarrhoe. In: Müller-Wieland K (Hrsg) Dickdarm. Springer, Berlin Heidelberg New York (Handbuch der inneren Medizin, 5. neubearb und erw Aufl, Bd 3/4, S 149–178)

66. Freeny PC, Marks WM, Ryan JA, Bolen JW (1986) Colorectal carcinoma evaluation with CT: preopera-

tive staging und detection of postoperative recurrence. Radiology 158:347–353

67. Frik W (1948) Röntgenuntersuchungen beim Darmbrand. Röntgenpraxis 17:67
68. Frühmorgen P, Matek W (1983) Significance of polypectomy in the large bowel-endoscopy. Endoscopy 15:155–157
69. Fuchs HF, Stadler U, Reichert J (1979) Der Stellenwert der Röntgendiagnostik bei der Frühdiagnose des Kolonkarzinoms im Vergleich zur Koloskopie. Radiologe 19:21–24
70. Gebbers JO, Laissue JA (1983) Morphologie des Dickdarms. In: Ottenjann R, Fahrländer H (Hrsg) Entzündliche Erkrankungen des Dickdarms. Springer, Berlin Heidelberg New York (Interdisziplinäre Gastroenterologie, S 1–77)
71. Gelfand DW (1984) Performing and interpreting; fluoroscopic-examinations. Gastrointest Radiology. Performing and Interpreting fluroscopic examinations. Churchill Livingstone, New York Edinburgh London Melbourne
72. Girard CM, Rugh KS, DiPalma JA, Brady III CE, Pierson WP (1984) Comparison of golytely lavage with standard diet/cathartic preparation for double-contrast barium enema. AJR 142:1147–1149
73. Gössner W (1972) Grundlagen und allgemeine pathologische Anatomie der Strahlenschäden. Verh Dtsch Ges Pathol 56:168–187
74. Goldberg HI, Caruthers SB jr, Nelson JA, Singleton JW (1979) Radiographic findings of the national cooperative Crohn's disease study. Gastroenterology 77:925–937
75. Goldenberg DJ, Russel CD (1979) Value of 67Ga-Citrate scanning in Crohn's disease: concise communication. J Nucl Med 20:215–218
76. Gomes AS, Lois JF, McCoy RD (1986) Angiographic treatment of gastrointestinal hemorrhage: comparison of vasopressin infusion and embolisation. AJR 146:1031–1037
72. Gorbach SH (1983) Infectious diarrhea: In: Sleisinger MH, Fordtran JS (eds) Gastrointestinal disease, 3rd edn. Saunders, Philadelphia London Toronto, p 925
78. Gottlieb LS, Winawer SJ, Sternberg S et al. (1984) National polyp study (NPS): The diminutive polyp (Abstr). Gastrointest Endosc 30:143
79. Granger DN, Barrowman JA (1983) Microcirculation of alimentary tract II, pathophysiology of edema. Gastroenterology 84:1035–1049
80. Greenall MJ, Levin AW, Nolan DJ (1983) Complications of diverticular disease: a review of the barium enema findings. Gastrointest Radiol 8:353
81. Grendell JH, Ockner RK (1983) Vascular disease of the bowel. In: Sleisinger MH, Fordtran JS (eds) Gastrointestinal disease, pathophysiology, diagnosis, management, vol 95. Saunders, Philadelphia London Toronto, pp 1543–1568
82. Haddad H, Devroede-Bertrand G (1981) Large bowel motility disorders. In: Schuster M (ed) The medical clinic of North America, vol 65/6. Symposium on Gastrointestinal Motility Disorders. Saunders, Philadelphia, London, Toronto, pp 1377–1396
83. Hansen K, Jeckeln E, Jochims J, Lezius A, Meyer-Burgdorf H, Schütz F (1949) Darmbrand. Enteritis necroticans. Thieme, Stuttgart
84. Harned RK, Williams SM, Maglinte DDT, Hagen JM, Panstian FF, Consigny PM (1985) Clinical application

of in vitro studies for barium-enema-examination following colorectal biopsy. Radiology 154:319–321
85. Haubrich WS (1982) Anatomie des Kolons. In: Müller-Wieland K (Hrsg) Dickdarm. Springer, Berlin Heidelberg New York (Handbuch der inneren Medizin, 5. neubearb und erw Aufl, Bd 3/4, S 1–9)
86. Hees PAM van, Elteren PH van, Lier HJJ van, Jogeren JHM van (1980) An index of inflammatory activity in patients with Crohn's disease. Gut 21:279–286
87. Helm EB, Stille W, Vanek E (1986) AIDS II. Jahrestagung der Deutschen Gesellschaft für Infektiologie Schloß Reisenburg, Günzburg, Mai 1986. Zuckschwerdt, München Bern Wien San Francisco
88. Herlinger H, O'Riordan D, Saul S, Levins MS (1986) Nonspecific involvement of bowel adjoining Crohn disease. Radiology 159:47–51
89. Hermanek P, Frühmorgen P, Geggenmoos-Holzmann I, Altendorf A, Matek W (1983) The malignant potential of colorectal polyps – a new statistical approach. Endoscopy 15:16–20
90. Heuck F (1974) Abgrenzung der Divertikulitis – Stadien aus röntgenologischer Sicht, Kolondivertikulitis – aktuelle Probleme der Diagnostik und Therapie. In: Reiffernheid M (Hrsg) Symposium Aachen 1973. Thieme, Stuttgart
91. Higgins CB, Hricak H (1987) Magnetic resonance imaging of the body. Raven, New York
92. Höchter W, Ottenjann R (1983) Strahlenkolitis. In: Ottenjann R, Fahrländer H (Hrsg) Entzündliche Erkrankungen des Dickdarms. Springer, Berlin Heidelberg New York Tokyo (Interdisziplinäre Gastroenterologie, S 176)
93. Hör G, Munz DL, Brandhorst I, Happ J (1984) Abdominelle Sequenzszintigraphie bei Meckelschem Divertikel: Der Kinderarzt 15(11):1406–1409
94. Hollmann JP, Goebel N (1985) Computertomographie (CT) und Sonographie (US) in der Rezidivdiagnostik kolorektaler Tumoren. Fortschr Röntgenstr 143(6):665–671
95. Holmes KM, Salter RH (1982) Irritable bowel syndrome – a safe diagnosis? British Medical Journal 285:1533–1534
96. Iida M, Matsui T, Fuchigami T, Iwashita A, Yao T, Fujishima M (1986) Ischemic colitis: serial changes in double-contrast barium enema examination. Radiology 159:337–341
97. Joffe N (1981) Diffuse mucosal granularity in double-contrast studies of Crohn's disease of the colon. Clinical Radiology 22:85–90
98. Kantor JL (1943) Roentgenology of the digestive tract in tuberculosis. Amer Rev Tuberc 47:484–492
99. Kelvin FM, Gardiner R (1987) Clinical imaging of the colon and rectum. In: Clinical imaging of the gastrointestinal tract series. Raven, New York
100. Kelvin FM, Gardiner R, Vas W, Stevenson GW (1981) Colorectal carcinoma missed on double contrast-barium enema study: a problem in perception. AJR 137:307–313
101. Kenney PhJ, Koehler RE, Shackelford GD (1982) The clinical significance of large lymphoid follicles of the colon. Radiology 142:41–46
102. Kirsner JB, Shorter RG (eds) (1988) Inflammatory bowel disease, 3nd edn. Lea & Febiger, Philadelphia
103. Knapp W (1975) Die Symptomatologie und humanmedizinische Bedeutung von Infektionen mit Yersinia enterocolitica. Münch Med Wschr 117:966

104. Kohl S (1984) Yersinia infections. In: Bouchier IAD, Allan RN, Hodgson JF, Keighley MRB (eds) Textbook of gastroenterology. Bailliére Tindall, London Philadelphia Toronto, p 1101
105. Korelitz BI, Sohn N (1985) Inflammatory bowel disease: experience and controversy. Ginne & Stratton, Orlando San Diego New York
106. Larsen JH (1979) The spectrum of clinical manifestations of infections with Yersinia enterocolitica and their pathogenesis. Contr Microbiol Immunol 5:257–269
107. Laufer I (1979) Double contrast gastrointestinal radiology – with endoscopic correlation. Saunders, Philadelphia London Toronto
108. Laufer I, Mullens J, Hamilton J (1976) Correlation of endoscopy and double-contrast radiography in the early stages of ulcerative and granulomatous colitis. Radiology 118:1–5
109. Lee JKT, Sagel StS, Stanley RJ (1989): Computed Body Tomography with MRI Correlation. Raven Press
110. Loeb PM (1983) Diverticular disease of the colon. In: Sleisinger MH, Fordtran JS (eds) Gastrointestinal disease, vol 2. Saunders, Philadelphia London Toronto, p 109
111. Loeschke K (1982) Diagnostik, Therapie und Epidemiologie der Enterokolitis nach Antibiotika. Inn Med 9:222–228
112. Maglinte DDT, Strong RC, Strate RW, Candill LD, Dyer PA, Chernis SM, Graffis RF (1982) Barium enema after colorectal biopsies. Experimental data. AJR 139:693–697
113. Mahien P, Pringot J, Bodart P (1985) Defecography: 1. Description of a new procedure and results in normal patients. Gastrointest Radiol 9:253–261
114. Malchow H (1983) Morbus Crohn. In: Caspary WF (Hrsg) Dünndarm B. Springer, Berlin Heidelberg New York. (Handbuch der inneren Medizin, 5. neu bearb und erw Aufl, Bd 3/3B, S 47–84)
115. Maratka Z, Nebdal J, Kocianova J, Havelka J, Kudrmann J, Hendl J (1985) Incidence of colorectal cancer in proctocolitis: a retrospective study of 959 cases over 40 years. Gut 26:43–49
116. Margulis AR, Burhenne HJ (1983) Alimentary tract radiology. Mosby, St Louis Toronto London
117. Margulis AR, Crooks LE (1988) Present and future status of MR imaging. AJR 150:487–492
118. Marinellei DL, Albelda SM, Williams TM, Kern JA, Tozzo RV, Miller WT (1986) Nontuberculous mycobacterial infection in AIDS: Clinical, pathologic and radiographic features. Radiology 160:77–82
119. Maruyama M (1978) Radiologic diagnosis of polyps and carcinoma of the large bowel. Igaku-Shoin, Tokyo
120. Mendeloff AI (1980) The epidemology of inflammatory bowel disease. Clinics in Gastroenterology 9:259–270
121. Meyers MA (1976) Griffith's point: initial anastomosis at the splenice flexure. Significance in ischemic of the colon. Radiology 126(1):77–94
122. Meyers MA (1982) Dynamic radiology of the abdomen: normal and pathologic anatomy, 2nd edn. Springer, New York Heidelberg Berlin
123. Meyers MA, Volberg F, Katzen B, Abbott G (1973) Haustral anatomy and pathology: A new look I. Roentgen identification of normal pattern and relationships. Radiology 108:497–504
124. Meyers MA, Volberg F, Katzen B, Abbott G (1973) Haustral anatomy and pathology: A new look II. Roentgen interpretation of pathological alterations. Radiology 108:505–512
125. Miller RE (1975) Die vollständige Colonuntersuchung. Radiologe 15:410–420
126. Mohr W (1982) Kolitis bei infektiösen Erkrankungen. In: Müller-Wieland K (Hrsg) Dickdarm. Springer, Berlin Heidelberg New York (Handbuch der inneren Medizin, 5. neubearb und erw Aufl, Bd 3/4, S 735–807)
127. Morson BC, Dawson JMP (1979) Gastrointestinal pathology, 2nd edn. Blackwell, Oxford London Edinburgh Melbourne
128. Müller-Wieland K (1982) Epidemiologie (Colitis ulcerosa and Colitis Crohn) In: Müller-Wieland K (Hrsg) Dickdarm. Springer, Berlin Heidelberg New York (Handbuch der inneren Medizin, 5. überarb und erw Aufl, Bd 3/4, S 425–441)
129. Müller-Wieland K (1982) Differentialdiagnose. In: Müller-Wieland K (Hrsg) Dickdarm. Springer, Berlin Heidelberg New York (Handbuch der inneren Medizin, 5. neubearb und erw Aufl, Bd 3/4, S 481)
130. Müller-Wieland K (1982) Lokale Komplikationen. In: Müller-Wieland K (Hrsg) Dickdarm. Springer, Berlin Heidelberg New York (Handbuch der inneren Medizin, 5. neubearb und erw Aufl, Bd 3/4, S 537)
131. Müller-Wieland K (1982): Systemische Komplikationen. In: Müller-Wieland K (Hrsg) Dickdarm. Springer, Berlin Heidelberg New York (Handbuch der inneren Medizin, 5. neubearb und erw Aufl, Bd 3/4, S 555–591)
132. Müller-Wieland K, Winkler R, Schreiber HW (1982) Indikationen zur chirurgischen Behandlung. Colitis ulcerosa und Morbus Crohn im Kolon. In: Müller-Wieland K (Hrsg) Dickdarm. Springer, Berlin Heidelberg New York (Handbuch der inneren Medizin, 5. neubearb und erw Aufl, Bd 3/4, S 709–733)
133. Müller-Wieland K (1982) Die pseudomembranöse Kolitis (Antibiotika-induzierte Kolitis). In: Müller-Wieland K (Hrsg) Dickdarm. Springer, Berlin Heidelberg New York (Handbuch der inneren Medizin, 5. neubearb und erw Aufl, Bd 3/4, S 801)
134. Murney RG Jr, Winship DH (1982) The irritable colon syndrome. In: Conell AM (ed) Clinics in gastroenterology, vol 11/3. Saunders, Philadelphia London Toronto, pp 563–592
135. Muroff LR (1982) Detection of abdominal abscesses with 67-Ga-Citrate. Correlative studies with computed tomography. Sem in Nucl Med XII:2
136. O'Connel DJ, Courtney JV, Ridell RH (1980) Colitis of Behcet' syndrome – radiologic and pathologic features. Gastrointest Radiol 5:173–175
137. O'Connor TW (1981) Pseudomembranous enterocolitis: a historical and clinical review. Dis Colon Rectum 24:445–448
138. O'Loughlin BJ (1965) Betrachtungen über die radiologische Bildqualität. In: Stieve FE (Hrsg) Bildgüte in der Radiologie. Fischer, Stuttgart, S 1–20
139. Ott DJ, Gelfand DW, Ramquist NA (1980) Causes of error in gastrointestinal radiology II. Barium enema examination. Gastrointest Radiol 5:99–105
140. Ott DJ, Gelfand DW, Chen YM, Munitz HA (1985) Colonoscopy and the barium enema: a radiologic viewpoint. South Med J 78:1033–1035
141. Ott DJ, Gelfand DW, Wu WC, Munitz HA, Yu Men Chen (1986) How important is radiographic detection of dimunitive polyps of the colon? AJR 146:875–878

142. Ottenjann R, Fahrländer H (Hrsg) (1983) Entzündliche Erkrankungen des Dickdarms. In: Interdisziplinäre Gastroenterologie. Springer, Berlin Heidelberg New York Tokyo

143. Otto HF, Gebbers JO (1983) Pathomorphologie. In: Müller-Wieland K (Hrsg) Dickdarm. Springer, Berlin Heidelberg New York Tokyo (Handbuch der inneren Medizin, 5. überarb und erw Aufl, Bd 3/4, S 297–339)

144. Otto HF, Müller-Wieland K, Gebbers JO (1982) Das Kolitis-Karzinom. In: Müller-Wieland K (Hrsg) Dickdarm. Springer, Berlin Heidelberg New York (Handbuch der inneren Medizin, 5. neubearb und erw Aufl, Bd 3/4, S 593)

145. Owen RL, Brandborg LL (1983) Parasitic diseases. In: Sleisinger MH, Fordtran JS (eds) Gastrointestinal disease, 3rd edn. Saunders, Philadelphia London Toronto Mexico City, pp 968–1022

146. Pechere JC, Acar J, Armengaud M, Frenier B, Moellering R jr, Sande M, Waldvogel F, Zinner S (1986) Infections: recognition, understanding, treatment. Lea & Febiger Philadelphia

147. Painter NS (1980) Klinik und Therapie der Divertikulitis des Dickdarms. Dtsch Med Wochenschr 105:661–665

148. Price AB (1980) Pseudomembranous colitis. In: Wright R (ed) Recent advances in gastrointestinal pathology. Saunders, London Philadelphia Toronto, pp 151–172

149. Pringot J, Gongette L, van Heuverzwyn R, Bodart P (1977) The features of granulomatous colitis in double contrast radiography. Belgisch Radiol 60:25–35

150. Radiation protection (1984) Nonstochastic effects of 191-ionizing radiation. ICRP Publication 41. Pergamon, Oxford New York Sydney Paris Frankfurt

151. Raguse T (1983) Pathogenese und elegtive Therapie der Peridivertikulitis. In: Ottenjann R, Fahrländer H (Hrsg) Entzündliche Erkrankungen des Dickdarms. Springer, Berlin Heidelberg New York Tokyo (Interdisziplinäre Gastroenterologie, S 193–220)

152. Reeder MM (1986) Infectious colitis. In: Taveras JM, Ferrucci JT (eds) Radiology: diagnosis-imaging-intervention, vol 3. Lippincott, Philadelphia London, Mexico City New York, pp 33

153. Reeder MM, Palmer PES (1979) The radiology of tropical disease. Williams & Wilkins, Baltimore

154. Reeders JWAJ, Tytgat GNJ, Rosenbusch G, Gratama S (1984) Ischaemic colitis. Martinus Nijhoff, Boston The Hague Dordrecht Lancaster

155. Reifferscheid M (1979) Resektion und Myotomie des Divertikeldarmes. Dtsch Med Wochenschr 18:671–675

156. Rettenmaier G (1985) Sonographie. In: Blum AL, Siewert JR, Ottenjann R, Lehr L (Hrsg) Aktuelle gastroenterologische Diagnostik. Springer, Berlin Heidelberg New York Tokyo. (Interdisziplinäre Gastroenterologie, S 276–308)

157. Rice RP, Thompson WM, Feyshin PJ, Merten FD, Kelvin FM, Williford ME (1984) The barium enema in appendicitis: Spectrum of appearances and pitfalls. RadioGraphics 4:393–409

158. Rigler LG, Weiner M (1967) History of roentgenology of the gastrointestinal tract. In: Margulis AR, Burhenne HJ (eds) Alimentary tract roentgenology, vol. 1. Mosby, St Louis

159. Röntgen WC (1895) Über eine neue Art von Strahlen. S B Phys Med Ges Würzburg 9:132

160. Rösch J, Kozak BE, Keller FS, Dötter CT (1986) Interventional angiography in the diagnosis of acute lower gastrointestinal bleeding. Europe J Radiol 6:136–141

161. Roddie ME, Peters AM, Daupure HJ, Osman S, Henderson BL, Lavender JP, Caroll MJ, Neisiuckx RD, Kelly JD (1988) Inflammation: imaging with Tc-99m HMPAO-labeled leukocytes. Radiology 166:767–772

162. Ruffato C, Liessi G, Valente R, Buttazzoni L (1979) Kritische Betrachtungen zu den „innominate groobes" des Kolons. Fortschr Röntgenstr 131:6

163. Rumberger E (1982) Physiologie des Dickdarms. In: Müller-Wieland K (Hrsg) Dickdarm. Springer, Berlin Heidelberg New York. (Handbuch der inneren Medizin, 5. neubearb und erw Aufl, Bd 3/4, (S 11–28)

164. Säbel M (1981) Die natürliche und die künstliche Strahlenexposition des Menschen. Dtsch Ärzteblatt 41:1903–1905

164. Sales DJ, Kirsner JB (1982) The prognosis of inflammatory bowel disease. Annals of Life Insurance Medicine 7:84

165. Schachter H, Kirsner JB (1980) Crohn's disease of the gastrointestinal tract. Wilfey & Sons, New York Chichester Brisbane Toronto

167. Scherer E (1981) Strahlentherapie, 3. Aufl. Thieme, Stuttgart New York

168. Schilling F (1976) Yersinia Arthritis. Dtsch Med Wochenschr 42:1515

169. Schmidt Th (1979) Strahlenschutz. In: Domschke W, Koch H (Hrsg) Diagnostik in der Gastroenterologie. Thieme, Stuttgart, S 69–71

170. Schuster MM (1983) Irritable bowel syndrome. In: Sleisinger MH, Fordtran JS (eds) Gastrointestinal disease, vol 54. Saunders, Philadelphia London Toronto, pp 880–894

171. Sfakianakis GN, Conway JJ (1981) Detection of ectopic gastric mucosa in Meckel's diverticulum and other aberrations by scintigraphy. J Nucl Med 22:647–654

172. Sfakianakis GN, Scheikh W, Heal A (1982) Comparision of scintigraphy with In-111-Leucocytes and Ga-67 in the diagnosis of occult sepsis. J Nucl Med 23:617–626

173. Shimshak RR, Korobkin M, Hoffer PB (1978) The complementary role of Ga-Citrate imaging and CT in the evaluation of suspected abdominal infection. J Nucl Med 19:262–269

174. Shinya H (1982) Colonoscopy, diagnosis and treatment of colonic diseases. Igaku-Shoin, Tokyo

175. Sleisinger MH, Fordtran JS (eds) (1983) Gastrointestinal disease pathophysiology-diagnosis-management. Saunders, Philadelphia London Toronto

176. Spiro AH, Peppercorn MA (1982) Evaluation and medical therapy of acute gastrointestinal bleeding. Pharmacotherapy 2:235–241

177. Srivastava SC, Chervu LR (1984) Radionuclide-labeled-RBC: current status and future prospects. Sem in Nucl Med 14:2

178. Stead WW, Bates JH (1986) Infektionen durch Mycobakterien. Tuberkulose. In: Petersdorf RG, Adams RD, Braunwald E, Isselbacher KJ, Martin JB, Wilson JD (Hrsg) Prinzipien der Inneren Medizin, Bd 1. Deutsche Ausgabe: Straub, Inselspital Bern. Schwabe, Basel Stuttgart, S 1159–1168

179. Stevenson GW, Goodacre R, Jackson R, Ragbeer M, Rowland R (1984) Dysplasia to carcinoma transformation in ulcerative colitis. AJR 143:108–110

180. Stierlin E (1911) Die Radiographie in der Diagnostik

der Ileocoecaltuberkulose und anderer Krankheiten des Dickdarms. Münch Med Wschr 58:1231–1235

181. Strada M, Meregaglia D, Donzelli R (1983) Double-contrast enema in antibiotic-related pseudomembranous colitis. Gastrointest Radiol 6:69

182. Swart B, Meyer G (1974) Die Diagnostik des akuten Abdomens beim Erwachsenen. – Ein neues klinisch-röntgenologisches Konzept. Radiologe 14:1–57

183. Swart B, Vielhauer E (1972) Irritables Colon – irrelevante Feststellung oder wichtige Diagnose? Radiologe 12:179–184

184. Tedesco FJ (1982) Pseudomembranous colitis: pathogenesis and therapy. Medical Clinic of NA, 66(3):655–664

185. Thoeni RF, Margulis AR (1979) Intracolic pressure during barium enema studies. Using single and double contrast techniques. Invest Radiol 14:162–165

186. Thoeni RF, Petras A (1982) Detection of rectal and rectosigmoid lesions by double-contrast barium enemas examination and sigmoidoscopy. Radiology 142:59–62

187. Thompson WG (1984) The irritable bowel. Gut 25:305–320

188. Thompson WM, Halvorsen RA, Foster WL jr, Roberts L, Gibbons R (1986) Preoperative and postoperative CT staging of rectosigmoid carcinoma. AJR 146:703–710

189. Tielbeek AV, Rosenbusch G, Muytjens HL, Yap SH, Strijk SP, Boetes C (1985) Roentgenologic changes of the colon in campylobacter infection. Gastrointest Radiol 10:358–361

190. Tisell (1938) The diagnosis of intestinal tuberculosis as a complication of pulmonary tuberculosis. Acta Soc Med Suecanae, Stockholm

191. Trier JS, Krone CHl, Sleisinger MH (1983) Anatomy, embryology and developmental abnormalities of the small intestine and colon. In: Sleisinger MH, Fordtran JS (eds) Gastrointestinal disease, 3rd edn. Saunders, Philadelphia London Toronto

192. Tucker H, Schuster MM (1982) Irritable bowel syndrome: Newer pathophysiologic concepts. In: Stollerman GH (ed) Advances in Internat. Medicine, vol 27. Year Book Medical Publishers, Chicago, pp 183-204

193. Vallee C, Legman P, Favriel JM, Garnier T, Levasque M (1984) Colonic angiodysplasia – clinical, endoscopic, arteriographic signs and histopathological correlations. Europ J Radiol 4:258–264

194. Vantrappen G, Agg HO, Geboes K, Ponette E (1982) Yersinia enteritis. Medical Clinic of North America, 66(3):639

195. Voegeli E (1974) Die Angiographie bei Dünn- und Dickdarmerkrankungen. Thieme, Stuttgart

196. Vogel H (1986) Risiken der Röntgendiagnostik – Zahlen des Schrifttums für die konventionellen und invasiven Methoden und für die Energie-Übertragung bei bildgebenden Verfahren. Urban & Schwarzenberg, München Wien Baltimore

197. Waldmann D, Farthmann EH (1983) Die Divertikulose des Kolons und ihre Komplikationen. Chirurgisch-klinische Aspekte. Radiologe 23:540–544

198. Wall SD, Ominsky Sst, Altman DF, Perkins CL, Sollito R, Goldberg HI, Margulis AR (1986) Multifocal abnormalities of the gastrointestinal tract in AIDS. AJR 146:1–5

199. Weissmann A, Bousquet JC, Harriague D, Grellet J (1980) Aspects de L'anatomie radiologique du Cólon en double contraste. J Radiol 61:301–311

200. Weismann A, Barge HJ, Clot M, Saigot T, Harriague D, Curet P, Grellet J (1981) Aspect nodulaire lymphoide rectocolique chez l'adulte. J Radiol 62:449–455

201. Welin S, Welin G (1980) Die Doppelkontrastuntersuchung des Dickdarms (Erfahrungen mit der Welin-Methode). Deutsche Übersetzung von Gertrud Gollmann. Thieme, Stuttgart New York

202. Weissleder R, Stark DD: MRI Atlas of the Abdomen. Deutscher Ärzte-Verlag Köln, 1989

203. Whalen JP (1976) Radiology of the abdomen. Anatomic basis. Lea & Febiger, Philadelphia

204. Williams HB (1939) Intestinal tuberculosis – report of 3.693 cases studied by X-ray and at autopsy. Med Bull US Vet Admin 15:236–239

205. Williams ES (1983) Radionuklide. In: Ansell G (Hrsg) Komplikationen in der Röntgendiagnostik. Enke, Deutsche Übersetzung von G. und G. Gollmann. Stuttgart, 284–288

206. Williams SM, Berk RN, Harned RK (1984) Radiologic features of multinodular lymphoma of the colon. AJR 143:87–91

207. Winawe SJ, Schottenfeld D, Sherlock P (1985) Screening for colorectal cancer: the issues. Gastroenterology 88:842–844

208. Winn M, Weismann HS, Sprayregen S, Freeman LM (1983) The radionuclide detection of lower gastrointestinal bleeding sites. Clinical Nuc Med 8:389–395

209. Winzelberg GG (1979) Evaluation of gastrointestinal bleeding by RBC labeled in vivo with technitium. J Nucl Med 20:1080–1086

210. Wright RA, Thompson D, Syed I (1981) Simultaneous markers for fluid and solid gastric emptying: New variations on old theme. Concise Communications. J Nucl Med 22:772–776

Polypen, Tumoren und andere Erkrankungen des Kolon

G. Rosenbusch und J.W.A.J. Reeders

INHALT

1 Polypen

Allgemein wird jede umschriebene Erhebung der normalen Schleimhaut als Polyp bezeichnet, gleichgültig, ob diese von der Schleimhaut ihren Ursprung nimmt oder submukös gelegen ist. Der Polyp im allgemeinen beinhaltet also keine histologische Diagnose.

Im engeren Sinn versteht man jedoch unter Polyp vom Epithel der Schleimhaut ausgehende Läsionen. Morson [34] teilt die wichtigsten Polypen des Dickdarms histologisch in zwei große Gruppen ein, die neoplastischen und die nicht-neoplastischen (Tabelle 1).

Die Polypen im engeren Sinn umfassen, wie aus dieser Klassifikation von Morson ersichtlich, ein breites histopathologisches Spektrum, wobei die neoplastischen Polypen als Vorstufen der Karzinome einen wichtigeren Platz einnehmen als die nicht-neoplastischen.

Tabelle 1. Einteilung der Polypen des Dickdarms

1.1 Neoplastische Polypen (Adenome)
 1. Tubuläre Adenome
 2. Villöse Adenome
 3. Tubulo-villöse Adenome (Misch- oder Intermediär-
    form)
1.2 Nicht-neoplastische Polypen
 1. Hamartomatöse Polypen
 2. Entzündliche Polypen
 3. Nicht klassifizierbare Polypen (meta-, hyperpla-
    stisch)

1.1 Neoplastische Polypen (Adenome)

Kolorektale Adenome sind nach der Definition der
WHO benigne gestielte oder sessile d.h. breitbasig
der Schleimhaut aufsitzende Neoplasien des Drüsen-
epithels mit verschiedenem Atypiegrad. Sie sind im
Kolon neben den meta- oder hyperplastischen Polypen die häufigste Polypenform.

1.1.1 Tubuläre Adenome

Die tubulären Adenome sind einige mm bis einige
cm groß, meist um 1 cm. Die Oberfläche der kleinen
Polypen ist glatt, die der größeren lobuliert. Sie können sessil oder gestielt auftreten, oder als Intermediär-
form, wenn die Basis minimal schmaler ist als der
maximale Durchmesser des Polypen. Der Stiel von
tubulären Adenomen kann einige cm lang sein. Seine
Entstehung wird durch Zug an der normalen Mukosa
durch peristaltische Bewegungen erklärt.

Mikroskopisch bestehen die tubulären Adenome
aus stark verzweigten Drüsenschläuchen. Die einzelnen Zellen sezernieren weniger Schleim als normale.
Der Stiel eines Polypen besteht aus normaler Dick-
darmschleimhaut mit Muscularis mucosae und Submukosa und geht am Kopf in das adenomatöse Gewebe über.

1.1.2 Villöse Adenome

Die villösen Adenome sind meist größer als tubuläre,
können 10 cm und mehr groß sein, kommen häufiger
im Rektosigmoid vor, haben eine unregelmäßige, zot-
tige Oberfläche und sind oft von weicher Konsistenz.
Die größeren villösen Adenome sind sessil, kleinere
können gestielt sein. Mikroskopisch bestehen sie aus
schleimsezernierenden Zellen.

1.1.3 Tubulo-villöse Adenome

Die tubulo-villösen Adenome stellen histologisch eine
Mischform der vorangegangenen Typen dar. Sie sind
seltener als rein tubuläre und häufiger als rein villöse
Adenome.

1.1.4 Vorkommen

Über das Vorkommen der adenomatösen Polypen bestehen unterschiedliche Angaben, abhängig von der
Untersuchungsweise und dem Untersuchungsmate-
rial. Die Angaben schwanken zwischen 0,7 und 67%.
Welin [48] fand röntgenologisch eine Inzidenz von
13%. Mit dem Alter nimmt ihre Häufigkeit zu. Oft
(16,9–60% der Fälle) kommen Polypen in der Mehrzahl beim selben Patienten vor, bei Männern beinahe
doppelt so oft wie bei Frauen. Patienten mit Kolonkarzinom haben öfters zusätzliche Polypen, vor allem
in der Umgebung der Karzinome (Satelliten-Polypen).

Ähnlich groß sind die Unterschiede hinsichtlich
der Verteilung der Polypen im Dickdarm:

2–33% im Zäkum und Colon ascendens, 3–60%
im Colon transversum, 3,5–20% im Colon descendens, 18–25% im Sigmoid und 27–60% im Rektum.
Meist wird das häufigere Vorkommen der Polypen
im Rektum und Sigmoid betont [6, 40]. Die Adenome
in der rechten Kolonhälfte sollen meist kleiner sein,
während die Verteilung der größeren Adenome nach
Morson [34] ähnlich ist wie die der Karzinome. Von
den neoplastischen Polypen machen die tubulären
Adenome 75%, die tubulo-villösen 15% und die villösen 10% aus, die entsprechenden Zahlen von Bellaar Spruyt [6] lauten 67%, 25% und 8%.

Die meisten Adenome des Kolon sind asymptomatisch. Durch Erosion ihrer Oberfläche kommt es
zu rektalen Blutungen. Die größeren villösen Adenome äußern sich durch Schleimabgang und im Extremfall sogar in wässerigen Diarrhöen (2–5 l täglich), die mit erhöhter Kaliumausscheidung verbunden sind, so daß es zur Hypokaliämie kommen kann.
Die tubulo-villösen und villösen Adenome entarten
häufiger maligne als die tubulären.

Mit dem Haemoccult-Test kann eine Blutung
nachgewiesen werden, nicht jedoch die Blutungsursa-
che. Die Diagnostik der Polypen erfolgt röntgenologisch und/oder endoskopisch.

1.1.5 Maligne Entartung von Adenomen

Wahrscheinlich können, wenn auch selten, Karzinome de novo entstehen. Bei den meisten Kolonkarzinomen handelt es sich aber um eine maligne Entartung von Adenomen. Morson [35] führt zum Beweis
der sog. Adenom-Karzinom-Sequenz indirekte und
direkte Zeichen an.

Indirekte Zeichen
- Im Kolon ungefähr gleiche Verteilung von Adenomen und Karzinomen.
- Eins von 3 Operationspräparaten wegen Karzinom enthält ein oder mehrere Adenome.
- In einer Gruppe von 157 Patienten mit synchronen Kolonkarzinomen hatten 75% auch Adenome.

Direkte Zeichen
- Die mikroskopische Untersuchung der Adenome ergibt malignes Potential.
- Mikroskopisch können alle Stufen von Benignität über leichte und schwere Dysplasie bis hin zu Malignität nachgewiesen werden.

Mit zunehmender Größe der Adenome steigt die Malignitätsrate an: Adenome <1 cm sind in 1% zwischen 1–2 cm in 10% und >2 cm in 50% maligne [35].

Die verschiedenen Adenomtypen weisen unterschiedliche Malignitätshäufigkeit auf: tubuläre Adenome sind in 5% tubulo-villöse in 27% und villöse in 40% maligne entartet.

Bemerkenswerterweise nimmt mit zunehmender Größe der Adenome der Anteil der villösen Struktur zu.

Die Doppelkontrastuntersuchung ist der Monokontrastmethode in der Entdeckung und Beurteilung von polypoiden Läsionen eindeutig überlegen.

Mit ihr lassen sich selbst noch flache Polypen unter 5 mm Durchmesser darstellen, wobei es sich fast ausschließlich um benigne Veränderungen handelt, vor allem um hyperplastische Polypen. Erst Polypen von mehr als 1 cm sind wegen ihrer Tendenz zu maligner Entartung von klinischer Bedeutung.

Makroskopisch können 3 Polypentypen unterschieden werden:

1. der breitbasige oder sessile,
2. der gestielte, und
3. der intermediäre oder angedeutet gestielte (syn. protuberant).

Die Polypen sollten, wenn möglich immer im Profil (tangential) und in Aufsicht (en face, axial) abgebildet werden, da nur dann die Höhe und Basis beurteilt werden können.

Der *breitbasige oder sessile Polyp* (Abb. 1) hat eine Höhe von weniger als 50% der Basis. Kleine Polypen sind meist sessil.

En face erscheinen diese Polypen rund oder oval, je nachdem wie sie von den Röntgenstrahlen getroffen werden. Sie ergeben das Bild eines feinen Bariumrings, der zentral scharf begrenzt ist und nach peripher an Dichte abnimmt. Im Profil stellen sich diese Polypen hut- bzw. kegelförmig oder warzenartig ins Darmlumen vorspringend dar.

Die Basis ist eben oder eingesenkt, die Oberfläche glatt, wenn sie größer ist, lobuliert oder irregulär. Mit Bariumsulfatbrei behaftete Polypen zeigen meist erhöhte Dichte. Sie können auch röntgennegativ erscheinen, d.h. als Aussparung im Bariumsulfatbrei, wenn an der Polypenoberfläche weniger Kontrastmittel haftet als an der umgebenden Darmschleimhaut.

Gestielte Polypen sind öfters im Sigmoid und Colon descendens lokalisiert (Abb. 2, 3). Der Stiel ist im Doppelkontrast mit einer dünnen Bariumsulfatbreischicht bekleidet und erscheint dichter, oder er imponiert als Aussparung, wenn er in dichterer Umgebung liegt. Oftmals kann bei schräger Projektion der Stiel als zwei parallel zum Polypenkopf verlaufende Linien beobachtet werden („Stiel-Zeichen"). Der Stiel kann mehrere cm lang sein. Die Basis des Stiels ist glatt begrenzt oder je nach Größe der Polypen mehr oder weniger eingezogen. En face kann der gestielte Polyp zum „Zielscheibenphänomen" führen. Zur Beurteilung der Beweglichkeit der Polypen ist

Abb. 1a–c. Sessiler Polyp im Rektum (tubuläres Adenom). **a** Tangential, **b** semitangential, **c** en face

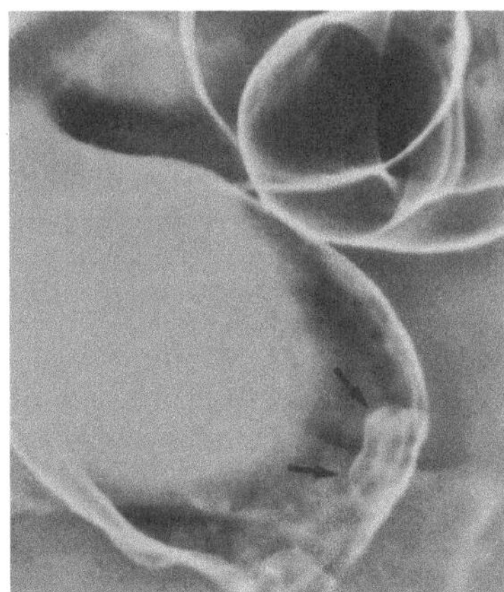
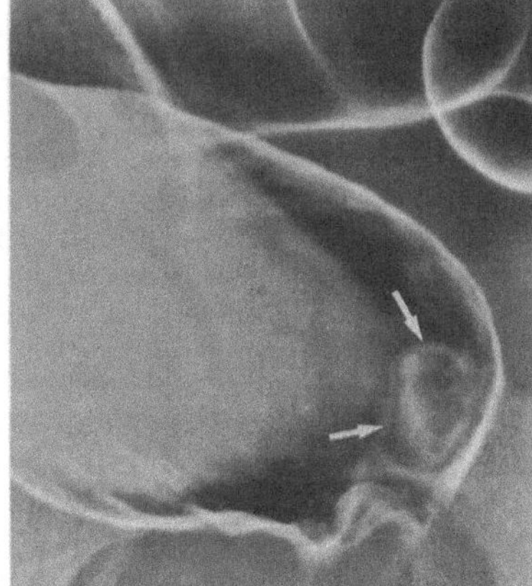
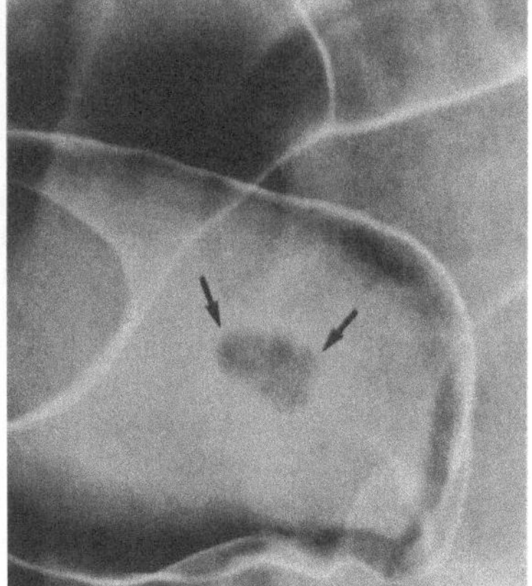

a   b   c

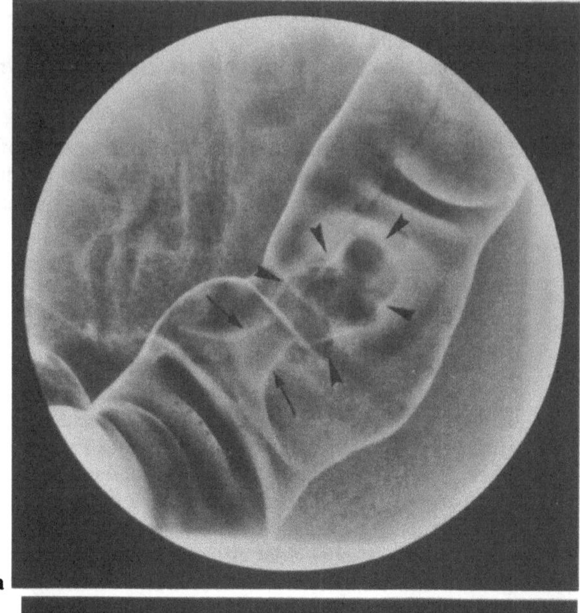

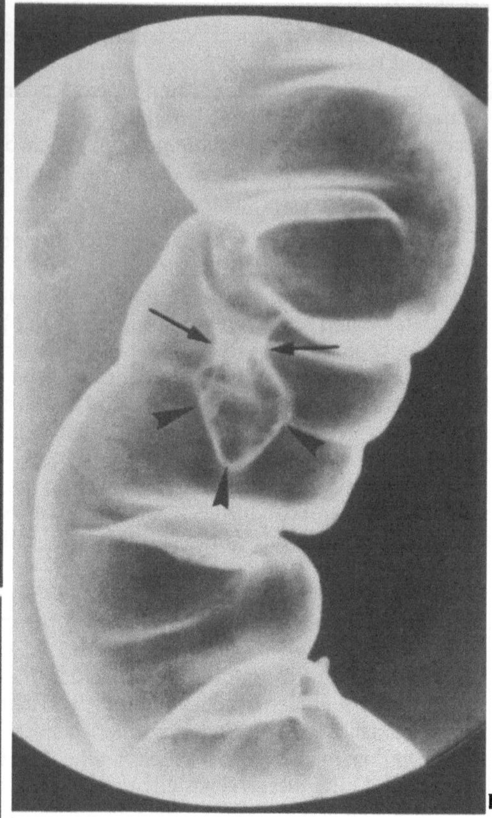

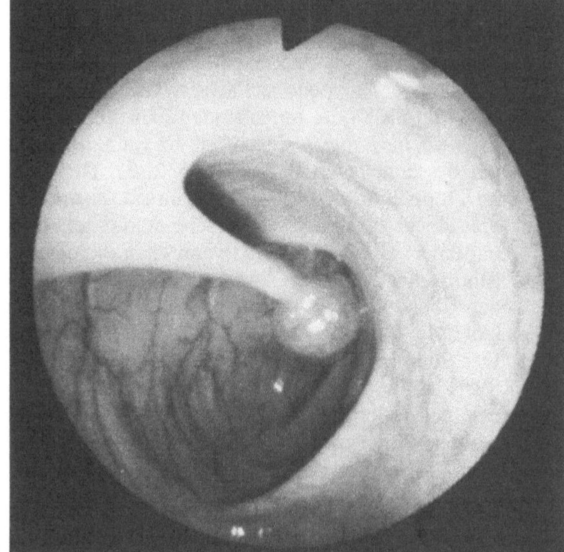

Abb. 2a–c. Gestielter benigner Polyp. a Liegende Position des Patienten, b stehende Position des Patienten, c Endoskopie (Aufn. Prof. Dr. G.N.J. Tytgat, AMC, Amsterdam)

eine Umlagerung des Patienten notwendig und/oder die Anwendung der horizontalen Strahlenrichtung.

Der *intermediäre oder angedeutet gestielte Polyp* (Abb. 4, 5) hat an der Basis eine kleine Einschnürung zur Darmwand hin, seine Höhe mißt mindestens 50% der Basis. In Aufsicht imponiert diese Polypenform wie aus zwei Ringen zusammengesetzt, wobei der äußere dem Kopfrand und der innere der Basis entspricht (Zielscheibe, Mexikanerhut). Bei schräger Projektion kommt es zum Bild des Bowlerhutes (Hutdach = Kopf; Hutkrempe = Bariumring um Basis). Im Profil hingegen erscheint er wie der breitbasige hemisphärisch. Der Kopf ist glatt, lobuliert oder irregulär. Je größer der Polyp, desto häufiger ist die Oberfläche irregulär.

Die Basis kann glatt oder eingezogen sein (Abb. 6). Zur Beurteilung der Basis sind allerdings, wie bereits erwähnt, exakt seitliche (tangentiale) Aufnahmen erforderlich, die bei kleinen Polypen selten bei der Befundung zur Verfügung stehen, da die „Mini-Polypen" während der Untersuchung nicht immer entdeckt werden.

1.1.6 Wertung röntgenologischer Zeichen hinsichtlich Malignität

Malignität ist schwierig bis unmöglich festzustellen. Die Röntgenuntersuchung kann keine histologische Diagnose ergeben, jedoch auf Grund von Größe, Oberfläche, Basis und Wachstum Hinweise auf Malignität gewinnen.

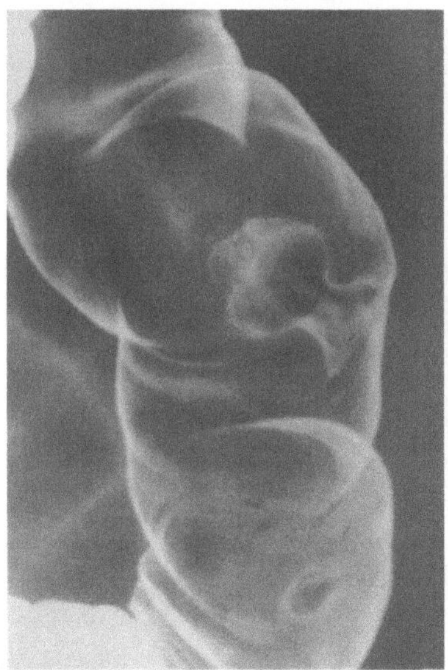
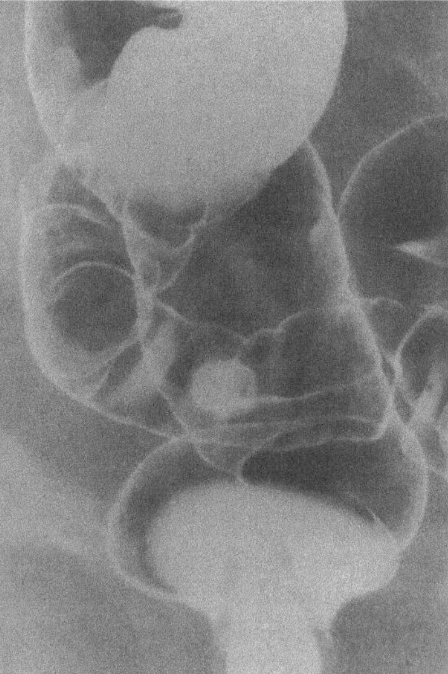
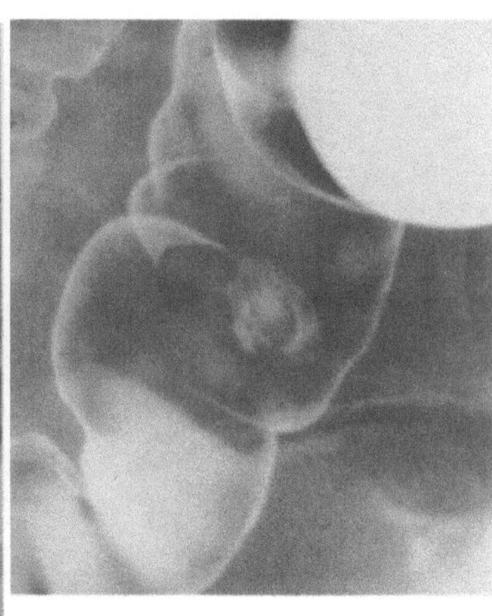

Abb. 3a–c. Gestielter benigner Polyp. **a** Tangential, **b, c** axial (Zielscheibenzeichen)

Größe: **Polypen unter 5 mm sind so gut wie nie maligne, unter 1 cm sehr selten.** Bei einer Größe über 1 cm nimmt die Malignität der sessilen Polypen stark zu. Gestielte Polypen sind auch bei einem Kopf von mehr als 1 cm nicht so häufig maligne wie sessile, vor allem wenn der Stiel lang, dünn und beweglich ist. Nach MARUYAMA [31] kann **eine gestielte Läsion nur ein gutartiger Polyp sein oder ein Frühkarzinom, aber kein fortgeschrittenes Karzinom.** Die Polypektomie ist deshalb die Therapie der Wahl.

Oberfläche: Kleinere Polypen sind fast immer glatt oder granulär, größere lobuliert und irregulär. Wenn die Polypen keine runde oder ovale Form haben, die Oberfläche plateauartig oder sogar eingesenkt ist, was auf eine zentrale Erosion oder Ulzeration weist, steigt der Verdacht auf Malignität [31]. Die zerklüftete, zottenartige Oberfläche eines größeren Polypen (>2 cm) weist auf ein villöses Adenom hin, das eine viel größere Malignitätsrate hat als das tubuläre Adenom. Villöse Adenome können auch rasenartig wachsen und zeichnen sich durch ihre weiche Konsistenz aus, so daß sie bei rektaler Lokalisation dem touchierenden Finger entgehen können.

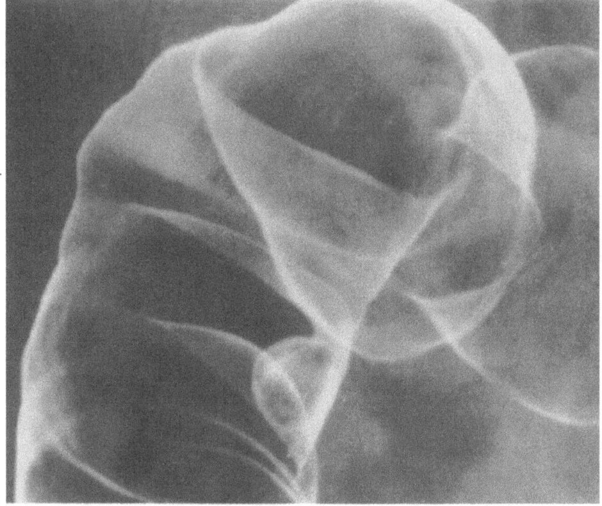
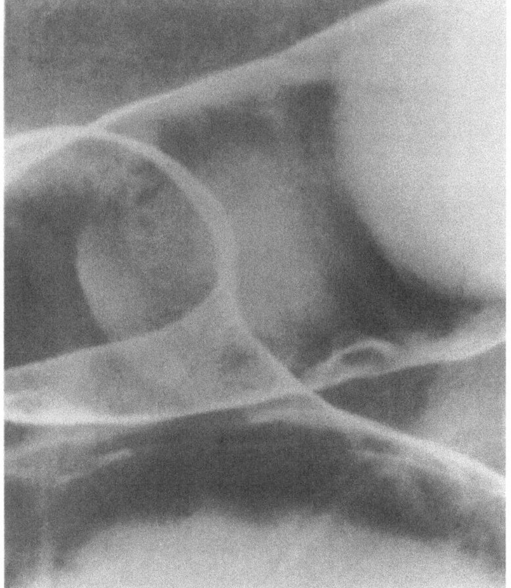

Abb. 4a, b. Benigner intermediärer Polyp (tubuläres Adenom). **a** Tangential: an der Basis gering schmaler als der maximale Durchmesser, **b** gering schräge Projektion (Hutzeichen)

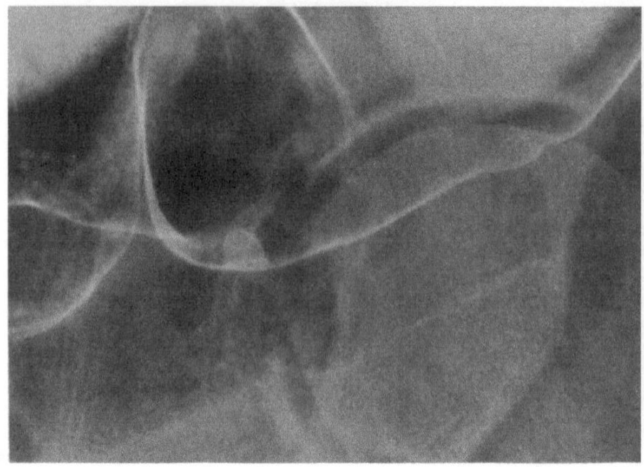

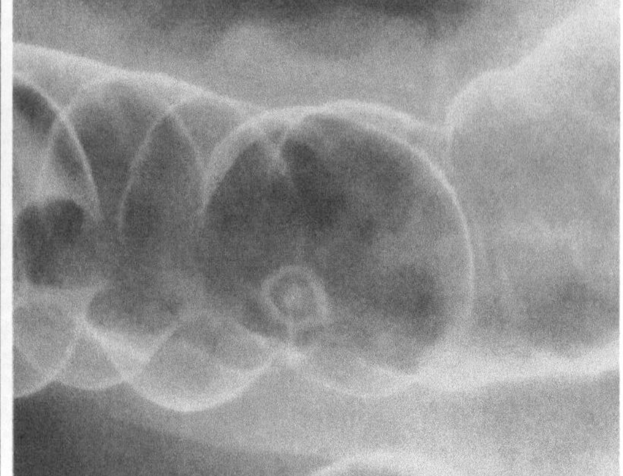

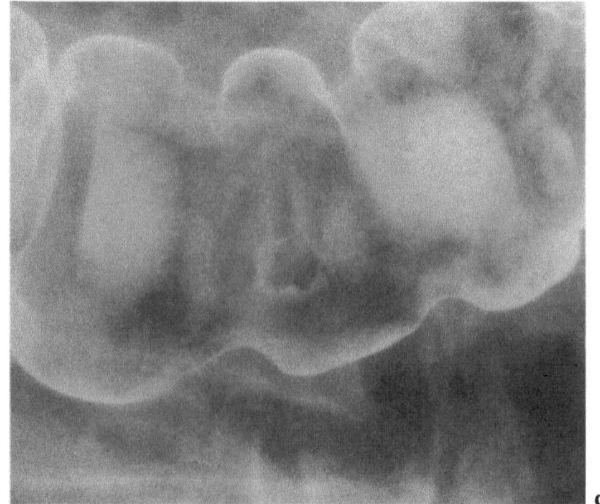

Abb. 5a–c. Benigner intermediärer Polyp (tubuläres Adenom). **a** Tangential, **b** en face: Polyp an Vorderwand mit hängendem Tropfen, **c** en face: Polyp an Hinterwand

Basis: Die Einziehung der Basis eines sessilen Polypen wurde lange als zuverlässiges Malignitätszeichen gedeutet.

Inzwischen wurde nachgewiesen, daß eine solche basale Indentation auch das Ergebnis geometrischer Projektion sein kann [2] und deshalb mit Vorsicht gewertet werden sollte. Das Fehlen einer Einziehung der Basis schließt eine maligne Entartung der Polypen nicht aus (Abb. 7, 8).

Wachstum: Nach WELIN u. WELIN [48] ist durch Berechnung der Wachstumsrate das Malignitätsrisiko einzuschätzen. Bei einer Verdoppelungszeit der Polypen von weniger als 300 Tagen ist die Wahrschein-

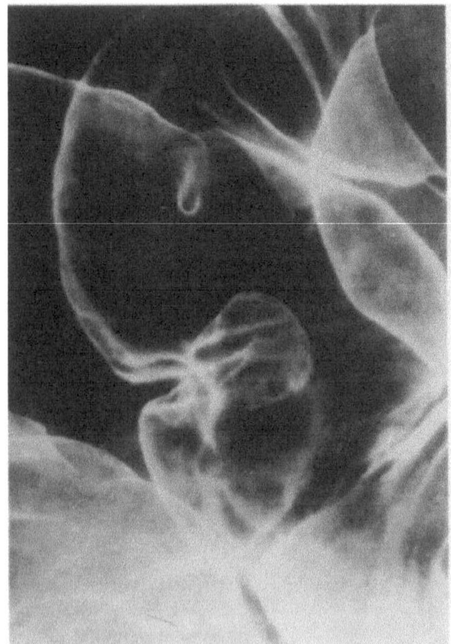

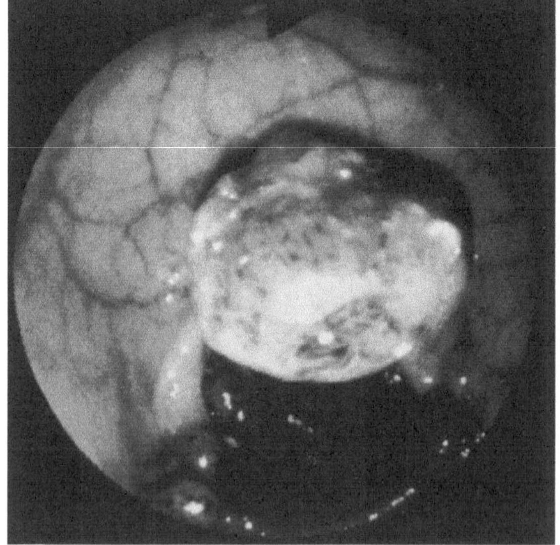

Abb. 6a, b. Intermediärer Polyp mit eingezogener, jedoch glatter Basis, maligne entartet. **a** Tangential, **b** Endoskopie (Aufn. Prof. Dr. G.N.J. TYTGAT, AMC, Amsterdam)

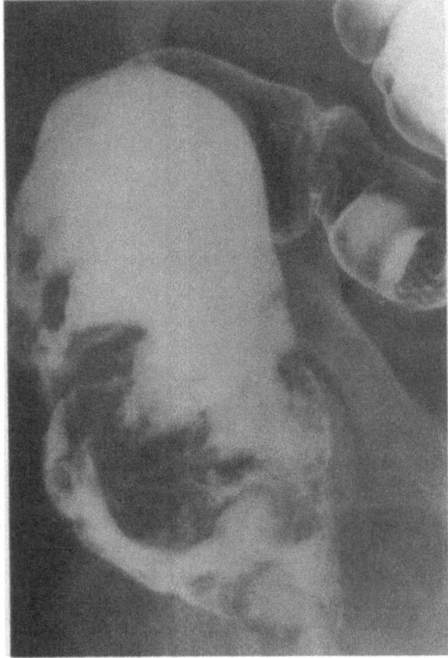

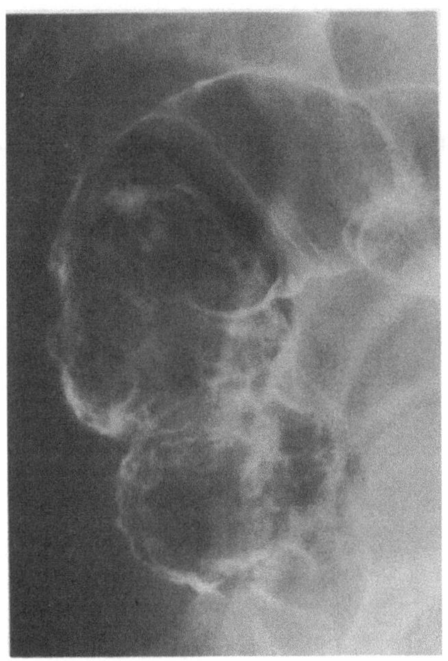

Abb. 7a, b. Benignes breitbasiges villöses Adenom des Rektums. **a** Große irregulär begrenzte Aussparung im mit Brei gefüllten Rektum, **b** im Doppelkontrast Ausdehnung größer als in **a** mit netzartiger Oberfläche und schlechter Haftung des Kontrastmittels

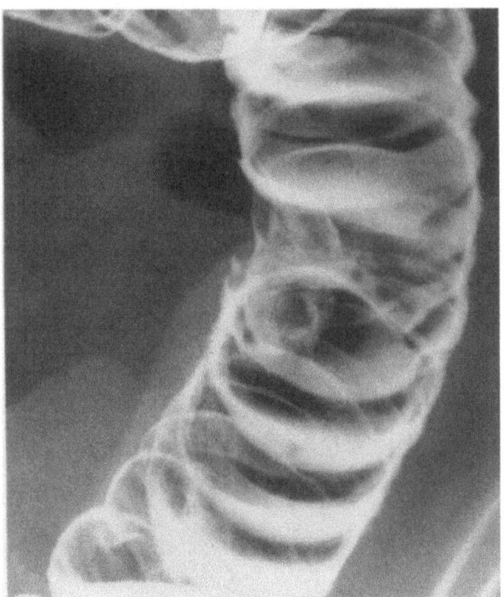

Abb. 8. Malignes villöses Adenom mit eingezogener Basis

lichkeit einer Malignität 35%, bei einer von 300–1155 Tagen 19–29% und bei einer solchen von 1155 Tagen nur 1–2%. Nach WELIN u. WELIN **verläuft die Wachstumsrate der Karzinome linear und beträgt 0,09 bis 0,75 mm monatlich, nach** EKELUND **et al. [13] allerdings bis 2,0 mm monatlich.**

Differentialdiagnose: Folgende Veränderungen können Polypen simulieren (Tabelle 2): *polypoide Tumoren* wie Lymphfollikel, Lymphome, Lipome, Leiomyome, Karzinoide können hierbei oft nur durch histologische Untersuchung differenziert werden.

Granulome nach Darmoperationen, der eingestülpte Appendixstumpf, eine Mukozele der Appendix oder eine prominierende Ileozäkalklappe sind manchmal schwer von Polypen abzugrenzen.

Submuköse Tumoren und exogene Prozesse sind meist an der intakten Mukosa zu erkennen.

Mit Bariumbrei gefüllte *Divertikel* stellen im Profil und en face keine differentialdiagnostischen Probleme dar. Die Abgrenzung von lediglich mit Bariumbrei beschichteten Divertikeln ist manchmal nur durch tangentiale Abbildung möglich (vgl. Abb. 9).

Tabelle 2. Polypen simulierende Veränderungen

Corpora aliena:
    Erbsen, adhärente Fäzes, Luftblasen, Öltropfen

Rektum-Tubus
Schleimfäden
Faltungseffekte
Überschneidungseffekte

Überprojektion:
    Wirbelkörperbögen, Querfortsätze, Ileosakralgelenke, verkalkte Lymphknoten, Gefäßverkalkungen, Konkremente in den Nieren, ventrale Rippenenden, Phlebolithen

en face abgebildete Divertikel

Eingestülpter Appendixstumpf

Submuköse Tumoren

Exogene Prozesse

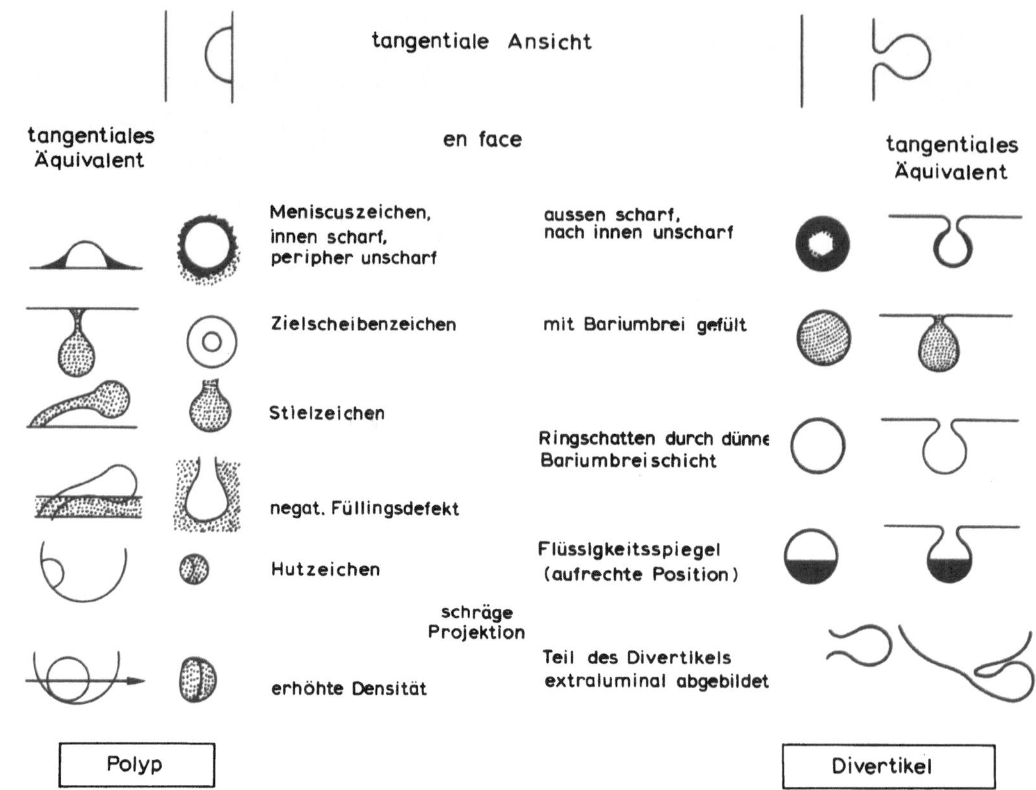

Abb. 9. Unterscheidungsmerkmale zwischen Polyp und Divertikel (Nach Htoo u. Bartram [23])

En face haben diese Divertikel einen scharfen äußeren und unscharfen inneren Rand, die Polypen hingegen einen scharfen inneren und unscharfen äußeren Rand (Abb. 10).

Fäzesreste sind oft multipel, unregelmäßig in Form und Größe, meist beweglich, können deshalb mit dem Bariumbrei weggespült oder durch Kompression bzw. Palpation weggedrückt werden.

Luftblasen sind oft zusammengruppiert und verändern ihre Lage durch Umlagern des Patienten.

Öltropfen sehen ähnlich wie Luftblasen aus, sind strahlendurchlässig, beweglich, rühren von oraler Vorbereitung oder vom Einölen des Rektaltubus her. Deshalb sollte Katheterpurin als Gleitmittel verwendet werden.

Schleimfäden können gestielte Polypen imitieren.

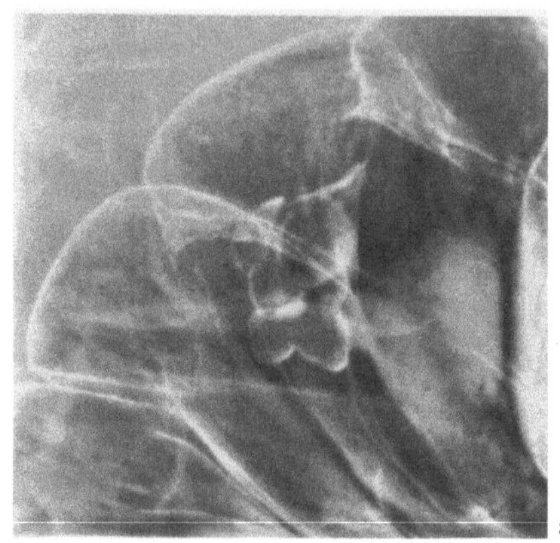
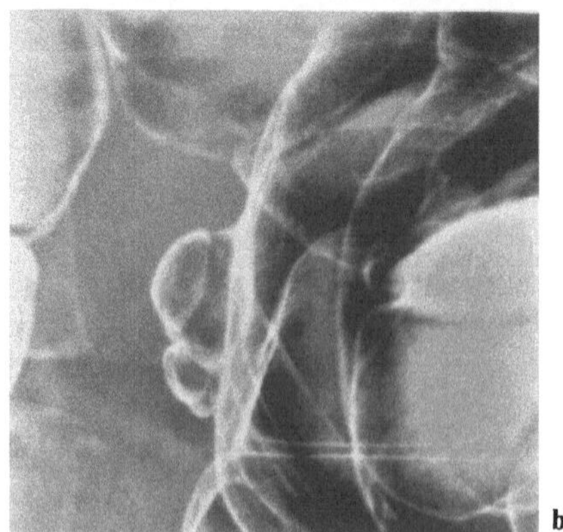

Abb. 10a, b. Breitbasiges lobuliertes Divertikel der Flexura hepatica. **a** En face: die Divertikel täuschen einen lobulierten Polypen vor, **b** tangentiale Aufnahme der Divertikel

Faltungseffekte entstehen, wenn Vorder- und Hinterwand einer Haustre nicht übereinander projiziert werden. Das gleiche Phänomen kann durch Einschnürungen zwischen den Haustren auftreten. Durch Untersuchung in Hypotonie (Glucagon, Buscopan) lassen sich Faltungseffekte reduzieren.

Überschneidungseffekte treten durch Überprojektion von 2 Darmabschnitten auf, vor allem im Gebiet der Flexuren und des Sigmoids.

Projektion von Knochenstrukturen wie Wirbelkörperbögen, Querfortsätze oder den Ileosakralgelenken auf das Kolon kann Polypen vortäuschen. Änderung der Aufnahmerichtung und genaue Kenntnis der Skelettanatomie vermeiden Fehlbeurteilungen. Ähnliches gilt für Verkalkung von Gefäßen und Lymphknoten, Konkrementen und Rippenenden.

1.1.7 Behandlung

Größere Fortschritte in der Behandlung des Dickdarmkarzinoms liegen in der frühen Diagnose und der Prävention. Da sich Kolonkarzinome (fast) immer aus neoplastischen Polypen entwickeln, besteht die beste Prävention in der Entfernung der Adenome bei der Koloskopie (Polypektomie). Bei regelmäßiger Entfernung aller Polypen entstehen weniger Karzinome. Bei Karzinomen unter 1,5 cm Durchmesser werden fast nie Metastasen gefunden, während bei

Karzinomen von 1,5–2,9 cm Durchmesser in 23% bereits regionale Lymphknotenmetastasen bestehen.

Durch die Entwicklung der flexiblen Endoskope und durch neue Einsichten in die Karzinomentstehung aus Adenomen ist eine starke Veränderung des therapeutischen Vorgehens eingetreten, das deutlich aggressiver ist als früher:

– Polypen **unter 5 mm bedürfen keiner Therapie, jedoch der Kontrolle in 1jährigem Abstand,** wenn es sich histologisch um adenomatöse Polypen handelt. Im Rektum sind Polypen von 1–3 mm meist hyperplastisch bzw. metaplastisch und somit potentiell nicht maligne.
– Gestielte Polypen sollten immer koloskopisch abgetragen werden, da sie zu Blutungen führen können.
– Sessile Polypen über 1 cm müssen ektomiert werden. Wenn die histologische Untersuchung ein invasives Karzinom ergibt, ist außerdem die chirurgische Intervention erforderlich.
– Größere breitbasige Polypen mit Hinweis auf Malignität und invasives Wachstum (fortgeschrittenes Karzinom) müssen operativ entfernt werden.
– Da Patienten nach Entfernung eines Kolonade-

Abb. 11a–c. Entzündliche Polypen bei Colitis ulcerosa. **a** Verschieden große polypöse Gebilde; **b, c** Endoskopie (Aufn. Prof. Dr. G.N.J. Tytgat, AMC, Amsterdam)

▽

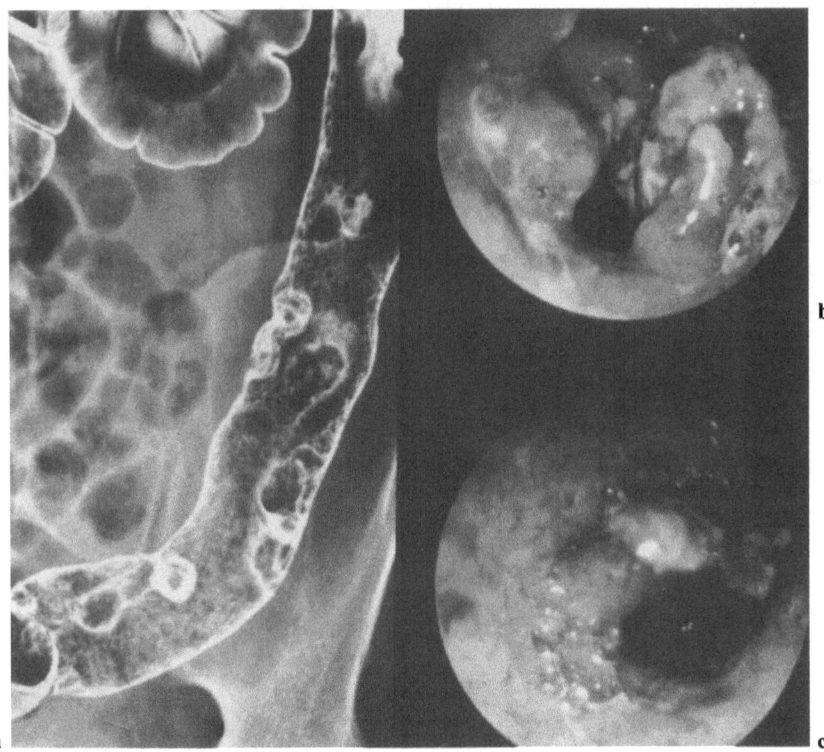

noms häufiger wieder Adenome bekommen, ist die regelmäßige Kontrolle zunächst in einjährigem, nach einigen Jahren in mehrjährigem Abstand angezeigt.

1.2 Nicht-neoplastische Polypen

1.2.1 Hamartomatöse Polypen

Bei den hamartomatösen Polypen (syn. juveniler Polyp, Retentionspolyp) liegt eine Fehlbildung vor, die auf einer „fehlerhaften Gewebsmischung" beruht. Das Stroma ist vermehrt und zellreich, allerdings von lockerer Struktur, so daß die Schnittfläche kleine zystische Hohlräume aufweist. Sie treten im jugendlichen Alter auf, öfters einzeln, aber auch in Mehrzahl, z.B. bei juveniler Polyposis, beim Peutz-Jeghers-Syndrom und dem Cronkhite-Canada-Syndrom (s. Abschn. 2). Sie haben eine glatte Oberfläche. Eine maligne Entartung ist nicht wahrscheinlich. Radiologisch können die hamartomatösen Polypen nicht von anderen Polypen unterschieden werden.

1.2.2 Entzündliche Polypen

Die entzündlichen Polypen (Abb. 11, 12), oft auch Pseudopolypen oder postentzündlichen Polypen genannt, sind Folge einer entzündlichen Erkrankung des Dickdarms z.B. Colitis ulcerosa, Colitis granulomatosa (Crohnsche Erkrankung) oder infektiöser Genese wie bei Amöbiasis, Schistosomiasis. Bei Ulzera-

tionen bleiben Mukosareste stehen, die verschiedene Formen annehmen können, abhängig von der Größe, Tiefe und Lokalisation der Ulzeration und Unterminierung. Die entzündlichen Polypen können bei Reepithelialisierung der ulzerierten Gebiete kleiner werden oder vollständig verschwinden. Bei der Dickdarmkontrastuntersuchung sind die primär entzündlichen Veränderungen, vor allem die Ulzerationen zu beachten. Die Veränderungen betreffen meist größere Segmente. Klinische Befunde sind oft ausschlaggebend (s. Kap. FUCHS in diesem Band).

1.2.3 Metaplastische oder hyperplastische Polypen

Dieses sind noduläre 1–3 (maximal 5) mm große erhabene Läsionen, die immer sessil sind und fast ausschließlich im Rektosigmoid vorkommen. Sie können einzeln oder multipel auftreten; ihre Anzahl nimmt mit dem Alter zu, so daß mehr als die Hälfte der über 40 Jahre alten Menschen metaplastische Polypen haben.

Histologisch handelt es sich um Verlängerung und zystische Dilatation der Krypten ohne neoplastische Komponente. Die Polypen werden nie maligne. Röntgenologisch können diese Polypen nicht von den neoplastischen, d.h. Adenomen, unterschieden werden.

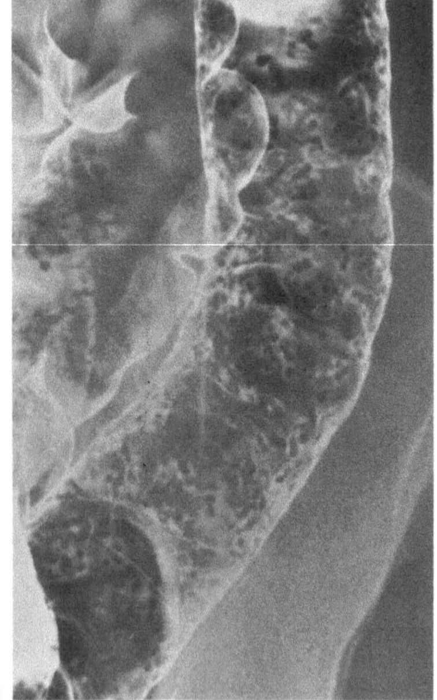

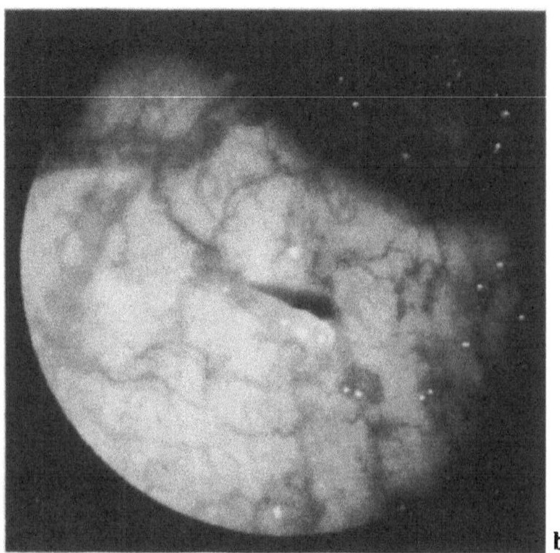

Abb. 12a, b. Entzündliche filiforme Polypen bei Morbus Crohn. **a** Wurmförmige polypöse Veränderungen, **b** Endoskopie (Aufn. Prof. Dr. G.N.J. TYTGAT, AMC, Amsterdam)

2 Polyposis-Syndrome

Die intestinalen Polyposis-Syndrome sind meist hereditär, einzelne gelten als obligate, andere als fakultative Präkanzerosen (Tabelle 3, 4). Die Entdeckung einer intestinalen Polyposis hat besondere Konsequenzen, da bei einer obligaten Präkanzerose die frühzeitige Kolektomie erforderlich ist und bei Vererblichkeit die Blutverwandten zu untersuchen und genetisch zu beraten sind.

Tabelle 3. Intestinale Polyposis-Syndrome

2.1 Erblich

    1. Familiäre Polyposis des Dickdarms
    2. Gardner-Syndrom
    3. Peutz-Jeghers-Syndrom
    4. Turcot-Syndrom

2.2 Fraglich und wahrscheinlich erblich

    1. Cronkhite-Canada-Syndrom
    2. Juvenile Polyposis des Kolons und generalisierte intestinale juvenile Polyposis

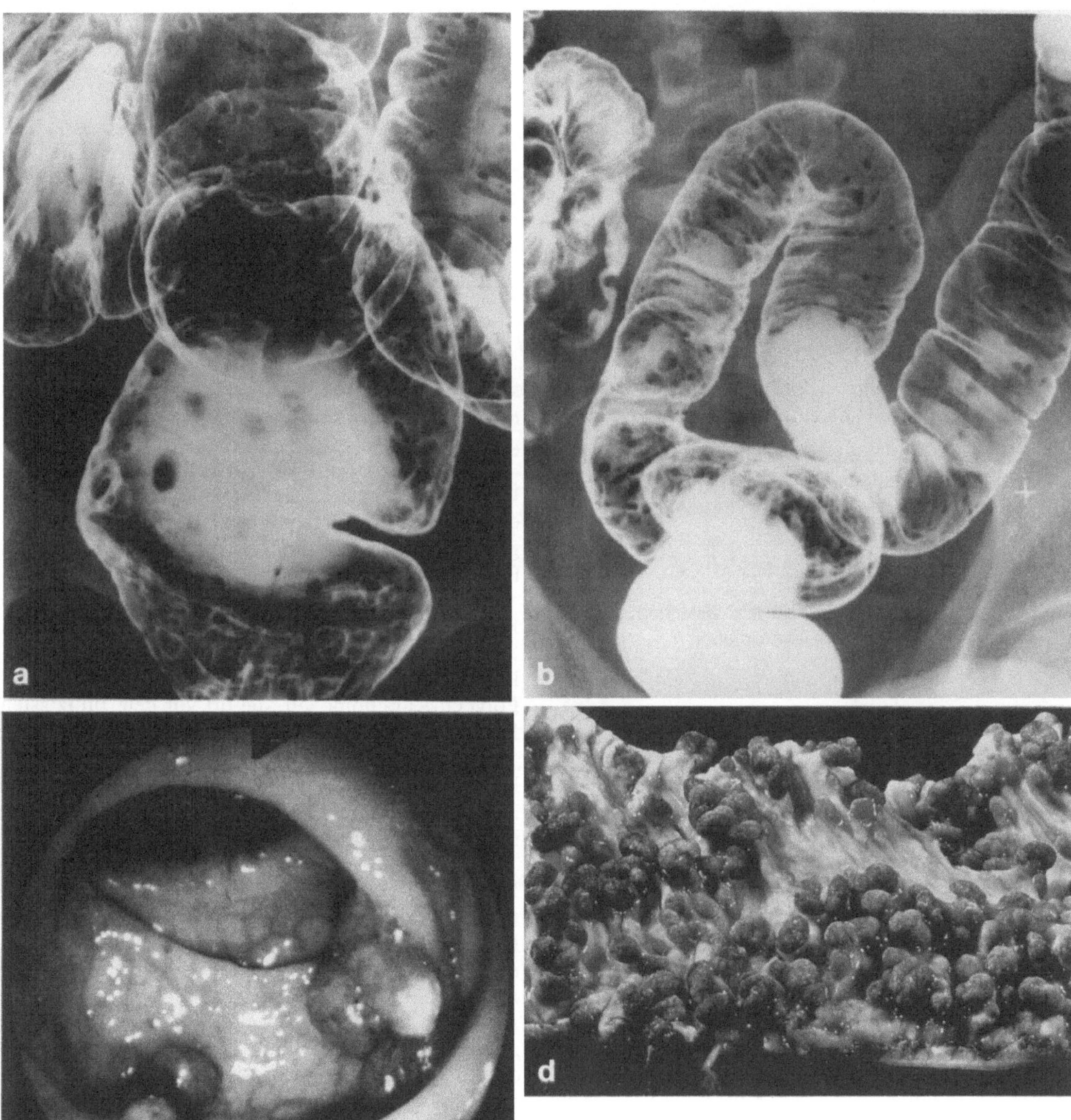

Abb. 13a–d. Familiäre Polyposis coli. **a** Ausbreitung bis an den Analkanal, **b** multiple verschieden große Polypen, **c** Endoskopie (Aufn. Prof. Dr. G.N.J. TYTGAT, AMC, Amsterdam), **d** Operationspräparat

Tabelle 4. Charakteristische Veränderungen bei Polyposis-Syndromen

Syndrom	Manifestationsalter (Jahre)	Erblichkeit	Auftreten der Polypen in %		
			Magen	Dünndarm	Dickdarm
Familiäre Polyposis coli	15–30 Diagnose: 30–40	Autosomal Dominant	< 5	< 5	100
Gardner-Syndrom	15–30 Diagnose: 30–40	Autosomal Dominant	< 5	< 5	100
Peutz-Jeghers-Syndrom	10–30	Autosomal Dominant	25	> 60 (Jejunum)	30
Turcot-Syndrom	20–30	Autosomal Rezessiv	–	–	100
Cronkhite-Canada-Syndrom	Älter als 40	Nein (?)	100	> 50	100
Juvenile Polyposis coli	bis 10	Wahrscheinlich	–	–	100
Generalisierte intestinale juvenile Polyposis	bis 10	Wahrscheinlich	> 5	> 5	100

Radiologisch sollte nach Dodds [11] an ein intestinales Polyposis-Syndrom gedacht werden, wenn

1. ein Polyp im Verdauungstrakt bei einem jungen Patienten gefunden wird,
2. mehrere Polypen bei einem Patienten entdeckt werden,
3. ein Kolonkarzinom bei einem jungen Patienten (unter 40 Jahre) vorhanden ist,
4. bestimmte Hautveränderungen bestehen, die bei einem der Syndrome vorkommen.

2.1 Erbliche Polyposis-Syndrome

2.1.1 Familiäre Polyposis des Dickdarms (syn. familiäre multiple Polyposis, familiäre Adenomatosis coli)

Symptome treten mit etwa 30 Jahren auf und können aus intermittierendem rektalen Blutverlust, Diarrhö, krampfartigen abdominalen Beschwerden, Anämie und Elektrolytstörungen bestehen.

Die Krankheit tritt bei etwa einem von 8000 bis 24000 Einwohnern auf, ist autosomal dominant vererblich, jedoch offensichtlich nicht vollständig penetrierend, so daß bei jedem Kind eines Elternteils mit familiärer Polyposis deshalb das Risiko auf eine Polyposis etwas unter 50% liegt. Kinder ohne vererbte Polyposis können sie deshalb auch nicht übertragen. Selten ist das sporadische Auftreten einer Polyposis coli. Eine extraintestinale Manifestation besteht nicht, jedoch wurden in einzelnen Fällen auch Polypen im Magen und Dünndarm beschrieben. Meist sind diese Magenpolypen jedoch hyperplastisch und nicht adenomatös und somit nicht als potentiell maligne anzusehen.

Da die **familiäre Polyposis coli eine obligate Präkanzerose ist,** besteht die **Therapie in der frühen Kolektomie** und dem Anlegen einer Ileorektostomie. Regelmäßige halbjährliche Rektoskopien sind dann erforderlich, um ein sich entwickelndes Rektumkarzinom aufzuspüren. Wenn bei Patienten solch strenge Kontrolluntersuchungen nicht möglich sind, ist die Proktokolektomie vorzuziehen. Bei Nicht-Behandlung treten etwa 15 Jahre nach der Entstehung der Polypen Karzinome auf, die oft vor dem fünfzigsten Lebensjahr zum Tode führen.

Die Kolektomiepräparate von Patienten mit familiärer Polyposis coli zeigen Hunderte bis Tausende Adenome von einer Größe meist unter 0,5 cm und in nur etwa 1% über 1 cm.

Mit der Größenzunahme der Adenome wächst das Risiko auf Malignität (s. Abschn. 1.1.5). Die Adenome kommen zwar im gesamten *Kolon* vor, etwas häufiger allerdings im *Colon descendens* und *Sigmoideum*, wo die Adenome auch etwas größer sein sollen. Bei der histologischen Untersuchung sind die meisten Adenome tubulär, vereinzelte, vor allem die etwas größeren, haben auch villöse Struktur. Die Histologie der Polypen bei der Polyposis coli ist von derjenigen der solitären Adenome nicht verschieden.

Das *Röntgenbild* ist je nach der Entwicklung der Polyposis unterschiedlich (Abb. 13). In der Frühphase können die Polypen so klein sein, daß sie röntgenologisch auch im Doppelkontrast nur schwer erkennbar sind und einer lymphoiden Hyperplasie äh-

Histologie der Polypen	Extragastrointestinale Veränderungen	Malignes Potential und Prognose bei Nichtbehandlung	Therapie
Adenom	Nein	100%; Tod mit 40 Jahren	Proktokolektomie; auch Kolektomie und Ileorektostomie mit jährlicher Rektoskopie
Adenom	Osteome, Fibrome, Lipome, Talgzysten, Zahnanomalien	100%; Tod mit 40 Jahren	Proktokolektomie
Hamartom	Mukokutane Pigmentationen: Mund, Gesicht, Hände, Füße, Genitalien	2–3%	Operation bei Blutung oder Intussuszeption
Adenom	Tumoren der ZNS (meist Glioblastome), Hautpigmentationen	ca. 40% Tod durch ZNS-Tumoren	evtl. Kolektomie
Hamartom	Pigmentation der Haut, Alopezie, Onychie	Gering; Tod durch Kachexie	Konservativ (Elektrolytzufuhr)
Hamartom	Nein	Nein	Polypektomie bei Blutung
Hamartom	Nein	Erhöhte Inzidenz von malignen Tumoren des Magens, Duodenums, Pankreas, Kolon	Operation bei Intussuszeption

neln. Es kann lediglich eine feine Zähnelung der Darmkontur bestehen, die auf die Polypen hinweist; in diesen Fällen stellt vor allem die bekannte familiäre Belastung die Indikation zur weiterführenden Koloskopie dar. Im fortgeschrittenen Stadium ist das gesamte Kolon mit Hunderten bis Tausenden von 0,5–1 cm großen Polypen bedeckt. Vor allem die größeren Polypen bedürfen der besonderen Beachtung, da diese bereits maligne sein können. Die Polypen können auch gestielt sein, allerdings gelingt der röntgenologische Nachweis der Stiele in diesen Fällen nur selten. Betont muß aber werden, daß die Röntgenuntersuchung dazu dient, eine Polyposis nachzuweisen, um dann die entsprechende chirurgische Therapie zu planen.

Bei weiterem Wachstum der Polypen hat es den Anschein, als ob diese konfluieren. Die Gestalt dieser Polypen ist dann sehr irregulär. Karzinomatös entartete Polypen sind meist größer und irregulärer geformt. Fortgeschrittene Karzinome können zu segmentaler, asymmetrischer oder zirkulärer Lumeneinengung führen.

In der Differentialdiagnose sind vor allem andere Polyposis-Syndrome anzuführen sowie Colitis ulcerosa und Colitis granulomatosa im Stadium der entzündlichen Polypenbildung, Lymphosarkom, Pneumatosis coli, lymphoide Hyperplasie, Schistosomiasis.

2.1.2 Gardner-Syndrom

Das Gardner-Syndrom, 1950 erstmals beschrieben, ist eine autosomal dominante Erkrankung, die auf 1:14000 Geburten vorkommt. Das Syndrom ist charakterisiert durch **Polyposis coli** und **extraintestinale Veränderungen:** Osteome vor allem der Nasennebenhöhlen und der Mandibula, Zahnanomalien wie überzählige und retinierte Elemente, Hyperzementose, Odontome, Weichteiltumoren wie Fibrome, Lipome, Leiomyome und Talgzysten des Gesichts, der Kopfhaut und des Rückens. Das fibröse Gewebe bei Patienten mit Gardner-Syndrom hat eine große Tendenz zur Proliferation, die zu Desmoid-Tumoren, Keloid, mesenterialer und retroperitonealer Fibrose führt.

Die extraintestinalen Symptome äußern sich meist vor der Polyposis coli, so daß manchmal die Patienten zuerst wegen ihrer kosmetischen Probleme in ärztliche Behandlung kommen. Die Diagnose der Polyposis coli wird meist erst bei ca. 30 Jahre alten Patienten gestellt. Wenn keine Kolektomie erfolgt, tritt der Tod als Folge der **obligaten Präkanzerose** mit etwa 40 Jahren ein.

Wie bei der familiären Polyposis coli entwickeln sich die Polypen erst in der Kindheit oder im frühen Erwachsenenalter. Auch hinsichtlich der Verteilung, Histologie und des malignen Potentials der Polypen besteht im Gegensatz zu früheren Berichten, kein Unterschied zur familiären Polyposis coli. Es bestehen jedoch noch Unklarheiten, ob das Gardner-Syndrom ein von der familiären Polyposis coli verschiedenes Krankheitsbild darstellt oder ob es sich um eine familiäre Polyposis coli mit extrakolischer Manifestation auf Grund eines weiteren abnormen Gens handelt.

Das Kolon ist wie bei der familiären Polyposis coli mehr oder weniger vollständig mit Polypen von wenigen mm bis zu einem Zentimeter Größe besetzt. Polypen im Magen oder/und Dünndarm kommen gleichzeitig in weniger als 5% vor.

Bemerkenswert ist, daß sich nach der Kolektomie Karzinome anderweitig, z.B. im Pankreas oder in der Schilddrüse, entwickeln können.

Die Tendenz des fibrösen Gewebes zu Proliferation im Mesenterium oder im Retroperitoneum kann zur Obstruktion des Dünndarms, der V. cava inf. oder der Ureteren führen.

2.1.3 Peutz-Jeghers-Syndrom

Bei diesem 1921 durch Peutz beschriebenen und 1949 wiederentdeckten Syndrom bestehen gleichzeitig neben der **gastrointestinalen Polyposis mukokutane Pigmentationen.** Von dem autosomal dominanten Syndrom sind bis jetzt mehr als 300 Fälle bekannt.

Die bereits in früher Kindheit auftretenden mukokutanen Pigmentationen sind braun oder schwarz, ca. 1,5 mm im Durchmesser und kommen häufig auf der Unterlippe oder der Wangenschleimhaut vor. Weniger häufig sind Pigmentationen von Gesicht, der Hände und Füße. Die klinischen Symptome beruhen meist auf den gastrointestinalen Polypen. Am häufigsten führen diese zu intermittierender Dünndarmintussuszeption und damit zu kolikartigen Bauchschmerzen. Oft besteht eine chronische Anämie auf Grund intestinalen Blutverlustes. Ein Prolaps von rektalen Polypen oder eine Dickdarmintussuszeption können erste klinische Symptome sein.

Polypen finden sich vor allem im Verdauungstrakt, gelegentlich auch im Harn- oder Atemwegssystem. Der **Dünndarm** ist mit mehr als 60% **am häufigsten betroffen,** das Kolon inklusive Rektum in etwa 30% und der Magen in 25%. Die Polypen kommen meist multipel vor und haben eine Größe von 0,1–3 cm. Im Dünndarm können Tausende von 1–2 mm großen Knötchen vorhanden sein, die wegen ihrer Kleinheit sehr schwer erkennbar sind. Im Kolon treten die Polypen seltener auf und sind nicht so zahlreich (2–20). Im Magen und Dünndarm sind sie hamartomatös, im Dickdarm jedoch proliferative Läsionen, von Adenomen nicht zu unterscheiden und oft gestielt. Bei 2–3% der Patienten entwickelt sich ein Karzinom, lokalisiert in Magen, Duodenum oder Kolon, sehr selten im Jejunum oder Ileum.

Die Therapie ist zunächst konservativ und nur dann operativ, wenn Intussuszeption, schwere Blutung und Malignitätsverdacht dies erfordern.

2.1.4 Turcot-Syndrom

Bei dieser autosomal-rezessiven Erkrankung liegt neben einer Polyposis coli ein Tumor des zentralen Nervensystems vor, meistens ein Glioblastom. Bis jetzt sind etwa 15 Patienten beschrieben.

Die Polypen des Dickdarms treten multipel auf und sind bis 3 cm groß. Die Patienten sterben meist relativ früh an dem Hirntumor. Kolonkarzinome können sich deshalb kaum entwickeln.

2.2 Fraglich und wahrscheinlich erbliche Polyposis-Syndrome

2.2.1 Cronkhite-Canada-Syndrom

Bei dem 1955 beschriebenen Syndrom handelt es sich um eine generalisierte gastrointestinale Polyposis mit ektodermalen Veränderungen. Die Krankheit tritt nach dem 40. Lebensjahr auf, ist wahrscheinlich nicht erblich und zeigt keine Prädilektion.

Die ektodermalen Veränderungen sind Alopezie, Hyperpigmentation, Atrophie der Finger- und Fußnägel. Die Symptome bestehen in wäßriger Diarrhö, oft mit Blut und Schleim. Durch Diarrhö und Erbrechen kommt es zu Elektrolytstörungen und Gewichtsverlust, der zur Kachexie führen können.

Die beschriebenen Fälle zeigen Polypen im Magen und Kolon und in 50% der Fälle auch im Dünndarm. Ösophaguspolypen können ebenfalls vorkommen. Die hamartomatösen Polypen entarten nicht, jedoch soll das Syndrom mit gehäuften gastrointestinalen Malignomen verbunden sein. Im Kolon sind multiple 0,5–1 cm große Polypen vorhanden, die nicht gestielt sind. Im Dünndarm sind die Polypen kleiner. Wegen einer Hypalbuminämie kommt es im Dünndarm zur Faltenverbreiterung.

2.2.2 Juvenile Polyposis coli und generalisierte intestinale juvenile Polyposis

Es handelt sich wahrscheinlich um (autosomal dominant) erbliche Erkrankungen des Kindesalters. Die juvenilen Polypen sind glatt, rund und weich. Histologisch handelt es sich um Retentions- bzw. Entzündungspolypen, die aus muzingefüllten, mit Epithel ausgekleideten Kammern bestehen und nicht maligne entarten. Bei der generalisierten intestinalen juvenilen Polyposis sind neben dem Kolon auch Magen und Dünndarm betroffen. Die klinischen Symptome sind meist Anämie auf Grund von rektalem Blutverlust, Diarrhö mit Schleimabgang und kolikartige Schmerzen, die auf intermittierende Intussuszeption zurückzuführen sind.

Röntgenologisch sieht man 1–3 cm große glatt begrenzte meist sessile Polypen, die gelegentlich nur segmental auftreten.

Die Polypen haben die Tendenz zur „Selbstamputation".

Operative Therapie ist nur angezeigt bei schweren Blutungen oder bei Intussuszeption.

3 Karzinom

3.1 Inzidenz

Das Kolonkarzinom zeigt im Gegensatz zum Magenkarzinom eine Inzidenzzunahme und ist in vielen westlichen Ländern nach dem Bronchialkarzinom beim Mann und dem Mammakarzinom der Frau der zweithäufigste bösartige Tumor.

Männer und Frauen sind etwa gleichhäufig betroffen; das Rektumkarzinom kommt beim Mann und das höherliegende Kolonkarzinom bei der Frau häufiger vor. Ungefähr die Hälfte der Karzinome ist im Rektosigmoid lokalisiert, während sich die übrigen auf die restlichen Kolonabschnitte verteilen. Eine Verschiebung der Verteilung in die rechte Kolonhälfte ist festzustellen, vor allem in höherem Alter, so daß sich nach manchen Autoren sogar weniger als 50% der Karzinome im Rektosigmoid finden. 5% der Patienten haben ein Mehrfachkarzinom des Dickdarms, synchron (3%) oder metachron (2%).

Mit höherem Alter nimmt die Häufigkeit des Kolonkarzinoms zu. 5% aller Kolonkarzinome kommen bereits bei Patienten unter 30 Jahren vor.

3.2 Ätiologie, Adenom-Karzinom-Sequenz

In Ländern mit hohem Lebensstandard ist die *Inzidenz* an Kolonkarzinomen größer als in weniger entwickelten, weshalb der Zusammenstellung der Nahrung eine große Rolle bei der Entstehung zugeschrieben wird. Die Nahrung in Ländern mit höherer Inzidenz ist reich an Fett und tierischem Eiweiß. Menschen mit höherem Kolonkarzinomrisiko haben erhöhte Mengen von Gallensalzen und Cholesterol-Metaboliten im Stuhl. Offensichtlich ist der Nahrungsgehalt an pflanzlichen Fasern ohne Einfluß.

Die meisten Dickdarmkarzinome entstehen durch *maligne Entartung von adenomatösen Polypen* (Adenom-Karzinom-Sequenz).

Auch genetische Komponenten spielen eine Rolle, denn mehrere erbliche Polyposis-Syndrome sind mit einem erhöhten Risiko für ein Kolonkarzinom verbunden:

Familiäre Polyposis coli, das Gardner-Syndrom, das Turcot-Syndrom (s. Abschn. 2).

Bei Colitis ulcerosa ist das Auftreten eines Karzinoms, abhängig von der Dauer und der Ausbreitung der entzündlichen Erkrankung 7–11fach erhöht. Von Patienten mit Colitis ulcerosa ohne Kolektomie sollen etwa ein Viertel innerhalb von 25 Jahren ein Karzinom bekommen. Auch Patienten mit Colitis granulomatosa (M. Crohn), Ureterosigmoidostomie und Schistosomiasis haben ein größeres Risiko für ein Kolonkarzinom (s. Tabelle 5).

Eine ätiologische Beziehung zwischen Divertikelerkrankung und Karzinom ist hingegen nicht bekannt.

Tabelle 5. Erhöhtes Risiko für Kolonkarzinom bzw. Präkanzerosen

Sogenannte Risiko-Konditionen sind:
Adenome >1 cm
Familiäre Polyposis coli (100%)
Andere Polyposis-Syndrome
Colitis ulcerosa >20 Jahre
Colitis granulomatosa
Ureterosigmoidostomie
Schistosomiasis
„Family cancer syndrome"
Strahlenkolitis

3.3 Klinische Symptome

Klinische Symptome treten beim Kolonkarzinom relativ spät auf. Die wichtigsten sind rektale Blutung, dumpfer Schmerz, veränderter Stuhlgang. Das rechtsseitige Kolonkarzinom äußert sich eher in Eisenmangelanämie, das linksseitige eher mit Zeichen gestauten Stuhls.

3.4 Klassifikation und Histologie

Bei der *Klassifizierung* der fortgeschrittenen Kolonkarzinome wurden teilweise makroskopische und histologische Kriterien vermengt. Nach MARUYAMA [31] werden die Kolonkarzinome am besten entsprechend der Borrmannschen Klassifizierung der Magenkarzinome in 4 Gruppen eingeteilt:

Zirkumskriptes, solitäres polypöses – Borrmann I
Karzinom
Ulzeriertes Karzinom mit wallartigen– Borrmann II
Rändern
Ulzeriertes Karzinom mit teils wall- – Borrmann III
artiger Begrenzung, teils diffuser
Ausbreitung (= Intermediärtyp)
Diffuses, infiltrierend wachsendes – Borrmann IV
Karzinom.

Mikroskopisch sind **95% der Dickdarmkarzinome Adenokarzinome** verschiedener Differenzierungsgrade, davon ein Zehntel vom muzinösen Typ; die restlichen 5% sind völlig undifferenzierte Karzinome [34]. Abhängig vom Differenzierungsgrad (20% niedrig maligne, 60% durchschnittlich maligne, 20% hoch maligne) finden sich Lymphknotenmetastasen, wodurch die Prognose bestimmt wird.

Patienten mit niedrig malignem Karzinom haben in 25% LK-Metastasen und eine 5-Jahres-Überlebenszeit von 80%, mit durchschnittlichem Malignitätsgrad in 50% LK-Metastasen und eine 5-Jahres-Überlebenszeit von 60%, mit hochmalignem Karzinom in 80% LK-Metastasen und eine 5-Jahres-Überlebenszeit von nur 25%. Mit zunehmendem Alter der Patienten nimmt die Metastasierung in regionale

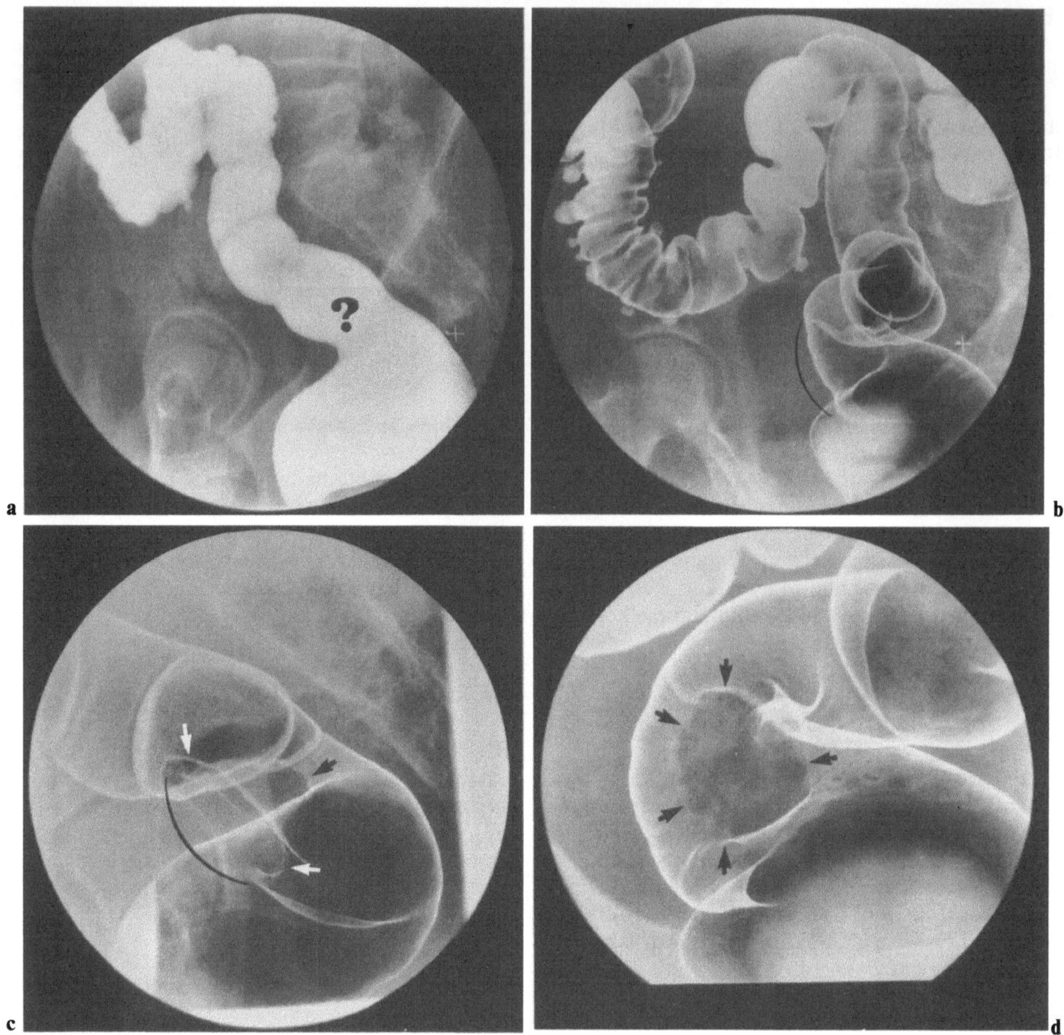

Abb. 14a–d. Vorteil der Doppelkontrastmethode gegenüber der Einfachkontrastmethode (Aufn. Prof. Dr. H. Fuchs, Frankfurt). **a** Karzinom im Bariumbrei nicht zu sehen; **b–d** polypös wachsendes Karzinom in der Doppelkontrastmethode. Borrmann I

Lymphknoten ab, während jüngere Patienten häufiger ein Kolloid- und Siegelring-Karzinom haben mit früherer Metastasierung in regionale Lymphknoten. Eine Verbesserung der Prognose ist am ehesten durch frühe Diagnostik zu erreichen, d.h., da (fast) alle Karzinome aus adenomatösen Polypen entstehen, in deren Diagnostik und Entfernung.

3.5 Ausbreitung

Dickdarmkarzinome können sich folgendermaßen ausbreiten: lokal, d.h. proximal oder/und distal in der Darmwand, lymphogen, hämatogen (V. portae – Leber) und durch Infiltration, wenn die Darmwand durchbrochen ist.

3.6 Stadieneinteilung

Die Stadieneinteilung des Dickdarmkarzinoms: (nach Dukes)

Dukes A: keine Ausbreitung über Muscularis propria, keine LK-Metastasen
Dukes B: Ausbreitung über Muscularis propria hinaus, aber keine LK-Metastasen
Dukes C: Lymphknotenmetastasen

Bei Dukes A kann durch Operation eine 5-Jahres-Überlebenszeit in 100% der Fälle erreicht werden, bei Dukes B in 70% und bei Dukes C in 33% [34]. Ein sehr wichtiges ungünstiges prognostisches Zeichen ist also der Befall der regionären Lymphknoten.

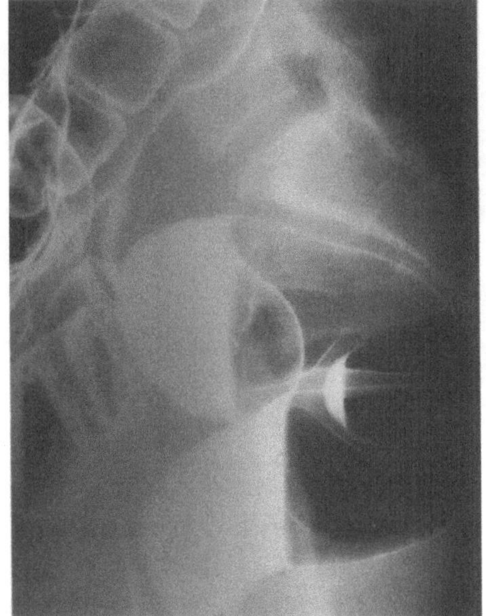

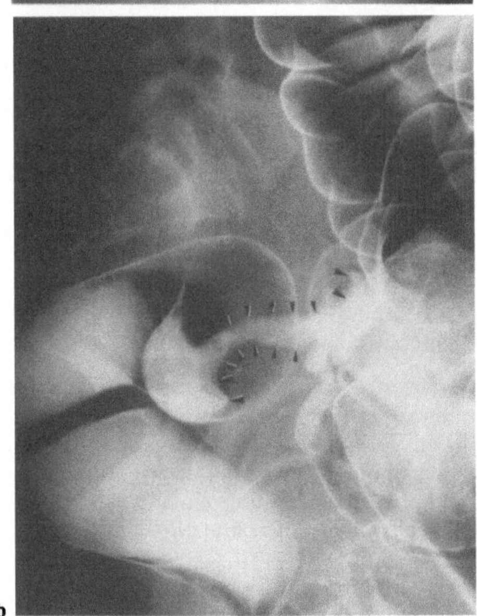

Abb. 15a, b. Zirkulär wachsendes stenosierendes Sigmoidkarzinom (Aufn. Prof. Dr. H. FUCHS, Frankfurt). **a** Exakt seitliche Aufnahme mit horizontalem Strahlengang bei Bauchlage des Patienten: Karzinom verdeckt, **b** Freiprojektion des Sigmoidkarzinoms

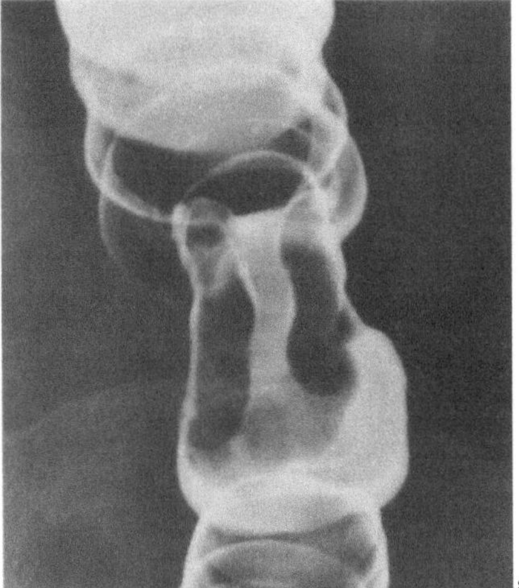

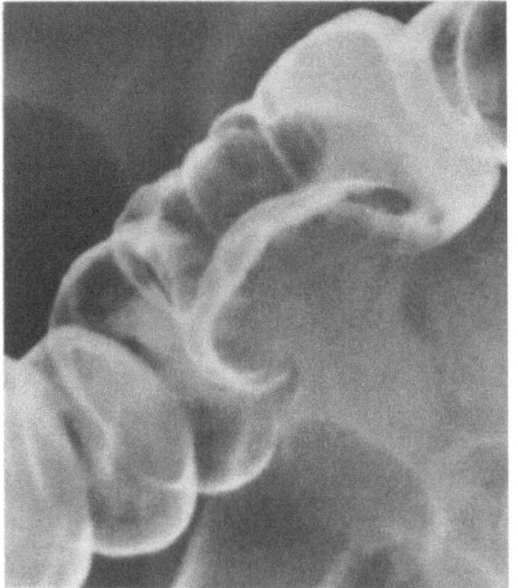

Abb. 16a, b. Semizirkumferentielles polypöses Karzinom. Borrmann I. **a** En face, **b** tangential

3.7 Radiologie

Durchschnittlich wurden noch vor einigen Jahrzehnten nur 75% der Kolonkarzinome bei der ersten Röntgenuntersuchung im Monokontrast entdeckt. Die hohe Rate falsch-negativer Befunde ist auf Stuhlreste, auf ein langes Kolon, großes Kaliber von Ko-

lonabschnitten, Anwesenheit von mehrfachen Karzinomen und auf Interpretationsfehler zurückzuführen.

Bei den falsch interpretierten Karzinomen betrifft es meist die polypoide Form, wobei der Füllungsdefekt in einem Bariumbreipool falsch gedeutet (Abb. 14–16) wird. An zweiter Stelle das en face abgebildete Karzinom, das bei dieser Projektion nur subtile Schleimhautveränderungen aufweisen kann (Abb. 17), manchmal nur einen linearen Schatten [25].

Die Doppelkontrastuntersuchung ist bei optimaler Vorbereitung, guter Untersuchungstechnik und Interpretation die ergiebigste radiologische Methode beim Aufspüren aller Läsionen im Dickdarm, also auch des Karzinoms. Das konnten eindrucksvoll WELIN [48] und danach viele andere Autoren beweisen. Alle Kolonabschnitte, selbst das Rektum, das lange der Rektoskopie vorbehalten war, sind mit der Doppelkontrastmethode sehr gut zu untersuchen. Die allge-

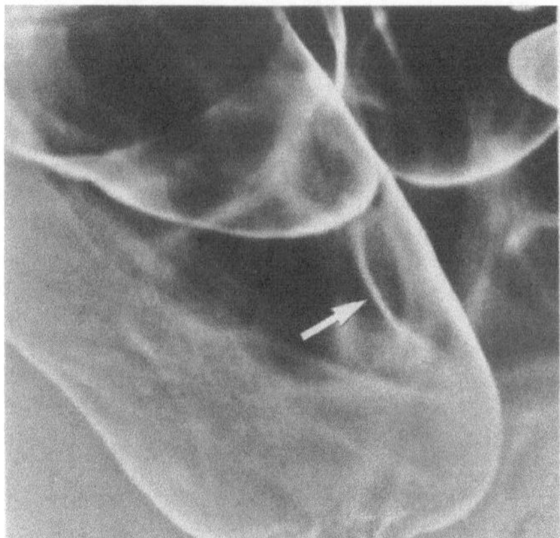

a

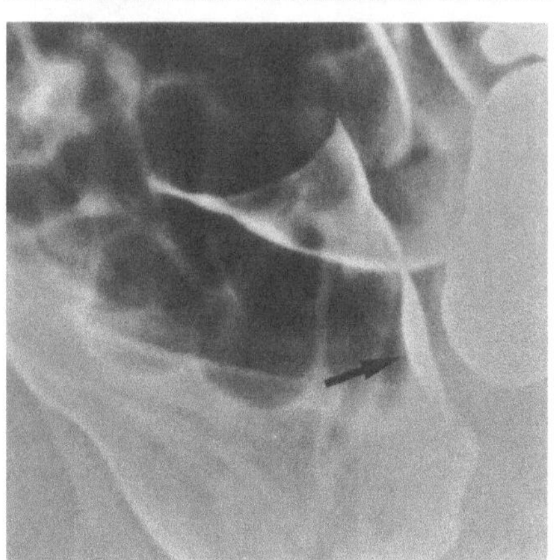

b

Abb. 17a, b. Rektumkarzinom (Aufn. Prof. Dr. H. Fuchs, Frankfurt). **a** Semitangential: „weiße Linie", **b** tangential: glatt begrenzte leichte Indentation

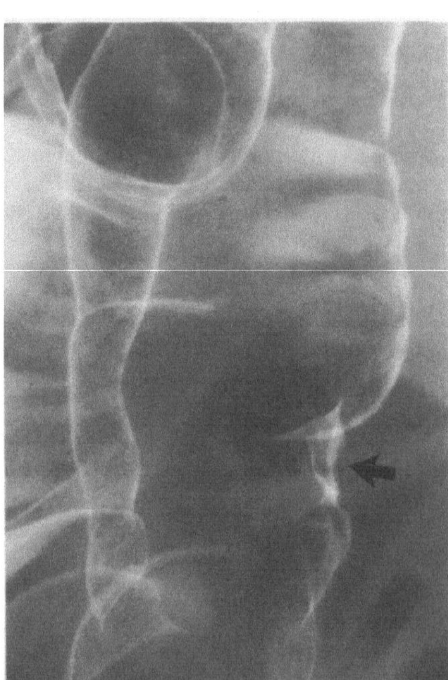

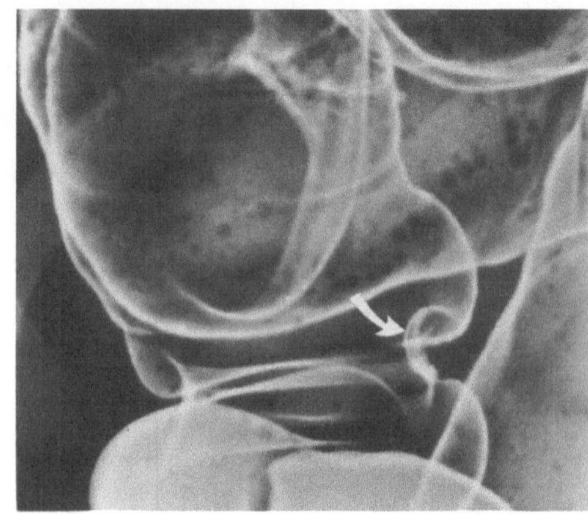

Abb. 19. Kleines polypöses Karzinom mit eingezogener Basis. Borrmann I

meine Treffsicherheit für alle Läsionen läßt sich damit auf über 90% steigern.

Das *röntgenologische Bild* der kleinen malignen polypösen Veränderungen wurde bereits besprochen (s. Abschn. 1) und ihre enge Beziehung zum Karzinom aufgezeigt (Adenom-Karzinom-Sequenz) (Abb. 18–22). Größere polypöse Karzinome (Borrmann I) können das Lumen des Darmes obstruieren. Im Bereich des Colon ascendens und Zäkums kann der distal obstruierende Tumor distal so glatt begrenzt sein, daß er als solcher nicht erkannt wird. Bei Unsicherheit ist in solchen Fällen eine antegrade Untersuchung (d.h. Dünndarmpassage), anzuraten.

Beim *ulzerierten Karzinom* mit wallartigen Rändern (Borrmann II) ist eine erhabene Läsion mit zentraler Ulzeration vorhanden. Der Übergang von der normalen Schleimhaut zum wallartigen Tumor ist abrupt, nahezu unter Bildung eines rechten Winkels, und die Schleimhautfalten sind plötzlich abgebrochen (Abb. 23–25).

Beim *ulzerierten Karzinom mit teils wallartiger Begrenzung,* teils diffuser Ausbreitung (Borrmann III) besteht am Tumorrand nur ein flacher Winkel. Bei größerer Längenausdehnung kann dieser Tumortyp gelegentlich schwierig von einem entzündlichen Darmprozeß abzugrenzen sein (Abb. 26–28).

◁—————————————————————————

Abb. 18. Kleines polypöses Karzinom mit eingezogener irregulärer Basis. Borrmann I. (Aufn. Prof. Dr. G.W. Stevenson, MUMC, Hamilton, Canada)

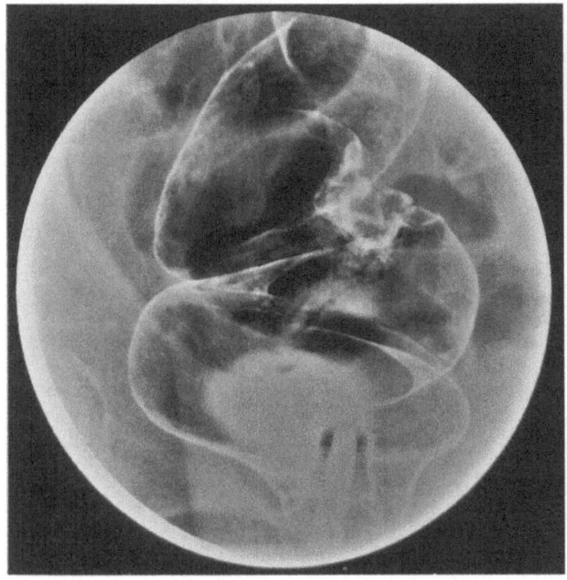 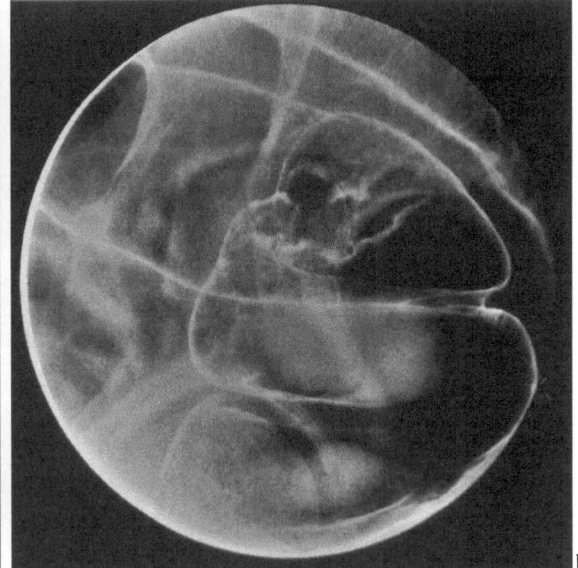

Abb. 20a, b. Kleines polypöses Rektumkarzinom. Borrmann I. **a** Tangential, **b** en face

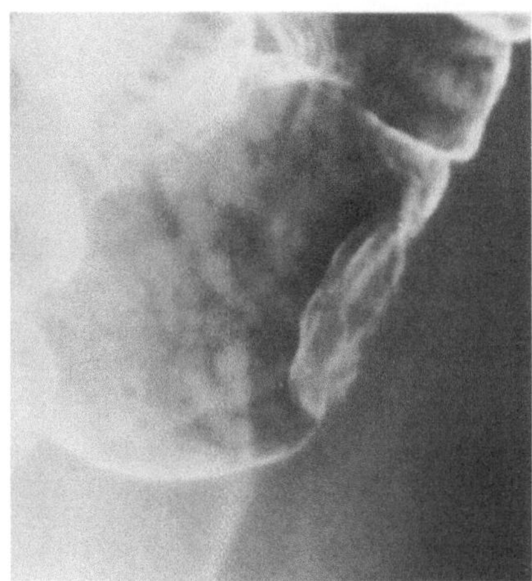

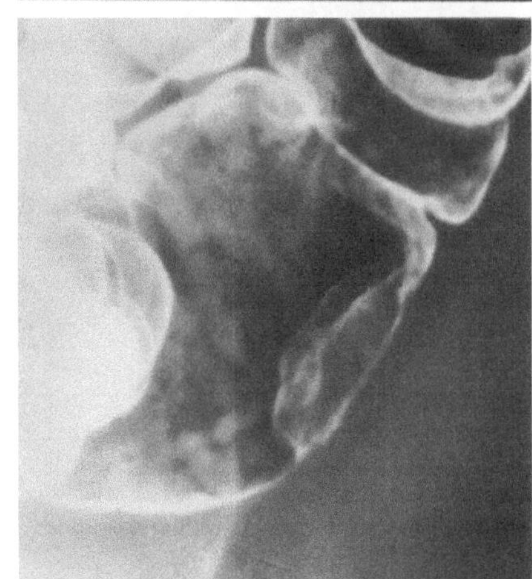

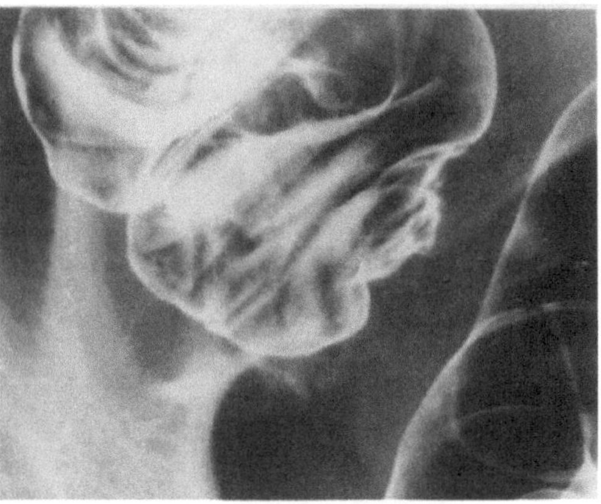

Abb. 22. Zäkumkarzinom. Am Appendixabgang Impression mit irregulärer Begrenzung. Borrmann II

Abb. 21a, b. Breitbasiges polypöses Sigmoidkarzinom. Borrmann I. **a** Bei exakt tangentialer Aufnahme der Basis irreguläre Begrenzung, **b** bei leicht schräger Projektion ist die Basis nicht zu beurteilen

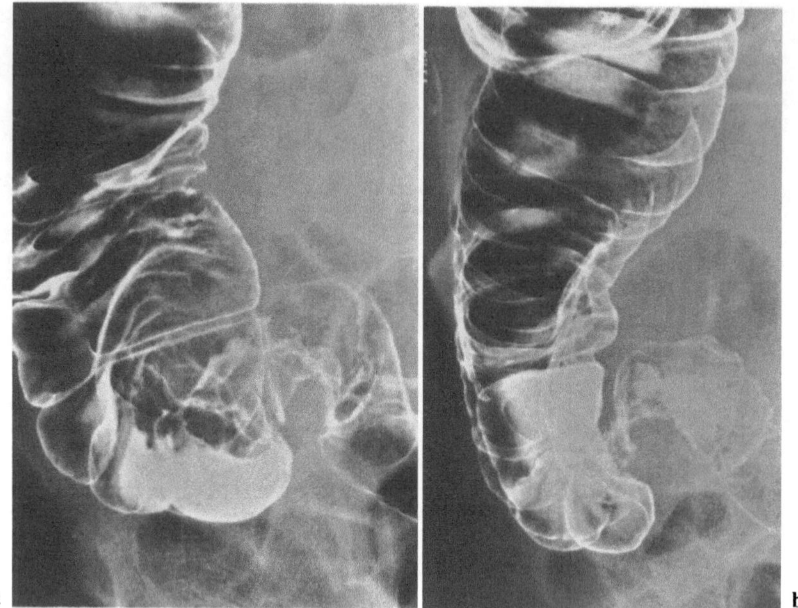

Abb. 23a, b. Polypös wachsendes Karzinom der Ileozäkalklappe. Borrmann II. **a** Schräge Projektion, **b** tangentiale
Projektion

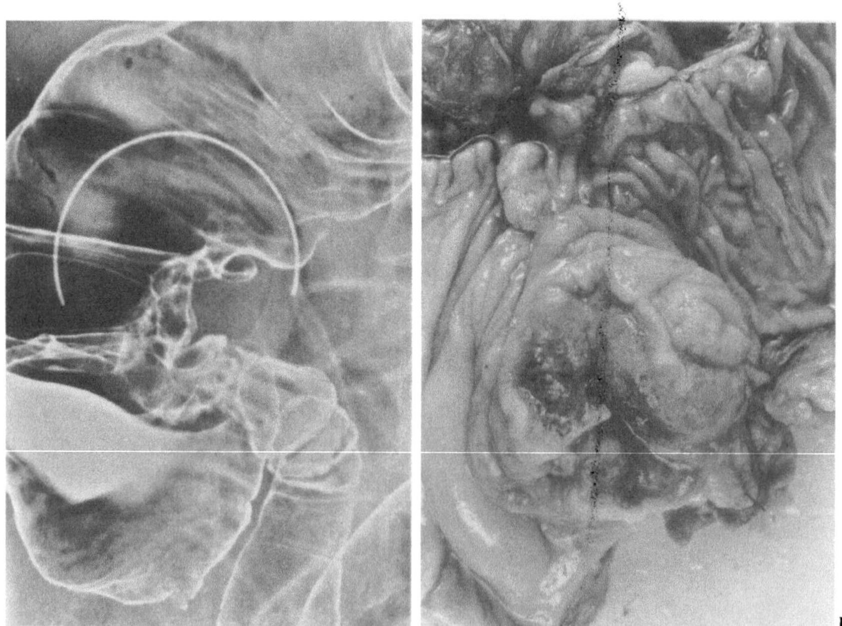

Abb. 24a, b. Ulzeriertes polypöses Karzinom der Ileozäkalklappe. Borrmann II. **a** Doppelkontrast, **b** Operationspräparat

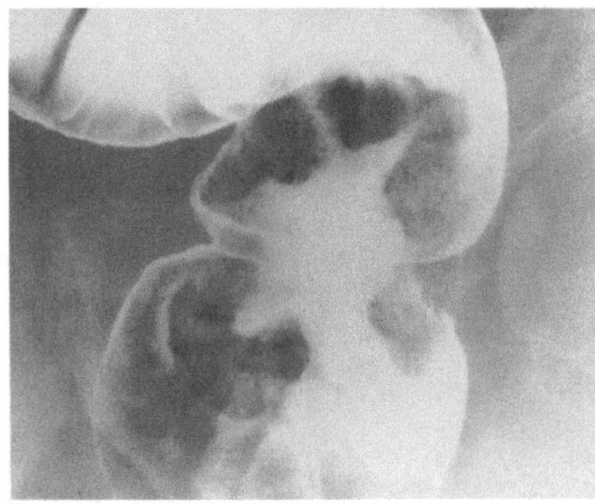 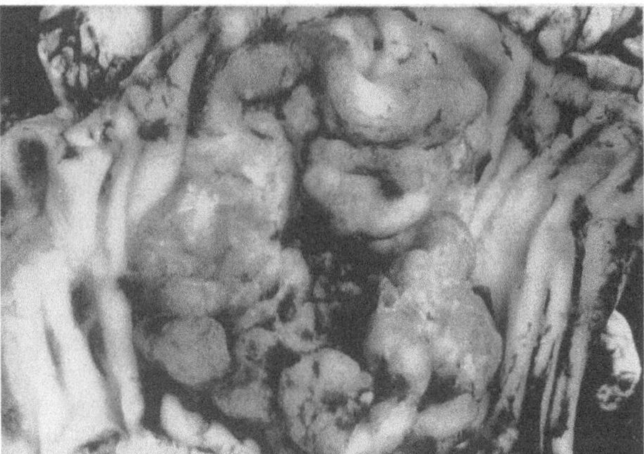

a
b

Abb. 25a, b. Semizirkulär wachsendes exophytisches Rekto-sigmoidkarzinom mit Ulzeration. Borrmann II. **a** En face, **b** Operationspräparat

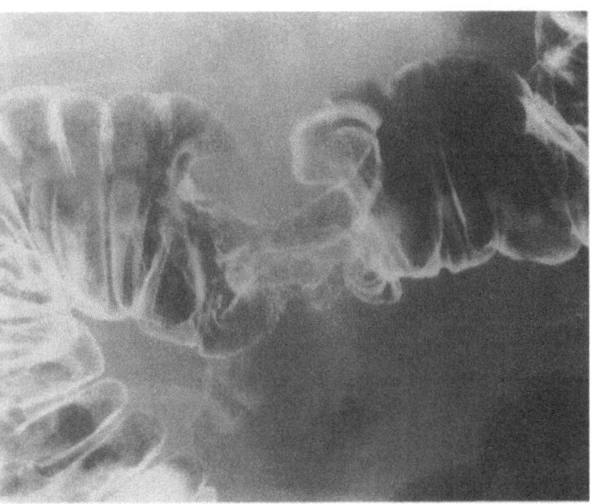

Abb. 27. Zirkulär wachsendes Karzinom des Colon transversum mit überhängenden Rändern und Ulzeration kaudal. Borrmann III

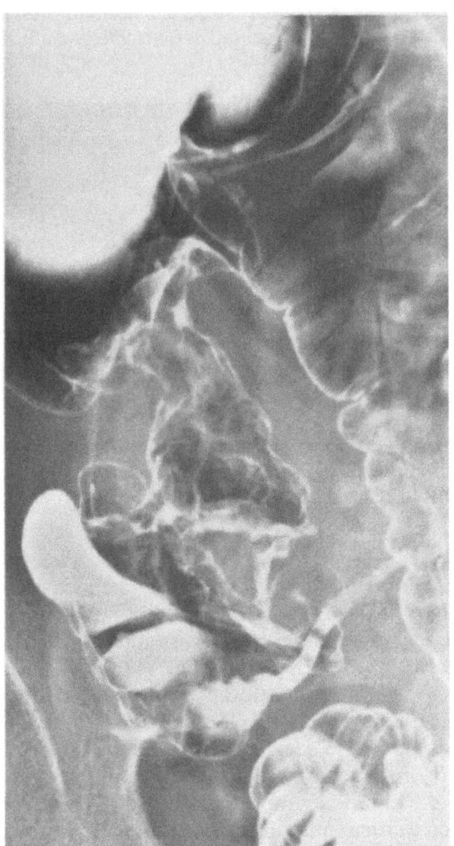

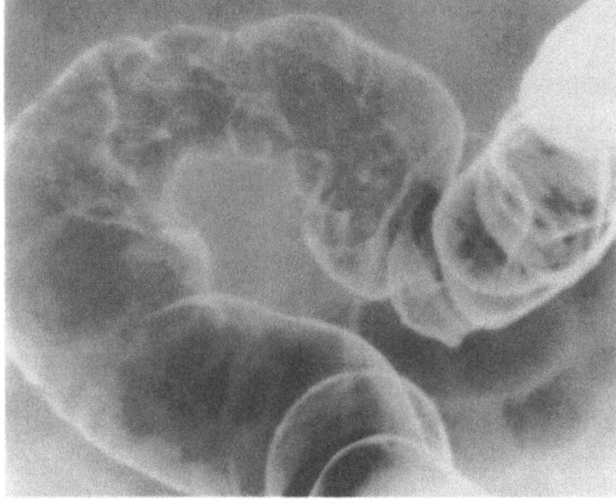

Abb. 26. Zirkulär wachsendes teilweise ulzeriertes Karzinom mit wallartigem Rand des Colon ascendens. Borrmann III

Abb. 28. Teils exophytisch, teils infiltrativ wachsendes Karzinom des Sigmoids. Borrmann III–IV

Beim *diffus infiltrierend wachsenden Karzinom* (Borrmann IV) braucht die Mukosa nicht zerstört zu sein.
Erosionen oder Ulzerationen sind selten nachweisbar.
Das Röntgenbild zeigt deshalb vor allem ein eingeengtes Lumen mit Verkürzung des betroffenen Ab-
schnitts und nur geringe Schleimhautunregelmäßig-
keiten (Abb. 29). Dieser Typ des Karzinoms ist von
sekundären Karzinomen des Dickdarms schwierig
abzugrenzen, (z.B. Metastasen eines Magenkarzinoms). Bei der Endoskopie mit Schleimhautbiopsie
ist dann oft kein Karzinom nachweisbar, da dieses
vor allem submukös wächst. Nur tiefe Biopsien führen zu seiner Entdeckung.

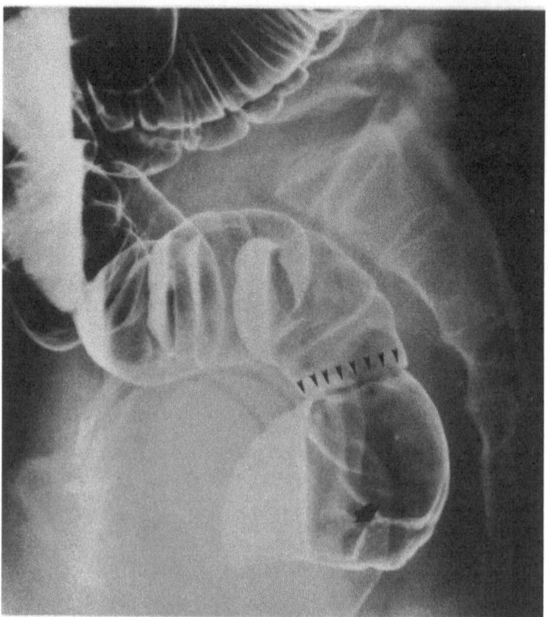

Abb. 30. Unauffällige Naht nach Sigmoidresektion mit End-
zu-End-Anastomose wegen Karzinom (*kleine Pfeile*). Zweites metachrones Karzinom einige cm oberhalb des Anus
und dorsal gelegen. Borrmann I (*großer Pfeil*) (Aufn. Prof.
H. Fuchs)

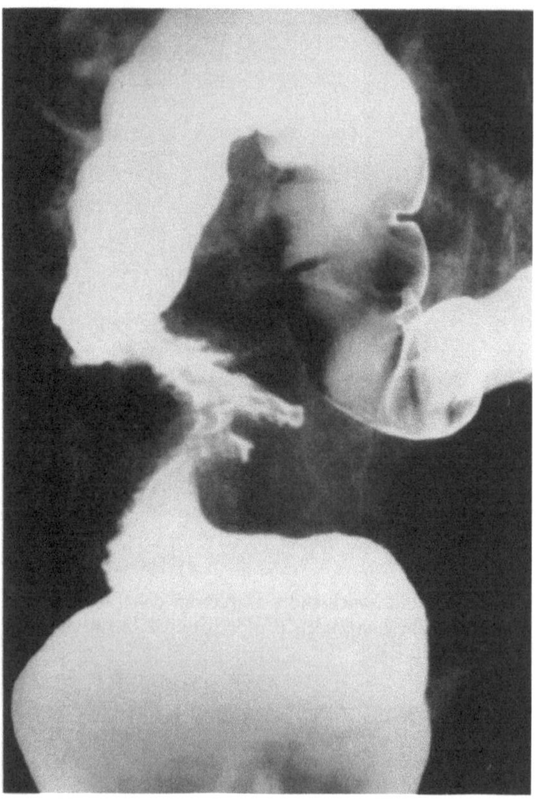

Abb. 29. Infiltrierend wachsendes Adenokarzinom des Rektosigmoids. Borrmann IV

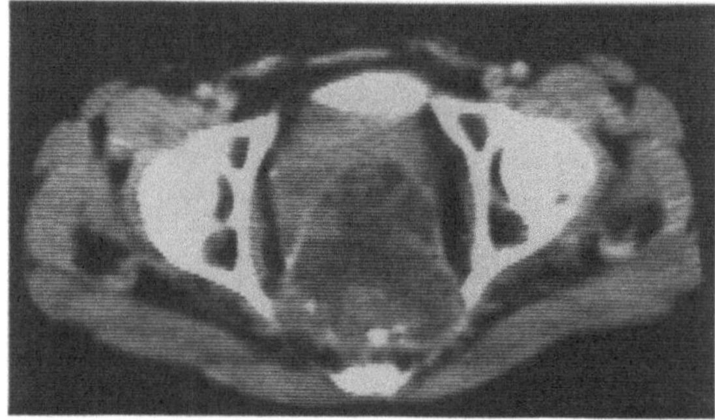

Abb. 31. CT eines Rektumkarzinom-Rezidivs nach Rektumamputation. Teils hypo-, teils hyperdenser raumfordernder
Prozeß dorsal der Blase mit Infiltration der Beckenmuskulatur dorsal

3.8 Mehrfachkarzinome und Rezidivkarzinome

Mehrfachkarzinome des Kolons treten in etwa 5%
der Karzinomträger auf, in etwa 3% synchron und
2% metachron und sind deshalb häufiger, als es dem
Zufall entspricht. Es ist unbedingt erforderlich, wenn
bereits in der Frühphase der Untersuchung ein Karzinom festzustellen ist, *das restliche Kolon genau zu
untersuchen*, um ein synchrones Karzinom oder Polypen (Satelliten-Polypen) auszuschließen.

Da das metachrone Karzinom so definiert ist, daß
es später als das Erstkarzinom und an anderer Stelle
als an der Anastomose auftritt, ist auch bei der *späteren postoperativen Kontrolle das gesamte Kolon zu
untersuchen* und nicht nur die Anastomose (Abb. 30).
Die postoperative Kontrolle sollte zunächst *halbjähr-
lich und später jährlich* erfolgen. Dies ist besonders
deshalb notwendig, weil jedes der multiplen Karzinome als Einzelkarzinom bezüglich der Therapie angesehen werden muß; deshalb ist die Schlußfolgerung
falsch, beim Auftreten eines Zweitkarzinoms am
Dickdarm wäre nur eine palliative Therapie angezeigt.

Die CT ist eine aussagekräftige Methode zur Entdeckung des lokoregionalen Rezidivs eines Rektosigmoid-Karzinoms (Abb. 31).

3.9 Komplikationen

Bei Verdacht auf ein obstruktives Dickdarmkarzinom ist zunächst eine Abdomenübersichtsaufnahme angezeigt, die auf Grund der prästenotischen Dilatation Rückschlüsse auf die Höhe der Obstruktion zuläßt.

Meist sind die obstruktiven Läsionen im linksseitigen Kolon lokalisiert. Bei rechtsseitigem obstruktivem Karzinom ist auch eine Aufweitung des Dünndarms zu erwarten. In den genannten Fällen ist die übliche Vorbereitung unnötig, sogar kontraindiziert. Ein Einlauf mit einer dünnen Bariumsuspension bringt die meiste Information, da auch die proximale Begrenzung der Obstruktion zu erkennen ist. Eine detaillierte Untersuchung der proximalen Kolonabschnitte ist nicht möglich. Mit einer postoperativen

Kontrolle (ca. 2–3 Monate postoperativ) ist Aufschluß über das proximale Kolon und gleichzeitig über die Anastomose zu erhalten, was später die Beurteilung hinsichtlich eines Rezidivtumors erleichtert.

Beim obstruktiven linksseitigen Kolonkarzinom kann proximal durch erhöhten intraluminalen Druck mit Herabsetzung der Darmdurchblutung eine *ischämische Kolitis* entstehen, die das klinische Bild bestimmen kann. Bei der Notfall-Operation wird dann oft zufällig distal der ischämischen Kolitis ein obstruierendes Karzinom gefunden [39]. Auch das Bild einer *Appendizitis* ist durch Aufstau von Fäzes möglich.

Intussuszeption beim Erwachsenen ist selten und kommt fast ausschließlich beim großen polypösen rechtsseitigen Karzinom vor.

Sekundärinfektion führt zu Nekrose, Perforation und Abszessen. Die freie Perforation des Karzinoms in die Peritonealhöhle ist extrem selten und sehr gefährlich.

Fistelbildungen durch Penetration des Karzinoms in andere Organe wie Dünndarm, Magen, Gallenblase, Blase sind möglich. Auch kutane Fisteln sind bekannt.

Hydronephrose und *Pyelonephritis* treten bei Infiltration der Ureteren auf.

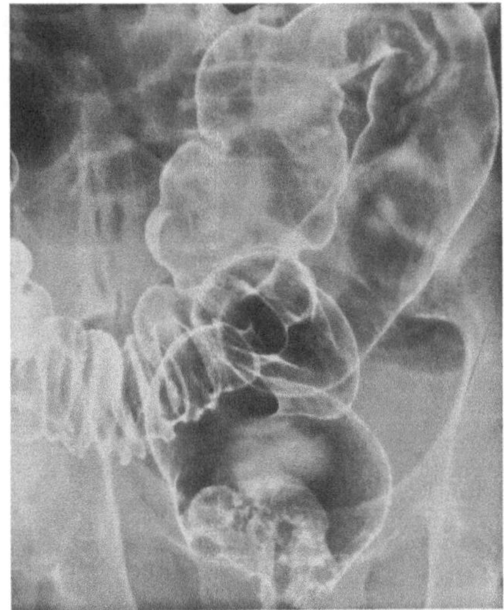

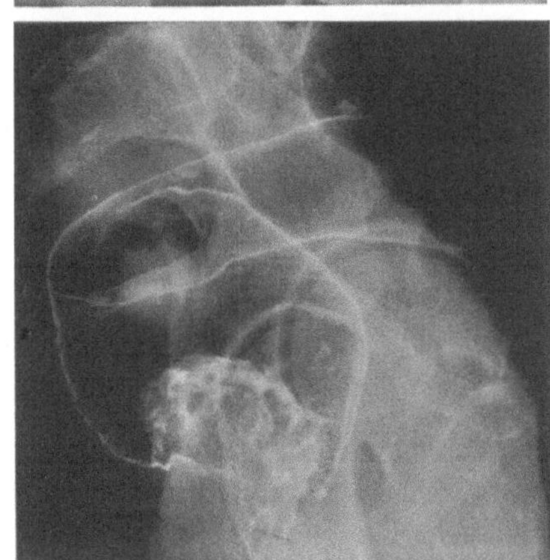

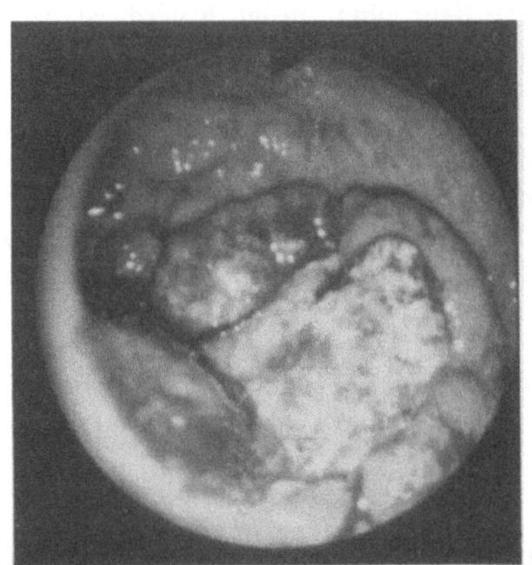

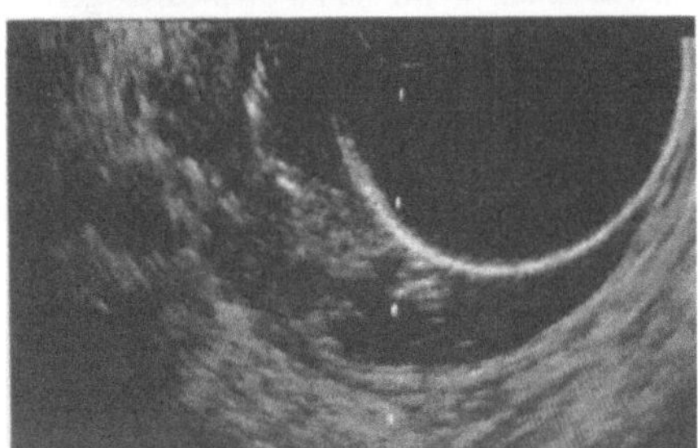

Abb. 32 a–d. Polypös wachsendes tiefsitzendes Rektumkarzinom. **a** A.p., **b** seitlich, **c** Endoskopie (Aufn. Prof. Dr. G.N.J. Tytgat, AMC, Amsterdam), **d** Echoendoskopie (Aufn. Dr. T.L. Tio, AMC, Amsterdam): perirektale Infiltration

3.10 Endoskopie, CT, US, MRI

Präoperativ kann durch Biopsie mittels Endoskopie die histologische Diagnose gewonnen werden, vor allem in Fällen, wo radiologisch die Malignität nicht sicher erscheint.

Mittels CT ist die extraluminale Ausbreitung des Karzinoms gut beurteilbar, besonders bei reichlich intra- und retroperitonealem Fett. Gleichzeitig gibt die CT Auskunft über mögliche Lebermetastasen. Regionale LK-Metastasen hingegen sind mit CT schwierig nachzuweisen. Die CT dient nicht der primären Darstellung von Kolonkarzinomen, wenngleich dies zufällig möglich sein kann.

Mittels Sonographie kann die Leber gut beurteilt werden. Allerdings muß betont werden, daß fokale Leberveränderungen nicht immer auf Metastasen beruhen, weshalb die Interpretation entsprechender Befunde vorsichtig erfolgen muß. Die Echoendoskopie der rektosigmoidalen Karzinome ist eine vielversprechende Methode hinsichtlich der intra- und extramuralen Ausbreitung (Abb. 32).

MRI ist nach ersten Erfahrungen in der Rezidivdiagnostik des Rektosigmoidkarzinoms anderen Methoden überlegen, da sie die Differenzierung zwischen Fibrose und Karzinom ermöglicht.

3.11 Differentialdiagnose

Das größte differentialdiagnostische Problem der Polypen und Karzinome bei der Doppelkontrastuntersuchung stellen **Fäzesreste** dar. Wenn schon zu Beginn der Untersuchung deutlich wird, daß keine zuverlässige Beurteilung möglich wird, ist sie abzubrechen und nach erneuter Vorbereitung zu wiederholen. Einzelne Fäzesreste können meist durch Umlagerung des Patienten und durch Kompression identifiziert werden.

Exogene Veränderungen und *Spasmen* sind bei entsprechender Untersuchungstechnik von organischen Veränderungen abzugrenzen, vor allem durch Verabreichung von Spasmolytika wie Buscopan oder Glucagon vermeidbar.

Sowohl *benigne* als auch *sekundäre maligne Wandveränderungen* können dem Kolonkarzinom ähneln oder gleichen.

Von den entzündlichen Veränderungen sind *Colitis granulomatosa* (M. Crohn) und *Colitis ulcerosa* zu nennen, vor allem wenn sie zu Strikturen geführt haben, außerdem das Spätstadium der *ischämischen Kolitis* und infektiöse Kolitiden wie Amöbiasis, Tuberkulose und Aktinomykose.

Die **Peridivertikulitis** im Sigmoid kann manchmal nur auf Grund der klinischen Symptome wie Temperaturerhöhung und Druckschmerzhaftigkeit differenziert werden.

Submuköse Tumoren führen fast nie zu Schleimhautzerstörung. Sarkome sind extrem selten, während Lymphome sich lokal oder diffus ausbreiten.

Besondere Beachtung erfordert die *Ileozäkalklappe*. Nicht formveränderliche, meist polypoide Läsionen mit irregulärer Schleimhaut sind suspekt auf ein Karzinom. Abzugrenzen sind benigne Tumoren, vornehmlich das *Lipom* und die *Lipomatose*, die sich durch ihre erhöhte Strahlentransparenz und die oft vorhandene Formveränderung auszeichnen. *Karzinoide* der Ileozäkalklappe können als zentrale Verdickkung auftreten und sind meist glatt begrenzt.

Tumoren der Appendix werden präoperativ sehr selten diagnostiziert, sondern unter dem Bild einer Appendizitis operiert, und erweisen sich dann als Zufallsbefunde. Karzinoid, Adenokarzinom und das muzinöse Zystadenom der Appendix können einem eingestülpten Appendixstumpf oder einem peri-appendikulären Abszeß gleichen. Auch hier sind die klinischen Symptome zur weiteren Diagnostik hilfreich.

4 Sekundäre Karzinome

Metastasen im Kolon stammen meist von Karzinomen des Magens, des Pankreas, der Prostata, des Ovars, des Uterus, der Niere, der Mamma oder der Lunge. Lokalisation und Art der Veränderungen des Dickdarms lassen manchmal Rückschlüsse auf den ursprünglichen Tumorsitz zu (Abb. 33, 34).

Tabelle 6. Sekundäre Karzinome des Kolons: Ausbreitungswege. (Nach Meyers [32])

4.1 Direkte Invasion
1. Von nicht-benachbarten primären Tumoren
a) Entlang den peritonealen Umschlagfalten
b) Durch lymphogene Ausbreitung
2. Von benachbarten primären Tumoren
4.2 Intraperitoneale Aussaat
4.3 Hämatogene Metastasierung

4.1 Direkte Invasion

Die direkte Invasion ist sowohl von nicht-benachbarten als auch von benachbarten primären malignen Tumoren möglich.

4.1.1 Von nicht-benachbarten primären malignen Tumoren

Entlang den *peritonealen Umschlagfalten*: Das Lig. gastrocolicum und das Mesocolon transversum stellen eine Verbindung vom Magen und Pankreas zum Colon transversum dar. Das Magenkarzinom infiltriert über das Lig. gastrocolicum den Oberrand des Colon transversum. Das Pankreaskarzinom breitet

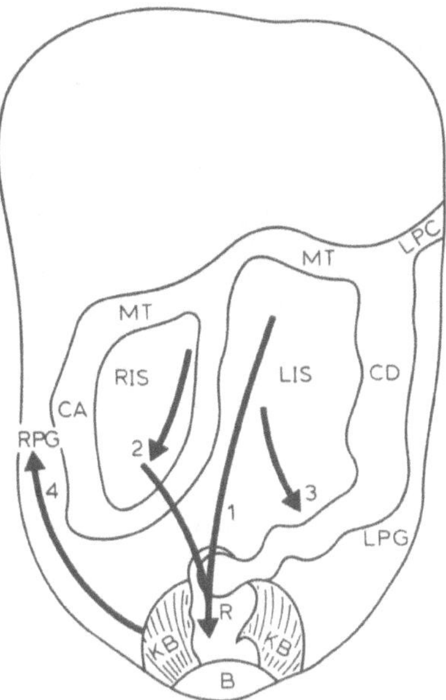

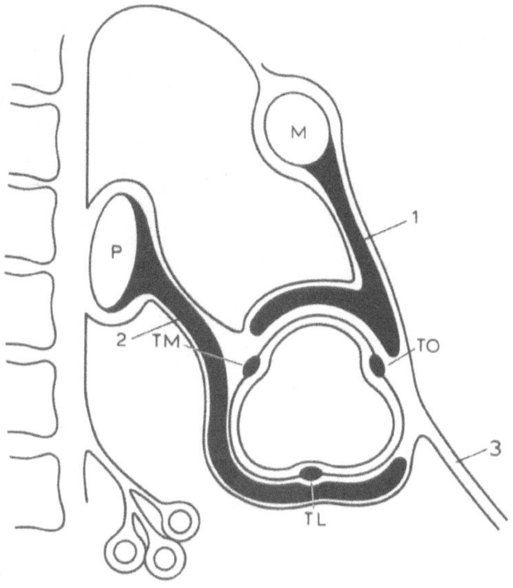

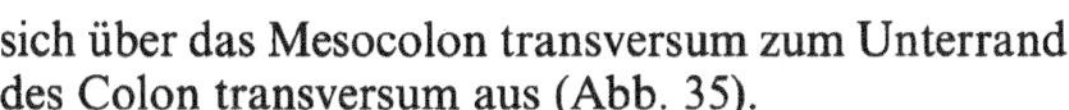

Abb. 33. Die peritonealen Umschlagsfalten und Strömungs-richtungen von Aszites. *1* Linker infrakolischer Spalt, kaudal offen, so daß direkte Verbindung zum Cavum Douglasi und paravesikal möglich. *2* Fluß im rechten infrakolischen Spalt zur Ileozökalstrecke. *3* Fluß im linken infrakolischen Spalt zum Oberrand des Sigmoids. *4* Durch unterschiedliche Druckverhältnisse fließt die Flüssigkeit in die parakolische Grube hoch, vor allem rechts. Links ist dieser Weg beschränkt durch LPC. *MT* Mesocolon transversum, *CA* Befestigung des Colon ascendens, *CD* Befestigung des Colon descendens, *R* Rektum, *B* Blase, *KB* kleines Becken, *LPG* linke parakolische Grube, *RPG* rechte parakolische Grube, *RIS* rechter infrakolischer Spalt, *LIS* linker infrakolischer Spalt, *LPC* Ligamentum phrenicocolicum (Nach MEYERS [32])

Abb. 34. Ausbreitung von Magen- und Pankreaskarzinomen längs des Lig. gastrocolicum und des Mesocolon transversum. *P* Pankreas, *M* Magen, *TM* Taenia mesocolica, *TL* Taenia libera, *TO* Taenia omentalis, *1* Lig. gastrocolicum, *2* Mesocolon transversum, *3* Omentum majus (Nach MEYERS [32])

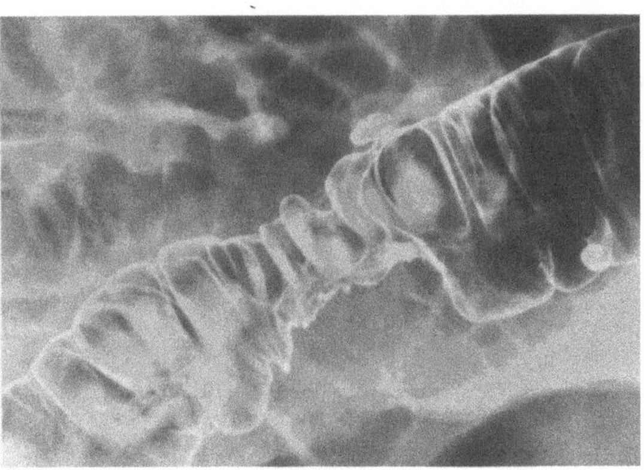

Abb. 35. Metastasierung im Colon transversum von einem Pankreaskarzinom

sich über das Mesocolon transversum zum Unterrand des Colon transversum aus (Abb. 35).

Durch *lymphogene Ausbreitung:* Wenn die nächste Lymphknotenstation durch Tumorzellen verstopft ist, können Tumorzellen retrograd in andere Darmabschnitte gelangen.

4.1.2 Von benachbarten primären Tumoren

Das Kolon kann von einem benachbarten tumortragenden Organ befallen werden. Beim Ovarial- und Uteruskarzinom ist der Unterrand des Sigmoids betroffen. Das Prostatakarzinom kann zu anulärer Konstriktion des Rektums führen. Tumoren der linken Niere können sich auf das Colon descendens und das distale Colon transversum ausbreiten.

4.2 Intraperitoneale Aussaat

Durchbrechen primäre Malignome von Abdominalorganen die Serosa, gelangen maligne Zellen in die Peritonealhöhle, die durch Irritation Aszites auslösen. Durch den Aszites gelangen maligne Zellen in die peritonealen Recessus. Die Fließdynamik ist abhängig von den peritonealen Umschlagfalten und den Recessus, außerdem von der Schwerkraft und den Druckverhältnissen intraabdominal. Der inframesokolische Raum wird in zwei Recessus eingeteilt, den

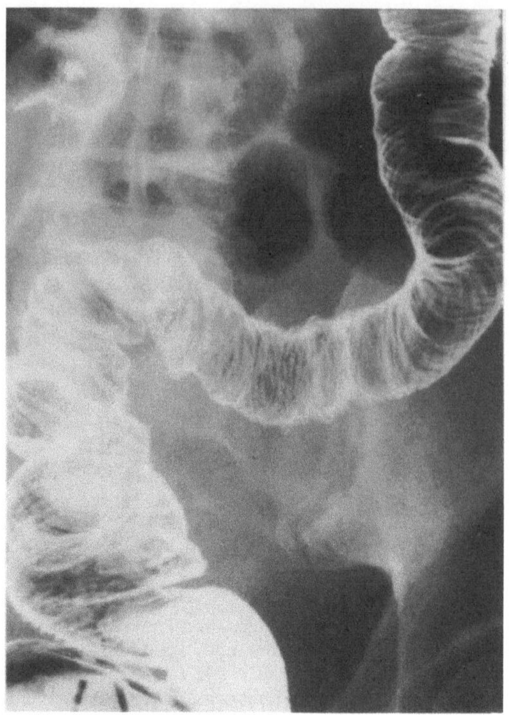

Abb. 36. Peritonitis carcinomatosa bei Ovarialkarzinom. Karzinominfiltration der Kolonwand

rechten und linken (Abb. 36). Die Veränderungen finden sich dann vor allem an der **Vorderwand des rekto-sigmoidalen Übergangs,** am **Oberrand des Sigmoids** und am **medio-kaudalen Zäkumpol.** Außerdem kann der Aszites in die parietokolischen Spalten (parakolische Gruben), vor allem rechts, d.h. latero-dorsal vom Zäkum und vom Colon ascendens, hochsteigen.

4.3 Hämatogene Metastasierung

Sie findet sich vor allem beim Mammakarzinom, weniger häufig beim Bronchialkarzinom, deren Zellen sich hämatogen submukös im Kolon absiedeln. Beim Mammakarzinom sind häufiger das Colon ascendens, das Rektum, aber auch größere Dickdarmabschnitte diffus infiltriert.

Röntgenologisch äußern sich sekundäre Karzinome des Dickdarms als von außen einwirkende oder in der Darmwand gelegene Veränderungen folgendermaßen:
- Intakte Schleimhautoberfläche. Eine intakte Mukosa über einer Läsion ist das wichtigste Zeichen eines submukösen Prozesses.
- Eindellung oder Verdrängung der Darmwand durch einen raumfordernden Prozeß sind die frühesten Manifestationszeichen einer Wandinfiltration.

Diagnostisch wichtig ist die **Konstanz der Veränderung** während der gesamten Untersuchung.
- Fixierung und Angulierung der Schleimhautfalten. Die normale Dehnbarkeit des betroffenen Darmabschnittes ist herabgesetzt, während die Falten erhalten sind. Tangential erscheinen die Schleimhautfalten akkordeon- oder kordelähnlich, d.h. sie verlaufen en face transversal, liegen dicht beieinander und haben oft unterschiedliche Abstände. Wenn die Falten etwas schräg verlaufen, behalten sie doch ihre Parallelität. Hat ein submuköser Prozeß einen längeren Darmabschnitt befallen, sind bizarre Veränderungen des Schleimhautreliefs möglich.
- Fixierung und Angulierung ganzer Darmschlingen. Eine oder mehrere Darmschlingen sind fixiert. Auffällig ist die oft **abrupte Angulierung** der Schlingen.
- Einengung des Darmlumens. Durch zirkuläre Ausbreitung kann ein längeres Segment eine Konstriktion aufweisen. Der Übergang vom normalen zum veränderten Darmabschnitt ist konisch, das Segment ist meist länger als bei einem primären Darmprozeß, die Mukosa intakt.
- Wenn der wandinfiltrierende Prozeß bis in die Mukosa vorgedrungen ist, d.h. die gesamte Darmwand tumorbefallen ist, können Obstruktion, Ulzeration und Fisteln entstehen. Die Differentialdiagnose zum primären Kolonprozeß ist in solchen Fällen schwierig.

In der Differentialdiagnose sekundärer Metastasen des Kolons sind Karzinoide mit ihrer desmoplastischen Reaktion am Mesenterium zu erwähnen. Intraabdominelle Abszesse, entzündliche Darmveränderungen und Divertikulitis können eine Peritonealkarzinose imitieren. Endometriose kann häufig durch die klinischen Symptome unterschieden werden, Adhäsionen und Bestrahlungsfibrose auf Grund der Anamnese.

5 Nicht-epitheliale (mesenchymale) Tumoren

5.1 Tumoren des Fettgewebes

5.1.1 Lipome

Lipome sind benigne, meist submukös, seltener subserös lokalisierte durchschnittlich 3–5 cm große Tumoren und äußern sich klinisch nur bei Größenzunahme (bis zu 30 cm), wenn sie zu Intussuszeption oder durch Ulzerationen zu Blutungen führen. Sie kommen rechts viel häufiger vor als links, sind meist röntgenologische Zufallsbefunde und durch eine intakte Schleimhaut charakterisiert (Abb. 37, 38).

Der glatte Füllungsdefekt ist während der Untersuchung oft inkonstant, d.h. vor allem bei Palpation verformbar. Sie treten in höherem Alter häufiger auf.

Operatives Eingreifen ist nur erforderlich, wenn Komplikationen auftreten oder zu erwarten sind. Sie werden mittels Kolotomie enukleiert oder sogar nur durch Myotomie, ohne Eröffnung des Darmlumens, entfernt.

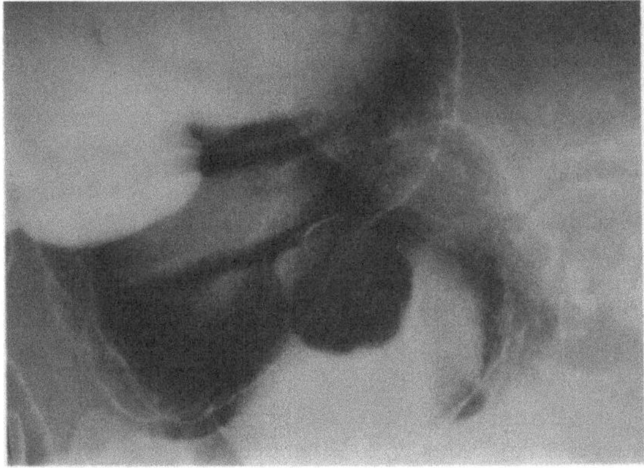

Abb. 37. Lipom im Zäkum neben Ileozäkalklappe (Aufn. Prof. Dr. G.W. STEVENSON, MUMC, Hamilton, Canada)

Tabelle 7. Einteilung der nicht-epithelialen Tumoren

5.1 Tumoren des Fettgewebes
   Lipom
   Beckenlipomatose
   Lipomatose der Ileozäkalklappe

5.2 Tumoren der glatten Muskulatur
   Benigne: Leiomyom und Leiomyoblastom
   Maligne: Leiomyosarkom

5.3 Tumoren des Bindegewebes
   Benigne: Fibrom
   Maligne: Fibrosarkom

5.4 Tumoren des Nervengewebes
   Neurofibrom

5.5 Tumoren des lymphatischen Gewebes
   Benigne: lymphoide Hyperplasie (follikuläre
       Hyperplasie) Lymphadenitis mesenterialis
   Maligne: polypoid wachsendes Lymphom
       diffus infiltrierendes Lymphom

5.6 Karzinoide

5.1.2 Beckenlipomatose

Durch Proliferation des pelvinen Fetts und eine Zunahme des fibrösen Gewebes werden Blase, Ureteren und das Rektum umwuchert. Betroffen sind fast ausschließlich Männer. Die Symptome sind rezidivierende Zystitis mit Dysurie, diffuse Rückenschmerzen durch Obstruktion der Ureteren und Harnstauungsnieren, auch Obstipation. Bei der rektalen Untersuchung ist im kleinen Becken ein fester Tumor zu palpieren.

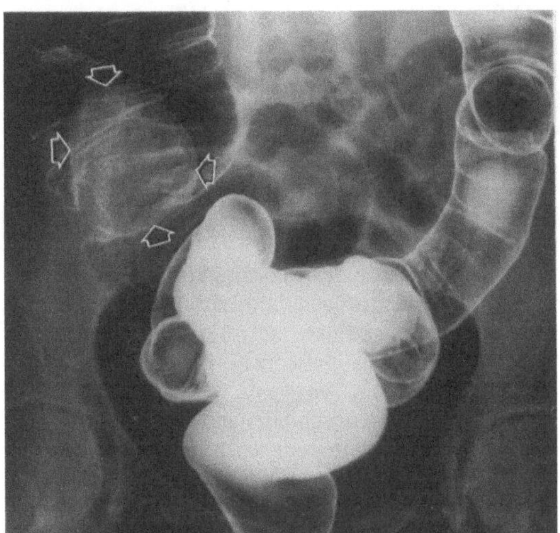

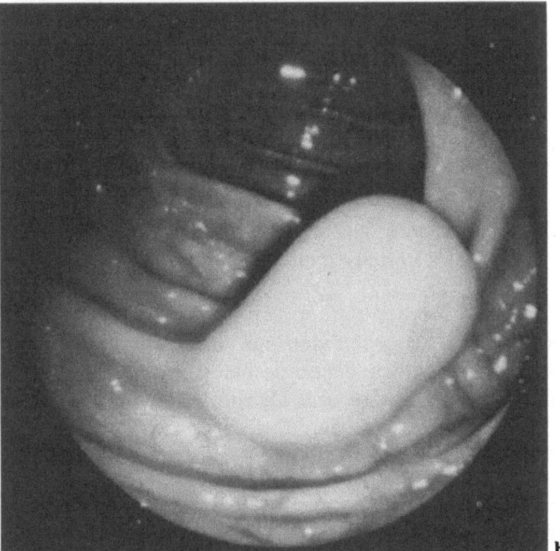

Abb. 38a, b. Lipom im Zäkumpol. **a** Glatt begrenzter polypöser Tumor, **b** Endoskopie (Aufn. Prof. Dr. G.N.J. TYTGAT, AMC, Amsterdam)

Die Abdomenübersichtsaufnahme zeigt eine fleckige oder streifige Verschattung des Beckens. Durch Verwendung einer niedrigen Aufnahmespannung kann dieser Effekt erhöht werden.

Beim Kolonkontrasteinlauf sind Rektum und Sigmoid konzentrisch verengt und scheinen in die Länge gezogen zu sein. Eine seitliche Verdrängung besteht nicht. Wenn auf dem i.v. Urogramm die Blase birnenförmig konfiguriert ist und der Blasenboden angehoben ist, die Ureteren seitlich oder vor allem medial verlagert sind bei gleichzeitiger Harnstauungsniere, wird die Diagnose erhärtet.

Mittels Computertomographie (CT) kann die Diagnose bestätigt werden, so daß sich weitere diagnostische Eingriffe erübrigen.

Differentialdiagnostisch sind Hämatome, ausgedehnte venöse Kollateralen, z.B. bei Thrombose der V. cava inf., Lymphome, Lymphozelen, Hypertrophie des Musculus iliopsoas, Abszesse und schließlich auch Metastasen zu erwähnen.

5.1.3 Lipomatose der Ileozäkalklappe

Bei der Lipomatose der Ileozäkalklappe besteht eine Fettgewebsvermehrung submukös ohne Kapsel. Sie tritt häufiger bei Frauen auf, nimmt mit dem Alter zu, wenn auch retroperitoneal das Fettgewebe zunimmt. Als Ursache wird eine relative Ischämie bei Prolabieren von Ileumschleimhaut diskutiert. Es können kolikartige Schmerzen auftreten. Meist handelt es sich um einen röntgenologischen Zufallsbefund. Die Ileozäkalklappe ist vergrößert, die Lippen sind glatt begrenzt und erscheinen im Aufsichtsbild papillär oder rosettenartig. Für die Differentialdiagnose zu polypösen Veränderungen oder zum Karzinom ist eine gute Dehnung des Zäkums erforderlich.

Die Veränderlichkeit der prominenten glatt begrenzten Ileozäkalklappe weist auf die benigne Veränderung hin.

5.2 Tumoren der glatten Muskulatur (Leiomyom, Leiomyoblastom, Leiomyosarkom)

Die Tumoren der glatten Muskulatur des Dickdarms sind selten. Sie gehen meistens von den tieferen Muskelschichten aus und sind deshalb submukös gelegen. Erst durch Nekrose und anschließende Blutung äußern sie sich. Wenn die Ulzeration zum Darmlumen Verbindung hat, ist diese röntgenologisch darzustellen. Wenn keine Ulzeration besteht, weist die intakte Mukosa über dem intramural gelegenen Tumor bei fehlender Formveränderung auf den Tumor. Eine unregelmäßige Ulzeration kann durch maligne Entartung verursacht sein. Eine sichere Differenzierung zwischen malignen und benignen Tumoren ist radiologisch oft nicht möglich.

5.3 Tumoren des Bindegewebes

Tumoren des Bindegewebes wie Fibrome oder das Fibrosarkom sind im Dickdarm sehr selten.

5.4 Tumoren des Nervengewebes

Neurofibrome kommen bei der Recklinghausenschen Krankheit vor, dann meist multipel, jedoch im Kolon weniger häufig als im Dünndarm. Sie nehmen ihren Ursprung vom Plexus myentericus und sind submukös gelegen. Vom Nervengewebe ausgehende Sarkome sind extrem selten.

5.5 Tumoren des lymphatischen Systems

5.5.1 Benigne Veränderungen

Lymphoide Hyperplasie: Lymphoides Gewebe kommt in der Submukosa und in der Lamina propria des Darms vor. Im Kindesalter ist mehr lymphatisches Gewebe vorhanden als im Erwachsenenalter. Daher ist bei Kindern die lymphoide Hyperplasie ein häufiger Befund, der als normal anzusehen ist. Beim Erwachsenen ist die Ätiologie der follikulären Hyperplasie unklar. Es werden Infektionen, Allergie oder Dysgammaglobulinämie als auslösend angesehen.

Die multiplen 1–3 mm großen glatt begrenzten flachen Erhabenheiten können im gesamten Kolon vorkommen, vor allem jedoch in der rechten Hälfte (Abb. 39). Die Läsionen sind sessil und haben nie einen Stiel. Manchmal kann eine kleine nabelartige Eindellung zentral beobachtet werden.

Im Kindesalter muß die lymphoide Hyperplasie abgegrenzt werden von Veränderungen bei der Mukoviszidos, dem Gardner-Syndrom, dem Peutz-Jeghers-Syndrom, der Trichiurasis und pseudopolypösen Veränderungen bei entzündlichen Darmveränderungen. Im Erwachsenenalter ist die familiäre Polyposis coli und die polypöse Form des Lymphoms zu erwägen.

Die lymphoide Hyperplasie beim Erwachsenen ist eine gutartige Veränderung, die nie maligne entartet, jedoch sollte man an das gleichzeitige Bestehen eines Karzinoms denken [8].

Lymphadenitis mesenterialis: Vergrößerte mesenteriale Lymphknoten können glatt begrenzte Füllungsdefekte der Kolonwand bedingen. Verschiedene enterale Infektionen sind verantwortlich.

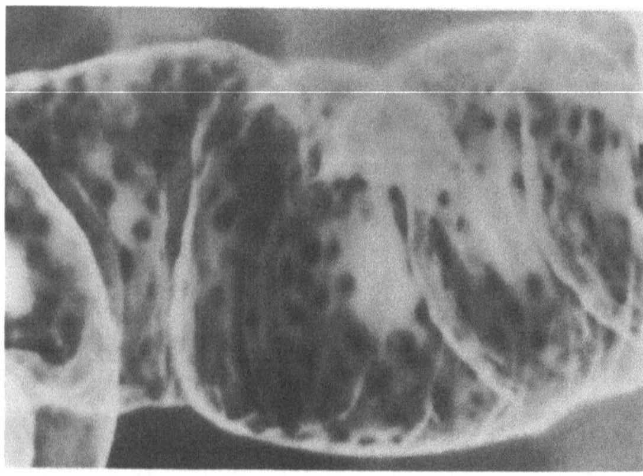

Abb. 39. Follikuläre Hyperplasie des Colon transversum bei einem Kind mit Hypogammaglobulinämie, oft jedoch physiologisch

5.5.2 Maligne Lymphome

Weniger als 0,5% aller malignen Kolontumoren sind primäre maligne Lymphome. Sekundäre Lymphome des Kolons sind jedoch nicht ungewöhnlich, werden klinisch bei 1,8% und autoptisch bei 25% der Patienten mit anderen Lymphomen gefunden [41]. Die häufigste Lokalisation ist die Ileozäkalregion und danach das Rektosigmoid. Dies gibt wahrscheinlich die Verteilung des Lymphgewebes im Dickdarm wieder [35]. Die klinischen Symptome sind Anämie, Gewichtsverlust, Erbrechen, Fieber und abdominale Schmerzen. Bei ileozäkaler Lokalisation ist Intussuszeption nicht selten. Blutverlust tritt vor allem bei rektaler Lokalisation auf.

Im Kolon sind zwei Manifestationstypen zu unterscheiden:
1. lokalisierte Form, infiltrativ oder polypoid,
2. diffus infiltrierend über lange Segmente oder über das gesamte Kolon.

Ad. 1. Die polypoide Form ist meist nicht vom polypös-wachsenden Karzinom zu unterscheiden, während die lokale segmentale lymphomatöse Infiltration an eine entzündliche Erkrankung denken läßt (Abb. 40). Die Schleimhautfalten können verdickt und unregelmäßig sein. Es kann auch eine extrakolische Tumorkomponente mit Lumeneinengung und Zerstörung der Schleimhaut vorkommen. Auch eine scheinbare Erweiterung des Lumens durch Wanddestruktion ist möglich.

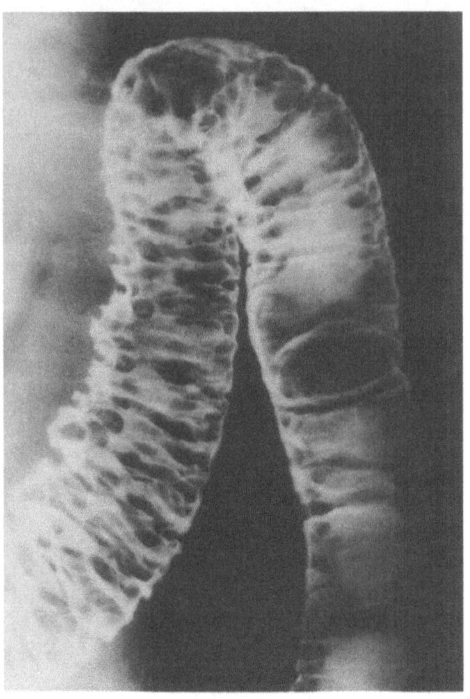

Abb. 40. Polypoid sich ausbreitendes Lymphom des Dickdarms

Ad. 2. Das diffus infiltrierende Lymphom ist seltener und zeigt durch submuköse Verdickung auf Grund der Infiltration oft ein noduläres bzw. polypoides Schleimhautmuster. Das Darmlumen kann weit sein. Auffallend ist die verminderte Kontraktilität des Kolons auf Grund der submukösen Infiltration.

In der Differentialdiagnose sind vor allem die familiäre Polyposis coli, lymphoide Hyperplasie und Pseudopolyposis wichtig.

5.6 Karzinoide

90–95% der Karzinoide sind im Gastrointestinaltrakt lokalisiert. Etwa 25–35% werden im Ileum, 30–90% in der Appendix, etwa 10% im Rektum und 2–6% im Kolon gefunden. Die Karzinoide entstehen aus intestinalen, endokrinen Zellen, die in den Lieberkühnschen Krypten gelegen sind. Je nach Lokalisation zeigen sie ein unterschiedliches Verhalten. Insgesamt besteht eine Tendenz nach außen zu wachsen, d.h. in die Muscularis propria und die Serosa zu infiltrieren. Das wichtigste Zeichen für Malignität ist deshalb auch die Ausbreitung jenseits der Muscularis propria. Karzinoide unter 1 cm im Durchmesser weisen nur selten Kennzeichen der Malignität auf (etwa 2–5%), solche über 2 cm beinahe immer.

Die meisten Karzinoide des Gastrointestinaltraktes sind asymptomatisch oder zeigen unspezifische Symptome. Bei Lebermetastasen treten Flushes auf.

5.6.1 Appendixkarzinoid

Dieses wird meist zufällig in der entfernten Appendix entdeckt. Es ist meist klein, gut umschrieben und intramural gelegen. Durch Obstruktion des Appendixlumens kommt es zur Appendizitis. Meist sind die Karzinoide in der Spitze der Appendix gelegen. Die 5-Jahres-Überlebensrate ist 99% [19]. Bei der histologischen Untersuchung ist nur sehr selten eine lymphogene Ausbreitung festzustellen, Fernmetastasen sind extrem selten.

Das Appendixkarzinoid wird nur sehr selten röntgenologisch nachgewiesen. Ein kleiner submuköser Prozeß bei unvollständiger Füllung kann ein Hinweis auf diesen Tumor sein (Abb. 41).

5.6.2 Rektumkarzinoid

Das Rektumkarzinoid wird meist zufällig bei der Rektoskopie gefunden und ist asymptomatisch. Maligne Rektumkarzinoide sind fast immer größer als 1 cm. Unter 1 cm Größe zeigen sie das Bild eines breitbasigen Polypen, wenn sie größer sind, ulzerieren sie und gleichen einem Karzinom.

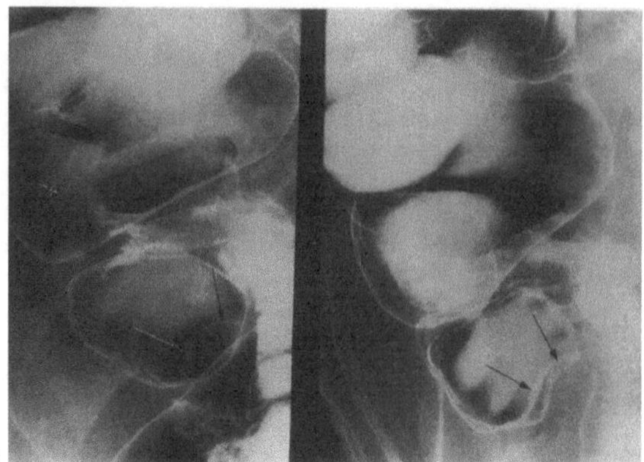

Abb. 41 a, b. Karzinoid der Appendix. Glatt begrenzte Aussparung am Appendixabgang. Keine Appendixfüllung. (Aufn. Prof. Dr. G.W. Stevenson, MUMC, Hamilton, Canada). **a** Schräge Aufsicht, **b** tangentiale Projektion

5.6.3 Kolonkarzinoid

Es ist meist in der rechten Kolonhälfte lokalisiert, wächst langsam und expansiv, so daß es als großer, polypöser Tumor imponieren kann. Klinisch äußern sich die Kolonkarzinoide mit Diarrhö, rektaler Blutung, Gewichtsverlust, palpabler Schwellung und Bauchschmerzen. Radiologisch bieten sie das Bild eines polypoiden Tumors, der sich manchmal zirkulär ausbreitet und zu Obstruktion führen kann. Vom Karzinom ist das Karzinoid kaum zu unterscheiden. Angiographisch färben sich die Tumoren meist an. Zeichen mesenterialer Infiltration sind typisch.

6 Tumorähnliche Veränderungen

6.1 Amyloidose

Das Amyloid ist in den Gefäßwänden abgelagert. Auch die Gefäße der Mukosa sind betroffen. Die Mukosadrüsen können dadurch geschädigt werden, wodurch Resorptionsstörungen und Diarrhöen resultieren.

In leichteren Fällen sind röntgenologisch keine Befunde zu erheben, in schweren kann es zur Ischämie mit Ulzerationen und Thumbprinting kommen. Auch erniedrigter Tonus und Verlust der Haustierung sind möglich. Die Diagnose wird durch Rektumbiopsie gestellt.

Tabelle 8. Tumorähnliche Läsionen

6.1 Amyloidose
6.2 Endometriose
6.3 Colitis cystica profunda und superficialis
6.4 Pneumatosis cystoides coli
6.5 Angiodysplasie
6.6 Hämorrhoiden

In der Differentialdiagnose sind Colitis ulcerosa, Colitis granulomatosa und infektiöse Kolitis anzuführen.

6.2 Endometriose

Ungefähr 15% der Frauen haben eine Endometriose, davon in 12–35% im Gastrointestinaltrakt, wovon wiederum in mehr als 80% das Rektosigmoid betroffen ist. Seltenere Lokalisationen sind der Dünndarm, das Zäkum und die Appendix. Die Erkrankung manifestiert sich im 4. und 5. Lebensjahrzehnt und kann asymptomatisch verlaufen. Andere Patientinnen haben krampfartige Schmerzen im Rektum, vor allem während der Menstruation, Diarrhö und tief lokalisierte Rückenschmerzen.

Ein sich mit dem Menstruationszyklus verändernder Tumor im Rektosigmoidgebiet ist für eine Endometriose sehr suspekt.

Röntgenologisch äußert sich das Endometriom als ein wandinfiltrativer oder intramuraler Tumor mit intakter Mukosa (Abb. 42). Der Prozeß ist meist exzentrisch und polypoid, oft lang und an der antimesenterialen Seite gelegen. Durch intramurale Ausbreitung und Fibrose wird das Darmlumen eingeengt.

Sonographisch können Endometriome nachgewiesen werden, wobei die Echogenität abhängig ist vom Alter der Blutung.

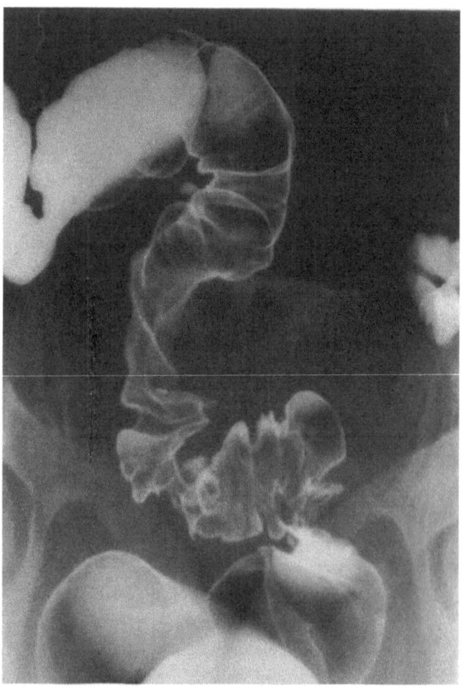

Abb. 42. Endometriose des Sigmoids. Keine Destruktion der Schleimhaut (Aufn. Prof. Dr. G.W. Stevenson, MUMC, Hamilton, Canada)

Wichtig für die Diagnose ist die Korrelation der klinischen Symptome mit dem Röntgenbefund. Zur histologischen Klärung sind tiefe Biopsien notwendig.

6.3 Colitis cystica profunda und superficialis

Die Colitis cystica profunda ist gekennzeichnet durch unterschiedlich weitlumige, teils zystisch erweiterte Mukosadrüsen, die unter der Muscularis mucosae gelegen, weniger als 1,5 cm im Durchmesser groß und von entzündlichem Gewebe umgeben sind. Hauptlokalisation ist das Rektum, vor allem die Vorderwand, ähnlich dem solitären Ulcus recti simplex. Neben dieser mehr lokalen Form besteht auch eine segmentale und diffuse Form. Pathogenetisch werden kongenitale (Fehlbildung) und erworbene d.h. entzündliche Komponenten angeführt.

Beim Kolonkontrasteinlauf können einzelne oder multiple noduläre Füllungsdefekte im Rektosigmoid beobachtet werden, selten in anderen Kolonabschnitten. Die Schleimhautfalten können verdickt und der retrorektale Raum vergrößert sein.

Abb. 43a–c. Pneumatosis cystoides coli. **a** Multiple gasgefüllte intramurale Zysten, die ein noduläres Bild erzeugen durch Impression der Mukosa. **b** Endoskopie (Aufn. Prof. Dr. G.N.J. TYTGAT, AMC, Amsterdam). **c** Operationspräparat

Bei der Rektoskopie zeigt sich ein polypoides oder noduläres Bild mit normaler oder ödematöser Schleimhaut.

Es handelt sich um benigne Veränderungen, die nur dann eine Therapie erforderlich machen, wenn Blutungen oder ein rektaler Prolaps auftreten.

In der Differentialdiagnose sind Karzinom, Lymphom, Polypen und polypoide submuköse Läsionen anzuführen.

Die Colitis cystica superficialis tritt bei Pellagra auf, besteht aus multiplen kleinen zystischen Veränderungen, die oft verstreut im ganzen Kolon zu finden sind.

6.4 Pneumatosis cystoides coli

Bei der Pneumatosis cystoides coli handelt es sich um eine seltene Erkrankung, die charakterisiert ist durch submukös oder subserös gelegene gasgefüllte Zysten des Kolon.

Die meisten Patienten haben auch eine andere Darmerkrankung wie vaskuläre Insuffizienz, Entzündung, Kollagenose, traumatische Läsionen durch Polypektomie oder eine Lungenerkrankung wie Emphysem oder Fibrose.

Die gasgefüllten Zysten haben keine Verbindung mit dem Darmlumen und sind oft segmental angeordnet. Das linke Kolon ist häufiger betroffen als das rechte, das Rektum hingegen selten.

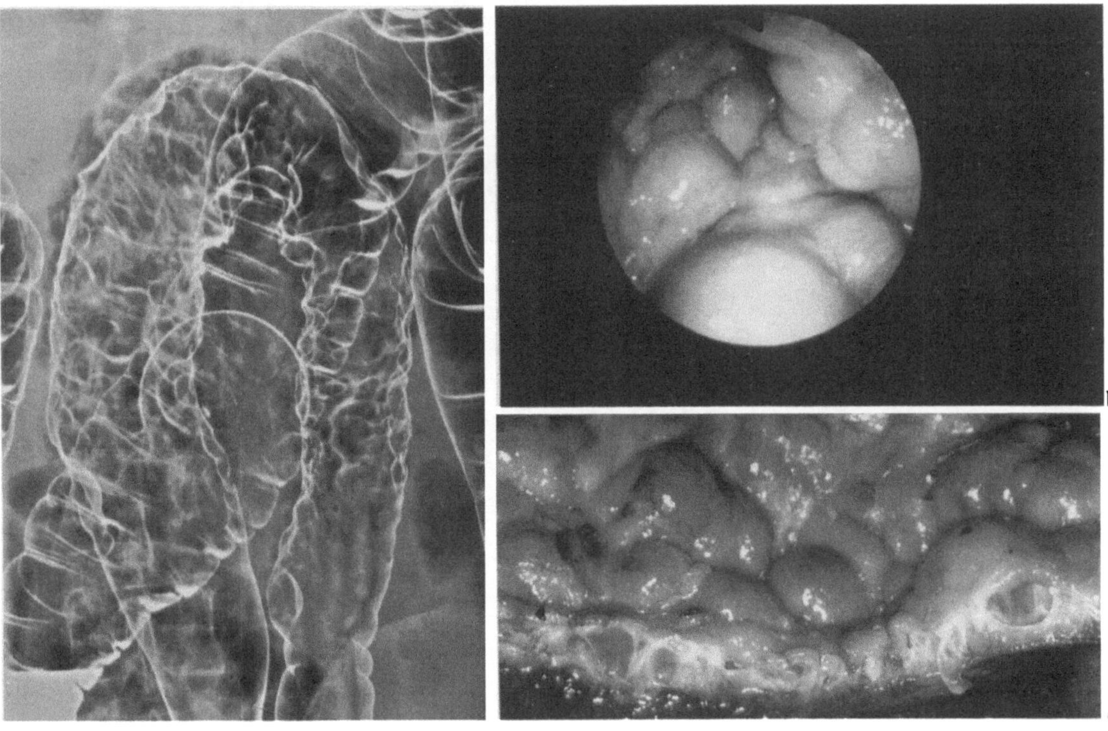

Meistens handelt es sich um einen Zufallsbefund. Manchmal treten Diarrhö, Bauchkrämpfe und Blutungen auf.

Auf der Abdomenleeraufnahme können traubenähnliche radioluzide Gebilde entlang der Dickdarmwand beobachtet werden.

Der Doppelkontrasteinlauf zeigt, daß die radioluziden Gebilde intramural liegen, die Darmwand girlandenartig umgeben und je nach Größe der Zysten geringer oder stärker imprimieren (Abb. 43).

Die Mukosa ist intakt, aber deformiert. Mit dem Füllungszustand des Kolon können die Darmwandindentationen sich etwas verändern, im Gegensatz zu Polypen. Weiterhin umfaßt die Differentialdiagnose Lymphome, Kolonmetastasen, Polyposis, multiple Lipome, follikuläre Hyperplasie.

Die Erkrankung kann Jahre unverändert bestehen bleiben und sich vollständig rückbilden. Eine Therapie ist nicht angezeigt.

6.5 Angiodysplasie

Die Angiodysplasie ist eine erworbene Gefäßveränderung, die vor allem im Zäkum oder im Colon ascendens vorkommt. Die Patienten sind meist älter als 50 Jahre und zeigen Symptome eines chronischen Blutverlustes. Die Veränderungen werden als degenerativ angesehen, ausgelöst durch chronische Minderdurchblutung des Darms oder durch intermittierende Verengung der submukösen Venen. Durch submukö-

ses Shunting werden Mukosakapillaren, -arterien und -venen erweitert.

Die Läsionen treten vor allem an der antimesenterialen Seite auf, sind meist kleiner als 1 cm, submukös gelegen und imponieren bei der Koloskopie als roter flacher Fleck. Im histologischen Präparat sind dilatierte, stark gewundene und oft radiär angeordnete Gefäße in der Submukosa nachzuweisen.

Die *röntgenologische* Diagnose erfolgt angiographisch. Dabei findet man ca. 0,5–1 cm große Gefäßknäuel an der antimesenterialen Seite mit kräftiger Kapillarphase und früher Anfärbung der erweiterten ableitenden Venen (Abb. 44). Arterien und abführende Venen sind sogar oft gleichzeitig angefärbt. Um dies nachzuweisen, ist die Injektion des Kontrastmittels in die A. mesenterica sup. in höchstens 3 sec erforderlich. Da die Angiodysplasie meistens langsam sickernde Blutungen bewirkt, ist eine Extravasation nur selten nachzuweisen.

Die Therapie der Angiodysplasie besteht heute in Elektrokoagulation via Koloskopie (früher Hemikolektomie!). In den letzten Jahren hat die Koloskopie in der Diagnostik der Angiodysplasie an Bedeutung gewonnen, so daß sie oft als erste diagnostische Methode eingesetzt wird. In derselben Sitzung kann dann auch die Elektrokoagulation oder Lasertherapie ausgeführt werden.

Abb. 44a, b. Angiodysplasie im Zäkum. **a** Arteriographie. Konglomerate von kleinen geschlängelten Gefäßen und frühe venöse Abfuhr. **b** mit Silikon injiziertes Operationspräparat

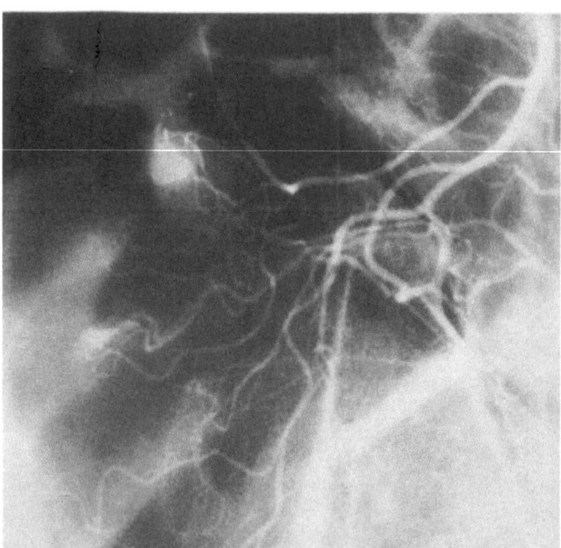

a

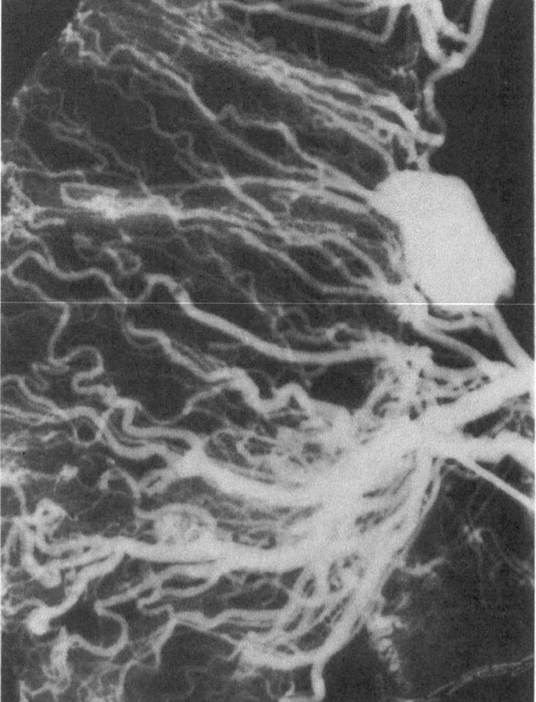

b

6.6 Hämorrhoiden

Hämorrhoiden entstehen durch eine Hyperplasie des arteriell versorgten Corpus cavernosum recti.

Jenseits des 50. Lebensjahres sind sie bei mehr als der Hälfte aller Erwachsenen nachzuweisen.

Pathogenetisch sind anzuführen: familiäre Disposition, hormonale Faktoren (Gravidität), Stuhlunregelmäßigkeiten. Keinen Einfluß auf die Ausbildung von Hämorrhoiden haben Pfortaderhochdruck und Tumoren des kleinen Beckens.

Früher wurden innere und äußere Hämorrhoiden unterschieden, heute werden die Hämorrhoiden in 3 oder 4 Stadien eingeteilt:
1. Gering erkennbare Knotenbildung, die digital nicht zu tasten, nur mit dem Proktoskop nachzuweisen sind.
2. Derbere Knötchen, die während Defäkation aus dem Analkanal treten, aber sich spontan reponieren.
3. Hämorrhoiden, die bei der Defäkation prolabieren und außerhalb des Analkanals bleiben; die Knoten weisen durch einen gestörten venösen Rückfluß eine bläuliche Verfärbung auf.
4. Prolabierte, nicht mehr reponible Hämorrhoiden.

Hämorrhoiden im *1. Stadium* können zu Blutungen führen (akute arterielle Blutung oder chronische Blutung), im *2. Stadium* zu reversiblem Prolaps mit Analekzem, Thrombose vom Hämorrhoidalknötchen, im *3. Stadium* zusätzlich durch den permanenten Prolaps zur Störung der Analkontinenz. Bei der Doppelkontrastuntersuchung können innerhalb und unmittelbar oberhalb des Analrings kleine polypoide Läsionen sichtbar sein, die abhängig von ihrer Konsistenz (blutgefüllt oder thrombosiert) formvariabel sind.

Die Diagnose erfolgt vor allem proktoskopisch.

7 Trauma des Kolon

7.1 Penetrierendes oder perforierendes Trauma

Bei Stichverletzungen wird bei vorhandenen klinischen und röntgenologischen Zeichen einer Darmverletzung sofort operiert, bei fehlenden klinischen Zeichen konservativ behandelt. Bei Schußwunden ist eine Laparatomie erforderlich. Abdomenübersichtsaufnahmen können Hinweise über den Verlauf der Geschosse geben.

Verletzungen im Rektumbereich sind besonders häufig. Eine Übersichtsaufnahme kann dann streifenförmige Gasansammlungen pararektal zeigen. Die prokto-rektoskopische Untersuchung steht an erster Stelle.

7.2 Stumpfes Bauchtrauma

Es tritt meist bei Autounfällen durch den Sicherheitsgurt bedingt auf. Ca. 3–5% der Patienten mit stumpfem Bauchtrauma zeigen eine Verletzung des Dickdarms.

Bei *mesenterialer* Lazeration handelt es sich oft um geringere Verletzungen. Nur wenn größere Gefäße rupturieren, ist Ischämie des Darmes die Folge. Häufiger sind jedoch venöse Thrombosen. Bei Ischämien kommt es zu „Thumbprinting" und später zu Strikturen. Ein Einlauf mit wasserlöslichem Kontrastmittel bestätigt die Diagnose einer Ischämie.

Das *intramurale Hämatom* geht nur dann mit Symptomen einher, wenn es zur Obstruktion führt.

Eine Darmwandlazeration kann intraperitoneal oder retroperitoneal/subperitoneal (Abb. 45) auftreten. Die Retroperitoneallazeration ist im Bereich des Colon ascendens und descendens möglich.

Die Übersichtsaufnahme zeigt dann fleckige Gasansammlungen retroperitoneal. Freies Gas intraperitoneal beweist dagegen die intraperitoneale Perforation.

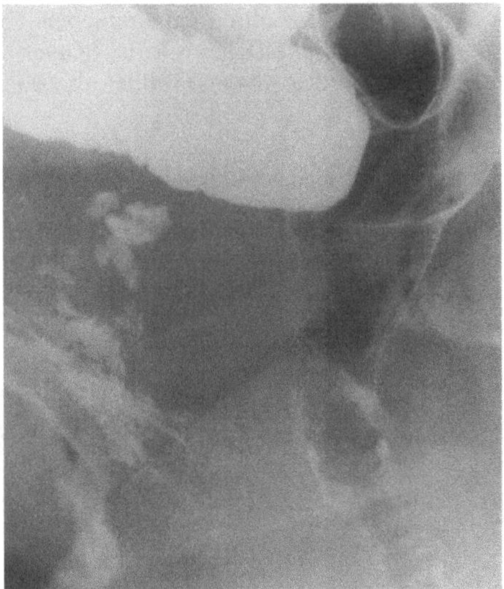

Abb. 45. Extrarektales Bariumsulfat. Bei früherer Kolonuntersuchung Rektumperforation

8 Appendizitis

Die Infektion der Appendix ist möglich durch fäkale Retention, hämatogen oder durch Entzündung in der Umgebung. Meist wird heute eine Obstruktion des Appendixlumen angenommen [34]. Dadurch kann der Schleim der Appendix nicht mehr entleert werden, was zur Entzündung führt, die über das katharralische Stadium in das gangränöse mit oder ohne Perforation übergehen kann.

Meist betrifft es Patienten unter 40 Jahren, vorwiegend Männer. **Die Diagnose der akuten Appendizitis ist in erster Linie eine klinische.** Bei Unklarheit können Röntgenuntersuchungen herangezogen werden. Die Untersuchung ohne Kontrastmittel sollte aus einer Abdomenübersicht in Rückenlage und einer in Linksseitenlage bei horizontalem Strahlengang sowie einer Thoraxaufnahme im Stehen bestehen. Je mehr röntgenologische Zeichen, die auf eine Appendizitis hinweisen, gleichzeitig vorhanden sind, desto wahrscheinlicher wird die Diagnose. Etwa die Hälfte der Patienten mit Appendizitis zeigt Veränderungen, die in ihrer relativen Wertigkeit aufgeführt werden, aber insgesamt unspezifisch bleiben: (s. auch Kap. Swart, Beyer u. Köster in diesem Band).

- Appendixstein (Kotstein), meist lamelliert und 2–40 mm groß, etwa bei 10% der Patienten mit Appendizitis auf dem Röntgenbild zu sehen, jedoch bei einem Drittel in der entfernten Appendix festzustellen (Abb. 46).
- Perityphlitis: weichteildichter Tumor in der Ileozäkalstrecke, wobei Gasblasen auf einen Abszeß hinweisen.
- Distanzierung des Zäkums von der rechten extraperitonealen Fettlage durch entzündlichen Tumor in der rechten parakolischen Grube (Zuverlässigkeit etwa 95%, wenn Abstand größer als 10 mm).

Abb. 46a, b. Multiple Appendikolithen. **a** Abdomenübersicht: multiple in Reihe angeordnete Verkalkungen vor dem Os sacrum rechts. **b** Verkalkungen liegen in der Appendix

- Deformation des Zäkum und Colon ascendens.
- Spiegel im Zäkum und benachbarten Ileum durch paralytischen Ileus (Aufnahme in Linksseitenlage!)
- Nach Berk u. Lasser [7] weist Gas in der normal gelegenen Appendix auf Entzündung hin, während in stehender Position Gas in einer retrozäkalen Appendix als normal gelten kann.
- Vermehrt intraperitoneale Flüssigkeit kommt bei Appendizitis und vor allem bei Perforation vor.
- Verschwinden des extraperitonealen Fetts auf der rechten Seite.
- Pneumoperitoneum und Pneumoretroperitoneum, abhängig von der Lage der rupturierten Appendix.
- Dünndarm- und selbst Dickdarmobstruktion durch Abszeß.
- Verstrichene Kontur der unteren Psoashälfte und linkskonvexe Haltung der Lendenwirbelsäule.

Hinweise für Appendizitis beim Kontrasteinlauf sind:
- Das Zäkum ist am Appendixabgang irregulär begrenzt und imprimiert, manchmal mit andeutungsweise unregelmäßiger Füllung der Appendix.
- Bei Abszeßbildung bestehen Verdrängung oder Impressionen am Zäkum und/oder terminalen Ileum.
- Die Appendix ist teilweise gefüllt und zeigt einen plötzlichen Stopp.
- Nicht-Füllung der Appendix gilt als Hinweis auf Appendizitis, während andererseits eine vollständig gefüllte Appendix mit glattem Lumen eine Appendizitis auszuschließen scheint. Fehlende Motilität und lokalisierter Druckschmerz der Appendix sind nur von begrenztem diagnostischen Wert.

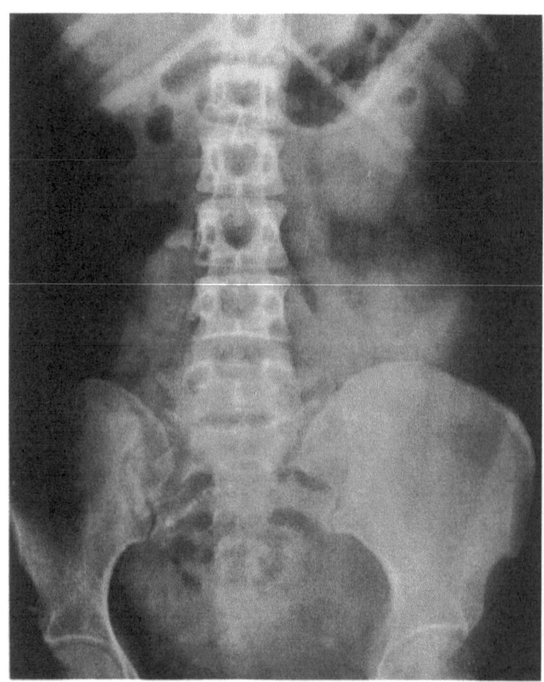

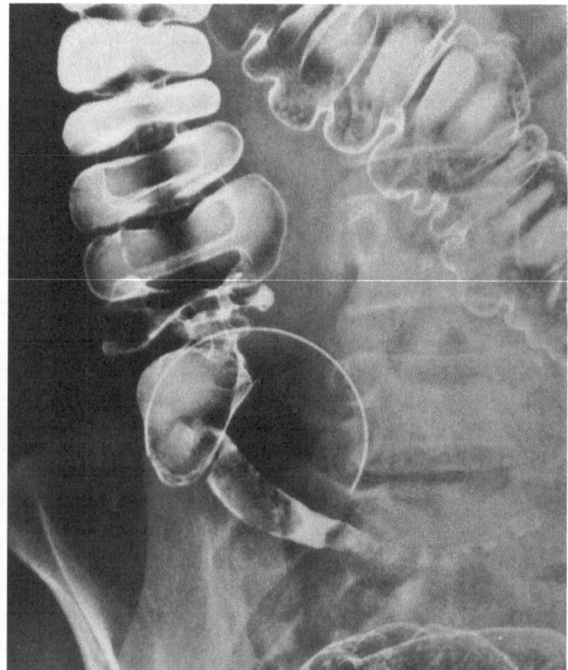

a   b

– Das Bariumsulfat seinerseits kann in der Appendix eintrocknen und zu Appendizitis führen.

Die Sonographie ist vor allem durch PUYLAERT zu einer wichtigen Untersuchungsmethode bei Appendizitis geworden [38a, b]. Erforderlich ist ein linearer 5- oder 7.5 MHz-Transducer. Wichtig für die Diagnose Appendizitis ist das reproduzierbare Bild einer rigiden tubulären aperistaltischen konzentrisch geschichteten Struktur an der Stelle, wo die Appendix lokalisiert ist.

Sonographie und CT sind die Methoden der Wahl zur Aufdeckung von Abszessen.

Bei Obstruktion der Appendix ohne Entzündung kommt es zur Bildung einer Mukozele. Die Wand des zystenartig erweiterten Appendixlumens verkalkt häufig. Benachbarte Darmschlingen werden verdrängt und das Zäkum ist an der Appendixbasis imprimiert. In der Differentialdiagnostik ist an einen Appendixabszeß, ein Karzinom des Zäkums oder einen eingestülpten Appendixstumpf zu denken. Bei Ruptur einer Mukozele entsteht ein Pseudomyxoma peritonei mit gelatineartigem Aszites.

9 Intussuszeption

Im Erwachsenenalter ist eine Intussuszeption des Kolon relativ selten. Sie kann zäkokolisch, kolokolisch und sigmoidorektal auftreten. Die zäkokolische Lokalisation wird nach Appendektomie durch Ödem des Appendixstumpfes beobachtet, während die beiden anderen Formen fast immer durch Kolontumoren ausgelöst werden, entweder durch Lipome, villöse Adenome oder durch polypoide und stenosierende Adenokarzinome [34]:

Entzündliche Darmprozesse sind selten Anlaß zur Intussuszeption. Auf der Abdomenübersichtsauf-

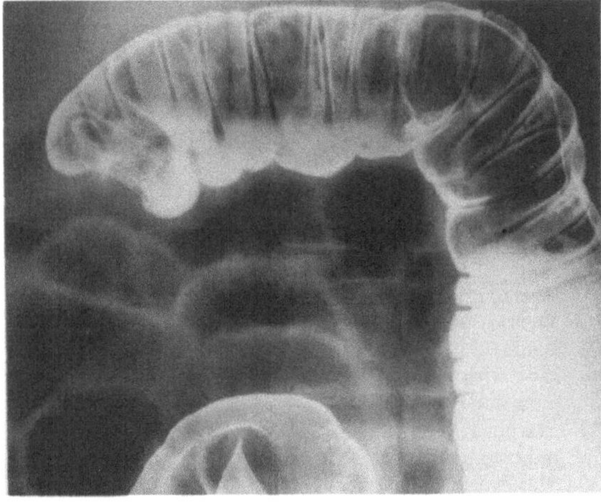

Abb. 47. Intussuszeption der Flexura hepatica coli durch polypös wachsendes Karzinom

nahme kann manchmal ein weichteildichter Tumor in der Längsachse des Kolonlumens beobachtet werden (Abb. 47). Beim Kontrasteinlauf besteht oft eine vollständige Obstruktion mit einer oral konvexen Begrenzung oder einer wurstförmigen Aussparung durch den invaginierten Kolonabschnitt. Da während der Röntgenuntersuchung eine Reponierung manchmal möglich ist, kann die der Intussuszeption zugrundeliegende Pathologie dann im weiteren Verlauf des Kolonkontrasteinlaufs entdeckt werden.

10 Blutungsquellen

Blutungen aus dem Kolon sind meist chronisch, selten akut und lebensbedrohlich. Die häufigste Ursache sind Polypen, Colitis ulcerosa, Divertikel, Karzinome, Hämorrhoiden und Morbus Crohn, seltenere Ursachen sind Angiodysplasie (s. Abschn. 6.5), Strahlenkolitis, Analfissuren und Varicosis coli. Im chirurgischen Krankengut spielt zusätzlich die postoperative Blutung eine Rolle, die meist in der Darmnaht lokalisiert ist.

Bei akuter Blutung ist der Kolonkontrasteinlauf wenig aussagekräftig, da eine Vorbereitung des Patienten nicht möglich ist und/oder sich vor der Untersuchung bereits wieder Blutkoagel im Darmlumen bilden. Zudem kann mit dem Kolonkontrasteinlauf die Blutungsquelle nicht direkt nachgewiesen werden, sondern allenfalls Läsionen, die als mögliche Ursache in Frage kommen. Die *röntgenologische Methode* zum direkten Blutungsquellennachweis, ist die *Angiographie* mit selektiver Darstellung der A. mesent. sup. und/oder A. mesent. inf. Der Blutaustritt muß mindestens 0,5 ml/min betragen, um eine Kontrastmittelextravasation nachweisen zu können. Eine zunehmende Bedeutung erlangt die Untersuchung mit ^{99m}-Tc-Schwefelkolloiden bei der Lokalisation von intermittierenden Blutungen.

Während in der Diagnostik von akuten Blutungen aus dem oberen Verdauungstrakt die Endoskopie Priorität genießt, ist dies für solche aus dem unteren Verdauungstrakt weniger gültig. Bei chronischer Blutung ist eine übliche Vorbereitung möglich, so daß Doppelkontrastuntersuchung *und* Koloskopie die Untersuchungsmethoden der Wahl sind.

11 Das postoperative Kolon

Vor Durchführung der Röntgenuntersuchung ist die Information über Art und Zweck der Operation notwendig:

Wurde ein Kolonsegment reseziert und welches? Wurde eine End-zu-End- oder End-zu-Seit-Anastomose angelegt? Wegen welcher Veränderungen erfolgte die Operation? Wurde die Läsion vollständig entfernt? Wann wurde operiert?

Unmittelbar postoperativ (1–10 Tage postop.) ist es meist die Aufgabe, Aufschluß über den Zustand der Naht zu erhalten. Notwendig ist es, ein wasserlösliches jodhaltiges Kontrastmittel (30%) zu verwenden, um bei eventueller Nahtinsuffizienz keine Komplikationen auszulösen, und die Untersuchung auf die Anastomose zu beschränken. Die Menge des wasserlöslichen Kontrastmittels sollte ca. 100–200 ml nicht überschreiten.

Bis 2–3 Wochen postoperativ ist die Anastomose durch Ödem und Spasmen oft sehr eng. Die lokalen Spasmen können selbst monatelang bestehen bleiben.

Die spätere postoperative Kontrolle nach Operation wegen Karzinom, ausgeführt mit der Doppelkontrastmethode, muß sich zum Ziele setzen, ein Anastomosenrezidiv und in den übrigen Kolonabschnitten ein metachrones Karzinom auszuschließen. Da die Anastomose normalerweise eine leichte Deformität und auch Einengung aufweisen kann, ist es erforderlich, ca. **2–3 Monate postoperativ eine Basis-Doppelkontrastuntersuchung** auszuführen, um später ein Rezidiv eher und besser erkennen zu können. Die Vorbereitung und technische Ausführung muß deshalb genau so gut wie beim nicht operierten Kolon erfolgen.

Nach rechtsseitiger Hemikolektomie wegen Karzinom hat die CT zum Nachweis eines lokalen Rezidivs Bedeutung gewonnen. Ebenso ist die Diagnostik des Rektumkarzinomrezidivs mittels CT oder MRI erfolgversprechend. Es empfiehlt sich **6–8 Wochen nach der Operation eine Basis-CT** auszuführen, um später Narbengewebe und Tumorrezidiv leichter zu differenzieren.

Das Rektumkarzinomrezidiv äußert sich häufig als raumfordernder Prozeß, beschränkt auf die Darmwand oder breitet sich auf benachbarte Organe aus: Samenbläschen, Prostata, Blase, innere weibliche Genitalien, Beckenmuskulatur und Skelett. Zur weiteren Analyse ist die Punktion zur histologischen Diagnose erforderlich.

Literatur

1. Allgöwer M, Harder F, Hollander LF, Peiper HJ, Siewert JR (1981) Chirurgische Gastroenterologie. Springer, Berlin Heidelberg New York
2. Ament AE, Alfidi RJ (1982) Sessile polyps: Analysis of radiographic projections with the aid of a double-contrast phantom. Am J Roentgenol 139:111
3. Ament AE, Alfidi RJ, Rao PS (1982) Basal indentation of sessile polypoid lesions: A function of geometry rather than a sign of malignancy. Radiology 143:341
4. Balthazar EJ (1978) Carcinoid tumors of the alimentary tract. I. Radiographic diagnosis. G I Radiol 3:47
5. Balthazar EJ (1981) Gastrointestinal leiomyosarcoma: Unusual sites: Esophagus, colon and porta hepatis. G I Radiol 6:295
6. Bellaar Spruyt J (1983) Adenomen in het rectocolon. Smith Kline & French, Den Haag
7. Berk RN, Lasser EC (1975) Radiology of the ileocoecal area. Saunders, Philadelphia London Toronto
8. Bronen RA, Glick SN, Teplick SK (1984) Diffuse lymphoid follicles of the colon associated with colonic carcinoma. Am J Roentgenol 142:105
9. Delamarre J, Descombes P, Marti R, Rémond A, Trinez G (1980) Villous tumors of the colon and rectum: DC study of 47 cases. G I Radiol 5:69
10. Demling L, Domschke S (Hrsg) (1984) Klinische Gastroenterologie. Thieme, Stuttgart
11. Dodds WJ (1976) Clinical and roentgen features of the intestinal polyposis syndromes. G I Radiol 1:127
12. Dreyfuss JR, Janower ML (Hrsg) (1980) Radiology of the colon. Williams & Wilkins, Baltimore London
13. Ekelund G, Lindström C, Rosengren JE (1974) Appearance and growth of early carcinomas of the colon-rectum. Acta Radiol Diagn 15:670
14. Feczko PJ, Bernstein MA, Halpert RD, Ackerman LV (1984) Small colonic polyps: A reappraisal of their significance. Radiology 152:301
15. Fork FT, Lindström C, Ekelund G (1983) Double contrast examination in carcinoma of the colon and rectum. A prospective clinical series. Acta Radiol Diagn 24:177
16. Frommhold W, Gerhardt (Hrsg) (1979) Erkrankungen des Dickdarms. Thieme, Stuttgart
17. Frühmorgen P (1983) Intervall zwischen Biopsie und Kolon-Kontrasteinlauf. Dtsch med Wschr 109:552
18. Fuchs HF, Stadler U, Reichert J (1979) Der Stellenwert der Röntgendiagnostik bei der Frühdiagnose des Coloncarcinoms im Vergleich zur Coloskopie. Radiologe 19:21
19. Godwin JD (1975) Carcinoid tumors: An analysis of 2837 cases. Cancer 36:560
20. Gordon RL, Evers K, Kressel HY, Laufer I, Herlinger H, Thompson JJ (1982) Double-contrast enema in pelvic endometriosis. Am J Roentgenol 138:549
21. Greenbaum EI (Hrsg) (1980) Radiographic atlas of colon disease. Year Book, Chicago London
22. Grundmann E (Hrsg) (1978) Colon cancer. Fischer, Stuttgart New York
23. Htoo AM, Bartram CI (1979) The radiological diagnosis of polyps in the presence of diverticular disease. Br J Radiol 52:263
24. Ikc BW, Roscnbusch G (1981) Gastrointestinal malignant lymphoma: roentgenographic features and pathologic and morphologic correlations. Diagn Imaging 50:66
25. Kelvin FM, Max RJ, Norton GA, Oddson TA, Rice RP, Thompson WM, Garbutt JT (1979) Lymphoid follicular pattern of the colon in adults. Am J Roentgenol 133:821
26. Kinkhabwala M, Balthazar EJ (1978) Carcinoid tumors of the alimentary tract. II. Angiographic diagnosis of small intestinal and colonic lesions. G I Radiol 3:57
27. Lassrich MA, Prévôt R (1983) Röntgendiagnostik des Verdauungstraktes bei Kindern und Erwachsenen. Thieme, Stuttgart New York
28. Laufer I (1979) Double contrast gastrointestinal radiology with endoscopic correlation. Saunders, Philadelphia London Toronto
29. Margulis AR, Burhenne H (eds) (1983) Alimentary tract radiology. Mosby, St. Louis Toronto London
30. Marshak RH, Lindner AE, Maklansky D (1980) Radiology of the colon. Saunders, Philadelphia London Toronto

31. Maruyama M (1981) Röntgendiagnostik der Polypen und Karzinome des Dickdarms. Thieme, Stuttgart New York
32. Meyers MA (1982) Dynamic radiology of the abdomen, 2nd edn. Springer, Berlin Heidelberg New York
33. Miller KD, Tutton RH, Bell KA, Simon BK (1979) Angiodysplasia of the colon. Radiology 132:309
34. Morson BC (1978) The large intestine. In: Symmers WSC (ed) Systemic pathology, vol 3, 2nd edn. Churchill Livingstone, Edinburgh London New York
35. Morson BC, Dawson IMP (1972) Gastrointestinal pathology. Blackwell, Oxford London Edinburgh Melbourne
36. Moss AA (1982) Computed tomography in the staging of gastrointestinal carcinoma. Radiol Clin N Am 20:761
37. Ott DJ, Gelfland DW (1978) Colorectal tumours: pathology and detection. Am J Roentgenol 131:691
38. Ott DJ, Gelfland DW, Wu WC, Kerr RM (1980) Sensitivity of double-contrast barium enema: Emphasis on polyp detection. Am J Roentgenol 135:327
38a. Puylaert JBCM (1986) Acute appendicits: US evaluation using graded compression. Radiology 158:355
38b. Puylaert JBCM (1987) Graded compression ultrasound in acute disease of the right lower quadrant. Sem Ultrasound, CT and MR 8:385
39. Reeders JWAJ, Tytgat GNJ, Rosenbusch G, Gratama S (1984) Ischaemic colitis. Martinus Nijhoff, The Hague
40. Reifferscheid M, Langer S (1984) Kolon- und Rektumtumoren. In: Demling L, Domschke S (Hrsg) Klinische Gastroenterologie. Thieme, Stuttgart New York
41. Rosenberg SA, Diamond HD, Jaslowitz B, Craver LF (1961) Lymphosarcoma: Review of 1269 cases. Medicine 40:31
42. Sing AK, Agenant DMA, Hausman R, Tytgat GN (1980) Vascular ectasias (angiodysplasias) of the cecum and the ascending colon. Fortschr Roentgenstr 132:534
43. Skucas J, Spataro RF, Cannucciari DP (1982) The radiographic features of small colon cancers. Radiology 143:335
44. Sleisenger MH, Fordtran JS (1978) Gastrointestinal disease. Saunders, Philadelphia London Toronto
45. Teschendorf W, Wenz W (1978) Röntgenologische Differentialdiagnostik, Bd II: Erkrankungen der Bauchorgane. Thieme, Stuttgart
46. Thoeni RF, Menuck L (1977) Comparison of barium enema and colonoscopy in the detection of small colonic polyps. Radiology 124:631
47. Thoeni RF, Petras A (1982) Double contrast barium enema examination and endoscopy in the detection of polypoid lesions in the cecum and ascending colon. Radiology 144:257
48. Welin S, Welin G (1980) Die Doppelkontrastuntersuchung des Dickdarms. Thieme, Stuttgart New York
49. Wenz W, Rückaner K (1979) Zur Röntgendiagnostik des operierten Dickdarmes. Radiologe 19:413
50. WHO (1976) Histological typing of intestinal tumours. Internatl. Histol. Classif. of Tumours, No. 15, WHO, Geneva

Akutes Abdomen

B. SWART
Unter Mitarbeit von D. BEYER und R. KÖSTER

INHALT

1 Voraussetzungen für die Diagnostik

1.1 Einleitung

Bedrohliche Erscheinungen von seiten des Bauches führen den Patienten in die Klinik. Der Röntgenuntersuchung vorausgehen sollte deshalb stets die Frage nach der Vorgeschichte, die auch die Untersuchungstechnik beeinflussen kann: handelt es sich um einen langsamen oder akuten Beginn, besteht Erbrechen, leidet der Patient an bestimmten Erkrankungen (Galle, Nieren, Herz, Diabetes u.a.), sind Operationen in der Vorgeschichte, oder ging der Erkrankung eine Schwangerschaft oder ein Trauma voraus? **Man muß ungefähr den Beginn der Erkrankung kennen,** um abschätzen zu können, ob im Röntgenbild schon Veränderungen zu erwarten sind, oder ob die Zeit für die Entwicklung von Röntgensymptomen nicht ausgereicht hat.

Auch wenn der Röntgenologe eine Vielfalt von Einzelfakten kennen muß, die im Röntgenbild den Rückschluß auf bestimmte Krankheitssituationen zulassen, sind viele dieser Fakten ohne Kenntnis der klinischen Parameter nicht verwertbar, da zu unsicher.

Eine klassische Schwierigkeit bei der Diagnostik des akuten Abdomens ist z.B. die isolierte Dünndarmblähung mit Spiegelbildung ohne Wandveränderung. Die Differentialdiagnose, ob ein mechanischer Dünndarmileus, ein primärer oder sekundärer Gefäßprozeß mit Gangrän oder ein gemischter Ileus vorliegen, ist **nur mit Hilfe klinischer Parameter möglich.** Es gibt im Einzelfall durchaus die Möglichkeit der richtigen Diagnostik aus dem Röntgenbild allein. In der überwiegenden Mehrzahl der Fälle braucht man aber zum Verständnis oder zur Sicherung der Diagnose die **Kenntnis der Vorgeschichte und des klinischen Befundes.** Erst die Korrelation von Vorgeschichte, röntgenologischem und klinischem Befund optimiert die Diagnostik, da der eine Befund durch den anderen bestätigt oder ausgeschlossen wird.

Bei aller Sorgfalt wird man ungenaue oder falsche Diagnosen nicht vermeiden können, wenn Lokalisation und Ablauf der Erkrankung atypisch sind, verschiedene Krankheiten kombiniert vorliegen oder der Körper auf Schäden anders reagiert als zu erwarten war.

Die folgenden Ausführungen sind in diesem Sinne Leitlinien, wie sie im typischen Krankheitsfall gelten. Ein gewisses Maß an Skepsis sollte man sich stets bewahren, da Vorgeschichten falsch erhoben, unvollständig oder irreführend sein können, die klinischen Befunde unklar oder atypisch und die Röntgenbefunde durch die Qualität der Untersuchungstechnik sowie die Mitarbeit des Patienten limitiert sind.

1.2 Topographie des Abdomens

Die Diagnostik des formenreichen akuten Abdomens erfordert, daß man das Vorhandensein oder Fehlen von Weichteilstrukturen, Aufhellungen oder Verschattungen erkennt, um sie den topographisch vorgegebenen Räumen zuordnen zu können.

1.2.1 Intraperitonealraum

Abbildung 1 zeigt den Zusammenhang der Organe im Bauchraum sowie die Anheftungsligamente zur hinteren Bauchwand hin.

Die Bursa omentalis liegt zwischen Magenhinterwand und dem vom hinteren Peritoneum bedeckten Pankreas. Sie ist durch das Foramen Winslowii mit der freien Bauchhöhle verbunden. Prozesse an der Hinterwand von Magen und Duodenum perforieren nach dorsal in die Bursa. Umgekehrt können Prozesse des Pankreas nach ventral auf die Bursa übergreifen.

Die Morisonsche Tasche liegt zwischen Leber, Nebenniere und Niere rechts unterhalb des rechten Ligamentum coronare der Leber. In diesem Raum findet man freies Gas bei Perforationen, wenn der seitliche Raum zwischen Leber und Brustwand verklebt ist. Auch Abszesse in der Bauchhöhle, insbesondere bei eitrigen Gallenblasenprozessen, bilden sich hier.

Im kleinen Becken sammelt sich die Flüssigkeit aus dem mittleren Bauchraum (Abb. 2). Von hier läuft diese Flüssigkeit über die parakolische Furche

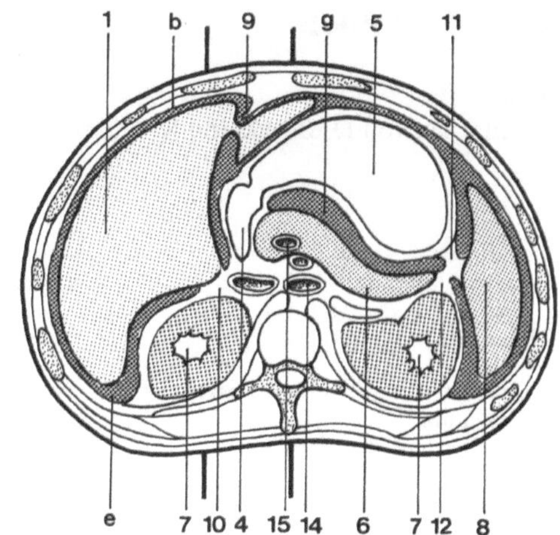

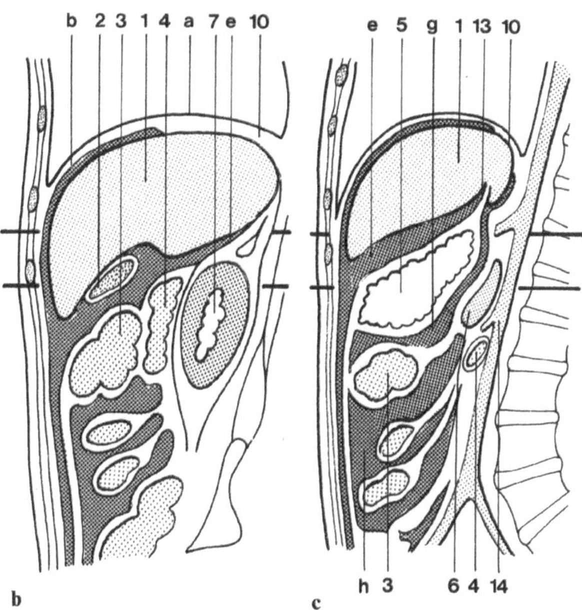

Abb. 1 a–c. Topographie der intra- und extraperitonealen Strukturen des Abdomens (Aus Wegener [128]). Peritonealhöhle: *1* Leber, *2* Gallenblase, *3* Kolon, *4* Duodenum, *5* Magen, *6* Pankreas, *7* Niere, *8* Milz, *9* Lig. falciforme, *10* Lig. coronarium, *11* Lig. gastrolienale, *12* Lig. lienorenale, *13* Omentum minus, *14* Aorta abdominalis, *15* Vena portae. Subphrenische Räume: *a* rechts dorsal, *b* rechts ventral, *c* links ventral, *d* links lateral. Subhepatische Räume: *e* rechts dorsal (Recessus Morisoni), *f* rechts ventral, *g* Bursa omentalis, *h* intramesokolischer Raum

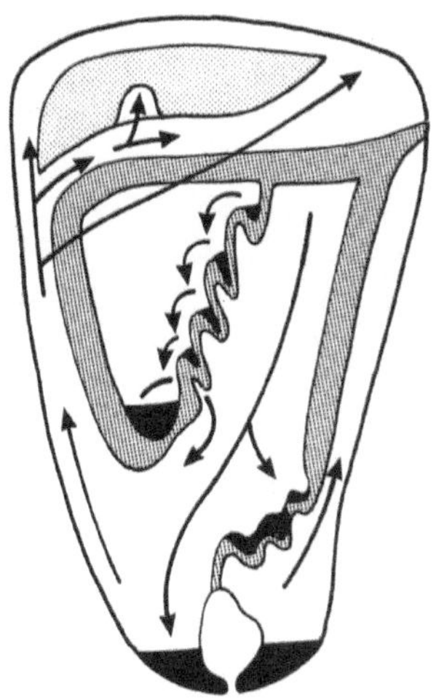

Abb. 2. Flüssigkeitsverschiebungen im Abdomen in Abhängigkeit von den Anhaftungsstellen von Leber, Kolon und Dünndarm. Im Liegen Verschiebung der Flüssigkeit über die parakolische Mulde beiderseits nach kranial unter die Leber (mit Morisonscher Tasche) und unter das Zwerchfell. Unter das linke Zwerchfell kommt Flüssigkeit nur ventral des Magens, dorsal füllt sich die Bursa omentalis durch das Foramen Winslowii

rechts bis unter die Leber und weiter bis unter das Zwerchfell. Wichtig ist die Douglassche Tasche, die sich wie ein fingerförmiger Ausläufer des Bauchraums in der Mittellinie nach kaudal zwischen Rektum und Blase schiebt (Abb. 3). In ihm sammeln sich Flüssigkeiten wie Blut und Eiter ebenso wie zelluläre Elemente (Metastasen), die ihrerseits von hier aus wieder auf die Vorderwand des rektosigmoidalen Übergangs übergreifen und zu einem Kompressionssyndrom führen können. Die Durchfälle bei appendizitischem Abszeß in der Douglasschen Tasche sind Folge einer solchen Passagebehinderung wie man sie von Tumorstenosen kennt.

Der Recessus paravesicalis beiderseits ist im Röntgenbild bei Zunahme der Flüssigkeit im freien Bauchraum als Weichteilschatten zu erkennen. Allerdings ist die Sonographie die bei weitem bessere Methode zum Nachweis von Flüssigkeiten im Bauchraum.

1.2.2 Retroperitonealraum

Der Retroperitonealraum setzt sich aus drei Raumbereichen zusammen, dem vorderen Pararenalraum, dem hinteren Pararenalraum und dem zwischen beiden gelegenen Perirenalraum (Abb. 4).

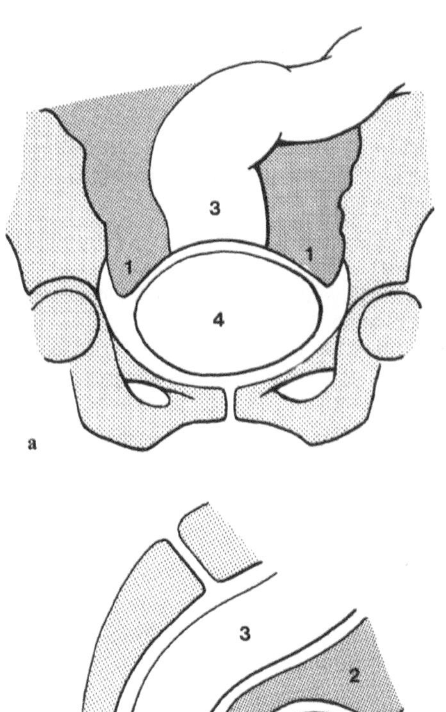

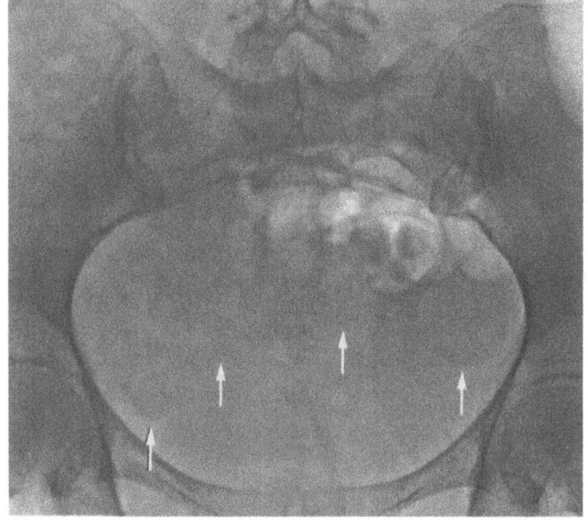

◁ **Abb. 3. a, b.** Topographische Beziehungen im kleinen Becken: *1* Recessus paravesicalis beiderseits, *2* Douglassche Tasche, *3* Rektosigmoid, *4* Harnblase. c Ausfüllung des Sinus paravesicalis beiderseits bei Aszites

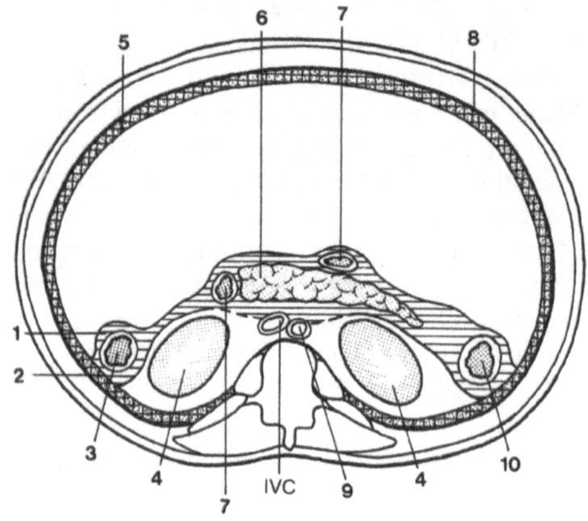

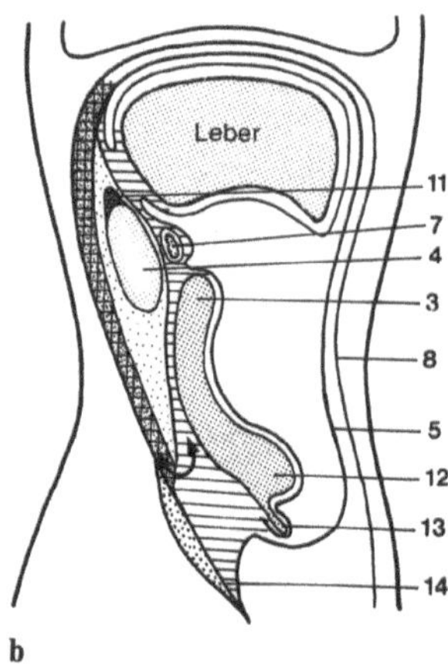

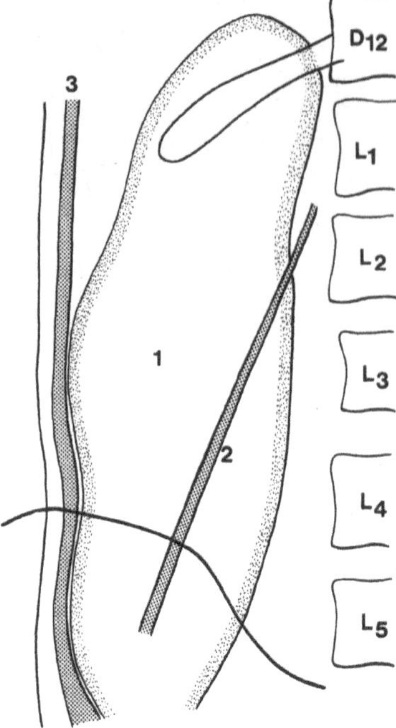

Abb. 5. Umfang des vorderen Pararenalraums ap. *1* Vorderer Pararenalraum, *2* Psoasloge (oben Fett des Perirenalraums, unten Fett des hinteren Pararenalraums), *3* lumbaler Fettstreifen (hinterer Pararenalraum)

Abb. 4a, b. Die 3 retroperitonealen Kompartimente (Aus MEYERS [82]). *IVC* Vena cava inferior *1* vorderer Peritonealraum, *2* hinterer Peritonealraum, *3* Colon ascendens, *4* Niere, *5* Peritoneum, *6* Pankreas, *7* Duodenum, *8* Fascia transversalis, *9* Aorta, *10* Colon descendens, *11* Nebenniere, *12* Zäkum, *13* Appendix, *14* Psoas. *Wichtig:* der hintere Pararenalraum geht nach dorsal und medial in die hintere Psoasloge über, nach ventral über den lumbalen Fettstreifen beiderseits bis zur Mittellinie der Bauchdecke. Unterhalb der Gerotafaszie des Perirenalraums besteht eine freie Verbindung zwischen vorderem und hinterem Pararenalraum

1.2.2.1 Vorderer Pararenalraum.

Er reicht vom hinteren parietalen Peritoneum bis zur vorderen Nierenfaszie und wird lateral durch die latero-konale Faszie begrenzt. Er enthält Colon ascendens, Colon descendens, Pankreas, retroperitoneales Duodenum und Äste der A. coeliaca. Zwar steht die linke mit der rechten Seite prävertebral in Verbindung, doch bleiben Flüssigkeit oder Gas im allgemeinen auf der Seite der Entstehung liegen. Lediglich Pankreasfermente oder Pankreasaffektionen entwickeln sich nach beiden Seiten hin.

Verdichtungen des *vorderen Pararenalraumes*, etwa durch Flüssigkeit, lassen sich folgendermaßen erkennen (Abb. 5):

1. Die Achse des vorderen Pararenalraumes liegt fast senkrecht.
2. Medialwärts geht der Raum über den Psoasrand hinaus bis nahe zur Wirbelsäule.
3. Lateral bleibt der Flankenstreifen erhalten, da er durch die laterokonale Faszie abgegrenzt ist.
4. Kranial bleibt die Abgrenzung der Nierenkontur erhalten, da dieser Raum ventral der Niere liegt.
5. Leber und Milzwinkelkontur verschwinden, da sie aus dem kontrastgebenden extraperitonealen Fett herausverlagert werden. Die Konturen können auch bei intraperitonealer Flüssigkeitsvermehrung verschwinden.

Kaudal des Perirenalraums steht der vordere mit dem hinteren Pararenalraum in Verbindung. Prozesse des einen Raumes können hier auf den anderen übergreifen.

Pathologische Prozesse im vorderen Pararenalraum stammen vom retroperitonealen Kolon (Tumorperforation, Abszesse, Fisteln) Pankreas (hämorrhagisch-nekrotisierende Pankreatitis, Tumor), Duodenum (Ulkuspenetration, Ruptur) sowie retroduodenalen Blutungen aus der A. hepatica oder A. lienalis.

Anzumerken ist, daß die abszedierende extraperitoneale Appendizitis bei Kindern zur Ureterenkompression am lumbosakralen Übergang mit Hydronephrose führen kann.

1.2.2.2 Perirenalraum. Er beinhaltet die Niere mit Fettkapsel und Gefäßen. Gegenüber den beiden anderen Räumen grenzt er sich durch die Gerotasche Nierenfaszie ab. Er ist oben am Zwerchfell geschlossen, unten normalerweise offen. Bei pathologischen Prozessen schließt sich jedoch die Öffnung unten (Abb. 6).

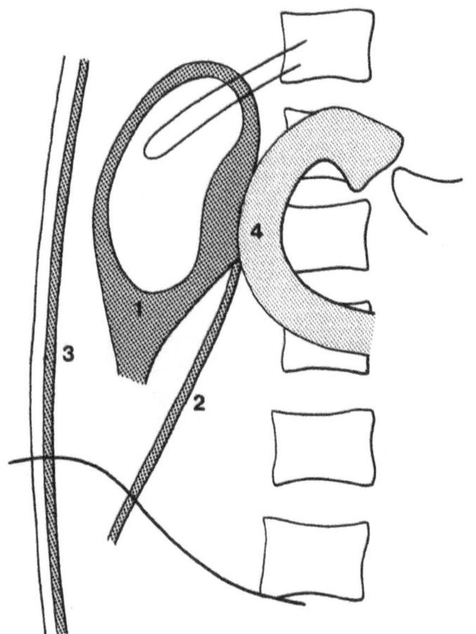

Abb. 6. Lage von Duodenum und Perirenalraum zu den Fettspalten. *1* Perirenalraum mit Niere und Gerotafaszie. Medial Übergang des Fettes aus dem Perirenalraum in das obere Drittel der Psoasloge. *2* Psoasloge (oberes Drittel Fett des Perirenalraums, untere zwei Drittel hinterer Pararenalraum). *3* Lumbaler Fettstreifen (hinterer Pararenalraum). *4* Duodenum

1.2.2.3 Hinterer Pararenalraum. Er reicht von der hinteren Nierenfaszie bis zur Transversalfaszie und besteht nur aus einer dünnen Fettschicht, die sich ohne Unterbrechung lateral des vorderen Pararenalraumes und der sie abgrenzenden laterokonalen Faszie nach vorne um die seitliche und vordere Bauchwand als präperitoneales Fett entwickelt (Flankenstreifen, Abb. 7). Nach medial reicht er bis zum Psoas-Fettstreifen, der nach kranial in den perirenalen Fettraum übergeht und das obere Drittel des Psoasrandstreifens bildet.

Nach kranial setzt sich dieser Fettstreifen am Zwerchfell subphrenisch, ebenfalls präperitoneal, fort und steht mit dem Mediastinum ventral in Verbindung.

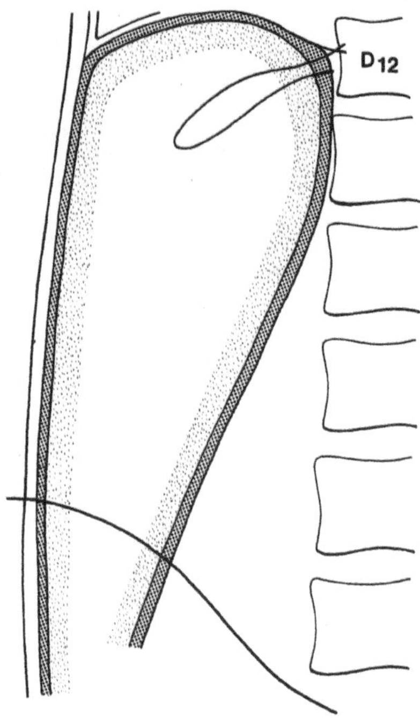

Abb. 7. Hinterer Pararenalraum ap. Abgrenzung medial durch den Psoasspalt, der im mittleren und unteren Anteil zum hinteren Pararenalraum gehört. Lateral Übergang in den lumbalen, präperitonealen Fettspalt, der kranial auf die Unterfläche des Zwerchfells übergeht, also zwischen Peritoneum und Zwerchfellunterfläche liegt. Nach kaudal ist der untere Pararenalraum offen und verbindet sich hier mit dem Fett des vorderen Pararenalraums. Gas oder Flüssigkeit aus dem Becken kann retroperitoneal deshalb in beide Pararenalräume übergehen

Kaudal treffen sich in der Flanke beiderseits vorderer und hinterer Pararenalraum. Sie erlauben den Übertritt von Flüssigkeit oder Gas aus dem vorderen in den hinteren Pararenalraum, von kaudal nach kranial aufsteigend (s. Abb. 4b).

1.3 Röntgenologische Symptomatologie

1.3.1 Fettstreifen als diagnostische Wegmarken

Im Leerbild stellen sich Fettansammlungen wegen des geringeren Absorptionskoeffizienten (<1) gut dar, wenn sie von Bereichen höherer Dichte (Knochen, Weichteile, Flüssigkeiten) begrenzt sind und der Strahlengang günstig ist (Abb. 8). Fehlen die Fettstreifen, ist dies deshalb noch kein Beweis für einen pathologischen Prozeß. Man wird aber sofort nach weiteren Zeichen für einen pathologischen Prozeß suchen.

1.3.1.1 Leberwinkelzeichen. Die Spitze des rechten Leberlappens zeichnet sich normalerweise scharf ab.

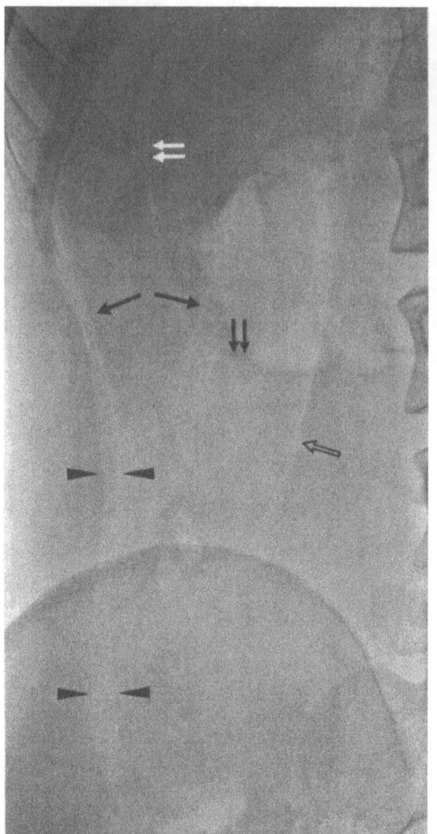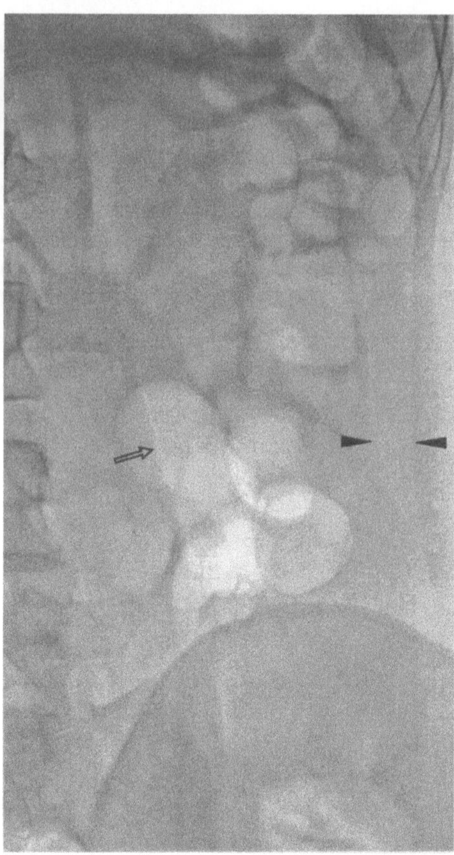

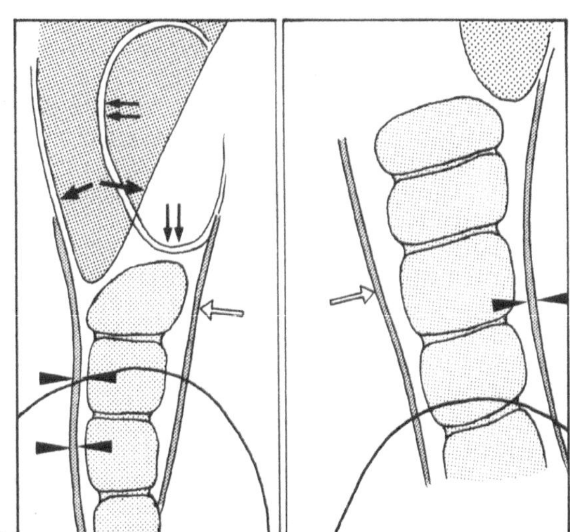

Abb. 8a, b. Weichteilzeichnung im Abdomen; lumbaler Fettstreifen beiderseits (▶◀), Psoaskontur (⇒), Nierenfettkapsel (↓↓), Leberwinkel und mediale Leberkontur (↙↘)

Dies rührt daher, daß die Leberspitze infolge der Ausdehnung des Fetts im hinteren Pararenalraum nach lateral, durch das Fett des vorderen Pararenalraums und das perineale Fett nach medial herausgehoben wird. Freie Flüssigkeit im Bauchraum subhepatisch läßt die Leberspitze ebenso verschwinden wie Flüssigkeit im vorderen und hinteren Pararenalraum sowie im Perirenalraum (Abb. 13). Das gleiche gilt für die untere Milzspitze.

Das **Verschwinden der Leberspitze** gilt als **sensibelstes Zeichen der Flüssigkeitsvermehrung im freien Bauchraum.**

1.3.1.2 Flankenstreifen. Das Flankenfett ist im Röntgenbild lumbal beiderseits zu erkennen und entspricht dem präperitonealen Fettspalt, der zum hinteren Pararenalraum gehört und der vom Rücken bis zur Bauchmitte geht. Veränderungen des lumbalen Fettstreifens spiegeln pathologische Zustände im ganzen hinteren Pararenalraum wider.

Kaudal korrespondieren hinterer und vorderer Pararenalraum miteinander. Prozesse aus dem einen können in den anderen übergehen. Gas kann aus dem Becken in beide Räume eindringen, auch von oben kommend unter dem Perirenalraum her nach lateral in den hinteren Pararenalraum eindringen.

Entzündliche Prozesse aus dem ventral gelegenen Perirenal- und Pararenalraum können direkt nach dorsal oder seitlich in den hinteren Pararenalraum einbrechen. Dies kommt am häufigsten vor bei der hämorrhagisch-nekrotisierenden Pankreatitis durch die aggressiven Pankreasenzyme. **Flüssigkeit oder Eiter löschen den lumbalen Flankenstreifen aus, Gas betont ihn.**

Innerhalb des hinteren Pararenalraums verteilen sich Flüssigkeiten oder entzündliche Prozesse frei. Gas steigt im Stehen nach kranial auf und bleibt im hinteren Pararenalraum, z.B. subperitoneal unter dem Zwerchfell fixiert liegen, während sich Gas unter dem Zwerchfell je nach Lagerung frei verschiebt.

Zur Flüssigkeitsansammlung im hinteren Pararenalraum kommt es bei

1. Spontaner Blutung: Blutungsdiathese, Therapie mit Antikoagulantien.
2. Trauma: Stichverletzungen, Rippenfraktur, Operation (Wirbelsäule, Niere usw.), retroperitoneale Darmverletzung.
3. Lymphansammlung – Lymphzyste.
4. Infektion: Osteomyelitis der Wirbelsäule, Tuberkulose der Rippen, Aktinomykose, Koliinfektion vom Kolon her.
5. Übergreifen einer perirenalen Abszedierung.
6. Direktes oder indirektes Übergreifen einer akuten Pankreatitis aus dem vorderen in den hinteren Pararenalraum. Hautverfärbungen im kostovertebralen Winkel und periumbilikal sind die Folge.

Gasansammlung findet sich bei

1. Perforation an Rektum und Sigma.
2. Pankreatitis, die sekundär vom vorderen in den hinteren Pararenalraum übergegriffen hat.
3. Einbringen von Gas aus dem Thorax über das Mediastinum in den hinteren Pararenalraum, gewöhnlich ventral.

Zeichen für den pathologischen Prozeß im hinteren Pararenalraum sind

1. Verlust der Psoaskontur in den unteren zwei Dritteln (das obere Drittel wird vom Fett des Perirenalraums gebildet).
2. Verschwinden des lumbalen Fettstreifens an der Flanke beiderseits bei Verbreiterung dieses Raumes durch Flüssigkeit (Abb. 9).
3. Auftreten von Gas im lumbalen Fettstreifen beiderseits. Dieses kann ebenso von einem eitrigen Prozeß des hinteren Pararenalraums stammen (Osteomyelitis, Tuberkulose usw.), wie sekundär aus dem vorderen Pararenalraum. Letzteres tritt am häufigsten bei der hämorrhagisch-nekrotisierenden Pankreatitis auf, wo sich der Gasabszeß

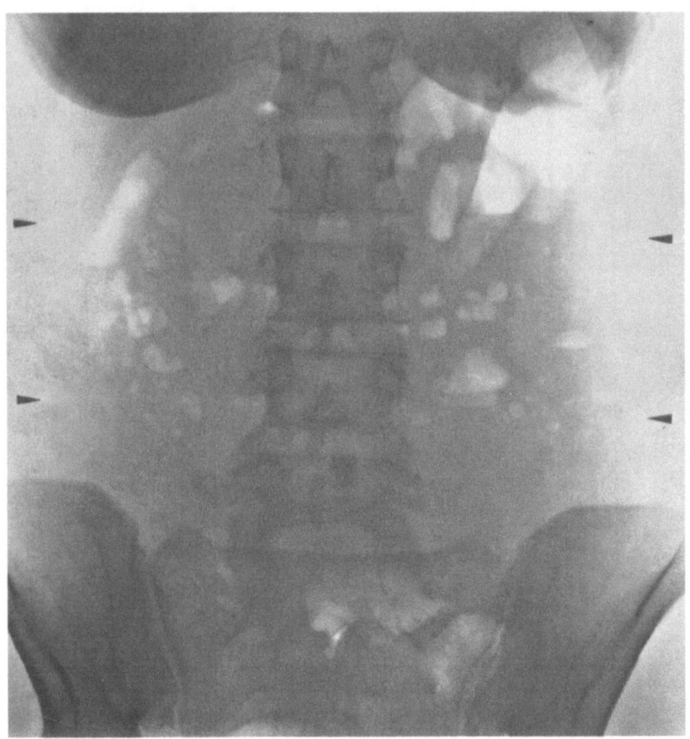

Abb. 9. Retroperitonealer eitriger Prozeß mit Verlust des lumbalen Fettstreifens beiderseits. Zustand nach Laparoskopie und Verletzung von Zäkum und Aszendens intra- und retroperitoneal. Übergreifen des Prozesses vom vorderen auf den hinteren Pararenalraum

medial von Colon ascendens und descendens bis in die Flanke entwickelt und von dort nach lateral und oben in den hinteren Pararenalraum aufsteigt. Auch bei Rupturen oder Perforation in den vorderen Pararenalraum herein (Duodenalulkus, Divertikel, Riß von Sigma und Mesosigma) kommt es zum Gasübertritt in den hinteren Pararenalraum.

4. Gas strichförmig unter dem Zwerchfell, das bei Lageveränderungen fixiert liegenbleibt, liegt im präperitonealen Zwerchfellbereich, das dem hinteren Pararenalraum entspricht (s. Abb. 105). Es kann von kaudal kommen bei hinterer Ringfraktur des Beckens mit Einriß in Sigma und Mesosigma, oder von kranial bei Bronchialruptur, Rippenfraktur mit Anspießen der Lunge oder Bronchialruptur bei obstruierender Bronchitis.

1.3.1.3 Psoaskontur. Das dem Psoas anliegende Fett, das nach lateral in den hinteren Pararenalraum übergeht, entwickelt sich nach kranial hin in die perirenale Fettkapsel. Das Verschwinden der Psoaskontur auf einer Seite muß nicht pathognomonisch sein. Die Einstellung dieser Fetträume zum Zentralstrahl hin entscheidet über die bildmäßige Darstellung. Körperdrehung oder Skoliose können den Fettspalt verschwinden lassen. Auch durch Abnahme von Fett bei starkem Gewichtsverlust kann der Fettstreifen beiderseits verschwinden. Wichtiger als das Verschwinden des Psoasstreifens auf einer Seite ist **die segmentale Auslöschung der Psoaskontur** bei korrekter Einstellung: Bei perirenalen Prozessen verschwindet die Psoaskontur nur kranial, bei Flüssigkeitsanreicherung im hinteren Pararenalraum nur kaudal.

Gas betont die Psoaskontur, im Gegensatz zu der gleichmäßig dichten und breiten Psoaskontur verändert sich diese durch die Gasblasen entweder strichförmig in den Schichten des M. Psoas oder fällt durch die unregelmäßige Lokalisation von Gasblasen auf (Abb. 10).

Gas im vorderen Pararenalraum legt sich oft so in die Bucht lateral des Psoaswulstes, daß man den Eindruck von Gas im Psoasspalt hat. Es fehlt dabei aber immer die glatte Begrenzung des Spaltes (s. Abb. 46).

1.3.1.4 Nierenfettkapsel. Das Fett im Perirenalraum erlaubt fast immer die Abgrenzung der Nieren, wenn man die Gas- und Kotüberlagerung des Darmes durch Zonographie eliminiert.

Abb. 10 a–c. Gas im hinteren Pararenalraum nach Rektumperforation. **a** Breiter Gasstreifen in Projektion auf die Psoasloge und medial des Perirenalraums rechts (⇔). Gas im lumbalen Fettspalt (↑↑). **b** Bei leichter Körperdrehung jetzt scharfe Darstellung des Fettspalts am Psoas (←). **c** Im Stehen Hochsteigen der Luft im lumbalen Fettspalt, die in Leberhöhe präperitoneal fixiert bleibt (←)

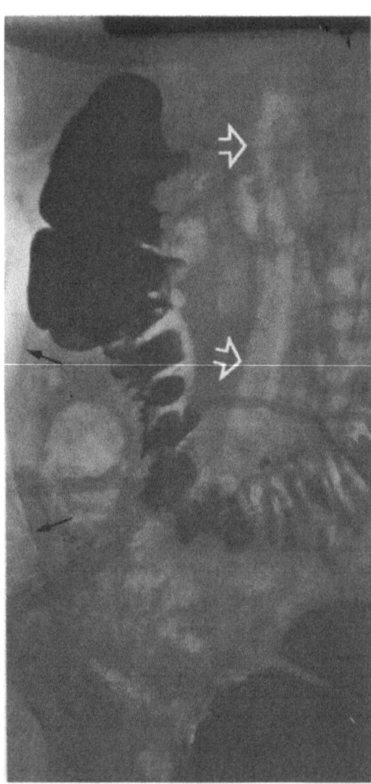
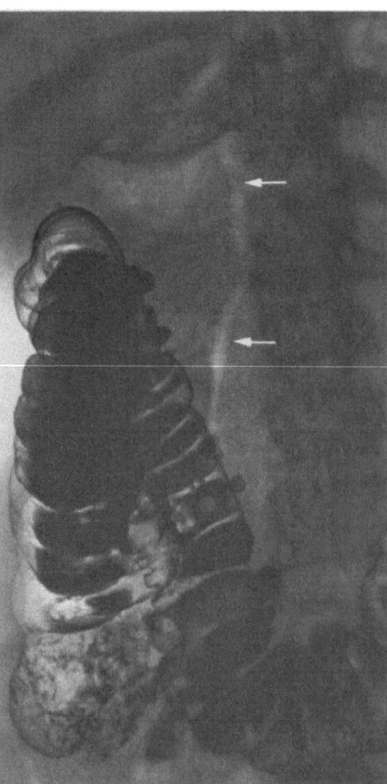
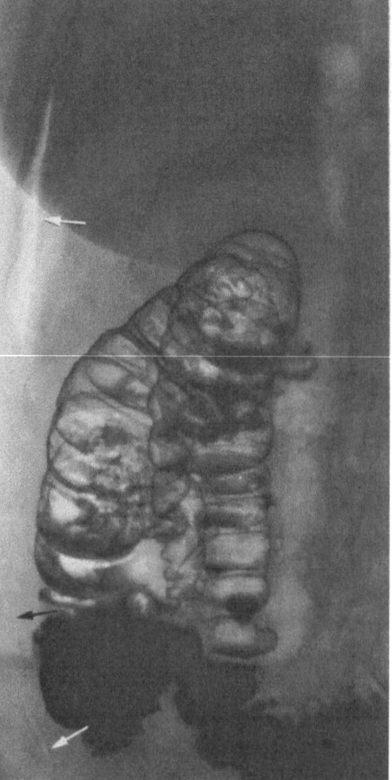

a   b   c

Primäre Zeichen der Affektion des Perirenalraumes sind:

1. Verlust der oberen Nierenkontur mit erhöhter Dichte im Nierenbereich.
2. Verlagerung des unteren Nierenpols nach medial, kranial und ventral.
3. Verlust der oberen Psoaskontur.
4. Kompression des Nierenbeckens und des proximalen Ureters.

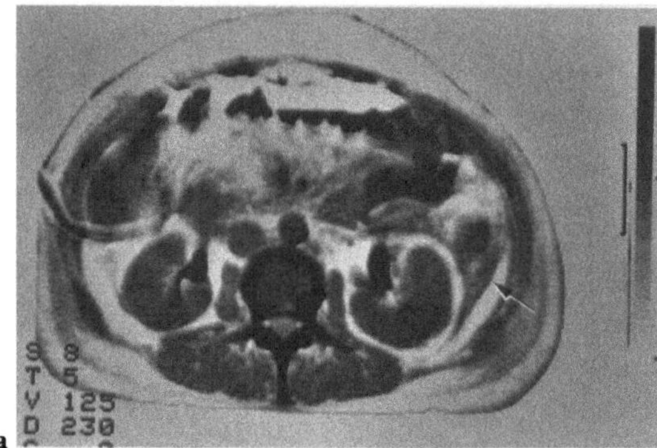

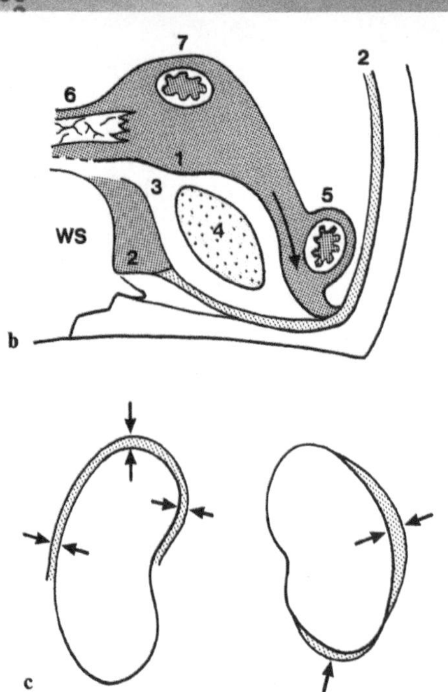

Abb. 11a–c. Erguß im vorderen Pararenalraum bei hämorrhagisch-nekrotisierender Pankreatitis. **a** Computertomographie: Flüssigkeit im vorderen Pararenalraum, lateral den Perirenalraum begrenzend. **b** Schematische Zeichnung der Veränderung im vorderen Parirenalraum bei Zerstörung des Pankreaskopfes. Lateral der Niere Flüssigkeit der Dichte 1 statt Fett der Dichte <1. *1* Vorderer Pararenalraum, *2* Hinterer Pararenalraum, *3* Perirenalraum, *4* Niere, *5* Colon desc. rechts, *6* Pankreas, *7* Duodenum. **c** Formen der Nierencorona je nach Lage der Ergußbildung

5. Fixation der Niere bei der Atmung und im Stehen. (Beweglichkeit normalerweise 2–6 cm).
6. Extravasation in den perirenalen Raum (Urinom).
7. Verlagerung des anliegenden Darmes
   rechts: absteigendes Duodenum nach medial und vorne, Kolonflexur nach kaudal.
   links: Colon transv. nach oben oder unten, duodeno-jejunale Flexur nach medial.
8. Infiltration des Flankenstreifens: Übergreifen der Entzündung vom perirenalen auf den hinteren Pararenalraum durch die Gerotafaszie hindurch.

Sekundäre Röntgenzeichen:

1. Skoliose: in etwa 50% der Patienten mit perirenalem Abszeß.
2. Herabgesetzte Zwerchfellverschieblichkeit mit Veränderungen in der Lungenbasis.
   Bei traumatischer oder nichttraumatischer Blutung läßt sich angiographisch die subkapsuläre oder perirenale Lage dadurch differenzieren, daß bei der subkapsulären Hämatombildung die vorhandene kapsuläre Gefäßarkade mit dem Rand des Hämatoms übereinstimmt. Wenn die Deviation der Gefäße in einiger Entfernung von dem extrarenalen Tumor liegt, besteht eine perirenale Blutansammlung.

1.3.1.5 Nierencorona. Das Fett im Perirenalraum, das unter normalen Aufnahmebedingungen die Erfassung der Nierenkontur ermöglicht, grenzt sich nach lateral zur Flanke nicht ab, da auch hier Fett liegt. Tritt aber Flüssigkeit im vorderen Pararenalraum auf (Abb. 11), wird das Fett des Perirenalraums nach lateral hin nicht mehr durch Fett, sondern durch Flüssigkeit begrenzt. Infolge des jetzt größeren Dichteunterschiedes tritt die Fettkapsel nach lateral mit scharfer Begrenzung in Erscheinung. Diese Abgrenzung kann sich sichelförmig um den lateralen Rand der Niere darstellen, kann aber auch ringförmig den unteren oder oberen Nierenpol betonen.

Diese Nierencorona tritt bei der hämorrhagisch-nekrotisierenden Pankreatitis wie bei arteriellen und venösen Blutungen im vorderen Pararenalraum auf (Abb. 12).

1.3.2 Flüssigkeit intraperitoneal

Flüssigkeit sammelt sich bevorzugt in folgenden Räumen an: im Bauchbereich oberhalb des Mesosigma, im Douglasschen Raum des kleinen Beckens sowie im rechten unteren Bauchbereich. Aus den kaudalen Abschnitten fließt die Flüssigkeit durch die rechte parakolische Rinne zur Leberspitze hin und setzt sich von dort nach subhepatisch und subphrenisch fort (s. Abb. 2, 13, 118, 120).

Das Verschwinden des Leberwinkelzeichens signalisiert in Rückenlage die Zunahme intraperitonealer Flüssigkeit früher als Veränderungen im kleinen Bek-

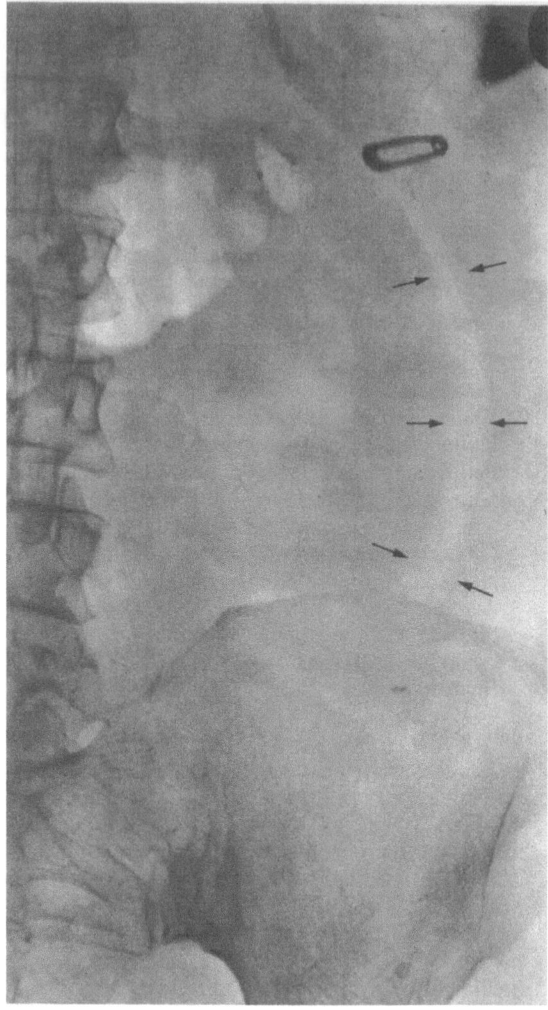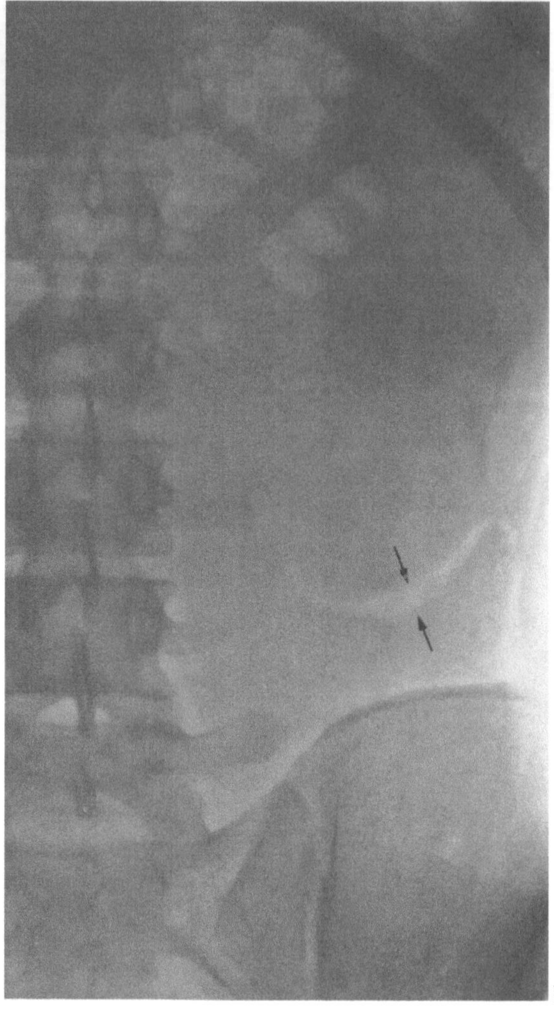

a   b

Abb. 12. a Sichelförmige Nierencorona lateral links (Patient von Abb. 11). **b** Sichelförmige Nierencorona am unteren Pol bei stumpfem Flankentrauma mit Milz- und Nierenruptur. Operativ Blutung in Perirenalraum, vorderen Pararenalraum und in die freie Bauchhöhle. Verschwinden der Psoaskontur links

ken, da die Abgrenzung zwischen intraperitonealer Flüssigkeit und Blase dort erst bei großen Flüssigkeitsmengen eindeutig wird.

Im Liegen und Stehen ist das kleine Becken der tiefste Punkt der Bauchhöhle mit der Douglasschen Tasche zentral zwischen Kolon und Blase bzw. Uterus und Kolon. In der Douglasschen Tasche sammeln sich Flüssigkeit und Eiter ebenso an wie Metastasen („Schlammfang"). Das **Übergreifen von Prozessen aus dem Douglasschen Raum auf den rektosigmoidalen Kolon-Übergang ist deshalb typisch.** Dies betrifft Eiterungen im kleinen Becken, etwa bei Appendizitis –

Perityphlitis ebenso wie bei tumorösen Prozessen (Abb. 3).

Neben dem Douglasschen Raum sammelt sich Flüssigkeit in der Fossa paravesicalis beiderseits an. Man sieht im Röntgenbild die weichteildichte Verschattung oberhalb der subperitonealen Begrenzung der Harnblase beiderseits („Hundeohren").

Dort, wo sich im Stehen Spiegel bilden können, wie am Sigma und am Mesenterialansatz, ist die bevorzugte Lokalisation für das Ansiedeln von Metastasen durch Zellen in der Peritonealflüssigkeit, etwa beim Magen- und Ovarial-Karzinom.

1.3.2.1 Parakolische Rinne. Der Flüssigkeitsstrom geht vom Mesokolon, Mesenterium, Mesosigma und den Anheftungsstellen von Colon ascendens und descendens rechts vom Rektum in das kleine Becken hin (s. Abb. 2, 118). Der Beckenraum steht in Verbindung mit der breiten und tiefen parakolischen Rinne rechts, die nach kranial bis zum subhepatischen Raum über-

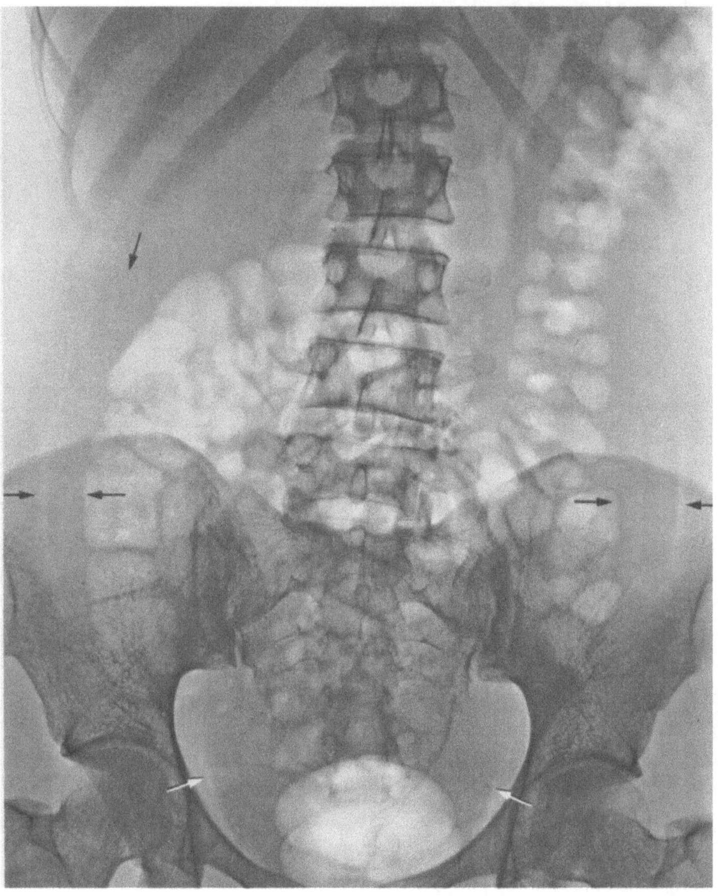

leitet. Von hier aus geht die Flüssigkeit nach hinten oben in die Morisonsche Tasche, nach lateral und oben um die Leberspitze herum zum subphrenischen Raum. Die **linke parakolische Rinne ist weniger ausgeprägt** als die rechte und führt nur bis zum phrenikokolischen Ligament. Der subphrenische Raum links wird deshalb nicht von links erreicht, sondern von rechts her über die rechte parakolische Rinne und ventral vor dem Magen.

Die Verbreiterung der parakolischen Rinne durch Flüssigkeit erkennt man an der Distanzierung des Colon ascendens oder descendens vom lumbalen Fettstreifen (s. Abb. 13, 118).

1.3.2.2 Morisonsche Tasche.

1.3.2.2 Morisonsche Tasche. Es handelt sich um einen dreieckförmigen schmalen Raum, der nach kranial vom rechten Ligamentum coronare der Leber, nach links vom absteigenden Duodenum, nach ventral von der Leber und nach dorsal vom vorderen Pararenalraum begrenzt wird. Hier findet sich ebenso Luft bei freier Perforation wie Flüssigkeit oder besonders häufig Eiter bei Gallenblasenprozessen bzw. subhepatischen Eiterungen (s. Abb. 1, 2, 4, 13).

Abb. 13. Hämaskos nach stumpfem Bauchtrauma mit Einriß des Darmes. Flüssigkeit im Sinus paravesicalis beiderseits, die sich durch eine Kerbe von der Blase beiderseits abgrenzt (↗↖). Flüssigkeitsgefüllte parakolische Räume beiderseits (→ ←), lateral begrenzt vom lumbalen Fettspalt, medial vom gasgefüllten Kolon, Fehlende Abgrenzung der Leberspitze (↓)

1.3.2.3 Distanzierung von Dünndarmschlingen. Größere Flüssigkeitsmengen drängen die Dünndarmschlingen gleichmäßig auseinander. Die Unterscheidung, ob die Distanzierung durch Flüssigkeit oder einen wandeigenen Prozeß (Ödem) bedingt ist, gelingt mit Hilfe der Aufnahme in linker Seitenlage. Beim wandeigenen Prozeß bleibt die Distanzierung der hochliegenden Darmschlingen erhalten, bei Flüssigkeit verschwindet die Distanzierung.

Liegt Eiter zwischen den Schlingen, kann die Differenzierung schwierig werden, da die Schlingen z.T. untereinander verklebt sind und sich nicht mehr in linker Seitenlage nach kranial hin in den typischen kurzen Bögen konfigurieren (Abb. 14).

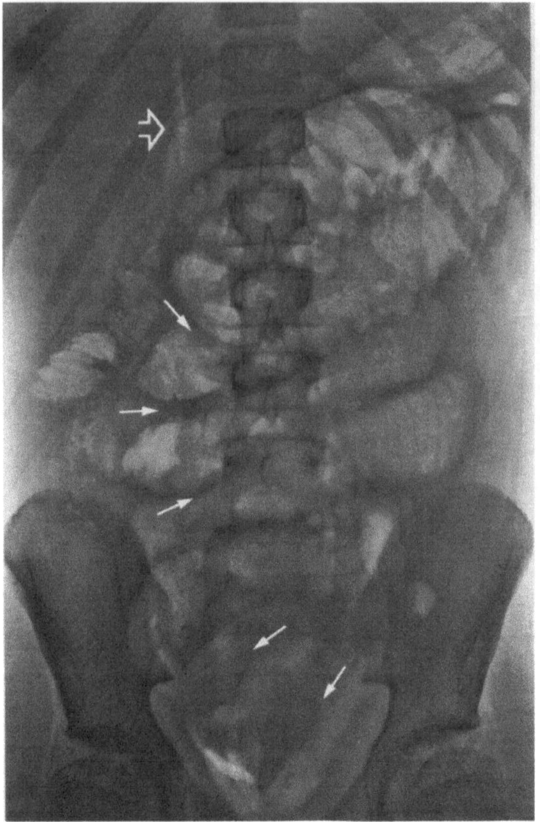

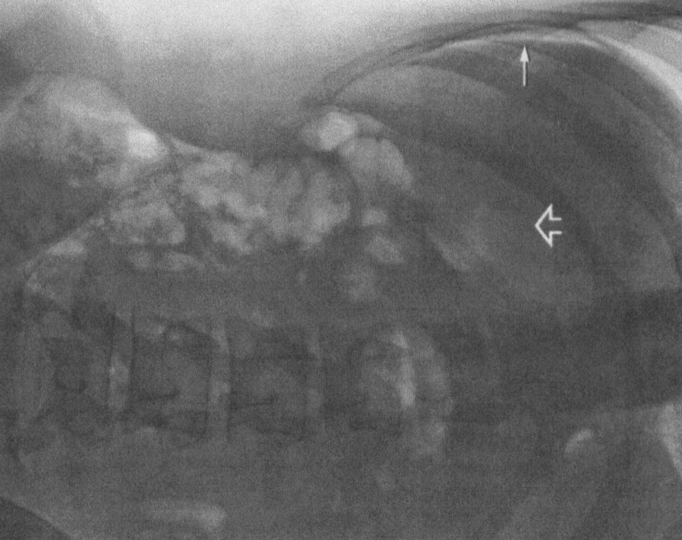

Abb. 15. Freies Gas zwischen Leber und Brustwand (↑) und in der Morisonschen Tasche (⟠). Frisch perforiertes Ulcus duodeni mit diffuser Peritonitis, deshalb noch keine allgemeine Darmatonie mit Spiegelbildung

Abb. 14. Freies Gas in der Morisonschen Tasche unter der Leber dorsal bei Zustand nach Appendixperforation mit Kotstein (⟠). Distanzierung der Dünndarmschlingen im kleinen Becken und übrigen Abdomen durch Eiter zwischen den Falten des Mesenterium (→). Verklebung von Leber und Brustwand durch eitrigen Prozeß

1.3.2.4 Intraperitonealer Abszeß. Der Eiter folgt dem gleichen Verteilungsmodus wie andere Flüssigkeiten. Der Beckenraum mit Douglas ist die bevorzugte Lokalisation. Nach kranial hin folgt der Eiter der Drainagerinne parakolisch rechts in die Morisonsche Tasche und geht um die Leberspitze herum nach lateral zur Zwerchfellkuppe rechts. Die linke Zwerchfellkuppe wird ebenfalls von der rechten parakolischen Rinne aus erreicht, und zwar ventral um den Magen herum (s. Abb. 2, 118).

1.3.3 Flüssigkeit retroperitoneal

Flüssigkeit kann sich in allen drei Kompartimenten des Retroperitonealraums entwickeln und ausbreiten. In Tabelle 44 sind die radiologischen Kriterien für die Lokalisation von Flüssigkeit in diesen Räumen aufgelistet.

1.3.4 Gasnachweis im Abdomen extraluminal

1.3.4.1 Intraperitoneale Gasansammlung (Pneumoperitoneum). Kleine Mengen Luft stellen sich in linker Seitenlage zwischen Leber und Brustwand gut dar. Dieser Bereich muß deshalb im Bild immer eindeutig zu sehen sein, und bei jeder Bildanalyse geht der erste Blick dorthin (Abb. 15, 95). Findet man hier keine Luft, sucht man die rechte Flanke im Beckenbereich ab, da dort bei Frauen der höchste Punkt des Abdomens in Seitenlage ist, und bei Perforation eines Tumors im Unterbauch hier die größte Gasmenge liegt. Nach früher durchgemachten Galleoperationen oder Eiterungen achtet man auf die Leberunterfläche mit Morisonscher Tasche. Findet man Gas scharf abgegrenzt im mittleren Oberbauch, liegt das Gas in der Bursa omentalis (Ulkusperforation nach dorsal s. Abb. 105). Wird Gas bei der Durchleuchtung im Stehen unter dem Zwerchfell gesehen, muß das intraperitoneale Gas unterschieden werden vom Gas im präperitonealen Fett an der Zwerchfellunterfläche.

Dieses Gas kann von kranial aus dem Mediastinum kommen und nach kaudal in den hinteren Pararenalraum übergehen. Umgekehrt kann bei Perforation von Rektum und Sigma das Gas von kaudal nach kranial aufsteigen. Die Unterscheidung ist dadurch zu treffen, daß das Gas im präperitonealen Fett subphrenisch auch bei Lageveränderung lokal liegen bleibt.

1.3.4.2 Asymptomatisches Pneumoperitoneum. Ursache sind meist Zustände nach Bauchoperation und Laparoskopie. Bei Frauen findet man es nach Tubendurchblasung, Wasserskistürzen und Turmspringen, wo die Luft durch die Vagina und die Tuben in den Bauchraum gepreßt wird. Die Pneumatosis cystoides intestini gibt sich durch kleine bis riesige Gasblasen subserös oder submukös in der Wand des linken Kolons zu erkennen. Sie tritt auf bei obstruierender Bronchitis, bullösem Emphysem und Asthma. Reißt eine solche Blase, kommt es zu einem riesigen Pneumoperitoneum (s. Abb. 105).

1.3.4.3 Symptomatisches Pneumoperitoneum. Ursächlich kommen in Frage: Ulcus duodeni (in 90% aller Perforationen), Ulcus ventriculi, zerfallende Tumoren am Magen-Darmkanal, Appendizitis, Divertikulitis, Darmgangrän (s. Abb. 105).
Der schlagartige Schmerz im Oberbauch ist typisch. Im Röntgenbild findet sich neben der freien Luft im Anfangsstadium kein typischer Befund am Magen-Darmkanal, während der klinische Befund schon stark ausgeprägt ist. Erst nach Stunden kommt es zur Gasblähung von Dünn- und Dickdarm mit Spiegelbildungen. Das klinische Bild kann von dem zunächst bretthartten Bauch zu dem Bild eines Prozesses im rechten Mittel/Unterbauch wechseln und so den Eindruck einer lokal-entzündlichen Erkrankung wie bei Appendizitis bieten.
In 20% der Perforationen fehlt der Nachweis freier Luft, obwohl anamnestisch und klinisch kein Zweifel an der Perforation besteht. Ursache dessen kann das Fehlen von Luft im Magen sein, oder die Abdeckelung der Perforationsöffnung durch Darm. Die Durchführung einer Endoskopie kann durch die starke Aufblähung des Magens zu einem enormen Peritoneum führen.
Andererseits ist stets an die Möglichkeit einer Gallenblasenperforation mit galliger Peritonitis zu denken (s. Abb. 96).
Bei Neugeborenen und Säuglingen ist die Aufnahme in linker Seitenlage oft nicht möglich. In diesem Falle wird die mit horizontalem Strahlengang angefertigte Aufnahme in Rückenlage gemacht. Dabei sieht man zwischen den stark gasgeblähten Dünndarmschlingen unter der Bauchdecke kleine dreieckförmige Gasansammlungen, die die Ecken zwischen den gasgeblähten Dünndarmschlingen und der Bauchwand ausfüllen (s. auch Übersichtsschema).

1.3.4.4 Gas in der Wand der Hohlorgane. Die Möglichkeiten des Auftretens von Gas submukös und subserös in der Darmwand sind in Tabelle 29 und Abb. 106 aufgeführt. Liegen schwerwiegende klinische Befunde vor, besteht kein Zweifel daran, daß ein gangränöser Prozeß Ursache der Gasbildung ist: in den nekrotischen Schleimhautbezirk in Darm, Gallenblase und Harnblase, wandern gasbildende Bakterien ein.

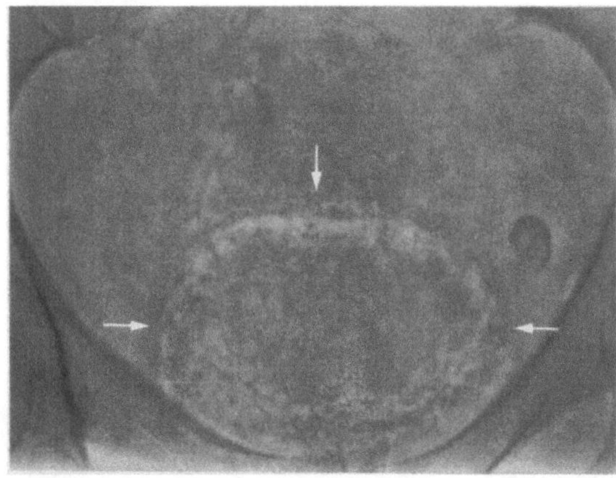

Abb. 16. Cystitis emphysematosa bei Diabetes

Fehlt ein klinischer Befund, handelt es sich um Gas aus dem Magen-Darmkanal, das durch eine Riß- oder Spaltbildung in die Darmwand gelangt ist. Im Vergleich zu der Gangrän-bedingten Gasbildung ist diese Art des Auftretens von Gas in der Darmwand sehr selten. Der hochfieberhaften Cholezystitis und Cystitis emphysematosa liegt ebenfalls eine Schleimhautgangrän zugrunde, deren Voraussetzung eine diabetische Angiopathie der Schleimhaut ist (s. Tabelle 29). Das Gas zeigt sich zuerst im Lumen der Gallen- und Harnblase, nach 24 h in der Wand submukös oder subserös (Abb. 16, 89). In manchen Fällen kommt es aber auch zur ausschließlichen Gasentwicklung in der Wand. Das in den Portalvenen der Leber auftretende Gas ist ein sicheres Symptom der Darmgangrän. Es bleibt offen, ob dieses Gas durch die gasbildenden Bakterien in den Portalvenen selbst entwickelt wurde, oder ob es in der Darmwand entstand und in die Lebergefäße abgeschwemmt wurde (s. Abb. 45).

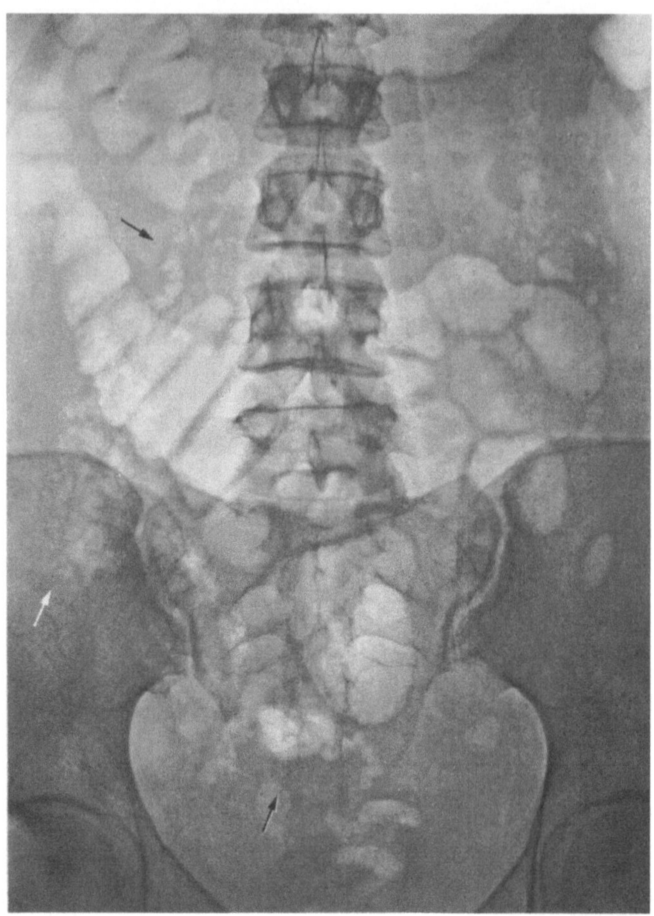

Abb. 17. Retroperitonealer Gasabszeß nach Hysterektomie. Gasblasen im vorderen Pararenalraum (↑). Kolonblähung als Zeichen des retroperitonealen Prozesses

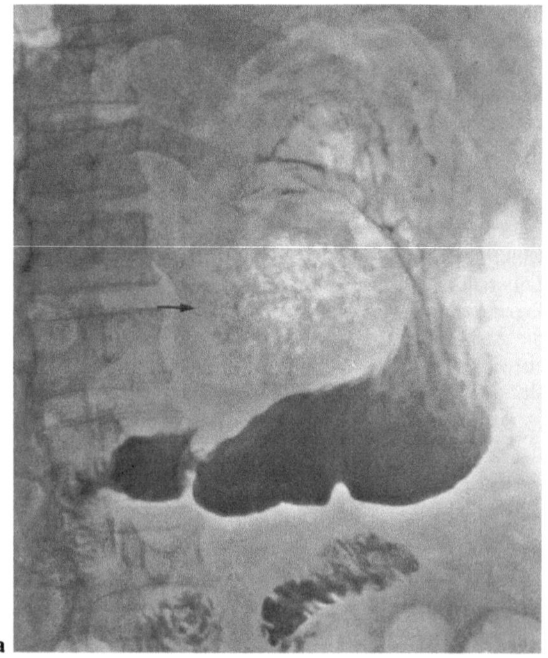

a

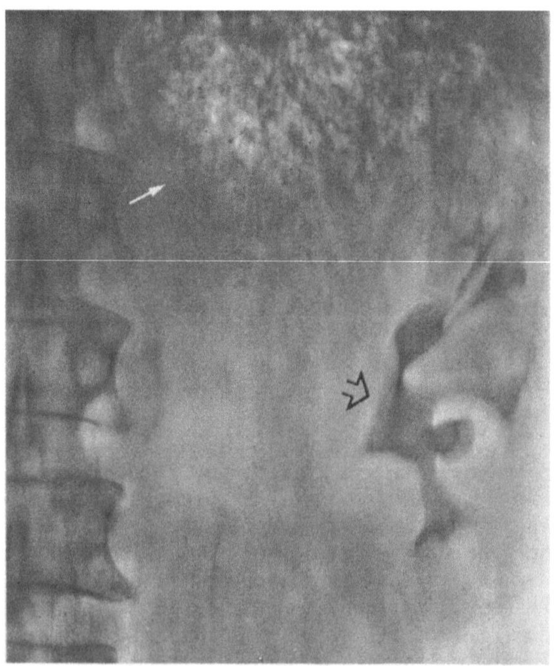

b

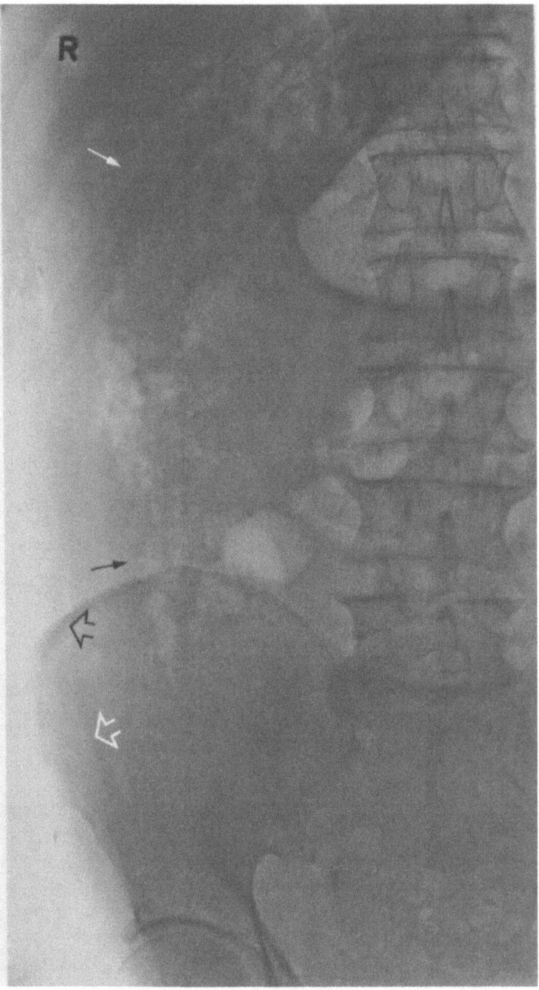

Abb. 19. Perforation eines Ulcus duodeni an der Hinterwand in den vorderen Pararenalraum (↑). Unterhalb der Gerota-Faszie des Perirenalraums Übergang in den hinteren Pararenalraum (lumbaler Fettspalt ↔)

Abb. 18a, b. Perforation eines Magenkarzinom nach dorsal. **a** Gasabszeß im vorderen Pararenalraum (→). **b** Impression des Nierenbeckens durch den Gasabszeß (↯)

1.3.4.5 Gas retroperitoneal. Dieses Gas läßt sich oft nur auf den kontraststarken und scharfen Übersichtsaufnahmen im Liegen erkennen. Insgesamt sind diese Fälle selten, was die Gefahr erhöht, sie zu übersehen, weil man nicht an diese Möglichkeit denkt (s. Abb. 107).

Wie beim Pneumoperitoneum und dem Gas in der Darmwand hat man zwischen dem Gasnachweis bei symptomlosen Patienten und solchen mit mehr oder weniger schweren Symptomen zu unterscheiden (s. Tabelle 31).

Die Lokalisation der Gasblasen ist aus der Verteilungsform im retroperitonealen Abdomen entsprechend den früher ausgeführten topographischen Zusammenhängen meist gut möglich (Abb. 17–20).

1.3.5 Veränderungen an der Darmwand

Am Magen sind im Leerbild häufig Antrumveränderungen zu sehen, da die im Liegen nach ventral in das Antrum aufsteigende Luft einen genügenden Kontrast gibt. Auch Tumoren oder große Ulzerationen können als Luftdepots oder Aussparungen erkennbar sein (Abb. 1). Gasblasen in Projektion auf den Magen entsprechen gewöhnlich einem Gasabszeß retroperitoneal, der sowohl von einem Tumor an der Magenhinterwand ausgehen kann, wie vom Pankreas im Rahmen einer hämorrhagisch-nekrotisierenden Pankreatitis. Eine Verdrängung von Magen und Duodenum kann durch die flüssigkeitsgefüllte Bursa omentalis bei Blutung auftreten.

Am Duodenum sieht man bei Blähung und Atonie oft die breite Impression des vergrößerten Pankreaskopfes (s. Abb. 66), wobei die Glättung der inneren Duodenalkontur im Vergleich zur äußeren auffällig ist. Diese Veränderung ist Folge der Impression eines vergrößerten Pankreaskopfes, die gleichzeitig mit einer Doppelkontur auftreten kann. Die entzündliche Veränderung der Duodenalwand kommt in den Leeraufnahmen wenig zur Geltung, dagegen aber ausgeprägt bei Untersuchung mit Kontrastmitteln.

Am *Dünndarm* verursacht das Ödem der Wand eine Einengung des Lumens, sowie Verdickung oder Aufhebung der Kerckringschen Falten, so daß steife, fahrradschlauchartige Schlingen entstehen, die durch dieses Ödem voneinander distanziert sind (s. Abb. 41).

Die Innenkontur ist aber häufiger verändert durch ein ausgesprochen unregelmäßiges Relief, wo die Randkontur nicht wie normal nach außen, sondern nach innen eingedellt ist („Fingerabdrücke" Abb. 40b). Fehlen Wandödem und Fingerabdrücke, spricht dies nicht gegen eine Gangrän, da in späteren Zuständen mit Ablauf des Ödems die Dünndarmschlingen sich stark erweitern und die Wand stark verdünnt wird. Am *Dickdarm* ist die normale Haustrierung fast immer gut erkennbar. Bei lange bestehendem Verschluß kann es sogar zur Hypertrophie

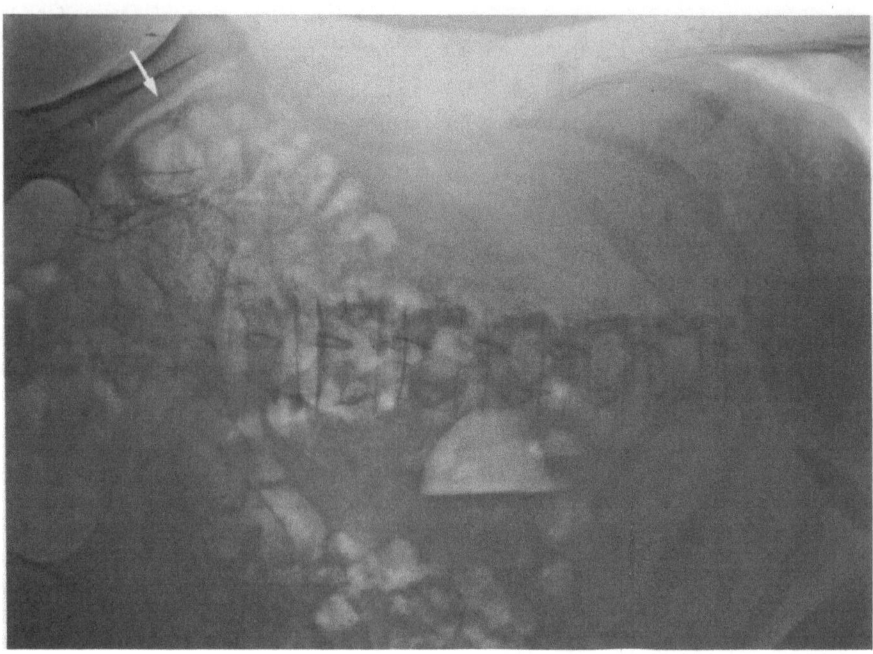

der Wandmuskulatur kommen in Form der Zinnenkontur (Abb. 22). Die Konturveränderungen bei der
Wandnekrose (primärer und sekundärer Gefäßprozeß) kommen wie beim Dünndarm durch das Wandödem zustande. Meist ist die Wand aber nicht so
typisch durch daumenartige Impressionen verändert
wie beim Dünndarm, sondern sie ähnelt mehr einer
wellenförmigen Kontur, die sich aber klar vom Nor-
malrelief absetzt (s. Abb. 115, Tabelle 39). Das gleiche
Bild kann auftreten, wenn es bei einer Varizenblutung
im Rahmen der portalen Hypertension zu einer akuten Portalthrombose mit schlagartigem Rückstau in
das Darmgefäßsystem kommt. Es zeichnet sich dadurch aus, daß die ausgeprägten Wandveränderungen
sowohl am gesamten Dünndarm wie am Dickdarm
auftreten. Da auch Blut im Stuhl auftritt und der
klinische Befund insgesamt schwer ist, liegt die Fehldiagnose einer Gangrän nahe. Jedoch verschwindet
das Wandödem in Folge der Rückstauung innerhalb
von Stunden durch Eröffnung von Kollateralvenen
in die V. cava inferior.

Bei Blutungen in die Darmwand im Rahmen einer
Marcumar-Therapie findet man ebenfalls lokale
Schlingendistanzierungen am Dünndarm, die durch
das lokale Hämatom bedingt sind. Allerdings kann
dieses Hämatom eine relativ große Ausdehnung haben und mehrere Schlingen betreffen. Dabei fehlen
aber der schwere klinische Aspekt ebenso wie die Zeichen der viszeralen Peritonitis.

Am geblähten Kolon fällt die Impression der
hydropischen Gallenblase bei akuter Cholezystitis
auf. Auch Tumorabbrüche bei mechanischem Ileus
geben sich oft durch den zapfenförmigen Abbruch

Abb. 20. Gas im hinteren Pararenalraum an der Flanke (↑).
Zustand nach Nephrektomie

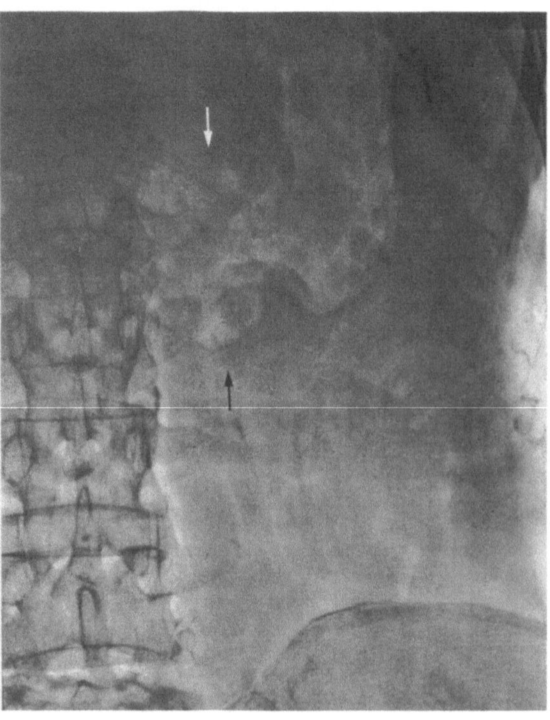

Abb. 21. Malignes Lymphom im präpylorischen Antrum
mit großen Ulzerationen an der großen und kleinen Kurvatur (ⵛ)

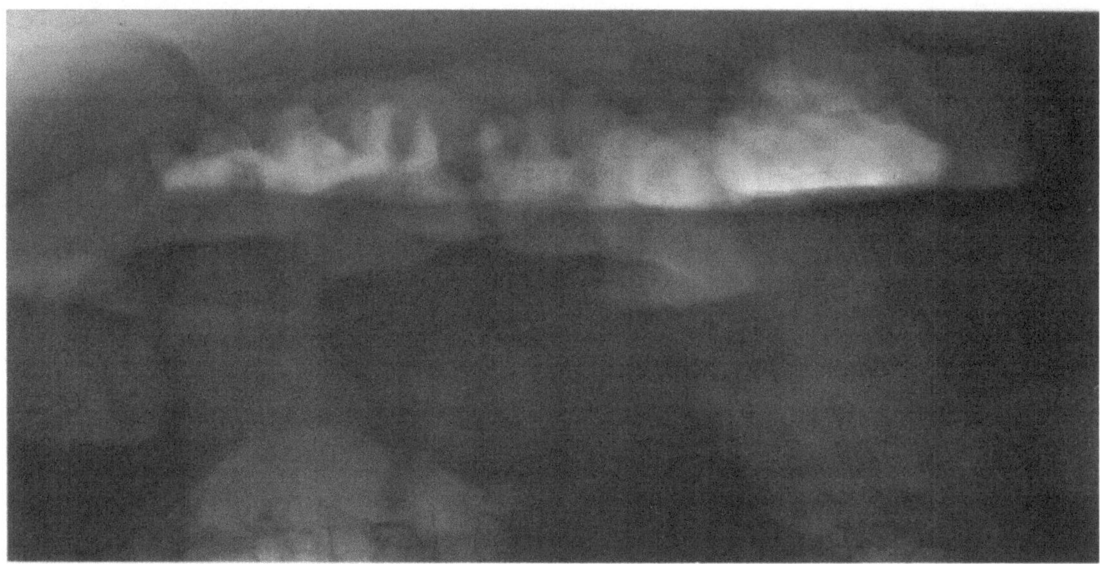

Abb. 22. Zinnenkontur am Kolon durch Muskelhyperplasie bei lange bestehendem Kolonileus in Folge Sigmakarzinom

Abb. 23. Zirkulär wachsendes Zäkumkarzinom in der Leeraufnahme. Tumorkanal ($\rightarrow\leftarrow$)
▽

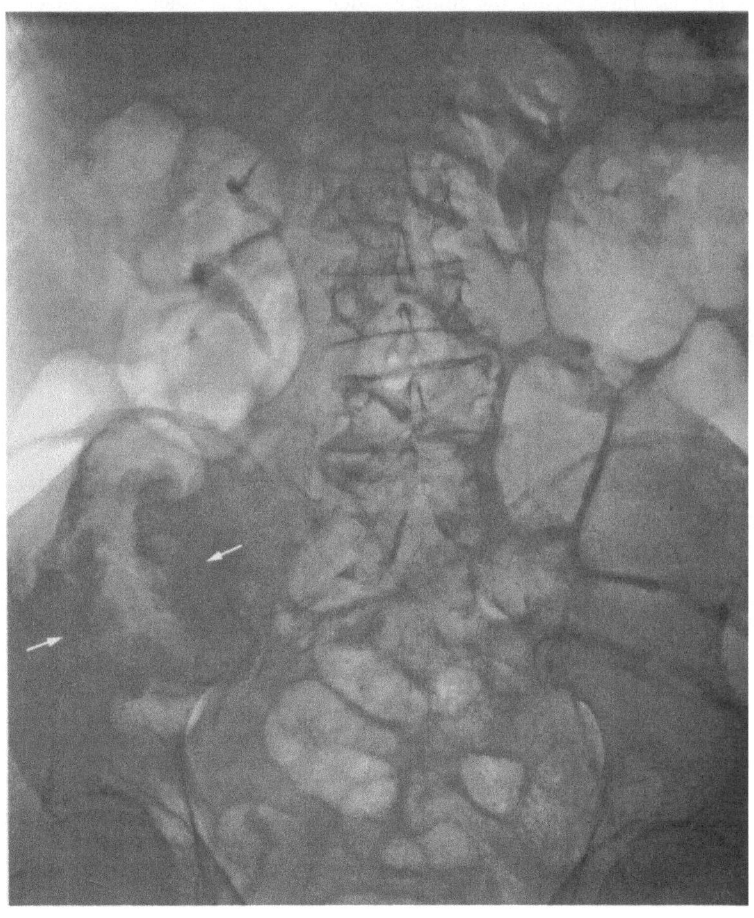

oder durch Einschnürung der Luftsäule zu erkennen (Abb. 23). Lokale Veränderungen der Luftsäule durch einen divertikulitischen Abszeß oder die aus der Douglasschen Tasche übergreifenden eitrigen oder metastatischen Prozesse sieht man im Leerbild gewöhnlich nicht. Beim mechanischen Ileus ist aber diese Möglichkeit der Kompression des Rektosigmoids immer zu bedenken.

Die Kolonkontur kann durch von außen übergreifende Prozesse verändert sein. Im Vordergrund stehen die Veränderungen am Querkolon (s. Abb. 57, 65, 115): verliert die obere Kontur des Querkolons ihre normale Haustrierung und nimmt eine feine Zähnelung der Kontur an, muß man das Übergreifen eines tumorösen Magenprozesses über das Ligamentum gastrocolicum auf den oberen Anteil des Querkolons annehmen. Tritt diese Veränderung an der unteren Kolonkontur auf, liegt ein vom Pankreas über das Mesokolon kommender Prozeß vor, gewöhnlich eine akute Pankreatitis.

An der inneren Kontur des Colon ascendens und descendens breiten sich die Enzyme des Pankreas nach lateral und unten entlang der präformierten anatomischen Bahnen aus. Diese Veränderungen ähneln sehr dem retroperitonealen Abszeß bei retrozäkaler Appendizitis mit Übergreifen auf die hintere Wand des Colon ascendens und Zäkum.

1.4 Physiologische Parameter

Im Mittelpunkt der Röntgendiagnostik steht die Beurteilung der Gasfüllung in den verschiedenen Darmabschnitten mit und ohne Spiegelbildung.

1.4.1 Flüssigkeitsansammlung im Darm

Die Tagesmenge der verschiedenen Sekrete des Verdauungstraktes beträgt etwa 8000 ml (Speichel 1500 ml, Galle 500 ml, Magensekret 2500 ml, Pankreassekret 700 ml, Darmsekret 3000 ml).

Diese Sekrete werden bis auf etwa 100 ml Flüssigkeit im Ileum und Colon ascendens resorbiert.

Wird der Transport dieser Sekrete gestört, kommt es durch Tonussteigerung zu einem intraluminalen Druckanstieg. Die verstärkte Dehnung der Darmwand stimuliert ihrerseits reflektorisch die gastrointestinale Sekretion. Die gleichzeitig vermehrt ausgeschütteten Glukokortikoide verstärken die Produktion von Magensaft, Galle und Pankreassekret. Die Resorptionsfähigkeit des Darmes für die Sekrete wird aber mit zunehmender Zirkulationsstörung infolge der Dehnung der Darmwand stark herabgesetzt. Insgesamt kann es zu einem Flüssigkeitsverlust von 6–8 l/Tag in den Darm kommen. Die Flüssigkeitsverluste bei der Peritonitis liegen in der gleichen Größenordnung. Dazu kommen die Flüssigkeitsverluste

durch die transperitoneale Transsudation und die Exsudation in den Bauchraum.

Bei der Darmgangrän fehlt Darmgas in einem kleinen Prozentsatz wegen des Erbrechens und der Darmentleerung durch spastische Kontraktion unmittelbar nach Abbruch der Blutzufuhr. In diesen Fällen ist der gesamte Dünn- und Dickdarm mit riesigen Mengen Flüssigkeit gefüllt.

1.4.2 Gas im Darm

1.4.2.1 Menge und Zusammensetzung der Darmgase. Bei jeder Passagestörung im Darm spielt die *geschluckte Luft* die entscheidende Rolle für die Gasfüllung des Darmes im Röntgenbild. Bei allen Formen des mechanischen und funktionellen Ileus stellt Stickstoff (N_2) aus der verschluckten Luft mit durchschnittlich 70–90% die Hauptkomponente der aufgestauten Gase dar. Der prozentuale Anteil von O_2 und CO_2 liegt bei 6–9% und entspricht der Gewebespannung. Bei Hypoxie der Darmwand kann der CO_2-Anteil auf 30% ansteigen und der O_2-Anteil bis 0% abfallen.

In Tabelle 1 ist die Größenordnung der entstehenden und abgegebenen Gasmengen angegeben.

Tabelle 1. Gas im Magen-Darmtrakt

Geschluckte Luft/Tag	2 l N_2/O_2
CO_2-Freisetzung im Magen-Darmtrakt a) durch Neutralisation der Magen-HCl	15–30 l CO_2
b) aus Neutralisation von organischen Säuren aus Nahrungsabbau durch Sekrete von Leber, Pankreas und Darm	
c) bakterieller Nahrungsabbau	CO_2, H_2, CH_4 H_2S, Amine, Mercaptane, flüchtige Fettsäuren 15 l
d) Diffusion von Blutgasen in das Darmlumen	N_2, O_2, CO_2 15 l
Insgesamt	50 l/Tag
Diffusion von CO_2 aus Darm in Blut und Abatmung durch Lunge	~ 50 l/Tag
Analer Gasausstoß	~ 2 l/Tag

1.4.2.2 Verteilung der Darmgase bei Erkrankung. Der Magen-Darmkanal enthält immer kleinere Mengen von verschluckter Luft oder Gas aus dem intestinalen Stoffwechsel. **Das vollständige Fehlen von Darmgas** ist genauso **ungewöhnlich wie eine starke Gasblähung des Darmes**. Die Verteilung folgt folgendem Muster: mehr oder weniger Gas im Magen, je nach Menge verschluckter Luft; etwas Gas im Dünndarm, wenig im Dickdarm. Je mehr Luft geschluckt wird, etwa bei intravenöser Injektion, instrumenteller Manipulation, Reanimation usw., um so mehr Gas ist im Magen-Darmkanal zu finden, mengenmäßig also vom Magen zum Kolon hin abnehmend (Tabelle 1).

Jede Störung dieser Verteilung bedeutet eine Abweichung von der Norm und muß unsere Aufmerksamkeit erregen. Jede isolierte Gasansammlung in einem Darmteil löst bestimmte diagnostische Überlegungen aus:

- stark gasgeblähter Magen: Magenausgangsstenose, Perforation, Gangrän, Azidose, Reanimation usw.;
- isolierte Duodenalblähung: akute Pankreatitis, andere akute Erkrankungen in oder nahe der Pankreasloge;
- isolierte Duodenalblähung mit Spiegeln ileozäkal: Lymphadenitis mesenterialis, Adnexitis;
- Magen-Duodenum: Duodenalstenose;
- Dünndarmblähung: isolierte Dünndarmerkrankung (mechanischer Ileus, Gangrän, gemischter Ileus, Reflux von Gas aus dem Kolon in den Dünndarm);
- Dickdarmblähung: isolierte Kolonerkrankung (mechanischer Ileus, Gangrän, Wandläsion bei Trauma), retroperitoneale oder extraabdominelle Affektion.

Findet sich eine Kombination von auffälligen Gasansammlungen, sind weitere Überlegungen anzustellen und das Spektrum der Möglichkeiten wird größer.

Geht man von der Ursache der Ileussituation aus, findet man folgende Zusammenhänge:

1. Mechanischer Verschluß: Der Gasaufstau vor dem Hindernis ist ausgeprägt und durch Spiegelbildungen betont. In *Magen* und *Duodenum* treten kaum Schwierigkeiten in der Diagnostik auf, da die Diagnose mit Hilfe von Kontrastmitteln leicht zu stellen ist.

Die Gasblähung des *Dünndarms* ist schwieriger zu beurteilen. Das Hindernis kann im Dünndarm selbst liegen, im oralen Kolon oder das Kolon kann ganz ausgefüllt sein (Mekoniumileus). Bei insuffizienter Ileozäkalklappe kann das Gas aus dem Kolon in den Dünndarm zurückströmen und unterscheidet sich dann nicht von dem Bild des typischen Ileus. Bei Peritonealkarzinose oder Morbus Crohn gibt es nicht selten mehrere Stenosen in Dünn- und Dickdarm, die man im Bild aber nicht erfassen kann.

Ein inkompletter Verschluß ist daran zu erkennen, daß oral der Stenose eine Gasblähung mit Spiegeln besteht, während sich im aboralen Darmteil Gas ohne Spiegel nachweisen läßt.

Die *Dickdarmblähung* kann die oben schon erwähnten Gründe haben. Bevor man aber zum Ausschluß eines mechanischen Ileus einen Kontrasteinlauf durchführt, muß man die Möglichkeit einer retroperitonealen oder extraabdominellen Ursache überlegen, um notfalls Urographie, Angiographie, Sonographie oder Computertomographie durchführen zu können.

Bei Kolongangrän ist der Kontrasteinlauf wegen der Gefahr einer Perforation strikt kontraindiziert.

2. Nekrose-Gangrän: Die Darmbeteiligung hängt bei primärem Gefäßprozeß davon ab, welches Gefäß betroffen ist, und ob der Hauptstamm, ein großer Ast oder eine periphere Gefäßprovinz betroffen sind. Bei Befall der A. oder V. mesenterica superior ist meist ein kleinerer oder größerer Teil des Dünndarms betroffen (Aa. jejunales, Aa. ilei), Dünn- und Dickdarm können aber gleichzeitig betroffen sein (A. ileocolica, A. colica dextra usw.). Ist der Hauptstamm der Mesenterica sup. betroffen, entwickelt sich die Gangrän am gesamten Dünndarm und Dickdarm bis zur linken Kolonflexur.

Die terminale nekrotisierende Enteropathie (toxisches Megakolon, nekrotisierende Enterokolitis usw.) umfaßt kleinere oder größere Gebiete wie das Querkolon, das ganze Kolon oder verschiedene Teile von Dünn- und Dickdarm.

Bei sekundärem Gefäßprozeß, wo der primärmechanische Verschluß sekundär zu einer Gefäßabklemmung führt, ist die Gasverteilung meist mit dem betroffenen Darmteil identisch.

3. Entzündung: Hier gibt es keine typische Gasblähung. Vielmehr reagiert der Darmteil durch Gasblähung, der der Entzündung anliegt. Bei der Gallenblase ist dies die anliegende rechte Kolonflexur, aber auch der Dünndarm kann gebläht sein. Bei der Appendizitis sind Gasblähung und Spiegelbildung auf Zäkum und letzte Ileumschlinge beschränkt. Bei perityphlitischer Eiterung wird aber die weitere Umgebung einbezogen. Die Zahl der geblähten Darmteile und der Spiegel nimmt zu. Es kommt zu Verdrängungserscheinungen am Darm durch Abszeßbildung. Der Eiter kann sich aber auch zwischen die Darmschlingen schieben oder Darmschlingen im kleinen Becken umgeben, so daß sie eingeengt sind und eine ausgesprochen steife Konfiguration haben (Douglasabszeß, paravesikale Eiterungen).

Bei der *diffusen Peritonitis* sind meist alle Darmteile atonisch und stark gasgebläht mit Spiegelbildung. Die allgemeine Darmatonie entwickelt sich aber in gleicher Weise bei anderen Prozessen, insbesondere den extraabdominellen (zerebrale, thorakale, humorale Ursache usw.).

1.4.3 Spiegelbildungen

Spiegel entstehen, wenn Luft und Flüssigkeit bei gestörter Darmpassage in einem Darmabschnitt zusammentreffen. Dies gilt für den mechanischen Verschluß ebenso wie für die Darmatonie. Letztere kann auftreten bei Entzündung, zentraler Lähmung (Stoffwechselstörung, Schlafmittelvergiftung, Apoplexie, Schädel-Hirntrauma), Lähmung der regulatorischen Nerven, Störung der neuromuskulären Übertragung (Hypokaliämie) und reflektorisch. Spiegel sind ihrer Entstehung nach also völlig unspezifisch.

Man kann folgende Regel aufstellen:

1. Das *Fehlen von Spiegeln* schließt eine ernste Situation im Bauchbereich nicht aus. Folgende Ursachen sind möglich:
   - die Zeit für eine atonische Reaktion des Darmes hat nicht ausgereicht (etwa Peritonitis bei frischer Perforation s. Abb. 15);
   - das Verschlucken von Luft wurde durch starkes Erbrechen verhindert, etwa bei der Pankreatitis (Abb. 24);
   - die vorhandene Luft wurde durch anoxämische Kontraktion des Darmes bei Gangrän rektal ausgestoßen und der Darm mit riesigen Mengen Flüssigkeit gefüllt (Abb. 25).
2. *Einzelspiegel* in einer Bauchregion sind stets verdächtig auf einen lokalen entzündlichen Prozeß: Appendizitis, Divertikulitis, Adnexitis (s. Abb. 28).
3. Spiegel allein im *Dünndarm* sind stets Zeichen eines ernstzunehmenden Prozesses am Dünndarm oder am proximalen Kolon.
4. Spiegel am *Kolon* allein sind weniger spezifisch und können folgende Gründe haben:
   - mechanischer Verschluß,
   - Wandgangrän,
   - retroperitonealer Prozeß,
   - extraabdomineller Prozeß,
   - Entzündung in der Nachbarschaft, etwa bei Cholezystitis.
5. Spiegel an *Dünn- und Dickdarm* gleichzeitig sind gewöhnlich durch Atonie bedingt und lassen schließen
   - bei bretthartem Bauchdecken auf eine diffuse Peritonitis,
   - bei unauffälligem Bauchbefund auf eine extraabdominelle Erkrankung wie Azidose, Hypokaliämie (Abb. 26) oder zentrale Lähmung.

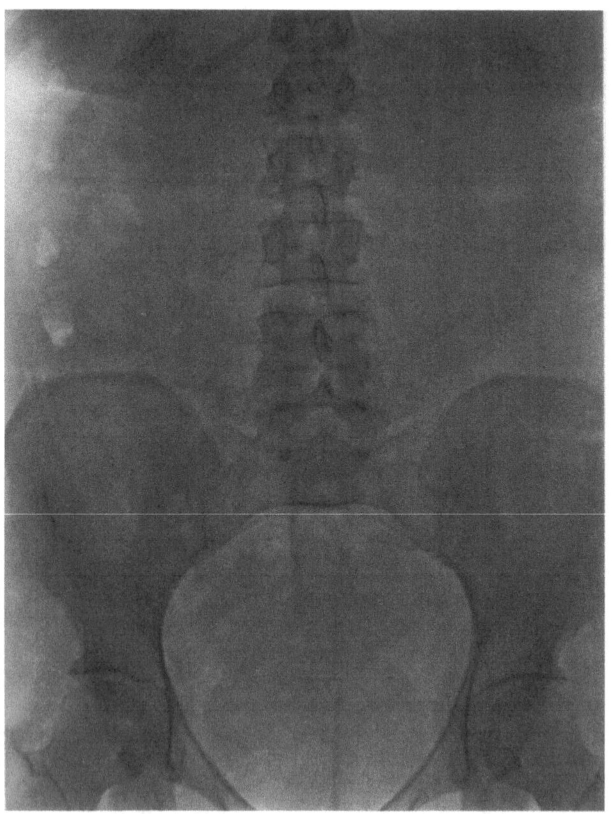

Abb. 24. Gasleeres Abdomen bei hämorrhagisch-nekrotisierender Pankreatitis. Tod nach 24 h

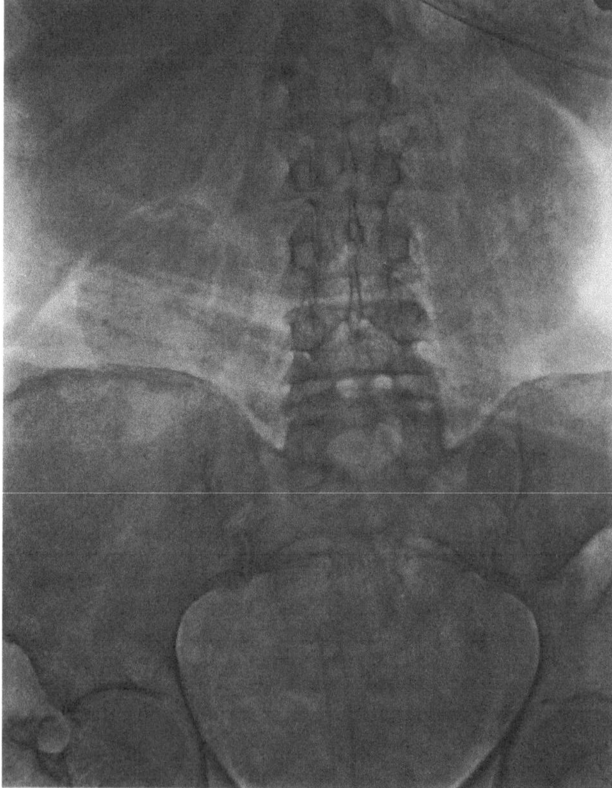

Abb. 25. Gasleeres Abdomen mit flüssigkeitsgefüllten Darmschlingen. Gangrän von Dünn- und Dickdarm bei Links-Herzversagen

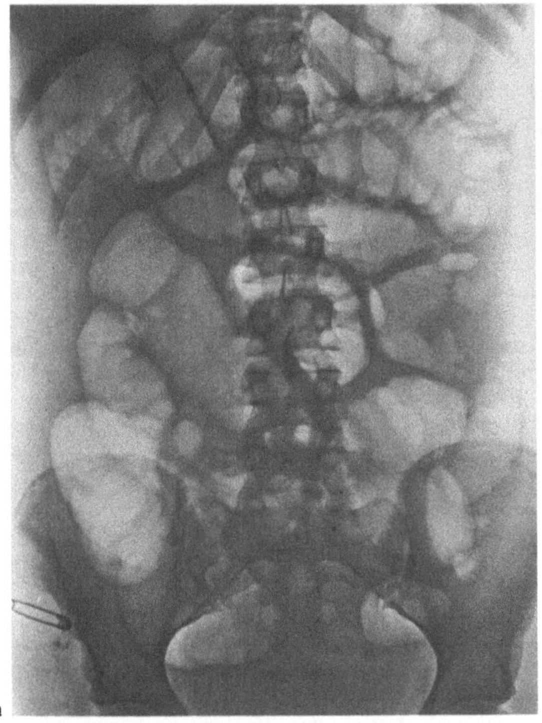

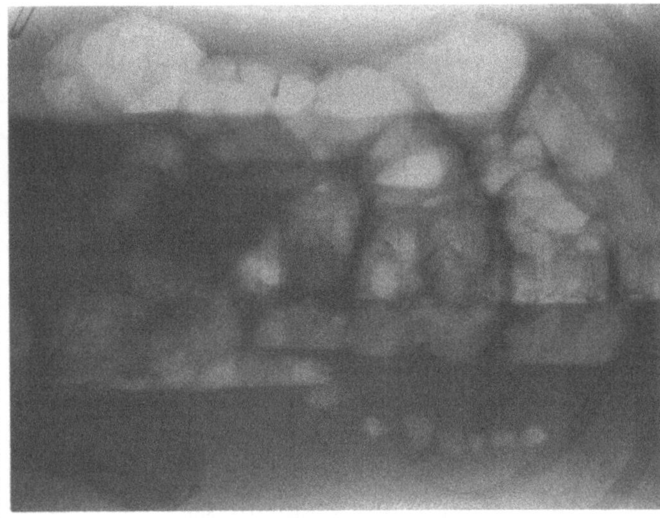

Abb. 26a, b. Dünn- und Dickdarmblähung mit Spiegelbildung bei postoperativer Hypokaliämie (weiche Bauchdekken, keine Schocksymptomatik)

Viele Spiegel können also sehr wichtig sein, müssen es aber keineswegs. Einzelspiegel dagegen sind bei lokalem Befund (Défense) beweisend für ein bestimmtes Krankheitsbild wie Appendizitis, Divertikulitis, und Cholezystitis und entsprechend ernst zu nehmen.

Die Zuordnung der Spiegel zum Dünn- und Dickdarm ist gewöhnlich einfach. *Dickdarmspiegel* sind charakterisiert durch ihre Lage entlang dem Kolonrahmen, ihre auffällige Länge und die Haustren. Die kleinen Spiegel in den Haustren bei Gastroenterokolitis folgen streng dem Kolonrahmen und sind daran gut erkennbar.

Dünndarmspiegel liegen mehr zentral. Sie wechseln in Form und Größe und sind auf Aufnahme in Seitenlage an den rundbögigen Schlingenbildungen im Bereich der rechten Flanke zu erkennen. Die Kerckringschen Falten des Dünndarms sind nicht immer ausgeprägt, von den Haustren des Dickdarms aber fast immer gut abgrenzbar.

1.5 Klinische Parameter

Die Erfahrung zeigt, daß nur vier klinische Parameter genügen, um den bei der Bildanalyse erhobenen Röntgenbefund (s. Tabelle 7) differentialdiagnostisch entscheidend zu verbessern: Bauchdeckenverhalten – Schmerzanalyse – Geräuschkulisse – Kreislaufsituation (Pulsfrequenz).

1.5.1 Bauchdeckenverhalten

Aus chirurgischer Sicht kommt dem Bauchdeckenverhalten die größte Bedeutung zu, da es sich am objektivsten untersuchen läßt. Die muskuläre Bauchdeckenspannung ist unter normalen und pathologischen Bedingungen ein Gradmesser des reflektorischen Tonus des motorischen Vorderhorns im Rückenmark, wobei die Erregungen grundsätzlich aus übergeordneten Zentren, der Körperperipherie oder dem Körperinneren stammen (Tabelle 2). Bei abdomineller oder thorakaler Ursache einer verstärkten Bauchdeckenspannung (Abwehrspannung = défense musculaire) ist immer **das parietale Peritoneum, die parietale Pleura** oder **die Mesenterialwurzel** betroffen, da diese durch das somatische Nervensystem versorgt werden.

Das Auftreten einer Abwehrspannung setzt demnach den primären Befall einer dieser Strukturen oder die Ausbreitung von Eingeweideprozessen auf das Peritoneum parietale oder die Pleura parietalis voraus. Stärke und Ausdehnung der Abwehrspannung entsprechen dem Grad der Ausbreitung der mechanischen, chemischen oder entzündlichen Irritation.

Voraussetzung sind:
- intaktes Nervensystem,
- intakte Bauchmuskulatur,
- pleurale/peritoneale Reizung aus dem Segmentbereich der Bauchmuskulatur
(gilt nicht für das Beckenperitoneum!).

Tabelle 2. Bauchdeckenverhalten

Weiche Bauchdecken: weder viszerale noch parietale Peritonitis

- mechanischer Ileus ohne Gefäßbeteiligung
- extraabdomineller Ileus, wenn zentrale Ursache durch Hirnprozeß, Azidose, Hypokaliämie usw.
- retroperitonealer Prozeß: Blutung, Urogenitalerkrankung, Pankreatitis usw.

Weiche Bauchdecken: viszerale Peritonitis

Darmwandnekrose → Gangrän = viszerale Peritonitis, *keine* parietale P. deshalb *diffuser Druckschmerz*, aber keine Défense (parietale Peritonitis)

Lokale Défense: lokale parietale Peritonitis

- lokal entzündlicher Prozeß mit Übergreifen auf das parietale Peritoneum bei Appendizitis, Cholezystitis, Divertikulitis usw.

Diffuse Défense: diffuse parietale Peritonitis

Bei chemischer oder bakterieller Ursache
- Perforation des Darmes
- Perforation der Gallenblase
- hämatogen oder übergreifend aus dem Retroperitoneum
- fortgeleitet vom parietalen Peritoneum des Zwerchfells bei basaler Pleuropneumonie

Eine Abwehrspannung der Bauchdecken im Oberbauch *ohne Peritonitis* kann bei folgenden extraabdominellen Erkrankungen auftreten:
- Herzinfarkt,
- Affektion der Spinalganglien durch Herpes zoster oder Wirbelfraktur,
- Bandscheibenprolaps an der thorakalen Wirbelsäule,
- basale Pleuritis und Pneumonie (parietale Pleura, die in den Segmentbereich der Bauchmuskulatur fällt),
- Erkrankungen der Symphyse.

Die *Abwehrspannung kann bei Peritonitis fehlen:*
- Beckenperitonitis,
- pelvine Appendizitis,
- Pyosalpinx,
- schlaffe oder adipöse Bauchdecken,
- schwache Muskulatur bei greisen Menschen,
- Zerstörung der Bauchmuskulatur,
- Kortisonbehandlung,
- Abstumpfung der Bauchreflexe (Opiate, Toxikämie, etwa bei fortgeschrittener diffuser Peritonitis).

Unter Beachtung dieser Überlegungen ergibt sich für den Röntgenologen folgende Differenzierung:
- **weiche Bauchdecken = keine** *parietale Peritonitis,*
- **weiche Bauchdecken mit diffusem Druckschmerz** = *viszerale Peritonitis,*
- **weiche Bauchdecken ohne diffusen Druckschmerz** = keine *parietale oder viszerale Peritonitis,*
- *lokale Défense = lokale parietale Peritonitis* **(Appendizitis, Adnexitis, Cholezystitis usw.),**
- **diffuse Défense** = *diffuse parietale Peritonitis.*

Die viszerale Peritonitis wird beim akuten Abdomen am häufigsten mißverstanden und übersehen, da hierbei die Bauchdecken bis kurz vor der Perforation weich bleiben. Sie macht aber ebenso wie die parietale eine Schocksymptomatik, die sich in der Pulsfrequenz ausdrückt. Sie verursacht einen Druckschmerz, der vom Patienten bei der Darmgangrän diffus angegeben wird, beim sekundären Gefäßprozeß wegen der primär mechanischen Ursache zunächst lokal, später diffus.

Der untersuchende Arzt nimmt wegen der weichen Bauchdecken sehr oft den Druckschmerz und die Schocksymptomatik nicht ernst genug und wertet insbesondere die Schocksymptomatik als Zeichen der Erregung des Patienten. Er denkt nicht an die Möglichkeit der Darmgangrän und die sich daraus ergebende Indikation zur sofortigen Operation.

In gleicher Weise wird der retroperitoneale Prozeß fast immer mißverstanden: der Bauchbefund ist völlig normal oder wenig eindrucksvoll, die Schocksymptomatik fehlt und nur der subjektiv angegebene Abdominalschmerz weist auf das retroperitoneale dramatische Geschehen hin.

1.5.2 Geräuschkulisse im Abdomen

Die Darmgeräusche sind Ausdruck der Darmperistaltik, die schon im Normalfall in Abhängigkeit von verschiedenen Faktoren stark variiert. Ihre Intensität nimmt mit dem Gasgehalt des Darmes zu. So erklärt sich auch die verstärkte Peristaltik bei Rückstrom von Gas aus dem Dickdarm in den Dünndarm durch die insuffiziente Ileozäkalklappe bei tiefsitzendem Dickdarmileus (Tabelle 3).

Die Dünndarmperistaltik steht ganz im Vordergrund der Geräuschkulisse. Sie ist charakterisiert durch einen tiefen und kurzen Stakkatoton infolge der segmentalen Kontraktion und ein langgezogenes, knisterndes Rauschen infolge der propulsiven Peristaltik.

Vor einem Hindernis tritt verstärkte Peristaltik auf, die sich in Form einer wehenartigen, an- und abschwellenden intestinalen Kolik äußert. Klingende Darmgeräusche entstehen in meteoristisch gedehnten Dünndarmschlingen mit Flüssigkeit, durch die bei erhaltener Peristaltik Luft hindurchperlt. Sie bilden für den Röntgenologen keine richtige Information, da er diesen Befund im Röntgenbild besser sieht. Spritzgeräusche entstehen hinter einer Stenose.

Die Schwierigkeit bei der objektiven Beurteilung der Darmgeräusche entsteht dadurch, daß selbst bei verstärkter Peristaltik atonische Erholungsphasen

Tabelle 3. Darmgeräusche

Normal:
– uncharakteristisch = Dünndarm o.B.
– Kolon ungewiß, ebenso darmfremde Prozesse

Verstärkt:
– Darmstenose (z.B. M. Crohn)
– Obstruktion des Dünndarms, unabhängig von Ursache
– Rückstrom von Gas aus dem Kolon in den Dünndarm
  bei Kolonobstruktion (Insuffizienz der Ileozäkalklappe)
– Enterokolitis (Durchfall, Brechreiz?)

Fehlend:
– Atonie des Dünndarms
  • reflektorisch bei Pankreatitis, Herz-Lungeninfarkt
  • metabolische Störungen (Hypokaliämie usw.)
  • Peritonitis viszeral/parietal
  • atonische Erholungsphase bei Hyperperistaltik
  • Übergang von kolikartigen Schmerzen mit Hyperperi-
    staltik in Dauerschmerz mit fehlenden Geräuschen =
    Darmgangrän mit Durchwanderungsperitonitis
    (viszeral)

auftreten, die mit der Dauer der Erkrankung länger werden. Sie sind nicht zu unterscheiden von der Herabsetzung oder dem Fehlen der Geräusche aus anderen Gründen, etwa weil ein Gefäßprozeß mit beginnender Gangrän des Darmes besteht. In diesem Fall wird das Fehlen der Geräusche komplettiert durch die Tachykardie als Ausdruck der Schocksymptomatik sowie den als diffus angegebenen Druckschmerz.

Der Untersucher sollte sich deshalb für die Auskultation des Abdomens Zeit lassen und bei divergierenden Angaben über die Geräuschkulisse die Untersuchung in Abständen wiederholen. Wird einmal eine hyperperistaltische Phase nachgewiesen, muß ein mechanischer Ileus bestehen, auch wenn die atonischen Erholungsphasen inzwischen ganz im Vordergrund stehen.

Darmgeräusche können aus Gründen fehlen, die mit dem Darm bzw. dem Bauch nicht zusammenhängen, etwa beim diabetischen Koma, der Hypokaliämie, retroperitonealen oder extraabdominellen Erkrankungen (Tabelle 3).

Für die Beurteilung in unserem System geht es nicht um die Feinbeurteilung der Geräusche. Man differenziert lediglich zwischen eindeutigen Veränderungen gegenüber der Norm: **Hyperperistaltik des Darmes als Zeichen der mechanischen Passagebehinderung und herabgesetzte Geräusche bis Totenstille als Zeichen der Peritonitis oder des funktionell-atonischen Darmes.** Die Zwischenstadien sind so schwierig zu beurteilen, daß mehrere Ärzte stets verschiedene Geräuschqualitäten angeben.

1.5.3 Kreislaufsituation

Beim mechanischen Dünn- und Dickdarmileus ist die Kreislaufsituation über lange Zeit stabil, Hypovolämie und Herabsetzung des Herz-Minutenvolumens infolge Flüssigkeits- und Elektrolytverschiebung treten erst spät auf, normalerweise nicht in dem für die Diagnostik zur Verfügung stehenden Zeitraum (Tabelle 4).

Tabelle 4. Pulsverhalten

Puls normal frequent, regulär
– mechanischer Ileus
– extraabdomineller Prozeß
– retroperitonealer Prozeß

Puls erhöht – Fieber
– lokale Entzündung → Abszedierung
  evtl. mit lokaler parietaler Peritonitis

Puls > 100 ohne Fieber = Schocksymptomatik
– bei viszeraler und parietaler Peritonitis
– akuter hämorrhagisch-nekrotischer Pankreatitis
– extraabdominellem Prozeß wie Herzinfarkt, Lungeninfarkt usw.
– frisches Trauma

Puls irregulär, evtl. „normal frequent"
Absolute Arrhythmie bei
– koronarer Herzkrankheit
– Infarkt
– Klappenerkrankung usw.

Beim Gefäßprozeß mit Darmgangrän dagegen tritt diese Veränderung sehr früh auf und gibt sich durch **hohen Puls bei niedrigem Blutdruck als Schocksymptomatik** zu erkennen. Diese **Schocksymptomatik ist immer verdächtig auf eine Peritonitis.** Sie kann sich aber auch bei anderen Prozessen wie der akuten Pankreatitis, profusen Blutungen usw. finden.

Im Einzelfall muß man daran denken, daß sich hinter einer normalen Pulsfrequenz eine Tachyarrhythmie mit zentralem Pulsdefizit verbergen kann.

Bei Fieber korreliert die Pulsfrequenz mit der Temperaturhöhe.

In unserem Bezugssystem (Tabelle 7 diagnostisches Kreuz) liegt die Bedeutung der Höhe der Pulsfrequenz darin, daß sich der mechanische Ileus und der Gefäßprozeß (Darmgangrän) dadurch differenzieren lassen, daß **beim mechanischen Ileus die Pulsfrequenz praktisch immer normal** ist, während bei dem **Gefäßprozeß mit Gangrän im typischen Fall** stets eine **Tachykardie** besteht, die gewöhnlich über 100/min, meist bei 120/min gelegen ist. Liegt die Frequenz unter 100/min, ist man in der Beurteilung häufig unsicher und muß sich durch andere klinische und röntgenologische Symptome absichern.

1.5.4 Schmerzanalyse

Die verschiedenen Qualitäten des Bauchschmerzes sind in Tabelle 5 aufgeführt, die Schmerzlokalisationen in Tabelle 6. Ihre Kenntnis kann dem Radiologen bei der Suche nach zu erwartenden Veränderungen sehr helfen bzw. die Erklärung für eine Veränderung im Röntgenbild geben.

Tabelle 5. Bauchschmerz

Viszeraler Schmerz:
dumpf, quälend, kolikartig

Ursache:
Dehnung von Hohlorganen z.B. Verschlußileus
Projektion des Schmerzes in die Mittellinie wegen bilateraler Innervation.

Vegetative Begleiterscheinungen:
Nausea, Erbrechen, Schweißausbruch

Somatischer Schmerz:
Scharf brennend, genau lokalisiert.

Ursache:
Entzündung, Reibung, Gewebeschädigung.

Begleitsymptome:
- Défense musculaire bei *parietaler* Peritonitis
- Schmerzzunahme bei Oberbauchprozeß durch Atmung
- nach ventral gekrümmter Haltung bei retroperitonealem Prozeß
- Ausstrahlung in Schultern bei Zwerchfellbeteiligung

Wichtig: Wechsel von viszeralem → somatischem Schmerz, z.B. bei Appendizitis, Cholezystitis und Ulkusperforation.

Abdominelle Prozesse wie Erkrankungen des Rektums, des Uterus, der Prostata und der Harnblase projizieren sich extraabdominell in Gesäß, Rückseite der unteren Gliedmaßen und Hoden.

1.6 Untersuchungstechnik

Bei jedem Patienten werden zwei Aufnahmen des Abdomens angefertigt:

Aufnahme in Rückenlage mit vertikalem Strahlengang
- Weichstrahltechnik (60–80 kV), 12:1-Raster, hochverstärkende Folie.

Aufnahme in linker Seitenlage mit horizontalem Strahlengang
- Hartstrahltechnik (125 kV), 12:1-Raster, hochverstärkende Folie.

Bei Säuglingen und Kindern ist stets eine Thoraxübersicht in 2 Ebenen notwendig, bei Erwachsenen häufig: bei akuten Herz-Lungenerkrankungen steht das akute Abdomen häufig ganz im Vordergrund der klinischen Symptomatik.
Die früher durchgeführte Bauchübersicht im Stehen mit horizontalem Strahlengang zum Nachweis von Spiegeln [101] hat mehrere Nachteile:

1. Kleine Mengen freier Luft stellen sich unter dem Zwerchfell wegen der Luftüberlagerung durch die Lunge im vorderen und hinteren Rezessus des Zwerchfells nicht dar.

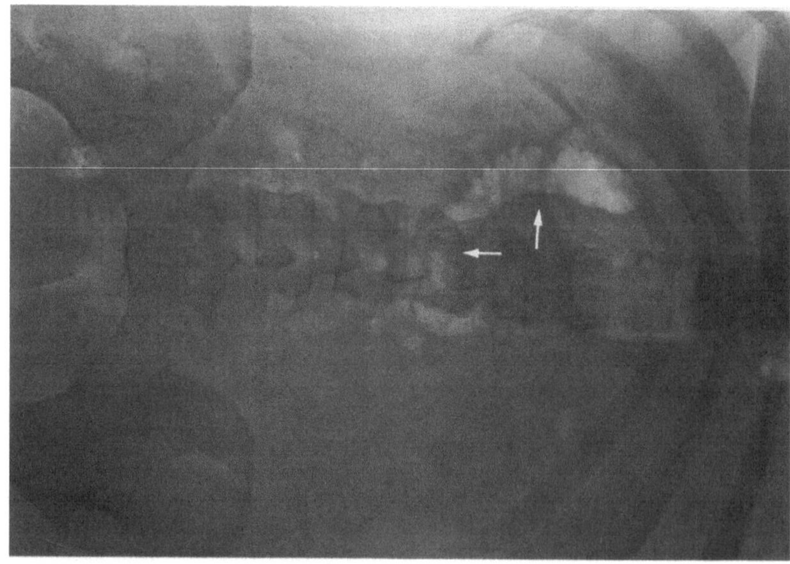

Abb. 27. Duodenalblähung bei Atonie in Folge hämorrhagisch-nekrotisierender Pankreatitis (Fall von Abb. 24)

Tabelle 6. Lokaler Druckschmerz/Lokale Défense

Region	*mit* Abwehrspannung (=lokale Peritonitis)	*ohne* Abwehrspannung
Epigastrium	a) freie Ulkusperforation (brettharter Bauch) b) akute Pankreatitis	a) akute Gastritis b) akute Pankreatitis (leichte Form oder Initialstadium) c) Initialschmerz bei akuter Appendizitis d) Gallenkolik e) Mesenterialgefäßverschluß f) Herzinfarkt
Rechter Oberbauch	a) Akute Cholezystitis + Pericholezystitis b) gedeckte Perforation eines Ulcus duodeni an der Bulbusvorderwand c) akute Appendizitis (maximaler Druckschmerz lateral des äußeren Rektusrandes, bei a) u. b) medial)	a) basale Pleuropneumonie b) Nierenkolik c) Gallenkolik
Linker Oberbauch (selten)	a) perforiertes Ulkus an der Magenvorderwand b) perforiertes Jejunaldivertikel c) Spontanruptur einer leukämischen Milz, Milzinfarkt	a) basale Pleuropneumonie b) Nierenkolik
Nabelgegend		a) Initialschmerz bei akuter Appendizitis b) Dünndarmkolik

Rechter Mittel-Unterbauch	a) fortgeschrittene oder komplizierte Appendizitis
	b) andere Ursachen (u.a.)
	  1. perforiertes Ulcus duodeni nach 6h und länger
	  2. entzündliche Komplikation bei Zäkum-Ca.
	  3. akuter Schub einer Ileozäkaltuberkulose
	  4. akute Entzündung eines Meckelschen Divertikels
	c) bei Frauen:
	  1. Tubarruptur, -abort
	  2. Stieldrehung von Ovarialzysten, Hydrosalpingen, subserösen gestielten Myomen
	  3. akute Salpingitis
		a) akute Appendizitis
		b) andere Ursachen (u.a.):
		  1. „Bauchgrippe"
		  2. basale Pleuropneumonie
		  3. tuberkulöser Ileozäkaltumor
		  4. Zäkum-Ca.
		  5. Ileitis terminalis
		  6. akute Pyelitis, Ureterkolik
		  7. akute Porphyrie
		c) bei Frauen:
		  1. Tubargravidität
		  2. Adnexitis
		  3. Ovarialzystom, -karzinom

Linker Mittel-Unterbauch (weiche Défense)	a) akute Divertikulitis + Peridivertikulitis b) stenosierendes Karzinom des Rektosigmoids (entzündliche Komplikation) c) atypische Appendizitis d) gynäkologische Affektionen wie re.	a) unkomplizierte Divertikulitis b) Karzinom des Rekto-sigmoids c) Ureterkolik d) gynäkologische Affektionen wie re.
Mitte Unterbauch	a) Pelveoperitonitis	a) Pelveoperitonitis (tiefsitzend) b) Zystitis u.a.
Ganzer Bauch	a) diffuse parietale Peritonitis	a) Mesenterialgefäßprozeß und viszerale Peritonitis

2. Für bestimmte Erkrankungen typische Symptome
   können sich nicht entwickeln:
   a) Duodenalblähung bei akuten Prozessen in der
      Pankreasloge: die Magenluft kann im Stehen
      nicht in das Duodenum übertreten, nur in
      Linksseitenlage.
   d) Einzelspiegel ileozäkal und sigmoidal bei loka-
      ler Entzündung (Appendizitis, Adnexitis, Di-
      vertikulitis) können sich im Stehen nicht ent-
      wickeln, da die Luft nach kranial aufsteigt.

Die Aufnahme in linker Seitenlage mit horizontalem
Strahlengang hat diese Nachteile nicht:

1. Kleinste Gasblasen stellen sich zwischen Leber
   und Brustwand dar (s. Abb. 15).
2. Bei akuter Pankreatitis steigt die Luft aus dem
   Magen in das Duodenum und bleibt dort wegen
   der Duodenalatonie liegen und bildet so ein klassisches Symptom für den akuten Prozeß in der Pankreasloge (Abb. 27).
3. Einzelspiegel in Zäkum und Sigma bei entzündlichem Prozeß lassen sich sofort erkennen, da die
   Luft lokal über der Flüssigkeit liegenbleibt und
   nicht nach kranial bis in die Flexuren aufsteigt
   (Abb. 28).
4. Schwerkranke mit akutem Abdomen können nur
   in dieser Lage untersucht werden. Diese bietet sich
   schon deshalb als Standardposition an.
5. Alle untersuchungstechnischen Parameter sind in
   dieser Position günstiger: der Ausgleich der Len-
   denlordose und die Präzision der Einstellung der
   Aufnahme.

Die **Aufnahme in Rückenlage mit vertikalem Strahlengang bei Weichstrahltechnik soll** Aufklärung über die
Gasverteilung im Darm (Duodenum, Dünndarm,
Dickdarm usw.) geben, es sollen Veränderungen an
der Darmwand erfaßt werden, Veränderungen im
Weichteilbereich des Bauchraums und retroperitoneal, besonders aber über Skelettveränderungen sowie Steine und Verkalkungen im ganzen Abdominalbereich.

Die **Hartstrahltechnik bei der Aufnahme in linker
Seitenlage** soll die meist großen Kontraste im Abdomen abflachen und die Bewegungsunschärfe bei den
oft schwerkranken Patienten durch Verkürzung der
Belichtungszeit verhindern.

Die **Real-time-Sonographie** ergänzt in vielen Fällen die Röntgenuntersuchung und ist als Zweituntersuchung des Abdomens sehr zu empfehlen. Eine Vorbereitung des Patienten ist nicht nötig und der Zeitaufwand gering. Die gleichzeitige Analyse der akusti-
schen und dynamischen Phänomene ergibt einen
Durchleuchtungseffekt.

Alle Organe oder pathologischen Strukturen sollten zumindest im Längs- und Querschnitt untersucht
werden. Oft können zusätzliche Schrägschnitte die
Diagnose erhärten und die Zuordnung einer pathologischen Struktur zu einem Organ erleichtern.

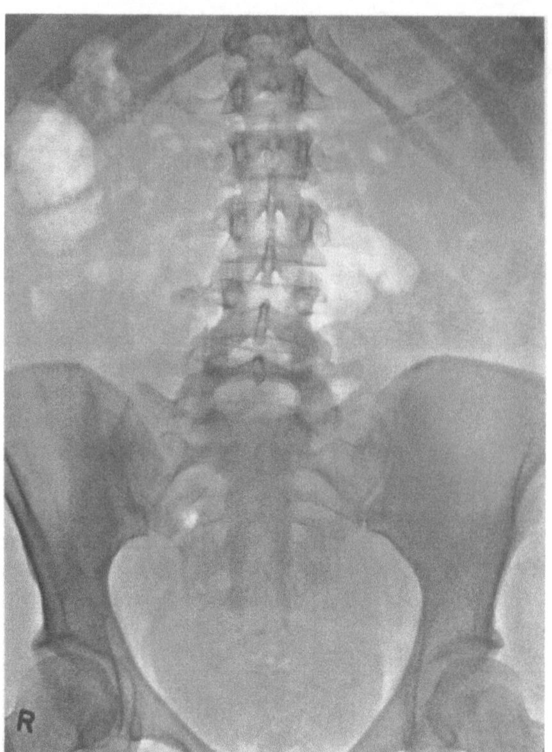

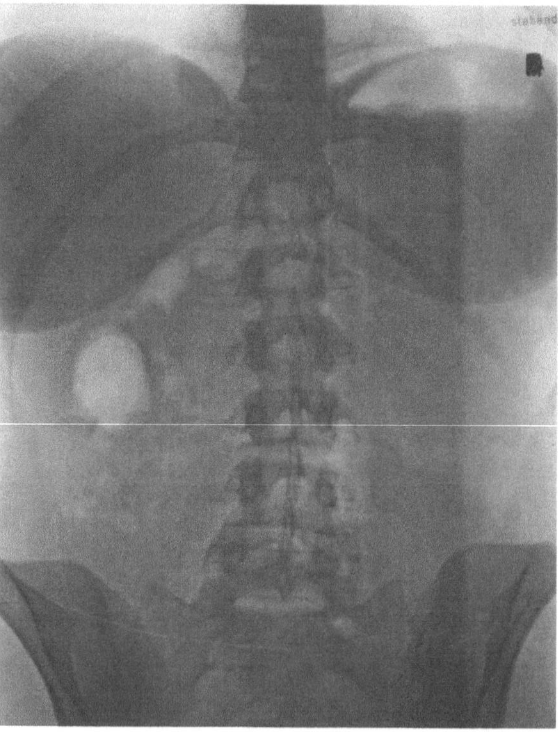

Abb. 28a–c. Eitrige Appendizitis. **a** im Stehen, **b** in Rücken-
lage, **c** in linker Seitenlage mit horizontalem Strahlengang:
Einzelspiegel ileozäkal (↑). Klinisch lokale Défense am
McBurney

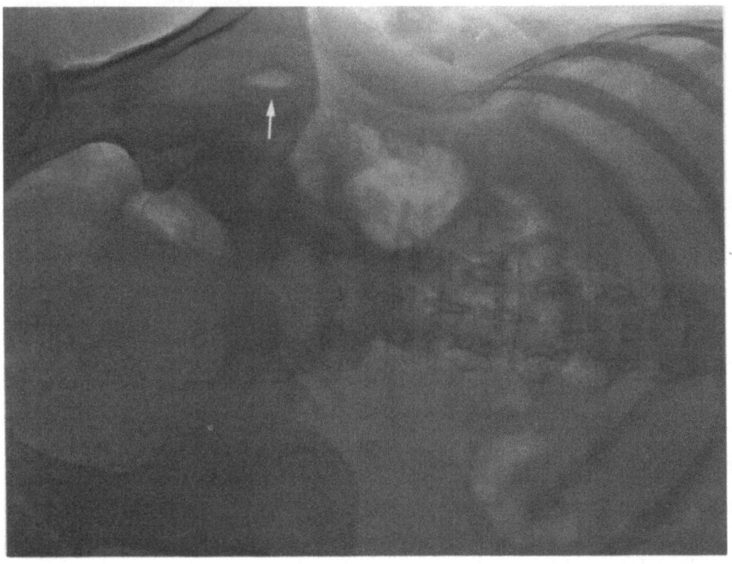

Abb. 28c

Die *Computertomographie* hat eine hohe Leistungsfähigkeit beim Nachweis von Blutungen und Organläsionen (Leber, Milz, Pankreas, Nieren). Die Wanddicke des Darmes und das Gas in der Darmwand lassen sich ebenso erfassen wie die Zunahme von Flüssigkeit im freien Bauchraum und die Entwicklung von größeren Abszessen. Frakturen der Wirbelsäule und des Beckens sind damit häufig besser zu erfassen als mit Röntgenaufnahmen (s. Abb. 130–136).

2 Klinisch-röntgenologische Korrelation

Bei völlig gleichem Röntgenbefund ist, wie früher ausgeführt, eine Vielzahl von Krankheitsursachen möglich. Erst durch Vorgeschichte und klinischen Befund läßt sich das Spektrum der diagnostischen Möglichkeiten einengen oder eine Diagnose festlegen (Tabelle 7). Dies nur in dem Sinn, daß die klinisch-chirurgisch relevante Diagnose gestellt wird, nicht aber die Detaildiagnose. Der Begriff „mechanischer Ileus" impliziert die Operationsindikation, gleichgültig, ob es sich um eine Obstruktion, Strangulation, einen Tumor oder eine Entzündung handelt. Ebenso indiziert die Diagnose Gangrän die Operation, welche Ursache diese auch immer haben mag. Zusatzuntersuchungen sollten deshalb prinzipiell die allgemeine, operationsbestimmende Diagnose stellen bzw. sichern helfen und nicht ein zusätzliches röntgenologisches Detail ohne klinisch-operative Konsequenz erheben.

Um dieses zu erreichen, kann man von der Klinik ausgehen und den Röntgenbefund korrelieren. Man kann auch vom Röntgenbefund ausgehen und den klinischen Befund zur differentialdiagnostischen Einengung benutzen. Im ersteren Falle faßt man diejenigen Krankheiten in Gruppen zusammen, die die *gleiche Klinik* haben. Der Röntgenbefund wechselt je nach betroffenem Organ.

2.1 Mechanischer Ileus

Er ist im engeren Sinn dadurch charakterisiert, daß die Ursache des Ileus eine rein mechanische ist, wie etwa die tumorbedingte Okklusion, die Strangulation oder der Volvulus einer Schlinge.

Die Entstehung des mechanischen Ileus aus einer Entzündung, etwa bei Appendizitis, Adnexitis usw., also des gemischten Ileus, gehört nicht in diese Gruppe, da die Klinik primär die einer Entzündung ist und der mechanische Ileus sich in dessen Gefolge entwickelt. Die Therapie hat in diesem Fall zwar die Darmunwegsamkeit zu beseitigen wie bei jedem mechanischen Ileus, hat daneben aber noch die Gesichtspunkte der lokalen Entzündung zu berücksichtigen.

Führt der mechanische Verschluß zu einer Abklemmung der Gefäße, gewöhnlich der abführenden Vene, entwickelt sich eine Nekrobiose der Darmwand (→ Gangrän, s. dort) mit einer völlig anderen klinischen, röntgendiagnostischen und therapeutischen Problematik, die keinen Bezug mehr zur mechanischen Ursache hat und nicht zu ihr zählt.

Die mechanische Unwegsamkeit im Magen-Darmtrakt kann sich in Form der Obturation, der Okklusion oder der Strangulation abspielen (Tabelle 8). Prototypen des *Obturationsileus* sind der Gallensteinileus, der Orangen- und Askaridenileus, der Membranverschluß im Duodenum und die Atresien am Kolon sowie die Koteindickung (fecal impaction).

Tabelle 7. Diagnostisches Kreuz

Vorgeschichte

- Akuter langsamer Beginn
- Schmerzangabe
- Erbrechen, seit wann?
- Tumor in Vorgeschichte
- Steinleiden
- Galle/Niere
- Herzleiden/Nierenleiden
- Bekannte Hernie
- Diabetes
- Portale Hypertension
- Operation
- Trauma
- Schwangerschaft/Geburt

Rö. Besonderheiten	**Gas im Magen-Darmtrakt**	**Rö. Besonderheiten**
Gas: – intraperitoneal o/m. Pathologie – extraperitoneal o/m. Pathologie – Wand der Hohlorgane (Magen-Darmkanal, Gallenblase, Harnblase) – in den Gallenwegen o/m. Pathologie – retroperitoneal o/m. Pathologie	• Magen • Duodenum • Dünndarm • Dickdarm • Dickdarm und Dünndarm • Duodenum und Dickdarm • Duodenum und Dünndarm • Wandveränderungen an Magen und Darm	• Weichteilschatten • Psoasrandstreifen bds. • Flankenstreifen bds. • Nierencorona • Leberspitze • parakolische Furche bds. • paravesikaler Sinus bds. • Distanzierung der Dünndarm-schlingen

- Bauchdeckenverhalten
- Druckschmerzangabe
- Geräuschkulisse
- Pulsverhalten

Klinik

Rö. Zusatzuntersuchungen

- Thorax in 2 Ebenen
- Ultraschall
- Urographie mit Zonographie
- Kontrasteinlauf
- Angiographie
- Computertomographie/NMR
- Punktion
- (MDP-Gastrografin)

Beim *Okklusionsileus* geht dem Verschluß die Einengung des Lumens durch den Wandprozeß voraus: Karzinom, Hyperplasie der Muskulatur, Ulkus, Metastasen, Blutungen in die Wand, Entzündungen und narbige Strikturen sowie Abszesse, Briden und übergreifende Tumoren. Man kann daraus schließen, daß viele der scheinbar akut beginnenden Erkrankungen schon eine längere Vorgeschichte haben.

Der *Strangulationsileus* im weiteren Sinne umfaßt die Strangulation einer Darmschlinge durch einen Verwachsungsstrang, den Volvulus, die Invagination und die Inkarzeration.

Er entwickelt sich schlagartig und macht klinisch schnell Erscheinungen, die über die peritoneale Reizung vorübergehend Schockcharakter haben können.

Geht die Strangulation über den rein mechanischen Vorgang hinaus und werden Gefäße (Venen) gedrosselt, beginnt die Uhr der Nekrobiose zu laufen, die nach 5–6 h keine Revitalisierung des Darmes mehr erwarten läßt. Sehr schnell verändert sich der zunächst wenig eindrucksvolle Aspekt der mechanischen Einklemmung in das bedrohliche Bild der Darmgangrän (s. dort). Bei allen Formen der Strangulation ist deshalb schnelles Handeln wichtig, da man nie sicher sein kann, ob noch ein rein mechanischer Verschluß vorliegt oder schon die ersten Stunden der Nekrobiose infolge Gefäßabklemmung laufen.

Tabelle 8. Mechanischer Ileus von Magen, Duodenum, Dünn- und Dickdarm

Obturation	Magen:	Bezoar, Fremdkörper, Gallenstein
	Duodenum:	Gallenstein, Membranverschluß, Windsackmembran
	Dünndarm:	Orangen-Gallenstein-Askaridenileus, Atresie
	Dickdarm:	Gallenstein, Koteindickung (fecal impaction), Orangenileus, Analatresie
Okklusion	Magen:	Pylorushyperplasie, Tumor, Narbenstenose (entzündlich, Ulkus, M. Crohn usw.)
	Duodenum:	Postbulbäres Ulkus, akute Pankreatitis, Tumor, Windsackmembran, Striktur bei Crohn, Gallenblasen-Pankreas-Tumor, retroperitonealer Prozeß
	Dünndarm:	Bride/Adhäsion, entzündliche Stenose (M. Crohn usw.), Blutung, intraperitoneale Metastasierung, mesenteriale Tumorinfiltration
	Dickdarm:	Tumor, Abszeß (Divertikulitis, Amöbom usw.), Narbenstenose (M. Crohn, Colitis ulcerosa), urologisch-gynäkologische Tumoren, Metastasen und Eiterungen aus der Douglasschen Tasche
Strangulation (ohne Gefäßbeteiligung!)	Magen:	Volvulus bei Zwerchfellrelaxation oder extremen Zwerchfellhochstand, Enterothorax bei Ruptur
	Duodenum:	Volvulus bei Rotationsanomalie
	Dünndarm:	Invagination, Inkarzeration, Volvulus, Strangulation
	Dickdarm:	Invagination, Inkarzeration, Volvulus (Zäkum, Sigma, Entwicklungsanomalie)

Tabelle 9. Klinische und röntgenologische Symptomatologie bei mechanischen Gallensteinileus. (Aus SWART et al. 1976 [118])

Lage im Darm	Klinische Charakteristik	Bauchdeckenverhalten	Geräuschkulisse	Röntgensymptomatologie
Duodenum	a) Akutes Perforationsstadium b) Duodenale Passagestörung	Lokaler Schmerz, Défense im re. Oberbauch	Hyperperistaltik, reflektorische Atonie des Dünndarms	Gas in Gallenwegen, Steinnachweis, Duodenalblähung, reflektorische Dünndarmblähung?
Dünndarm	Schmerz in Bauchmitte	Weich	Hyperperistaltik	Gas in Gallenwegen, Isolierte Dünndarmblähung, Spiegel, Mit geringer Kolon- und Dünndarmblähung = inkompletter Verschluß
Kolon-Ileus	a) Akutes Perforationsstadium (sept. Temp.) b) Chronischer Ileus	Défense re. Oberbauch Weich	Reflektorische Atonie? Uncharakteristisch bis verstärkt	Gas in Gallenwegen Gas in Gallenwegen

Röntgenologisches und klinisches Bild differieren je nach dem betroffenen Organ.

Am *Magen* tritt der mechanische Verschluß bei Säuglingen in Form der Pylorushyperplasie, bei Erwachsenen als maligne oder benigne Magenausgangsstenose auf. Die Kontrastuntersuchung des Magens erlaubt eine zuverlässige Klärung der Ursache. Lediglich beim seltenen Volvulus des Magens infolge Zwerchfellhochstand (Relaxation, Hochstand aus anderen Gründen, Zwerchfellruptur mit Enterothorax) kann die Diagnose schwierig sein. Wegen der möglichen Gangrän ist die Klärung der Diagnose nicht wie bei den übrigen Magenverschlüssen bis zum nächsten Tag aufzuschieben.

Das *Duodenum* ist ebenfalls häufig Ort einer Passagestörung, wenn man das postbulbäre Ulkus als Ursache hinzunimmt. Alle Tumoren der Region wie der Gallenblase, des Pankreas und des Duodenums kommen als Ursache für eine Okklusion in Frage, seltener der M. Crohn. Die Pancreatitis acuta kann durch die Bildung von Pseudozysten eine Okklusion verursachen, ebenso aber auch durch abszedierende Prozesse in der hämorrhagisch-nekrotisierenden Form.

Der *Dünndarm* ist das klassische Feld des akuten Abdomens. Der mechanische Verschluß kann hier viele Ursachen haben. Am häufigsten sind postoperativer Bridenileus, Volvulus und Inkarzeration bei inneren und äußeren Hernien. Aber auch Blutungen in die Darmwand, Obstruktionen durch Gallenstein, Apfelsinen oder Askardien sind ebenso möglich wie der M. Crohn.

Beim *Gallensteinileus* (Tabelle 9) muß man mehrere klinische Aspekte in Betracht ziehen. Der meist große Solitärstein tritt durch die gangränöse Gallenblasenwand direkt oder über eine langsam sich entwickelnde Fistel in das Duodenum über. Diesem hochakuten, mit kolikartigen Schmerzen einhergehenden Prozeß kann ein hoher Ileus durch Steinblockade des Duodenums folgen, gelegentlich eine Entleerungsstörung des Magens durch den in den Magen regurgitierten Stein. Etwa 4–6 Tage nach der Perforation kommt es häufig zu einer ileozäkalen Blockade. Im Röntgenbild findet man neben der typischen isolierten Dünndarmblähung Gas in den Gallenwegen (Abb. 33). Passiert der Stein den Dünndarm, kann die Blockade im Dickdarm auftreten.

Statt in das Duodenum kann der Stein in die rechte Kolonflexur durchbrechen, wiederum direkt oder über eine Fistel. In Folge Koliinfektion über die Fistel kommt es schlagartig zu einer septischen Cholangitis, die die sofortige operative Schließung der Fistel nötig macht.

Die Invagination beim Erwachsenen entwickelt sich über eine lokale Wandveränderung, gewöhnlich einen kleinen Tumor, der den peristaltischen Ablauf stört. Auch die zur Gangrän führenden ischämischen Prozesse spielen sich vorzugsweise am Dünndarm ab im Bereich der A. oder V. mesenterica superior.

Bei *Neugeborenen* gibt es typische Verschlußsyndrome (Abb. 29, 30), von denen die eine oder andere Entwicklungsanomalie auch noch beim Erwachsenen Erscheinungen machen kann, wie die Windsackmembran im Duodenum, die Rotationsanomalien an Duodenum, Dünn- und Dickdarm sowie das Meckelsche Divertikel. Das klinische und röntgenologische Bild dieser Erkrankungen unterscheidet sich aber in keiner Weise von den Passagestörungen bei Erwachsenen.

Die isolierte Dünndarmblähung, die hier auftritt, ist klinisch gegenüber der nekrotisierenden Enteritis abzugrenzen (s. Abschn. 2.2 Gangrän), sofern nicht das Auftreten von Gas in der Darmwand oder in den Portalvenen der Leber direkt den Weg zur Diagnose weist.

Bei *Kleinkindern* verschiebt sich das Spektrum in Richtung der Erwachsenen. Die ileozäkale Invagina-

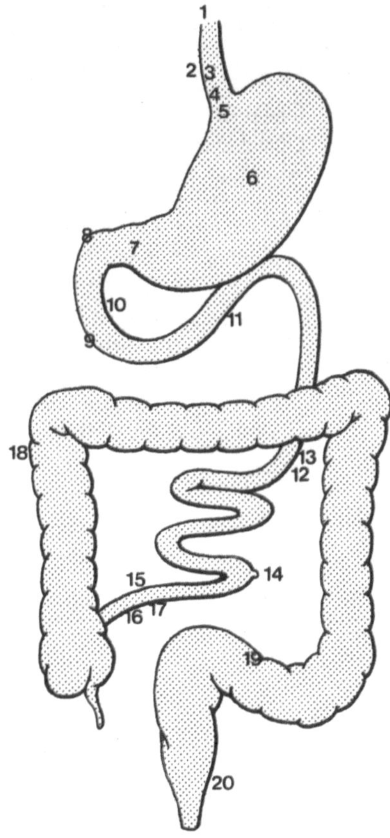

Abb. 29. Lokalisation und relative Häufigkeit der beim Neugeborenen beschriebenen Verschlußsyndrome des Magen-Darmtraktes. *1* Ösophagusatresie (mit und ohne Fistel), *2* Isolierte Ösophagotrachealfistel, *3* Vaskuläre Kompression, *4* Angeborene Ösophagusstenose, *5* Hiatushernie, *6* Defekt der Magenmuskulatur, *7* Pylorusmembran, *8* Suprapapilläre Duodenalatresie, *9* Intrapapilläre Duodenalatresie, *10* Pancreas anulare, *11* Äußere Duodenalstenose (Rotationsanomalien), *12* Jejunumatresie, *13* Dünndarmvolvulus, *14* Meckelsches Divertikel, *15* Ileumatresie, *16* Mekoniumileus, *17* Mekoniumpfropf-Syndrom, *18* Kolonatresie, *19* Megacolon congenitum, *20* Analatresie (-stenose) (Aus WOLF [132]

tion ist die häufigste Ursache für die Passagestörung am Dünndarm, gelegentlich eine Blutung in das Mekkelsche Divertikel mit Kompression des Darmlumens. Bei *Schulkindern* kommen schon alle Möglichkeiten des Ileus vor, wenn auch die statistische Verteilung anders ist, d.h. Tumoren und kardiale oder schockbedingte Darmischämien selten sind.

Am *Dickdarm* verschiebt sich das Spektrum der Passagestörungen von den Neugeborenen zu den Erwachsenen in gleicher Weise wie am Dünndarm. Gemeinsam ist allen Formen, daß der Ileus sich langsam entwickelt, wenn man von den Strangulationsformen am Zäkum und Sigma sowie bei Entwicklungsanomalien absieht.

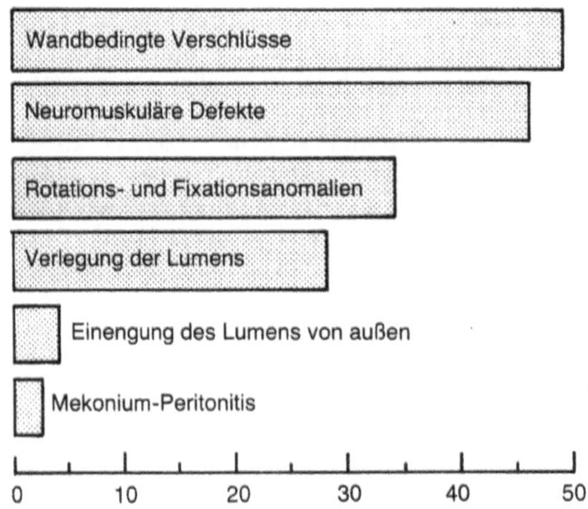

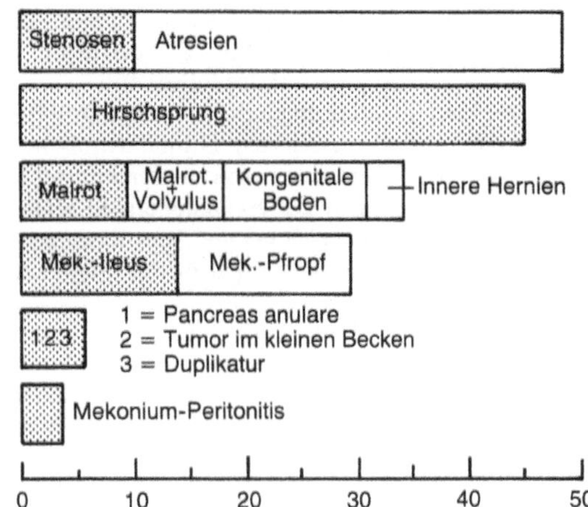

Abb. 30. Häufigkeit und Ätiologie von 163 Verschlußsyndromen beim Neugeborenen (Aus GIEDION nach CLATWORTHY u. LLOYD)

Die Obstruktion durch Koteindickung (fecal impaction) findet man beim psychogenen Megakolon des Kindes wie beim mental geschädigten Erwachsenen (Abb. 37). Verschlüsse oder Engen bei Neugeborenen oder Kleinkindern (Atresien und aganglionäre Engen) entsprechen Verschlüssen aller Art beim Erwachsenen. Hier ist der Tumor stets die erste Überlegung, die man bei älteren Kranken mit isolierter Kolonblähung anstellt. Ischämien am Kolon kommen häufiger am oralen Kolon vor, dem Stromgebiet der A. und V. mesenterica superior. Die gangränösen Erkrankungen der peripheren Strombahn (s. Abschn. 2.2 Koagulationssyndrom) in Form des toxischen Megakolons, der pseudomembranösen (nekrotisierenden) Kolitis sowie die unregelmäßig verteilten ischämischen Bezirke bei Links-Herzinsuffizienz sowie Hypovolämie/Schock können eine isolierte Kolonblähung in gleicher Weise erzeugen, wie der mechanische Ileus, sind aber durchweg an der Konturveränderung des Kolons zu erkennen (s. Abschn. 2.2 Gangrän). Die *klinische Symptomatologie* hängt vom Ort der Passagebehinderung ab. Obstruktionen des Magens und Duodenums fallen durch frühes Erbrechen auf, das mit zunehmender Näherung zum Rektum hin seltener wird und spät einsetzt. Statistisch zeigt sich, daß das Erbrechen als Symptom zu allgemein ist, als daß es für die Diagnostik des akuten Abdomens verwertbar wäre. Lediglich kotiges Erbrechen (Miserere) läßt keinen Zweifel an der Passagestörung.

Die 4 klinischen Parameter sind bei allen Fällen des mechanischen Ileus prinzipiell gleich.

Mechanischer Ileus
– Weiche Bauchdecken (= keine Défense musculaire)
– Kein Druckschmerz (diffus)
– Geräusche verstärkt
– Puls normal

Weiche Bauchdecken ohne lokale oder diffuse Défense bedeuten, daß weder eine viszerale noch parietale Peritonitis vorliegen.

Der *Druckschmerz* ist schwieriger zu fassen. Es geht weniger um den lokalen Druckschmerz, der bei allen Formen des Strangulationsileus vorhanden ist, als um den diffusen Druckschmerz. Dieser ist ein typisches Symptom der viszeralen Peritonitis bei Gangrän und in Anbetracht der weichen Bauchdecken ein sehr auffälliges Symptom. Die Untersuchung „Druckschmerz" muß deshalb sensibel durchgeführt werden, da Kranke dazu neigen, den subjektiv empfundenen Bauchschmerz über die Druckschmerzangabe an den Arzt weiterzugeben. Die Folge ist, daß auch der Druckschmerz als zu allgemein empfunden und deshalb nicht ernst genommen wird.

Die *verstärkten Darmgeräusche* entsprechen der verstärkten Peristaltik vor dem Hindernis. Andererseits kann die Dehnung der Dünndarmschlingen durch das aus dem Kolon rückströmende Gas zu einer Verstärkung der Darmgeräusche führen und bei isolierter Dünndarmblähung einen mechanischen Ileus vortäuschen. Auf die atonischen Phasen bei mechanischem Hindernis als Folge der lange bestehenden Widerstandsperistaltik wurde schon hingewiesen. Da die Hyperperistaltik für den mechanischen Verschluß ein wichtiger Parameter ist, ist die sorgfältige Differenzierung von atonischer Phase und fehlenden Geräuschen (Totenstille) von großer Bedeutung.

Der *normale Puls* signalisiert Normalverhältnisse an Herz und Kreislauf sowie das Fehlen von Entzündungen (Fieber). Eine normale Pulsfrequenz kann möglicherweise durch einen Herzblock vorgetäuscht werden. Bei absoluter Arrhythmie fällt bei niedriger Pulsfrequenz die Irregularität des Pulses auf.

Diese 4 klinischen Parameter sind für die Differentialdiagnostik bei der isolierten Dünndarmblähung ebenso wichtig wie bei der isolierten Dickdarmblähung. **Denn die wichtigste Differentialdiagnose bei beiden ist die Gangrän, die sich bei gleichem Röntgenbefund mit Hilfe der klinischen Parameter abgrenzen läßt.**

Im *Röntgenbild* ist die Gasaufstauung vor dem Hindernis das markante Röntgensymptom. Manchmal kann man aus der Konfiguration der abbrechenden Gassäule auf die Art des Hindernisses schließen.

Die Gasaufstauung ist in den verschiedenen Regionen des Abdomens in der Form verschieden, in der Sache gleich. Dort wo gleiche Röntgenbilder vorliegen, erlauben Vorgeschichte und klinische Parameter eine weitere Differenzierung der Gasblähung in einem Organbereich (Tabellen 32–41).

Beim überblähten *Magen* ist die Zahl der Möglichkeiten klein. Neben der Ausgangsstenose als mechanische Ursache ist der häufigste Anlaß für die Gasblähung des Magens die *diabetische Azidose*. Aber auch bei Urämie und Schlafmittelvergiftungen sowie bei Reanimationen kann man eine starke Magenblähung finden. In seltenen Fällen findet man Gas in der Wand des geblähten Magens. Diese intramu-

rale Gasansammlung kann auftreten nach Wandverletzung durch Endoskopie, bei Magenausgangsstenose, nach meiner Erfahrung aber am ehesten bei der Wandgangrän.

Größe und Konfiguration des Magens (Tabelle 32, Abb. 108; Tabelle 33, Abb. 109) geben gelegentlich weitere Aufschlüsse: Defekte durch die Tumormasse, Gas in Ulcera sowie die vergrößerte Fornix-Zwerchfelldistanz durch Fornix-Karzinom oder subpulmonalen Erguß.

Das geblähte *Duodenum* (mit Magenerweiterung) macht das typische Zeichen der doppelten Gasblase mit zwei Spiegeln (double bubble sign (Abb. 31). In Tabelle 34 und 35 sind die möglichen Ursachen des mechanischen Verschlusses und der differentialdiagnostisch in Frage kommenden Atonie des Duodenums aufgeführt.

Der mechanisch bedingte Aufstau macht meist ausgeprägtere Duodenalerweiterungen als die Atonie. Wichtig ist die Form der Wandveränderung am Duodenum (Tabelle 35): Impressionen an der inneren Kontur entsprechen Vergrößerungen des Pankreaskopfes und Metastasierungen in die Pankreasloge (Bronchialkarzinom usw.). Die Erweiterungen des ganzen Duodenalknies entsprechen Raumforderungen in der Pankreasloge, etwa bei Blutungen in die Bursa omentalis oder bei hämorrhagisch-nekrotisierender Pankreatitis.

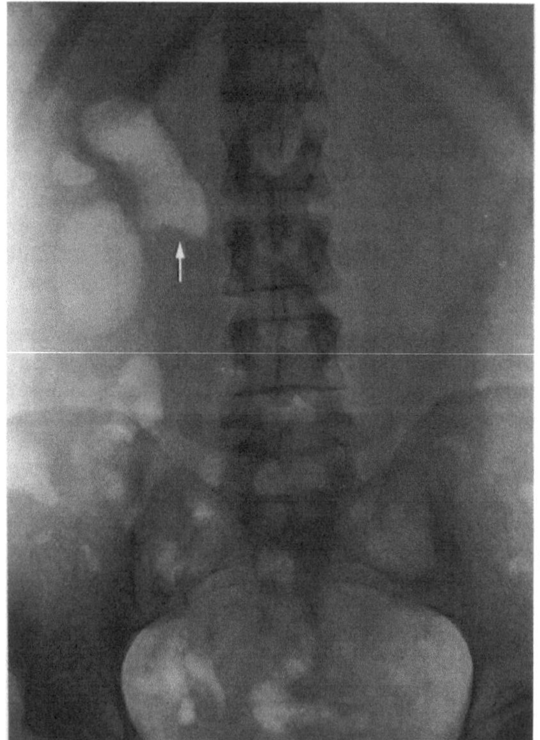

a

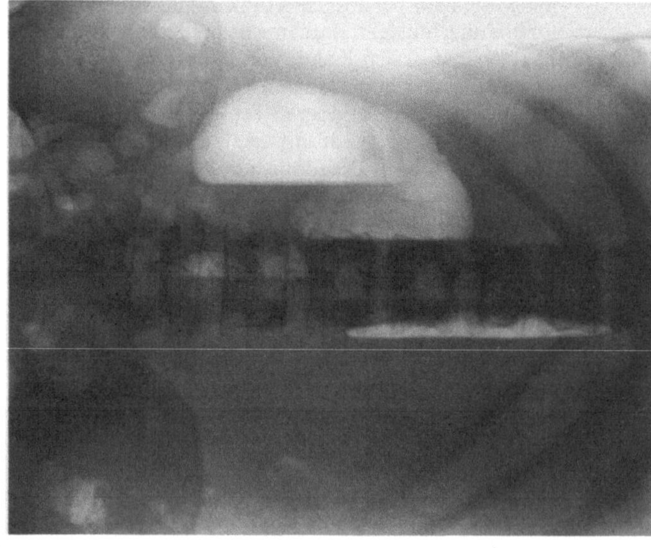

b

Abb. 31a, b. Mechanischer Duodenalverschluß. Spiegel in Magen und Duodenum bei inkompletter Duodenalstenose in Höhe von D2/3 durch M. Crohn (↑)

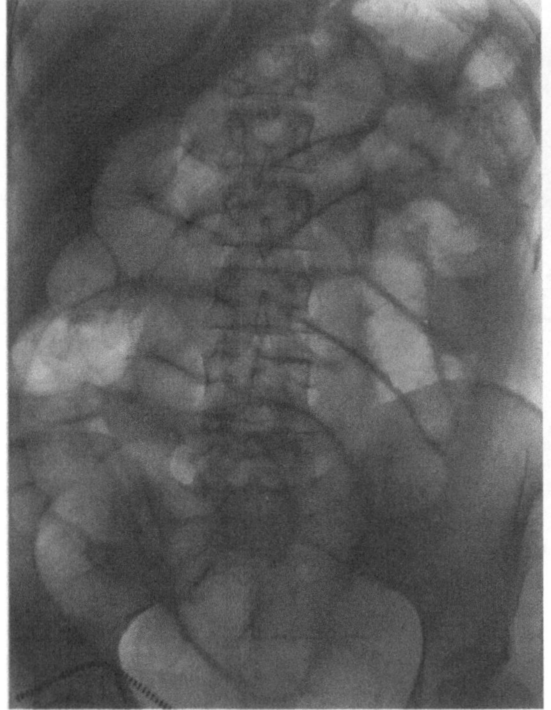

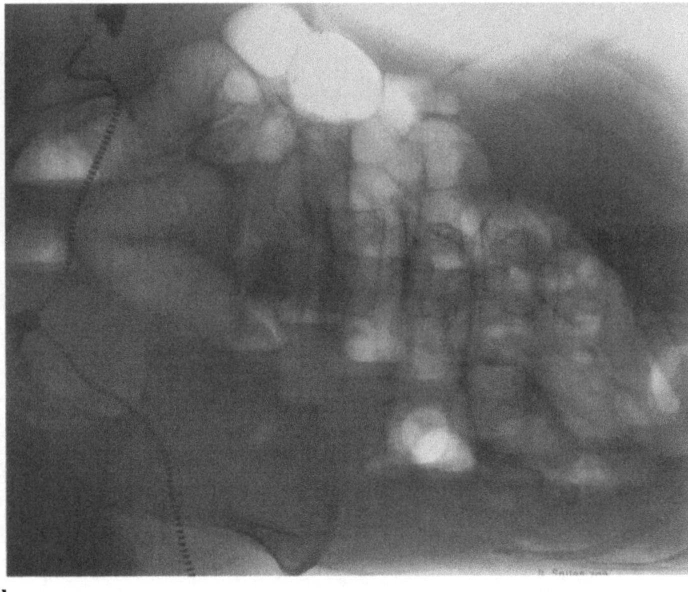

Abb. 32a, b. Mechanischer Dünndarmileus mit isolierter Dünndarmblähung und Spiegeln (**a**). Zustand nach laparoskopischer Tubenligatur (**b**)

Aus diesem Schema fallen die Lymphadenitis mesenterialis und die Adnexitis heraus. Die durch Infektion mit Yersinia entstandene ileokolische Entzündung ist röntgenologisch durch die Kombination von Duodenalatonie und Spiegeln ileokolisch gekennzeichnet. Diese Duodenalatonie kann durch eine toxische Pankreatitis entstanden sein, denn der Sammelpunkt der Lymphe aus dem Bauchraum liegt in der Pankreasloge. Weshalb die Duodenalblähung so häufig bei der Adnexitis auftritt, ist bisher offen (s. Abb. 70, 71, 74).

Die isolierte *Dünndarmblähung* mit Spiegeln (Tabelle 36, 37) bei mechanischem Verschluß ist von den identischen Bildern bei gemischtem Ileus und Darmgangrän nur klinisch abzugrenzen. Hier zeigt sich die Wichtigkeit der klinischen Parameter und deren genaue Erhebung. Denn mit dem gemischten Ileus hat der mechanische die *Hyperperistaltik* gemeinsam (Abb. 32–34), mit der Darmgangrän die *weichen Bauchdecken*. Sie unterscheiden sich durch die lokale Défense und das Fieber (gemischter Ileus) sowie durch den diffusen Druckschmerz und die hohe Pulsfrequenz (Darmgangrän). Im Röntgenbild können Zusatzinformationen faßbar sein, etwa eine abszeßbedingte Impression, ein Gasabszeß, ein perforierter Kotstein oder andere Hinweise auf einen lokal entzündlichen Prozeß.

Eine lokale Schlingendistanzierung bei der Gangrän durch Wandödem und Infarzierung oder Gas in der Darmwand, retroperitoneal oder im Portalsystem der Leber signalisieren die Darmgangrän.

Daß die Diagnose mechanischer Verschluß trotzdem schwierig sein kann, liegt daran, daß im Frühstadium der Gangrän die Hypoxie zu einer vorübergehenden Hyperperistaltik führen kann wie beim mechanischen und gemischten Ileus. Andererseits werden beim mechanischen Ileus mit zunehmender Zeit die atonischen Erholungsphasen länger und die Gefahr der Fehlbeurteilung i.S. einer verminderten oder fehlenden Peristaltik wie bei Gangrän nimmt zu.

Die klinische Beurteilung ist also keineswegs so einfach, daß man stets mit einem eindeutigen Befund rechnen könnte. Klinische Erfahrung ist unverzichtbar. Augenfällig wird dies bei der Feststellung der klinischen Parameter beim Neugeborenen und Säugling, wo selbst der erfahrene Pädiater seine Schwierigkeiten mit der Befunderhebung hat.

Eine differentialdiagnostische Fehlleistung kann sich dann ereignen, wenn bei einem extrem geblähten Dickdarm infolge mechanischen Verschlusses das Gas durch die insuffiziente Ileozäkalklappe vollständig in den Dünndarm zurückströmt. Das Bild deckt sich dann ganz mit dem des mechanischen Dünndarmileus. Denn infolge der Dehnung der Darmwand kommt es zur Hyperperistaltik bei weichem Bauch und normalem Pulsverhalten, obwohl ein mechanischer Dickdarmileus vorliegt, bei dem Hyperperistaltik im allgemeinen fehlt. Dieser Fall ist nicht häufig, im Einzelfall aber von Bedeutung (Abb. 35).

Die isolierte *Dickdarmblähung* mit Spiegelbildung ist beim mechanischen Verschluß wegen der längerdauernden Entwicklung meist ausgeprägt.

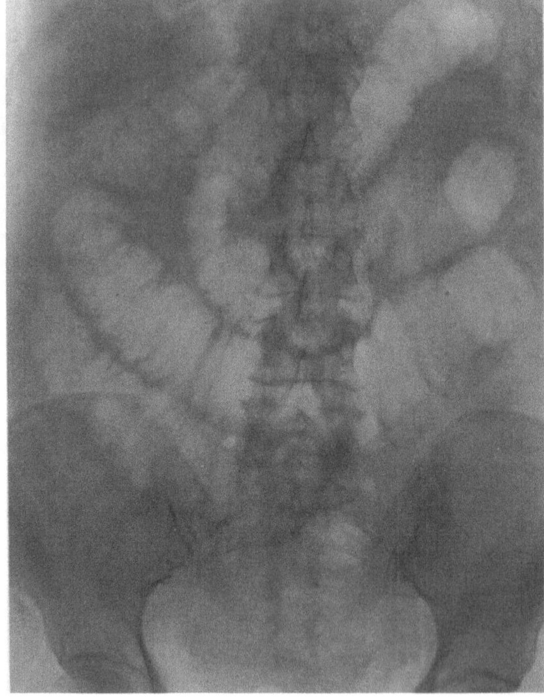

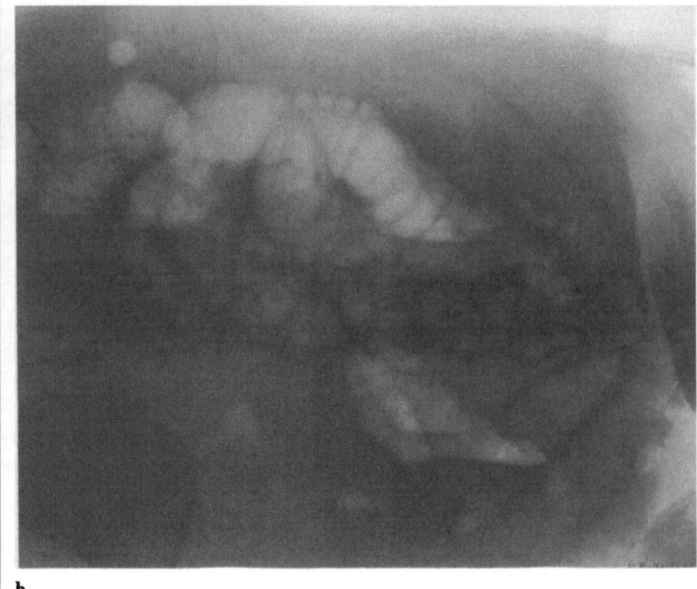

b

Abb. 33a, b. Mechanischer Dünndarmverschluß 4 Tage nach akutem Oberbauchprozeß rechts durch Gallensteinileus. Gas in den Gallenwegen und der Gallenblase

a

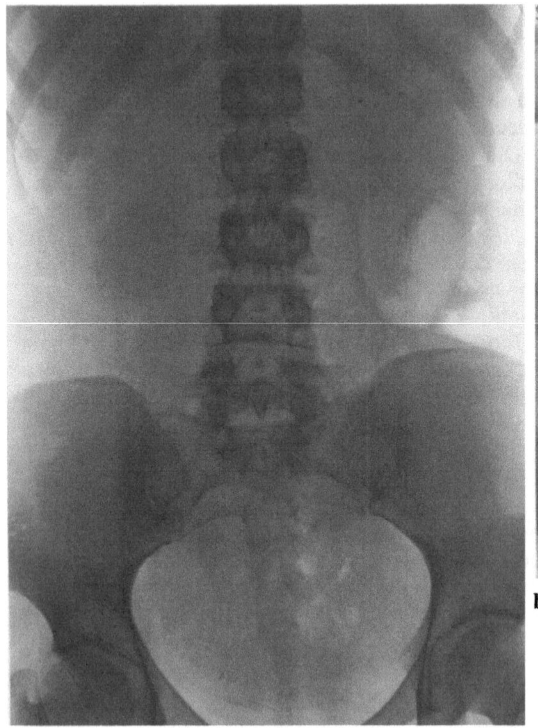

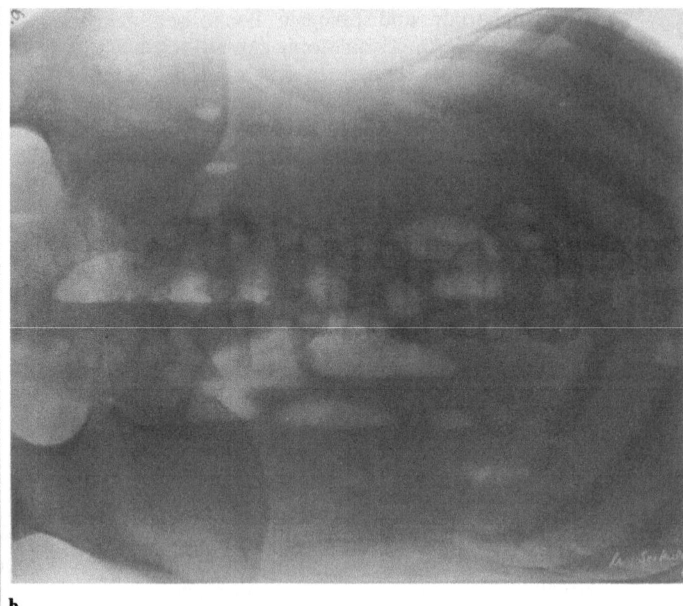

b

Abb. 34a, b. Gemischter Ileus: primär Pyovar, sekundär mechanischer Dünndarmverschluß mit isolierter Dünndarmblähung. Klinisch lokale Défense im linken Unterbauch, Hyperperistaltik, Fieber

a

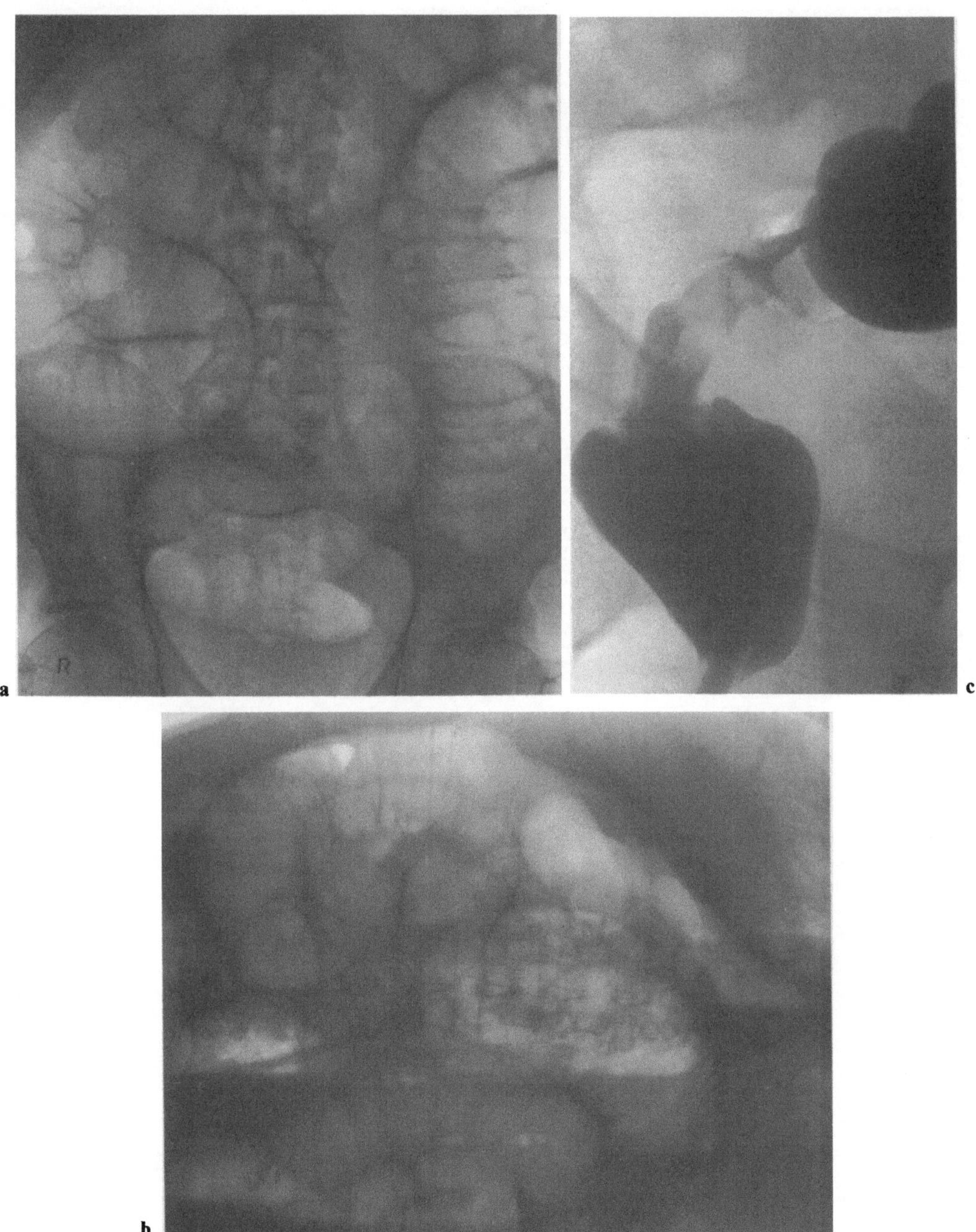

Abb. 35 a–c. Vorgetäuschter mechanischer Dünndarmileus:
Gasreflux aus dem Kolon durch die insuffiziente Ileozäkalklappe in den Dünndarm bei Rektum-Ca. Hyperperistaltik
in Folge starker Wanddehnung des Dünndarms durch die
großen Gasmengen

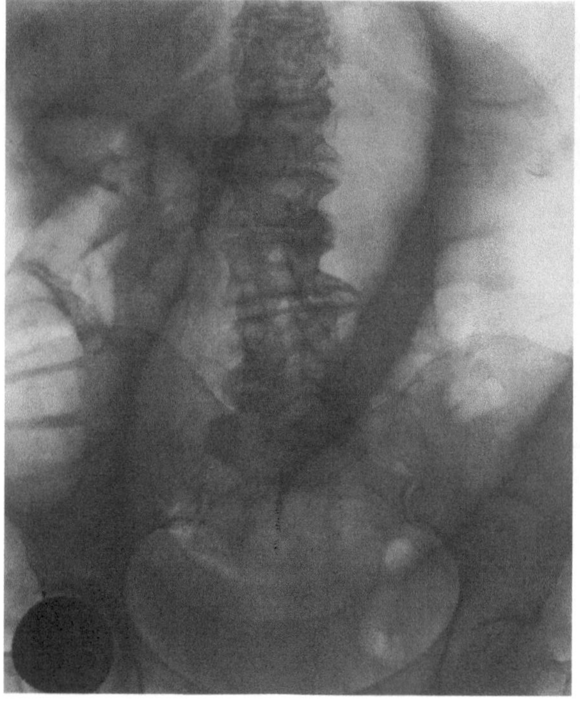

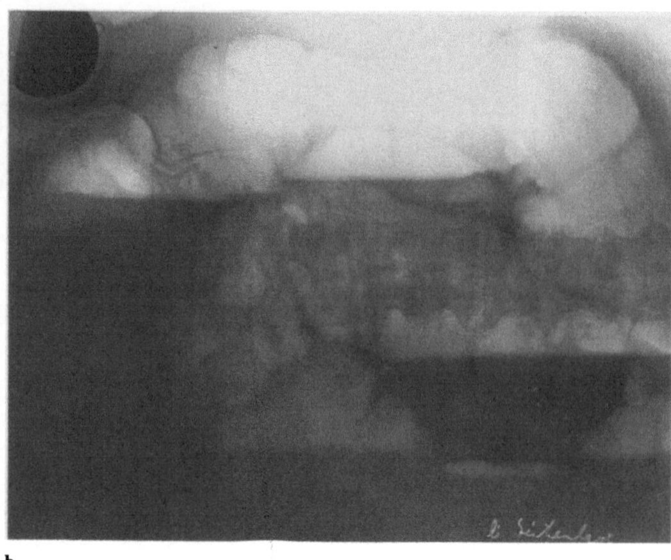

Abb. 36a, b. Mechanischer Dickdarmileus durch Sigma-Karzinom. Isolierte Kolonblähung mit Spiegeln

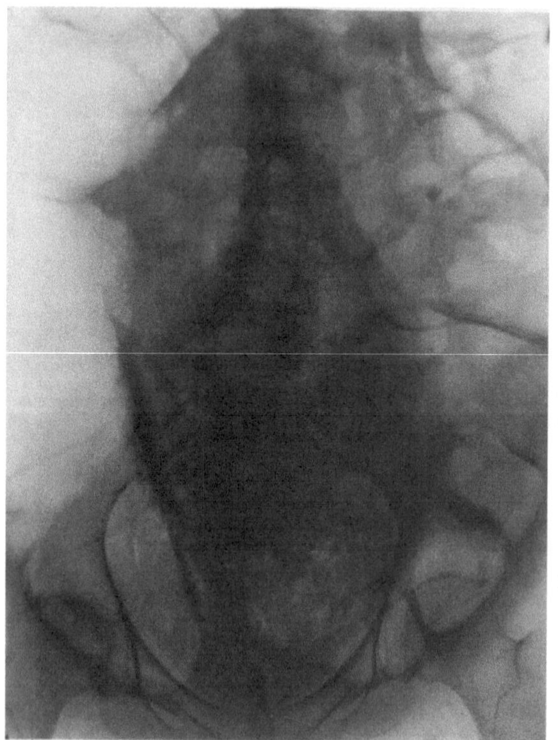

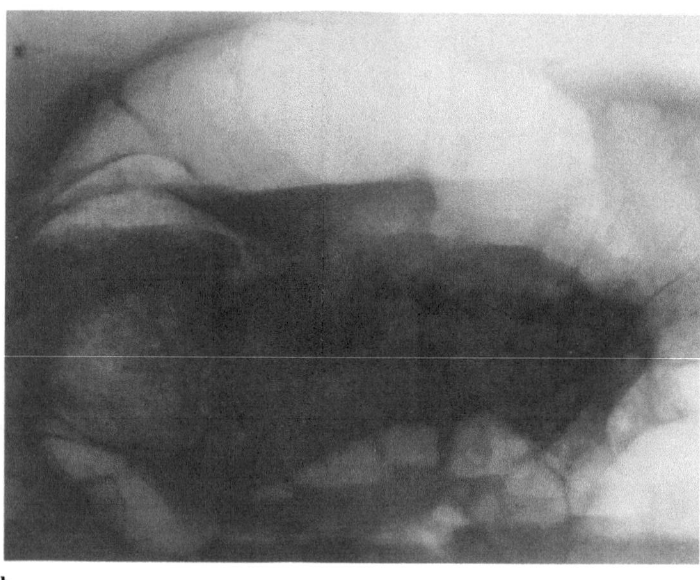

Abb. 37a, b. Obstruktiver Dickdarmileus durch eingedickten Kot (fecal impaction). 81jährige debile Patientin

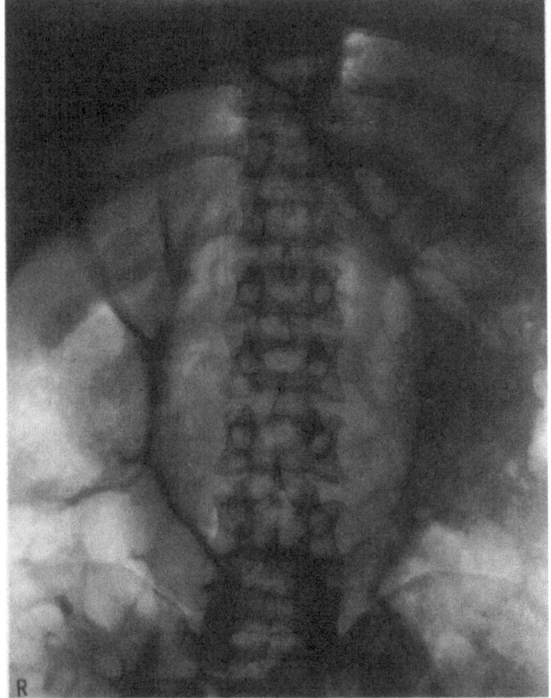

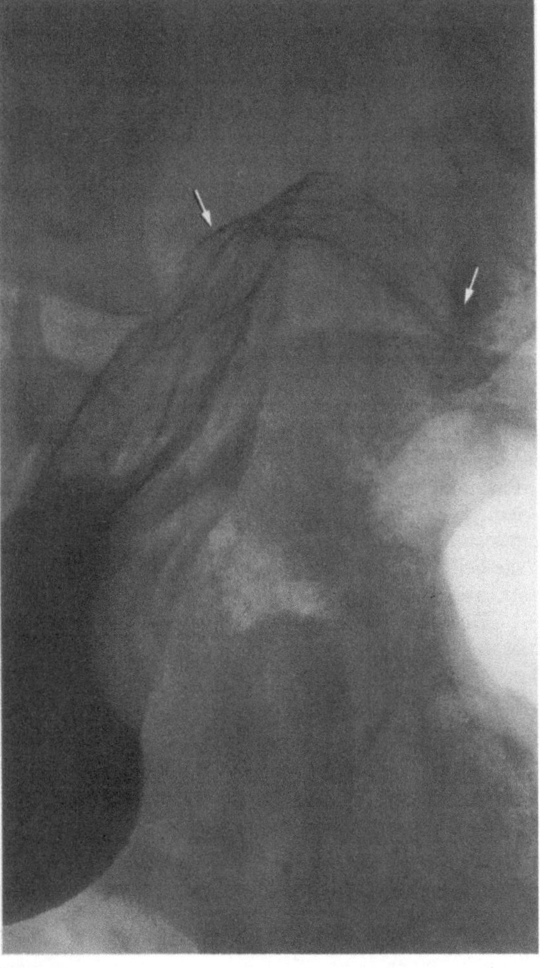

Abb. 38 a–c. Akuter mechanischer Dickdarmileus durch Sigmavolvulus. Isolierte Kolonblähung, noch keine Spiegelbildung

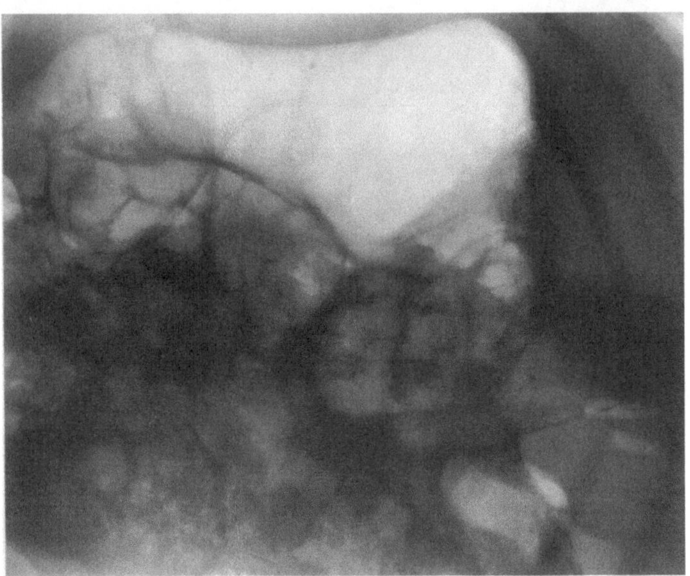

Ein typisches Beispiel dafür ist der tumorbedingte Kolonverschluß (Abb. 36). Bei der Koteindickung (fecal impaction) bei zerebralem Abbau findet man ein prinzipiell gleiches Bild. Allerdings fällt hier wegen der inkompletten Passagestörung die enorme Erweiterung des Rektosigmoids mit massenhaft Kot auf (Abb. 37).

Beim akuten Dickdarmileus, etwa beim Sigmavolvulus, findet man ebenfalls die isolierte Dickdarmblähung, wegen der Kürze der Zeit nach dem Verschluß kommt es aber meist nicht zur Spiegelbildung, da der Kot noch nicht verflüssigt wurde (Abb. 38). Eine isolierte Dickdarmblähung mit wenig Gas, jedoch Spiegelbildungen findet man bei der akuten Gastroenteritis. **Die Spiegel sind sehr klein, da sie in den Haustren des Dickdarms liegen** (Abb. 39).

Ein partieller Reflux von Gas in den Dünndarm ist möglich, ein totaler relativ selten. Die klinischen Parameter sind die gleichen wie beim Dünndarmileus, lediglich fehlt bei isolierter Kolonblähung die Hyperperistaltik, die ja vom Dünndarm erzeugt wird und die bei Dünndarmbeteiligung durch Gasreflux wieder in Erscheinung tritt (s.o.)

Differentialdiagnostisch ist das Spektrum der Krankheiten, die eine isolierte Dickdarmblähung erzeugen, größer und weniger scharf abgrenzbar als beim Dünndarm (Tabelle 38).

Die Abgrenzung gegenüber dem Gefäßprozeß (Gangrän) ist in Anbetracht der Wandveränderungen (Tabelle 39) und den meist deutlichen klinischen Parametern nicht schwierig.

Allerdings ist die „zinnenförmige" Wandkontur, die sich manchmal als Zeichen der Muskelhyperplasie bei lange bestehender mechanischer Passagestörung des Dickdarms entwickelt, abzugrenzen von der wellenförmigen Darmkontur durch Ödem bei Dickdarmgangrän (s. Abb. 115).

Das Problem in der Differentialdiagnostik liegt bei den Atonien, die ein röntgenologisch und klinisch gleiches Bild bieten wie der mechanische Verschluß. Durch einen Kontrasteinlauf, der bei der Darmgangrän streng kontraindiziert ist, könnte man diese Frage zwar sofort klären. Bevor man dies aber tut, bedenkt man die anderen möglichen Ursachen der Kolonblähung. Denn man muß sich hüten, durch den Kontrastbrei die Möglichkeiten einer Urographie, Angiographie, Ultraschalluntersuchung und Computertomographie zu blockieren.

Nach Ausschluß der Gangrän zieht man zunächst den retroperitonealen Prozeß und die Gallenblasenentzündung in Betracht, dann erst die übrigen Ursachen der Kolonblähung.

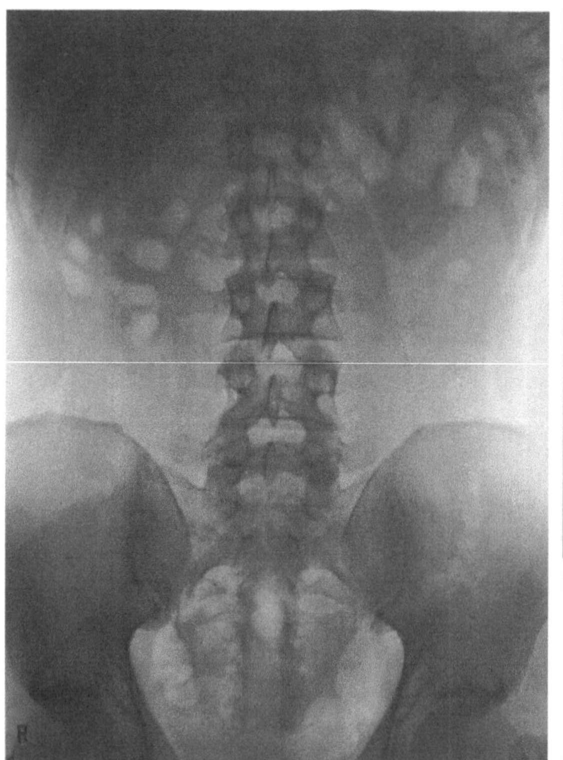

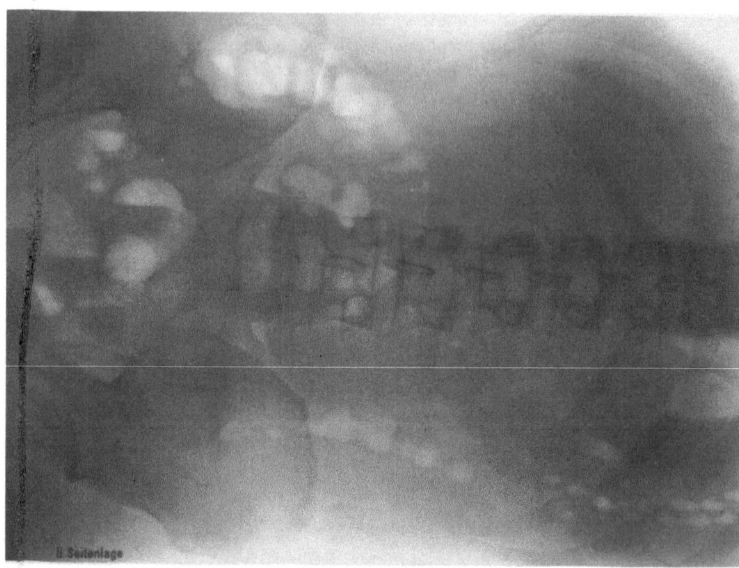

a   b

Abb. 39a, b. Infektbedingte akute Gastroenteritis. Typische kleine Spiegel in den Haustren des Kolons

So wichtig die 4 klinischen Parameter für die Differenzierung mechanischer Ileus/Gangrän sind, um so wichtiger werden bei den Atonien die allgemeinklinischen Aspekte und die Vorgeschichte.

Die Thoraxübersicht bringt bei extraabdominellem Prozeß an Herz, Lungen und Pleura wichtige Zusatzinformationen.

Die gleichstarke Gasblähung von *Dünn- und Dickdarm* macht die Differenzierung von 3 Gruppen von Ursachen notwendig: die allgemeine Atonie (zentral, metabolisch, extraabdominell), die diffuse Peritonitis und den Gefäßprozeß (Tabelle 40, Abb. 116).

Der mechanische Verschluß ist hier als Möglichkeit zu erwähnen, wenn bei Dickdarmverschluß das Gas in den Dünndarm zurückströmt. Röntgensymptome wie freie Luft und Wandveränderungen sind entscheidende diagnostische Hilfen.

Die 4 klinischen Parameter aber bilden auch hier die entscheidende Hilfe. Besonders beim operierten Patienten stellt der Chirurg bei starkem Meteorismus die Frage, ob ein postoperativer Brideniles vorliegen kann, eine diffuse Peritonitis infolge Nahtinsuffizienz oder eine postoperative metabolische Störung, etwa eine Hypokaliämie. *Der mechanische Verschluß läßt sich leicht ausschließen, da ein Brideniles nur am Dünndarm auftreten kann. Das Vorhandensein von Gas im Dickdarm schließt diese Möglichkeit aber aus.*

Die diffuse Peritonitis ist durch eine diffuse Défense und die Schocksymptomatik hervorgehoben, die aber beide bei der metabolischen Störung fehlen.

2.2 Gefäßprozeß (Nekrobiose → Gangrän)

Darunter fallen alle Prozesse, die infolge einer *Durchblutungsstörung* zur Ischämie umschriebener oder ganzer Darmabschnitte führen. Etwa 20% der gesamten Auswurfleistung des Herzens beansprucht der Darm, bevorzugt die Mukosa und Submukosa. Durchblutungsstörungen führen dementsprechend zuerst zur Nekrobiose der Mukosa und Submukosa, bevor die tieferen Wandschichten erfaßt werden.

Die Durchblutungsstörung kann sich durch Verschluß der arteriellen, kapillaren oder venösen Strombahn entwickeln.

Die arterielle Blutversorgung von Magen und oberem Duodenum erfolgt über die A. coeliaca, während mittleres und unteres Duodenum, Dünndarm und Dickdarm bis zur linken Flexur von der A. mesenterica superior versorgt werden. Über das Duodenum, den Pankreaskopf und die Duodenalflexur sind die beiden Gefäßgebiete eng miteinander verbunden. Isolierte arterielle Gefäßprozesse kommen an Magen und Duodenum deshalb nur sehr selten vor. Andererseits ist eine kollaterale Blutversorgung von der A. coeliaca zur A. mesenterica superior hin möglich.

Der komplette Verschluß des Hauptstammes der A. mesenterica superior ist im Dünndarmgebiet nicht durch Kollateralen auszugleichen. Im Kolongebiet gibt es eine gewisse Kollateralbahn von der A. mesenterica inferior her, die aber insgesamt unzureichend ist, selbst für das orale Kolon.

Im Gebiet der mittelgroßen Arterien ist eine kollaterale Blutversorgung beschränkt möglich. Sie reicht aber ebenfalls für die Erhaltung der Funktion nur insoweit aus, als die Nekrobiose auf Mukosa und Submukosa beschränkt, die Wand als solche aber erhalten bleibt.

Eine kollaterale Blutversorgung im Endstrombereich des Darmes scheint nicht zu bestehen, da die Gefäßäste sich in der Serosa des Darmes verzweigen und durch die Muskelschicht zur Mukosa gehen. Von hier aus entwickeln sich Arteriolen zu den Zotten der Schleimhaut. Arteriovenöse Verbindungen bestehen nicht.

Eine arterielle Minderdurchblutung entwickelt sich bei inkompletten Verschlüssen der Gefäße durch Wandthromben, atherosklerotische Plaques mit darauf abgeschiedenen Thromben. Aber auch die langstreckigen Gefäßstenosen durch Vasokonstriktion bei Überdigitalisierung, die verminderte Auswurfleistung des Herzens oder aber starker Blutdruckabfall im Schock (nichtokklusive Ischämie) lassen die Blutversorgung des Darmes ebenfalls rapide abnehmen. Fällt diese unter einen kritischen Wert, kommt es zur Umverteilung des Blutes: das Splanchnikusgebiet reagiert durch Vasokonstriktion mit funktionellem Verschluß der Arteriolen, wodurch es zu einem Erliegen der Blutzirkulation kommt, durch die vor allem Mukosa und Submukosa gefährdet werden.

Die Besonderheit der nichtokklusiven Ischämie liegt darin, daß sich die Durchblutungsstörungen, ungeachtet der verschiedenen Blutversorgungsregionen, in allen Darmabschnitten auswirken können, vom Magen bis zum Rektum hin. Die so erzeugten ischämischen Bezirke bilden bizarre, landkartenartig über den ganzen Darm verteilte gangränöse Regionen. Die gezielte Resektion eines Darmabschnittes wie bei Gefäßverschluß mit keilförmigem Darminfarkt ist deshalb nicht möglich. Allerdings ist dabei oft schwer zu sagen, ob es sich nur um eine lokale Durchblutungsstörung handelt, oder ob eine andere Störung in Form der verminderten Auswurfleistung des Herzens, ein Blutdruckabfall, oder eine bei Herzinsuffizienz durchgeführte vasokonstriktive Digitalistherapie vorliegt.

Der venöse Abfluß geht über die V. mesenterica superior zur V. portae hin, Kollateralbahnen existieren zur V. cava superior über den Ösophagus sowie zur V. cava inferior hin. Thrombosierungen im Venengebiet führen i. allg. zu ausgeprägteren Infarzierungen der Darmschlingen als aterielle Verschlüsse.

Von Bedeutung ist, daß der Druck im mesenterialen Venengebiet niedriger liegt als in der übrigen venösen Strombahn, da zwischen dem Kapillargebiet des Darmes und der V. cava inferior noch das Kapillargebiet der Leber liegt. Ein allgemeiner Blutdruckabfall trifft das Mesenterialgebiet aus diesem Grund schwerer und macht besondere Ausgleichsmechanismen nötig (s.o.).

Der Verschluß im Kapillargebiet durch Fibrinthromben beim Koagulationssyndrom in Dünn- und Dickdarm (Tabelle 12, 13) hat seine besonderen Merkmale in Klinik, Alter, Ursache und Krankheitsablauf. Er ist bei der venösen Okklusion aufgeführt, da die Trennung der venösen Thrombosierung von der kapillaren klinisch nicht möglich ist.

Die *arterielle Okklusion* (Tabelle 10) bildet in Form der Thrombose oder der Embolie die Hauptgruppe der ischämischen Nekrosen. Je höher der Verschluß liegt, um so größer ist der ischämische Bezirk. Bei Ausfall der A. mesenterica superior im Hauptstamm bedeutet das die Nekrobiose des ganzen Dünndarms und des Dickdarms bis zur linken Flexur. Daraus ergibt sich eine sehr hohe Letalität, wenn nicht innerhalb der ersten 6 h die Thromb-Embolektomie durchgeführt wird.

Ursachen und Formen der arteriellen Okklusion sind in Tabelle 10 zusammengefaßt. Thrombose und Embolie unterscheiden sich danach sowohl bezüglich der Ursache wie der Gefäßverteilung. Da die Röntgenuntersuchung aber zu einem Zeitpunkt stattfindet, wo über die Grundkrankheiten oder den derzeitigen Krankheitsstatus nichts bekannt ist, hilft dies dem Röntgenologen nicht. Dies trifft auch auf die venöse Okklusion und die nichtokklusive Ischämie zu.

Für das Handeln des Chirurgen ist diese Differenzierung zunächst auch nicht wichtig. **Jede Gangrän ist wegen der Gefahr der Intoxikation und Perforation Indikation zur Operation.**

Eine Einengung erfährt diese absolute Indikation nur durch die Erfahrung, daß bei der nicht-okklusiven Ischämie infolge Digitalisüberdosierung die Ope-

---

Tabelle 10. Art und Ausdehnung des Gefäßprozesses

Arterielle Thrombose ($\sim$40% aller Fälle von Gangrän)

Ursache:
Verschlußleiden (langsamer Aufbau → Stenose → Kollaterale → Verschluß
    Atherosklerose
    Thrombangitis oblit.
    Kollagenosen
    Fibromuskuläre Hyperplasie
    Tumorkompression
    Akute-traumatische Genese

Gefäßgebiete:
A. mesenterica superior 75% →$^2/_3$ an Hauptstamm der
                         A. mesenterica superior
A. mesenterica inferior   in den ersten 2–4 cm
A. coeliaca $^1/_3$ in kleineren Gefäßen

Arterielle Embolie ($\sim$30% aller Fälle von Gangrän)

Ursache:
Thromben aus dem linken Herzen (>90%)
Akuter Verlauf
Chronischer rheumatischer Klappenfehler, Flimmerarrhythmie und Rhythmusstörungen (20–30%)
Nach Herzinfarkt bei entzündlichen Erkrankungen
Nach Herzinfarkt bei koronarer Herzkrankheit (bis 80%)
Extrakardial (10%)=paradoxe Embolien
    Venöse Thromben
    Streuende Parietalthromben in Aneurysmen
    Tumorembolien

Gefäßgebiete:
A. mesenterica superior >90%:70% im Anfangsteil des
                        Hauptstammes
                        16% A. coeliaca dextra
                        7% A. ileocolica
                        4% Vasa recta
A. mesenterica inferior
A. coeliaca   <10%

Tabelle 11. Art und Ausdehung des Gefäßprozesses

Venöse Okklusion (18% aller Fälle)

Ursache:
In >90% Thrombosierung in den kleinen Gefäßen der V. mesenterica superior bzw. in der kapillaren Strombahn bei verlangsamter portaler Strömungsgeschwindigkeit oder Störung der Blutbeschaffenheit. Langsame Entwicklung!
Selten akute Thrombose im Hauptstamm der V. mesenterica superior oder in der V. portae. Heftiger Beginn!

Mechanischer Verschluß an Dünndarm, Zäkum und Sigma
– Strangulation
– Volvulus
– Invagination
– Inkarzeration

Thrombosierung
– Koagulationssyndrom
    ● toxisches Megakolon
    ● pseudomembranöse nekrotisierte Enterokolitis
– Zustand nach Laparotomie, Splenektomie usw.
– Entzündliche Baucherkrankungern
    ● Appendizitis
    ● Divertikulitis
    ● Pankreatitis
    ● Polyzythämia vera
– Viskositätsveränderungen
– Ovulationshemmer bei langem Gebrauch
– Immunsuppressive Therapie
– Diabetische Sklerose
– Vaskulitis
    ● Allergie, Urämie, Kollagenkrankheit
– Thrombangitis oblit.
– Strahlenfolgen

Gefäßgebiete:
– V. mesenterica superior
– V. portae
– selten V. mesenterica inferior

ration für die Therapie nicht ausreicht, sondern daß eine spasmolytische Therapie vor, während und nach der Operation über einen Mesenterialkatheter in Fortsetzung der Angiographie lebensrettend ist.

Der allgemeinen Verdachtsdiagnose *Darmgangrän* sollte deshalb sofort die Angiographie folgen, da sich damit eine Differenzierung der Gangränformen und das Vorgehen für den Chirurgen durchführen läßt.

Die *venöse Okklusion* (Tabelle 11) tritt durchweg im Gebiet der V. mesenterica superior, seltener der V. mesenterica inferior und nur sehr selten im Portalgebiet auf.

Die Thrombosierung entwickelt sich gewöhnlich in den kleinen Venen als Folge von Gefäßveränderungen wie Diabetes, Vaskulitis, Thrombangitis, langem Gebrauch von Ovulationshemmern, entzündlichen Erkrankungen im Abdomen und Viskositätsveränderungen. Sie schreitet nach zentral hin fort bis in die V. portae.

Die Abgrenzung der venösen Thrombosierungen gegenüber Thrombenbildungen in der kapillaren Strombahn entsprechend dem Koagulationssyndrom ist schwierig. Dessen klinisches Bild hat aber durchaus Eigencharakter: das toxische Megakolon bei Colitis ulcerosa, Morbus Crohn und die pseudomembranöse nekrotisierende Enterokolitis der Säuglinge, Kinder und Erwachsenen. Es handelt sich dabei um akut lebensbedrohliche Zustände, die der Radiologe aus der typischen Veränderung des Darmes sofort erkennen sollte (Tabelle 12, 13).

Die sekundäre venöse Okklusion bei primär mechanischem Verschluß durch Invagination, Inkarzeration, Volvulus und Strangulation imponiert zunächst wie ein mechanischer Verschluß. Nur das schnelle Übergleiten in einen Schockzustand mit hoher Pulsfrequenz als Folge der viszeralen Durchwanderungsperitonitis und die Änderung des klinischen Bildes von der Hyperperistaltik des Dünndarms mit weichen Bauchdecken zur Abnahme der Geräusche bis zur Totenstille und zur Entwicklung eines diffusen Bauchschmerzes, weisen eindringlich auf die Besonderheit des mechanischen Verschlusses hin.

Tabelle 12. Gangrän im Dünn- und Dickdarm bei Koagulationssyndrom in der kapillaren Strombahn (nekrotisierende Enterokolitis)

Ursache: allgemein	Anoxämie und andere Faktoren (Essen, Medikamente/Drogen/Chemikalien, pathologische Keime oder deren Toxine)
Erwachsene	Bei Herzinfarkt und kardiovaskulären Erkrankungen Bauchoperationen Antibiotikatherapie
Neugeborene	Hypoxie und Unreife, Hospitalisationskrankheiten
Histologie	Mukosagangrän, Fibrinthromben in den Arteriolen wie bei toxischem Megakolon
Formen:	– Cholera – Clostridia-Infektion – Escherichia coli-Infektion – Staphylokokken-Infektion – Yersinia-Infektion – Pseudomembranöse (nekrotisierende) Enteritis
Mortalität	Hoch: Schock/Blutung/viszerale → parietale Peritonitis (Perforation), Hypokaliämie
Röntgendiagnose	Im Anfang lokales submuköses Ödem mit Distanzierung der Schlingen, Fingerabdrücke. Später stark dilatierte, dünnwandige Schlingen, u.U. Gasbildung in Darmwand und Gas in Portalsystemen der Leber sowie retroperitoneal. Freies Gas bei Perforation
Klinik	Weiche Bauchdecken – herabgesetzte/fehlende Geräusche, diffuser Druckschmerz. Puls < viszerale Peritonitis. Nach Perforation brettharter Bauch = parietale Peritonitis. Blut im Stuhl

Tabelle 13. Gangrän im Dickdarm bei Koagulationssyndrom in der kapillaren Strombahn (toxisches Megakolon)

Ursache:	Anoxämie und andere Faktoren (im einzelnen nicht bekannt wie beim Dünndarm)
Histologie:	Diffuse Mukosagangrän im Colon transversum und Sigma. Fibrinthromben in Arteriolen der Mukosa, z.T. Zerstörung der Muscularis propria und extreme Gefäßerweiterung

Formen:
Erwachsene
Kinder
Neugeborene
	– Colitis ulcerosa
	– M. Crohn
	– Amöbenruhr
	– Bazilläre Dysenterie
	– Pseudomembranöse (nekrotisierende) Kolitis
	  ● Frühgeborene
	  ● Erwachsene

Mortalität	Hoch: Schock, Blutung, viszerale → parietale Peritonitis (Perforation), Hypokaliämie
Röntgendiagnose	Submuköses Ödem: Fingerabdrücke Selten: Gas in Darmwand und portalen Lebergefäßen. Bei Perforation freies Gas im Abdomen
Klinik	Weiche Bauchdecken, keine (herabgesetzte) Geräusche, diffuser Druckschmerz, Puls > 100/min = viszerale Peritonitis. Brettharter Bauch bei Perforation = parietale Peritonitis. Blut im Stuhl

Die *nicht-okklusive* Ischämie ist durch eine protrahierte Durchblutungsstörung bei offenem arteriellen, kapillaren und venösen Stromgebiet gekennzeichnet (Tabelle 14). Diese ist die Folge einer verminderten Auswurfleistung des linken Herzens, sie entwickelt sich aber auch bei einer Hypovolämie bzw. Schock oder einer medikamentös bedingten Vasokonstriktion, etwa durch Digitalisüberdosierung bei Herzinsuffizienz. Allen Formen gemeinsam ist, daß die betroffenen Darmprovinzen nicht den typischen Ausfall wie bei arterieller oder venöser Okklusion in

Tabelle 14. Art und Ausdehnung des Gefäßprozesses

Nicht-okklusive Ischämie (8% aller Fälle, stark ansteigend)

Ursache:
Protrahierte Minderdurchblutung
Langdauernde Blutdrucksenkung im Splanchnikusgebiet
Erhöhte Blutviskosität
Keine regionale Begrenzung der Durchblutungsstörung und der Schleimhautnekrosen, deshalb chirurgische Intervention schwierig
Mortalität >90%

– Verminderte Auswurfleistung des Herzens (Links-Insuffizienz)
  ● Arrhythmie
  ● Koronarinsuffizienz
  ● Hochdruck
  ● Klappenerkrankung

– Hypovolämie – Schock
  ● Trauma
  ● Verbrennung
  ● Blutverlust
  ● Sepsis
  ● Vergiftung
  ● metabolische Azidose

– Vasokonstriktion bei Überdosierung von Digitalis (Octapressin, Ergotamin, Methysergid, Penicillin, Barbiturate?)

Gefäßgebiet:
V. mesenterica superior (80%)
Gefäße des gesamten Bauchgebietes von Magen bis Rektum sowie Leber, Milz und Nieren

Tabelle 15. Art und Ausdehnung des Gefäßprozesses

Traumatische Ischämie (∼3%)

Ursache:
Ein- oder Abriß von Mesenterialgefäßen (Autounfall)
Postoperativ nach Schußverletzungen
Pfählungsverletzungen

Gefäßgebiet: Alle Abdominalgefäße

Tabelle 16. Frühstadium Nekrobiose → Gangrän

Beschwerden (bis 2 h nach Beginn)
– Kolikartiger, unbestimmter Bauchschmerz
  ● bei Embolie schlagartig einsetzend
  ● bei Thrombose langsam zunehmend
– Nicht-blutige Durchfälle

Klinik
– Typische Parameter:
  ● weiche Bauchdecke
  ● diffuser Druckschmerz
  ● Geräusche verstärkt/herabgesetzt
  ● Schocksymptomatik: Puls ≧ 100/min

Röntgenbefund
– Isolierte Gasblähung des betreffenden Organs (Magen/Dünndarm-Dickdarm)
– Keine Wandveränderungen

Merke:
Starke Diskrepanz zwischen heftigem Bauchschmerz und geringem objektiv faßbarem Befund!
Angiographie möglichst frühzeitig (Papaverininstillation bei Digitalisintoxikation)

Tabelle 17. Zwischenstadium Nekrobiose → Gangrän

Beschwerden (2–6 h nach Beginn)
– Spontaner Rückgang des heftigen Abdominalschmerzes
– Blutige Durchfälle
– Zunehmender Meteorismus
– Metabolische Azidose durch Elektrolytverlust in dem Darm

Klinik
– *Typische Parameter*
  ● weiche Bauchdecken
  ● diffuser Druckschmerz
  ● herabgesetzte → fehlende Geräusche
  ● Schocksymptomatik: Puls >100/min

Röntgenbefund
– Ausgeprägte isolierte Darmblähung
  ● Magen
  ● Dünn-/Dickdarm
– Wandödem
  ● enges Darmlumen im Dünndarm
  ● Wandverdickung: rigide Dünndarmschlinge
  ● Reliefveränderung („Fingerabdrücke")
    Dünndarm
    Dickdarm

Merke:
Stadium des „faulen Friedens", in dem die Patienten zur Krankenhausaufnahme kommen.
Dringliche Angiographie! (Papaverininstillation bei Digitalisintoxikation)

Form eines Keils zeigen, sondern daß, wie oben erwähnt, unzusammenhängende Darmabschnitte landkartenartig befallen sind, die nicht zum gleichen Stromgebiet gehören müssen. Es scheint, daß diese Form der Darmgangrän innerhalb der Zahl der intestinalen Ischämien zunehmend größer wird.

Die verschiedenen Formen der nichtokklusiven Ischämie sind klinisch nicht zu differenzieren. *Bei der vasokonstriktiven Form ist die Angiographie von essentieller Bedeutung, insofern man mit der Diagnose zugleich die Therapie in Form der intramesenterialen Papaverin-Infusion einleiten und über die Operation hinaus durchführen kann.*

Auch für die obstruktiven arteriellen und venösen Formen ist die Angiographie die Methode der Wahl, da sie als einzige dem Chirurgen etwas über die Art des Verschlusses, seine Lage und den davon betroffenen Darmabschnitt angeben kann.

Die *traumatische Ischämie* betrifft je nach Ort des Traumas alle Gefäßgebiete (Tabelle 15). Sie besteht in Ein- oder Abrissen von Darmgefäßen aller Art. Bei Schock- oder Links-Herz-Versagen können die anderen Formen der Ischämie hinzutreten, ebenfalls Thrombosierungen im arteriellen und venösen Gefäßgebiet.

Die Art der Ischämie an den verschiedenen Teilen des Magen-Darmtraktes ist in Tabelle 16 zusammengefaßt. Es liegt auf der Hand, daß je nach Ausdehnung der Darmischämie und der Schnelligkeit der Entwicklung – etwa schlagartig bei Embolie oder langsam bei nichtokklusiver Ischämie – die klinische Symptomatik verschieden sein muß. Andererseits kennt man den Zeitpunkt des Beginns nicht und kann

---

Tabelle 18. Spätstadium Nekrobiose → Gangrän

Beschwerden (nach 12–48 h)
- Stark reduzierter Allgemeinzustand bei Aufnahme 10% der Kranken schon moribund
- Metabolische Azidose: K-Mangel als Folge des Elektrolytverlustes in den Darm
- Blutige Durchfälle
- Starker Meteorismus

Klinik
- *Vor Perforation:*
  - weiche Bauchdecken = *viszerale Peritonitis*
  - diffuser Druckschmerz
  - fehlende Geräusche
  - Schocksymptomatik: Puls $\geq$ 120/min
- *Nach Perforation*
  - brettharter Bauch = parietale und viszerale Peritonitis
  - Totenstille
  - Schocksymptomatik: Puls $\geq$ 120/min

Röntgenbefund
- *Vor Perforation*
  - isolierte Gasblähung des betroffenen Darmteiles
  - weiter Darm ohne Ödem
  - (Gas in Darmwand, Portalvenen der Leber, retroperitoneal)
- *Nach Perforation*
  - freie Luft intraperitoneal
  - Gasblähung von Dünn- und Dickdarm, evtl. Magen und Duodenum
  - weiter Darm ohne faßbares Wandödem
  - (Gas in Darmwand, Portalvenen der Leber, retroperitoneal)

Merke:
50% aller Patienten kommen in diesem Stadium zur Aufnahme.
Letaler Verlauf wahrscheinlich

Tabelle 19. Akute Darmischämie (Nekrobiose → Gangrän)

Magen
- Arterielle und venöse Okklusion der Coeliaca-Äste
- Nicht-okklusive Ischämie
- Volvulus
- Nekrose der Hinterwand bei akuter Pankreatitis
- Laugen-Säure-Korrosion

Duodenum
- Volvulus bei Rotationsanomalie
- Wandnekrose bei akuter Pankreatitis

Dünndarm und Dickdarm
- *Arterielle Okklusion*
  - Thrombembolie der A. mesenterica superior
- *Nicht-okklusive Ischämie*
  - Digitalisintoxikation
  - verminderte Auswurfleistung des Herzens:
    Arrhythmie
    Koronarinsuffizienz
    Hochdruck
    Klappenaffektion
  - Hypovolämie (Schock):
    Trauma, Verbrennung, Blutverlust
    Sepsis, Vergiftung, metabolische Azidose
- *Venöse Okklusion*
  - Zentrale Thrombose:
    V. mesenterica superior
    V. portae
    Tumor/Infiltration
  - Periphere Thrombose:
    Polycythaemia vera
    entzündliche Erkrankungen
    (Appendizitis, Divertikulitis usw.)
  - Kapillare Strombahn:
    - Koagulationssyndrom: pseudomembranöse (nekrotisierende) Enterokolitis bei Neugeborenen und Erwachsenen
      Toxisches Megakolon
    - Orale Kontrazeptiva
    - Diabetische Sklerose neben Darm:
      Gallenblase und Harnblase u.a.

ausgedehnte, aber noch frische Prozesse nicht unterscheiden von wenig ausgedehnten, lokal aber schon fortgeschrittenen und klinisch eindrucksvollen.

Die Diagnostik *wird noch dadurch erschwert*, daß die ischämischen Prozesse in Phasen ablaufen.

In der Frühphase (Tabelle 17) tritt der subjektive Schmerz schlagartig auf und die klinischen Symptome entwickeln sich im Vergleich zum mechanischen Ileus rasant.

In der Zwischenphase (Tabelle 18) gehen die subjektiven Beschwerden zurück, während sich objektiv die letale Entwicklung mit der viszeralen Durchwanderungsperitonitis anbahnt, die dann in der Spätphase (Tabelle 19) unaufhaltsam wird und mit der diffusen viszeralen und parietalen Peritonitis infolge Perforation der Darmwand endet.

Eine andere Schwierigkeit liegt darin, daß je nach Art und Lage der Durchblutungsstörung es nur zu einer Minderdurchblutung, nicht aber zur völligen Ausschaltung der Durchblutung kommt. Dies führt zwar zur Nekrose der gegen Durchblutungsstörungen sehr sensiblen Mukosa und Submukosa, die Muscularis und Serosa scheinen aber nicht nekrotisch zu werden. In diesem Fall entwickelt sich das Bild der ischämischen Stenose, das im Operationspräparat, ebenso wie histologisch, dem Bild des Morbus Crohn sehr ähnlich ist (s. Abb. 49). Kommt es zur Infektion der Nekrose (= Gangrän), ist eine wesentlich größere Aggressivität des Prozesses zu erwarten.

Die hohe Mortalität der Darmgangrän hat ihre Ursache sicher zum großen Teil in dieser schwer durchschaubaren Mannigfaltigkeit der ischämischen Störungen. Die wichtigste Ursache liegt aber darin, daß die klinischen Symptome der Darmgangrän vom Untersucher nicht richtig verstanden werden, obwohl sie recht typisch sind. Denn allen Formen der Nekrobiose der Mukosa und Submukosa sind folgende klinische Parameter gemeinsam, die nach Verlaufszeit, Art der Durchblutungsstörung und dem Umfang der minderdurchbluteten oder nicht mehr durchbluteten Region in ihrer Ausprägung variieren:

Gefäßprozeß → Nekrose → Gangrän
- Weicher Bauch
- Diffuser Druckschmerz
- Herabgesetzte bis fehlende Geräusche
- Hohe Pulsfrequenz >100/min (Schocksymptomatik)
- Blut im Stuhl

Nach Perforation der Gangrän: diffuse Peritonitis
- Brettharter Bauch
- Diffuser Druckschmerz
- Keine Geräusche
- Hohe Pulsfrequenz >100/min
- Blut im Stuhl?

Der *weiche Bauch* ist der häufigste Anlaß für die Fehlinterpretation des Bauchprozesses und die Unterschätzung der übrigen klinischen Symptome: die weichen Bauchdecken besagen nur, daß keine parietale Peritonitis vorliegt, sagen aber nichts aus über eine bestehende viszerale Peritonitis, wie sie bei der Darmgangrän vorliegt.

Letztere gibt sich zu erkennen durch den diffusen (nicht lokalen!) Druckschmerz, der nicht mit einer Défense musculaire verwechselt werden darf (=parietale Peritonitis), durch das Verschwinden der Darmgeräusche und durch die Schocksymptomatik in Form einer hohen Pulsfrequenz (>100/min).

Die bei der Durchblutungsstörung auftretende hämorrhagische Infarzierung des Darmes stellt eine Kombination aus Nekrose und venöser Stauung dar. Bei Verschluß der arteriellen Strombahn und Fehlen der kollateralen Blutversorgung kommt es zur Einblutung in die Darmwand durch Rückfluß von Blut aus der V. mesenterica superior und schließlich Blutung in das Darmlumen. **Der Abgang von Blut aus dem Darm gehört deshalb zu den typischen Symptomen der Gangrän.**

Trotz der scheinbar eindrucksvollen Symptomatologie stellt die akute Darmischämie auch heute noch ein schwieriges diagnostisches Problem beim akuten Abdomen dar, wie die späte Einweisung in die Klinik, die späte Röntgenuntersuchung und das Zögern bei der Indikation zur Mesenterikographie beweisen.

Das Röntgenbild wechselt von der einfachen Organblähung bis zum Auftreten von Gas in der Darmwand oder im Portalsystem sowie auch retroperitoneal. Tierversuche haben einen guten Einblick in den Ablauf der Veränderungen am Darm, in diesem Falle am Dünndarm ergeben (Abb. 40):

1. Nach Anlegen einer Gefäßligatur kommt es zu spastisch-anoxämischen Darmkontraktionen, die bis zu 3–4 h anhalten und röntgenologisch das Bild des gasarmen oder gasleeren Abdomens machen können. Distal des Verschlusses tritt ein reflektorischer Spasmus der Arterien mit Kontraktion muskulärer Gefäßwandelemente auf.

2. Mit zunehmender Ischämie entwickelt sich nach 2–3 h ein Wandödem mit Wandverdickung und Versteifung der Schlingen. Nach 6–8 h hat die massive Sekretion von serös-sanguinolenter Flüssigkeit in die Darmwand und das Darmlumen ihren Höhepunkt erreicht. Mukosablutungen verstärken den Schwellungszustand noch. Im Röntgenbild findet sich jetzt eine Einengung des Lumens der Schlingen mit starker Wandverdickung und dadurch bedingter Distanzierung der Nachbarschlingen. Bei bestehender lokaler Distanzierung findet sich stets eine veränderte Wandkontur durch sog. Daumenabdrücke (thumb prints). Diese Wandveränderungen können natürlich auch bei anderen Darmveränderungen auftreten, wo es zu einem Wandödem kommt, wie etwa bei der

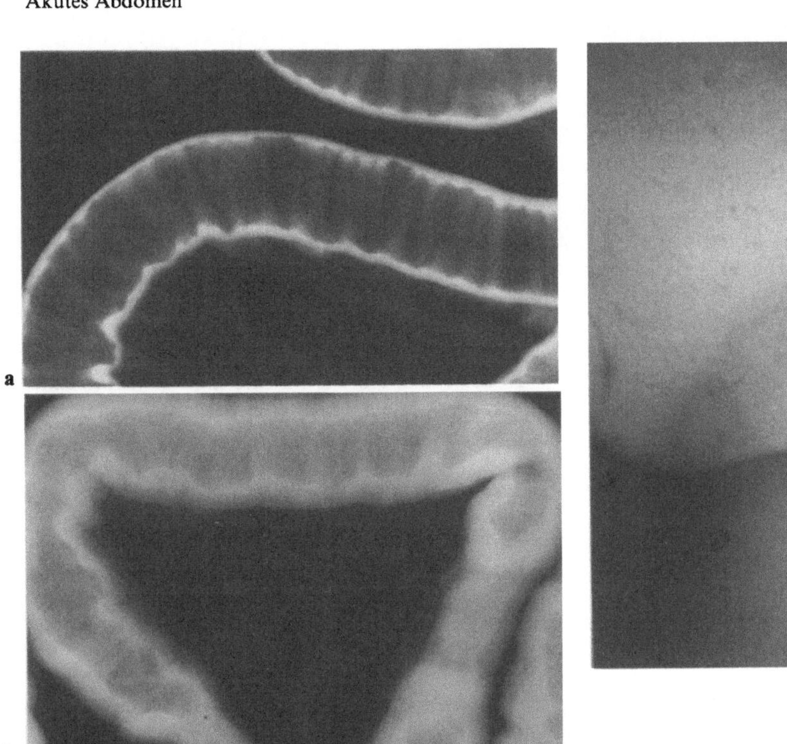

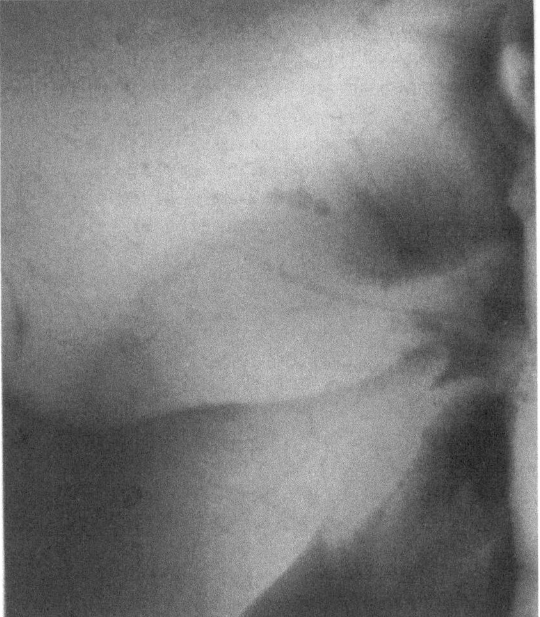

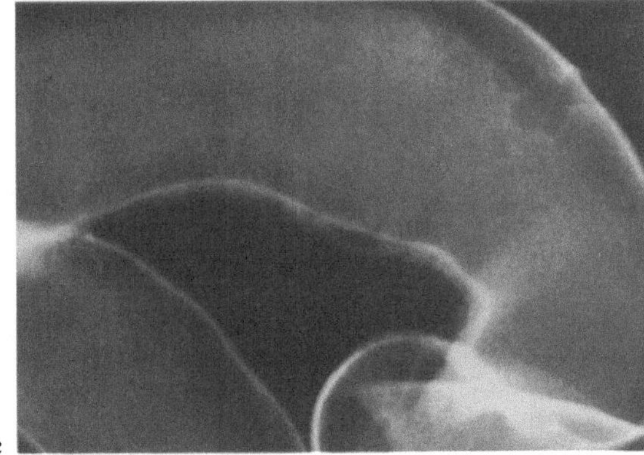

Abb. 40a–d. Entwicklung der Darmgangrän nach Ligatur einer Mesenterialarterie (Präparatangiographie von D. BEYER u. Mitarb.). **a** Normal breite Darmwand ohne Ligatur. **b** Ödem und Infarzierung der Darmwand 5 h nach Ligatur mit Verlust der Faltenzeichnung und Konturumkehr („Fingerabdrücke"). **c** Verdünnte Darmwand nach Abfließen des Ödems. Auftreten von Gasblasen subserös und intramural. Gas in der abführenden Mesenterialvene, **d** Gas in den intrahepatischen Pfortaderästen 20 h nach Ligatur

akuten Portalthrombose oder akuter Rechts-Herz-insuffizienz.

3. Nach durchschnittlich 7 h wird die durch intraluminale Pankreasenzyme angedaute Mukosa für Bakterien durchgängig. Es kommt zum verstärkten Wachstum der Bakterienflora mit Gasbildung, so daß man in einem Teil der Fälle im Röntgenbild subperitoneal, retroperitoneal oder in den Portalvenen der Leber Gas findet.

4. Mit Abfließen des Ödems aus der Darmwand kommt es zu einer starken Erweiterung der Darmschlingen mit Verdünnung der Wand. In etwa 20% der Fälle kommt es dabei zum Auftreten von Gas durch die oben erwähnten Bakterien. Der Verlust an Plasma und Blut in Darmwand und Darmlu-

men herein kann bis 50% der intravasalen Flüssigkeitsmenge ausmachen, die aus einem Rückfluß des Blutes in die Äste der V. mesenterica stammt. Das Röntgenbild beim Menschen unterscheidet sich davon nicht.

Das *gasleere Abdomen* kommt in weniger als 10% der Fälle vor. Es ist ein unspezifisches Symptom, das bei der hämorrhagisch-nekrotisierenden Pankreatitis eher häufiger ist als bei der Gangrän. Das Gas wird durch die anoxämische Hyperperistaltik ausgetrieben und Erbrechen verhindert das Verschlucken von Luft, während sich der Darm mit großen Mengen Sekret füllt. Man sieht die Darmschlingen oft wie schattengebende Würste im gasleeren Abdomen liegen (Abb. 25).

Spezifischer ist der Nachweis von *engen Darmabschnitten* inmitten stark geblähter und weitgestellter Darmschlingen. Diese engen Darmabschnitte sind auffällig wandsteif und haben ein verändertes Relief in Form der „Fingerabdrücke". Wie aus dem o.a. Experiment hervorgeht, handelt es sich um ein Ödem durch Flüssigkeitssekretion in die Darmwand, die nach 6–8 h ihren Höhepunkt erreicht (Abb. 41). Auf den gleichen Bildern sieht man geblähte Dünndarmschlingen, die parallel nebeneinanderliegen und das häufig diskutierte coffee bean sign machen. Diese Bilder beweisen aber, daß nicht die stark erweiterten und parallel gelagerten Schlingen durch die Gangrän bedingt sind, sondern die engen, rigiden Schlingen mit der veränderten Wandkontur. Der Begriff des „coffee bean sign" sollte deshalb aufgegeben werden, da alle atonischen Schlingen jeder Genese dieses Zeichen bilden können (s. Abb. 46).

Das Wandödem kann viele Ursachen haben, etwa allergische Schwellungszustände, Blutungen (Marcumar usw.) oder auch der akute Blutrückstau bei akutem Rechts-Herz-Versagen oder akuter Portalthrombose. Gewöhnlich ist dies Wandödem wesentlich ausgedehnter als bei der Gangrän.

Beim akuten Blutrückstau sind alle Darmteile betroffen und die „Fingerabdrücke" an allen Darmteilen zu sehen (Abb. 42). Im Vordergrund der Wandverdickung steht mehr die Blutüberfüllung der Wand mit sekundärem Ödem. Diese Blutüberfüllung geht bei der akuten Portalthrombose im Verlauf von Stunden zurück, da genügend Kollateralbahnen zur V. cava inferior bestehen.

Diese Form der akuten Portalthrombose ist abzugrenzen von der Venenthrombose, die aus der V. mesenterica superior kommt und sich in die V. portae fortsetzt. Hier ist die Gangrän unvermeidlich.

Nach Abfließen des Wandödems sind die gangränösen Darmabschnitte nicht von gelähmten Darmschlingen anderer Genese zu unterscheiden. Dies gilt für den Dünndarm ebenso wie für den Dickdarm. In diesen Fällen entscheiden die klinischen Parameter die Diagnose.

Kommt es allerdings zur Infektion der Mukosanekrose mit gasbildenden Bakterien, tritt Gas auf, das die röntgenologische Diagnose sofort eindeutig stellen läßt. Während dieses Ereignis beim Hund in allen Fällen auftritt, läßt sich beim Menschen Gas in der Darmwand, dem Portalsystem der Leber und retroperitoneal nur in <25% der Fälle nachweisen.

Im *Magen* sind gangränöse Prozesse selten und meist Folge einer akuten hämorrhagisch-nekrotisierenden Pankreatitis an der Magenhinterwand (Tabelle 19).

Bei unglücklicher Kombination von Störungen kann es bei Links-Herz-Versagen, Hypovolämie/ Schock und nichtokklusiver Ischämie zur Wandgangrän kommen. Die ödembedingte Wandverdickung ist meist nicht so gut zu sehen wie die intramurale Gasentwicklung (Abb. 43).

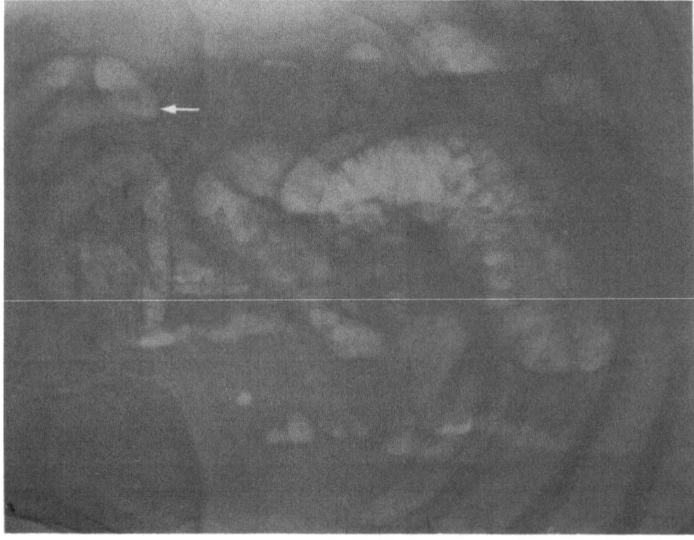

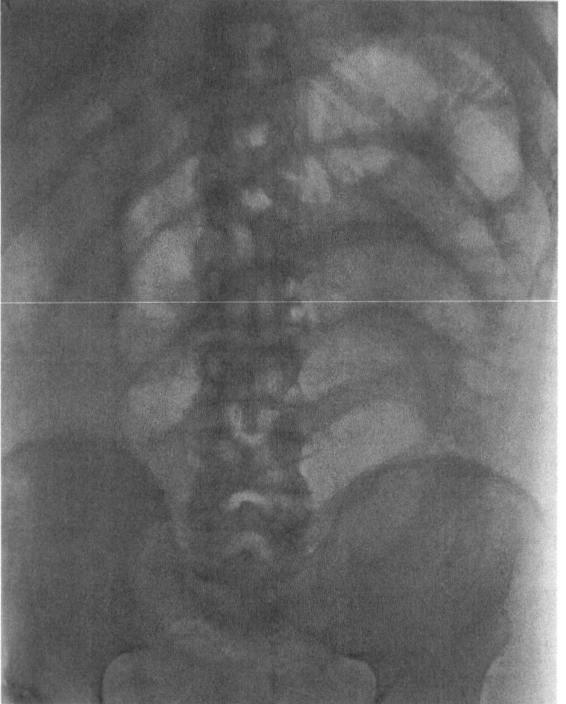

a

b

Abb. 41a, b. Rigide Dünndarmschlingen (←) mit Verlust der Wandkontur und Einengung des Lumens durch Ödem und blutige Infarzierung bei Dünndarmgangrän

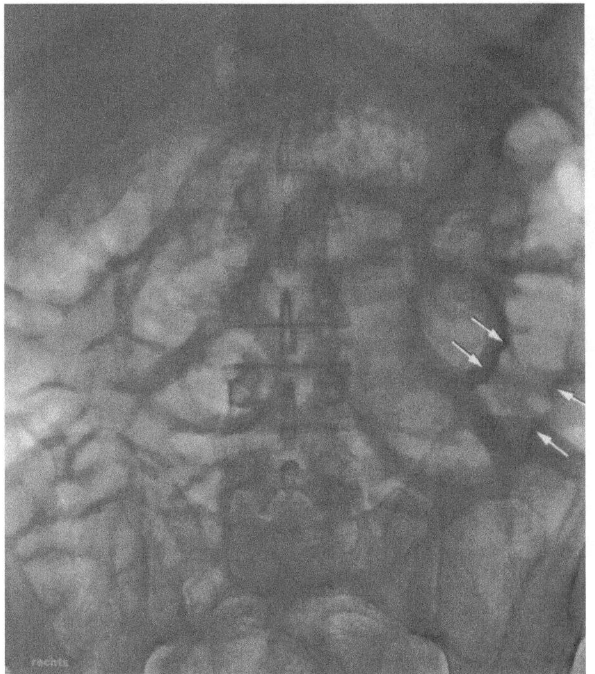

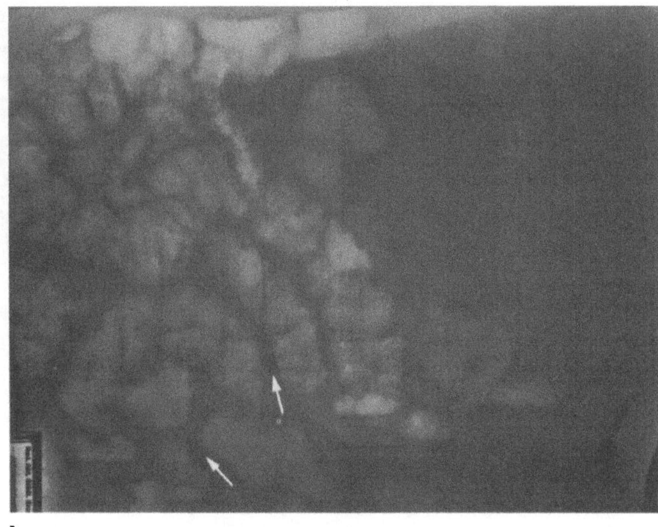

b

Abb. 42a, b. Schlingendistanzierung (↑) und Fingerabdrücke
(↓↓) an Dünn- und Dickdarm durch Wandödem wie bei
Gangrän. In diesem Fall Blutrückstau bei akuter Portalthrombose im Rahmen einer Ösophagusvarizenblutung bei
portaler Hypertension

a

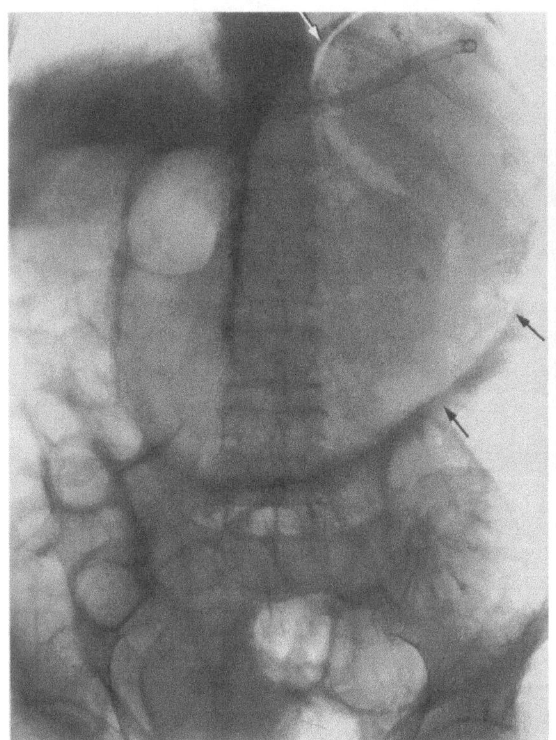

a

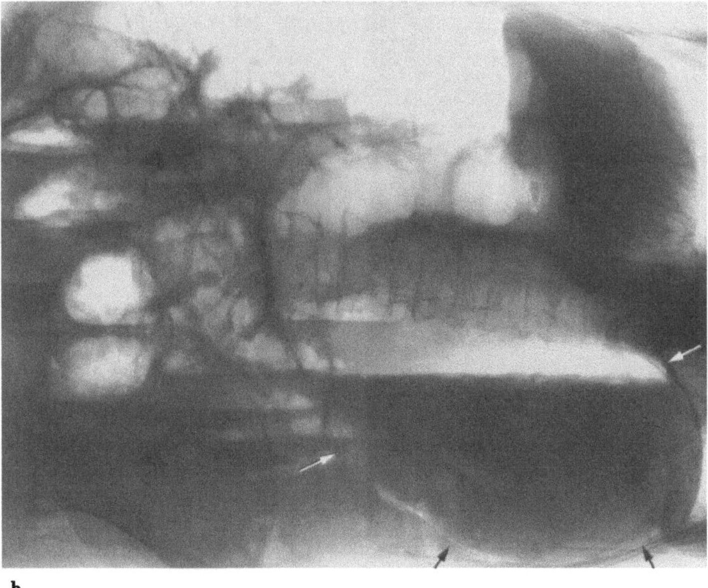

b

Abb. 43a, b. Gas in der Magenwand (↑) bei Gangrän in
Magen, Dünn- und Dickdarm bei nicht-okklusiver Ischämie
in Form einer verminderten Auswurfleistung des Herzens

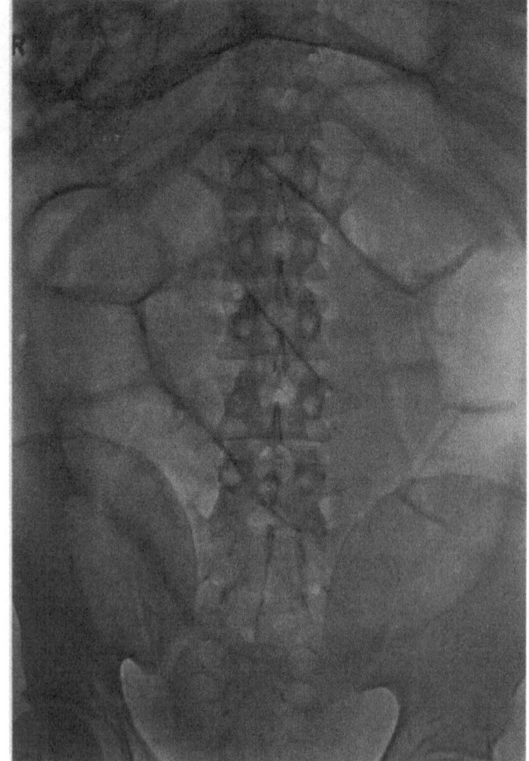

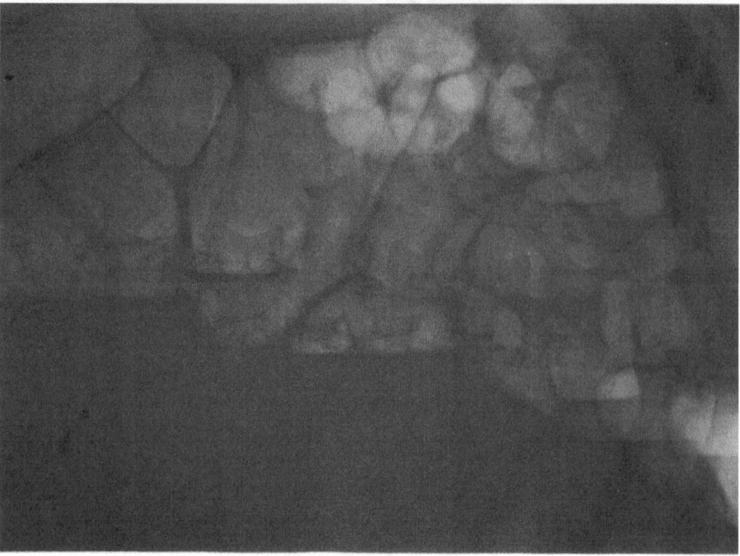

Abb. 44a, b. Gangrän des ganzen Dünndarms bei Volvulus um den Mesenterialgefäßstiel. Isolierte Dünndarmblähung *ohne* Wandveränderung. Weiche Bauchdecken, fehlende Geräusche, diffuser Druckschmerz, Schocksymptomatik (Puls 126/min)

Abb. 45a, b. Gas in Darmwand und Portalsystem der Leber bei Darmgangrän in Folge nekrotisierender Enterokolitis (Frühgeburt). Keine Darmgeräusche, Puls 160/min

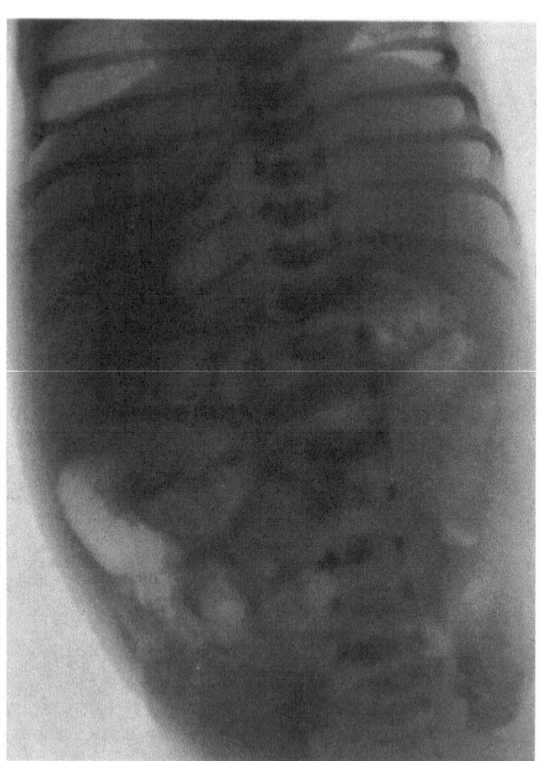

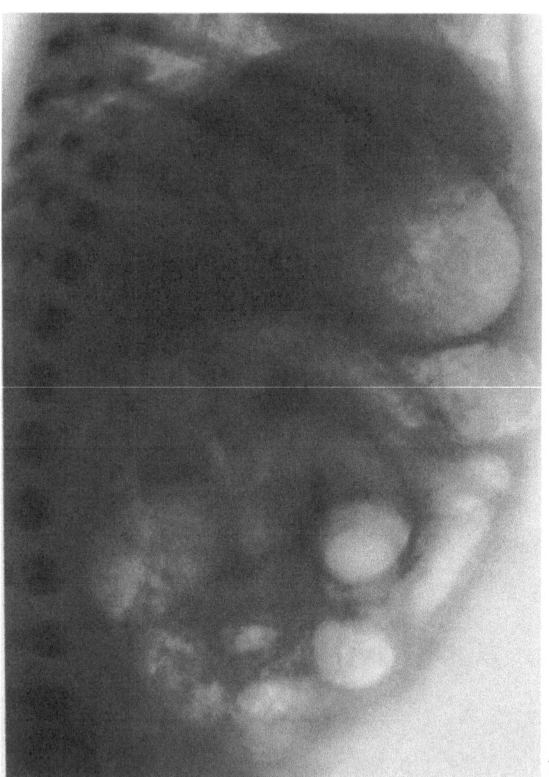

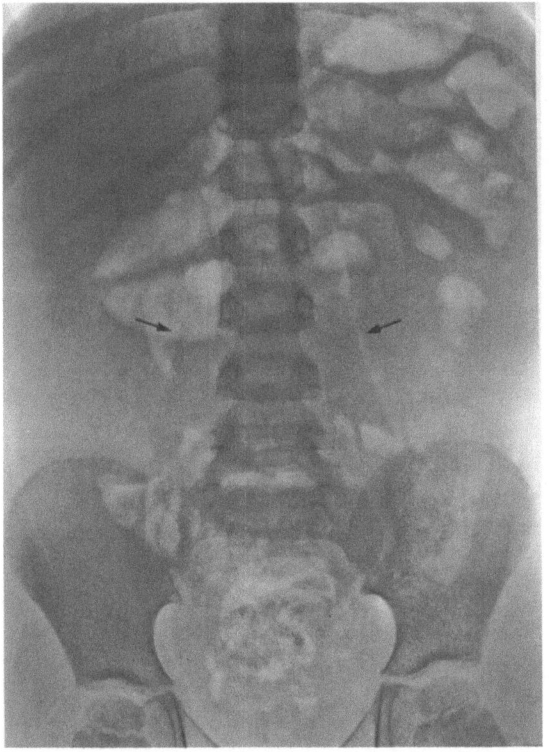

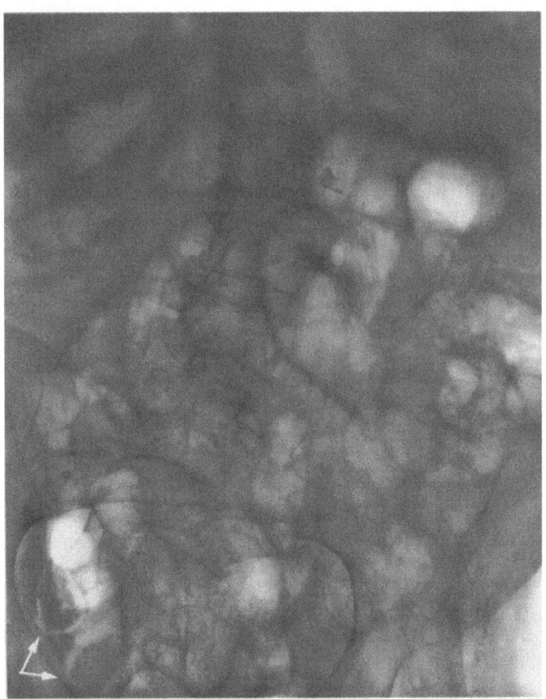

Abb. 46. Gasblasen retroperitoneal im vorderen Pararenalraum in Projektion auf die Psoasloge beiderseits (↑), Gangrän einer Dünndarmschlinge durch Strangulation. Die U-förmig geblähte Dünndarmschlinge („coffee bean sign") liegt oberhalb der strangulierten Schlinge und ist kein direktes Zeichen einer lokalen Gangrän

Abb. 47. Ringförmige Konfiguration von Gasblasen in 2 orthograd getroffenen Dünndarmschlingen (∠). Gangrän des gesamten Dünndarms durch primären Gefäßprozeß mit Perforation der gangränösen Wand. Steingallenblase

Ganz im Vordergrund des Interesses steht der *Dünndarm* (Tabelle 19). Die ödembedingten lokalen Schlingendistanzierungen sind hier leicht zu finden, in gleicher Weise auch die veränderte Wandkontur in Form der „Fingerabdrücke". Nach Abfließen des Ödems unterscheiden sich die gangränösen Schlingen nicht von den geblähten Schlingen bei mechanischem Ileus o.ä. (Abb. 44). Gas in der Darmwand, im Portalsystem der Leber (Abb. 45) oder retroperitoneal fällt sofort ins Auge (Abb. 46). Einmal ist es die Ringfigur der Gasblasen, die auf diesen speziellen Befund hinweisen, während die verteilt liegenden Gasblasen häufig als Gasblasen im Kot fehlgedeutet werden (Abb. 47).

Im Stromgebiet der A. und V. mesenterica superior (Abb. 48) spielen sich die mit Abstand meisten ischämischen Prozesse ab (∼80%). Diese lassen sich angiographisch gut erfassen. Lokale Embolien oder Thrombosierungen geben sich im Gefäßbild deutlich zu erkennen, entweder als umflossene Aussparungen, oder als Gefäßabbrüche mit Ausfall der peripheren Strombahn (Abb. 49, 50). Besonders der Verschluß

des Hauptstammes bildet mit seiner enormen Gefahr für das Leben eine prinzipielle Indikation für die Angiographie (Abb. 51).

Die venösen Thrombosierungen lassen sich aus dem Sistieren der arteriellen Gefäßfüllung in der Peripherie erkennen.

Eine besonders typische Veränderung macht die nichtokklusive Ischämie bei Digitalisintoxikation: langstreckige Stenosen in größeren und kleineren Arterien mit poststenotischer Gefäßerweiterung beherrschen das Bild (Abb. 52). Sie erklären die landkartenartigen, unzusammenhängenden Nekrosen/Gangränbezirke. Die Möglichkeit der medikamentösen Therapie über den liegenden Mesenterica-Katheter bildet trotz evtl. Operation die einzige Chance für einen therapeutischen Erfolg.

Die anderen Formen der nichtokklusiven Ischämie wie verminderte Auswurfleistung des Herzens und Hypovolämie/Schock sind angiographisch nicht zu erfassen. Da man sich bei der Indikation zur Angiographie aber leiten lassen muß von der zahlenmäßigen Frequenz der wichtigsten Gangränformen und

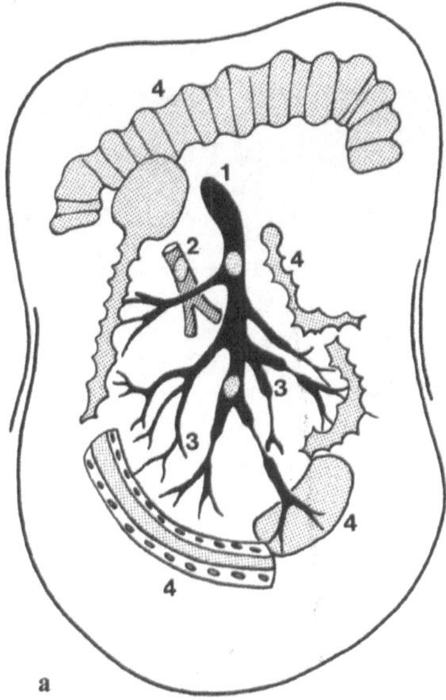

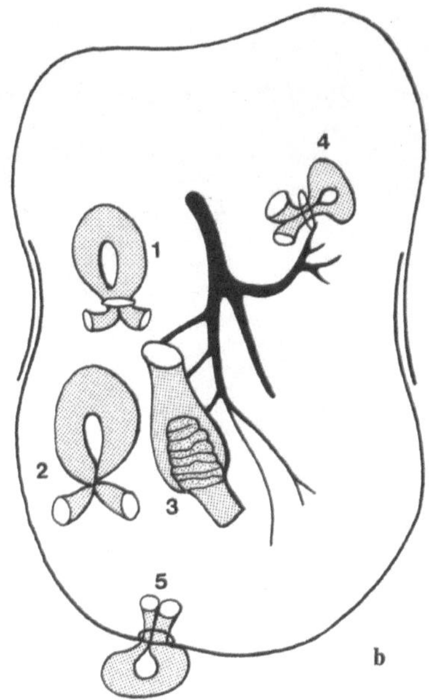

a

b

Abb. 48 a, b. Ursachen der Durchblutungsstörung. **a** Primärer Gefäßprozeß: *1* arterielle Thrombose und Embolie, *2* venöse Thrombose, *3* nicht-okklusive Ischämie, *4* kapilläre Zirkulationsstörung. **b** Mechanischer Verschluß mit sekundärem Gefäßprozeß: *1* Strangulation, *2* Volvulus, *3* Invagination, *4* innere Hernie, *5* äußere Hernie

Abb. 49 a, b. Embolien im Gebiet der A. mesenterica sup. bei absoluter Arrhythmie. Schlingendistanzierung mit Fingerabdrücken an der Darmkontur. **a** Hypoxämie durch kollateral umflossenen Embolus (↑) und embolisch obstruierender Gefäßverschluß. Bei Operation livide Darmwand mit Ödem über 90 cm Dünndarm. Keine Resektion. **b** Nach 4 Wochen stenosierende ischämische Enteritis, da sich der nekrotische Prozeß nicht bis zur vollständigen Wandnekrose und zur Gangrän entwickelte. Operativ und histologisch Bild wie bei M. Crohn mit großen Mukosageschwüren und entzündlicher Fibrolipomatose am Mesenterialansatz. Resektion von 90 cm Dünndarm, kein Rezidiv

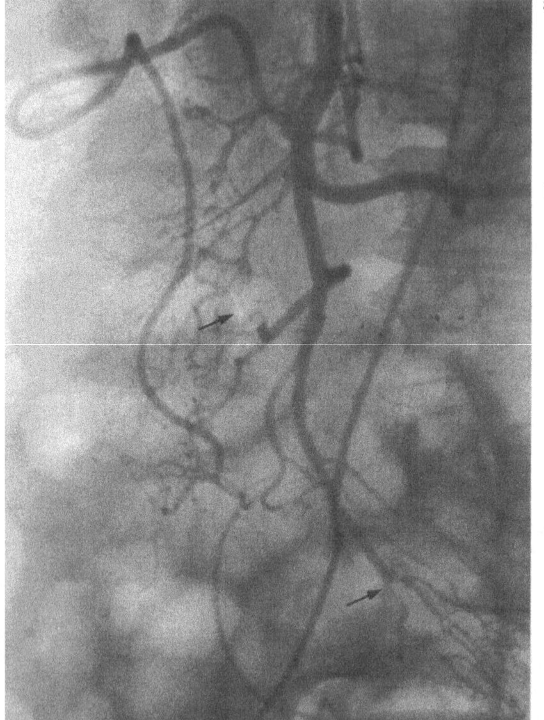

a

b

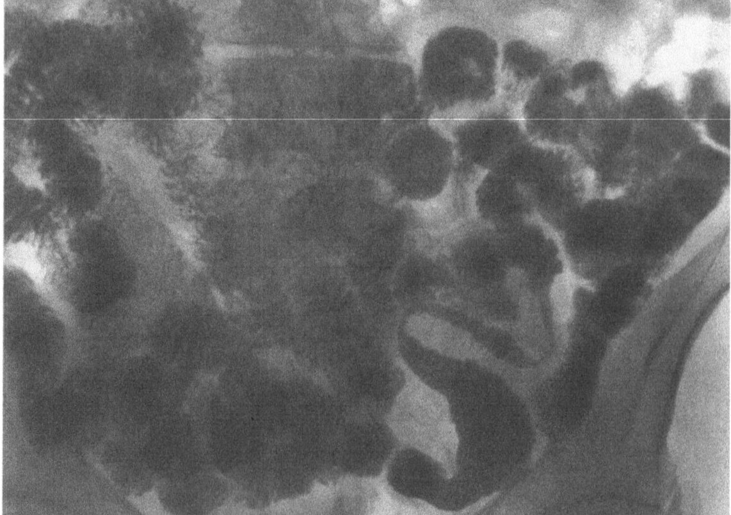

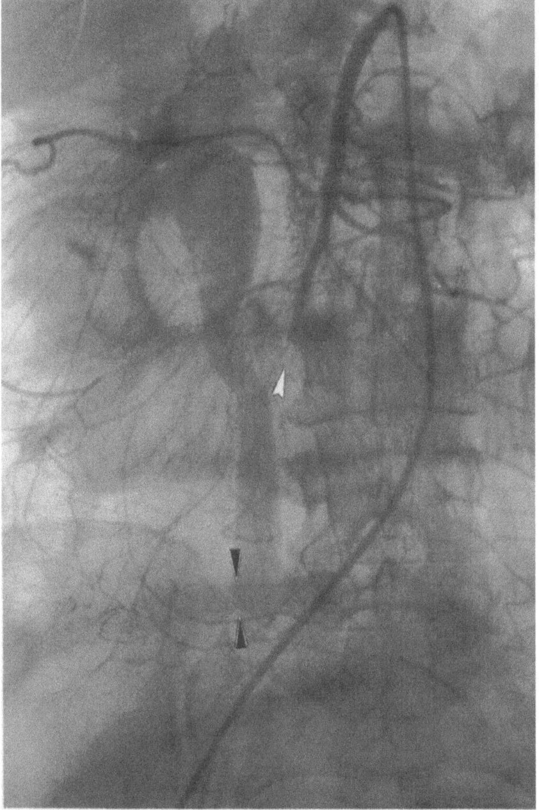

Abb. 50. Verschlüsse in den kleineren Ästen der A. mesenterica sup. (Δ) mit Dünndarmgangrän (▲) bei dekompensierter Links-Herzinsuffizienz und Arrhythmia absoluta

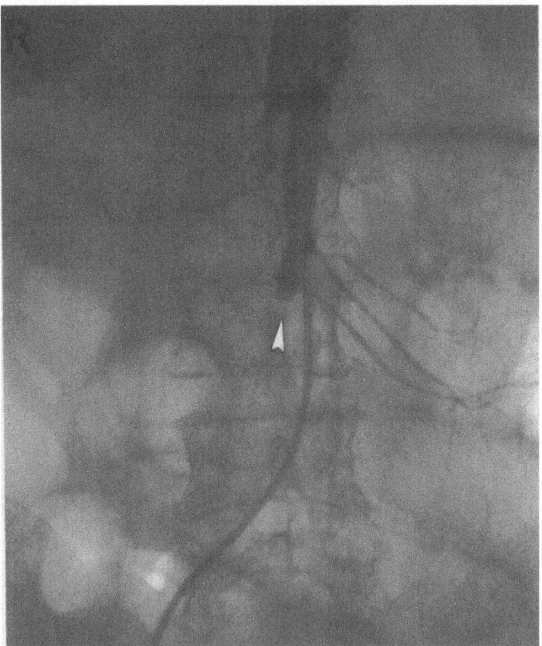

Abb. 51. Thrombembolischer Verschluß der A. mesenterica sup. im Hauptstamm (Δ). Gangrän des gesamten Dünndarms und des Kolons bis zur linken Flexur

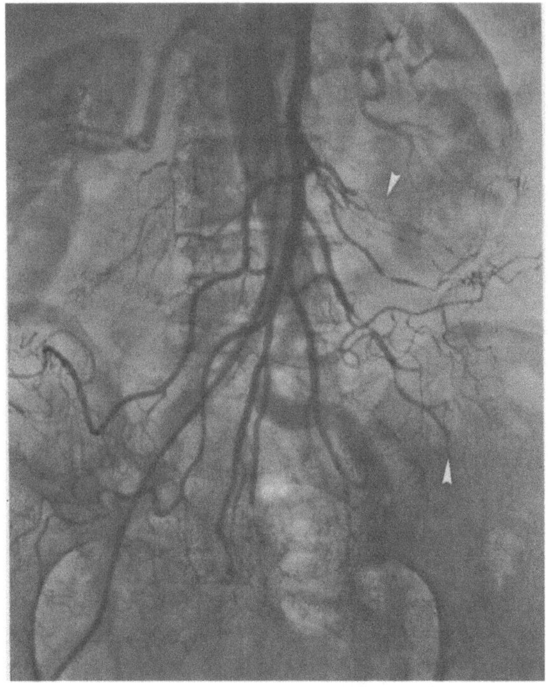

Abb. 52. Nicht-okklusive Ischämie bei Digitalisüberdosierung mit landkartenartiger Darmgangrän. Langstreckige Stenosen im Angiogramm mit poststenotischen Erweiterungen (Δ). Nachweis der Digitalisübermedikation 3 Monate vor der jetzigen Untersuchung mittels Radioimmunoassay

ihrer vitalen Bedeutung, bilden sie keine Gegenindikation zur Angiographie.

Am Dickdarm ist die Gangrän weniger häufig (<20%; Tabelle 19). Eine lokale Schlingendistanzierung gibt es am Dickdarm nicht. Die Wandveränderung in Form der Wellenkontur („Fingerabdrücke"), der stumpfen Spikulabildung sind aber immer ausgeprägt. Dies gilt für alle Formen des toxischen Megakolon (Abb. 53) in gleicher Weise wie für den sekundären Gefäßprozeß bei Volvulus von Zäkum oder Sigma sowie des ganzen Dickdarms bei Entwicklungsanomalie (Abb. 54).

Fehlen diese Veränderungen, schließt dies keineswegs die Gangrän aus, da das Ödem schon abgelaufen sein kann. Bei Auftreten von Gas infolge Einwanderung gasbildender Bakterien in die Nekrose ist an der Diagnose ebenfalls kein Zweifel mehr (Abb. 55, 56).

Angiographisch lassen sich die Verschlüsse der Dickdarmäste der A. mesenterica superior sowie der A. und V. mesenterica inferior in gleicher Weise erfassen, wie die Veränderungen bei der nichtokklusiven Ischämie durch Digitalisintoxikation.

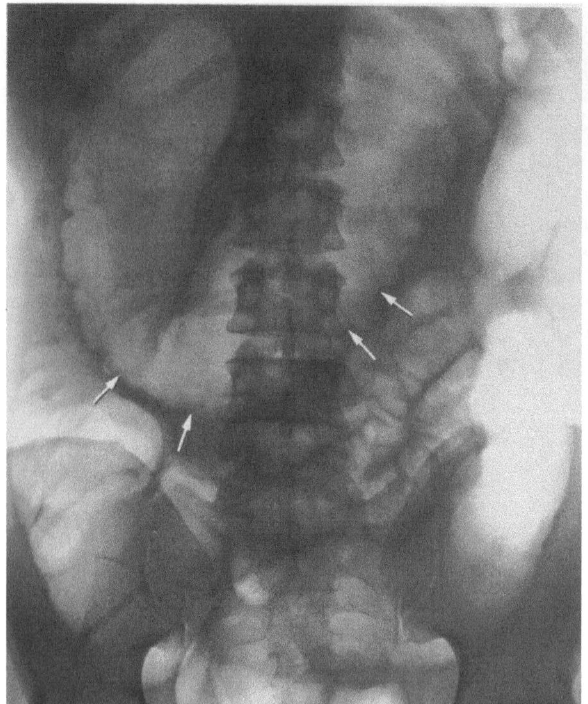

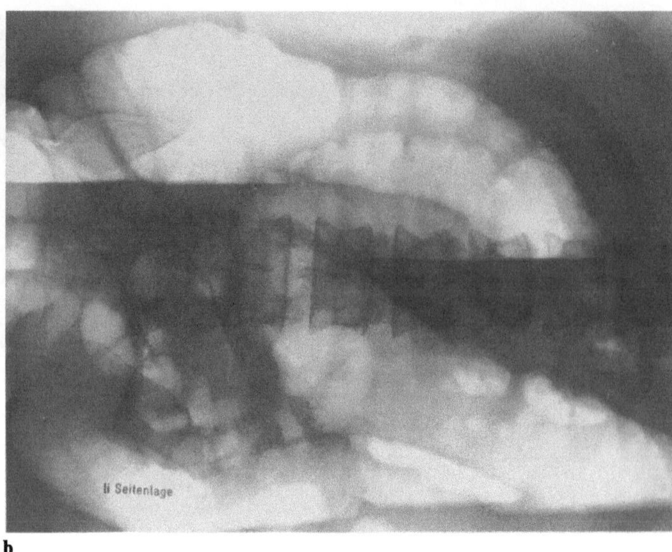

b

a

Abb. 53a, b. Toxisches Megakolon bei Colitis ulcerosa. Typische Wellenform der Wandkontur analog den „Fingerabdrücken" bei der Dünndarmgangrän (↑)

a

Abb. 54a, b. Dickdarmgangrän bei Entwicklungsanomalie durch Volvulus des gesamten Kolons. Schweres Ödem und Einblutungen mit extremen „Fingerabdrücken" (↑)

b

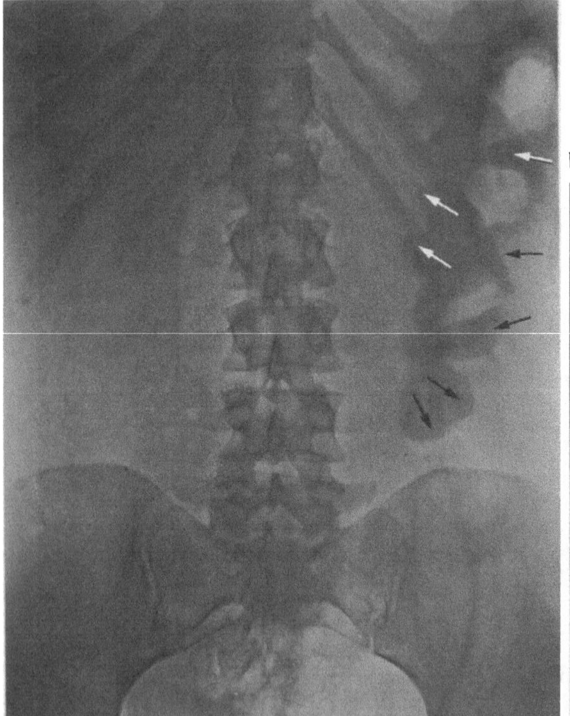

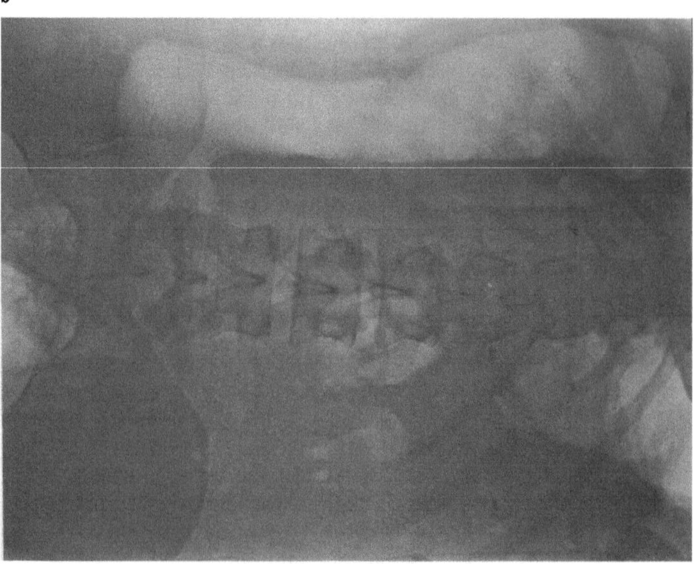

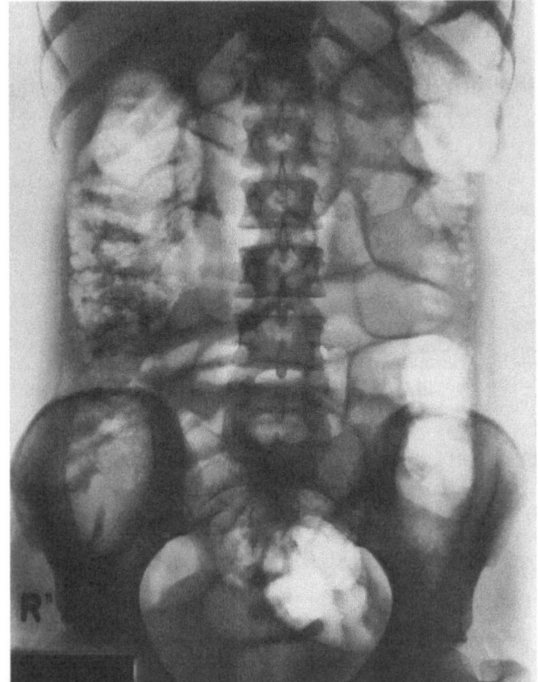

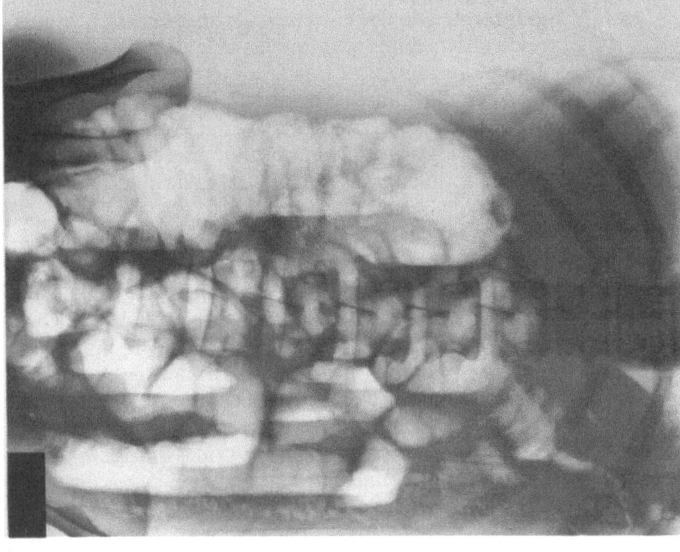

b

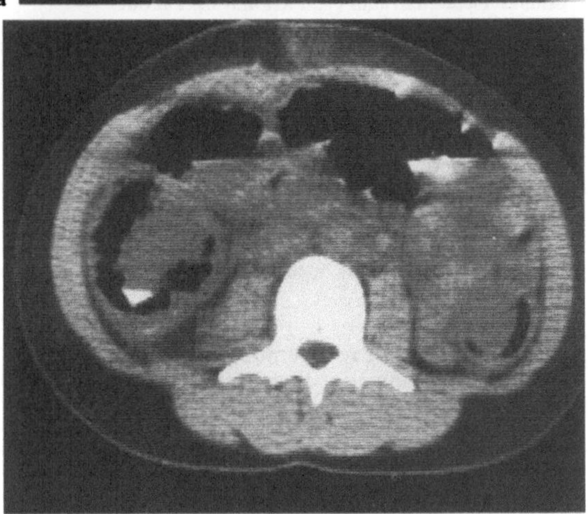

a

c

Abb. 55a–c. Dickdarmgangrän mit intramuraler Gasbildung bei nicht-okklusiver Ischämie durch Digitalis. 19jährige Patientin. Zustand nach Suizidversuch mit 80 Tabl. Novodigal zu 0,2 mg, 20 Tabl. Isoket retard und 20 Tabl. Lexotanil. Klinischer Befund: Septische Temperaturen um 41° C, Leukozytose von 21 000, Zustand nach Plasmapherese, temporärer Schrittmacher, zeitweilig kontrollierte Beatmung unter Intubation. Am 7. Tag nach Suizidversuch diffuse Défense, keine Peristaltik. **a** Massive Dick- und Dünndarmblähung. Gasblasen in Projektion auf das Colon asc. und in der lateralen Wand des Kolon desc. **b** Gasblasen im Colon asc. nicht mehr erkennbar, wohl aber in der lateralen Wand des Colon desc. **c** CT des Abdomens in Höhe des 2. LWK: flüssigkeitsgefülltes, weites Colon asc. Große Gasblasen in der Wand von Colon asc. und descend. Danach Operation 2 Tage nach CT wegen fortbestehender septischer Temperaturen. Bei Laparotomie ventrale Darmabschnitte des Kolons unauffällig. Erst nach Koloneröffnung eindeutige Mukosanekrose mit intramuralem Gas. Kolektomie mit Ileosigmoidostomie. Die Histologie ergab eine Nekrose von Mukosa und Submukosa, beginnend von muskulären Wandanteilen. Keine Gefäßverschlüsse

Die Formen des Koagulationssyndroms wie toxisches Megakolon bei Colitis ulcerosa u.a. sowie der pseudomembranösen (nekrotisierenden) Enterokolitis sind angiographisch kaum zu fassen. Wegen des ausgeprägten klinischen Befundes ist die Angiographie auch nicht indiziert, zumal sich keinerlei gefäßchirurgische Konsequenzen daraus ergeben.

Differentialdiagnostisch sind die erwähnten anderen Ursachen der Wandveränderung wie beim Dünndarm zu bedenken. Im Vergleich zum Koagulationssyndrom und den anderen Gefäßerkrankungen sind diese Ursachen aber zu vernachlässigen.

Die Darmwand ist beim *toxischen Megakolon*, das sich merkwürdigerweise in den intraperitonealen Teilen des Kolons wie Transversum und Sigma entwickelt sowie bei der pseudomembranösen (nekrotisierenden) Enterokolitis bei Frühgeborenen und Erwachsenen so dünn, daß multiple Perforationen drohen. Zur Verhinderung der freien Perforation wurden bislang drei Stomata an Aszendens, Transversum und Sigma angelegt. Es ist selbstverständlich, daß in Anbetracht der großen Perforationsgefahr bei beiden Erkrankungen die Untersuchung des Dickdarms mittels Kontrasteinlauf streng kontraindiziert ist.

Zusammenfassend kann man sagen, daß die Gangränformen an den einzelnen Darmteilen röntgenologisch gleichförmig sind und keine Unterscheidung der Gangränursachen zulassen.

Auch die Klinik ist bei den verschiedenen Formen mehr oder weniger gleich, so daß wir uns sowohl röntgenologisch wie klinisch nur für die Verdachtsdiagnose „Gangrän" interessieren, da diese die Angiographie indiziert.

Der Anteil der Fälle mit nichtokklusiver Ischämie und venöser (kapillarer) Thrombose scheint zuzunehmen, vielleicht auch infolge der besseren diagnostischen Erfassung. Allerdings überlagern sich Ursache, Ausdehnung und Lage des Gefäßprozesses innerhalb der Strombahn oft stark, so daß man die einzelnen Verlaufsformen nicht abgrenzen kann. Die orale Gabe von Kontrastmitteln ist ebenfalls kontraindiziert, da bei der Lähmung des Darmes infolge viszeraler Peritonitis ohnehin keine Passage des Kontrastmittels erfolgt und auch Aufschlüsse über die Ursache der akuten Baucherkrankung nicht zu erwarten sind.

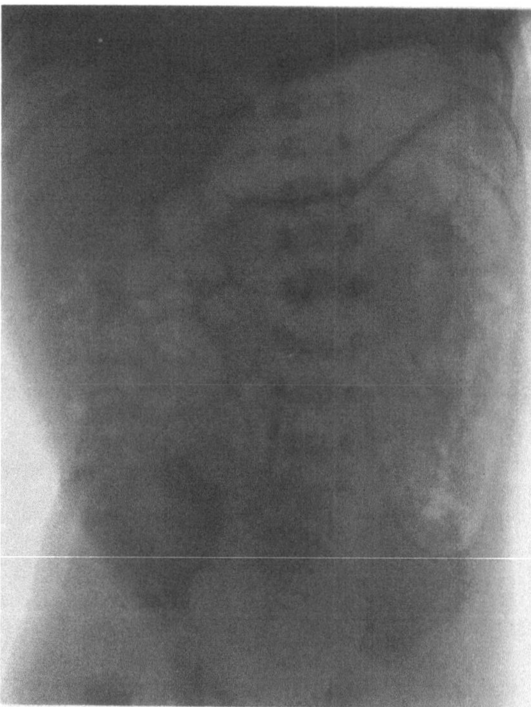

Abb. 56. Nekrotisierende Enterokolitis 24 h nach Entwicklung einer Klebsiellensepsis mit Pneumonie und Meningitis. Schienenartige, grobblasige intramurale Gasansammlung im Sigma

2.3 Retroperitonealer Prozeß

In dieser Gruppe sind alle akuten Affektionen des Retroperitonealraumes zusammengefaßt, die das Bild des akuten Abdomens machen können (Tabelle 20).

Tabelle 20. Retroperitonealer Prozeß: Kolonblähung (Duodenalblähung)

Thorax	– Pleura	Infarkt
	– Lunge	Entzündung
	– Herz	Kontusion

Wirbelsäule
- Einklemmung der Spinalganglien bei Fraktur
- Blutung prävertebral bei Wirbelkörperfraktur, Abrißfraktur des Seitenfortsatzes usw.

Niere mit Perirenalraum
- Steinkolik in Niere und Ureterabgang
- Akute eitrige Pyelonephritis
- Paranephritischer Abszeß
- Blutung in Perirenalraum, u.a. Trauma

Ureter
- Stein-Blutkoagelkolik

Vorderer Pararenalraum (von kranial bis kaudal)
- akute Pankreatitis, insbesondere die hämorrhagisch-nekrotisierende Form
  → bis in die Flanke beiderseits absteigend,
  → Mesokolon → Mesenterium → Mediastinum
- Aneurysmenbildung
- Manipulation
  • retrograde Pyelographie
  • transrenale Punktion und Pyelostomie/Lithotomie

Kleines Becken (extraperitoneal)
- Akuter Urogenitalprozeß u.a. Cystitis emphysematosa
- Blasenverletzung
- Pfählungsverletzung retroperitoneal
- Postoperative Blutung, evtl. mit Infektion

Der allgemeine klinische Befund ist je nach Primärkrankheit wechselnd. *Gemeinsam ist allen der weiche Bauch, der Druckschmerz in der Tiefe und die herabgesetzte Geräuschkulisse.*

Retroperitonealer Prozeß:
- Weiche Bauchdecken.
- Druckschmerz im Mittel-Oberbauch bzw. Becken in der Tiefe.
- Puls normal bis erhöht je nach Art des Prozesses mit und ohne Fieber.
- Geräusche gewöhnlich reflektorisch herabgesetzt.

Der retroperitoneale Raum umfaßt das abdomenseitige Zwerchfell ebenso wie den retroperitonealen Bauchraum und den Urogenitalbereich im kleinen Becken.

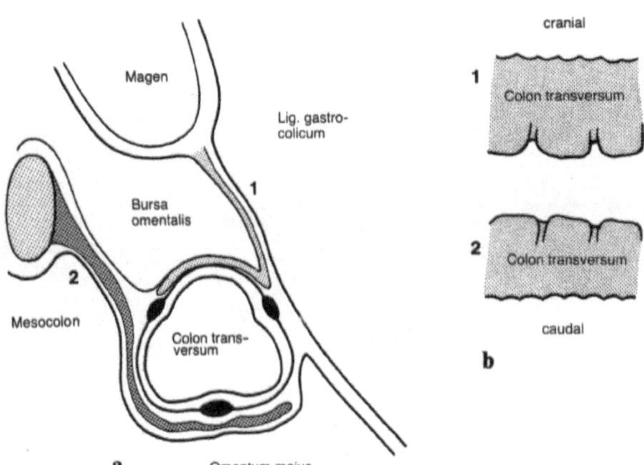

Abb. 57a, b. Veränderungen am Querkolon. Zähnelung der oberen Kolonkontur durch Prozesse aus dem Magen (1), die über das Lig. gastrocolicum kommen (Ca.-Metastasen). Zähnelung der unteren Kontur (2) durch Enzymarrosion über das Mesokolon bei akuter Pankreatitis

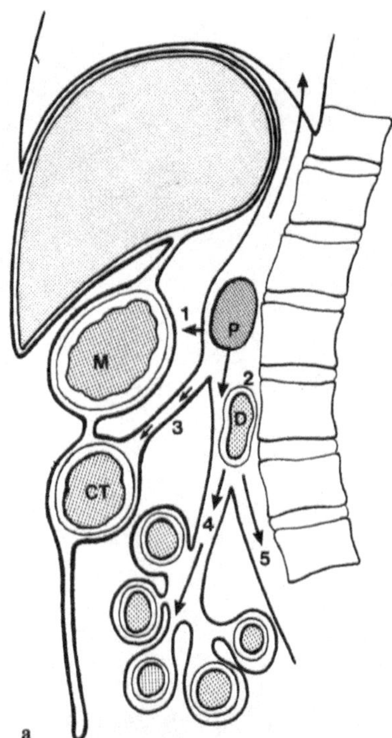

Der Dickdarm bildet mit Colon ascendens, descendens und Rektum einen Teil dieses Raums und reagiert deshalb auf akute retroperitoneale Prozesse oder nimmt daran direkt teil. Das intraperitoneal gelegene Colon transversum ist durch das Mesokolon mit dem Retroperitonealraum verbunden, das Sigma durch das Mesosigma. Über diese Verbindungen sind sie in den retroperitonealen Prozessen einbezogen (Abb. 57, 58).

Das röntgenologische Leitsymptom ist dementsprechend die *isolierte Dickdarmblähung*. Ob Spiegel dabei auftreten, hängt lediglich davon ab, wie stark die Kolonatonie ist, und wie lange sie besteht. Jedenfalls hat die Spiegelbildung auch hier keinerlei spezifischen Charakter.

Diese isolierte Blähung des Dickdarms ist insofern auffällig und leicht zu erkennen, weil sie nie ohne Grund auftritt. Liegt dafür keine koloneigene Erklärung vor, wie etwa ein mechanischer Verschluß, eine Gangrän o.ä. kommt dafür als erstes ein retroperitonealer akuter Prozeß in Frage.

Der häufigste akute Zustand retroperitoneal ist die Stein- oder Koagelkolik im Ureter (Abb. 59). Selbst nach Steinabgang kann man aus der persistierenden Dickdarmblähung noch auf die Diagnose „Steinabgang" schließen. Auch bei der akuten Blokkade des Blasenausgangs ist der Nachweis der isolierten Kolonblähung hilfreich, da man zunächst nicht an Blase und Prostata denkt und eine Erkrankung dieses Bereichs dem Patienten oft nicht bekannt ist (Abb. 60). Die Zystographie klärt in diesem Falle die Diagnose zuverlässig.

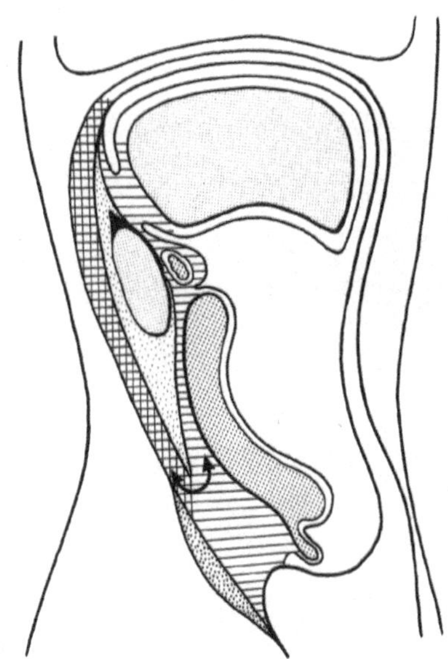

Abb. 58a, b. Retroperitoneale Ausbreitungswege bei Pankreasaffektionen. *1* Bursa omentalis, *2* Duodenum (retroperitoneal), *3* Mesocolon-Colon transversum, *4* Mesenterium-Dünndarm, *5* Retroperitonealraum allgemein. *P* Pankreas, *D* Duodenum, *CT* Colon transversum, *M* Magen

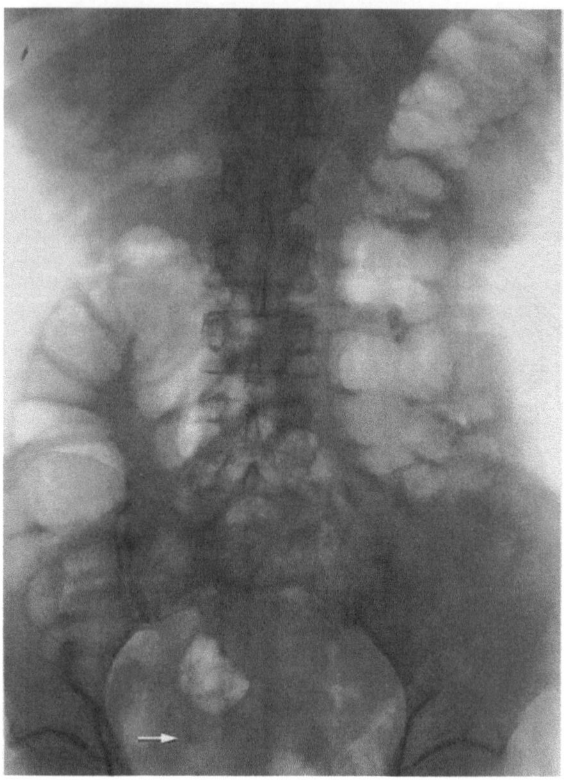

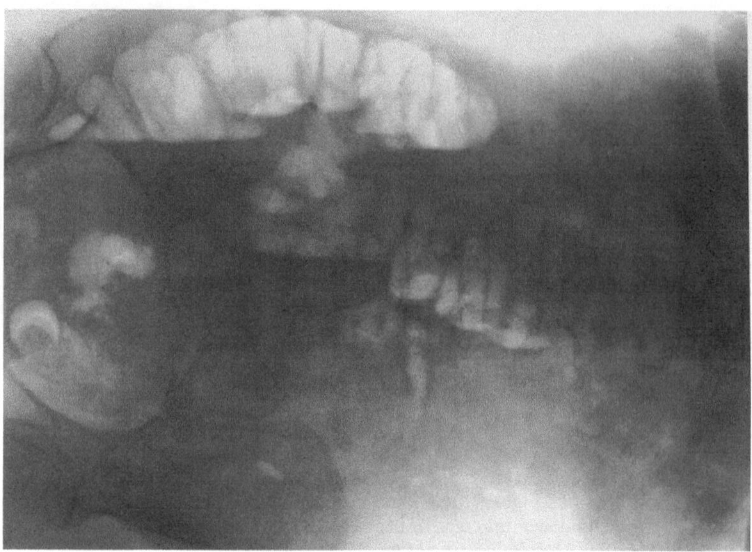

Abb. 59a, b. Retroperitonealer Prozeß: Ureterstein rechts prävesikal (→). Isolierte Kolonblähung mit Spiegeln

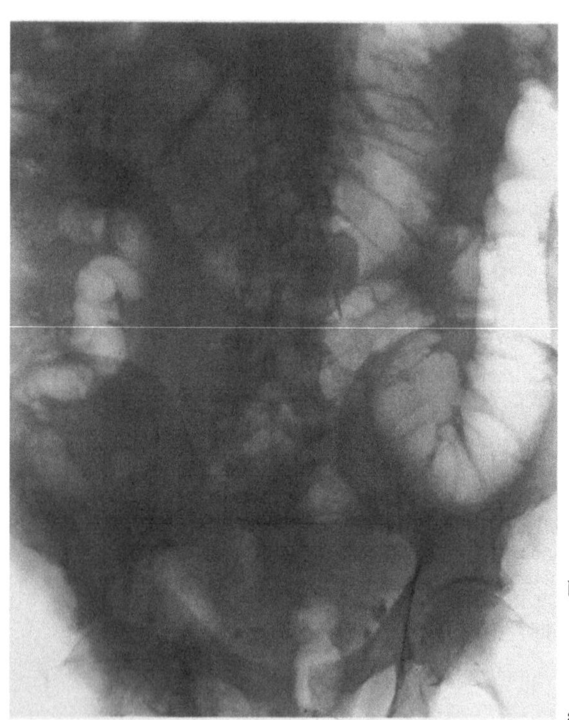

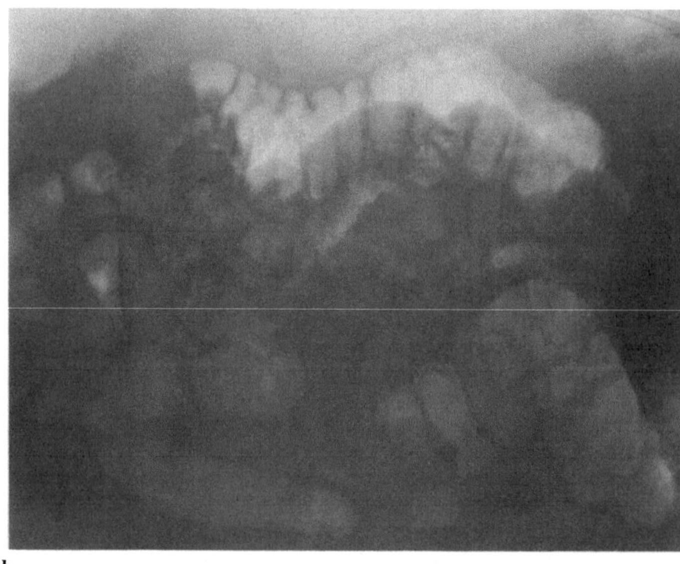

Abb. 60a–c. Retroperitonealer Prozeß: **a** akuter Harnstau bei Prostata-Karzinom. Isolierte Kolonblähung mit Spiegeln. **b** Anhebung des Blasenbodens durch den expansiven Pankreasprozeß. **c** Metastasen im Becken rechts (↑)

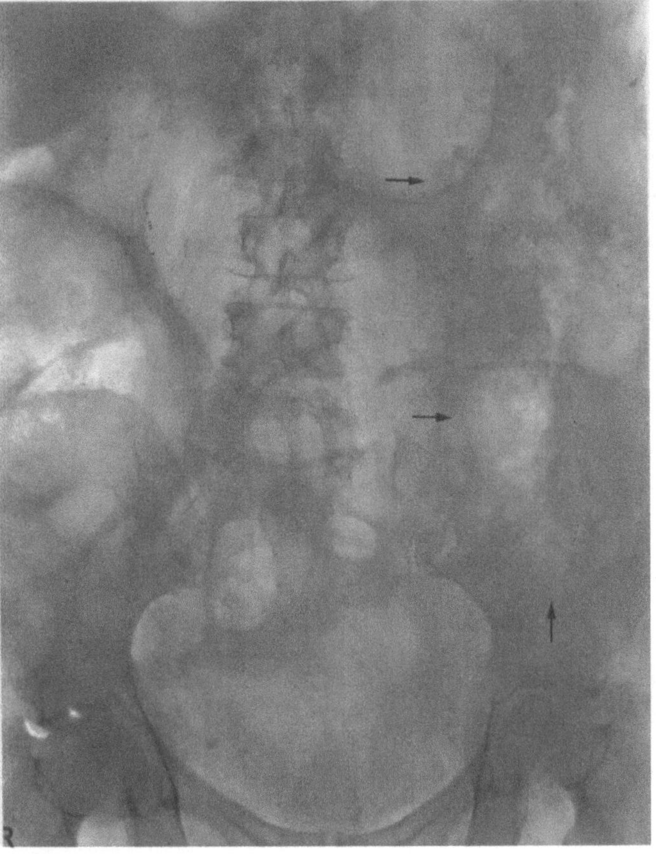

△
Abb. 61. Retroperitonealer Prozeß: Riesiger perinephritischer Gasabszeß. Isolierte Kolonblähung mit Spiegeln

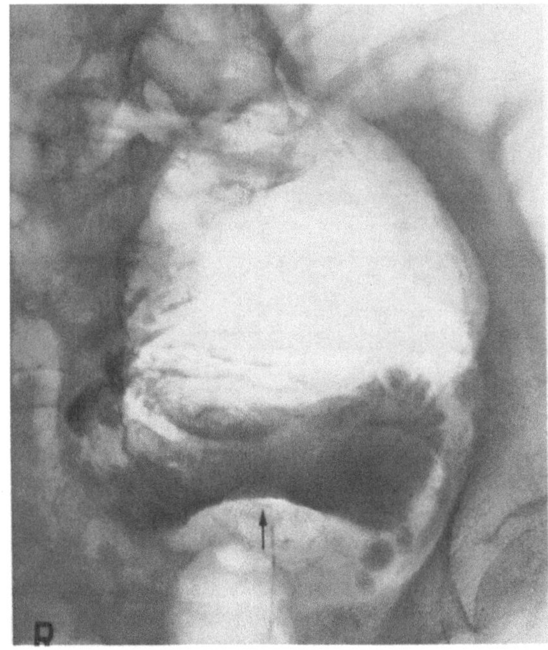

Abb. 60c

Niere mit Perirenalraum spielen ebenfalls zahlenmäßig eine große Rolle: der perirenale Gasabszeß bei Pyelonephritis und Steinniere (Abb. 61) sowie die Blutung bei Trauma (Abb. 62). Nierenzerreißungen, Abrisse der Nierenarterie, von Pol- oder Segmentarterien machen Blutungen in den Perirenalraum, der seinerseits als große, bis zum Beckenkamm unten reichende kugelige Verschattung zur Darstellung kommen kann.

Die basale Pleuritis bzw. Pleuropneumonie kann als quasi retroperitonealer Prozeß die gleiche Kolonblähung machen (Abb. 63). Allerdings hat man den Eindruck, daß die gleiche Dünn- und Dickdarmblähung bei Pneumonie auch i.S. des extraabdominellen Ileus vorkommt, wahrscheinlich über eine zentrale Lähmung (s. Abschn. 2.4 extraabdomineller Ileus).

Die Häufigkeit der akuten Pankreatitis ist erst mit Sonographie und CT allgemein bekannt geworden. In unserem Material spielte sie immer schon eine bedeutende Rolle, die früher in Ermangelung direkter

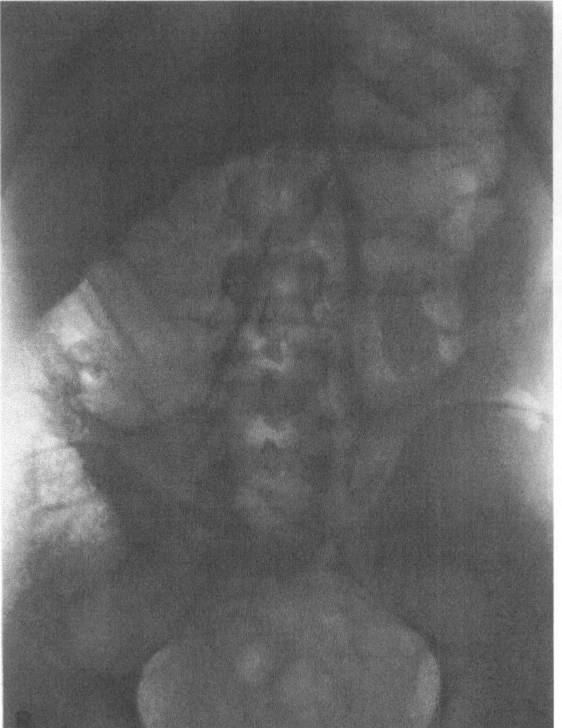

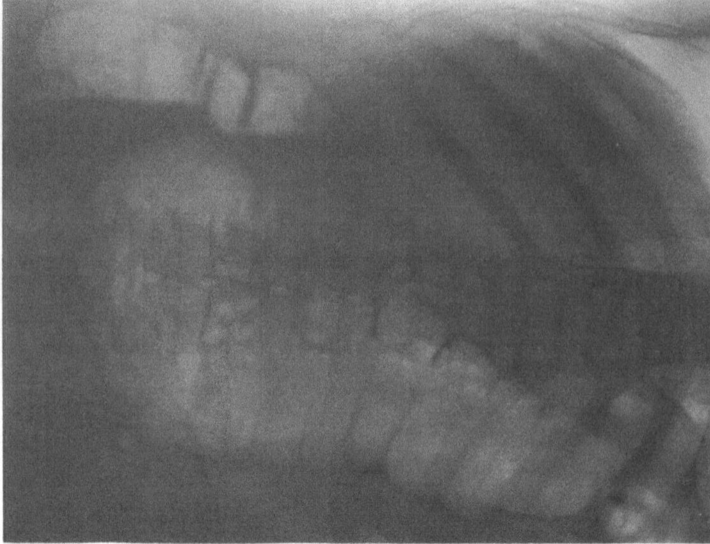

b

a

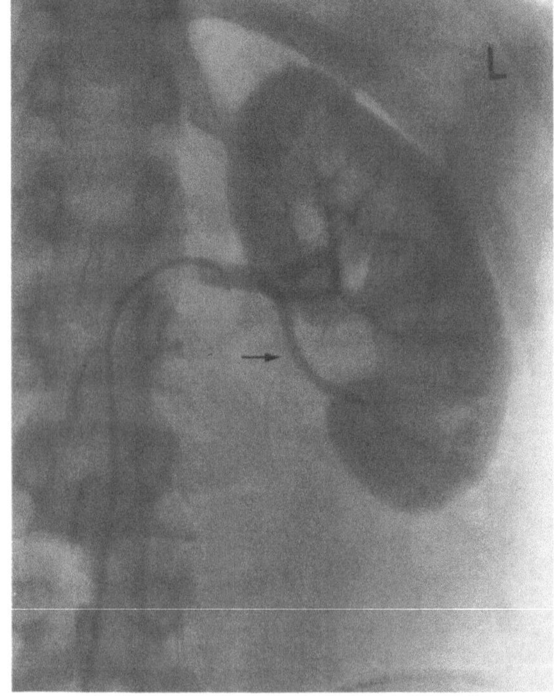

c

Abb. 62a–c. Retroperitonealer Prozeß: Flankentrauma links
mit Abriß des unteren Nierenpols und Blutung in den Perirenalraum. Isolierte Kolonblähung mit Spiegeln

Nachweismethoden oft nicht von den Klinikern akzeptiert wurde (Abb. 64). Die isolierte Kolonblähung
ist nicht nur Zeichen der allgemeinen Reaktion auf
den akuten retroperitonealen Prozeß, sondern auch
oft Folge des Übergreifens der Pankreasenzyme auf
das retroperitoneale Colon ascendens und descendens
sowie über das Mesokolon auf das Querkolon. Der
Weg der Enzyme und die sich daraus ergebenden Veränderungen an der kaudalen Kontur des Querkolons
sowie an der hinteren inneren Wand von Colon ascendens und descendens ist in den Abb. 57, 58 und 65
dargestellt.

Das *Duodenum*, das von D2 bis D4 retroperitoneal
verläuft, bildet einen diagnostischen Spiegel für alle
akuten retroperitonealen Prozesse in Höhe der Pankreasloge. Sie führen zu einer Duodenalatonie, die
sich auf der Aufnahme in linker Seitenlage eindrucksvoll darstellt, sofern Gas im Magen ist und dies in
linker Seitenlage aus dem Magen in das Duodenum
übertreten kann. Ist der Magen gasleer, gibt man vor
der Röntgenuntersuchung dem Patienten gasbildende
Substanzen.

Während die *Dickdarmblähung* nach Ausschluß
koloneigener Ursachen das allgemeine Leitsymptom
des retroperitonealen Prozesses ist, dominiert das
Duodenum als Leitsymptom, wenn der Prozeß in

Höhe der Pankreasloge liegt oder direkt auf die Duodenalwand übergreift, etwa bei der akuten Pankreatitis oder Pankreasblutung. Dehnt diese sich auf den
weiteren Retroperitonealraum aus, findet man Dickdarmblähung und Duodenalblähung nebeneinander
(Abb. 66).

Vorgeschichte (fettreiche Mahlzeit, Alkoholge-
nuß) und klinische Symptomatologie weisen bei der
Duodenalblähung sofort auf die akute Pankreatitis
hin, erst recht bei gleichzeitiger Kolonblähung.

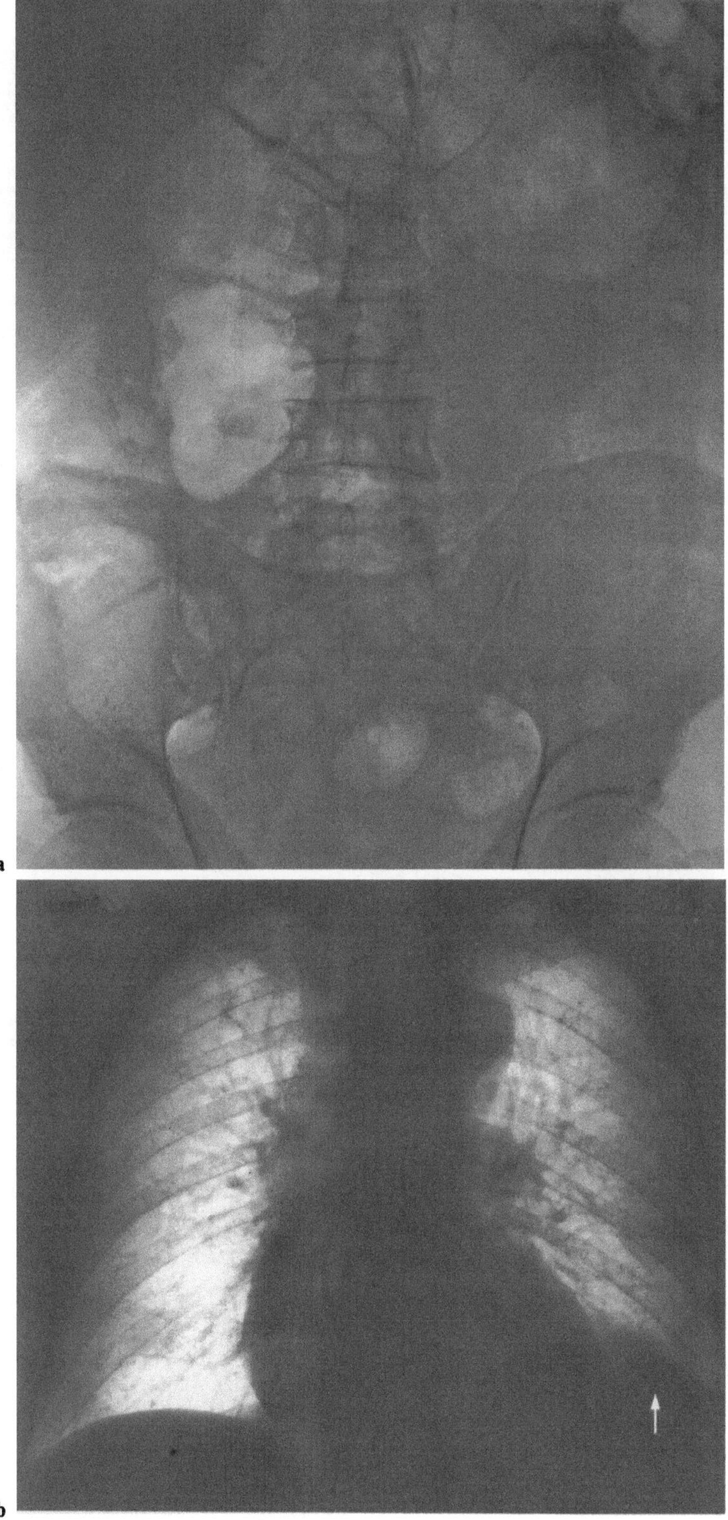

Abb. 63a, b. Retroperitonealer Prozeß: basale Pleuropneumonie links (↑). Isolierte Kolonblähung mit Spiegeln

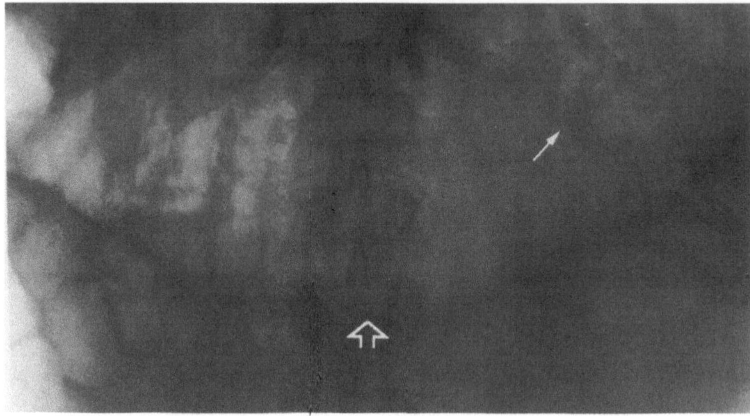

Abb. 64. Retroperitonealer Prozeß: hämorrhagisch-nekrotisierende Pankreatitis mit Gasabszeß im vorderen Pararenalraum links (↗). Extreme Kolonblähung (↤)

Die akute Pankreatitis hat insbesondere in ihrer hämorrhagisch-nekrotisierenden Form die erwähnten Möglichkeiten, die in Tabelle 21 aufgeführt sind und deren röntgenologische Bilder in Abb. 74 schematisiert zusammengefaßt sind.

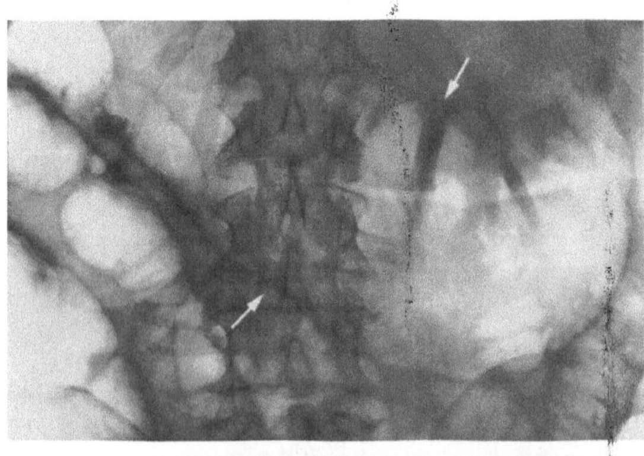

a

b

Abb. 65a, b. Retroperitonealer Prozeß: **a** hämorrhagisch-nekrotisierende Pankreatitis. Arrosion der unteren Wand des Colon transversum durch Pankreasenzyme (↑). **b** Verlust der typischen Haustrierung

Tabelle 21. Entwicklungsreihe: Pankreatitis

Leitsymptom:
1. Duodenalblähung, 2. Kolonblähung,
3. (Dünndarmblähung)

Retroperitoneal	→ Duodenum
	→ Mesokolon-Querkolon
	(– Mediastinum
	– Dünndarm)
	– Colon ascendens und descendens
	(→ Mediastinum)
	Flüssigkeit/Blut/Gasabszeß
Intraperitoneal aus Bursa omentalis	Diffuse Peritonitis Flüssigkeit/Blut

Differentialdiagnose – Spiegel ileozäkal	– Yersiniose mit Lymphadenitis mesenterialis
	– Adnexitis
	– Pankreasblutung bei stumpfem Bauchtrauma

Die dabei vorhandene Duodenalblähung kann ohne auffällige Wandverdickung sein. Bei Entwicklung von Pseudozysten im Pankreaskopf findet man Impressionen an der inneren Duodenalkontur (Doppelkontur), die sich mit Zunahme der Zystengröße erkennbar verändern (Abb. 67).

Gasabszesse im Retroperitonealraum sind nicht selten. Man findet sie weniger in der Pankreasloge selbst, wo sie von Wirbelsäule und Querdarm bzw. Magen überlagert sind, sondern mehr im rechten oder linken Oberbauch (Abb. 68).

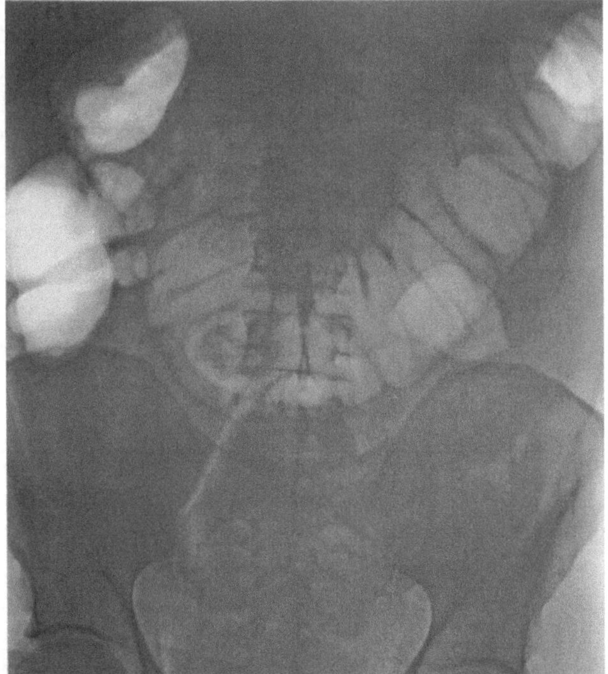

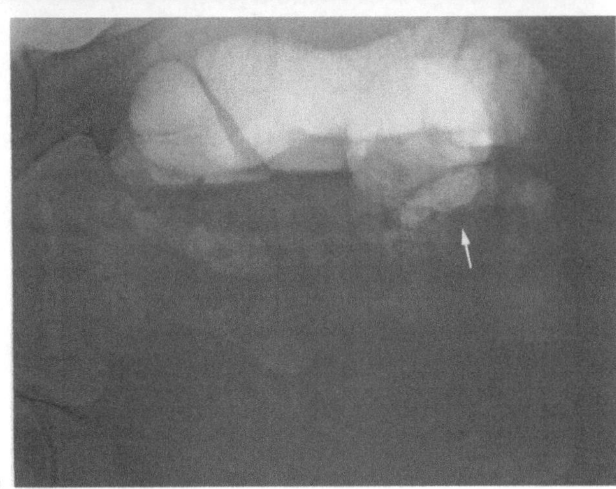

Abb. 66a, b. Retroperitonealer Prozeß: hämorrhagisch-nekrotisierende Pankreatitis mit Blähung von Kolon und Duodenum (↑)

Der pankreatitische Prozeß kann so aggressiv auf das Duodenum übergreifen, daß es zum Duodenalverschluß kommt (Abb. 69). Die aggressive Tendenz der bei der Zerstörung des Pankreas freiwerdenden Enzyme, die nach dorsal durch die Gerotafaszie des Perirenalraums bis in den hinteren Pararenalraum, ins Mediastinum oder nach kaudal bis zum Leistenbereich durchbrechen können, ist extrem stark. Brechen die Enzyme nach ventral in die Bursa omentalis durch, kommt es zur chemischen Peritonitis. Damit ändert sich das klinische wie röntgenologische Bild. Klinisch werden als Zeichen der diffusen Peritonitis der brettharte Bauch (diffuse Défense), die Schocksymptomatik mit Puls über 100/min sowie Totenstille als Zeichen der Dünndarmlähmung auftreten. Röntgenologisch tritt zur Duodenalatonie die Dünndarmblähung, evtl. mit Dickdarmblähung.

CT und Sonographie geben einen direkten Einblick in Form und Ausdehnung des Prozesses. Kommt es zur Ergußbildung im vorderen Pararenalraum, tritt im Röntgenbild das Symptom der sog. „Nierencorona" auf, während der Erguß im CT direkt zu sehen ist (s. Abb. 11).

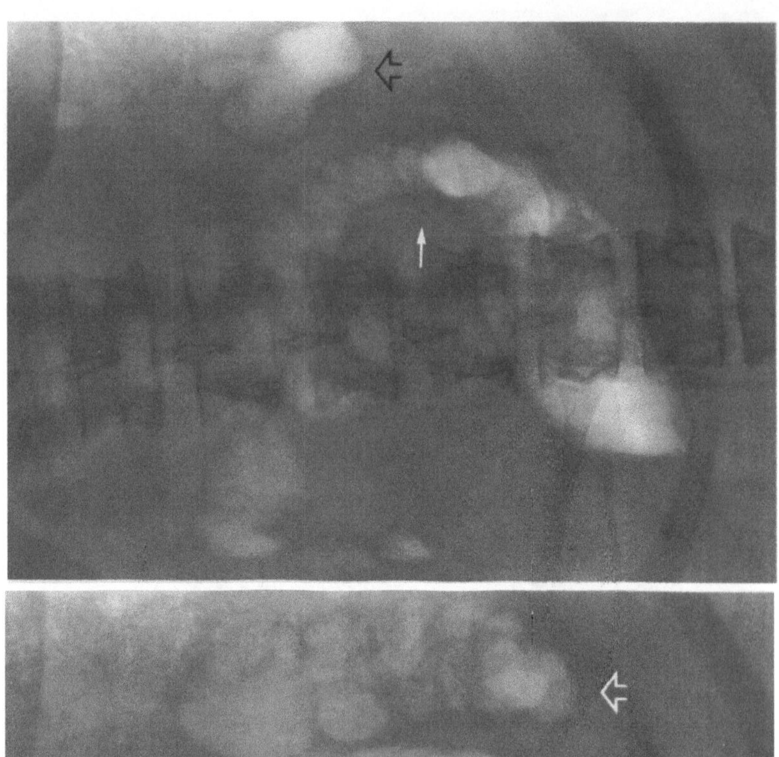

Abb. 67a, b. Retroperitonealer Prozeß: akute Pankreatitis mit Bildung einer Pseudozyste im Pankreaskopf. **a** Duodenalblähung nach Gabe von Gasbildnern (↑). Glättung der Innenkontur des Duodenums durch expansiven Prozeß bei D 2. **b** 24 h später starke Zunahme der Ausweitung des Duodenalknies mit bikonkaver Impression bei D 2/3 durch eine sich schnell vergrößernde Pseudozyste. Kolonblähung (φ)

Neben den Prozessen im weiteren Bereich der Pankreasloge tritt die *Duodenalblähung* als Symptom von Prozessen auf, die sich im Mittel-Unterbauch entwickeln.

Die *Lymphadenitis mesenterialis* ist eine abszedierende retikuläre Lymphadenitis, die bei Kindern und Jugendlichen durch Infektion mit Yersinia pseudotuberculosis auftritt, bei Erwachsenen in Form der Yersinia enterocolitica (s. Kap. 2.5.1). Auch Adenoviren und Toxoplasmen sind gelegentlich nachgewiesen worden. Ihr Nachweis gelingt mittels Seroagglutination, Komplementbildungsreaktion, Immunfluoreszenz oder intradermale Reaktion in einem großen Teil der Fälle.

Die klinische Symptomatologie besteht bei der akuten bis chronischen (nicht septischen) Form aus einer Temperatursteigerung bis etwa 38° C, einem lokalen Druckschmerz im rechten Unterbauch und uncharakteristischen Beschwerden wie gesteigerte Peristaltik und unklares Schmerzgefühl. Röntgenologisch findet man eine stark geschwollene Schleimhaut in

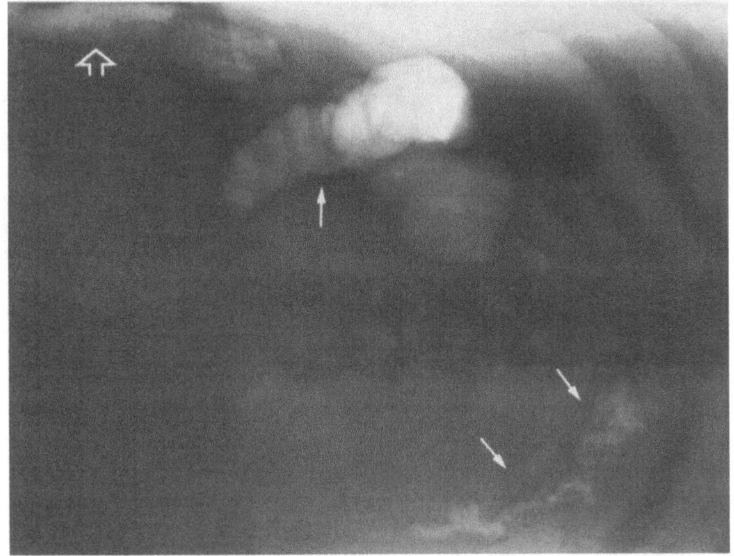

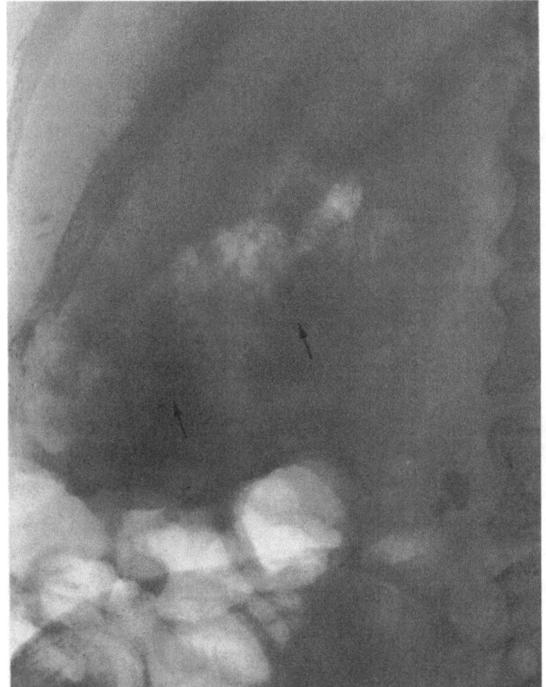

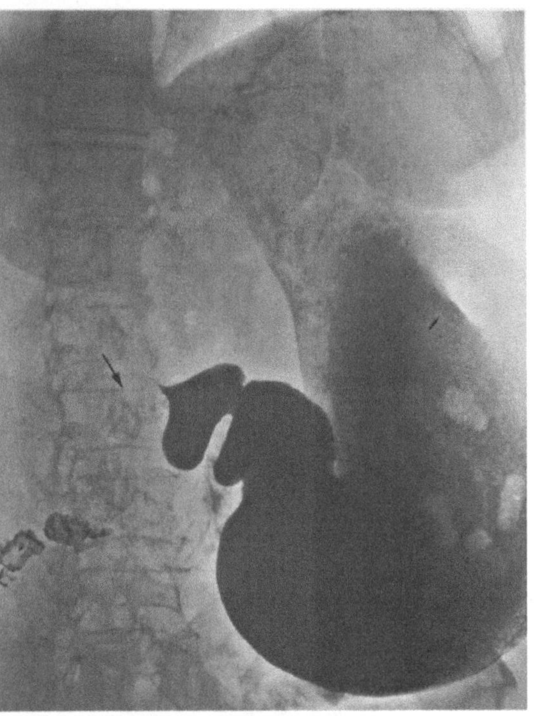

Abb. 68a, b. Retroperitonealer Prozeß: hämorrhagisch-nekrotisierende Pankreatitis mit Gasabszeß. **a** Patient mit Gasabszeß im vorderen Pararenalraum links. Duodenalblähung (↑), Gasabszeß (↑↑), Kolonblähung mit Spiegeln (⟀). **b** Patient mit Gasabszeß im vorderen Pararenalraum rechts

Abb. 69. Retroperitonealer Prozeß: Duodenalstenose bei hämorrhagisch-nekrotisierender Pankreatitis durch Übergreifen der Enzyme und des Gasabszesses auf das Duodenum (↓) Ektasie des Magens (Patient von Abb. 68a)

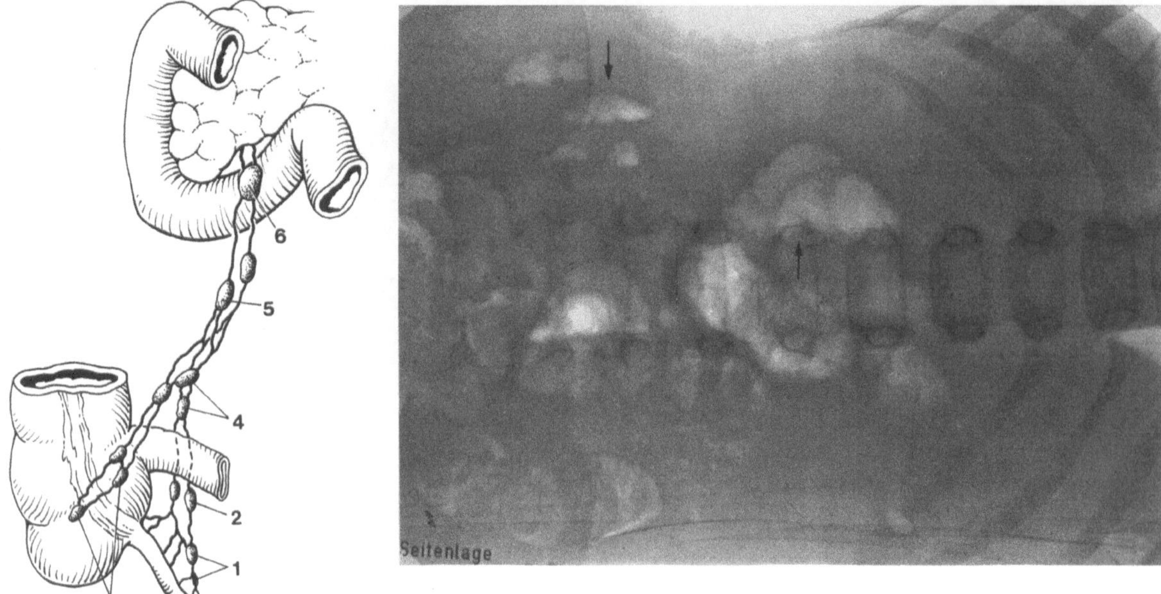

Abb. 70. Befallene Lymphknotenkette bei Yersiniose (Aus Tuchel [120]). *1* Lymphknoten an Appendix und Mesenteriolum, *2* subileale Lymphknoten, *3* präzäkale Lymphknoten, *4* ileozäkale Lymphknoten (primärer Zusammenfluß), *5* mesenteriale Lymphknoten (sekundärer Zusammenfluß), *6* präduodeno-pankreatische Lymphknoten

Abb. 71. Lymphadenitis mesenterialis: ausgeprägte Duodenalatonie (↑) und Dünndarmspiegel ileozäkal (↓) bei Yersiniose. Bei Operation pflaumengroße Lymphknoten am Mesenterialstiel vom Appendixbereich bis zur Pankreasloge. Appendix selbst unauffällig. Wand der letzten Ileumschlinge sulzig geschwollen

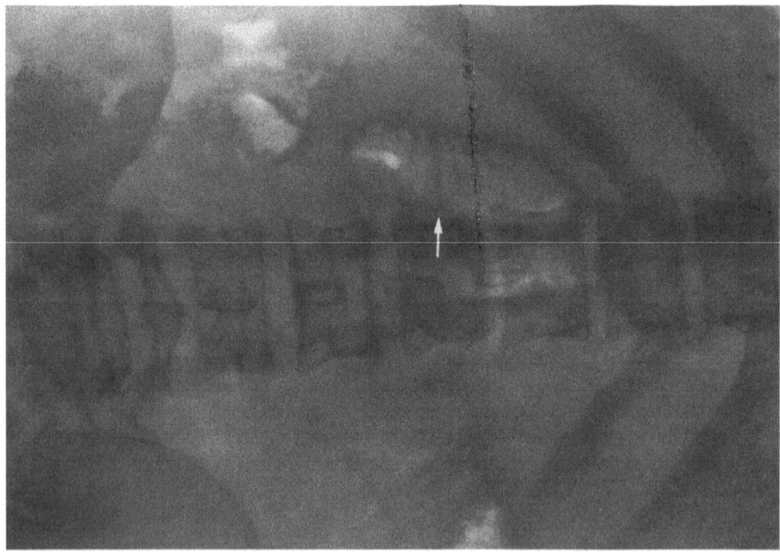

Abb. 72. Retroperitonealer Prozeß: stumpfes Rückentrauma mit Abriß des Seitenfortsatzes von L1 links mit Blutung in den Retroperitonealraum, Duodenalblähung (↑)

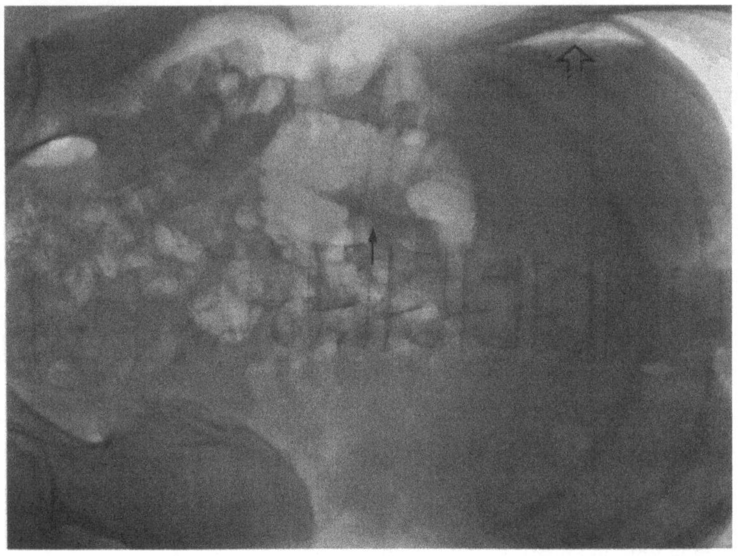

△
Abb. 73. Doppelulkus am Bulbus duodeni. Perforation des ventralen Ulkus in die freie Bauchhöhle (Gas über der Leber ↶), Penetration des dorsalen Ulkus in den Pankreaskopf mit Pankreatitis (Duodenalblähung) (↑)

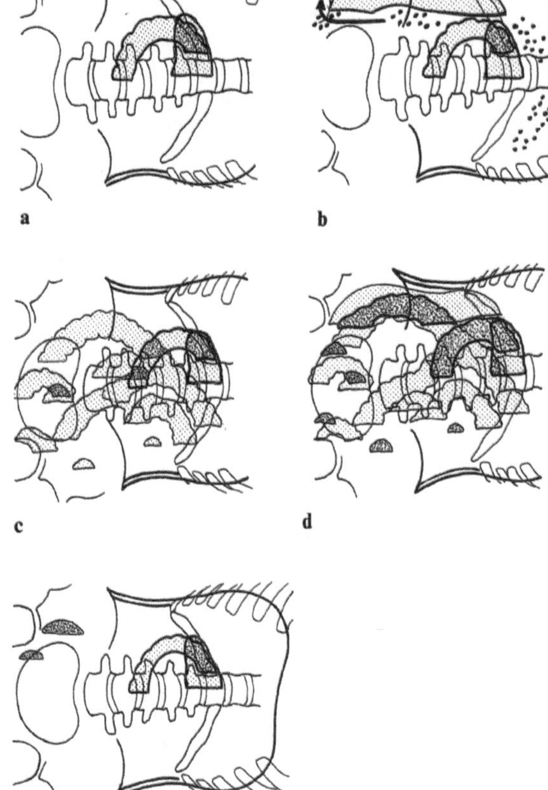

Abb. 74a–e. Übersicht über die Röntgensymptomatologie bei retroperitonealem Prozeß im Oberbauch. **a** Duodenalatonie isoliert. – Pancreatitis acuta. – retroperitoneales Hämatom in Höhe der Pankreasloge/im Pankreas. – Penetration eines Ulcus duodeni an der Hinterwand in den Pankreaskopf. **b** Duodenalatonie mit Kolonblähung. – hämorrhagisch-nekrotisierende Pankreatitis (Enzymausbreitung retroperitoneal und in das Mesokolon). – Retroperitoneales Hämatom in Pankreasloge. – Lage der Gasabszesse im vorderen Pararenalraum bei Pankreatitis. Entwicklung nach kaudal, in den hinteren Pararenalraum nach lateral umbiegend. **c** Duodenalatonie mit Dünndarmblähung. – Pankreatitis mit Enzymstreuung in das Mesenterium. – Pankreatitis mit Enzymstreuung in die freie Bauchhöhle. **d** Duodenalatonie mit Kolon-Dünndarmblähung. – akute Pankreatitis mit retroperitonealer und intraperitonealer Ausbreitung der Enzyme und Blutung. – verseifte Stippchen auf dem Peritoneum. **e** Duodenalatonie und Einzelspiegel im rechten Mittel-Unterbauch, – Lymphadenitis mesenterialis (abszedierende retikuläre Lymphadenitis durch Yersinia pseudotuberculosis/entero-colitica). – phlegmonös-eitrige Appendizitis. – Adnexitis?

der letzten Ileumschlinge ohne Distanzierung der Nachbarschlingen und ohne Stenosierungen. Eine Verwechslung mit der Enteritis Crohn ist ebensowenig möglich wie eine solche mit der nodulären lymphoiden Hyperplasie.

Anlaß für die Operation ist gewöhnlich die Annahme einer Appendizitis.

Wie nach der Röntgenuntersuchung schon zu erwarten, findet der Chirurg eine ödematös-sulzig veränderte letzte Ileumschlinge mit Zäkum und eine enorme Vergrößerung der Lymphknoten entlang dem Mesenterialansatz bis zur Pankreasloge hin (Abb. 70). Bei der Hälfte unserer Patienten bestand neben der Lymphadenitis mesenterialis auch eine Appendizitis.

Auf der Leeraufnahme in 2 Ebenen ist die Duodenalblähung dominant, daneben finden sich häufig Dünndarmspiegel ileozäkal oder diffus im Mittel-Unterbauch (Abb. 71).

Eine Erklärung für die Duodenalatonie bei der Lymphadenitis haben wir bislang nicht. Eine toxische Reaktion des Pankreas auf die schwer entzündlich veränderten Lymphknoten in der Pankreasloge ist denkbar. Auch bei der *Adnexitis* tritt die Duodenalatonie in unserem Material häufig auf, ohne daß wir dafür eine Erklärung haben. Vielleicht liegt hier eine ähnliche Beziehung von Lymphabflußwegen und Pankreasloge wie bei der Lymphadenitis vor.

Blutungen in den Retroperitonealraum entstehen bei allen Wirbelfrakturen und Seitenfortsatzabrissen (Abb. 72). Auch die Penetration des Ulcus duodeni an der Hinterwand oder postbulbär in den Pankreaskopf führt über eine Kopfpankreatitis zur Duodenalatonie (Abb. 73). Die Formen des retroperitonealen Prozesses im Oberbauch sind in Abb. 74 aufgeführt.

Tabelle 22. Extraabdominelle Erkrankung: Kolonblähung (+Dünndarmblähung)

Zentrale Lähmung
- Stoffwechselstörung
  - Diabetische Azidose
  - Azotämisches Erbrechen
  - Hepatisches/urämisches Koma
  - Salzmangelsyndrom der Leber
- Schlafmittelvergiftung
- Apoplexie
- Schädel-Hirntrauma

Lähmung der regulatorischen Nerven
- Neuroplegika
- Operation an Ösophagus und Wirbelsäule (BWS)

Störung der neuromuskulären Übertragung
- Kalium-Mangel

Akuter Blutrückstau in die Darmgefäße
- Akute Portalthrombose bei portaler Hypertension
- Akutes Rechts-Herz-Versagen

2.4 Extraabdominelle Erkrankungen

Dazu gehören alle Affektionen, die auf irgendeine Weise auf den Darmtonus einwirken können (Tabelle 22). Im Vordergrund steht die ausgeprägte *Dickdarmblähung*, daneben gewöhnlich auch eine *Dünndarmblähung*, beide mit Spiegelbildung. Das Bild ist meist ungewöhnlich eindrucksvoll und erweckt wegen seiner vielen Spiegel in Dünn- und Dickdarm im ersten Augenblick den Eindruck eines schweren Bauchbefundes.

Der klinische Befund wechselt auch hier je nach Primärkrankheit. Im typischen Fall finden sich:

Extraabdominelle Erkrankungen
- Weiche Bauchdecken.
- Kein Druckschmerz.
- Puls normal bis erhöht.
- Geräusche herabgesetzt oder gar fehlend.

Da die gemeinsame Blähung von Dünn- und Dickdarm mit Spiegelbildung dem Bild der diffusen Peritonitis gleicht, ist von den klinischen Symptomen nur der Nachweis **weicher Bauchdecken und das Fehlen einer Schocksymptomatik wichtig**, da dadurch die Abgrenzung zur diffusen Peritonitis gegeben ist.

Von den in Tabelle 22 aufgeführten Ursachen ist die nach Bauchoperationen oft auftretende (relative) *Hypokaliämie* die häufigste und wichtigste. Die Abgrenzung gegenüber der diffusen Peritonitis infolge Nahtinsuffizienz ist deshalb so wichtig, weil eine Relaparotomie die Gefahren des Adhäsionsileus und eines Platzbauches herausfordert. *Der Nachweis weicher Bauchdecken und die normale Pulsfrequenz erlauben ebenso den Ausschluß der diffusen Peritonitis wie der röntgenologische Befund der gleichzeitigen Dünn- und Dickdarmblähung den Ausschluß des mechanischen Dünndarmverschlusses erlaubt* (Abb. 75).

Bei den anderen extraabdominellen Erkrankungen weisen Anamnese und klinische Parameter auf die richtige Ursache hin (Abb. 76, 77). Eine Sonderstellung nimmt der akute Blutrückstau in den Darm ein. *Bei Rechts-Herzinsuffizienz* findet man eine Blutüberfüllung der Darmgefäße mit Atonie des Darmes und entsprechender Gasblähung (Abb. 78). Die Darmkontur bleibt dabei unauffällig, da kein Ödem der Darmwand auftritt. Bei *akuter Portalthrombose* im Rahmen einer portalen Hypertension mit Varizenblutung dagegen erfolgt der Rückstau schlagartig und das Ödem der Darmwand ist ausgeprägt, leicht erkennbar an der Distanzierung der Schlingen und den „Fingerabdrücken" (thumb prints). Im Laufe von Stunden eröffnen sich aber zahlreiche Kollateralen zur V. cava inferior hin, und der akute Bauchzustand mit extremer Gasblähung des Darmes verschwindet mit Einsetzen der Peristaltik wieder (Abb. 42). Entwickelt sich die akute Portalthrombose aber aus einer

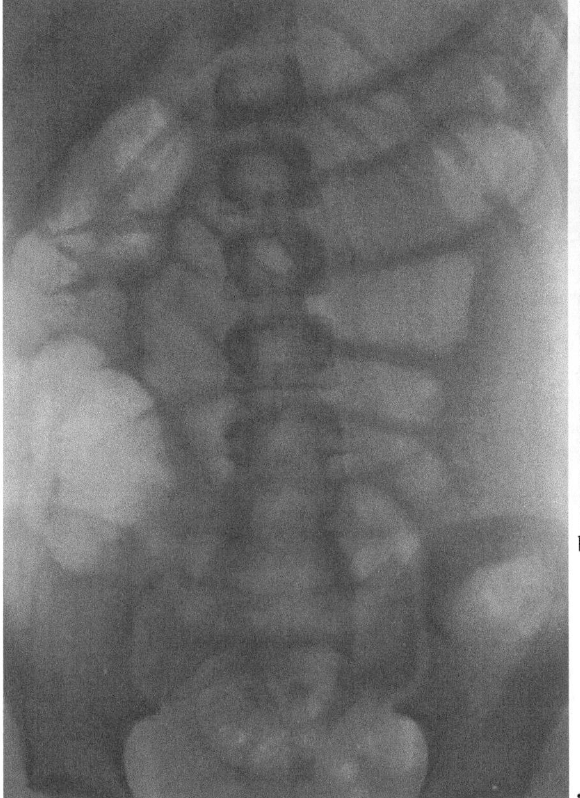

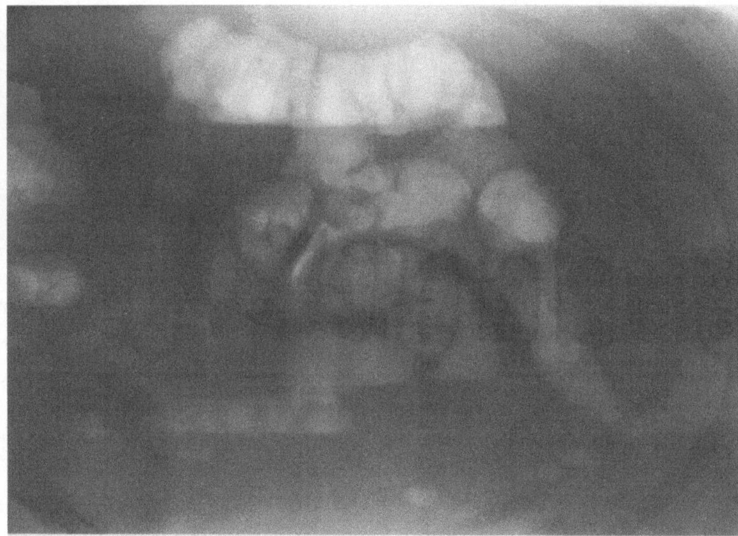

b

Abb. 75a, b. Relative Hypokaliämie nach Operation. Dünn-
und Dickdarmblähung mit Spiegeln. Leichte Distanzierung
der Dünndarmschlingen durch entzündlichen Aszites. Weiche Bauchdecken, keine Schocksymptomatik

a

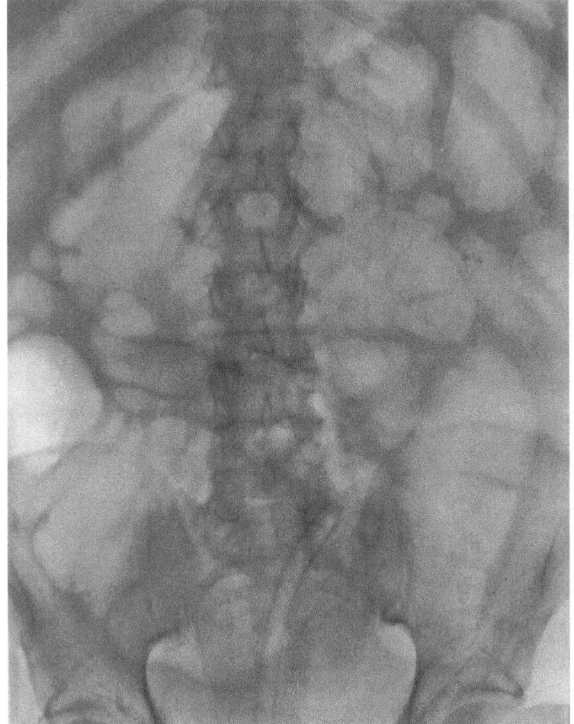

a

Abb. 76a, b. Nierenversagen mit Urämie bei polytraumati-
siertem Patienten. Zustand nach Resektion des Pankreas-
schwanzes und Milzexstirpation. Dünn- und Dickdarmblähung mit Spiegeln. Weiche Bauchdecken, keine Schocksymptomatik

b

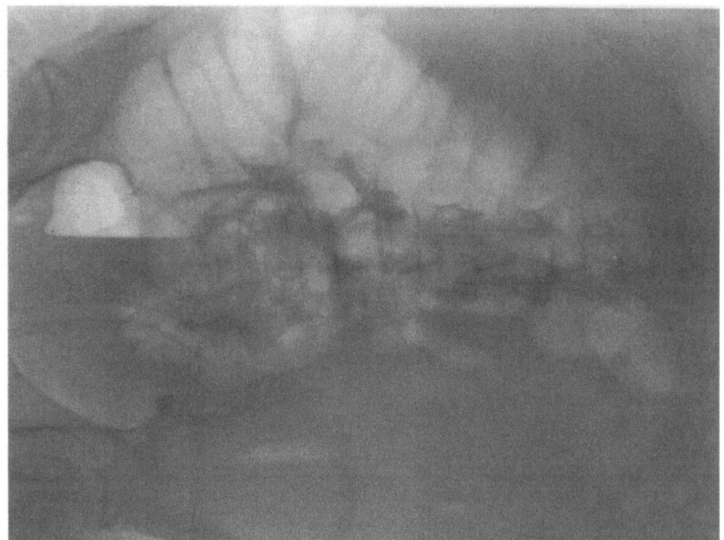

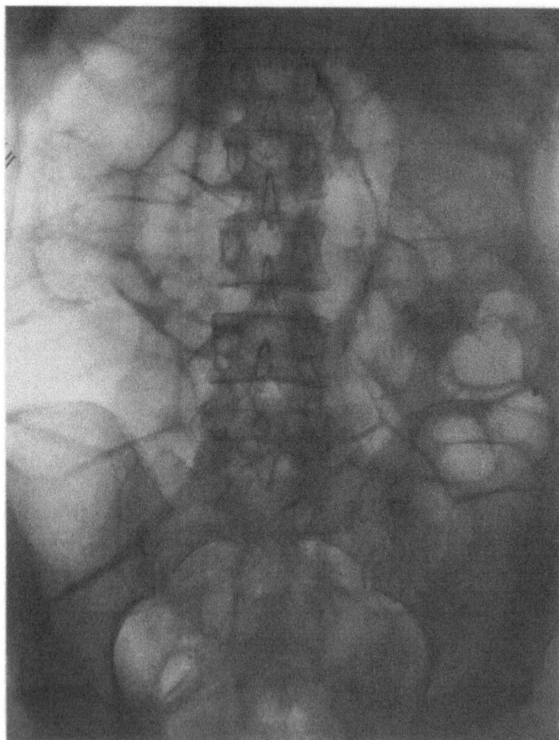

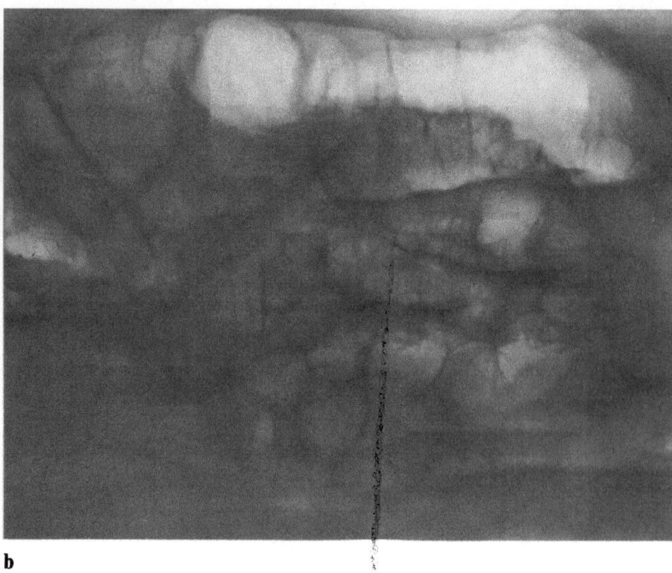

Abb. 77a, b. Zentrale Lähmung bei Schlafmittelvergiftung. Dünn- und Dickdarmblähung mit Spiegeln. Weiche Bauchdecken, keine Schocksymptomatik

Abb. 78a–c. Akute Rechts-Herzinsuffizienz bei Mitralvitium mit starker Leberschwellung (→). Vorzugsweise Kolonblähung, etwas Dünndarmblähung mit Spiegeln. Weiche Bauchdecken, keine Schocksymptomatik

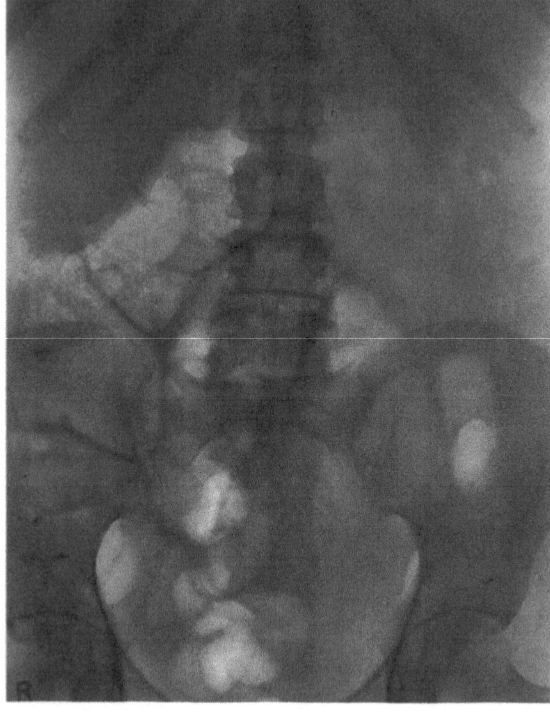

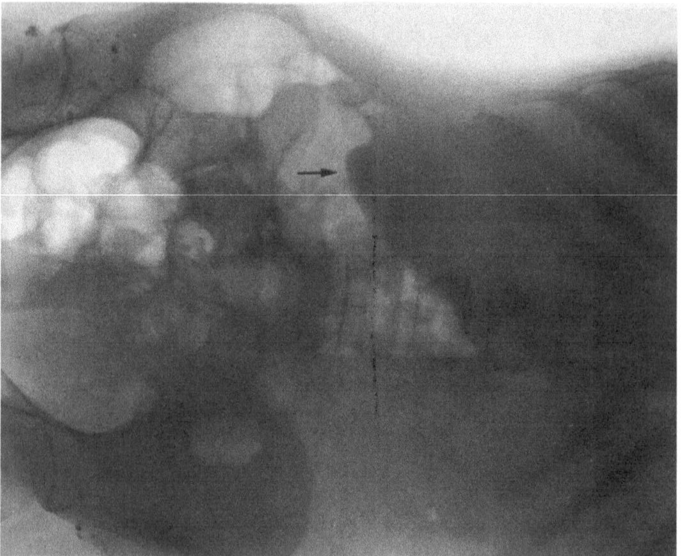

Thrombose der V. mesenterica superior, kommt es gewöhnlich zur schweren Darmgangrän mit entsprechenden Wandveränderungen im Stromgebiet der V. mesenterica superior.

2.5 Entzündung

Klinisches Leitsymptom der umschriebenen parietalen Peritonitis ist die lokale Défense. Daneben sind Fieber und Pulserhöhung zu erwarten, evtl. ist ein entzündlicher Tumor tastbar.

Betrifft der entzündliche Prozeß die ganze Peritonealhöhle, tritt als Folge der diffusen parietalen Peritonitis eine diffuse Défense („brettharter Bauch") mit Lähmung der Darmperistaltik („Totenstille") und Schocksymptomatik mit einer Pulsfrequenz von > 100/min auf (Tabelle 23).

Der diffuse *retroperitoneale* entzündliche Prozeß, der sich aus einem nach dorsal perforierten Divertikel oder einem Kolonriß entwickelt, hat ein gänzlich anderes Gesicht.

Einige Tage lang sind die subjektiven Beschwerden gering, und es fehlen Warnsignale wie auffällige Temperaturerhöhungen oder Hinweise auf einen peritonitischen Prozeß in Form der Défense der Bauchdecken, des Verschwindens der Darmgeräusche und des Auftretens einer Schocksymptomatik.

Im Röntgenbild verschwinden die typischen retroperitonealen Strukturen. Meist am 4. Tag bricht der Prozeß in die freie Bauchhöhle durch und ist einer chirurgischen Therapie nicht mehr zugänglich.

Beim entzündlichen intraperitonealen Prozeß ändert sich das *Röntgenbild* mit der Lage des entzündlichen Herdes zum Darm hin. Liegt er dem Dünndarm an, ist dieser gebläht und zeigt Spiegelbildungen. In gleicher Weise reagiert der Dickdarm. Beide können gemeinsam betroffen sein, wenn der Prozeß sich ausbreitet.

Die *klinische Symptomatik* wechselt, insofern die Entzündung in Hohlorganen einer typischen Symptomensequenz folgt.

Typisches Beispiel dessen ist die Symptomensequenz bei Appendicitis acuta: Obstruktion der Appendix → Widerstandsperistaltik (Viszeralschmerz, vegetative Symptome) → Aufstau mit Entzündungsfolge → Übergreifen der Entzündung auf das Mesenteriolum oder das benachbarte Peritoneum parietale (somatischer Schmerz, lokale Défense). Diese Sequenz läuft ebenfalls bei der Cholezystitis ab, nicht aber bei der Divertikulitis oder der Adnexitis.

Tabelle 23. Entzündlicher Prozeß: lokale Gasblähung (Dünn- oder Dickdarm

Lokale Défense
Geräusche uncharakteristisch, Fieber, keine Schocksymptome

– Appendizitis	● intraperitoneal ● Empyem
	● Perityphlitis
	● Abszedierung
	● Retrokolischer Abszeß
– Pyovar o.ä.	
– Divertikulitis	● Abszeß
– Cholezystitis	● Hydrops
	● Empyem
	● Pericholezystitis
	● Subhepatitischer/subphrenischer Abszeß
	● *DD* hochgeschlagene Appendix

Diffuse Défense
Keine Geräusche, Schocksymptom (Puls > 100/min)

– Perforation	● Gallenblase
	● Magen-Darmkanal
	– Ulkus
	– Tumor
	– Gangrän
	● Echinokokkus
– enzymogen	● hämorrhagisch-nekrotisierende Pankreatitis
– lympho-hämatogen	
– Übergang einer lokalen Peritonitis in diffuse	
– Hämaskos (infiz.)	

Merke: Topographische Beziehungen und Entwicklungsgrad der Entzündung bedenken!

c

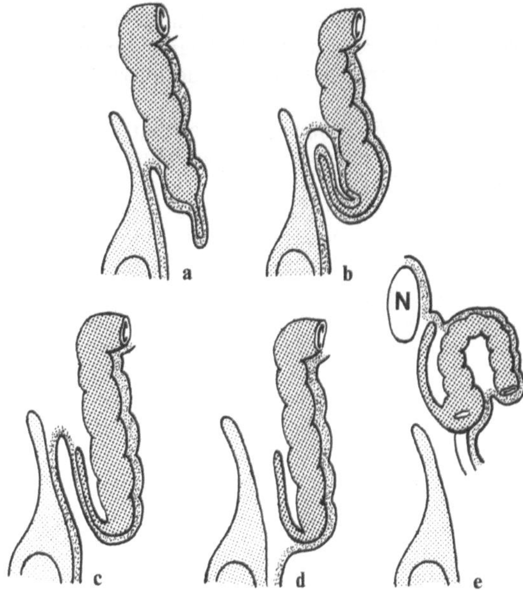

Abb. 79a–e. Formen der Appendixlage und des peritonealen Überzugs (Aus MEYERS u. OLIPHANT [72]). **a** Intraperitoneale, in das Becken hereinreichende Appendix, **b** intraperitoneal retrozäkal hochgeschlagene Appendix. **c** extraperitoneale retrozäkal hochgeschlagene Appendix mit vorhandener parakolischer Rinne, **d** extraperitoneale retrozäkal hochgeschlagene Appendix, **e** extraperitoneale retrozäkal hochgeschlagene Appendix, die rechts bis unter die Leber reicht und vor der Niere gelegen ist bei subhepatischem Zäkum, extraperitoneale Mündung des terminalen Ileum in das Zäkum von dorsal

2.5.1 Lokale Entzündung

Zu ihr zählen die typischen Entzündungen des Abdomens wie Appendizitis, Divertikulitis, Cholezystitis und Adnexitis. Abszedierungen bei M. Crohn und anderen Erkrankungen kommen hinzu.

Jede dieser Entzündungen hat ihre verschiedenen Entwicklungsmöglichkeiten, die von der jeweiligen topographisch-anatomischen Voraussetzung abhängen, von der Lage zum Dünn- oder Dickdarm und der Fähigkeit des Darmes zur Begrenzung des entzündlichen Prozesses.

Bei der *Appendizitis* sind Klinik und Röntgenbild davon abhängig, ob die Appendizitis intra- oder extraperitoneal liegt (Abb. 79) und wie diese bei intraperitonealer Lage zur letzten Ileumschlinge und zum Zäkum hin liegt (Tabelle 24).

Ist die Appendix zur letzten Schlinge hochgeschlagen, wird man einzelne Dünndarmspiegel erwarten dürfen (Abb. 80). Liegt sie isoliert am Zäkumpol, sieht man einen langen Zäkum-Aszendenzspiegel (Abb. 81). Das Auftreten weiterer Spiegel im Dünndarm spricht für ein Übergreifen auf den weiteren Bauchbereich.

Taucht sie in das kleine Becken ein, entwickelt sich eine Beckenperitonitis mit einem atypischen klinischen und röntgenologischen Bild: man findet steife, offenbar von Eiter umgebene Darmschlingen mit Spiegeln, und der Finger tastet rektal einen Douglasabszeß.

Der perityphlitische Abszeß imprimiert das Zäkum (Abb. 82). Enthält er Gas, kann er lateral des

Tabelle 24. Entwicklungsreihe: Appendizitis

Form	Bauchdeckenverhalten	Geräuschkulisse	Röntgenologie
Entzündlicher Prozeß erreicht parietales Peritoneum nicht	Druckschmerz	Wechselnd	Spiegel in lokaler Gasblähung (Dünndarm/Kolon)
Parietale Peritonitis lokal	Lokale Défense	Wechselnd	Lokale Gasblähung, Dünndarm/Kolon
Abszedierung perityphlitisch	Lokale Défense	Wechselnd	Tumorförmige Impression am Zäkum, Gasabszeß medial/lateral, Kotstein, lokale Gasblähung (Dünndarm/Kolon)
Retrokolisch	Druckschmerz, tastbarer Tumor	Wechselnd	Gas lateral des Colon asc. evtl. mit Kotstein, gasgeblähtes Kolon, Zähnelung des lateralen Kolon im Kontrasteinlauf
Im kleinen Becken	Schmerzhafter Douglas Durchfälle?	Wechselnd	Fehlende Weichteilzeichnung rigide, distanzierte Dünnschlingen
Sonderfall: gemischter Ileus	Druckschmerz/lokale Défense	Hyperperistaltik durch mechanischen Verschluß	Isolierte Dünndarmblähung
Diffuse Peritonitis	Diffuse Défense (brettharter Bauch)	Totenstille	Blähung von Dünndarm und Kolon, freie Luft: Perforation

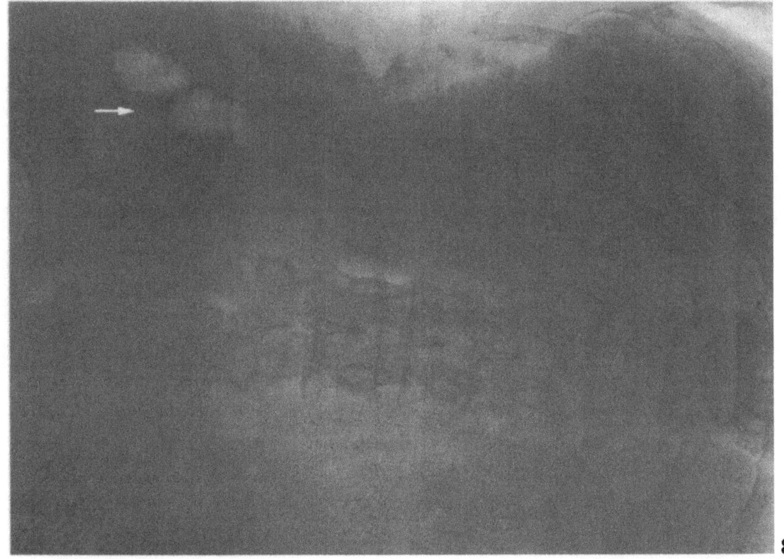

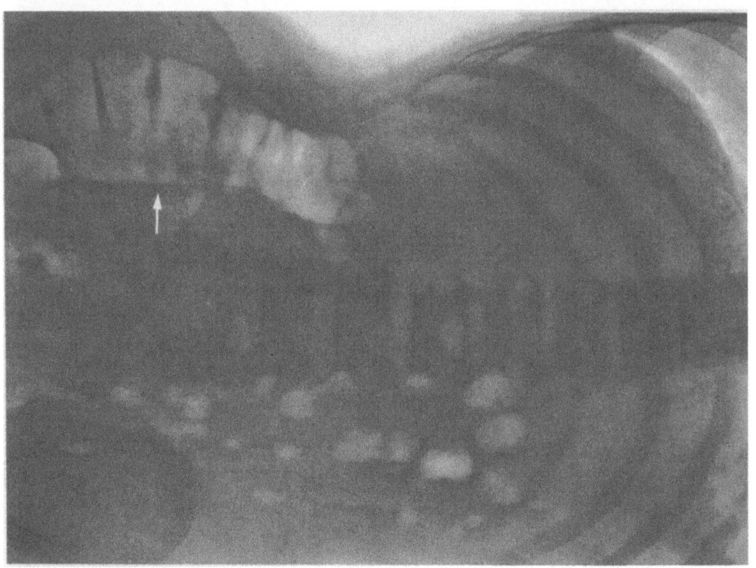

Abb. 80. Eitrige Appendizitis. Einzelspiegel ileozäkal (→).
Klinisch lokale Défense

Abb. 81. Phlegmonöse Appendizitis mit Periappendizitis.
Großer Zäkum-Aszendensspiegel (↑), mehrere Dünndarmspiegel. Klinisch lokale Défense

Zäkum und Colon ascendens erkennbar werden
(Abb. 83). Perforiert die ulzero-phlegmonöse Appendizitis, sieht man manchmal freie Luft im Abdomen.
In Einzelfällen leitet der Nachweis von Kotsteinen
zur Diagnose hin (Abb. 84). Dehnt sich der Prozeß
aus, sieht man außer der ileozäkalen Veränderung
auch eine Distanzierung der Dünndarmschlingen
durch den Eiter (Abb. 85).

Liegt die Appendix retrozäkal (intraperitoneal),
spielt sich der abgedeckt liegende Prozeß anders ab.
Er entwickelt sich langsam und abszediert meist. Die
isolierte Zäkumblähung mit Wandimpression ist die
Folge. Liegt die Appendix extraperitoneal, entwickeln
sich Abszeß und Perforation in gleicher Weise. Es
fehlt aber die lokale Défense, da das parietale Peritoneum nicht betroffen ist. Statt dessen fällt ein
schmerzhafter Flankentumor auf, dessen Ursache oft
erst beim Kontrasteinlauf erkannt wird: in leichter
Linksdrehung findet man eine grobe, sägezahnartige
Veränderung an der hinteren Seitenwand von
Zäkum-Aszendens durch Übergreifen des Abszesses
auf die hintere Kolonwand.

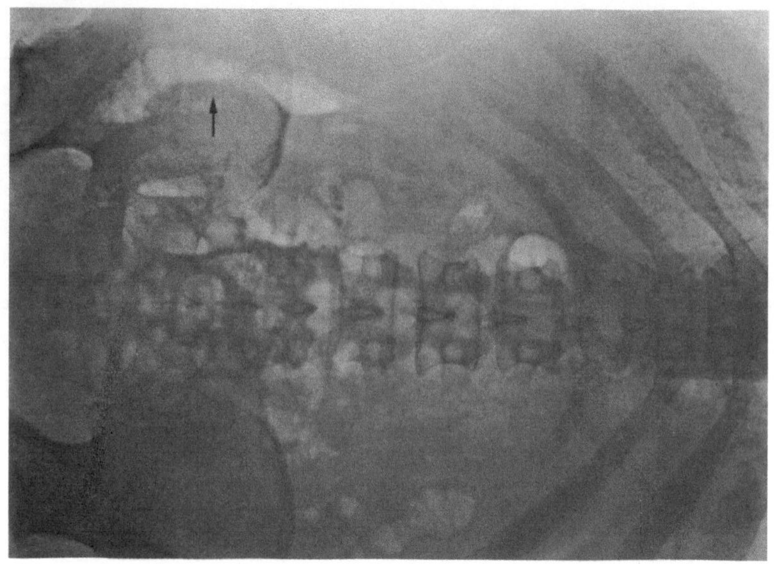

82

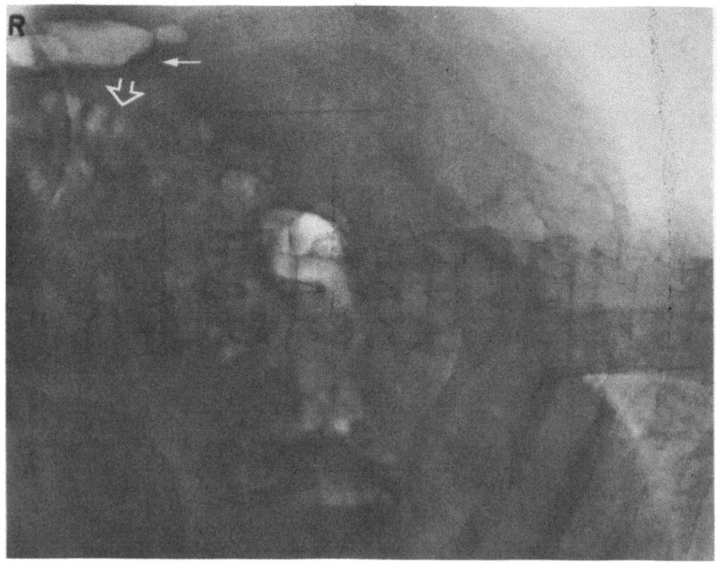

83

Abb. 82. Gasabszeß ileozäkal mit Impression von Zäkum und Aszendens (↑). Druckschmerz, kleine lokale Défense

Abb. 83. Appendixempyem mit Gasabszeß lateral des Zäkum-Aszendens. Lokale Défense und Druckschmerz an der lateralen vorderen Bauchwand (Gasabszeß ↑, Distanz zum Zäkum ⟳)

Differentialdiagnostisch ist die *Lymphadenitis mesenterialis* zu erwähnen. Klinisch ähnelt sie der Appendizitis und wird unter dieser Diagnose gewöhnlich operiert. Dabei findet sich in etwa der Hälfte der Fälle eine normale Appendix bei enormer Auftreibung der Lymphknoten vom Mesenteriolum bis hin zur Pankreasloge infolge abszedierender Lymphade-

nitis durch Yersiniainfektion (s. Abschn. 2.3 Pankreas).

In der Hälfte der Fälle findet sich aber gleichzeitig eine eitrige Appendizitis, möglicherweise Folge der gleichen Infektion. Bei der Operation wird die sulzig-ödematös veränderte letzte Ileumschlinge der Lymphadenitis leicht als frischer Morbus Crohn mißdeutet.

Röntgenologisch finden sich wie bei der Appendizitis Spiegel ileozäkal. *Die gleichzeitige Duodenalblähung weist aber auf den entzündlichen Lymphknotenprozeß hin* (Abb. 71). Wegen des Vorkommens der Appendizitis neben der Lymphadenitis erlaubt selbst die eindeutige Diagnose „Lymphadenitis mesenterialis" nicht den Verzicht auf die Operation.

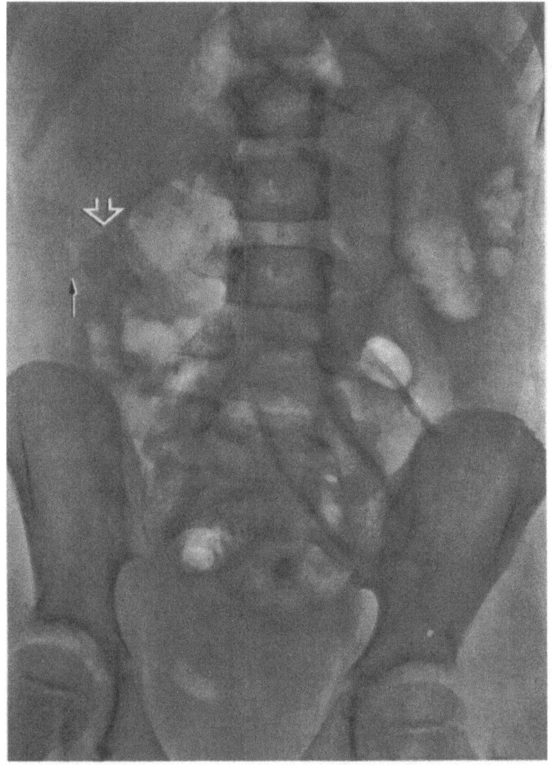

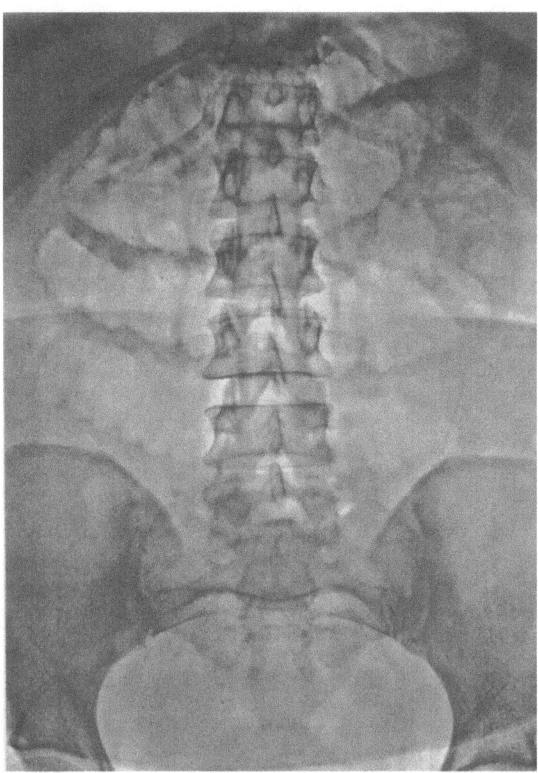

Abb. 84. Perforation eines großen Kotsteins (⟲) mit kleinem Gasabszeß lateral bei Appendizitis in einer retrozäkal gelegenen Appendix (↑). Druckschmerz lateral, keine Défense am McBurney. Vermehrt Flüssigkeit im kleinen Becken

Abb. 85. Perityphlitische Eiterung und Ausdehnung der Eiterung in die Falten des Mesenteriums mit Distanzierung der Dünndarmschlingen. Klinisch lokale Défense, vermehrte Flüssigkeit im kleinen Becken

Tabelle 25. Entwicklungsreihe: Cholezystitis

	Bauchdeckenverhalten	Geräuschkulisse	Röntgenologie
Cholecystitis acuta, Empyem, Cholecystitis emphysematosa	Lokaler Druckschmerz unter re. Rippenbogen, Bauch weich	Normal, evtl. reflektorische Verminderung der Geräusche	Isolierte Kolonblähung evtl. mit Gallenblasenimpression, Stein? Gas in Gallenblase oder Gallenblasenwand
Pericholecystitis, subhepatisch-subphrenischer Abszeß (mit und ohne Gas)	Lokale Défense im re. Oberbauch	– keine Geräusche im re. Oberbauch – reflektorische Atonie – Hyperperistaltik, wenn komb. Ileus durch Abknickung oder Paralyse einer Dünndarmschlinge	– Kolon- und Dünndarmblähung – Gasblasen subhepatisch – Gasblasen subphrenisch – Lungenbasis (Pleuraerguß usw.)
Steinperforation	Lokale Défense im re. Oberbauch	Herabgesetzte bis fehlende Geräusche	Gas in den Gallenwegen Duodenalblähung, evtl. Dünndarm- oder Kolonblähung
Diffuse gallige Peritonitis	Diffuse Défense des ganzen Abdomens	Totenstille im Bauch	Kolon- und Dünndarmblähung mit Spiegeln

Die einfache und unkomplizierte Appendizitis ist
nicht Gegenstand der Röntgendiagnostik. Sie wird
vom erfahrenen Kliniker unschwer diagnostiziert.
Die Röntgendiagnose ist aber eine große Hilfe bei
den komplizierten, fast immer eitrigen Formen, insbesondere bei atypischen Entwicklungen retrozäkal und
im kleinen Becken. Die typischen Röntgenbilder der
Appendizitis und ihre Differentialdiagnosen sind in
Abb. 86 zusammengefaßt. Eine Einschränkung ist insofern zu machen, als der lokale Druckschmerz oder
die lokale Défense auch durch andere entzündliche
Prozesse wie Adnexitis (Pyovar) und infizierte Hämatome (etwa nach gynäkologischen Operationen) auftreten können. Liegt der Adnexprozeß oder die postoperative Infektion links, ist die Abgrenzung zur Divertikulitis nötig. Aus diesem Grund spricht man besser von „entzündlichem Prozeß im rechten oder linken Unterbauch" statt von Appendizitis oder Divertikulitis.

Bei der *Cholezystitis* geht die Entwicklungslinie
des entzündlichen Ileus vom Hydrops über das Empyem zur Pericholezystitis und von dort zum subhepatischen und subphrenischen Abszeß hin (Abb. 87).

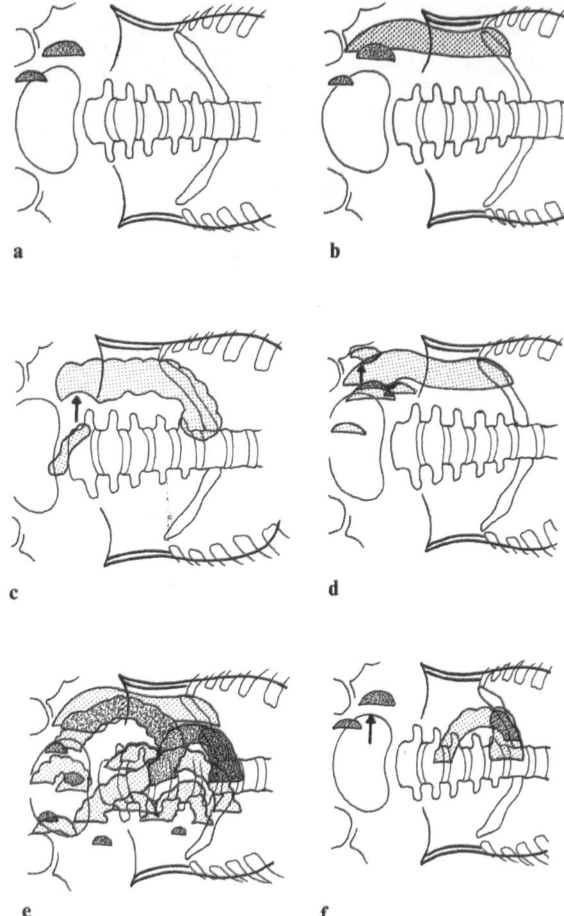

Abb. 86 a–f. Schema der Röntgensymptomatologie der entzündlichen Erkrankungen im rechten Unterbauch. **a** Appendizitis, schon kompliziert, evtl. retrozäkal lokale Défense/
Geräusche, lokale Défense/Geräusche = kombinierter Ileus.
b Appendizitis mit Perityphlitis lokale Défense. **c** Appendizitis mit perityphlitischem Abszeß. – Lokale Défense/Geräu-
sche. – Tastbare Resistenz? **d** Appendizitis mit Paraappendi-
zitis (Gasabszeß lateral). **e** Appendizitis mit diffuser Peritonitis diffuse Défense. keine Geräusche. **f** Appendizitis mit
Lymphadenitis mesenterialis (abszedierend retikuläre
Lymphadenitis) s. unter **c** lokale Défense, Geräusche

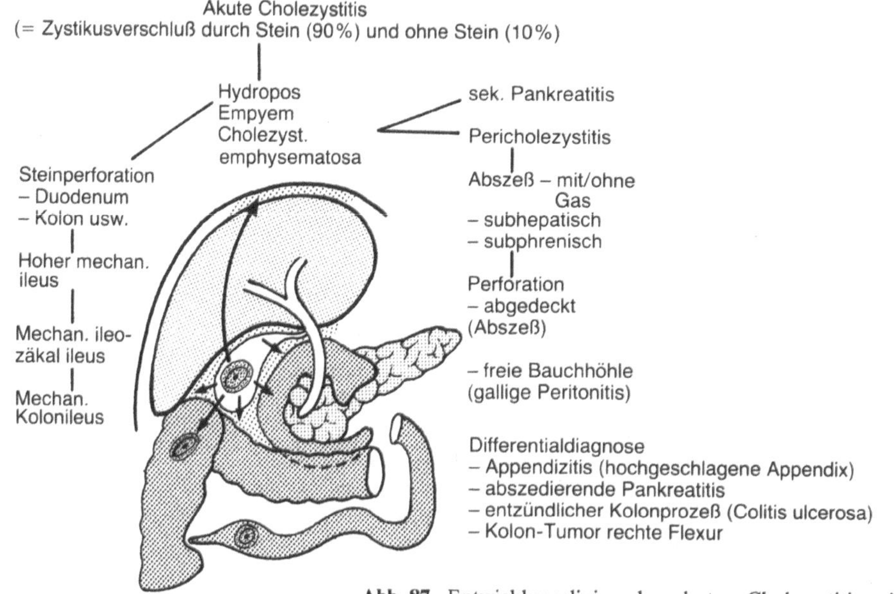

Abb. 87. Entwicklungslinien der akuten Cholezystitis mit
und ohne Steinperforation

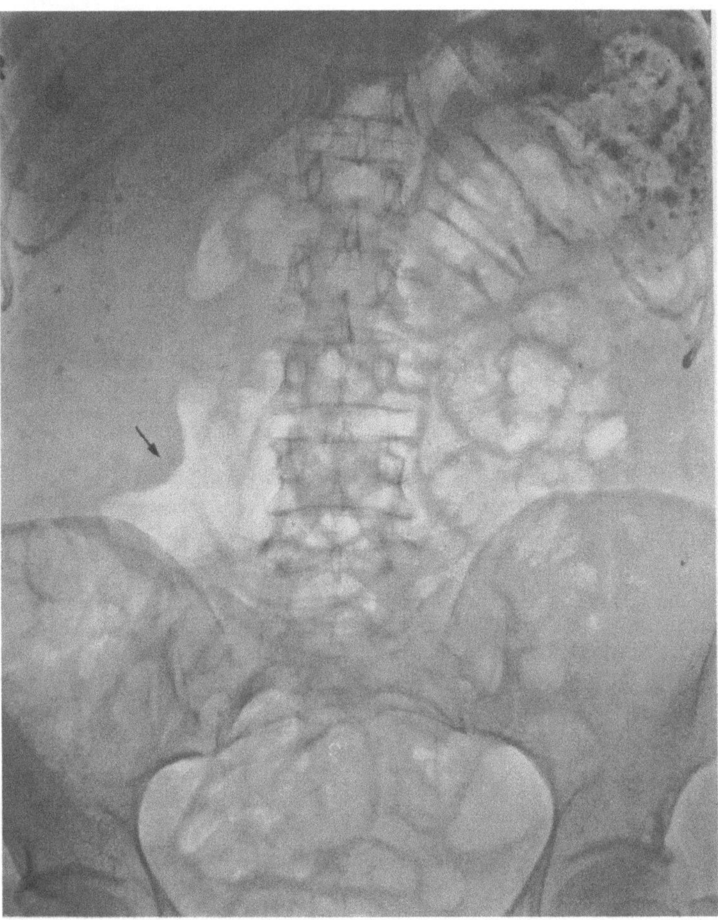

Ursächlich handelt es sich in 90% der Fälle um eine mechanische Komplikation der Cholelithiasis durch akuten Steinverschluß des Zystikus. Kommt es zur Perforation der Gallenblase in die freie Bauchhöhle, entwickelt sich eine diffuse gallige Peritonitis. In den Fällen, in denen man keine Perforationsöffnung in der Wand der Gallenwege oder der Gallenblase findet, nimmt man eine Dialyse oder Filtration der Galle durch die von Mikrowandabszessen oder von Pankreassaft geschädigten Gallenblasenwand an, unterstützt durch erhöhte Druckwerte in den Gallenwegen (s. Entwicklungsreihe Cholezystitis, Tabelle 25).

Im Zentrum der klinischen Symptomatologie steht auch hier die lokale Défense unter dem rechten Rippenbogen. Sie beweist, daß der entzündliche Prozeß die Gallenblasenwand bereits durchbrochen und das parietale Peritoneum erreicht hat. Ob es schon zur subhepatischen oder subphrenischen Eiterung und zur Affektion der Lungenbasis durch das Zwerchfell gekommen ist, läßt sich nur röntgenologisch differenzieren.

Fehlt die lokale Défense, hat der Prozeß das parietale Peritoneum nicht erreicht. Besteht eine diffuse

Abb. 88. Akute Cholezystitis mit riesigem Gallenblasenhydrops (↓) durch Steinverschluß des D. cysticus. Lokale Défense unter dem rechten Rippenbogen. Isolierte Kolonblähung

Défense, ist die freie Bauchhöhle bereits insgesamt betroffen.

Die röntgenologischen Symptome sind verschiedenartig. Beim Hydrops fällt am stärksten die Impression der riesigen Gallenblase in die rechte Kolonflexur auf. Nicht selten wird die Diagnose eines Kolontumors in der Flexur gestellt. Das Kolon ist fast immer reflektorisch stark erweitert und gasgebläht (Abb. 88).

Kommt es zum Empyem und zur Pericholezystitis, verschwindet die normal scharf gezeichnete Leberspitze infolge Flüssigkeitsvermehrung oder Eiterbildung. Die Gasblähung des Kolons ist meist ausgeprägt, nicht selten auch die des Dünndarms. Liegt ein Gasabszeß vor, findet man suphepatisch sowie um die Leber herum kleinere und größere Spiegelbildungen bis zum Zwerchfell (Abb. 89). *Von freier Luft unter dem Zwerchfell lassen sich diese Spiegel dadurch*

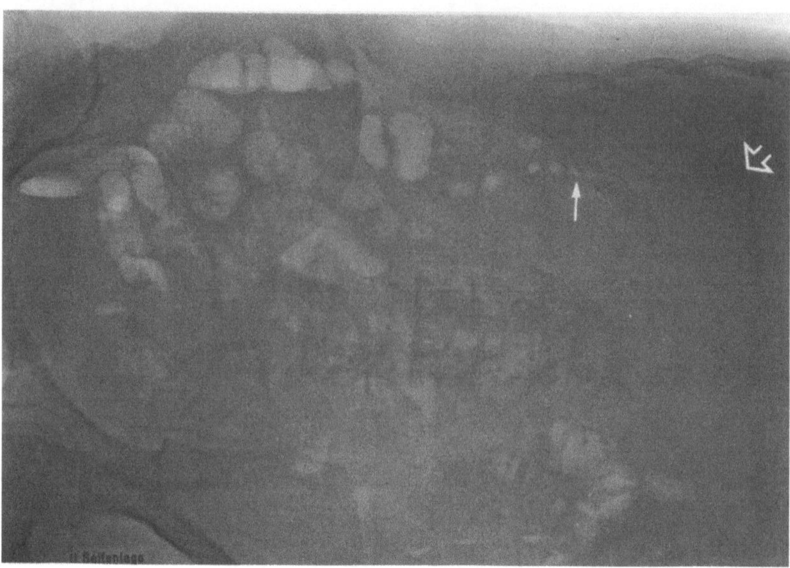

Abb. 89. Subhepatische und subphrenische Abszesse rechts (↑) mit Durchwanderungspleuritis (↳) und Plattenatelektasen, ausgehend von einer eitrigen Cholezystitis mit Pericholezystitis

Abb. 90a–c. Cholecystitis emphysematosa: Gangrän der Gallenblasenmukosa mit Gasbildung. Klinisch septisches Bild bei allen 3 Fällen. **a** Gas nur im Lumen der Gallenblase. **b** Gas im Lumen und in der Wand der Gallenblase. Extreme Kolonblähung. **c** Gas nur in der Gallenblasenwand

▽

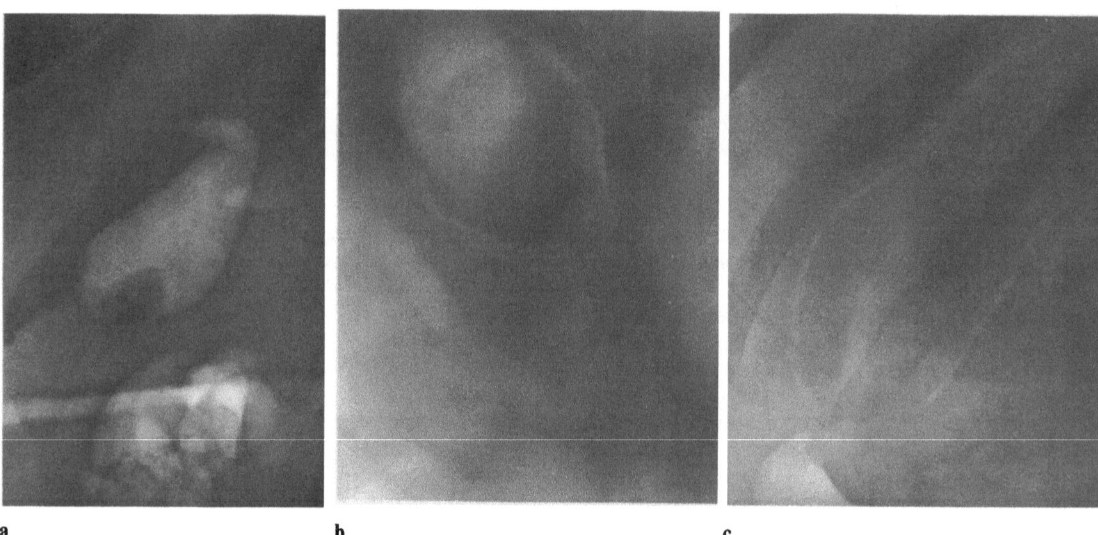

a   b   c

abgrenzen, *daß immer eine fast querfingerbreite Distanz der bogigen Gasbegrenzung zur Brustwand beim Abszeß vorliegt.* Der Nachweis der Eiterung im rechten Oberbauch ist am einfachsten und zuverlässigsten mit der Sonographie zu führen. Die meist septisch ablaufende Cholezystitis emphysematosa ist leicht am Gasring in der Gallenblasenwand oder an der Gasblase im Gallenblasenlumen zu erkennen (Abb. 90a–c).

Die *Divertikulitis* am Sigma entwickelt sich durchweg in das Mesosigma herein, das bei häufigeren Entzündungen schrumpft und eine **Ziehharmonikaform** des Sigma verursacht. Bei Abszedierung wird das Sigma imprimiert bis hin zum mechanischen Verschluß. Im Leerbild sieht man einen oder wenige Spiegel im linken Unterbauch, die sich mit einem lokalen Druckschmerz oder lokalen Défense korrelieren lassen. Liegt ein Gasabszeß vor, kann man das Gas im

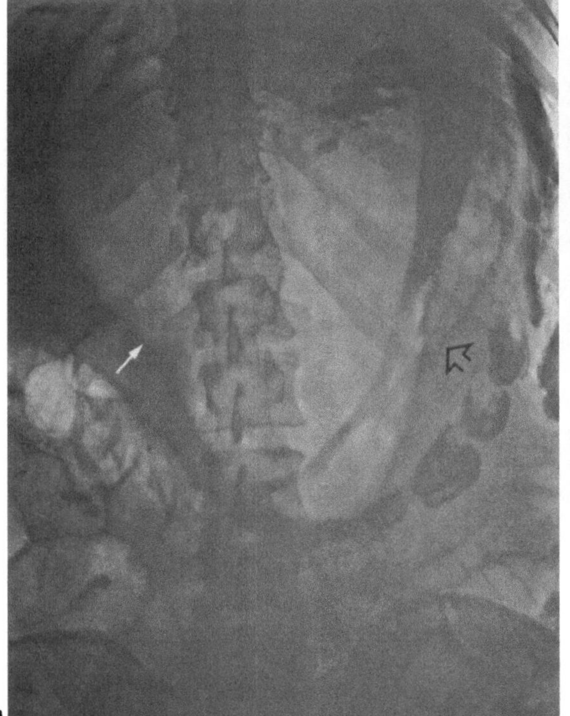

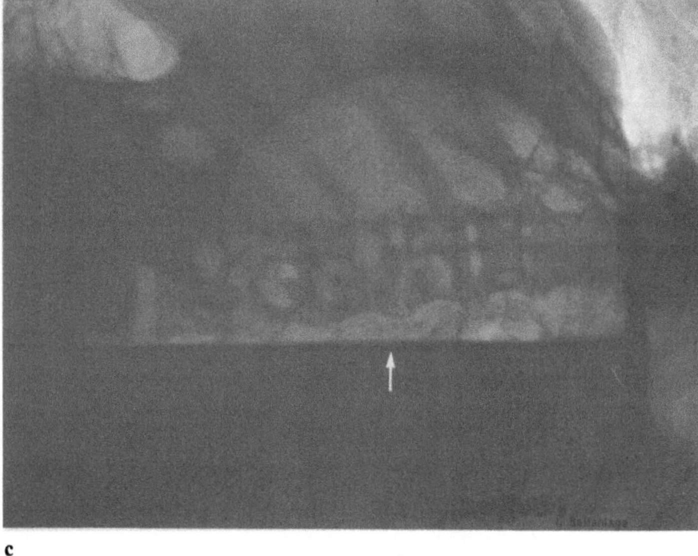

c

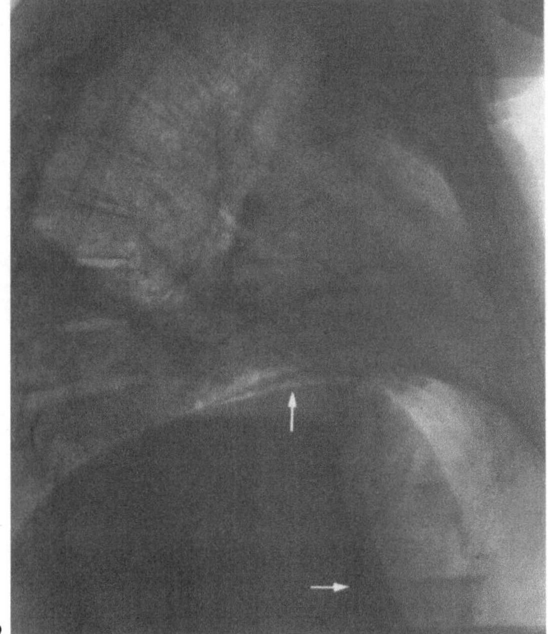

Abb. 91a–c. Riesiger Gasabszeß im Oberbauch ventral (↑) nach Perforation eines Ulcus duodeni. Freie Luft abgegrenzt über der Leber mit Spiegeln (↑). Magen (✧)

Bild in Form kleiner Gasblasen nachweisen. Gewöhnlich gelingt dies aber nur nach Lokalisation des Kolons mit Hilfe des Kontrasteinlaufs. Eine Perforation des Abszesses in das Kolon ist ebenso möglich wie eine Perforation in den Retroperitonealraum oder in die freie Bauchhöhle. Am meisten gefürchtet ist die Perforation in die Mesenterialvenen (Pylephlebitis) mit Leberabszessen und Sepsis. Aus lokal abgedeckten Perforationen können sich große Abszesse entwickeln (Abb. 91), die ihrerseits wieder in die freie Bauchhöhle (diffuse Peritonitis) oder in den Darm (Selbstheilung) durchbrechen können. *Hämatome* im kleinen Becken nach Trauma oder Operation können sich infizieren. Ihre intra- oder retroperitoneale Lage läßt sich aus dem Röntgenbild gewöhnlich nicht erkennen (Abb. 92).

2.5.2 Diffuse Peritonitis

Sie ist charakterisiert durch die diffuse Défense („brettharter Bauch"). In Folge der Darmlähmung fehlen die Geräusche (Totenstille). Auch vorübergehend kann keine normale oder verstärkte Peristaltik auftreten. Immer findet sich die hohe Pulsfrequenz von > 100/min, die die Schocksymptomatik anzeigt.

Die Röntgensymptomatik ist zeitabhängig. Bei der frischen Perforation, etwa einem Ulcus duodeni, zeigen die Leeraufnahmen eine völlig uncharakteristische Darmblähung ohne Spiegel, obwohl der brettharte Bauch keinen Zweifel an der Diagnose läßt (Abb. 15). Dies passiert gewöhnlich bei Patienten, die schnell nach der Perforation in die Klinik eingeliefert werden, und wo der Darm noch keine Zeit zur Reaktion hatte. Um so wichtiger ist der Nachweis freier Luft: der Bereich Leber/rechte Brustwand muß auf

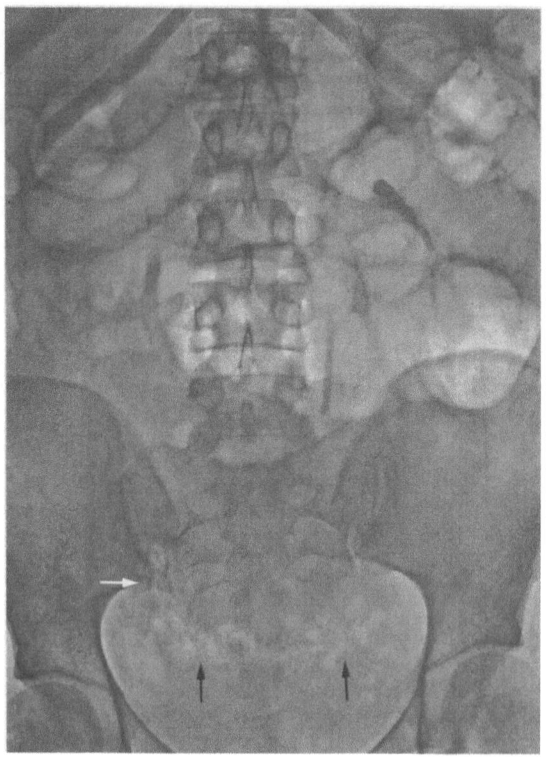

Abb. 92. Gasabszeß im kleinen Becken (↑) durch infiziertes Hämatom. Zustand nach Sectio caesarea mit Nahtinsuffizienz

der Aufnahme in linker Seitenlage stets eindeutig erfaßt sein und bei hellem Licht am Schaukasten betrachtet werden. Kleine Gasmengen werden bei großzügiger Betrachtung ohne Schaukasten leicht übersehen, da der Weichteilbereich überschwärzt ist, wenn auf der seitlichen Aufnahme mit Weichstrahltechnik gearbeitet wurde.

Ist die Peritonitis älter, d.h. erfolgt die Untersuchung einige Stunden nach der Perforation, findet man eine ausgeprägte Gasblähung von Dünn- und Dickdarm mit Spiegelbildung. Diese unterscheidet sich, wie oben erwähnt, von der gleichen Gasblähung bei Darmatonie aus anderen Gründen nicht, eben abgesehen von der freien Luft (Abb. 93).

Erfolgt die Perforation aus dem chronisch gestauten Dickdarm, etwa bei stenosierendem Karzinom, entwickelt sich rasant eine schwere Koliperitonitis mit großen Luftmengen im Abdomen aus dem stark geblähten Kolon (Abb. 94a–c).

Findet sich keine freie Luft, ist daran zu denken, daß bei gasleerem Magen oder Darm keine Luft ausgetreten ist oder die Perforationsöffnung inzwischen abgedeckt wurde. Endoskopien sind in diesem Fall gefährlich und können zu einem enormen Pneumoperitoneum führen (Abb. 95). Eine andere Möglichkeit ist die Gallenblasenperforation mit galliger Peritonitis, in seltenen Fällen die Echinokokkusperforation (Abb. 96). Die hämatogene, eitrige oder tuberkulöse Peritonitis kommt im Säuglings- und Kindesalter öfter vor als bei Erwachsenen, ist aber insgesamt gesehen selten.

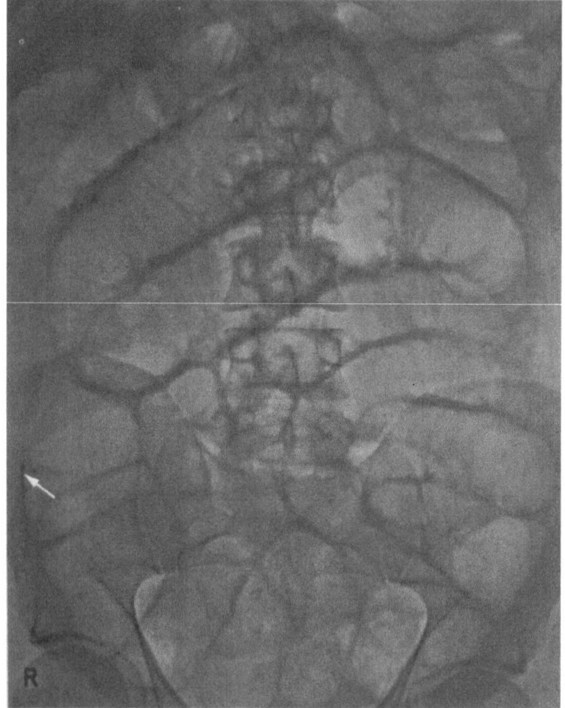

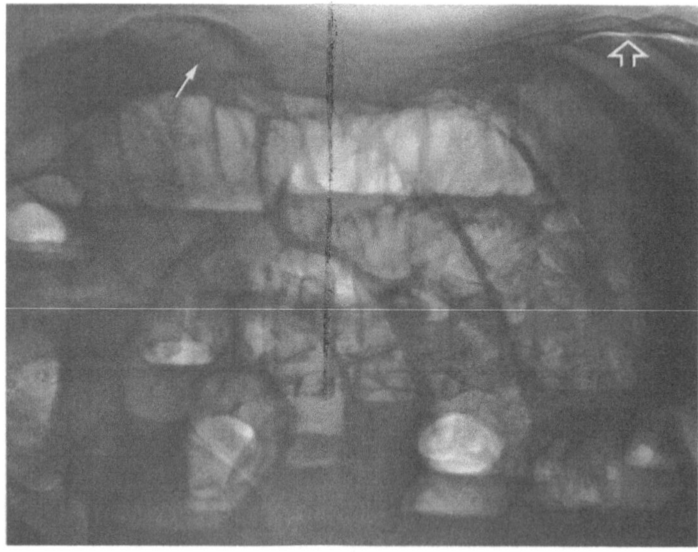

Abb. 93a, b. Stumpfes Bauchtrauma: Zäkumperforation mit diffuser Peritonitis. Abbruch der Kante der rechten Beckenschaufel (↑). Freies Gas über der Leber (⟷). Dünn- und Dickdarmblähung mit Spiegeln bei bretthartem Bauch und Schocksymptomatik

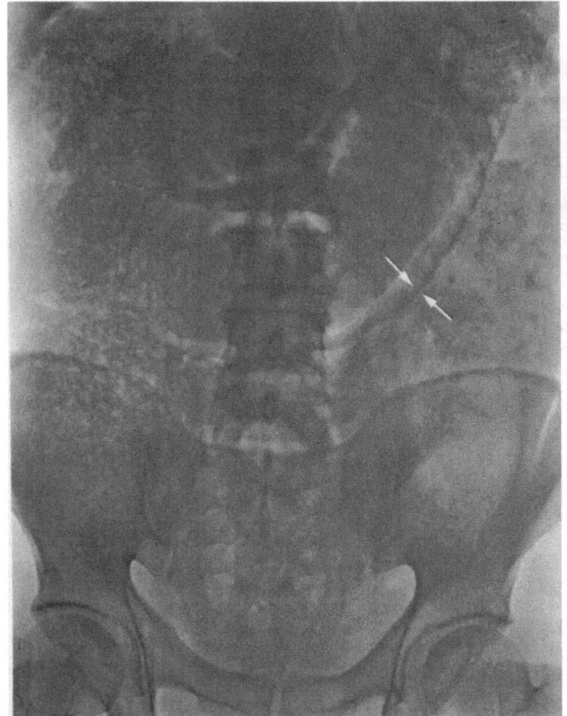

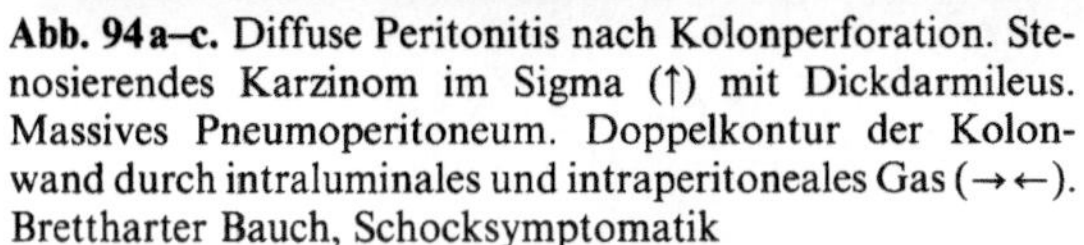

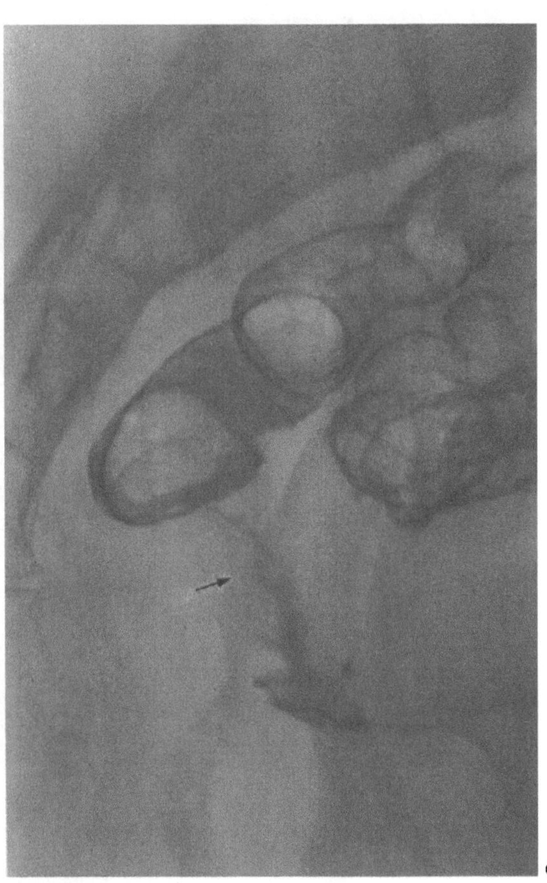

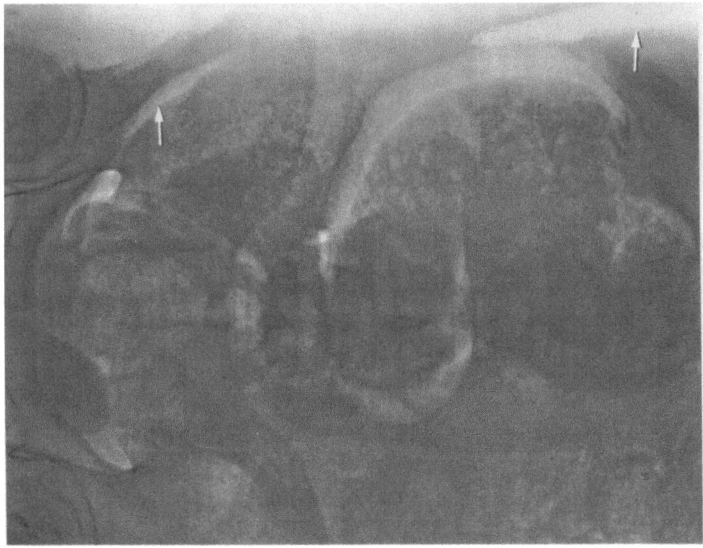

Abb. 94a–c. Diffuse Peritonitis nach Kolonperforation. Stenosierendes Karzinom im Sigma (↑) mit Dickdarmileus. Massives Pneumoperitoneum. Doppelkontur der Kolonwand durch intraluminales und intraperitoneales Gas (→←). Brettharter Bauch, Schocksymptomatik

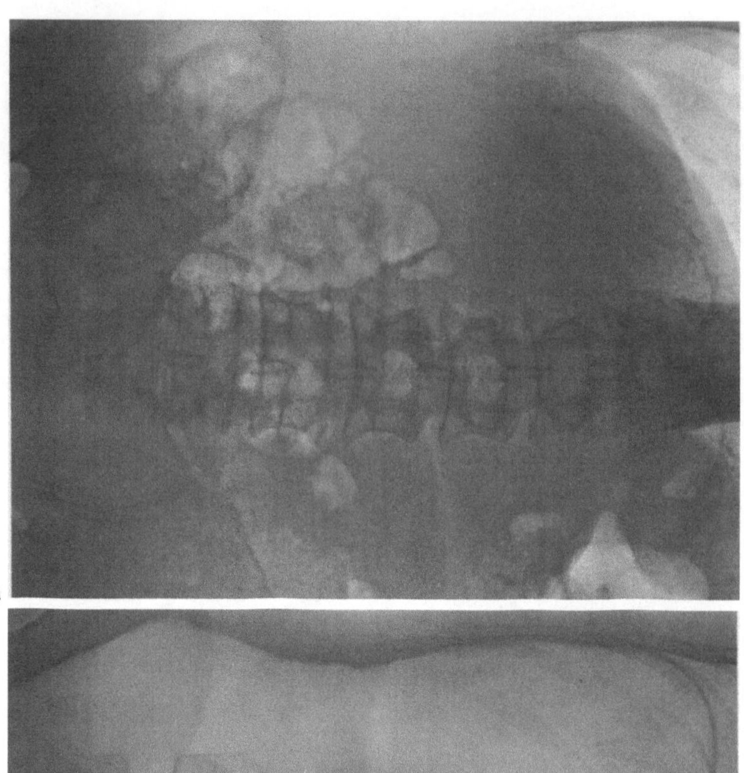

Abb. 95a, b. Diffuse Peritonitis. Klinisch dringender Verdacht auf Ulkusperforation. **a** Bauchübersicht in 3 Ebenen: kein Nachweis freier Luft. Gedeckte Perforation? **b** Bei Gastroskopie starker Bauchschmerz. Bauchübersicht in 2 Ebenen: riesiges Pneumoperitoneum

Ein häufiger Fall ist der Übergang eines zunächst lokalisierten entzündlichen Prozesses (Perityphlitis, Pericholezystitis, Gasabszeß) in eine diffuse Peritonitis. Auch das Übergreifen eines retroperitonealen entzündlichen Prozesses auf die Bauchhöhle ist zu bedenken. Dazu gehört die akute Pankreatitis mit der Ausschwemmung von Enzymen aus der Bursa omentalis in den freien Bauchraum ebenso wie das Übergreifen eines eitrigen retroperitonealen Prozesses auf die freie Bauchhöhle. Im letzteren Falle ist daran zu denken, daß die Bauchdeckenmuskulatur bei Affektion des hinteren Pararenalraums über den Flankenstreifen schon erreicht und zerstört sein kann, so daß die diffuse Défense nicht mehr nachzuweisen ist. und die weichen Bauchdecken die diffuse Peritonitis völlig verwischen können.

2.6 Trauma

Das Abdomen ist ein Spiegel für Verletzungen, die vom oberen Thorax bis zum Schambein hin reichen (Abb. 97, Tabelle 26). Die Bildanalyse beim Trauma

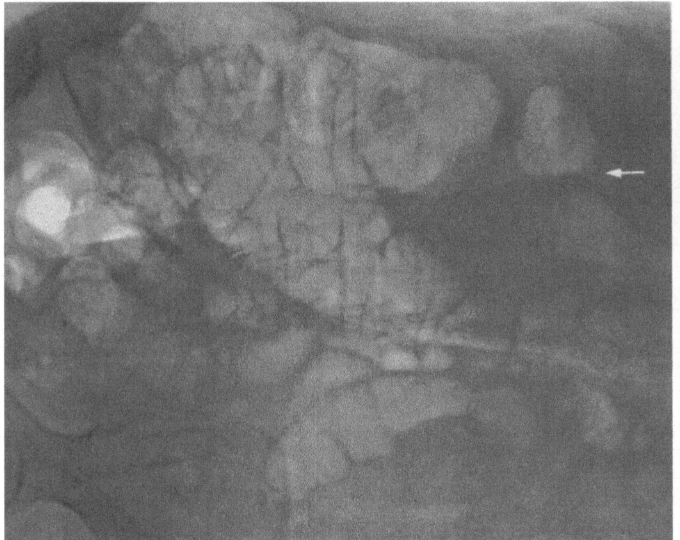

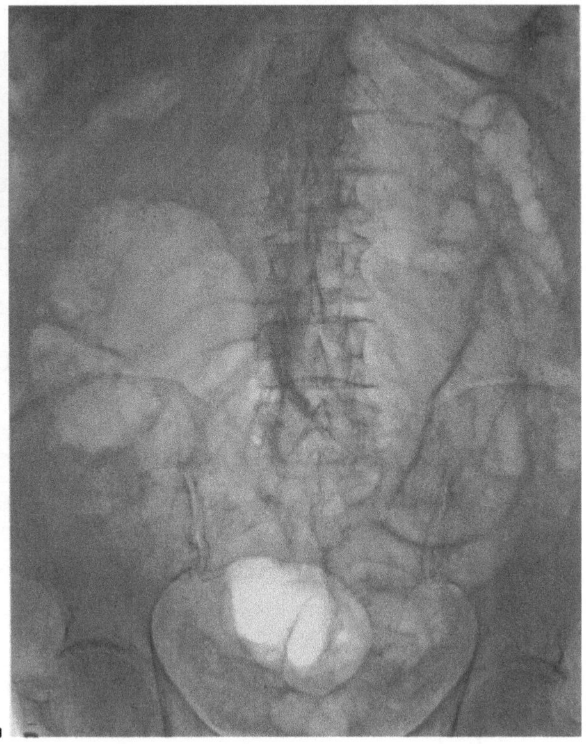

Abb. 96a, b. Diffuse gallige Peritonitis bei Gallensteinperfo-
ration (←). Gasblähung von Dünn- und Dickdarm mit Spiegeln. Brettharter Bauch mit Schocksymptomatik

folgt dem üblichen Schema. Man sucht zuerst nach
freier Luft als Folge der Verletzung des Darmtraktes.
Trifft das Trauma den Oberbauch, ist das Duodenum
im Bereich der Flexura duodenojujunalis besonders
gefährdet, in gleicher Weise das Pankreas (Abb. 98).
Die Lenkstangenverletzung bei Kindern ist eine typische Läsion dieser Art.

Fehlt freie Luft intraperitoneal, sucht man nach
Gas retroperitoneal. Auch hier ist das Duodenum in
seinem retroperitonealen Anteil häufig betroffen
(Abb. 99).

Bei Bronchusruptur oder Stichverletzung der
Lunge tritt Luft durch Pressen in das Mediastinum
und von dort nach kaudal in den Retroperitonealraum über. Den umgekehrten Weg geht Gas, das aus
einem Einriß am rektosigmoidalen Kolonübergang
bei hinterer Beckenringfraktur austritt (Abb. 100).
Man findet dieses Gas sowohl im vorderen wie hinteren Pararenalraum und subperitoneal unter dem
Zwerchfell.

Bei Pfählungsverletzungen des Dammes kommt
es durch Rektumläsion ebenfalls zum Gasaustritt in
die beiden Kompartimente des Retroperitonealraumes (Abb. 101). Wegen der Gefahr der unbeherrsch-
baren Ausbreitung der Koliinfektion retroperitoneal
ist die rechtzeitige Erkennung lebenswichtig. Das gleiche gilt für die Divertikelperforation am Sigma durch
exzessive Luftinsufflation.

Gas in der Darmwand entsteht bei der Gangrän
(Abb. 102).

An dem im vorderen Pararenalraum gelegenen
Colon ascendens oder descendens besteht dann die
Gefahr des Übergreifens auf den gesamten Pararenal-
raum.

Findet man kein Gas extraintestinal, analysiert
man die Art der Gasblähung des Darmes. Bei isolierter Gasblähung im Dünndarm wird man eine Wandläsion dort oder im Mesenterialansatz vermuten. Bei
isolierter Kolonblähung treten isolierte Rißbildungen
mit Hämatomen vor allem durch Gurtverletzungen
im Auto auf (Abb. 103).

Die Gasblähung von Dick- und Dünndarm tritt
bei Traumen unter gleichen Bedingungen auf wie bei
den oben erwähnten koloneigenen und kolonfremden
Prozessen.

Bei stumpfen Rückentraumen (Typ: Pufferverlet-
zungen) kommt es durch Wirbelkompression oder
Abriß von Seitenfortsätzen zu retroperitonealen Hämatomen mit der Folge ausgeprägter Kolonblähun-
gen (s. Abb. 72). Bei Flankentraumen sind es rechts
Leber- und Nierenrupturen, links Milz- und Nierenrupturen, die zu schweren Blutungen führen
(Abb. 104). Man findet viel Blut in der freien Bauchhöhle von der Leber- oder Milzruptur, während es
bei der Nierenruptur zu Blutungen in den Perirenalraum kommt. Als Folge dieser Blutung, die teils in
den Perirenalraum, teils um diesen Raum herum sich
entwickelt, tritt die sog. „Nierencorona" auf
(Abb. 11).

Frakturen an den Rippen der unteren Thorax-
apertur weisen häufig den Weg zu diesen Verletzungsfolgen.

Bei ventralen Beckentraumen mit Schambeinfrak-
tur ist der Abriß der Urethra ebenso zu bedenken

Tabelle 26. Übersicht über die möglichen Traumen an Thorax – Bauch – Becken

Mediastinum	Emphysem	Bronchuseinriß/-abriß Riß in Sigma-Mesosigma bei hinterer Beckenringfraktur
Pleura	Pneumothorax, Erguß/Hämatom	Stichverletzung, Rippenfraktur, Lungenkontusion
Lunge	Hämatom intrapulmonal	Kontusion, Stichverletzung usw.
Herz	Perikardhämatom	Kontusion, Stichverletzung usw.
Zwerchfell	Hochstand Gas subpleural Gas subphrenisch Gas subperitoneal Gas subphrenisch	Ruptur, Verlagerung von Leber und Magen Bronchuseinriß/-abriß Riß an Sigma/Mesosigma bei hinterer Beckenringfraktur Duodenalruptur intraperitoneale Magen-Darmruptur
Leber-Milz	geblähter Dünn-Dick-darm Hämaskos	Ruptur, bei Milz ein- und zweizeitig
Duodenum	Gas intraperitoneal Gas retroperitoneal	Riß der duodenalen Vorderwand und Bulbus Riß im retroperitonealen Duodenum, besonders der Hinterwand
Pankreas	Duodenalblähung, erweiterte Bursa omentalis	Hämatom bei stumpfem Trauma
Nieren	große „Niere" normale Niere	Blutung in Perirenalraum: Abriß/Einriß der A. renalis Verletzung der Niere mit Nierenkapsel intrakapsuläre Läsion
Aorta/große Äste	fehlende Weichteilzeichnung	Rupturen, direkte Läsionen retroperitoneal
Dünndarm und Dickdarm	freie Luft Darmblähung Wandveränderung Hämaskos	stumpfes oder scharfes Trauma mit Darmruptur lokale Blutung in die Wand diffuse Blutung im freien Bauchraum
Sigma	Gas retroperitoneal	Einriß in Sigma und Mesosigma bei hinterem Beckenringbruch Gas im vorderen u/o. hinteren Para-renalraum
Blase	keine Weichteilzeichnung Blut im Urin	Stumpfes Trauma, etwa bei Becken-fraktur Pfählungsverletzung
Urethra	keine Weichteilzeichnung	Abriß der Urethra bei Schambein-frakturen
Wirbelsäule	Duodenalblähung Kolonblähung	Wirbelkompression, Bogenfraktur Chance fracture, Seitenfortsatzabriß
Becken	keine Weichteilzeichnung	Beckenfraktur

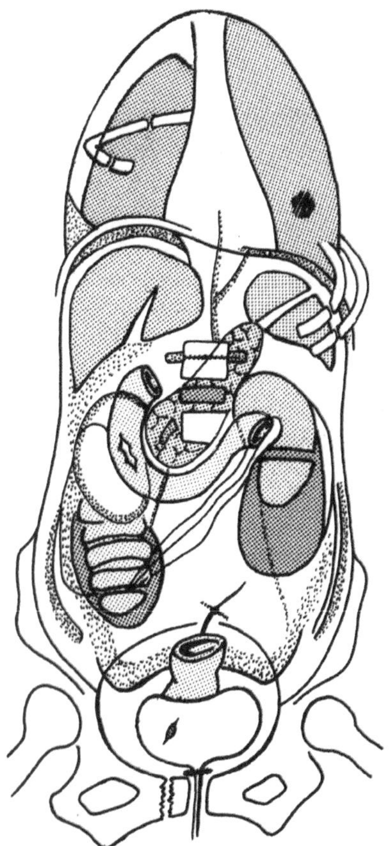

Abb. 97. Übersicht über die möglichen Traumafolgen in einzelnen Regionen an Thorax und Abdomen mit Becken

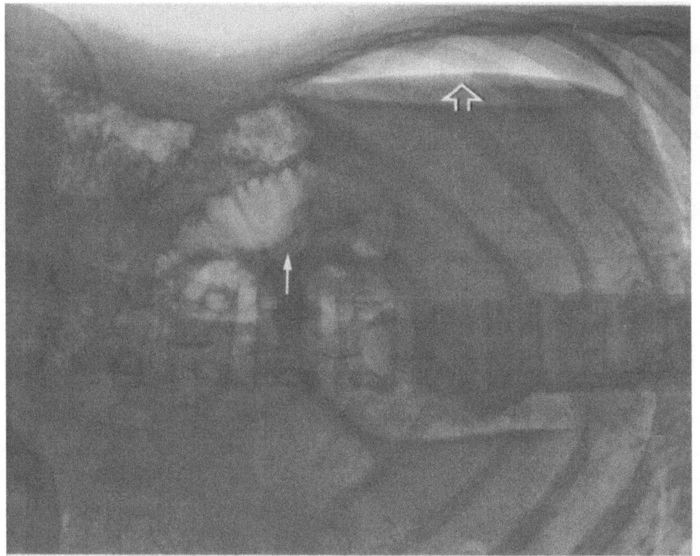

Abb. 98. Stumpfes Bauchtrauma mit diffuser Peritonitis. Ruptur des Duodenums bei D4. Freie Luft über der Leber (⇧). Bei Operation gallige Peritonitis und hämorrhagische Pankreasläsion. Duodenalatonie (↑)

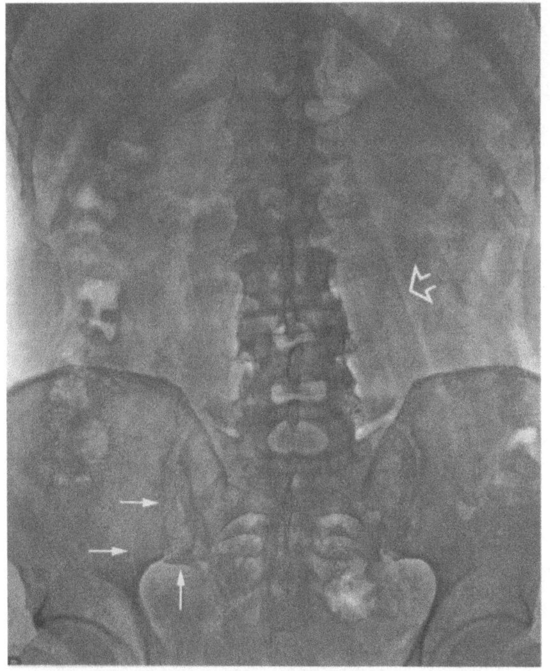

Abb. 100. Autounfall mit hinterer Beckenringfraktur rechts (↑). Riß im Mesosigma und Sigma mit Gasaustritt in den vorderen und hinteren Pararenalraum: paravesikal, im linken Psoasspalt (⇦) und im lumbalen Fettstreifen beiderseits

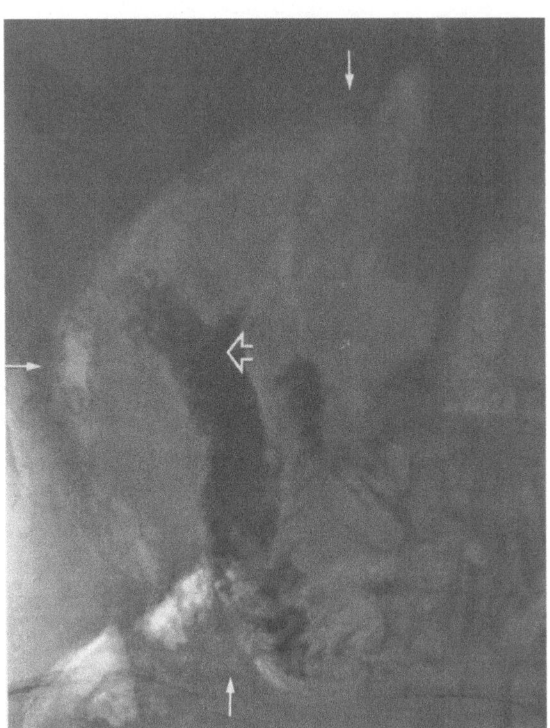

wie die Blasenruptur. Die sich schnell ausbreitende Urinphlegmone führt als retroperitonealer Prozeß wiederum zur isolierten Dickdarmblähung.

Die klinische Symptomatologie ist in Tabelle 27 zusammengefaßt. Sie wechselt je nach Körperregion, betroffenem Organ, Verletzungsschock und Blutverlust stark. So ist bei Verletzung der großen Gefäße der Eindruck der lebensbedrohenden Blutung beherrschend, in ähnlicher Weise die Blutung aus den Oberbauchorganen.

Art und Umfang der Untersuchung richten sich nach der Bedeutung der Läsion und der Zeitdauer, die für Untersuchung und Therapie zur Verfügung steht.

1. Schwere Blutung: Herz-Perikard, Lunge-Pleura, Leber, Milz, Nieren, große Gefäße
2. Verletzung von Harnblase und Urethra
3. Darmläsion: perforierende Verletzung, Wandläsion mit Blutung ohne Perforation
4. Knochenfrakturen

Abb. 99. Stumpfes Bauchtrauma. Duodenalruptur bei D2 (⇦) und Austritt von Luft und Gastrografin in den vorderen Pararenalraum (↑), den Perirenalraum umrahmend (Dr. MEISSNER, Konstanz)

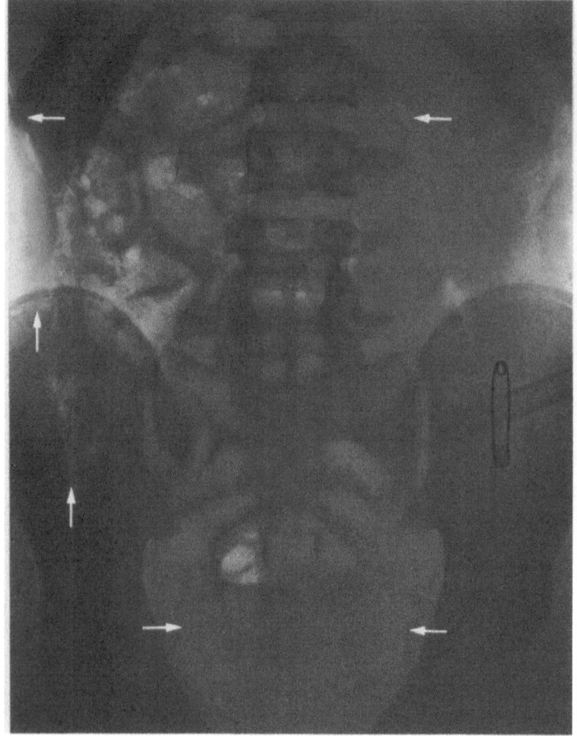

a

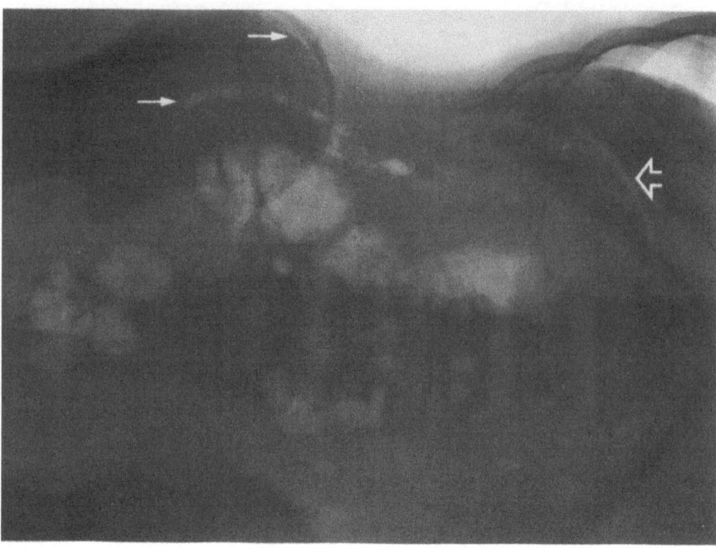

b

Abb. 101a, b. Pfählungsverletzung perineal bei Fall vom Baum. Rektumverletzung mit Gasaustritt in den vorderen, besonders aber hinteren Pararenalraum: im kleinen Becken, im lumbalen Fettspalt beiderseits, an der Beckenschaufel beiderseits, präperitoneal in Höhe der Leber und im Psoasspalt (↑). Gas im vorderen Pararenalraum um den Perirenalraum rechts herum (⬦)

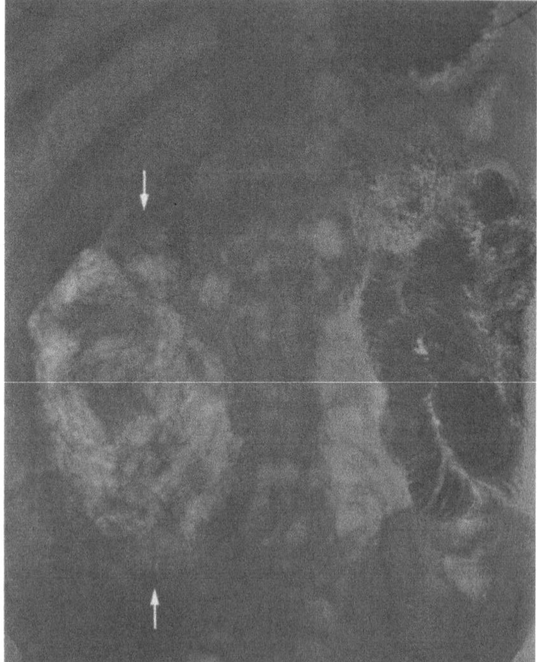

Abb. 102. Schußverletzung im rechten Unterbauch mit Kolonverletzung. Zustand nach Übernähung. Entwicklung einer Kolongangrän mit Gas in der Wand von Zäkum und Aszendens (↑)

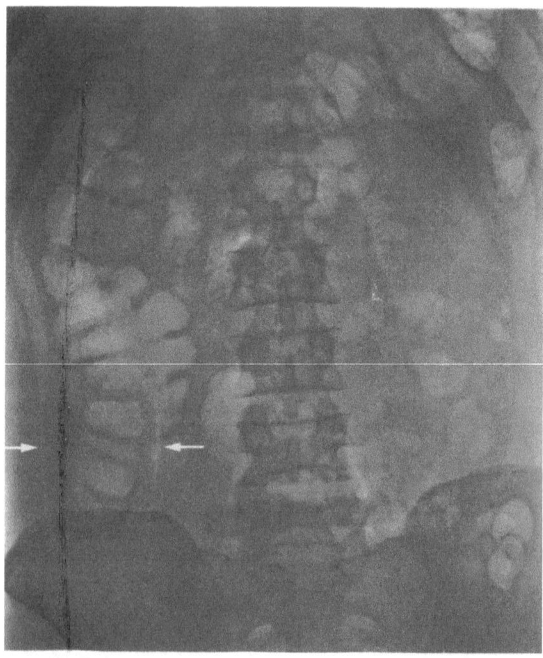

Abb. 103. Auffahrunfall mit Gurtverletzung. Ausgedehntes Hämatom in der Wand von Zäkum und Aszendens (↑)

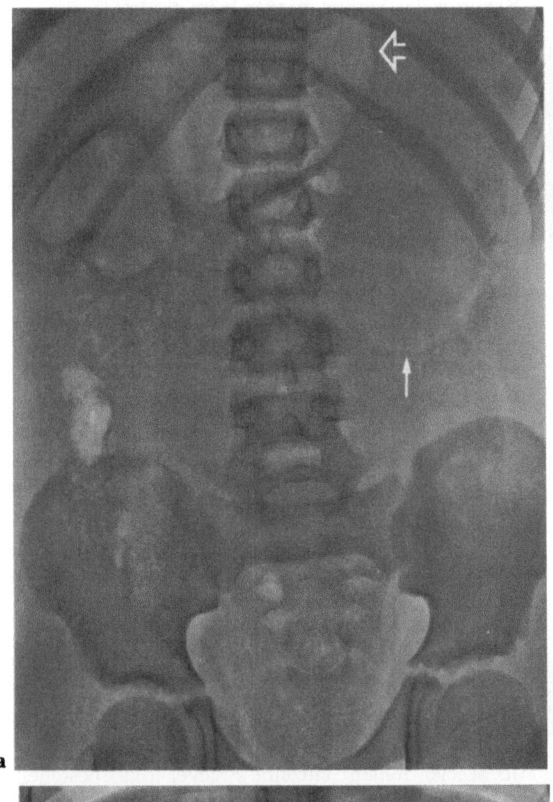

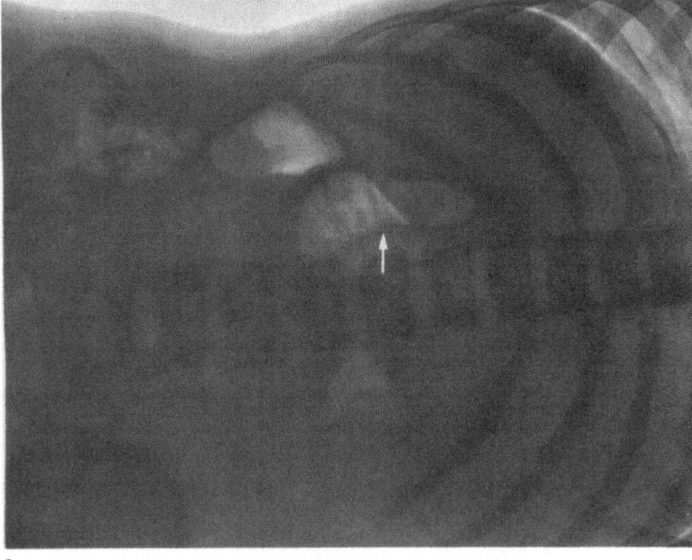

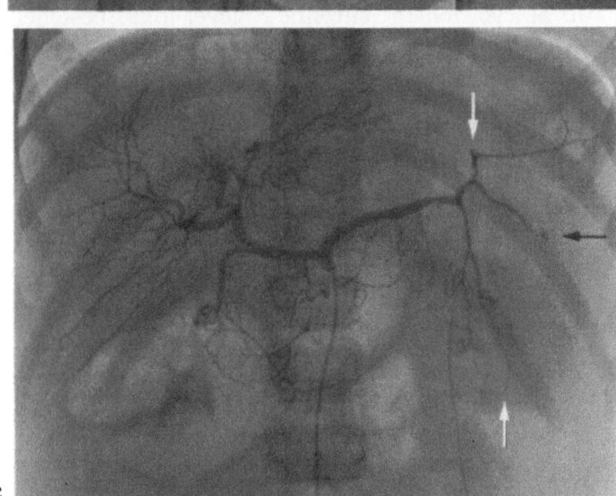

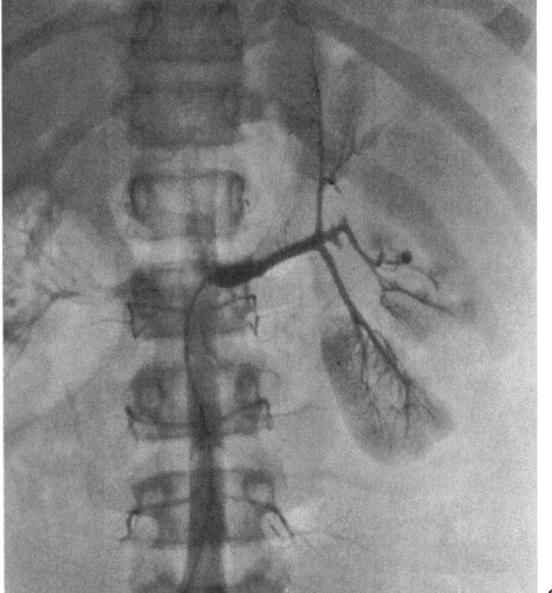

Abb. 104a–d. Stumpfes Trauma am linken seitlichen Oberbauch bei Sturz in 3 m tiefe Baugrube. Hämaturie. **a** Verlagerung des Magens nach rechts (◁). Fehlender Psoasschatten links, „große Niere" links (↑). Hämaskos. (Fehlende Leberspitze, verbreiterte parakolische Rinne beiderseits.)

b Duodenalatonie (↑) in Folge hämorrhagischer Pankreasläsion (Operation). **c** Zöliakographie: zerfetzte Milz mit Gefäßabrissen (↕). **d** Nierenangiographie links: völlige Zerreißung der linken Niere mit Gefäßabrissen und Einblutung in den Perinealraum

Die Bauchübersicht in 2 Ebenen läßt sich schnell durchführen, ebenso die Thoraxübersicht im Liegen. Die Sonographie ist leicht zwischen den Röntgenuntersuchungen durchführbar. Auch die Punktion bzw. Drainage der Harnblase läßt sich in kürzester Zeit während anderer Untersuchungen durchführen, so daß keine Zeit mit der Verschiebung des Patienten verlorengeht. Angiographie und Computertomographie schließen sich in besonderen Fällen an.

Liegt außerdem ein Schädel-Hirntrauma vor, rangiert dieses in der Dringlichkeitsskala hinter den großen Blutungen, aber vor allen anderen Verletzungsfolgen. In diesen Fällen wird man Zeitdauer und Risiko der Untersuchung mit dem Kliniker im Rahmen der vitalen Bedeutung der einzelnen Verletzungen diskutieren.

Tabelle 27. Trauma

Thorax

- *Pneumothorax*
  - Riß viszerale Pleura
    - : Rippenfraktur
    - : Emphysemblase
    - : Stich
- *Gas im Mediastinum*
  - Bronchialruptur bei Kontusion
  - Bronchialruptur bei Rippenfraktur
  - aufsteigend bei ruptur. Sigma (Beckenfraktur)
- Pleuraerguß/Blutung
  - DD Zwerchfellhochstand/subpulmonaler Erguß
- *Herzvergrößerung*
  - Perikarderguß/Blutung
- *Zwerchfellhochstand*
  - Ruptur – subpulmonaler Erguß

Abdomen

- *Gas*
  - frei bei Darmruptur
  - retroperitoneal
    - : Duodenalruptur bei D 2–4
    - : Dünndarmruptur am Mesenterialansatz
    - : Einriß am rektosigmoidalen Übergang (Beckenfraktur)
    - : Stich in eines der retroperitonealen Compartments
- *Kolonblähung*
  - retroperitoneales Hämatom
    - : Wirbelfraktur
    - : Nierenruptur
    - : Gefäßabriß
    - : Blasenläsion
  - Hämatom in Kolonwand (Gurtverletzung usw.)
- *Duodenalblähung*
  - Pankreaskontusion (Lenkstangenverletzung der Kinder)
  - Wirbelfraktur
  - Gefäßruptur   in Höhe des Pankreas
- *Dünn- und Dickdarmblähung*
  - Blut in der Bauchhöhle (Leber/Milzruptur, Blutung aus Darmgefäßen)
- *Weichteilstrukturen*
  - Leberwinkel
  - „Hundeohren"   Blutung in Bauchhöhle (Leber, Milz, Darm)
  - parakolische Rinne
- *Fettzeichen*
  - lumbaler Fettstreifen: Flüssigkeit im hinteren Pararenalraum
  - Psoaskontur: oben Flüssigkeit in Perirenalraum, unten Flüssigkeit im hinteren Pararenalraum
  - Nierencorona: Blutung im vorderen Pararenalraum oder Teil des Perirenalraums
- *Distanzierung von Darmschlingen*
  - freie Flüssigkeit in Bauchhöhle
- *Fremdkörper*
  - Projektile, Splitter von Metall, Holz, Kunststoff usw.

---

3 Synopsis der Veränderungen beim akuten Abdomen im Bild

Die Bildanalyse folgt einem bestimmten Duktus, wie dies auch auf anderen Gebieten üblich ist und sich bewährt hat:

- Man beginnt mit der Suche nach *freier Luft* an den typischen Stellen. Ihr Nachweis indiziert ohne weitere Diagnostik die Operation, wenn freie Luft aus anderen Gründen ausgeschlossen ist (Tubenpertubation usw.).
  Besteht eine diffuse Peritonitis mit bretthartem Bauch ohne freie Luft, überlegt man die in Frage kommenden Möglichkeiten wie gedeckte Perforation, luftleerer Magen, Gallenblasenperforation. Voraussetzung für eine sichere Diagnostik ist die technisch einwandfreie Bildherstellung, so daß der Bereich Leber/Brustwand sicher erfaßt ist und keine Randüberschwärzung besteht.

- Das freie Gas *retroperitoneal* stellt sich trotz Überlagerung durch Darmgase erstaunlich gut dar. Da dorsal und plattennah gelegen, grenzen sich die Gasblasen oder strichförmigen Aufhellungen schärfer ab als die Darmstrukturen. Das gleiche gilt für retroperitoneale Gasabszesse.

- Die *Darmbeurteilung* beginnt mit der Frage nach der isolierten Blähung einzelner Darmabschnitte; ob Spiegel fehlen; einzelne Spiegel lokal bestehen (Appendizitis, Divertikulitis usw.), oder zahlreiche Spiegel in einem Darmteil (Dünndarm- oder Dickdarm) oder in beiden Darmabschnitten vorliegen. Erst danach sucht man die Darmkonturen ab nach typischen Wandveränderungen lokal oder diffus.

- Der Blick auf die *Weichteilstrukturen* (Harnblase, Psoas, lumbaler Fettstreifen beiderseits, Nieren, Leber, Milz usw.) und auf das *Skelett* schließt die Bildanalyse ab.

Erfolgreich wird die klinisch-röntgenologische Korrelation nur sein, wenn man das Mosaik der Symptome richtig zusammensetzen kann und synoptisch die Zusammenhänge von Topographie, Röntgendiagnostik und Klinik beherrscht. Um dies zu erleichtern, sind im folgenden alle wichtigen röntgendiagnostischen Zusammenhänge in Schemata und Tabellen erfaßt:

1. Extraintestinale Gasansammlung
2. Intestinale Gasverteilung und Darmwandveränderung
3. Weichteilstrukturen
4. Kalk- und metalldichte Strukturen; Fremdkörper
5. Abdominales Trauma
6. Sonographie des akuten Abdomens.

Erst nach der Bildanalyse fragt man nach der *Vorgeschichte* und untersucht den Patienten auf die *4 klinischen Parameter* hin: Bauchdeckenverhalten, Druckschmerz, Geräusche, Puls.

Der ersten, von Vorgeschichte und klinischem Befund unbeeinflußten Bildanalyse folgt nun die zweite, in der man mit Hilfe der klinisch-röntgenologischen Korrelation zu einer differenzierten Enddiagnose zu kommen versucht.

Reichen die gewonnenen Informationen nicht aus, überlegt man die weiterführenden Untersuchungen, insbesondere *Thoraxdiagnostik*, *Sonographie* und *Computertomographie*, bei Verdacht auf einen Gefäßprozeß mit Gangrän die *Mesenterikographie*.

3.1 Extraintestinale Gasansammlung

Tabelle 28. Intraperitoneale Gasansammlung

– *Freies Gas intraperitoneal (Pneumoperitoneum)*
  - Zwischen Leber und Brustwand (1)
  - Über der linken Beckenschaufel (2)

– *Gas intraperitoneal fixiert*
  - Morisonsche Tasche (3)
  - Bursa omentalis (4)
  - Lokaler Gasabszeß (5)
    - Subphrenisch beiderseits
    - Subhepatisch
    - Perityphlitisch
    - In der freien Bauchhöhle, besonders im kleinen Becken
    - Zwischen Dünndarmschlingen und Dickdarm
    - Gedeckte Perforation
  - Gas retroperitoneal (6)

Asymptomatisch:	*Symptomatisch:*
– Nach Operation, Laparoskopie	– Diffuse Peritonitis
– Tubenpertubation	– Perforation: Ulcus duodeni et ventriculi
– Wasserski und Turmspringen bei Frauen	– Dünndarmgangrän
– Pneumatosis cystoid. intest.	– Dickdarmgangrän
	– Tumor
	– Divertikulitis, Appendizitis
	– Cholezystitis
	– Posttraumatisch

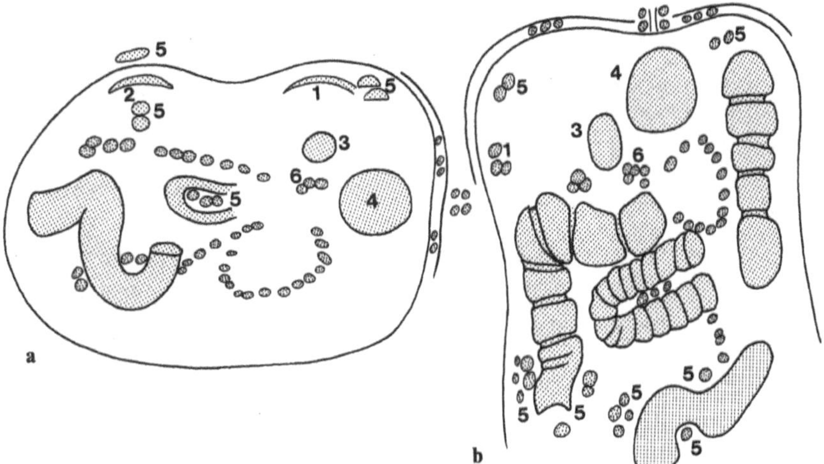

Abb. 105a, b. Kommentierende Zeichnung zu Tabelle 28. *Sonographie:* Bei der Untersuchung in Rückenlage kann man bei Anwesenheit von reichlich Luft eine lineare Reflexfront unter der Bauchdecke bzw. zwischen Bauchdecke und der Vorderfläche des linken Leberlappens mit Wiederholungsechos finden. Bei den gewöhnlich kleinen Gasmengen versagt die Methode.

Tabelle 29. Extraperitoneale, nicht retroperitoneale Gasansammlung

Gas in der Wand des Magen-Darmkanals

– *Magenwand (1):*
  ● Obstruktion, Wandverletzung, Ulkus
  ● Wandgangrän ● korrosive (Säure/Lauge)
       ● phlegmonöse
       ● enzymatisch
       ● gefäßbedingt
       ● Tumornekrose

Dünn- und Dickdarmwand (2):

● Ischämische Gangrän:
  – Arterielle Okklusion (Thrombembolie, Kompression usw.)
  – Nichtokklusive Ischämie:
    Digitalisüberdosierung
    Links-Herzversagen
    Hypovolämie/Schock
  – Zirkulationsstörung in der kapillaren Strombahn:
    ● Koagulationssyndrom
      toxisches Megakolon
      nekrotisierende Enterokolitis
    ● Kontrazeptiva
    ● Diabetische Sklerose
    ● Vaskulitis (Allergie, Urämie, Kollagenkrankheiten usw.)
  – Venöse Okklusion:
    primär mechanischer Ileus
    (Volvulus, Invagination, Inkarzeration, Strangulation)
    Tumorkompression – Infiltration im Mesenterium
● Pneumatosis cyst. intest.

Gas in der Leber

– Portalvenen **(3)**
  ● Magen-Darmgangrän
– Gallengänge **(4)** (Gallenblase)
  ● Operation (Choledochoduodeno/Cholezystojejunostomie, Roux-Anastomose)
  ● Fistelbildung
    – Steinperforation alt/frisch
    – Ulkus-Perforation
    – Karzinom (Gallenblase → Kolon)
    – sept. Cholangitis durch gasbildende Bakterien

Gas in Gallenblase und Gallenblasenwand (5)

– Cholecystitis emphysematosa = akute gangränöse Cholezystitis bei Diabetes (Auftreten von Gas 24–48 h nach Beginn der akuten Symptomatik)

Gas in der Harnblase und Harnblasenwand (6)

– Cystitis emphysematosa = akute gangränöse Zystitis bei Diabetes (24–48 h nach Beginn der akuten Symptomatik)

Gas retroperitoneal

– im vorderen oder hinteren Pararenalraum **(7)**
  ● Ileusperforation am Bulbus, traumatologische Perforation, Gasabszeß
– im hinteren Pararenalraum **(8)**

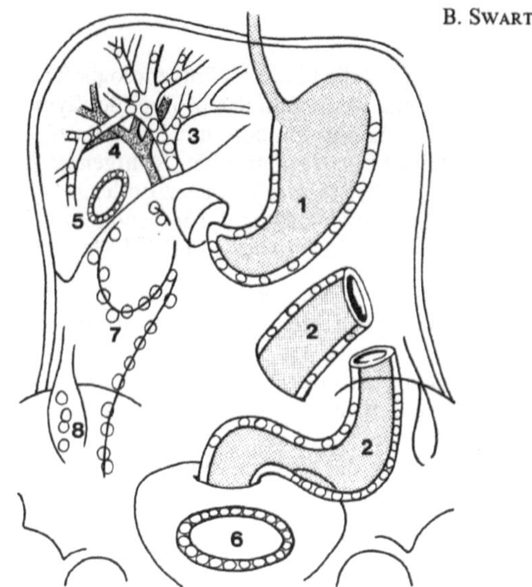

Abb. 106. Bildkommentar zu Tabelle 29. *1* Magen, *2* Darm, *3* Portalvenen, *4* Gallengänge, *5* Gallenblase, *6* Harnblase, *7* vorderer Pararenalraum, *8* hinterer Pararenalraum

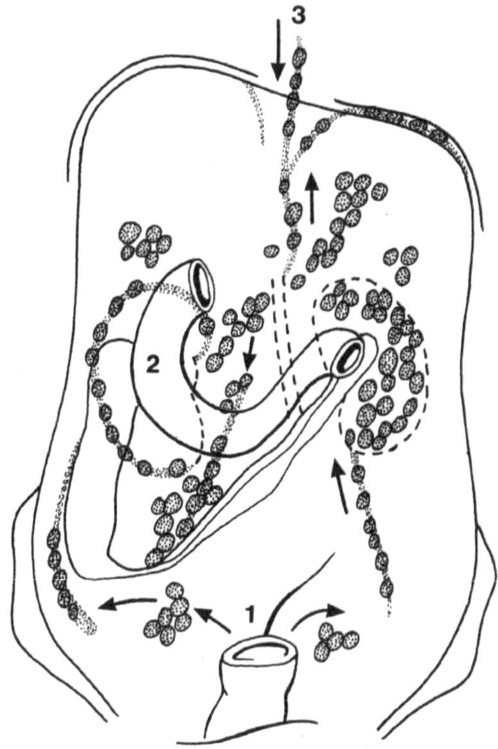

Abb. 107. Typische Lokalisation von Gas retroperitoneal: Übertritt von Gas aus Sigma-Mesosigma (*1*) in das Retroperitoneum, von dort nach kranial in den vorderen oder hinteren, nach lateral in den hinteren Pararenalraum. Aus dem Duodenum (*2*) in den vorderen Pararenalraum, nach unten und lateral in den hinteren Pararenalraum umbiegend. Vom Mediastinum aus nach kaudal in den hinteren Pararenalraum absteigend (*3*), auch präperitoneal unter das Zwerchfell gehend. Der gleiche ist von kaudal nach kranial möglich

Tabelle 30. Klinik bei extraperitonealer, nicht retroperitonealer Gasansammlung

Keine klinische Symptomatik
Gas in der Darmwand in großen
Blasen bis zur Obstruktion
oder Perforation
	– Pneumatosis intest. cyst. in Dünn- und Dickdarmwand
	• idiopathisch (?)
	• sekundär bei obstruktiver Lungenerkrankung mit chron. Husten
	    nach Zystenperforation riesiges Pneumoperitoneum
	– in den Gallenwegen
	    postoperativ, Steinperforation, Ulkusperforation
	    Karzinom: Papillen-Ca.
	       Gallenblase → Kolon

Keine schwerwiegende Symptomatologie Gas strichförmig oder blasig in der Darmwand	– Ulcus duodeni et pylori – Entzündung (Colitis ulcerosa, M. Crohn, Tbc) – Kollagenose – Endoskopie – Obstruktion (Tumor, Analatresie, M. Hirschsprung, Mekoniumileus, Magenausgangsstenose) – Steroidtherapie – Perforiertes Jejunaldivertikel – M. Whipple – Amyloidose – Darmparasiten

Schwerwiegende Symptomatologie
Gas strichförmig oder blasig in der
Darmwand, Gas in den Portalvenen
(Gefäßraum)
 	
Gas in Gallengängen
Gas in Gallenblase
Gas in Harnblase
	Darmgangrän bei
	– primärem Gefäßprozeß (Thrombembolie, terminale ischämische
	    Enteropathie wie toxisches Megakolon u. nekrotisierende Enterokolitis)
	– Gefäßspastik bei Digitalisüberdosierung
	– Links-Herzversagen
	– Sekundärer Gefäßprozeß (Inkarzeration, Strangulation,
	    Invagination, Volvulus)
	– Septische Cholangitis
	Cholecystitis emphysematosa
	Cystitis emphysematosa

Tabelle 31. Retroperitoneale Gasansammlung

Vorderer Pararenalraum (1)
 	
– Pankreasloge
– Vor und um Perirenalraum
– Parakolisch medial
 	
– Flanke
– Kleines Becken
	
	– Hämorrhagisch-nekrotisierende Pankreatitis
	– Infiziertes Hämatom nach urologischen und gynäkologischen Operationen
	– Trauma: Ruptur des retroperitonealen Duodenums, Riß von Colon ascendens
	    und descendens retroperitoneal, Riß des Mesosigma und Sigma bei hinterer Bek-
	    kenringfraktur, perforiertes Divertikel
	– Cystitis emphysematosa
	– Ulcus duodeni
	– Postoperativ
	– Tubenpertubation, penetrierende Genitalverletzung

Perirenalraum (2) – Beiderseits	 – Paranephritischer Gasabszeß – Postoperativ

Hinterer Pararenalraum (3)
 	
– Flanke lumbal
– Psoasloge
– Ansatz der Zwerchfell-
    schenkel, subphrenisch
    präperitoneal
– Vorderes Mediastinum
	
	– Hämorrhagisch-nekrotisierende Pankreatitis
	    nach dorsal übergreifend
	    über Flanke vom vorderen Pararenalraum
	– Trauma: Mesosigma – Sigmaruptur bei hinterer Beckenringfraktur
	– Verletzung der Genitalorgane
	– Eitriger Prozeß: vom vorderen Pararenalraum übergreifend retroperitonealer
	    retrozäkaler appendizitischer Gasabszeß

Mediastinum (4) – Vorderes Mediastinum – Hinteres Mediastinum	 – Aufsteigend: Ruptur des Mesosigma und Sigma (hintere Beckenringfraktur) – Absteigend: Bronchusruptur (Trauma, Husten) obstruierende Bronchitis – Hämorrhagisch-nekrotisierende Pankreatitis

3.2 Gasverteilung im Magen-Darmkanal und Wandveränderungen

Gasverteilung im Darm

- Magen
- Duodenum
- Dünndarm   }   mit/ohne
- Dickdarm   }   Spiegel
- Dünn- und Dickdarm

Distanzierung von Schlingen

- Allgemein: freie Flüssigkeit
  - Aszites
  - Blut
  - Galle
  - Eiter
- Lokal:
  - Wandödem (Entzündung, Gangrän)
  - M. Crohn
  - Tumor o.ä.

Veränderungen an der Darmwand

- Impression von außen
  - Gallenblase
  - Tumor
  - Abszeß usw.
- Wandverdickung
  - Ödem (Infektion, Gangrän?)
  - Muskelhyperplasie
  - Enzymarrosion (hämorrh. nekrotis. Pankreatitis)

Tabelle 32. Magen: Magenblähung

Mechanischer Verschluß	Magenausgangsstenose, hoher Duodenalverschluß Schrumpfbulbus, einwachsendes Gallenblasen-Karzinom, Magen-Duodenalkarzinom, Pylorushyperplasie
Röntgenkontrast-untersuchung	Magenvolvulus ohne Gefäßbeteiligung bei Zwerchfellhochstand
Atonie Anamnese?	Metabolische Störung: relative Hypokaliämie nach Operation Zentrale Lähmung: Azidose, Urämie, Coma hepaticum Wiederbelebung Vagotomie
Gefäßprozeß	Nekrose der Magenhinterwand bei hämorrhagisch-nekrotisierender Pankreatitis durch Enzyme
Röntgenkontrast-untersuchung Puls >100/min (Schock)	Magenvolvulus *mit* Gefäßobstruktion bei Zwerchfellhochstand Volvulus bei paraösophagealer Hernie

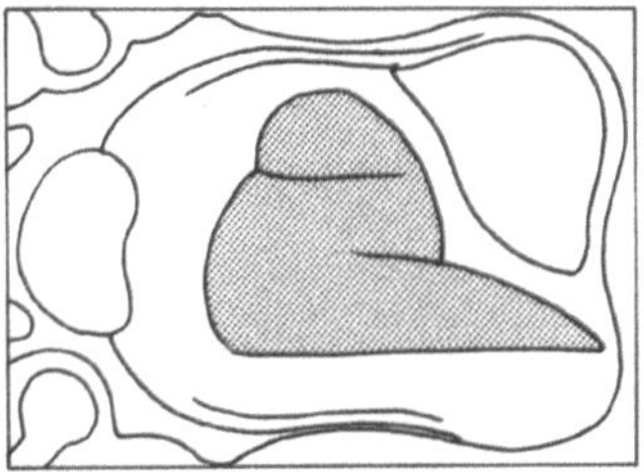

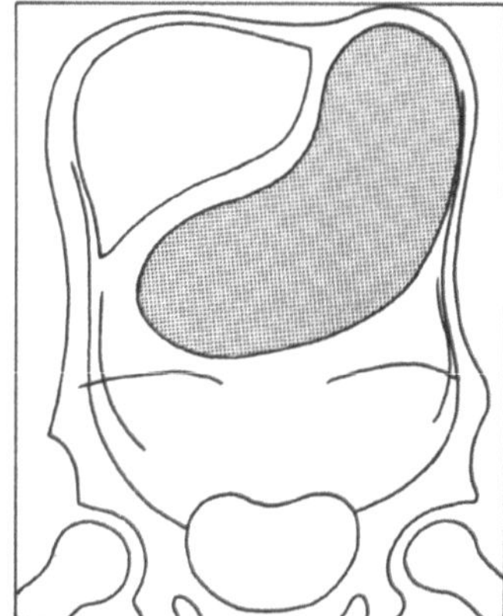

Abb. 108. Bildkommentar zu Tabelle 32: Magenblähung

Tabelle 33. Wandveränderungen am Magen

Kleiner Magen

- Linitis plastica
  - Zirrhöses Ca.
  - Nach Verätzung
  - Wenig Luft im Magen (Erbrechen usw.)

Großer Magen

- Ausgangsstenose
  - Intra-/extragastrischer Tumor/Metastase
  - Benigne Stenose (Ulkus, Verätzung)
  - Pylorushyperplasie
- Atonie
  - Azidose
  - Zentral: Schlafmittelvergiftung u.ä.
  - Nach Vagotomie

Magen-Zwerchfelldistanz

- Fornix-Ca.
- Subpulmonaler Erguß

Aussparungen m/o. Luft in Ulkus

- Tumoren/maligne Lymphome
- Kallöses Ulkus

Impressionen

- Großer linker Leberlappen
- Pankreas-Pseudozyste
- Blutung in Bursa omentalis
- Pankreas-Tumor/Metastase
- Große Milz

Tabelle 34. Duodenum: Duodenalblähung

Mechanischer Verschluß	– Entwicklungsanomalie: Membranstenose, Atresie Windsackmembran Laddsches Band usw. – Pancreas anulare – M. Crohn, Tumor, Gallenblasen-Nebennieren-Ca. – Volvulus, paraduodenale Hernie
Frühes Erbrechen mit und ohne Galle	– Gallenstein – Akute Pankreatitis (hämorrhagisch-nekrotisierend) Blutung in Bursa omentalis
Atonie	– Akute Pankreatitis! (mit Kolonblähung?) – Lymphadenitis mesenterialis (Yersiniose): Spiegel ileozäkal – Adnexitis: Spiegel ileozäkal, Kolonblähung? – Steinperforation aus Gallenblase (Gas in Gallenwegen)
Klinische Parameter wechselnd	– Blutung in Pankreas oder in Bursa omentalis (stumpfes Trauma) – Abszeß in Nachbarschaft (Gallenblase, subhepatischer Raum)

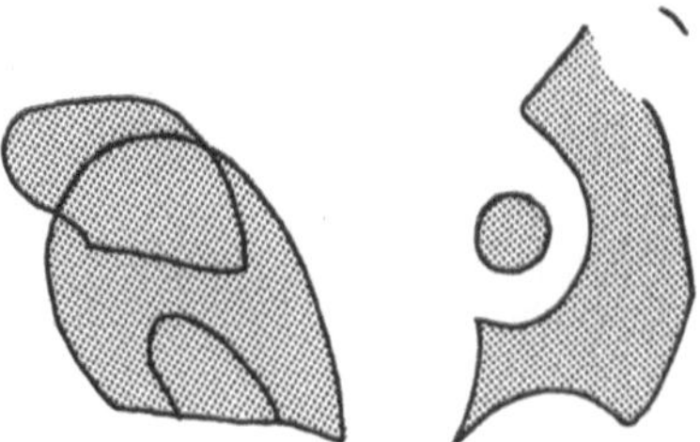

Abb. 109. Bildkommentar zu Tabelle 33: Wandveränderung am Magen. Ileus an der Minorseite, Ummauerung des Antrums

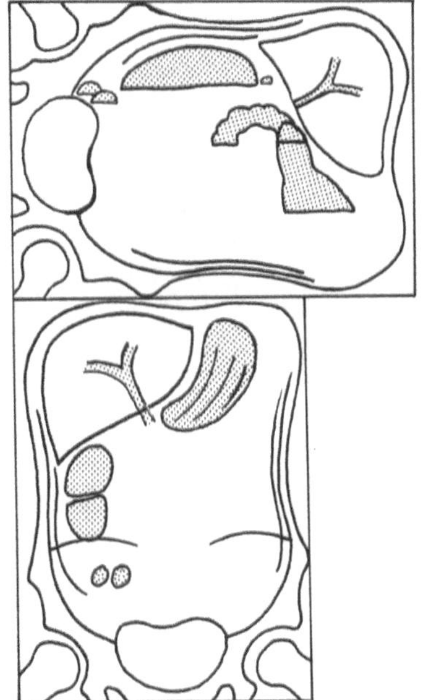

Abb. 110. Bildkommentar zu Tabelle 34. *Merke:* Gas im Duodenum nur zu beobachten, wenn Gas im Magen vorhanden ist. Bei gasleerem Magen gasbildende Substanz geben. Bei liegender Magensonde Luft mit Spritze injizieren. Differentialdiagnose: Gas in den Gallenwegen nach Steinperforation? Ileozäkale Spiegel bei Yersiniose? Kolonblähung bei retroperitonealem Prozeß?

Tabelle 35. Duodenum: Wandveränderungen

Weites Duodenalknie mit Doppelkontur

– Tumor/Metastasen(Bronchial-Ca.!)
– Akute hämorrh.-nekrotis. Pankreatitis
– Pseudozyste bei akuter Pankreatitis
– Blutung in Bursa omentalis

Impressionen/lokale Konturveränderungen

– Medial ● Tumoren ● Duodenal-Ca./Papillen-Ca.
                            ● Pankreas-Ca./Metastasen
                            ● Pseudozysten
                            ● Chron. rezid. Pankreatitis
– Lateral ● Gallenblasenhydrops
              ● Nebenniere
              ● Niere
              ● Pankreaskopf-Ca.

Duodenalatonie

– Akute Pankreatitis
– Yersiniose
– Adnexitis
– Nach Vagotomie

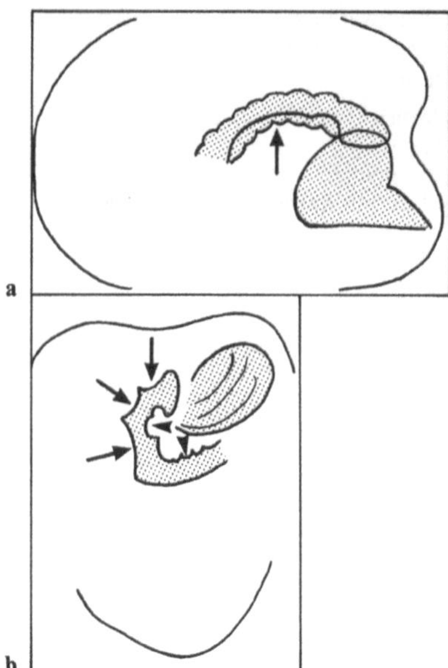

Abb. 111a, b. Bildkommentar zu Tabelle 35: Duodenalblähung. **a** Impression der Innenkontur durch expansiven Pankreasprozeß. **b** Impression am Duodenum lateral durch Nieren- oder Nebennierenprozeß, innen durch infiltratives Tumorwachstum Richtung D2 oder D3 aus der Pankreasloge

Tabelle 36. Dünndarm: Isolierte Dünndarmblähung mit Spiegeln

Mechanischer Ileus		
Weicher Bauch Kein Druckschmerz Geräusche verstärkt Puls normal	Obstruktion: Okklusion: Strangulation *ohne* Gefäßbeteiligung:	Orangen, Askariden, Stein, Entwicklungsanomalie, Mekonium Tumor, Blutung, M. Crohn, malignes Lymphom, Metastasen Strangulation, Invagination, Inkarzeration, Volvulus
Gemischter Ileus		
Lokale Défense Druckschmerz Geräusche verstärkt Puls erhöht (Fieber)	Lokale Entzündung:	Appendizitis, Adnexitis, Divertikulitis, Cholezystitis, Abszeß
Gefäßprozeß		
Weicher Bauch Diffuser Druckschmerz Geräusche ↓ – fehlend Puls >100/min (Schock)	Primär: Sekundär:	Thrombembolie, Spastik durch Digitalisüberdosierung, terminale ischämische Enteropathie (tox. Megakolon, nekrotisierende Enterokolitis), low output failure Strangulation, Invagination, Inkarzeration, Volvulus

Tabelle 37. Dünndarm: Wandveränderungen

Eingeengtes Darmlumen

- Wandödem
  - Gangrän:
    Arterielle/venöse Okklusion
    Nichtokklusive Ischämie
    Zirkulationsstörung i.d. kapillaren Strombahn
  - Allergie
  - Tumoren: malignes Lymphom
  - Akuter venöser Rückstau:
    Akute Portalthrombose
    Rechtsinsuffizienz
- M. Crohn
- Blutung
  - M. Werlhoff
  - Marcumarblutung
- Tumor
  - Malignes Lymphom

Konturveränderung: „Fingerabdrücke"

- Wandödem
  - Gangrän (s.o.)
  - Akuter Blutrückstau (s.o.)
  - Allergie

Lokale Schlingendistanzierung

- Wandödem
  - Gangrän (s.o.)
  - Akuter Blutrückstau (s.o.)
  - Allergie
- Abszeß zwischen zwei Schlingen
- Blutung
  - Marcumarblutung, M. Werlhoff
- Eiweißablagerung
  - Amyloidose usw.
- Peritonealkarzinose
- Muskelhyperplasie bei chron. Ileus

Allgemeine Schlingendistanzierung

- Flüssigkeitsvermehrung
  - Aszites
  - Blut
  - Eiter
  - Galle

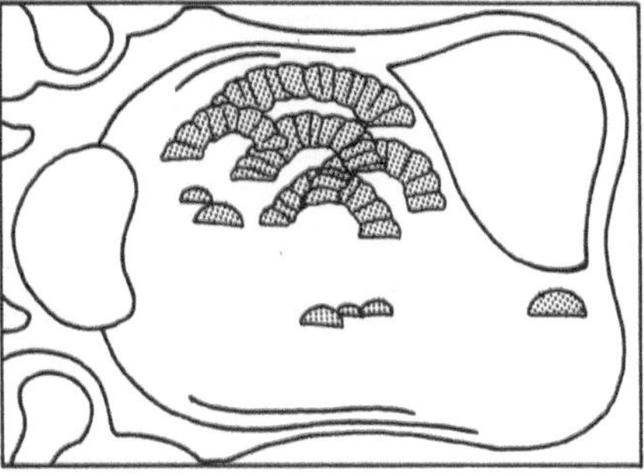

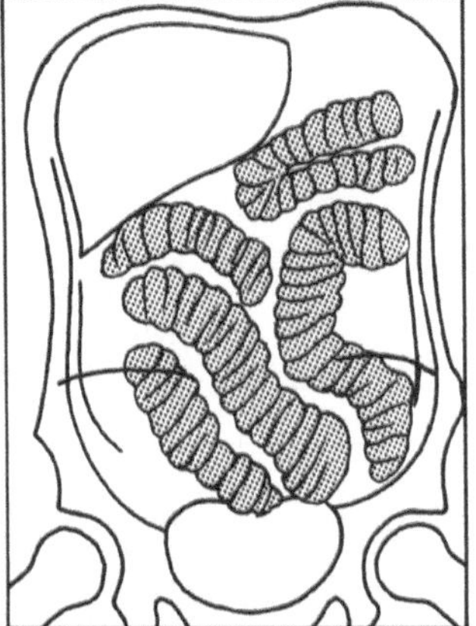

Abb. 113. Bildkommentar zu Tabelle 37. *Merke:* Typische isolierte Dünndarmblähung. – Zentrale Lage im Mittelbauch. – Enge Einzelschlinge mit verändertem Relief („Fingerabdrücke") und Distanzierung der Nachbarschlingen durch Wandödem

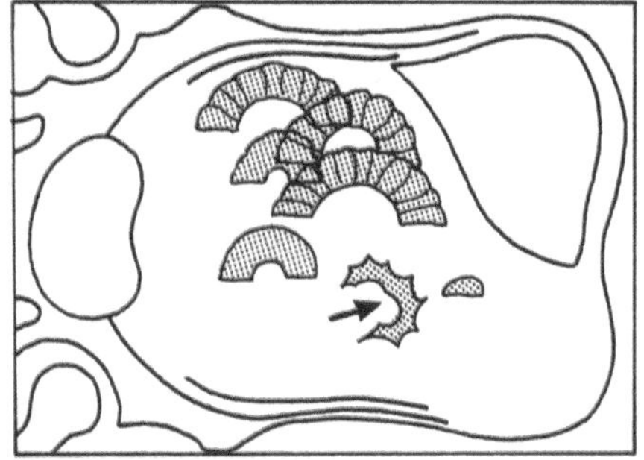

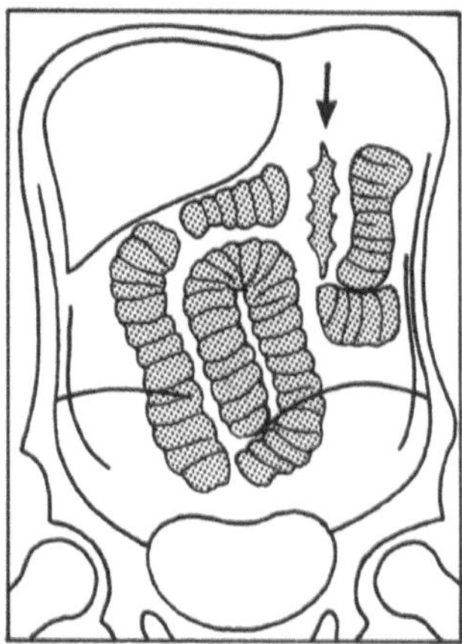

◁ **Abb. 112.** Bildkommentar zu Tabelle 36. Typische isolierte Dünndarmblähung. *Merke:* Lage im Mittelbauch. – Kerckringsche Falten. – Gasreflux bei mechanischem Kolonileus aus Kolon in den Dünndarm = scheinbarer Dünndarmileus

Tabelle 38. Isolierte Dickdarmblähung m./o. Spiegel

Mechanischer Ileus Weicher Bauch Kein Druckschmerz Geräusche normal Puls normal	– Tumor, Obstruktion durch Stein oder Fremdkörper – M. Hirschsprung, Analatresie, Fecal impaction – Volvulus (ohne Gefäßbeteiligung) an Zäkum, Sigma, Mesenterium commune – M. Crohn, Amoebiasis, Tbc, Behçet, Yersiniose – Mekoniumileus

Gefäßprozeß
 	
 Weicher Bauch
 Diffuser Druckschmerz
 Herabgesetzte/
 fehlende Geräusche
 Puls >100/min
	– Arterielle Okklusion (Äste der A. mesenterica superior, A. mesenterica inferior)
	 – Nach Gefäßoperationen
	 – Nichtokklusive Ischämie
	   ● Digitalisüberdosierung
	   ● Verminderte Auswurfleistung des Herzens
	   ● Hypovolämie – Schock
	 – Zirkulationsstörung in der kapillaren Strombahn (tox. Megakolon bei Colitis ulcerosa, M. Crohn, Yersiniose, Amöbiasis)
	   ● Pseudomembranöse (nekrotis. Enterokolitis bei Säuglingen und Erwachsenen)
	   ● Orale Kontrazeptiva
	   ● Immunsuppressive Therapie
	   ● Diabetische Sklerose
	   ● Vaskulitis bei Allergie, Urämie, Kollagenkrankheiten usw.
	 – Venöse Okklusion bei mechanischem Verschluß (Volvulus, Invagination, Inkarzeration, Tumorkompression oder Infiltration im Mesenterium)
	 – Enzymatisch-nekrotisierender Prozeß bei Pancreatitis acuta

Atonie – Retroperitoneal – Extraabdominal	– Blutung (Trauma, Gefäßruptur, Wirbelfraktur) – Akuter Nieren-Harnleiterprozeß (Stein, entzündlicher Prozeß, Nierenruptur) – Adnexitis, Harnblasenprozeß – Akute Pankreatitis (mit Duodenalblähung) – Zwerchfellnaher Prozeß: akute Pleuritis, akuter basaler Lungenprozeß (Infarkt, Pneumonie) – Herzinfarkt, Trauma: Lungenkontusion, Rippenfraktur, Herzkontusion – Relative/absolute Hypokaliämie (post OP) – Azidose, Urämie, Coma hepaticum
– Lähmung zentral	– Schlafmittelvergiftung – Neuroplegika

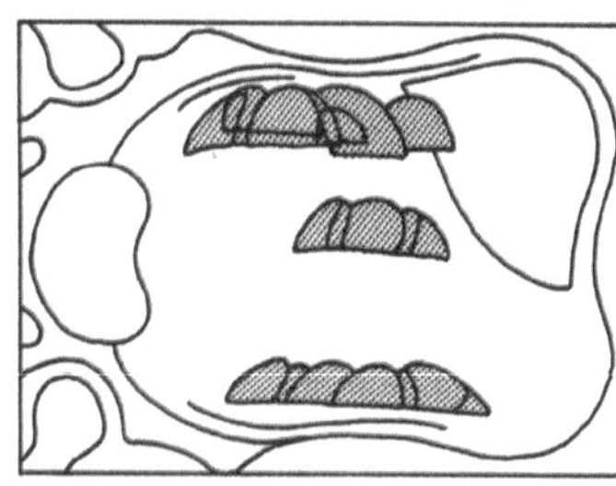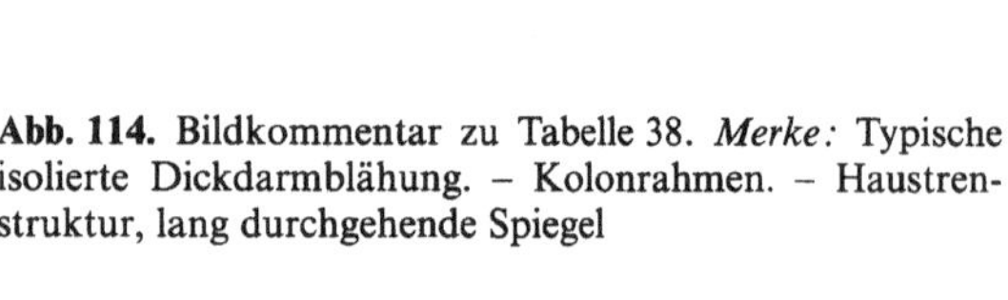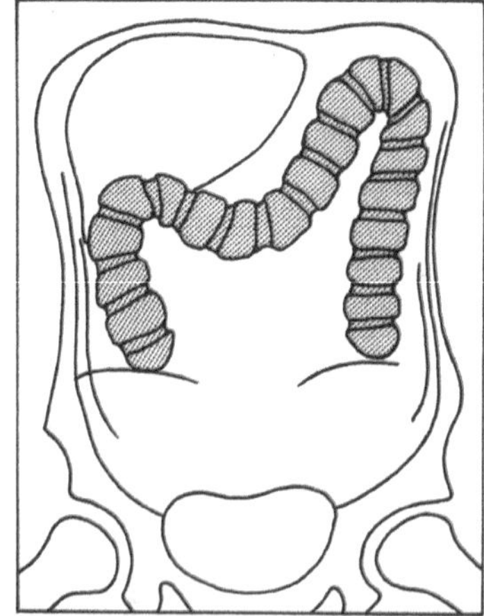

Abb. 114. Bildkommentar zu Tabelle 38. *Merke:* Typische isolierte Dickdarmblähung. – Kolonrahmen. – Haustrenstruktur, lang durchgehende Spiegel

Tabelle 39. Dickdarm: Wandveränderungen

Lokale Impression
- Perityphlitischer Abszeß, spätappendizitischer Abszeß medial (1)
- Gallenblasenhydrops (4)
- Divertikulitischer Abszeß (13)

Verlust der Haustrierung/feine bis grobe Zähnelung
- Retrozäkaler Abszeß extraperitoneal (2)
- Enzymarrosion bei Pankreatitis
  - Innenkontur von Aszendens und Deszendens kranial (3+9)
  - Untere Kontur des Colon transversum über Mesokolon (6)
- Intraperitoneale Metastasierung mit desmaler Reaktion am medialen Kolonansatz und oberen Transversumrand (5+12)

Wellenform/Fingerabdrücke
- Wandödem (8)
  - Gangrän
    - •• primäre Durchblutungsstörung
    - •• sekundäre
  - Akuter Blutrückstau
    - •• Akute Portalthrombose
    - •• Akute Rechts-Herzinsuffizienz

Zinnenkontur
- Muskelhyperplasie bei chron. Ileus (7)

Tumorförmige Wandveränderung bis Stenose
- Desmale Wandveränderung bei peritonealer Metastasierung an Kolonwand (12)
- Desmale Reaktion bei Übergreifen von metastastischen Prozessen aus der Douglasschen Tasche, evtl. Tumoreinbruch in die Wand mit lokaler Vorwölbung (14)
- Ummauerung des Rektums bei metastasierendem Karzinom (15)
  - Magen-Karzinom
  - Ovarial-Karzinom
- Wandständiger bis ringförmiger Tumor (10)
- Sanduhrförmige Stenose (11)
  - M. Crohn
  - Colitis ulcerosa
  - Tbc
  - Amöbenabszeß
  - Kaposi-Sarkom bei AIDS

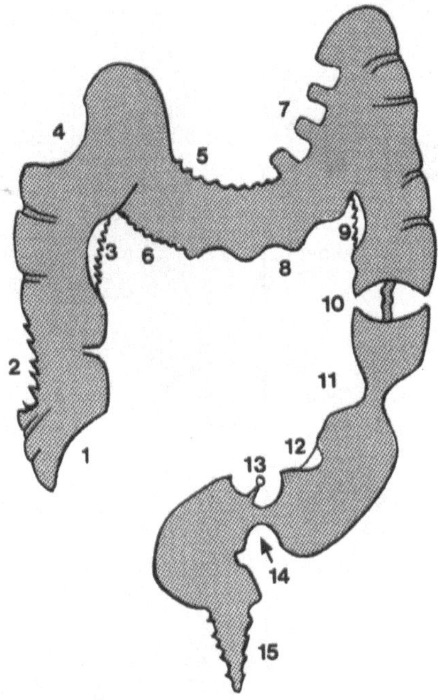

Abb. 115. Bildkommentar zu Tabelle 39. *1* Perityphlitischer Abszeß bei Appendizitis. *2* Retrokolischer Abszeß bei retrozäkaler, retroperitonealer Appendizitis. *3, 6, 9* Wandarrosion an Colon transvers. Unten, Colon asc. und desc. medial sowie entzündlichem Prozeß am Perirenalraum. *4* Hydrops der Gallenblase: akute Cholezystitis. *5* Aus Lig. gastrocolicum auf Kolon übergreifender Prozeß: Magen-Ca. *7* Zinnenkontur: Muskelhyperplasie bei chron. Ileus. *8* Wellenkontur bei Ödem: Gangrän (tox. Megakolon u.a.) und Blutrückstau. *10* Ringförmiger Tumor (Ca.) *11* Sanduhrstenose bei M. Crohn, Colitis ulcerosas, Kaposi-Sarkom bei AIDS, Tbc, Amöbenabszeß. *12* Peritoneale Metastase am Kolonansatz/kleiner Tumor. (Desmale Reaktion.) *13* Divertikulitischer Abszeß. *14* Aus Douglasscher Tasche übergreifender Prozeß: Eiter, Metastasen. *15* Ummauerung des Rektums bei intraperitonealer Metastasierung

Tabelle 40. Dünndarm und Dickdarm: Gasblähung von Dünn- und Dickdarm mit Spiegelbildung

Atonie	Zentrale Lähmung

Weicher Bauch
Geräusche herab-
gesetzt
Puls normal
bei Schock > 100/min
	– Stoffwechselstörung:
	  ● Diabet. Azidose
	  ● Azotämisches Erbrechen
	  ● Alkalose
	  ● Hepatitisch/urämisches
	    Koma
	  ● Salzmangelsyndrom
	    der Leber
	– Schlafmittelvergiftung
	– Apoplexie
	– Schädel-Hirntrauma
	
	Lähmung der regulatorischen
	  Nerven
	– Neuroplegika
	– Operation an Ösophagus
	  und BWS
	Störung der neuromuskulären
	  Übertragung
	– Kaliummangel
	
	Akuter Blutrückstau
	– Akute Portalthrombose
	– Akutes Re-Herzversagen

Diffuse Peritonitis	Perforation:
Diffuse Défense Keine Geräusche Puls > 100/min (Schock)	Ulkus, Tumor, Gangrän Appendizitis, Cholezystitis usw. Ausbreitung einer Abszedie- rung (Pyovar, Abszesse aller Art) Hämatogene Peritonitis Akute Pankreatitis (Enzymaus- schwemmung in freie Bauch- höhle) Geplatzte Echinokokkuszyste u.ä.
Gefäßprozeß	Thrombembolie an A. und V.
Weicher Bauch Diffuser Druck- schmerz Geräusche ↓ – fehlend Puls > 100/min	mesenterica superior Gefäß-Spastik in verschiedenen Gefäßgebieten bei Überdigita- lisierung Terminale ischämische Enteroko- litis (toxisches Megakolon, ne- krotisierende Enterokolitis) Akute Portalthrombose bei por- taler Hypertension: Wand- ödem *ohne* Gangrän

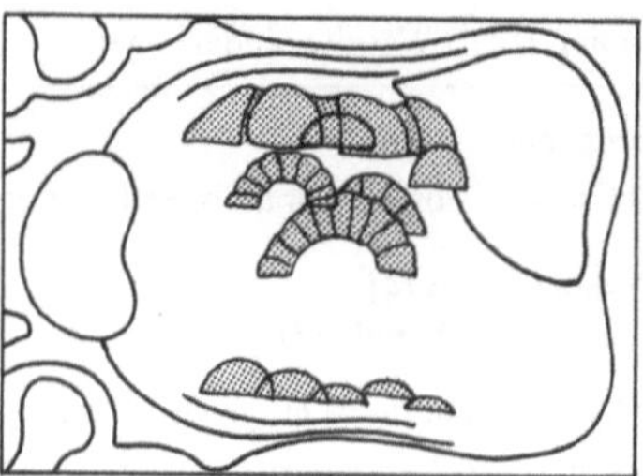

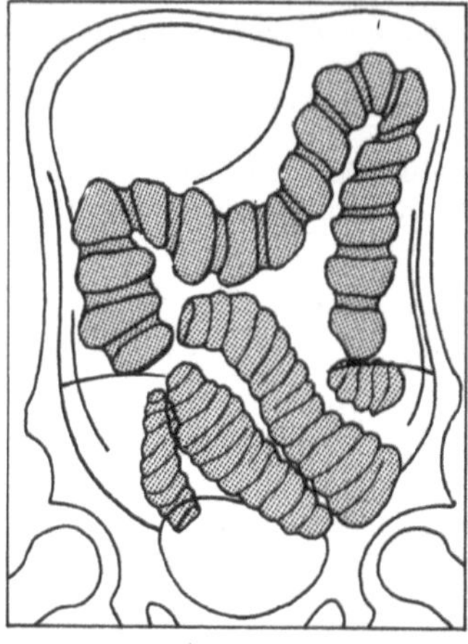

Abb. 116. Bildkommentar zu Tabelle 40

3.3 Darmgas an atypischer Stelle

3.4 Weichteildiagnostik

Tabelle 41. Darmgas an atypischer Stelle
(Nach GHAHREMANI u. MEYERS)

Tabelle 42. Weichteilstrukturen

Darmverlagerung

- Chilaiditi-Syndrom: Kolon zwischen Leber und Zwerchfell
- Mesenterium commune: Non-Rotation = Stillstand der
  ersten Entwicklungsphase bei +90 Grad
- Verlagerung durch Adhäsion oder expansiven Prozeß

Hernien

- a) Äußere 1. Retrosternal (Larrey)
           2. Hiatushernie
           3. Retrosternal (Morgagni)
           4. Postero-lateral (Bochdalecki)
              Posttraumatisch
           5. Narbenhernie
           6. Schenkelhernie
           7. Skrotalhernie

- b) Innere 1. Paraduodenal (53%)
           2. Perizäkal (13%)
           3. Foramen Winslowii (8%)
           4. Transmesenterial (8%)
           5. Intrapelvin (7%)
           6. Transmesosigmoidal (6%)

Normale Weichteilstrukturen

- Organe: Leber, Milz, Nieren, Harnblase
- Psoaskontur: einseitiges Fehlen nicht sicher pathologisch
  • Fehlende Kontur
    Kranial: Prozeß im Perirenalraum
    Kaudal: Prozeß im hinteren Pararenalraum
- Lumbaler Fettstreifen: bei Fehlen Flüssigkeit im hinteren
  Pararenalraum

Pathologische Weichteilstrukturen

- Nieren-Corona: Flüssigkeit im vorderen Pararenalraum
  (hämorrhagisch-nekrot. Pankreatitis, Blutung)
- „Hundeohren" im kleinen Becken: Aszites, Hämaskos
- Große Gallenblase: Hydrops bei akuter Cholezystitis
- Große Harnblase: Lähmung, nach Lumbalanästhesie
- Großer Weichteilschatten im Nierenbereich:
  • Blutung im Perirenalraum
  • Urinom
  • Tumor
  • Abszeß
- Verschwinden der Leberspitze durch Flüssigkeitsanreiche-
  rung
- Verbreiterung der parakolischen Furche:
  • Flüssigkeit, Eiter

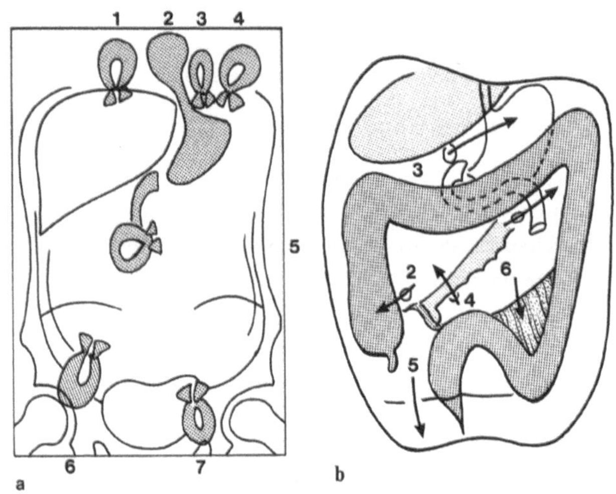

Abb. 117 a, b. Bildkommentar zu Tabelle 41

3.5 Kriterien bei Flüssigkeitsanreicherungen

Tabelle 43. Radiologische Kriterien bei intraperitonealer
Flüssigkeit

Leberwinkelzeichen (1)	verschwindet
„Hundeohren" (2)	positiv bei größeren Mengen
Parakolische Rinne (3)	verbreitert
Distanzierung einzelner/ mehrerer Dünndarm- schlingen (4)	positiv bei Eiterungen
Allgemeine Distanzierung der Dünndarmschlingen (4)	positiv bei größeren Mengen seröser Flüssig- keit, Galle, Blut, Eiter

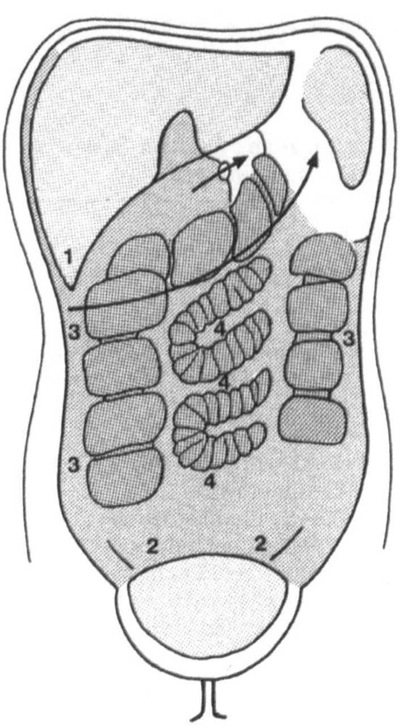

Abb. 118. Bildkommentar zu Tabelle 43

Tabelle 44. Lokalisation retroperitonealer Flüssigkeiten (Nach M.A. Meyers et al. [74])

Radiologische Zeichen	Vorderer Pararenalraum	Perirenalraum	Hinterer Pararenalraum
Perirenales Fett und Randkontur der Niere	erhalten	nicht mehr zu sehen	erhalten
Achse der Verdichtung	vertikal	akut: vertikal chronisch/schräg	schräg (parallel zum Psoasrand)
Nierenverlagerung	nach lateral und oben	nach vorne medial	nach vorne lateral oder oben
Psoasrandkontur	erhalten	obere Hälfte nicht mehr sichtbar	in der unteren Hälfte oder insgesamt nicht mehr zu sehen
Flankenstreifen	erhalten	erhalten	nicht mehr zu sehen
Untere Leber-Milzkontur	nicht mehr zu sehen	nicht mehr sichtbar	erhalten oder nicht mehr zu sehen
Verlagerung des Colon asc. oder Colon desc.	nach vorne und lateral	nach lateral	nach vorne und medial
Verlagerung des absteigenden Duodenums oder der duodeno- jejunalen Flexur	nach vorne	nach vorne	Verlagerung von Duodenum nach vorne

3.6 Kalk- und metalldichte Strukturen

Tabelle 45. Kalk- und metalldichte Strukturen

Konkremente

- Gallenblase/Gallenwege
- Nierenhohlsystem, abführende Harnwege
- Pankreassystem
- Prostatagänge

Verkalkungen

- Prozellan-Gallenblase
- Leber/Milz/Nieren/Nebennieren
- Samenblasen
- Gefäße, Aneurysmen
- Echinokokkus
- Lymphknoten
- Tumoren
- Dermoide

Knochenveränderungen

- Osteoporose
- Destruktion: Tumor, Metastasen, Entzündungen (rheumat. tuberkulös. bakt.)
- Frakturen der Wirbelsäule, der Rippen und des hinteren Beckenrings

Fremdstrukturen

- Verschluckte Gegenstände
- Sonden, Drainagen
- Nadeln
- OP-Clips
- Cava-Schirme, Bypass-Schläuche
- Kupfer-T oder Spirale im Cavum uteri
- Pessare
- Metallsplitter, Projektile
- Tabletten im Magen-Darmkanal, Kerne von Kirschen, Trauben und Äpfeln
- KM-Reste nach MDP, Kontrasteinlauf, oraler Galle, Uro-/Cholangiographie, Perforation

3.7 Sonographie beim akuten Abdomen

Tabelle 46. Sonographie: Übersicht Symptomatologie Intestinaltrakt

- Isoliert flüssigkeitshaltiger Magen mit Speiseresten (Magenausgangsstenose)
- Kokardenphänomen (zirkulär wachsender Tumor, transmural infiltrativer Prozeß anderer Genese)
- Magenverlagerung (durch Tumor, Pankreaspseudozyste oder Hämatom)
- Flüssigkeitshaltiges, atonisches oder erweitertes Duodenum (akute Pankreatitis oder Cholezystitis, hoher mechanischer Ileus)
- Paraduodenale liquide Raumforderung (Pankreashämatom, Abszeß) DD flüssigkeitsgefüllter Dünndarm (Ileus, Ischämie)
- Propulsion des Dünndarminhalts (mechanischer oder paralytischer Ileus)
- Dünndarmwandverdickung (Kokarde infolge Ischämie, intramuraler Blutung, M. Crohn, Amyloidose, Lymphombefall, Peritonealkarzinose, Invagination)
- Gas in der Darmwand (Ischämie, Pneumatosis intestinalis)
- flüssigkeitsgefülltes Kolon (Ileus)
- Kokardenphänomen am Dickdarm (Tumor, M. Crohn, Ischämie, Divertikulose, Divertikulitis)
- Paraintestinale pathologische Strukturen (Abszeß, Appendizitis, Hämatom, freie Flüssigkeit – Blut, Aszites, Eiter, Galle).

Sonographie des Magen-Darmkanals

Der gasgeblähte *Magen* bildet eine große Reflexfront unter der Bauchdecke und behindert die Oberbauchsonographie. In diesem Falle sollte im Stehen untersucht werden, da das Gas in den Magenfundus aufsteigt. Die Gasblähung des Dünndarms stört die Untersuchung von ventral bis zur Undurchführbarkeit. Die Untersuchung wird deshalb in Rückenlage von lateral, d.h. von der Flanke beiderseits aus, durchgeführt.

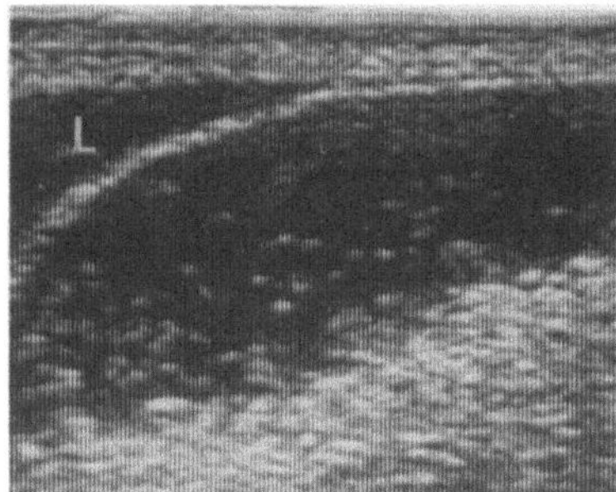

Abb. 119. Magenausgangsstenose im Sonogramm. Längsschnitt durch den linken Oberbauch (*L* Leber). In Magenposition große liquide Raumforderung mit schwebenden Echos („Schneegestöber"). Sedimentierung echoreichen Materials dorsal

Tabelle 47. Sonographie: Magen-Darmkanal

Magenausgangsstenose: Erweiterter flüssigkeitsgefüllter Magen mit multiplen echoreichen beweglichen Speisepartikeln („Schneegestöber").
Magenwand sonographisch bei starker Dehnung kaum abgrenzbar.

Ursache der Ausgangsstenose: Komplette oder inkomplette Magenkokarde durch Tumor, großes Ulkus, Metastasen oder Lymphom.

Bei *duodenaler Obstruktion* ist die Ursache oft sichtbar (Pankreastumor, Lymphknotenkonglomerate, Nierentumor, Duodenalkokarde durch transmuralen Wandprozeß, periduodenales Hämatom).

Bei *Duodenalatonie* läßt sich die Ursache ebenfalls sichtbar machen: akute Pankreatitis, akute Cholezystitis, Kokarde als Hinweis auf obstruierenden Darmtumor, Lymphome und andere Raumforderungen, periduodenales oder intramurales Hämatom.

Bei *Dünndarmileus* werden folgende sonographische Befunde erhoben:
- Vermehrter Flüssigkeitsgehalt des Dünndarms
- aufgeweitetes Dünndarmlumen
- „Klaviertastenphänomen": Besonders im Jejunum wandständige, echoreiche gerippte Echokomplexe, hervorgerufen durch die in den flüssigen Darminhalt vorspringenden Kerckringschen Falten
- „Leiter-Phänomen": Kerckringsche Falten im Längsschnitt einer Schlinge tangential getroffen
- Hyperperistaltik oder Pendelperistaltik
- Darstellung des Passagehindernisses in Form einer Kokarde (Darmtumor), Lymphombefall der Wand, Invaginat
- Raumforderungen (extramurale Tumoren, mesenteriale Lymphome)
- Diffuse Wandverdickungen bei Ödem durch Ischämie, Amyloidose, M. Crohn u.a.
- Begleitender Aszites.

Merke: Bei unklarem Ileuszustand macht die Sonographie nicht nur eine Aussage über Darmwand und Darminhalt sowie Weite der Schlinge und Peristaltik, sondern auch über alle sonographisch faßbaren Abdominalorgane. Sie hilft somit, andere Ursachen des akuten Abdomens mit reflektorischem Ileus auszuschließen!

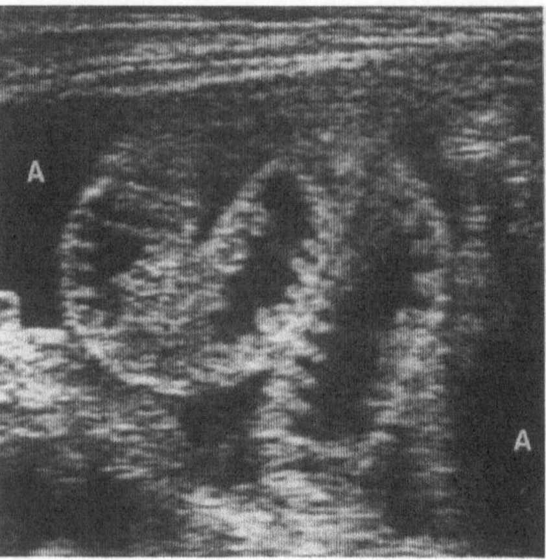

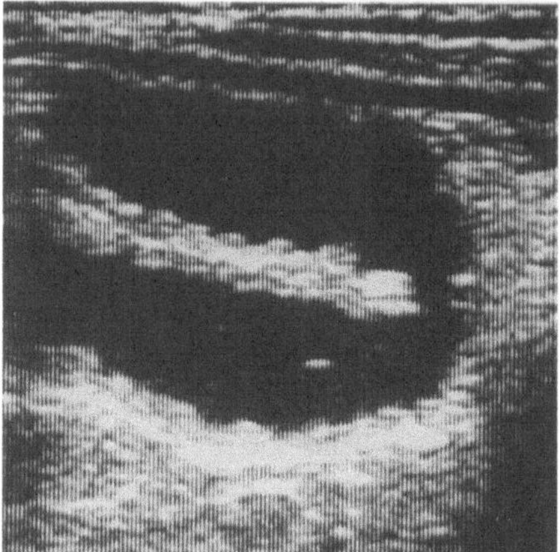

Abb. 120a, b. Mechanischer Ileus. **a** Geblähte Jejunumschlingen mit Kerckringschen Falten. Vermehrter Flüssigkeitsgehalt. Klaviertastenphänomen. Begleitender geringer Aszites (*A*). **b** Geblähtes Ileum mit vermehrtem Flüssigkeitsgehalt und flachen Schleimhautfalten

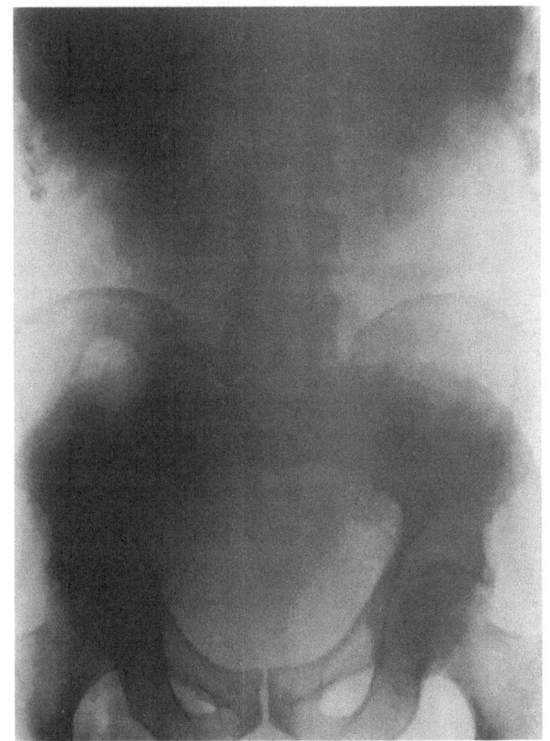

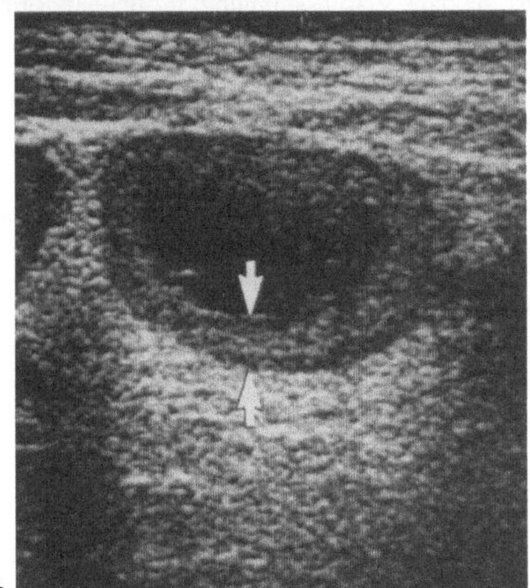

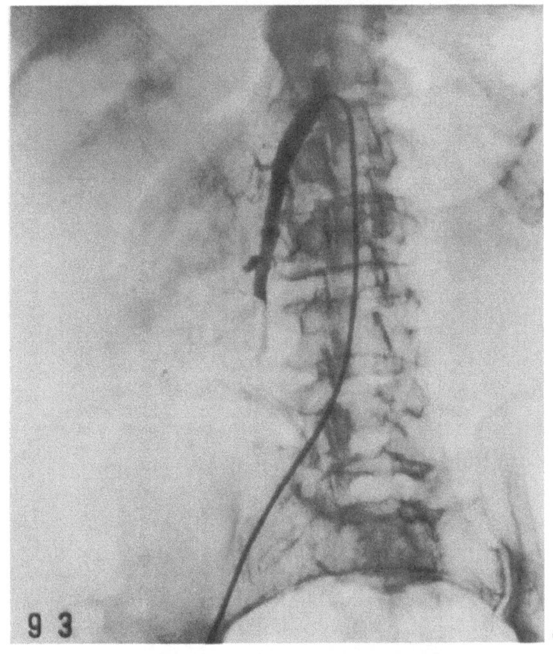

Abb. 121 a–c. Mesenterialarterienembolie. 71jähriger Patient mit akutem, schlagartig einsetzendem Abdominalschmerz. Patient liegt wegen absoluter Arrhythmie und Vorhofflimmern auf der Intensivstation. Vor 5 Tagen wurde eine Embolektomie aus der A. ulnaris links vorgenommen. Klinischer Befund: Diffuser Druckschmerz im Abdomen, Hyperperistaltik, nicht blutige Diarrhö. **a** Abdomenübersicht in Rükkenlage (Rasterkassette, Intensivstation) 60 min nach Symptombeginn „gasleeres Abdomen". **b** Real-time Sonographie des Abdomen, ca. 80 min nach Symptombeginn. Deutlich verdickte Dünndarmwände (↓) mit flüssigem Darminhalt. Noch normale Peristaltik, kein Aszites. **c** Wegen klinischer Symptomatik und des „gasleerem Abdomen" sowie des sonographisch nachweisbaren Darmwandödems sofortige Angiographie. Selektive Mesentericographie 90 min nach Symptombeginn. Vollständiger Verschluß des Hauptstammes der A. mesenterica superior. Arteriosklerotische Wandveränderungen am Hauptstamm. Operation (Beginn 3 h nach akutem Ereignis): Embolie aus der A. mesenterica superior nicht möglich, da das Gefäß stark arteriosklerotisch verändert ist. Resektion des gesamten Dünndarms und des Colons asc. Patient verstirbt drei Tage nach Operation

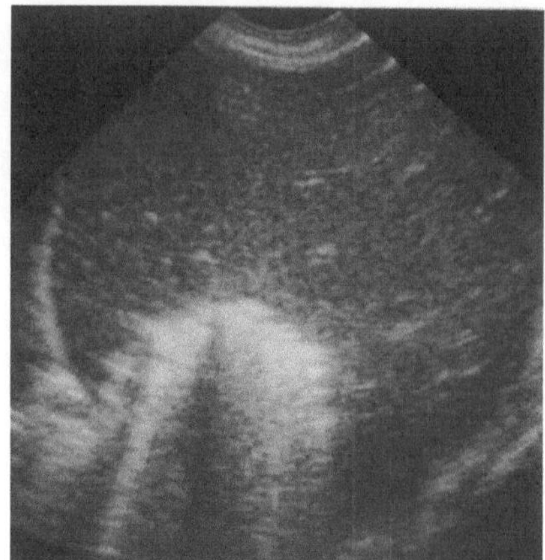

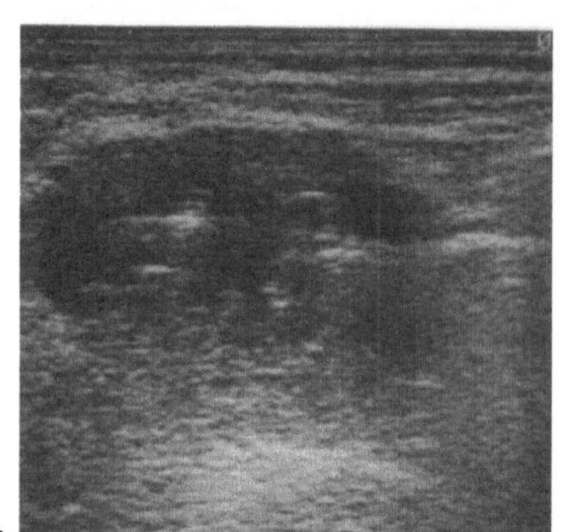

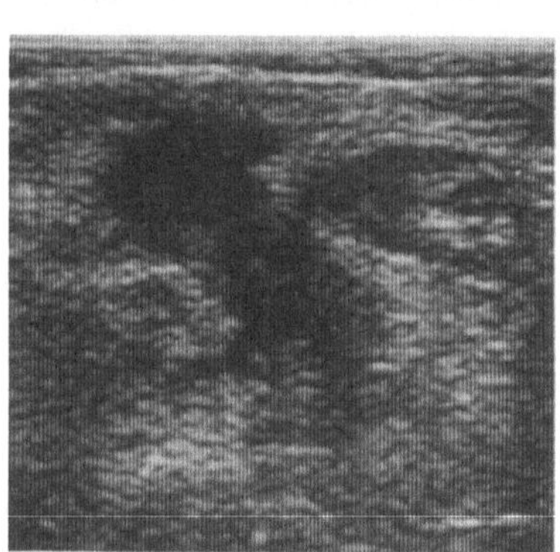

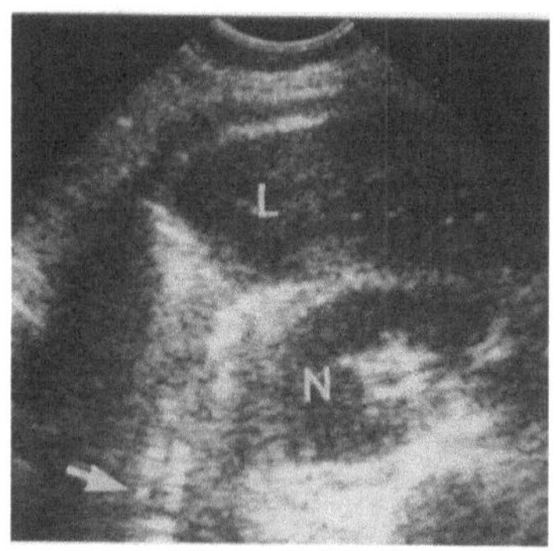

Tabelle 48. Sonographie: Gas extraintestinal

– *Gas intramural in der Darmwand*

Intramurales Gas meist nur nach Kenntnis der Abdomenübersichtsaufnahme nachweisbar!
Perlschnurartige Gasansammlungen in der Darmwand mit Schallschatten und Wiederholungsechos.
Evtl. freie intraabdominelle Flüssigkeit.

– *Gas intravasal – Portalsystem der Leber*

Kanalikuläre gasgefüllte Strukturen im Periportalfeld mit Schallschatten und Wiederholungsechos. Nicht sicher von Gas in den Gallengängen zu differenzieren. Flow-Phänomene beachten!

– *Gas in der Gallenblase*

In Gallenblasenposition breite Reflexfront mit Schallschatten und Wiederholungsechos. Bei intramuralem Gas perlschnurartige Darstellung.

– *Gas in den Gallenwegen*

Kanalikuläre gasgefüllte Strukturen im Periportalfeld mit Schallschatten und Wiederholungsechos bei normaler liquider Darstellung der peripheren Portaläste.

– *Gas im Nierenbecken und Ureter*

Gas im Nierenbecken mit Schallschatten und Wiederholungsechos. Gas im Ureter sonographisch nicht sichtbar.

– *Gas in der Harnblase*

Meist unklare Gasansammlung in Blasenposition mit Schallschatten und Wiederholungsechos.
Retroperitoneales Gas.
Echodichte Strukturen mit Schallschattenbildung und/ oder Wiederholungsechos innerhalb und/oder in der Nachbarschaft retroperitonealer Organe lassen an retroperitoneale Gasansammlung denken.
Oft auch Verlagerung retroperitonealer Organe durch Abszeß sonographisch sichtbar (Niere)!
Nur der *positive Nachweis* einer Gasansammlung ist beweisend!

◁ **Abb. 122. a** Gasbildender Leberabszeß. In den dorsalen Abschnitten der Leber Nachweis einer Reflexansammlung mit Schallschatten und Wiederholungsechos. Zustand nach Whipplescher Operation mit gasbildender Cholangitis. **b** Parahepatischer Abszeß nach Cholezystektomie. Neben dem rechten Leberlappen Nachweis einer liquiden dickwandigen Raumforderung mit schwebenden Echos und angedeuteten Schallschatten als Hinweis auf Gasblasen. Sedimentation zellulärer Elemente dorsal. **c** Perityphlitischer Abszeß. Querschnitt rechter Unterbauch. In Position des Zäkumpols Nachweis einer unregelmäßig begrenzten, liquiden, echohaltigen Raumforderung mit dicker Wand. **d** Paranephritischer Abszeß nach retroperitoneal perforierter Appendizitis. Querschnitt durch die rechte Niere. Hinter der Leber (*L*) und neben der rechten Niere (*N*) Nachweis einer echoreichen Raumforderung mit Gasblasen, Schallschatten und Wiederholungsechos (→)

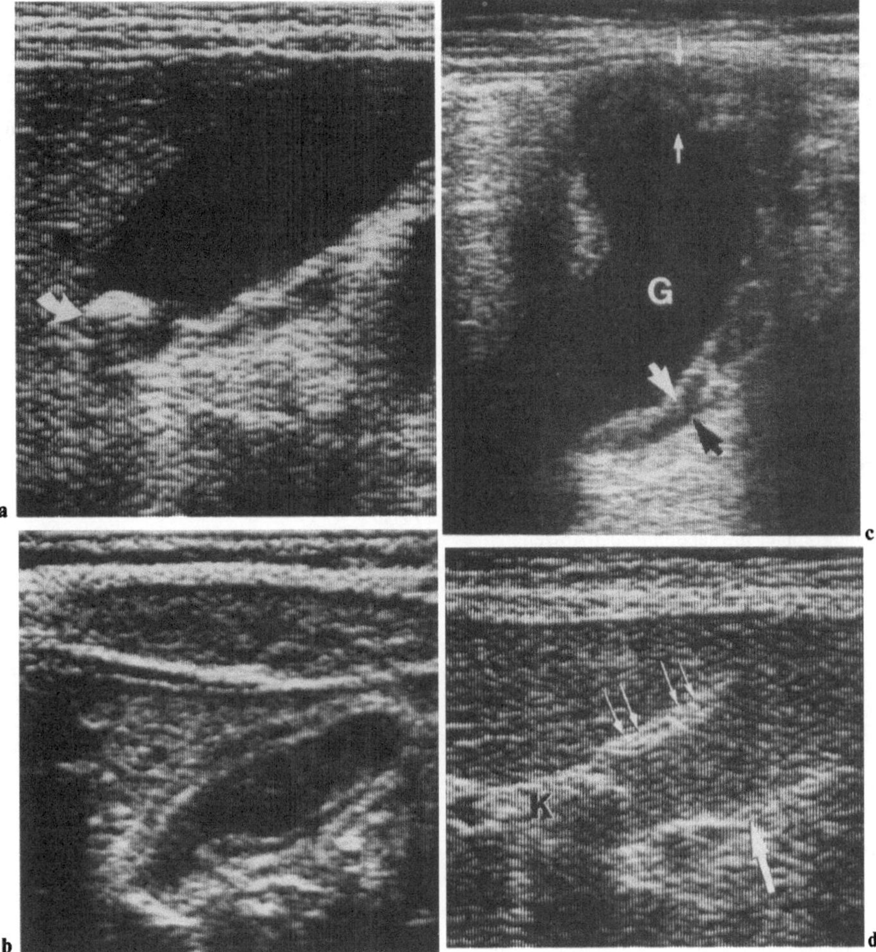

Abb. 123. **a** Gallenblasenhydrops durch eingeklemmtes Zystikuskonkrement mit Schallschatten (↘). **b** Akute Cholezystitis: Kleine steinfreie Gallenblase mit eindeutig doppelkonturierter Wand und echohaltigem Inhalt. **c** Akute gangränöse Cholezystitis: Deutlich vergrößerte steinfreie Gallenblase (*G*) mit massiv verdickter Wand insbesondere im Fundus (→←). Flüssigkeitsansammlung in der Wand. **d** Gallenblasenempyem: Die Gallenblase ist nicht mehr als liquides Organ abgrenzbar. In Gallenblasenposition Nachweis eines „soliden" Organs mit leichter Schallverstärkung. Eingeklemmtes Zystikuskonkrement (*K*) mit Schallschatten. Angedeutete Doppelkontur der Gallenblasenwand. (→)

Tabelle 49. Sonographie: intraperitoneale Flüssigkeit

– Freie Flüssigkeit ist echofrei und lageverschieblich.
– Retrovesikal und subhepatisch (hepato-renaler Recessus) und parakolisch auch bei kleinen Mengen erkennbar (ab 50 ml).
– Bei größeren Flüssigkeitsmengen → frei flottierende Dünndarmschlingen an der Mesenterialwurzel hängend („Seeanemonenphänomen").
– Echofreie Zonen zwischen Bauchwand und Leber oder Milz, bzw. im hepato-renalen Recessus.
– Aszites bei Peritonealkarzinose durch simultanen Nachweis von Tumormassen an der Brustwand, perihepatisch oder Verdickung des Omentum majus diagnostizierbar.
– Schwebende Echos („Schneegestöber") innerhalb der Flüssigkeit → infektiöser Aszites, Blutung oder fibrinhaltiger Aszites bei Leberzirrhose.
– Oft Aszitesursache klärbar (Leberzirrhose, Tumor, kardiale Stauung).

Sonographie: Thorax und Pleuraraum

    Pleuraerguß, Blutung, Empyem
    Enterothorax durch Zwerchfellruptur
    Perikarderguß

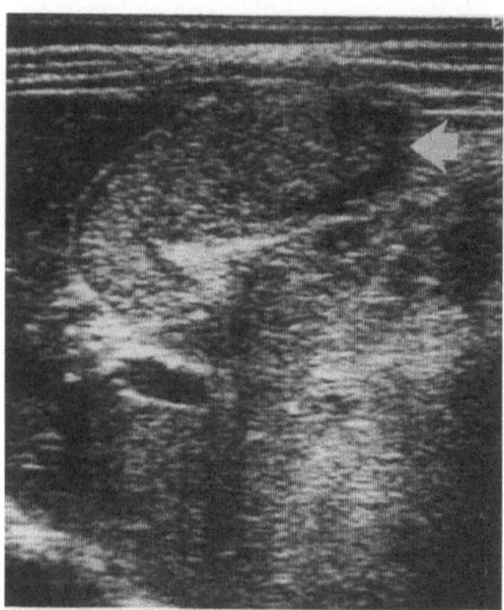

Abb. 124. 49jährige Frau unter Zytostase. Sonographie (Längsschnitt durch den rechten Leberlappen und die Gallenblase). Die Gallenblase stellt sich nicht mehr als liquide, sondern als solide Struktur dar. Echoarmes Areal am Fundus (◊) als Hinweis auf eine gangränöse Wandschwellung mit drohender Perforation. Operation: Gangränöse Cholezystitis. Mit Eiter gefüllte Gallenblase

◁——————————————————————

Tabelle 50. Sonographie: Intraabdomineller Abszeß

- Echoarme bis echofreie Raumforderung evtl. mit schwebenden Echos („Schneegestöber")
- Echodichte unregelmäßige Wandkonturen
- Binnenechos mit Schallschatten oder Wiederholungsechos bei Gasbildung
- Verlagerung benachbarter Organe
- Genauere Lokalisation des Abszesses meist möglich

Merke: Nativdiagnostisch sind Abszesse nur in etwa 50% der Fälle erkennbar. Zusammen mit der Sonographie wird die Diagnose in annähernd 90% der Fälle möglich!

Cave: Sonographie *nur bei positivem Nachweis beweisend!* Grenze der Methode durch untersuchungstechnische Schwierigkeiten (Verbandsmaterial, Drainagen, Darmgas).

Sonographie: Appendizitis

- Vermehrt flüssigkeitshaltige Dünndarmschlingen evtl. vermehrte intraabdominelle Flüssigkeitsbildung
- Abszeß im rechten Unterbauch mit liquidem Inhalt und dicker, unregelmäßiger Wand
- Bei retroperitonealer Perforation Verlagerung der rechten Niere mit retroperitonealem, evtl. gashaltigem Abszeß

Merke: In den meisten Fällen *keine* spezifischen sonographischen Symptome

Sonographie: Cholezystitis

- Lokaler Druckschmerz über der Gallenblase durch Schallkopf (positives Murphy-Zeichen, das in mehr als 90% der akuten Cholezystitis positiv ist)
- Verdickte, echoreiche Gallenblasenwand mit echoarmem Randsaum (50–75% der Patienten)
- Breite Reflexfront in der Gallenblasenposition mit Schallschatten und Wiederholungsechos bei Cholecystitis emphysematosa. Bei intramuraler Lage des Gases perlschnurartiges Erscheinungsbild.
- Bei ausgeprägten Fällen der akuten Cholezystitis mit Empyem kann das gesamte Gallenblasenlumen mit echodichtem Material (Eiter) ausgefüllt sein, das keinen Schallschatten wirft und nicht sedimentiert. Die Gallenblase imponiert dann als scheinbar solides Organ.

Tabelle 51. Sonographie: Hepatobiliäres System

Leber

- Lebergröße, -lage und -form
- Reflexmuster
- Konturkriterien (Vorwölbungen)
- Raumfordernde Prozesse (meist Kontur- und/oder Strukturkriterien)
  - Solide Läsion: Tumor, Metastase, Abszeß
  - Liquide Läsion: Zyste, Abszeß, Traumafolge mit Hämatom, Biliom
  - Gashaltige Läsion: gasbildender oder gashaltiger Abszeß
- Gefäßsystem
  - Lebervenen dargestellt? (Wenn nein, Budd-Chiari-Syndrom?)
  - Weite der Lebervenen (Rechtsherzinsuffizienz)
  - Pfortader dargestellt? (Weite des Gefäßes, Thrombosierung Kollateralkreisläufe)
- Parahepatischer Raum
  - Freie Flüssigkeit (Aszites, Eiter, Blut, Galle)
  - Abgekapselte Flüssigkeit (Abszeß, Aszites, Hämatom, subkapsuläres Hämatom)
- Gas mit Wiederholungsechos parahepatisch (freie Luft, gasbildender Abszeß)

Gallenblase

- Lage, Form und Größe. Hydrops?
- Wandbeschaffenheit
  - Verdickt – akute/chron. Cholezystitis, andere Ursachen
  - Verdickt mit echoarmem Flüssigkeitssaum – akute Cholezystitis
- Organinhalt
  - Steine, eingeklemmter Zystikusstein
  - Echoreicher Inhalt (Sludge, Empyem)
  - Gas (emphysematöse Cholezystitis)

Gallengänge

- Weite des D. Choledochus?
- Intrahepatische Stauung?
- Abflußhindernis in der Leberpforte oder im Pankreaskopfareal?
- Intrakanalikuläre Steine (mit oder ohne Schallschatten?)
- Intrakanalikuläre Gasansammlungen (biliodigestive Fistel, gasbildende Cholangitis?)

Tabelle 52. Sonographie: Milz

Lage, Form und Größe (Normalwerte ca. 4 × 7 × 11 cm)
Reflexmuster
Herdförmige Veränderungen (solide, liquide, semiliquide?
Infiltrat, Tumor, Hämatom, Abszeß, Infarkt)
Paralienale Flüssigkeitsansammlung (Aszites, Eiter, Blut,
Galle) frei abfließend bei Lagewechsel?
Paralienale Gasansammlung (freie Luft, gasbildender
subphrenischer Abszeß)

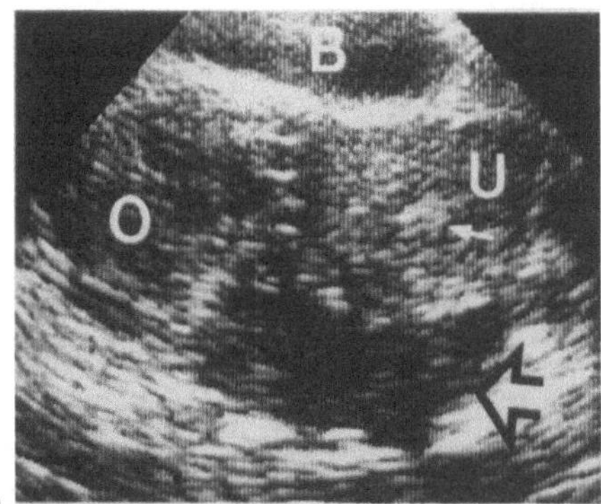

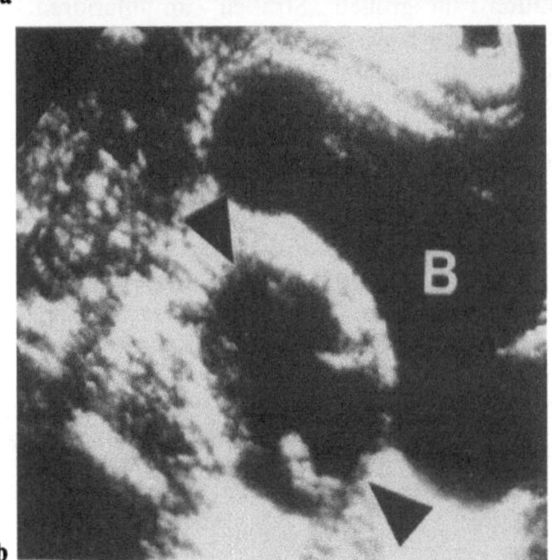

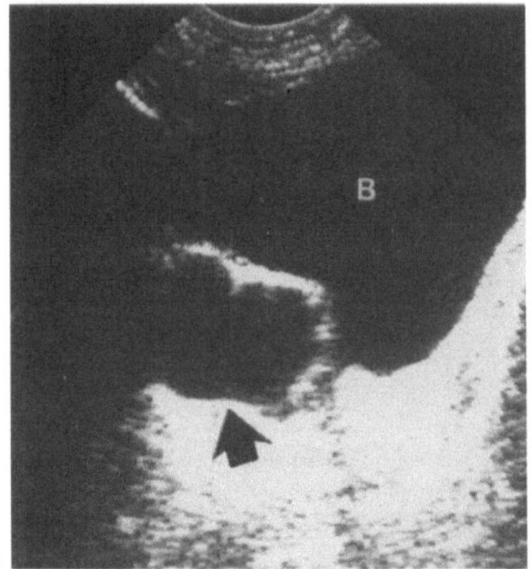

Tabelle 53. Sonographie: Uterus

Extrauteringravidität (EU) (zystische oder komplexe Raumforderung im Bereich einer Adnexe mit *leerem* Uteruscavum
und nicht oder nur gering vergrößertem Uterus.
Selten typische extrauterine Fruchtblase mit fetalem Pol.

Merke: In einem Drittel der Extrauterin-Graviditäten findet
sich eine geringe Menge Flüssigkeit im Uteruscavum, die
eine Fruchtblase vortäuschen kann!
Tubarabort (Blut = freie Flüssigkeit im Douglas, aufgetriebene blutgefüllte Tube = Hämatosalpinx).

Cave: Die Extrauteringravidität ist ein dramatisch ver-
laufendes Krankheitsbild mit Zeichen der peritonealen Reizung.
Sie ist *Domäne der klinischen Diagnostik.*
Die Sonographie liefert nur additive Informationen.

Sonographie: Adnexe

Pyosalpinx bzw. Tuboovarialabszeß → ein- bzw. doppelsei-
tige echoarme bzw. zystische Raumforderung im Adnexbe-
reich – Gasblasen in der Raumforderung bei gasbildenden
Abszessen.
Zusätzlich häufig entzündliches Exsudat im Douglas.

Sonographie: Harnblase

Form (Verdrängung durch extravesikalen Prozeß)
Füllung
paravesikale Flüssigkeitsansammlungen?
Blasensteine
Blasentamponade (Blase mit teils echodichtem, teils liqui-
dem Material gefüllt)
„Schneegestöber"-Phänomen (flottierende kleinere Blut-
koagel)
Evtl. Sedimentierung

◁————————————————————

Abb. 125. a Rupturierte Extrauteringravidität. Hinter der
nur gering gefüllten Harnblase (*B*) mäßig vergrößerter Uterus (*U*) mit Pseudogestationssack (→). Parauterin in Ovarialposition (*O*) große echoarme Raumforderung. Im Douglas (⇒) freie Flüssigkeit (Blut). **b** Tuboovarialabszeß. Hinter der flüssigkeitsgefüllten Harnblase (*B*) dickwandige liquide Raumforderung (▶) in Ovarialposition. **c** Akute Pro-
statitis mit Abszeß. Unter der flüssigkeitsgefüllten Harnblase (*B*) Nachweis einer vergrößerten, mit liquidem Material angefüllten Prostata, die den Harnblasenboden anhebt
(→)

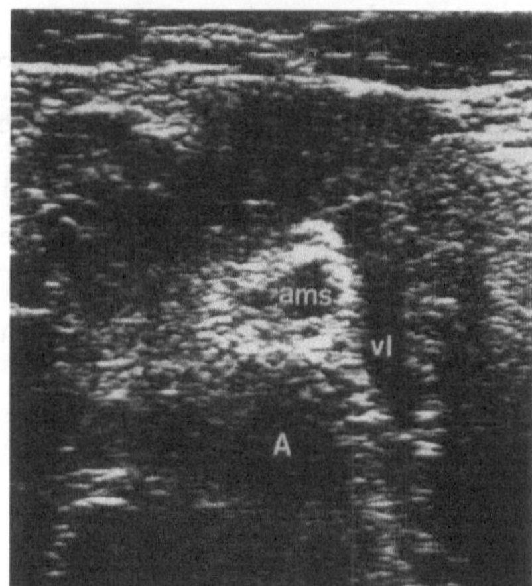

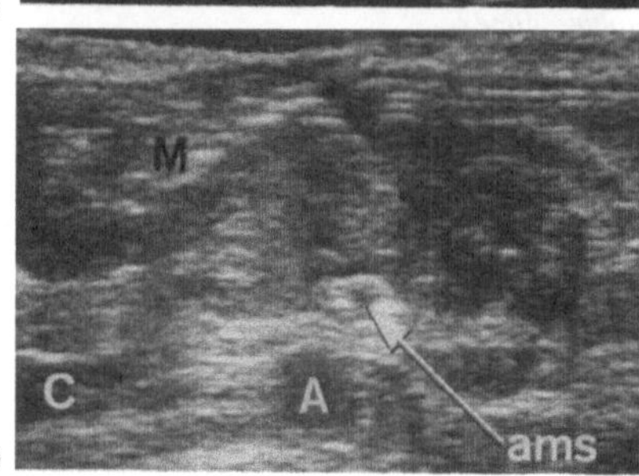

Abb. 126. a Ödematöse Pankreatitis: Deutliche Auftreibung des gesamten Pankreas mit echoarmen Reflexmuster. Noch keine Exsudation in die Umgebung. (*A* Aorta, *vl* Vena lienalis, *ams* A. mesenterica sup.) **b** Pankreatitis Stadium II: Deutlich aufgetriebenes inhomogenes Pankreas mit Überschreitung der Organgrenzen und Zeichen der Enzymausbreitung in den linken vorderen Renalraum. Geringe Verlagerung des Magens (*M*) nach ventral. (**c** Vena cava inferior, *A* Aorta, *ams* A. mesenterica sup.)

Tabelle 54. Sonographie: Pankreas

Sonographisch überhaupt abgrenzbar?
Form und Größe
Reflexmuster
Weite des D. pancreaticus
Kalk (chron. kalzifizierende Pankreatitis)
Herdförmige Veränderungen (liquide oder semiliquide, solide?)
Parapankreatische Flüssigkeit oder Nekrosestraßen im rechten oder linken Pararenalraum bei Pankreatitis.
Cave: Verwechslung einer nach dorsal gerichteten, flüssigkeitsgefüllten Magenfunduskaskade mit Pankreaspeudozysten oder Pankreashämatomen!

Akut-ödematöse Pankreatitis (Grad I)

– Segmentale oder vollständige Organvergrößerung.
– Unscharfe Organkontur mit schlechter Abgrenzbarkeit von V. lienalis und V. mesenterica sup.
– Echoarme Organstruktur durch Ödembildung.

Partielle, subtotale oder totale nekrotisierende Pankreatitis (Grad II–III)

Gleichzeitiges Vorliegen von
– Liquid-nekrotischem, semiliquidem und solidem Gewebe.
– Organüberschreitende Ausdehnung mit ödematös-exsudativer Gewebsalteration entlang retroperitonealer Leitstrukturen; die großen „Straßen" im anterioren Pararenalraum werden bevorzugt; Ausdehnung bis ins kleine Becken zu verfolgen.
– Pleuraergüsse und Aszites als Begleitphänomene möglich.
– Bei abszedierender Pankreatitis Superinfektion mit gasbildenden Bakterien. Diagnostisches Leitsymptom: Wiederholungsechos hinter Gas im entzündlich veränderten Gebiet.

Merke: Wegen Luftüberlagerung und Adipositas läßt sich das Pankreas *nicht* bei allen Patienten in seiner Länge abbilden. Deshalb ist in *vielen* Fällen die Ergänzung durch Computertomographie notwendig.
Läßt sich jedoch das Organ in ganzer Länge eindeutig normal darstellen, sind weitere Untersuchungen *nicht* mehr indiziert.

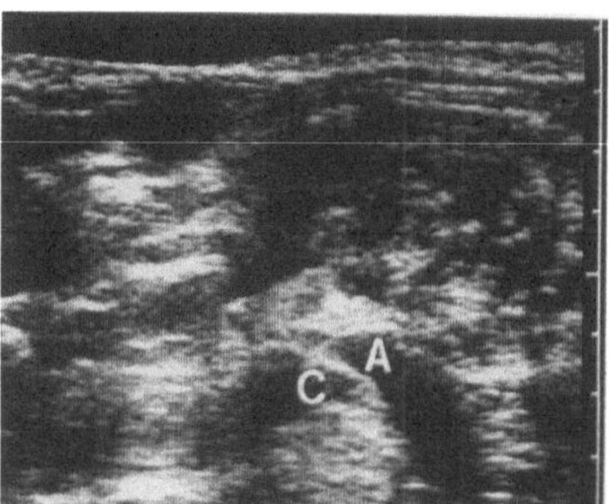

Abb. 127. Nekrotisierende Pankreatitis Stadium II. Sonographie (Querschnitt durch das Pankreas-Korpus-Areal). Deutlich verbreitertes und inhomogenes Pankreas mit Verdrängung des Magens und Flüssigkeitsausbreitung in den linken vorderen Pararenalraum (*A* Aorta, *C* V. cava inferior)

Tabelle 55. Sonographie: Nieren

Lage (Verlagerung?), Form (glatt, gebuckelt, fokale Läsion?) und Größe (Schwellung – akutes Nierenversagen?).
Hohlsystem erweitert (Stauung, Stauungsursache? – Steine, sonstige retroperitoneale Raumforderungen).
Raumforderung intrarenal (Abszeß, abszedierende Pyelonephritis, Tumor, Zyste).
Perirenaler Abzeß (nach renaler Infektion) zwischen Nierenoberfläche und Capsual fibrosa.
Pararenaler Abszeß (meist extrarenale Ursachen) geringere Atemverschieblichkeit!
Intra-, peri- oder pararenale Gasansammlungen bei Abszeß mit Schallschatten bzw. Wiederholungsechos?
Verletzungsfolgen – Organruptur, subkapsuläres Hämatom, pararenales Hämatom, Harnstauung durch koaguliertes Blut im Hohlsystem, Serome, Urinome?

Sonographie: Nieren- und Ureterstein

- Gestautes Nierenbeckenhohlsystem mit und ohne Konkrementnachweis.
- Raumforderung mit und ohne Organzuordnung (solide/ liquide bzw. zystisch).
- Gas in der Raumforderung oder den Weichteilen, mit Schallschatten und Wiederholungsechos.
- Aneurysma mit perivasaler liquider Raumforderung als Hinweis für Penetration oder Perforation.

Ein unauffälliges Sonogramm spricht nicht gegen das Vorliegen einer Urolithiasis oder einer Entzündung!
Uretersteine sind sonographisch nur selten faßbar, ein dilatierter Ureter ist erst ab einem Durchmesser von mindestens 2 cm zu erkennen!
Retroperitoneale Raumforderungen sind meist gut zu erkennen; bei ausgedehnten Läsionen ist jedoch eine Organzuordnung u.U. schwierig, auch kann eine Unterscheidung zwischen liquiden oder soliden Strukturen Schwierigkeiten bereiten.
Bei ausgedehnter retroperitonealer Fettansammlung und massiver Darmgasüberlagerung kann der sonographische Nachweis einer Aneurysmapenetration bzw. -perforation erhebliche Schwierigkeiten bereiten!

Tabelle 56. Sonographie: retroperitonealer Abszeß

- Echoarme bis echofreie Raumforderung retroperitoneal (evtl. schwebende Echos – „Schneegestöber").
- Echodichte unregelmäßige Wandkonturen.
- Binnenechos mit Schallschatten oder Wiederholungsechos bei Gasbildung.
- Verlagerung der Nieren als Hinweis für retroperitoneale Lokalisation.
- Zuordnung zu retroperitonealen Kompartimenten nicht sicher möglich.

Die *Sonographie* ist bei retroperitonealen Abszessen in etwa 70% der Fälle diagnostisch, in 30% durch Darmgasüberlagerung jedoch *nicht* diagnostisch.

Sonographie: große Gefäße

- *Aorta* – Wandkontur (Arteriosklerose)
  Weite (Ektasie, Aneurysma)
  Sog. „dritte Wand" im Lumen (Dissektion)
  Gefäßverlauf (Verlagerung durch paraaortale Raumforderungen?)
  Lumenabbruch (reitender Bifurkationsthrombus)

- *V. cava inferior*
  Weite Stauung? Rechtsherzinsuffizienz?)
  Lumeninhalt (Thrombus, Tumor?)
  Kompression von außen (Raumforderung, Abszeß, Hämatom)
  Gefäß-Verlauf (Verlagerung durch Abszeß, Hämatom, Tumor)

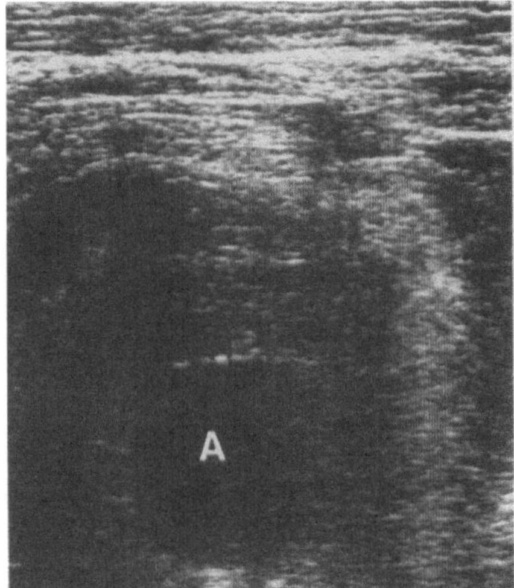

Abb. 128. Retroperitoneale Ruptur eines Bauchaortenaneurysmas. Neben der erweiterten Aorta (*A*) Nachweis einer in das retroperitoneale Fettgewebe sich ausbreitenden echoarmen Raumforderung als Hinweis auf das Hämatom

Tabelle 57. Sonographie: Trauma

Milztrauma	*Sonographie:* subkapsuläre primär echogene, nicht liquide Raumforderung. Eine direkte Darstellung der Ruptur gelingt oft nicht, wohl aber der paralienalen Flüssigkeit. Bei Organruptur kann eine ausgedehnte Blutung eine große paralienale tumoröse Raumforderung vortäuschen! Freie Flüssigkeit im Abdomen (bes. links parakolisch, Douglas). Älteres Hämatom: Liquide, echoarme glatt begrenzte zystische Struktur.
Lebertrauma	*Sonographie:* Kleinere Einrisse können der Diagnostik entgehen! Hämatom: subkapsuläre oder zentral im Leberparenchym gelegene echohaltige nicht liquide Läsion. Biliom: echoarme zystische Läsion. Parahepatische Flüssigkeitsansammlung: Hämatom oder Biliom; hier ist sonographisch eine Unterscheidung nicht möglich! Fehlende Darstellung der Lebervenen bei Gefäßabriß.
Nierentrauma	*Sonographie:* Subkapsuläre echohaltige, nicht liquide Raumforderung, die Darstellung einer Ruptur als bandförmige Parenchymunterbrechung (Nachweis pararenaler Flüssigkeit/Hämatom, Urinom) kann Schwierigkeiten bereiten. Gefäßabrisse gelangen meist nicht zur Darstellung! Methode der Wahl bei der Verlaufskontrolle.
Gallenblasenruptur	*Sonographie:* Fehlende Darstellbarkeit der Gallenblase, Nachweis freier intraperitonealer Flüssigkeit.
Magen-Darmtrauma	*Sonographie:* Deutlich erschwerte Diagnostik durch Darmgasüberlagerung. Nachweis einer retroperitonealen oder peritonealen Raumforderung (Blutung). Nachweis einer Darmwandverdickung (Ödem) oder einer mesenterialen Raumforderung (Blutung bei Mesenterialabriß). Bei größerem Prozeß u.U. keine eindeutige Zuordnung zu bestimmten Organsystemen.
Pankreastrauma	*Sonographie:* Raumforderung im Bereich der Pankreasloge oder des Duodenums bei nicht immer sicherer Organzuordnung. Bei frischem Trauma: Reflexreichere Läsion, bei älterem Trauma: Zystischer Herd.
Beckenhöhlentrauma	*Sonographie:* Weichteildichte Raumforderung im kleinen Becken (u.U. Hämatom und blutigtingiertes Urinom nicht voneinander zu unterscheiden), freie intraperitoneale Flüssigkeit bei intraperitonealer Ruptur. Bei Hämaturie Koagel in der Harnblase.

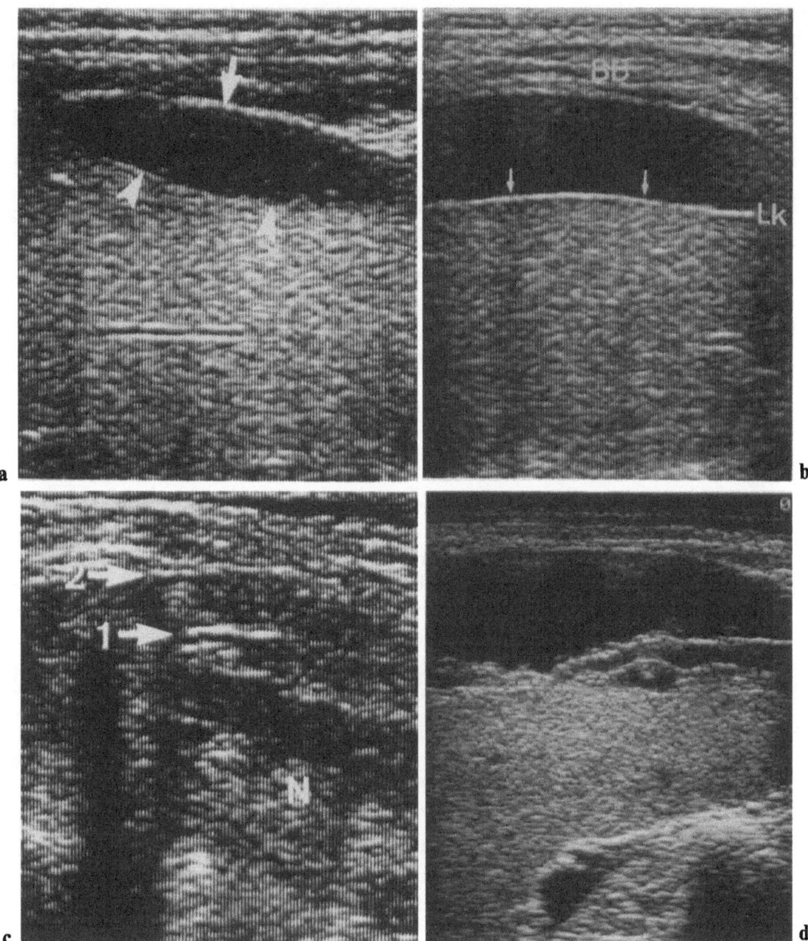

Abb. 129. a Subkapsuläres Leberhämatom. Spindelförmig konfigurierte subkapsuläre liquide Raumforderung (→) mit einigen schwebenden Echos. **b** Zustand nach Leberruptur. Ventral der Leber abgekapselte Flüssigkeitsansammlung (Biliom) zwischen Bauchdecke (*BD*) und Leberkapsel (*LK* →). **c** Zustand nach Nierenruptur. Sonographie von dorsal. Die Niere (*N*) ist nur noch schemenhaft abgrenzbar. Perirenal Nachweis einer echoarmen Raumforderung, die sowohl subkapsulär (*1*) als auch im Perirenalraum (*2*) gelegen ist. **d** Zustand nach subkapsulärer Milzruptur. Sonographie von links lateral. Subkapsulär Flüssigkeitsansammlung sowie solide Stränge. Die Milz selber zeigt keine Rißbildung. Keine freie Flüssigkeit im Abdomen

Tabelle 58. CT-Suche von Abszessen:

CT-Kriterien:	– Umschriebener Bezirk herabgesetzter Dichte extraluminal, intraperitoneal, in einem parenchymatösen Organ oder retroperitoneal. Dichtewerte beim frischen Abszeß zwischen Wasser (0–20 H.E.) und soliden Geweben (40–60 H.E.). DD: chronisches Hämatom, Urinom, Lymphozele, Pankreaspseudozyste, Gallengangszyste, ausgeprägte Tumornekrose. – Intrakavitäres Gas (in 40–50% der intraabdominalen Abszesse): als Luft-Flüssigkeits-Spiegel oder kleine, dispers verteilte Luftbläschen DD: post-OP, postoperative Drainage, Zustand nach therapeutischer Embolisation von Nieren oder Lebertumoren. – Nach Kontrastmittel-Injektion fehlende Kontrastmittelanreicherung im Abszeß und randständiges überschießendes Enhancement (entzündliche Hyperämie im umgebenden Gewebe)
Sensitivität:	95% Falsch-negative intraperitoneale Befunde meist Folge von Fehlinterpretationen von nicht-kontrastmittelgefüllten Darmschlingen
Spezifität:	85%–90%
Lokalisationen subphrenisch:	Im Einzelfall kann die Differenzierung, ob es sich um einen subphrenischen Abszeß oder einen Pleuraerguß handelt, schwierig sein. Flüssigkeitsansammlung vor dem Zwerchfellschenkel (in Rückenlage) liegt intraperitoneal, hinter dem Zwerchfellschenkel intrapleural. Flüssigkeit, die sich zur Leber/Milz unscharf abgrenzt, liegt intraperitoneal, – scharf abgesetzt, liegt intrapleural. In Einzelfällen ist die sagittale Rekonstruktion erforderlich (Ultraschall ist in dieser Differenzierung überlegen, da das Zwerchfell echogen ist).
Retroperitoneal:	Asymmetrie von Psoas und pararenalen Räumen (DD: bei unilateraler neuromuskulärer Erkrankung, bei Amputation), Ansammlungen von Gas oder Flüssigkeit (DD: chronisches Hämatom)
Leber-Milz-Abszesse:	leicht erkennbar
Pankreas:	Pankreasabszeß Komplikation einer akuten Pankreatitis. Einfach erkennbar bei Vorhandensein von Gas, sonst von anderen nichtinfektiösen Flüssigkeitsansammlungen, Phlegmonen und Pseudozysten nicht abgrenzbar
Nierenabszeß:	Häufig Ausdehnung in perirenale und pararenale Räume
Tuboovarialabszeß, Douglas-Abszeß:	Ab einer Größe von 2–3 cm aufdeckbar, Voraussetzung kontinuierliche Darmkontrastmittelfüllung (DD: Ovarialtumore; wichtig: Klinik!)

Tabelle 59. CT-Untersuchung der akuten Pankreatitis

Bedeutung der CT-Untersuchung bei der akuten Pankreatitis besteht in Ergänzung zur Sonographie:
– Differenzierung in akut-ödematöse Pankreatitis, akut-hämorrhagisch-nekrotisierende Pankreatitis und suppurativ-abszedierende Pankreatitis.
– Beurteilung des Ausmaßes der Nekrosestraßen.
– Beurteilung des funktionsfähigen Parenchyms.
– Nachweis von Komplikationen: pankreatogener Aszites, Abszeß- und Pseudozystenbildung.

CT-Zeichen:
– Organvergrößerung meist diffus, gelegentlich umschrieben, selten normal großes Organ.
– Kontur des Pankreas regelrecht oder unscharf (durch Ödem, Entzündung des peripankreatischen Gewebes).
– Dichteinhomogenitäten durch kleine Nekrosezonen, Abszedierungen oder Exsudatansammlungen im Parenchym.

Differenzierung der Pankreatitisformen:

Akute ödematöse Pankreatitis:
– Meist nur geringe Organvergrößerung;
– Konfiguration unverändert.
– „Haloartige Doppelkontur" des Organs durch Infiltration des peripankreatischen Fettgewebes (besonders deutlich nach Bolus-KM-Injektion).
– Binnenstruktur homogen.

Tabelle 59 (Fortsetzung)

Akute hämorrhagisch-nekrotisierende Pankreatitis:
- Deutliche Organvergrößerung.
- Erhebliche Dichteinhomogenitäten (hyperdense Zonen durch Hämorrhagien, hypodense Zonen durch exsudative bzw. nekrotische Prozesse);
- Konturunregelmäßigkeiten und -unschärfen;
- Nekroseausdehnung mit Andauung der retroperitonealen Faszien und Ausbreitung in die retroperitonealen Räume (Differenzierung zwischen hämorrhagisch-nekrotischem Exsudat und Pankreasabszeß nur möglich bei Vorhandensein von pathologischer Luftansammlung);
- pankreatogener Aszites.

Suppurativ-abszedierende Pankreatitis:
- Massive Organvergrößerung in unterschiedlich segmentalem Ausmaß;
- Inhomogene Parenchymstruktur;
- Erhebliche Konturunregelmäßigkeiten;
- Ausbreitung des Exsudates in anatomisch präformierten Wegen ohne Auflösung der retroperitonealen Faszien entlang dem Mesocolon transversum, Mesenterium, Lig. phrenicocolicum, Lig. lienorenale;
- Unterschiedliche Dichtewerte (zwischen Wasseräquivalenten und isodensen Werten).

Komplikationen:

Pankreasabszeß:
- Umschriebene Raumforderung
- Niedrige Dichtewerte (0–30 HE)
- Hyperdenser Randsaum („rim sign")
- Pathologische Gasansammlung
- Verdickung der retroperitonealen Faszien

Pseudozysten:
- Umschriebene, meist ovale oder rundliche Raumforderung
- Meist scharfe Konturen
- Unterschiedlich dicke Zystenwandung (häufig mit Verkalkungen)
- Homogene Binnenstruktur
- Wasseräquivalente Dichtewerte (um 10 HE)
- Kontrast-Enhancement der Zystenwand

Tabelle 60. CT-Untersuchung des Bauchtraumas

Die Untersuchung sollte stets das gesamte Abdomen erfassen, um ein Übersehen von häufigen, nicht erwarteten Verletzungen und von intraperitonealen Blutansammlungen im kleinen Becken zu vermeiden.

    Zwischen Zwerchfell und Unterkante Nieren sollte anliegend untersucht werden in 8 mm–10 mm Schnitten, danach bis zur Symphyse nur noch jeden 2. Schnitt

---

Hämoperitoneum:	Hohe Nachweiswahrscheinlichkeit bereits bei kleinen Blutmengen. Bei der Suche nach Blut besonders die peritonealen Recessus beachten (s. Kap. 1.3.3). Das Erscheinungsbild vom Blut intraperitoneal hängt von seinem Alter und Aggregationszustand ab: geronnenes Blut (über 50–70 H.E.) ist dichter als fließendes Blut. Intraperitoneal gelegenes Blut wird in der Regel schnell lysiert (durch die Zwerchfellbeweglichkeit und die Darmperistaltik): 35–45 H.E. (weitere Abnahme der Dichte mit der Zeit). In der Regel: Flüssigkeit intraperitoneal bis 48 h nach einer suspekten Blutung mit Dichtewerten von > 30 H.E. entspricht Blut.
Milz:	Subkapsuläres Hämatom = Flüssigkeitsansammlung, gewöhnlich linsenförmig zwischen Bauchwand/Milzkapsel, mit Abflachung oder Eindellung der Milz. Bei Ausdehnung zur medialen Oberfläche der Milz auch intraparenchymatöse Flüssigkeitsanteile. Subkapsuläres Hämatom: Milzruptur = sehr wechselndes Erscheinungsbild. Meist Blutung um die Milz herum und freies Blut intraperitoneal. Rißbildungen in der Milz selbst müssen nicht immer direkt in Erscheinung treten; unterschiedlich dichtes Parenchym und unregelmäßige Begrenzung. Cave: DD: angeborene Milzlappung, vergrößertes laterales Segment des linken Leberlappens.

Tabelle 60 (Fortsetzung)

Leber:	Subkapsuläres Hämatom = umschriebene Flüssigkeitsansammlung zwischen Kapsel und Parenchym, mit Abflachung oder Eindellung des darunterliegenden Parenchym. Parenchymruptur: intraparenchymatös gelegene, lineare, sich verzweigende oder rundliche Bezirke mit herabgesetzter Dichte. Frische intrahepatische Hämatomanteile können hyperdens sein; mit zunehmender Lyse nimmt die Dichte ab. Größere Leberverletzungen gehen meist mit zusätzlichen mehr oder weniger großen intraperitonealen Blutungen einher. „Pitfalls": Artefacte durch Rippen, Luft-Flüssiggrenze im Magen, Formanomalien der Leber.
Pankreas:	Schwieriger zu diagnostizieren als nichttraumatische Veränderungen am Pankreas oder Verletzungen anderer Bauchorgane. Diffuse oder fokale Schwellung des Organs mit entzündlichen Veränderungen im peripankreatischen Fettgewebe und Mesenterium sowie vorderen Perirenalraum. Schnelle Entwicklung von Pseudozysten in wenigen Tagen möglich. Oft ist eine Abgrenzung von peripankreatischer Blutung und Ödem vom eigentlichen Pankreasparenchym nicht möglich; Rißbildungen im Organ kommen nicht zur Darstellung (wenn Klinik es erlaubt, in Zweifelsfällen CT-Wiederholungen, Angio-CT).
Niere:	CT ist der Urographie bezüglich der Beurteilung von: – der Ausdehnung der Nierenparenchymverletzung, – der perirenalen Blutung, – dem Vorhandensein/Fehlen von Urin-Extravasationen überlegen. Gute Abgrenzung zwischen leichten, schweren und schwersten Verletzungen der Nieren: Schwere Verletzungen: Tiefe kortikomeduläre Rißbildungen, wechselnd stark ausgeprägte perirenale Hämatome. Urinaustritt stellt sich als hypodense Flüssigkeitsansammlung perirenal dar (Verletzung der harnableitenden Wege = OP-Indikation). Schwerste Verletzungen: Nierenzerstörung oder Verletzungen des Gefäßstiels. Fehlende Dichteanhebung nach Kontrastmittel-Infusion segmental oder des ganzen Organs. (Cave: bei vollständigem Verschluß der Arteria renalis kann die Nierenrinde durch Kapsel-Kollateralgefäße kontrastiert werden).
Frakturen der Wirbelsäule:	Indikation zur zusätzlichen CT-Untersuchung meist Verletzungen mit neurologischen Ausfällen, z.B. bei polytraumatisierten oder wenn die nativdiagnostischen Befunde die neurologische Symptomatik nicht ausreichend erklären. Über die Nativdiagnostik hinausgehende Informationen sind: – Vollständiges Ausmaß der meist in unterschiedlichen Richtungen verlaufenden Bruchspalten und der Distanzierungen oder Verlagerungen von abgesprengten Fragmenten (Ausnahmen: gering ausgeprägte Kompressionsfrakturen und dislokationsfreie Dens-Frakturen loco typico) – Traumatisch bedingter Bandscheibenvorfall. – Kompression des Rückenmarkes durch Einengung oder Deformierung des Spinalkanals durch Frakturfragmente; – Exakte Lokalisation von ausgesprengten intraspinalliegenden Knochenstücken; – Kontusionsherde des Rückenmarkes; – Subarachnoidalblutungen, epidurale Hämatome; – evtl. Spinalnervenwurzelausriß mittels CT-Myelographie; – Paravertebrale Hämatombildung.
Frakturen des Beckens:	Indikationen zur CT-Untersuchung bei traumatischen Verletzungen des Beckens sind: – Diskrepanz zwischen klinischem Beschwerdebild und nativdiagnostizierten Frakturen. – Hb-Abfall bei stumpfem Bauch-/Beckentrauma (insbesondere bei negativer Peritoneallavage). Über die Nativ-Diagnostik hinausgehende Informationen sind: – Vollständiges Ausmaß der Frakturen, besonders im Bereich des Os sacrum und der Sacroileacalregionen (oft überraschend ausgedehnte Befunde bei unauffälliger Nativdiagnostik); – Nachweis und Ausmaß von Weichteilhämatomen, evtl. Urinom.

3.8 Computertomographie beim akuten Abdomen (Abb. 130–136)

Die Bedeutung der Computertomographie als additive Untersuchung beim akuten Abdomen liegt in:

- der Nachweismöglichkeit von bereits kleinen Flüssigkeitsansammlungen intraperitoneal (Aszites an der Leberkonvexität ab ca. 30 ml nachweisbar);
- im frühen Nachweis von Abszessen;
- dem leichten Nachweis von Blutungen;
- der Aufdeckung von raumfordernden Prozessen (entzündlich, tumorös, Blutung) in den parenchymatösen Organen, im Retroperitonealraum, im Beckenraum, in der Bauchwand, – weniger gut intraperitoneal (z.B. Intestinaltumore, Peritonealkarzinose);
- der leichten Zuordnung von raumfordernden Prozessen (entzündlich, tumorös) zu den intraperitonealen oder retroperitonealen Kompartimenten;
- der relativ guten Abgrenzbarkeit von raumfordernden Prozessen zu benachbarten Organstrukturen;
- der nicht invasiven, kurzdauernden Untersuchungstechnik;
- der gleichzeitigen Mitbeurteilung aller im Transversalschnitt miterfaßten Organstrukturen.

Zur Vorbereitung einer Abdomen-CT-Untersuchung sind unter Idealbedingungen folgende Maßnahmen erforderlich:

1. Möglichst kontinuierliche Kontrastierung des Intestinaltraktes mit ca. 2%iger Gastrografin-Lösung.
2. Ruhigstellung der Darmmotilität mit z.B. Buscopan.
3. Ggf. Instillation von Kontrastmittel ins Rektosigmoid.
4. Kontrastmittel-Tamponade der Vagina.

Die CT-Untersuchung erfolgt in der Regel nativ und nach Kontrastmittel-Infusion, bei speziellen Fragestellungen z.B. nach disseziertem Aortenaneurysma oder hämorrhagisch-nekrotisierender Pankreatitis, kann eine zusätzliche Bolus-Kontrastmittel-Injektion erforderlich werden.

Limitierende Faktoren für die CT-Untersuchung sind:

- Bewegungsunruhe des Patienten/oder des Darmes,
- Dyspnoe des Patienten,
- Kachexie mit fehlenden organabgrenzenden Fettschichten,
- diskontinuierliche Kontrastmittel-Füllung des Darmes,
- zu hohe Kontraste durch Metallclips, Granatsplitter, Barium-Kontrastmittelreste nach vorausgegangener Untersuchung des Gastrointestinaltraktes, Zustand nach Lymphographie.

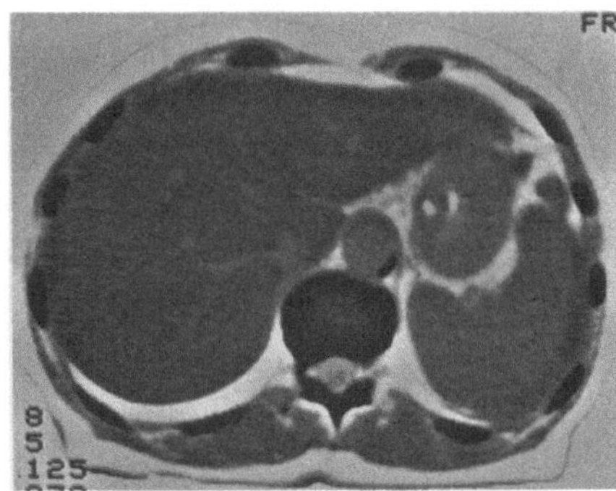

Abb. 130. Lokales Blutkoagel über der vergrößerten Milz lateral nach stumpfem Trauma

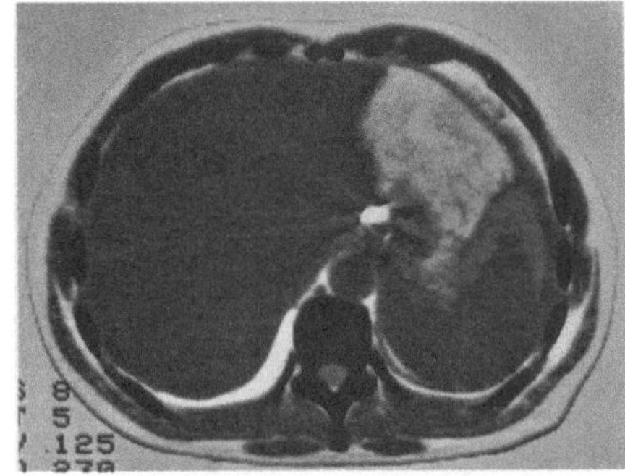

Abb. 131. Flüssigkeit im Abdomen bei subphrenischem Abszeß

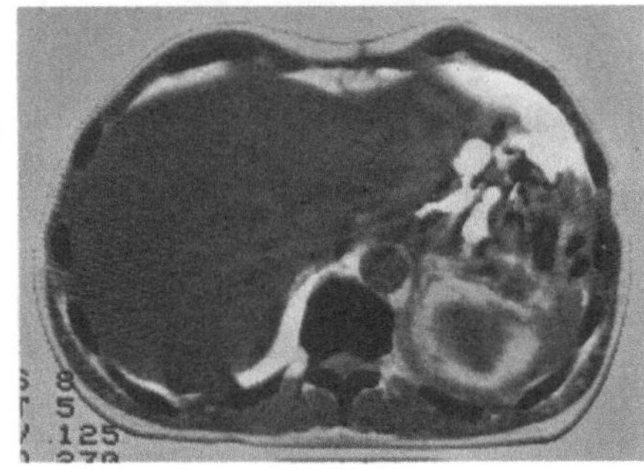

Abb. 132. Zustand nach Gastrektomie mit Milzexstirpation. Flüssigkeit im hinteren Pararenalraum, den Perirenalraum dorsal begrenzend

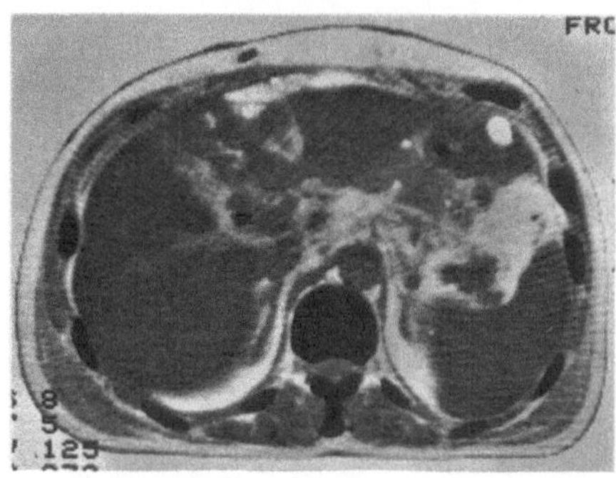

Abb. 133. Großer Gasabszeß der Leber und im Bauchraum bei Zustand nach Pankreatektomie

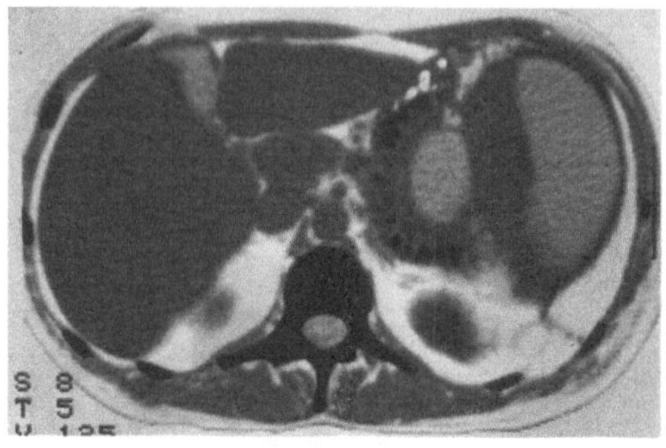

Abb. 134. Akuter Schub einer chronisch-rezidivierenden Pankreatitis mit Pseudozysten in Pankreas und Milz. Stark erweiterter D. pancreaticus

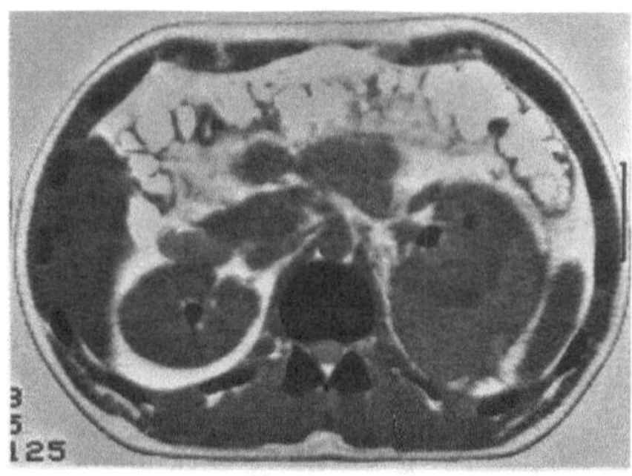

Abb. 135. Stumpfes Trauma in der linken Flanke mit Nierenruptur und Blutung in den Perirenalraum

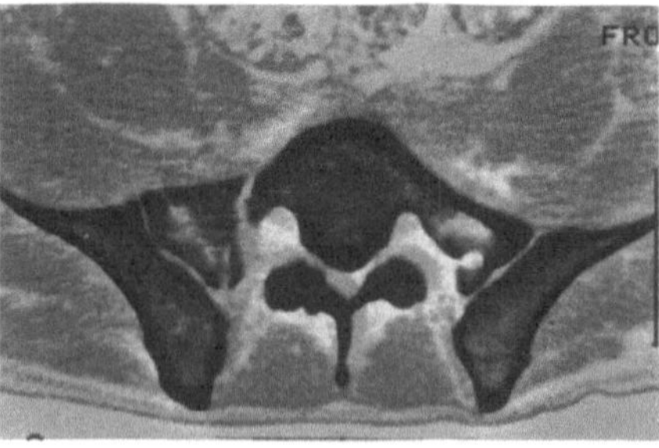

Abb. 136. Hinterer Beckenringbruch rechts in der Massa lateralis des Os sacrum, der mit den Methoden der konventionellen Röntgendiagnostik nicht zu erkennen war

4 Korrelation der röntgenologischen und klinischen Befunde

4.1 Gruppeneinteilung der Syndrome bei akutem Abdomen

Die Logik dieser Einteilung liegt darin, daß alle wesentlichen Elemente der röntgenologischen und klinischen Diagnostik enthalten sind, aus denen sich die Richtung der Therapie ergibt. Überdies sind sie einfach zu behalten und man kann bei der Untersuchung alle vorkommenden Möglichkeiten des akuten Abdomens daran abfragen.

1. Perforation intra-retroperitoneal mit Gas/ohne Gas
2. Mechanischer Dickdarmileus DD retroperitonealer Prozeß extraabdomineller
3. Mechanischer Dünndarmileus DD Gangrän gemischter Ileus Reflux von Gas aus dem Dickdarm
4. Lokale Entzündung: lokale Défense (parietale Peritonitis)
5. Diffuse Entzündung: diffuse Défense (diffuse parietale Peritonitis)
6. Darmgangrän: weicher Bauch (viszerale Peritonitis) Schocksymptomatik
7. Retroperitonealer Prozeß: weicher Bauch Sonderfall: Pankreatitis
8. Extraabdomineller Prozeß: weicher Bauch

Bei der *Perforation* bedenkt man die verschiedenen Möglichkeiten der Gaslokalisation, aber auch das Fehlen von Gas bei Gallenblasenperforation, Zystenperforation usw.

Bei der *isolierten Kolonblähung* drängt sich bei älteren Leuten als erstes der mechanische Verschluß auf. Bevor der Radiologe aber den alles beweisenden Kontrasteinlauf macht, läßt er die Möglichkeiten Revue passieren, die das gleiche Bild machen können: in erster Linie den retroperitonealen Prozeß, in zweiter den extraabdominellen.

Die Möglichkeit der Dickdarmgangrän (toxisches Megakolon usw.) ist selten und fällt durch die völlig andere Klinik und röntgenologisch durch die Wandveränderungen des Kolons auf.

Bei der *isolierten Dünndarmblähung* bietet sich der mechanische Verschluß als häufigster Fall an. Bei gleichem Röntgenbefund entscheidet der klinische Aspekt in Form der vier Parameter.

Die *Entzündungen* im Abdomen wie Appendizitis, Cholezystitis usw. sind klinisch meist augenfälliger als röntgenologisch. Es besteht Fieber, die Patienten sind subjektiv beeinträchtigt und objektiv findet sich eine Défense musculaire. Das Röntgenbild ist mit den

Tabelle 61. Isolierte Dünndarmblähung

Weicher Bauch Geräusche verstärkt (Hyperperistaltik) Puls normal Kein diffuser Druckschmerz	Lokale Défense Geräusche verstärkt Hyperperistaltik Pulserhöhung (Fieber)	Weicher Bauch Geräusche herabgesetzt → Totenstille Puls >100 min Diffuser Schmerz	Lokale Défense Geräusche uncharakteristisch Puls erhöht (Fieber)

Mechanischer Verschluß
ohne Gefäßbeteiligung:
● Obturation
  – Apfelsinen-, Gallen-
    stein, Mekoniumileus
● Okklusion
  – Tumor, chronische
    Entzündung
● Strangulation
● Inkarzeration
  – innere, äußere,
    Littré'sche Hernie
● Invagination
  – ileozäkal
  – an Anastomose
  – über Tumor
  – noduläre lymphoide
    Hyperplasie
● Volvulus
	Sekundärer mechanischer
	Dünndarmverschluß
	bei Entzündung:
	● Appendizitis
	● Cholezystitis
	● Diverticulitis
	● Pyovar
	● Salpingitis
		Primärer Gefäßprozeß:
		● Arterielle Thrombose/
		  Embolie in:
		  – A. mesenterica sup.
		    und inf.
		● Venöse Thrombose in:
		  – V. mesenterica sup.
		    und inf.
		● Nichtokklusive Ischämie
		  – Digitalisintoxikation
		  – Links-Herzversagen
		  – HypovolämieSchock
		
		Sekundärer Gefäßprozeß bei
		mechanischem Verschluß:
		● Invagination: ileozäkal,
		  über Tumor, in Anasto-
		  mose,
		  nodul. lymph. Hyperplasie
		● Inkarzeration: innere,
		  äußere, Littré'sche H.
		● Volvulus
		● Strangulation
			Entzündlicher Oberbauch-
			prozeß:
			● Cholezystitis/Perichole-
			  zystitis
			● Appendizitis bei sub-
			  hepatisch liegender
			  Appendix
			● Subhepatischer sub-
			  phrenischer Abszeß
			
			Entzündlicher Prozeß
			im Mittel-Unterbauch:
			● Appendizitis mit und
			  ohne Abszeß ileozäkal
			● Divertikulitis mit und
			  ohne Abszeß peri-
			  sigmoidal
			  (Appendicitis sinistra)
			● Infektion mit Yersinia
			  pseudotubercularis
			  oder enterocolitica
			  mit Lymphadenitis
			  mesenterialis

● *Geblähte Dünndarm-*
  schlingen mit Spiegeln?
● *Keine Veränderungen*
  der Darmwand?
● *Gallenstein, Obstrück-*
  stände?
	● *Impression der Darm-*
	  wand durch Abszeß?
	● *Gasabszeß?*
	● *Gallenstein?*
	● *Kotstein ileozäkal,*
	  im kleinen Becken?
		● *Lokale Distanzierung*
		  von Schlingen?
		● *Einengung des Lumens*
		  und thumb prints am
		  Dünndarm?
		● *Gas in:*
		  – *Darmwand subperito-*
		    nial, intravasal?
		  – *retroperitoneal?*
		  – *Portalvenen?*
			● *Impression der Darm-*
			  wand durch Abszeß?
			● *Gasabszeß?*
			● *Gallenstein, Kotstein*
			  ileozäkal?
			● *Duodenalatonie bei*
			  Lymphadenitis mesent.

Mechanischer Dünndarm-Ileus	**Gemischter Dünndarm-Ileus**	**Dünndarm-Gangrän**	**Lokale Entzündung**

vereinzelten Spiegelbildungen oft der Finger, der auf den Ort hinzeigt. Eine typische Gasblähung an Dünn- oder Dickdarm besteht aber nicht. Hat sich ein Abszeß entwickelt, werden Dünn- oder Dickdarm dadurch gelegentlich imprimiert und werden daran erkenntlich, besonders wenn zentral Gas im Abszeß zu finden ist.

Bei der diffusen Peritonitis beschränkt sich die diagnostische Hilfe auf den Nachweis oder den Ausschluß von freiem Gas. Die Operationsindikation ist in jedem Fall gegeben. Finden sich Wandveränderungen am Darm oder Gas in Darmwand, retroperitoneal oder intravasal, kann man schließen, daß die Perforation von einer Darmgangrän ausgeht.

Die *Darmgangrän* (Gefäßprozeß) am Dünndarm ist röntgenologisch meistens nicht von anderen Ursachen des Dünndarmileus wie dem mechanischen und dem gemischten Ileus zu trennen. Hier ist der Zeitfaktor zu bedenken: die meisten Patienten werden im Zwischenstadium (Stadium des "faulen Kompromisses") eingeliefert, wo der kennzeichnende schwere Bauchschmerz zurückgegangen ist und im Rahmen der Durchwanderungsperitonitis (viszerale Peritonitis) die Darmperistaltik zunehmend gelähmt wird und sich eine Schocksymptomatik in Form einer Pulserhöhung >100/min entwickelt. Es handelt sich meist um eine Dünndarmgangrän, während der gangränöse Dickdarmprozeß bei toxischem Megakolon oder Volvulus relativ selten ist.

Tabelle 62. Isolierte Dickdarmblähung

Weicher Bauch Geräusche normal Puls normal Kein diffuser Druckschmerz	Weicher Bauch Geräusche uncharakte- ristisch Puls normal/beschleunigt Druckschmerz lokal	Weicher Bauch! Geräusche herabgesetzt → Totenstille Puls >100 min Diffuser Druckschmerz	Lokaler Défense? Geräusche uncharakteri- stisch, bei Hyperperistaltik Ileus (siehe dort) Puls erhöht (Fieber)

Mechanischer Verschluß
ohne Gefäßbeteiligung:
● Obturation
  – Apfelsinen-Gallen-
    steinileus
● Okklusion
  – Tumor, chronisch
    Entzündung
  – Abszeß am Sigma
    (Divertikulitis) im
    Douglas (Appendicitis)
● Invagination
  – ileozäkal
● Volvulus
  – Zäkum, Sigma, Ent-
    wicklungsanomalie
● Inkarzeration
  – innere, äußere,
    Littré'sche Hernie
● (Strangulation)
	Stein-Koagelkolik in den
	Ureteren
	Hämatom
	● Wirbelkompression
	● Seitenfortsatzabriß
	● Nierenruptur
	● Gefäßabriß
	● Hämorrhagische Pan-
	  kreasnekrose mit
	  Enzymstreuung in
	  Retroperitonealraum
	
	Basale Pleuritis
	
	Pneumonie
	
	Herzinfarkt
	
	Lungeninfarkt basal
	Akuter Urogenitalprozeß
	im kleinen Becken
		Primärer Gefäßprozeß:
		● Arterielle Thrombose/
		  Embolie in
		  – A. ileocolica und
		    colica dextra der
		    A. mesenterica sup.
		  – A. mesenterica inf.
		● Venöse Thrombose (zen-
		  tral, peripher, kapil-
		  lar):
		  – Hämorrhagische In-
		    farzierung des Kolons
		  – Toxisches Megakolon
		    (Colitis ulcerosa,
		    M. Crohn, Amöbiasis,
		    Salmonellose, nekro-
		    tisierende Entero-
		    kolitis usw.)
		● Nichtokklusive Ischämie
		  – Digitalisintoxikation
		    o.ä.
		  – Links-Herzversagen
		  – Hypovolämie/Schock
		
		Sekundärer Gefäßprozeß:
		● Venöse Okklusion bei
		  – Volvulus (Zäkum,
		    Sigma, Entwicklungs-
		    anomalien)
		  – Invagination (ileozäkal,
		    Tumor)
		  – Inkarzeration (innere,
		    äußere, Littré'sche H.)
		  – Strangulation
			Entzündlicher Oberbauch-
			prozeß
			● Cholezystitis/Pericho-
			  zystitis
			● Appendizitis bei sub-
			  hepatisch liegender
			  Appendix
			● Subhepatischer/sub-
			  phrenischer Abszeß
			
			Entzündlicher Prozeß
			im Mittel-Unterbauch
			● Appendizitis/Periappen-
			  dizitis, Abszeß ileo-
			  zäkal
			● Appendizitis mit Dou-
			  glasabszeß, Stenose
			  rektosigmoidal
			● Divertikulitis/Peri-
			  divertikulitis,
			  Abszeß sigmoidal
			● Divertikulitis mit Ab-
			  szeßstenose sigmoidal

● *Impression der Darm-*
  wand durch Tumor?
● *Fecal impaction?*
● *Gallenstein?*
● *Obstrückstände?*
	● *Steinnachweis?*
	● *Frakturen?*
	● *Weichteilschatten*
	  des flüssigkeitsge-
	  füllten Perirenalraums?
	● *Duodenalblähung?*
	● *Gasabszeß?*
	● *Arrosionen an der*
	  Kolonkontur?
	● *Herz-Lungenbefund?*
		● *Thumb prints am Kolon?*
		● *Extreme Kolonblähung?*
		● *Gas in: Darmwand?*
		  – retroperitoneal?
		  – Portalvenen?
			● *Impression der Darm-*
			  wand durch Abszeß?
			● *Gasabszeß?*
			● *Gallenstein?*
			● *Kotstein ileozäkal/*
			  im kleinen Becken?
			● *Durchfälle: Abszeß-*
			  stenose rektosigmoi-
			  dal durch diverticu-
			  lit./Douglasabszeß?

Mechanischer Dickdarm-Ileus	**Akuter retroperitonaler Prozeß**	**Dickdam-Gangrän**	**Kolonnahe Entzündung**

In Anbetracht der zunehmenden Zahl von Fällen mit nicht-okklusiver Ischämie, die sich an allen Teilen des Magen-Darmkanales entwickeln kann, ist ständig an die Möglichkeit der Gangrän zu denken. Findet sich in der Vorgeschichte die Angabe einer Herzinsuffizienz mit Digitalismedikation, steht differentialdiagnostisch die Annahme einer nichtokklusiven Ischämie im Vordergrund. In Anbetracht der hohen Mortalität und der begrenzten Toleranzzeit des Darmes ist beim geringsten Verdacht auf einen Gefäßprozeß sofort zu angiographieren, um bei Gefäßverschluß den Embolus oder Thrombus lokalisieren zu können oder bei nicht-okklusiver Ischämie eine Infusionstherapie mit Papaverin durch den liegenden Angiographiekatheter hindurch machen zu können.

Der *retroperitoneale Prozeß* ist die häufigste Ursache der isolierten Kolonblähung und immer zugleich mit dem mechanischen Verschluß zu überlegen. Häufigste Ursache sind Ureterstein, akute Pankreatitis, stumpfes Trauma und akute Prozesse im kleinen Bekken. Der Ausschluß einer Nierenbeckenstauung bei Ureterstein oder einer Pankreatitis sollte sofort mittels Sonographie im Rahmen der Erstuntersuchung erfolgen, bevor ein Kontrasteinlauf die endgültige Diagnose sichert.

Der *extraabdominelle Prozeß* ist ebenfalls häufiger als der mechanische Kolonverschluß: Azidose, Hypokaliämie, zentrale Lähmung, akute Herz-Lungenaffektion. In ausgeprägten Fällen ist neben der Kolonblähung stets eine solche des Dünndarms zu finden mit gleichzeitiger Magen-Duodenalblähung.

In allen Fällen dieser Art ist der klinische Aspekt entscheidend, weshalb dem Kliniker ein wichtiger Teil bei der Bewertung von klinischem Aspekt und Röntgenbefund zufällt.

4.2 Röntgenologisch-klinische Korrelation

Das diagnostische Kreuz (s. Tabelle 7) gibt dem Röntgenologen den Weg der Analyse an. Die zentrale Frage darin ist, welcher Darmteil gebläht und ob die Darmwand verändert ist (zentrales Kästchen). Damit öffnet sich der Zugang zu den Tabellen 61–63, die alle Informationen für die röntgenologisch-klinische Korrelation und die Diagnose enthalten.

Ist die Gasfüllung des Darmes uncharakteristisch oder der Darm gasleer, fehlt der Zugang zu diesen Tabellen. Vorgeschichte und Klinik (Kästchen oben und unten) sowie die Analyse der röntgenologischen Besonderheiten geben in diesem Falle weitere Hilfe für den Einstieg in die Tabellen 61–63, sofern tatsächlich ein echter pathologischer Befund vorliegt.

An einigen Fällen sei bei eindeutiger pathologischer Gasfüllung des Darmes die Korrelation von Röntgenbefund mit Vorgeschichte und Klinik gezeigt:

Besteht eine *isolierte Dünndarmblähung*, wie sie häufig vorkommt, lassen sich die differentialdiagnostischen Möglichkeiten, wie mechanischer Verschluß, Gangrän oder gemischter Ileus in Tabelle 61 leicht anhand der unterschiedlichen klinischen Parameter abgrenzen.

Bei Vorliegen einer *isolierten Kolonblähung* hilft Tabelle 62 bei der Gegenüberstellung von Röntgenbefund und klinischen Parametern, möglichen Ursachen und wahrscheinlichen Diagnosen. Der Kontrasteinlauf erlaubt beim mechanischen Verschluß zwar eine erschöpfende Differentialdiagnose, ist aber bei der Gangrän strikt kontraindiziert. Er stört bei retroperitonealem Prozeß, der häufigsten Ursache dieser Kolonblähung, weil er alle anderen Untersuchungsmethoden damit blockiert. Er sollte deshalb immer erst als letzte diagnostische Maßnahme eingesetzt werden.

Bei gasleerem oder normal gasgefülltem Darm zeigt der schwere klinische Befund (Schocksymptomatik, lokale oder diffuse Défense, hohe Pulsfrequenz), daß noch einFrühstadium des pathologischen Prozesses vorliegen muß, da der Darm keine Zeit hat, mit einer typischen Gasblähung zu reagieren.

Der Kliniker geht natürlicherweise den umgekehrten Weg. Er beginnt mit Vorgeschichte und klinischem Befund. Für entzündliche Prozesse ist dies auch der bessere Weg, da die röntgenologischen Veränderungen den entzündlichen lokal angepaßt sind. Sie sind gewöhnlich nicht so eindeutig zu verstehen und zu bewerten, wie die isolierten Gasblähungen von Dünn- und Dickdarm.

Die Suche nach röntgenologischen Besonderheiten in der Bauchübersicht ist hier besonders wichtig: die Analyse der Weichteilstrukturen, der Nachweis von Gasblasen infra- und retroperitoneal, in den Gallenwegen und der Harnblase, erlaubt bei entsprechendem klinischen Befund eine oft überraschende und genaue Diagnose.

Diese Benutzung des klinisch-röntgenologischen Konzepts gibt für viele Ursachen des akuten Abdomens eine eindeutige Analyse mit klaren Hinweisen für den Kliniker.

Es ist aber auch keine Frage, daß damit das Problem der Diagnostik des akuten Abdomens keineswegs gelöst ist. Die Schwierigkeit liegt darin, daß der klinische Befund oft nicht eindeutig zu erheben ist, die Vorgeschichte nicht bekannt und der Röntgenbefund selbst nicht eindeutig ist. Man hilft sich in diesen Fällen damit, daß man eine Auswahl unter den Symptomen trifft, die übereinstimmen und die anderen zunächst vernachlässigt, um überhaupt zu einer Richtung des Handelns zu kommen. Wenn sich etwa eine isolierte Dünndarmblähung findet, daneben aber auch noch eine Dickdarmblähung, jedoch ohne Spiegel und mit Kot, soll man zunächst den Dickdarm vergessen und den Prozeß als reinen Dünndarmprozeß betrachten. Die Spiegel beweisen in diesem Falle den akuten Krankheitsprozeß im Dünndarm, während das Fehlen von Spiegeln und das Vorhandensein von Kot zeigt, daß der Dickdarm von dem akuten Prozeß nicht erfaßt ist.

Gerade bei den röntgenologisch wenig eindeutigen und klinisch unklaren Fällen sind Sonographie und Computertomographie von großer Bedeutung, da damit der Retroperitonealraum am weitaus besten zu erfassen ist.

Andererseits muß der Röntgenologe die Symptomatologie des extraabdominellen Abdomens (Herz, Lunge, zentrale Lähmung, Hypokaliämie usw.) soweit verstehen, daß er sie mit dem Röntgenbild in Beziehung setzen kann.

Daraus ergibt sich, daß bei der Diagnostik des akuten Abdomens die gemeinsame Abwägung der einzelnen Befunde eine ungleich bessere diagnostische Ausbeute erlaubt als die Einzeldiagnostik.

Tabelle 63. Dünndarm- und Dickdarmblähung

Weicher Bauch Geräusche herabgesetzt (Hyperperistaltik) Puls normal Kein Druckschmerz	Diffuse Défense Keine Geräusche Puls >100/min	Weicher Bauch! Geräusche herabgesetzt → Totenstille Puls >100/min Diffuser Druckschmerz	Weicher Bauch Geräusche verstärkt (Hyperperistaltik) Puls normal, kein diffuser Druckschmerz

Zentrale Lähmung
● Azidose
  – Metabolisch: Diabetes,
    Fieber, Hyperteriose
  – Respiratorisch: ob-
    struktives Emphysem,
    Asthma bronchiale,
    Hemmung des Atem-
    zentrums
    (Morphin-Barbi-
    turatvergiftung)
● Alkalose
  – Metabolisch: Erbrechen,
    Alkalitherapie, NNR-
    Hormone, Saluretika
  – Respiratorisch: Hyper-
    ventilation psychogen,
    zerebrale Störung,
    Leberzirrhose
● Coma diabeticum, hepa-
  ticum, uraemicum
● Schlafmittelvergiftung
 	
Lähmung regulatorischer
Nerven:
● Schädel-Hirntrauma
● Neuroplegica
● Operation an Ösophagus
  und BWS
 	
Störung der neuromuskulären
Übertragung:
● Hypokaliämie
 	
Akuter Blutrückstau bei:
● Rechts-Herzversagen
● Portalthrombose
	Perforation:
	● Ulcus duodeni/ventriculi
	● Darmtumor
	● Darmgangrän
	● Entzündung
	● Gallenblasenruptur
	● Zystenruptur (Echino-
	  cocccus usw.)
	
	Akute hämorrhagische
	Pankreatitis
	(Freier Bauchraum aus
	Bursa omentalis)
	
	Hämatogen
		Primärer Gefäßprozeß:
		● Arterielle Thrombose/Em-
		  bolie
		  – A. mesenterica sup. mit
		    Ileocolica und Colica
		    dextra
		  – A. mesenterica inf.
		● Venöse Thrombose
		  – V. mesenterica in
		    V. mesenterica sup. +
		    inf.
		  – V. portae
		  – Koagulationssyndrom
		    bei toxischem Mega-
		    kolon
		  – Orale Kontrazeptiva
		  – Diabetische Sklerose
		  – Immunsuppressive
		    Therapie
		  – Vaskulitis bei Allergie,
		    Urämie, Kollagen-
		    erkrankungen
		● Nichtokklusive Ischämie
		  – Digitalisintoxikation
		    o.ä.
		  – Links-Herzversagen
		  – Hypovolämie/Schock
		
		Sekundärer Gefäßprozeß:
		● Mechanische venöse
		  Okklusion bei
		  – Invagination
		  – Inkarzeration
		  – Volvulus
		  – Strangulation
			Mechanischer Verschluß
			ohne Gefäßbeteiligung:
			● Gleiche Ursachen wie
			  bei mechanischem Dick-
			  darmileus, jedoch Reflux
			  von Gas aus dem Dick-
			  darm durch die insuffi-
			  ziente Ileozäkalklappe in
			  den Dünndarm
			● Infolge der starken Deh-
			  nung der Dünndarm-
			  wand durch den Gas-
			  rrefluß
			  Einsetzen einer Hyper-
			  peristaltik des Dünn-
			  darms

● *Distanzierung von*
  Dünndarmschlingen?
● *Thumb prints bei akutem*
  Blutrückstau (Wand-
  ödem, kein Gangrän!)
● *Starke Magenblähung?*
● *Vertiefte Atmung?*
  Tetanie?
	● *Freie Luft?*
	● *Gasabszeß?*
	● *Distanzierung von*
	  Schlingen?
		● *Distanzierung von*
		  Darmschlingen?
		● *Thumb prints an Kolon*
		  und Dünndarm?
		● *Gas: in Darmwand?*
		  – retroperitoneal?
		  – in Portalvenen?
			● *Impression der Darm-*
			  wand durch Tumor?
			● *Fecal impaction?*
			● *Gallenstein, Obstrück-*
			  stände?

Paralytischer Ileus bei **extraabdominellem Prozeß**	**Paralytischer Ileus bei** **diffuser Peritonitis**	**Dünn- oder Dickdarm-** **Gangrän**	**Mechanischer Dickdarm-** **Ileus mit Gas-** **refluß im Dünndarm**

Literatur

1. Agnos JW, Holmes RB (1958) Gas in the pancreas as a sign of abscess. Amer J Roentgenol 80:60
2. Andersen K, Ringsted A (1943) Chemical and experimental investigations on ileus with particular reference to the genesis of intestinal gas. Acta Chir Scand 88:475
3. Athanasoulis CA, Wittenberg J, Bernstein R (1975) Vasodilatory drugs in the management of nonocclusive bowel ischemia. Gastroenterology 68:146
4. Baier R, Puppel H, Zelder O, Heiming E et al. (1982) Häufigkeit und Bedeutung von Yersinia-enterocolitica-Infektionen bei akuter Appendicitis. Z Gastroenterol 20:70–83
5. Ball F (1967) Die Röntgendiagnostik des acuten Abdomens im Säuglings- und Kleinkindesalter. Radiologe 7:71
6. Barry WA (1955) Roentgen examination of the abdomen in acute pancreatitis. Amer J Roentgenol 74:220
7. Becker V (1980) Akute Pankreatitis – Morphologie, Pathogenese, Prognose. Chirurg 51:357–363
8. Berning H (1961) Der paralytische Ileus. Bibl Gastroent 3:44
9. Beyer D, Köster R (1980) Diagnostischer Wert von Abdomenübersichtsaufnahmen bei akuter Pankreatitis. Fortschr Geb Röntgenstr Nuklearmed 131:9–15
10. Beyer D, Köster R (1984) Bildgebende Diagnostik akuter intestinaler Durchblutungsstörungen. Ein klinisch-radiologisches Konzept. Springer, Berlin Heidelberg New York Tokyo
11. Beyer D, Mödder U (1985) Diagnostik des acuten Abdomens mit bildgebenden Verfahren. Springer, Berlin Heidelberg New York Tokyo
12. Beyer D, Horsch S, Borh M, Schmitz T (1980) Röntgensymptomatik der experimentellen Darmischämie beim Hund nach Ligatur der Arteria mesenterica superior. Fortschr Röntgenstr 132(4):377
13. Beyer D, Friedmann G, Krestin GP (1984) Sinnvoller Einsatz bildgebender Verfahren bei akuter Appendicitis. Fortschr Röntgenstr 140:269–275
14. Bircher J (1968) Die diagnostische Bedeutung von Bauchschmerzen. Schweiz Med Wochenschr 98:1029
15. Boley SJ, Siegelmann SS (1973) Experimental and clinical nonocclusive mesenteric ischemia: pathophysiology, diagnosis and management. In: Hilal SK, Canis St (eds) Small Vessel Angiography, chap 33. Mosby, St Louis Toronto London
16. Botsford ThW, Wilson RE (1981) Das acute Abdomen. Praktische Chirurgie Heft 93. Enke, Stuttgart
17. Brill CI, Christoforidis AJ, Andrew UC (1961) Asymptomatic spontaneous pneumoperitoneum. Amer J Surg 101:232
18. Brobmann GF, van Lessen H, Mikosch H, Mayer M (1978) Medikamentös bedingte intestinale Ischämie. Therapiewoche 28:1497–1500
19. Bryk D (1972) Functional evaluation of small bowel obstruction by successive abdominal roentgenograms. AJR 116:262
20. Bryk D (1978) Strangulation obstruction of the bowel: A reevaluation of Radiographic Criteria. Am J Roentgenol 130:835
21. Bryk D, Soong KJ (1967) Colonic ileus and its differential roentgendiagnosis. AJR 101:329
22. Bücheler E, Friedmann G, Thelen M (1983) Real-time Sonographie des Körpers. Thieme, Stuttgart New York
23. Bünte H (1963) Die Veränderungen des Wasser- und Elektrolythaushaltes beim Ileus. 2. Weltkongress für Gastroenterologie, München 1962; Bd 5, S 53
24. Bünte H (1973) Ileus beim alten Menschen. In: Ellegast HH (Hrsg) Ileus. Pathophysiologische und klinische Probleme. Urban und Schwarzenberg, München
25. Caffey J (1978) Pediatric X-ray diagnosis, 7th edn, 2 vol. Year Book, Chicago London
26. Chiedozi LC, Aboh IO, Piserchia NE (1980) Mechanical Bowel Obstruction. Am J Surg 139(3):389
27. Cipel L (1978) Radiology of the acute Abdomen in the Newborn. A self-teaching manual. Grune & Stratton, New York San Francisco London
28. Cope Z (1959) Die Frühdiagnose des akuten Abdomens. Thieme, Stuttgart
29. Danford RO (1971) The splanchnic vasoconstrictive effect of digoxin and its reversal by glucagon. In: Boley (ed) Vascular disorders of the intestine. Appleton, New York
30. Dingendorf W, Swart B, Haberich H (1971) Inkomplette Mesenterialgefäßverschlüsse als mögliche Ursache der Enteritis regionalis Crohn. Radiologe 11:37–42
31. Dinkinson SJ, Shaw A, Santulli TV (1970) Rupture of the Gastrointestinal tract in children by blunt trauma. Surg Gynecol Obstet 130:655
32. Duke JH, Yar MS (1977) Primary small bowel volvulus. Arch Surg 112:685
33. Eisenberg RL (1983) Gastrointestinal Radiology. A pattern approach. Lippincott, Philadelphia
34. Eklöf O (1969) Abdominal plain film diagnosis in infants and children. Progr Pediat Radiol 2:3
35. Eklöf O, Ringertz H (1975) The value of barium enema in establishing nature and level of intestinal obstruction. Ped Radiol 3:6
36. Epstein B (1959) Clinical radiology of acute abdominal disorders. Lea & Febiger, Philadelphia
37. Fischer F, Ringk H, Heidenblut A (1975) Synopsis der Röntgendiagnostik des akuten Verschlußsyndroms der Mesenterialgefäße. Rad Diagn 5:649
38. Franken EA, Smith WL, Smith JA (1980) Paralysis of the small bowel ressembling mechanical intestinal obstruction. Gastrointest Radiol 5:161
39. Frimann-Dahl J (1968) The acute Abdomen. In: Strnad F (red. von) Röntgendiagnostik des Digestionstraktes und des Abdomens. Springer, Berlin Heidelberg New York (Handbuch der medizinischen Radiologie, Bd XI/2, S 449–658
40. Frick PG (1961) Elektrolytstörungen bei Ileus. Bibl Gastroent 3:34
41. Friedmann G, Mödder U (1982) Computertomographie bei Bauchtrauma. Radiologe 22:112
42. Galeazzi G, Voegeli E (1976) Die Röntgenuntersuchung beim akuten Abdomen. Schweiz Rundschau Med (Praxis) 65:96
42a. Ghahremani GG, Meyers MA (1981) Hernias. In: Teplick JG, Haskin ME (eds) Surgical Radiology. Saunders, Philadelphia
43. Giedion A (1965) Dünndarm: Unterteilung, Bau und Funktion. In: Opitz H, Schmid F (Hrsg) Handbuch der Kinderheilkunde, Bd IV. Springer, Berlin Heidelberg New York, S 940–968
44. Goldberg HI, Dodds WJ (1979) Röntgen evaluation of small bowel obstruction. Digestive Diseases and Sciences 24(3):245

45. Gough MH, Gear MWL (1971) The Plain X-ray in the diagnosis of the Acute Abdomen. Blackwell, Oxford Edinburgh
46. Grund KE, Kümmerle F (1978) Ileus-Pathophysiologie und Symptomatik. Dtsch Med Wochenschr 103:1711
47. Hecker WCh, Mengel W, Bettinger W, Bettinger M (1975) Ileus im Kindesalter. Chirurg 46:485
48. Hessen J (1955) Roentgen Examination in cases of occlusion of the superior mesenteric vessels. Acta Radiol 44:293
49. Kloiber H (1919) Die Röntgendiagnose des Ileus ohne Kontrastmittel. Langenbecks Arch Klin Chir 112:513
50. Knapp W (1958) 1. Arbeit Mesenteric adenitis due to Pasteurella pseudotuberculosis in young people. New Engl J Med 259:776–778
51. Knapp W (1964) Weitere Beobachtungen zur Klinik, Epidemiologie und Diagnose der menschlichen Pseudotuberculose. Nord Vet Med 16:18–30
52. Knochel JQu, Kochler PR, Lee TG, Welch DM (1980) Diagnosis of abdominal abszesses with computed tomography, ultrasound, 111-In-Leucocyte Scans. Radiology 137:425
53. Koelsch KA, Kühne C, Schumann U (1974) Das „akute Abdomen" beim alten Menschen. Zeitschrift für Alternsforschung 28(4):301
54. Kratz HW, Hamper P (1982) Akute nekrotisierende Alkoholpankreatitis mit Abszedierung in das Mediastinum. Fortschr Geb Röntgenstr Nuklearmed 136:262–265
55. Kratz HW, Kluitmann G, Köster R (1984) Die nekrotisierende Enterocolitis des Neugeborenen. Pädiat Prax 30:583–595
56. Krestin GP, Beyer D, Steinbrich W (1984) Radiologische Diagnostik intraabdomineller Abszesse durch gestuften Einsatz bildgebender Verfahren. Röntgen-Blätter 37:295–304
57. Krestin GP, Mödder U, Beyer D (1984) Diagnose retroperitonealer Gasansammlungen durch Einsatz bildgebender Verfahren. Dtsch Med Wochenschr 109:131–1318
58. Kudchadkar A, Pauwaa MC, Wilder JR (1979) Acute intestinal obstruction. MtSinai J Med (NY) 46(2):247
59. Lassrich MA, Prévót R (1983) Roentgendiagnostik des Verdauungstraktes bei Kindern und Erwachsenen. 2. Aufl. Thieme, Stuttgart New York
60. Lee PWR (1976) The Plain X-ray in the acute abdomen: A. Surgeon's Evaluation Br J Surg 63:763
61. Levin B (1973) Mechanical small bowel obstruction. Seminars in Roentgenology. The acute abdomen. Edited by B Felson. Grune & Stratton, New York London, p 15
62. Le Vine M, Schwartz S, Katz I, Burko H, Rabinovich J (1964) Plain film findings in intusception. Br J Radiol 37:678
63. Loewi O (1917) Über den Zusammenhang zwischen Digitalis und Calciumwirkung. Arch Exp Path Pharmacol 82:131
64. Lorenz R, Beyer D, Peters PE (1984) Detection of intraperitoneal bile accumulations: Significance of Ultrasonography, CT and Choleszintigraphy. Gastrointest Radiol 9:213
65. Matsuo Y (1978) Degree of Bowel Distension on Plain-radiographs – A Surgical-radiological study of New Criteria in Mechanical Intestinal Obstruction. Japanese Journal of Surgery 8(3):222
66. Maurer G (1964) Der Gallensteinileus. Langenbecks Arch Klin Chir 308:177
67. Maurer W, Enderlin F, Krupp S (1962) Ileus/Ätiologie und Ergebnisse. Chir Prax 6:477
68. McCort JJ (1966) Radiographic examination in blunt abdominal Trauma. Saunders, Philadelphia
69. Mellins HZ, Rigler LG (1954) The Roentgen findings in strangulating obstruction of the small intestine. Am J Roentgenol 71:404
70. Mengel W, Hecker WCh, Dudeck U, Fritsche R, Nusselt S (1971) Untersuchungen zur Charakteristik des Mechanischen Ileus in den verschiedenen Altersgruppen. Ergebn Chir Orthop 55
71. Meyers MA (1970) Paraduodenal hernias: Radiologic and arteriographic diagnosis. Radiology 95:29
72. Meyers MA (1976) Dynamic radiology of the abdomen. Springer, Berlin Heidelberg New York
73. Meyers MA, Oliphant M (1974) Pitfalls and pickups in plain-film diagnosis of the abdomen. Current problems in Radiology, vol IV, no 2. Year Book, Chicago, pp 1–37
74. Meyers MA, Whalen JP, Peele K, Berne A (1972) Radiologic features of extraperitoneal effusions: an anatomic approach. Radiology 104:249–257
75. Miller RE (1973) The technical approach to the acute abdomen. In: Felson B (ed) Seminars in Roentgenology. The acute abdomen. Grune & Stratton, New York London, p 1
76. Moberg G (1937) Two cases of pneumoperitoneum without any sign of perforation of alimentary canal or abdominal wall. Acta Radiol 18:798
77. Moreno G, Rivera H (1976) Evaluation of gastro-colic space in 100 cases of acute pancreatitis. Radiology 118:553
78. Morrison JD (1982) Yersinia und Viren bei akutem, unspezifischem Abdominalschmerz und Appendicitis. Extracta gastroenterologica 11:319–322
79. Morson BC, Dawson IMP (1979) Gastrointestinal Pathology, 2nd edn. Blackwell, Oxford London Edinburgh Melbourne
80. Mödder U (1981) Ausbreitung der Pankreatitis bis in die Genitalregion. Fortschr Geb Röntgenstr Nuklearmed 134:22–27
81. Mödder U, Friedmann G, Rosenberger J (1981) Wert der Angio-CT für Stadieneinteilung, Verlaufsbeobachtung und Therapie bei acuter Pancreatitis. Fortschr Röntgenstr 134:22
82. Mödritscher A (1980) Zur Diagnose und Therapie des Volvulus des Intestinums beim Erwachsenen. Wiener Med Wochenschr 130(9):295
83. Mösslacher H, Slany J (1973) Funktionelle hämorrhagische Infarzierung des Darmes bei Herzinsuffizienz. In: Ellegast HH (Hrsg) Ileus. Pathologische und klinische Probleme. Urban & Schwarzenberg, München
84. Oehlert W (1978) Ileus-Ursachen aus der Sicht des Pathologen. In: Richter H, Eckert P (Hrsg) Intensivmedizin – Notfallmedizin – Anästhesiologie, Bd 10: Ileus. Symposion in Marburg. Thieme, Stuttgart, S 60
85. Ominsky SH (1980) The plain film of the acute abdomen, a continuing challenge. In: Moss AA, Goldberg J (eds) Computed tomography, ultrasound and X-ray, an integrated approach. Academic Press, New York
86. Pierce GE, Brockenbrough EC (1970) The spectrum of mesenteric infarction. Am J Surg 119:233
87. Pokieser H (1976) Abdominale Röntgendiagnostik bei

Intensivfällen. Zeitschrift für Gastroenterologie, Sonderheft XIV:193

88. Preiss Th (1984) Das Übersichtsbild des Abdomens in 2 Ebenen bei der acuten Pancreatitis. Dissert Düsseldorf

89. Raffensberger JG, Seeler RA, Moncada R (1974) Das acute Abdomen im Neugeborenen- und Kindesalter. Schattauer, Stuttgart

90. Rawson SP (1964) Investigation of the acute abdomen using water soluble contrast medium. Gastrografin Annal Radiol 7:436

91. Rehbein F (1959) Die acuten chirurgischen Baucherkrankungen beim Neugeborenen. Langenbecks Arch Klin Chir 202:402

92. Reifferscheid M (1975) Störungen der Darmwegsamkeit. In: Zenker R, Deucher F, Schink W (Hrsg) Chirurgie der Gegenwart, Bd 2, Verdauungsorgane. Urban & Schwarzenberg, München Wien Baltimore, Kap 15

93. Richter H, Kusche J (1978) Neue Aspekte zur Pathologie des Ileus. In: Richter H, Eckert P (Hrsg) INA, Bd 10: Ileus. Symposion in Marburg. Thieme, Stuttgart, S 74

94. Rigler LG, Pogue WL (1965) Roentgen signs of intestinal necrosis. AJR 94:402

95. Rösch J (1973) Röntgendiagnostik des Pancreas und der Milz, Teil 2. In: Strnad F (red. von) Handbuch der medizinischen Radiologie, Bd XII. Springer, Berlin Heidelberg New York

96. Rosetti M, Hell K (1975) Beurteilung des akuten Abdomens in der Praxis. Therapeut. Umschau 32(12):829

97. Rubin A (1967) Ileus und ileusartige Zustände im frühen Kindesalter. Thieme, Stuttgart

98. Shauffer IA, Ferris EJ (1965) The mass sign in primary volvulus of the small intestine in adults. Radiology 84:374

99. Schmauss AK: Das akute Abdomen aus chirurgischer Sicht. Z Ärztl Fortbild 69(8):402

100. Schmithausen B (1982) Das Abdomenübersichtsbild bei Dünndarmgefäßprozessen. Med Diss Düsseldorf

101. Schmitz-Moormann P (1978) Folgen des Ileus aus der Sicht des Pathologen. In: Richter H, Eckert P (Hrsg) INA Bd 10 Ileus. Symposion Marburg. Thieme, Stuttgart, S 70

102. Schuffler MD, Rodermann CA, Templeton FE (1976) The radiographic manifestations of idiopathic intestinal pseudo-obstruction. AJR 127:729

103. Schwarz G (1911) Die Erkrankung der tieferen Dünndarmstenose mittels des Röntgenverfahrens. Wien, Klin Wochenschr 24:1386

104. Scott HG, Dvorak HJ, Bormann CN, Wangensteen OH (1931) Comparative study of quantity of gas in bowel in simple and closed-loop obstruction. Proc Soc Exper Biol Med 28:902

105. Scott JR, Miller TW, Urso M, Stadalnik RC (1971) Acute mesenteric infarction. Am J Roentgenol 113:269

106. Seibert JJ, Parvey LS (1977) The telltale triangle: Use of the supine cross table lateral radiograph of the abdomen in early detection of pneumoperitoneum. Pediatric Radiology 5:209–210

107. Singleton EB, Wagner ML, Dutton RV (1977) Radiology of the alimentary tract in infants and children, 2nd edn. Saunders, Philadelphia

108. Soter CS (1973) The contribution of the radiologist to the diagnosis of acute appendicitis. In: Felson B (ed) Seminars in Roentgenology. The acute abdomen. Grune & Stratton, New York London

109. Stone HH (1972) Pancreatic and duodenal trauma in children. J Pediatr Surg 7:670

110. Susmann N (1982) The renal halo sign in pancreatitis. Radiology 142:323–327

111. Swart B (1961) Die Röntgendiagnostik des Pankreas. Fortschr Röntgenstr Nuklearmed 95:809

112. Swart B (1968) Duodenum und Nachbarschaft. In: Strnad F (red. von) Röntgendiagnostik des Digestionstraktes und des Abdomen. Springer, Berlin Heidelberg New York (Handbuch der Medizinischen Radiologie, Bd XI/2, S 129–177)

113. Swart B (1977) Value and limitation of examination of the gastro-intestinal tract in pancreas disease. In: Anacker H (Hrsg) Efficiency and limits of radiologic examinations of the pancreas. Thieme, Stuttgart

114. Swart B (1977) Leerbauchdiagnostik des rechten Oberbauches. In: Gerhard P, Frommhold W (Hrsg) Erkrankungen der Organe des rechten Oberbauches. Thieme, Stuttgart

115. Swart B, Fiedler V (1982) Die Nierenkorona – ein Beweis für die Ergußbildung im vorderen Pararenalraum. Fortschr Geb Röntgenstr Nuklearmed 137:660–664

116. Swart B, Meyer G (1974) Die Diagnostik des akuten Abdomens bei Erwachsenen ein neues klinisch – radiologisches Konzept. Radiologe 14:1–57

117. Swart B, Meyer G, Herrmann F (1973) Spektrum und Reichweite röntgen-diagnostischer Untersuchungsmethoden bei Erkrankungen des Pankreas. Internist 14:386–396

118. Swart B, Meyer G, Herrmann FJ, Blaszkiewitz P (1976) Die Röntgendiagnostik der Gallenblase und Gallenwege. In: Heuck F (red. von) Röntgendiagnostik der Leber und Gallenwege. Springer, Berlin Heidelberg New York (Handbuch der medizinischen Radiologie, Bd XII/2, S 305–582)

119. Tomchick FS, Wittenberg J, Ottinger LW (1970) The Roentgenographic spectrum of bowel infarction. Radiology 96:249

120. Tuchel V (1972) Non-specific mesenteric lymphadenitis. Karger, Basel Paris London New York Sydney, p 12

121. Voegeli E (1974) Angiographie bei Dünndarm- und Dickdarmerkrankungen. Thieme, Stuttgart

122. Voegeli E, Binswanger R (1975) Angiographie bei acuten Dünndarmischämien. Schweiz Med Wochenschr 105:1258

123. Vollmar J (1968) Störung der arteriellen Durchblutung im Bauchraum. In: Bartelheimer H, Heisig N (Hrsg) Aktuelle Gastroenterologie. Thieme, Stuttgart

124. Waag K-L, Hecker WCh, Schürler B, Beduhn D (1969) Untersuchungen zur Resorptionsgeschwindigkeit der Luft des postoperativen Pneumoperitoneums bei Kindern. Z Kinderchir 7:209

125. Wagner iV, Panhold W (1981) Die Entwicklung der präperitonealen Fettlinie (Beitrag zur Röntgenmorphologie des kindlichen Abdomens). Z Kinderchir 33:298

126. Waldschmidt J, Pankrath R (1976) Die Yersinia-Infektion beim Invaginationsileus im Kindesalter. Med Welt 27:1063

127. Weber A (1982) Enterale Yersiniose – eine ernstzunehmende Erkrankung? Fortschr Med 100(17):785–791

128. Wegener OH (1981) Ganzkörper-Computertomographie. Karger, Basel

129. Weill FrS (1982) Ultraschalldiagnostik in der Gastroenterologie. Springer, Berlin Heidelberg New York

130. Welch CE (1958) Intestinal obstruction. Year Book, Chicago

131. Wenz W (1972) Abdominelle Angiographie. Springer, Berlin Heidelberg New York

132. Wenz W, Reinbolg WD (1982) Diagnostische und therapeutische Ergebnisse der Angiographie beim stumpfen Bauchtrauma. Radiologe 22:117

133. Wenz W, Roth FJ, Brückner U (1969) Die Angiographie bei acuten gastrointestinalen Blutungen. Fortschr Röntgenstr 110:616

134. Wittenberg J, Tomchick FS (1971) Plain-film-diagnosis of acute and subacute intestinal vascular disease. In: Boyley JS, Schwartz SS, Williams LF (eds) Vascular disorders of the intestine. Appleton, New York

135. Wolf HG (1971) Das acute Abdomen in der Paediatrie. Hans Marseille, München

136. Yamamoto M, Plessow B, Koch HK, Oehlert W (1979) Electron microscopic studies on the small intestine of rats after mechanical obstruction. Virchows Arch B Cell Path 31:157

137. Zühlke U, Siewert R, Peiper HJ (1975) Akutes Abdomen. In: Zenker R, Deucher F, Schink W (Hrsg) Chirurgie der Gegenwart, Bd 2. Verdauungsorgane. Urban & Schwarzenberg, München Wien Baltimore, Kap 25

Sachverzeichnis

F. Willgeroth, A. Breit (Hrsg.)

Weibliches Genitale – Mamma – Geburtshilfe

Diagnostik mit bildgebenden Verfahren

Unter Mitarbeit zahlreicher Fachwissenschaftler
Geleitwort von H. Graeff

1989. XV, 522 S. 542 z. Tl. farb. Abb. in 987 Einzeldarst.
(Klinische Radiologie). Geb. DM 398,–
**Subskriptionspreis bei Abnahme des Gesamtwerkes:
Geb. DM 358,–**
ISBN 3-540-19494-0

Der Band behandelt die radiologische Diagnostik in Frauenheilkunde und Geburtshilfe. Schwerpunkte hierbei sind die
Diagnostik von Veränderungen im Bereich des weiblichen
Genitale, der weiblichen Brust und die Darstellung bildgebender Verfahren in der Geburtshilfe unter besonderer
Berücksichtigung der Strahlenexposition durch radiologisch-
diagnostische Maßnahmen.
Über die Sonographie als etablierte Methode der bildgebenden Verfahren hinaus werden die Computertomographie
(CT), die Kernspintomographie (MR) sowie nuklearmedizinische Methoden besprochen.
Mit der Darstellung der derzeit anwendbaren bildgebenden
Methoden sowie der szintigraphischen Verfahren einschließlich der Immunszintigraphie wird deutlich, daß auch mit
nichtinvasiven Methoden mit nur geringer oder meist völlig
fehlender Schmerzbelastung des Patienten weitgehende
diagnostische Informationen zu erlangen sind. In diesem
Sinne hat gerade der technologische Ansatz in der
Diagnostik einen wesentlichen Beitrag zur Humanität in der
Medizin geleistet.

Springer-Verlag Berlin
Heidelberg New York London
Paris Tokyo Hong Kong

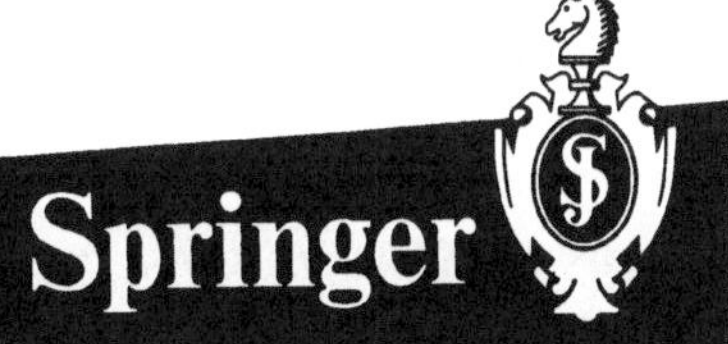

F. Heuck, Stuttgart; **G. Kauffmann** (Hrsg.)

Leber · Gallenwege · Pankreas · Milz

Diagnostik mit bildgebenden Verfahren

Bearbeitet von H.-K. Deininger, H. Frommhold, F. Heuck,
G. Kauffmann, D. Zur Nedden, G. Nöldge, G. Stampfel

1986. XI, 243 S. 328 Abb. (Klinische Radiologie)
Geb. DM 160,– **Subskriptionspreis DM 144,–.** (Der
Subskriptionspreis gilt bei Abnahme des Gesamtwerkes).
ISBN 3-540-16120-1

In diesem Band werden alle heute wichtigen Methoden der
Radiologie zur Diagnostik von Erkrankungen der Leber und
Gallenwege, der Bauchspeicheldrüse und der Milz unter
Einschluß des Pfortadersystems, sowie deren Informationswert dargelegt. Erstmals gelingt heute der sichere Nachweis
von Lebermetastasen und die direkte Darstellung des
Pankreas völlig schonend und ohne Eingriff. Bewußt wird
immer von den alten, bewährten röntgendiagnostischen
Verfahren ausgegangen, deren Indikationen berücksichtigt
werden. Die Gliederung erfolgt nach Krankheitsgruppen,
und der Informationswert der radiologischen Untersuchungsmethoden wird, ebenso wie die Differentialdiagnostik, im klinischen Rahmen erörtert. Dadurch kann dem
praktisch tätigen Arzt eine wesentliche Hilfe für die tägliche
Arbeit an die Hand gegeben werden. Er findet in übersicht-
licher Form auf alle Fragen der Diagnostik mit bildgebenden
Verfahren eine Antwort, um bei einzelnen Organerkran-
kungen die richtige Indikation zum Einsatz der Methoden
stellen zu können.

Springer-Verlag Berlin
Heidelberg New York London
Paris Tokyo Hong Kong

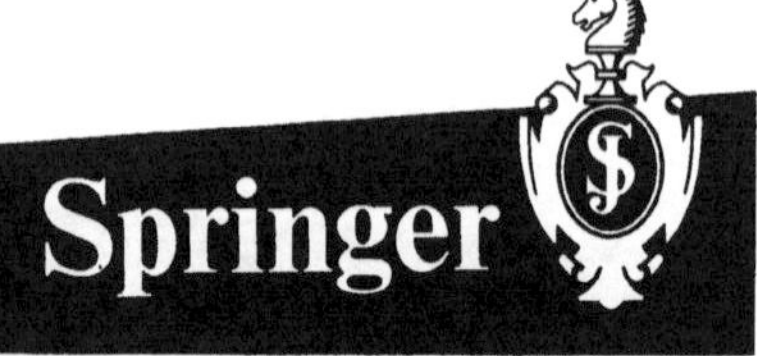